U0946066

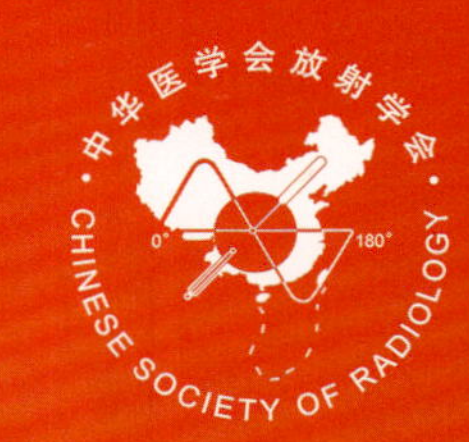

闪光的事业 辉煌的历程

中华医学会放射学分会
八十周年纪念册

主　　编　徐　克
共同主编　冯晓源　金征宇
执行主编　刘士远
副 主 编　滕皋军　李坤成　梁长虹　陈　敏　高　宏

顾　　问（按姓氏笔画排名）
刘玉清　刘庚年　祁　吉　李果珍　闵鹏秋　陈星荣　郭启勇　戴建平

编 委 会（按姓氏笔画排名）
于春水　马祥兴　王　维　王小宜　王振常　王晓明　王培军　王梅云
孔祥泉　龙莉玲　卢光明　申宝忠　冯晓源　伍建林　刘士远　刘英虹
刘挨师　杜艳霞　李　克　李　欣　李宏军　李坤成　李建军　杨军乐
杨建勇　余永强　宋　彬　宋法亮　张　辉　张立娜　张永海　张伟国
张敏鸣　张琳琳　张惠茅　陈　敏　罗娅红　金征宇　周纯武　周俊林
居胜红　赵　卫　柳　澄　姜卫剑　贺光军　秦月兰　袁建华　袁慧书
袁德启　耿左军　贾文霄　夏宝枢　夏黎明　徐　克　高　宏　郭玉林
郭佑民　郭启勇　陶晓峰　黄仲奎　曹代荣　曹厚德　常　才　崔国明
银　武　梁长虹　韩　萍　程永德　程流泉　程敬亮　焦　俊　曾蒙苏
曾献军　滕皋军

编纂秘书长　陶晓峰　张立娜　萧　毅

人民卫生出版社

图书在版编目（CIP）数据

闪光的事业　辉煌的历程/徐克主编. —北京：人民卫生出版社,2018

ISBN 978-7-117-27230-8

Ⅰ. ①闪…　Ⅱ. ①徐…　Ⅲ. ①中华医学会-放射医学-学会-史料　Ⅳ. ①R81-262

中国版本图书馆 CIP 数据核字(2018)第 180598 号

人卫智网	**www. ipmph. com**	**医学教育、学术、考试、健康，购书智慧智能综合服务平台**
人卫官网	**www. pmph. com**	**人卫官方资讯发布平台**

闪光的事业　辉煌的历程

主　　编： 徐　克
出版发行： 人民卫生出版社（中继线 010-59780011）
地　　址： 北京市朝阳区潘家园南里 19 号
邮　　编： 100021
E - mail： pmph @ pmph. com
购书热线： 010-59787592　010-59787584　010-65264830
印　　刷： 北京顶佳世纪印刷有限公司
经　　销： 新华书店
开　　本： 889×1194　1/16　　**印张：** 36
字　　数： 1166 千字
版　　次： 2018 年 9 月第 1 版　2018 年 9 月第 1 版第 1 次印刷
标准书号： ISBN 978-7-117-27230-8
定　　价： 298. 00 元
打击盗版举报电话：010-59787491　E-mail：WQ @ pmph. com
（凡属印装质量问题请与本社市场营销中心联系退换）

前　言

自1937年创立,中华医学会放射学分会已经走过了八十年的历程。从首任主任委员谢志光教授至今,已经先后换届组建了十四届放射学分会组织机构,在几代放射学前辈们的不懈努力下,中国放射学事业得到了蓬勃发展,取得了骄人的成就。本着“承前启后,创新发展,团结合作,走向国际”的宗旨,本届学会确定编写《中华医学会放射学分会八十周年纪念册》,旨在回顾总结八十年来学会前辈和同道在学科和学会建设方方面面的成绩,铭记前人的贡献,激励后来者砥砺前行,创造更大的辉煌。

本纪念册以学会建设为核心,以事件线条为骨架,以事带人,彰显历代学科精英们的风采,从而展现中国放射学界的整体实力。全书分领导及专家题词,中华医学会放射学分会发展编年史及主要会议,中华医学会放射学分会组织发展及重大事件,中华医学会放射学分会重要人物介绍,中华医学会放射学分会学组建设,中华医学会放射学分会重要科研业绩,中华医学会放射学分会对外交流,中国影像期刊发展,中国放射设备及从业人员变迁,全国省、直辖市放射学会发展以及第十四届放射学分会主要工作介绍等十个部分,全面展现了中华医学会放射学分会八十年来的历史变迁、重要任务、重大事件以及各方面成绩。

纪念册编纂历时近一年,近百位专家参与编写,数百位业内外人士提供资料,在此代表编委会向所有参与编写工作以及为本书出版做出贡献和努力的同志们表示崇高的敬意和衷心的感谢! 由于编纂时间紧,学会历史跨度较大,搜集资料肯定存在盲区或遗漏之处,书中如有不全、不准之处,敬请广大读者提出批评意见,以便再版时完善。

主　　编:徐　克
执行主编:刘士远
2017年9月1日

祝 词

时光荏苒，中华放射学会已经走过了80年的风雨历程。我幸运地见证了学会的发展和繁荣，更有幸为学会做出了相应的工作和贡献。时代在前进，我国医学影像学事业也在不断适应时代发展，以新的姿态不断进步。我们要提倡创业、敬业精神，提倡严谨、求实精神，埋头苦干，以不懈的努力献身于医学影像学事业。我坚信，有志的中青年骨干们将会为发展祖国的医学影像学事业作出无愧于时代的贡献。回首过去，无比自豪；展望未来，充满希望。衷心祝愿中华放射学会发扬老一辈的优良传承，承前启后，继往开来，开拓进取，再创辉煌！

刘玉清　主任医师/教授
中国工程院　院士
2017年7月18日

刘玉清院士，96岁

热烈祝贺中华医学会放射学分会成立80周年！

中放分会的发展壮大，凝聚了一代又一代放射学同道的奋斗和心血，衷心希望后辈们可以继往开来，献身放射事业，让中放旗帜得到更好的传承和发扬。

李果珍

李果珍教授，北京医院，101岁

祝贺中华医学会放射学分会

成立八十周年

愿祖国放射学事业发扬光大，

为广大人民的健康服务

前中华医学会放射学会

主任委员 刘赓年 敬贺

2017.7.7

刘赓年教授，北大三院

庆祝中华医学会放射学分会成立80周年感想

光阴荏苒，岁月如梭，中华医学会放射学分会成立已经80年了。

八十年来，中华医学会放射学分会见证了我国放射学发展历史，引领了学科发展，促进了国际交流与合作。

八十年来，放射学会团结全国放射影像学同仁，自强不息，团结奋进，勇于开拓，取得了丰硕成果。

我有幸担任中华医学会放射学分会第九届、第十届两届共八年的主任委员，在老一辈放射学前辈的指导下，在广大同仁们的支持和帮助下，进一步完善了学会的组织建设，引领大家积极组织、承担了国家和各个省的科研课题，加强了与国际本领域学会、大学、医院的交流与合作，培养了一大批放射学界青年领军人才。在此期间，我国放射学有了突飞猛进的跨越式发展。借此机会，我要感谢老前辈们的鼓励，感谢同事们的支持，感谢青年医师的奋发图强！

八十年弹指一挥间，放射学会走过了万里长征第一步。这段岁月，波澜壮阔，刻骨铭心！这种精神，穿越历史，辉映未来！

长风破浪会有时，直挂云帆济沧海。愿放射学界同仁在新的征程上，前仆后继、勇往直前、激流勇进、再创辉煌！

戴建平

中华医学会副会长戴建平教授

丁酉年仲夏于北京

中华医学会放射学分会成立80周年寄语

祁　吉

幽幽八十载　匆匆一瞬间
两度隐于市※ 别来又是春

埋头理学业　清浊自然分
门出多巨匠　代代胜前人

※抗日战争与国共内战期间与罪恶的“文革”期间，中华放射学会不得不两度中止工作。

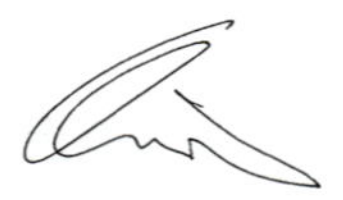

祁吉教授
2017 年 7 月 28 日

奋斗不息八十年，

影像成就已斐然。

射线超声核医学，

多模成像信息全。

二维三维四维像，

分子诊断学无乾。

院士学者杰青出，

圆梦中华勇当先。

——贺中华医学会放射学分会成立八十周年，第十二届主任委员郭启勇

郭启勇教授

八十年放射界春华秋实

十四届委员会人才辈出

冯晓源教授

自 1937 年中华医学会放射学分会创立，至今已经走过了 80 年的历程。从首任中华医学会放射学分会主任委员谢志光教授至今，已经先后换届组建了十四届中华医学会放射学分会组织机构，并始终秉承传承、发展的宗旨，致力于推动中国放射学事业不断进步。在几代放射学前辈们的不懈努力下，中国医学影像学事业得到了蓬勃发展，取得了骄人的成就。如今学会建设逐年加强，队伍持续壮大，杰出人才和著名专家层出不穷，国家级重大课题和高水平学术论文及国家科技奖励获得者不断涌现，放射学在现代医学领域发挥着令人瞩目的光芒！这些成就凝聚着无数放射学前辈和历届放射学分会的心血和汗水。韩启德院士曾为纪念放射学老前辈汪绍训教授百年诞辰题词："传承宗师伟业，创新影像医学"。这是对汪老先生的纪念和高度评价，也是对中华放射人的期许和要求。衷心祝愿中华医学会放射学分会牢记传承，不断创新，继续沿着"承前启后，创新发展，团结合作，走向国际"的方向前进，将中国放射学事业发展得愈来愈好！

2017 年 7 月 18 日
徐克教授

為天地立心
為生民立命
為往聖繼絕學
為萬世開太平

2017.7.

金征宇教授

《业精于勤荒于嬉
行成于思毁于随》
（唐·韩愈）

朱大成

朱大成教授，上海瑞金医院，100 岁

我的治学经验与长寿秘诀

一个医科大学的教学医院，应该有它自己的传统和特色，也就是说，不但解决医疗问题，还需有培养孕育科研教学人才的任务。不少同道曾提问，我的治学经验什么？很简单，十六个字："分秒必争，多看多听，记入专案，定期汇总"。其中"分秒必争"是重点，即是利用一切时间去学习读书，查阅资料，充实自己。我可以无愧的说，我参加工作的前 30 年，好像没有看过什么影戏，几乎每晚和节假日都在办公室学习或写论著，以提高自己的业务水平。现在看来有些迂腐学究气息，但我无怨无悔。

不少人问起我的长寿秘诀是什么？如今已是九五高龄，但身强体壮，耳聪目明，思维还行。究其原因可能是与我平时坚持的"手脚多动，脑子长用"信条有关。具体说就是"多活动"，包括每年外出旅游，多参加公益活动，多做家务等。"脑子常用"，对老年人来讲，最好是参加电脑学习，还要有不耻下问的精神。十多年来，我已参加过二十多期电脑学习班，能与国内外网友交流，活得充实，其乐融融，这可能是我健康长寿的主要原因，望老友们共勉之。

贾雨辰教授，第二军医大学长海医院，95 岁
2017 年 6 月 30 日

贾雨辰
上海第二军医大学
长海医院影像科
1923年8月14日出生

感念先輩創業維艱鑄就豐厚積澱
企盼後生奮進創新躋身國際一流

祝賀中華放射學會成立八十周年
願與家同道共勉

閔鵬秋

闵鹏秋教授，华西医院

祝贺中华放射学会成立八十周年

成绩辉煌　前程无量

孟悛非
2017年7月

孟悛非教授

热烈祝贺中华医学会放射学分会80华诞！

衷心感谢放射学前辈为中放的创建发展所做的贡献！感谢中放这个平台让我感受了各位同道的关心、爱护、帮助和支持！也让我享受了为大家服务的快乐！

真诚期望中华放射学会在未来的岁月里更上一层楼，永远是弘扬学术的平台、传播新技术的桥梁、扩大交流的纽带、培养人才的基石！

周诚
2017-07-01

周诚教授

生贺之——庆贺中华放射学会建会八十周年

昔年建会春，
花少草木稀。
时有寒风袭，
操达费苦心。

今逢八十春，
花多色香满园。
更喜风雨收，
金瓯慰故人。

姑苏 弟 钱铭辉 谨贺

时龄：九十三

钱铭辉教授，苏州大学附一院，93 岁

前事之鉴，后事之师；
任重道远，仍须努力。
安九贤
2017.6.27

安九贤教授，曾任河南省放射学会主委，97 岁

忆往昔，烽火肇创，中华放射普照艰[illegible]路，
看今朝，盛世弘扬，我大影像辈出新人才。

衷心祝贺中华放射学会成立80周年！
——百岁老人　蔡锡类教授　贺

蔡锡类

蔡锡类教授，东南大学中大医院，100 岁

庆贺中华放射学会创建八十周年

喜迎八十载
宾客四方来
缅怀老前辈
一代胜一代

南京老年 宋兆祺 庆贺

时龄九十五

2017-7-14

宋兆祺教授，南京军区总医院，95 岁

数易春秋，风华正茂。
几载耕耘，硕果累累。
恭贺中华医学会放射
学分会成立八十周年。在
新的征途上再谱新篇章。

张雩泉
2017年6月28日

张雩泉教授，上海长征医院，91 岁

八十年风雨兼程，八十载同舟共济，我们走在中放光荣与梦想的长征路上，不忘初心！

刘士远教授

见证历史，继往开来。

李坤成

2017.12.8

李坤成教授

中华医学会放射学分会在炮火声中诞生，在国家改革开发中发展壮大，一定能在新时代中领引世界放射学发展，祝贺中华放射学会诞辰八十周年！

2017 年冬

滕皋军教授

目 录

第六篇 中华医学会放射学分会对外交流 / 305

第七篇 中国放射影像学期刊 / 333

第一篇

中华医学会放射学分会
发展编年史及主要会议

1895年11月8日，德国物理学家伦琴(Wilhelm Conrad Röntgen，1845—1923，图1-1)在研究阴极射线时，偶然发现了X线，并为他太太的手部摄下了有史以来第一张X线照片(图1-2)，开创了放射诊断学的新纪元，奠定了医学影像的基础。12月28日，伦琴以《一种新的射线：初步报告》为题在维尔茨堡物理学医学学会上宣布他发现了X射线，阐述这种射线具有直线传播、穿透力强、不随磁场偏转等性质。

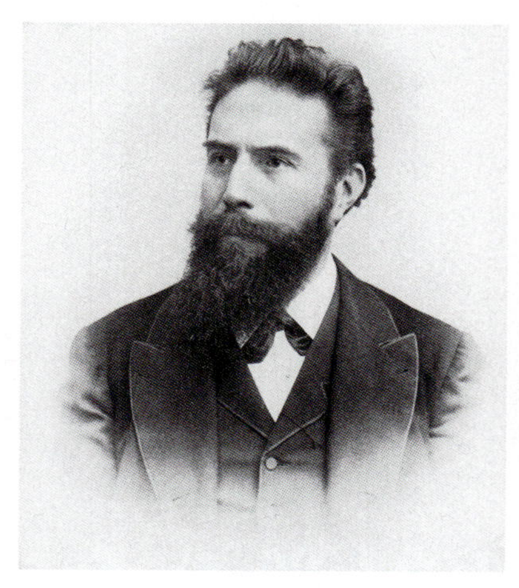

图1-1　伦琴像

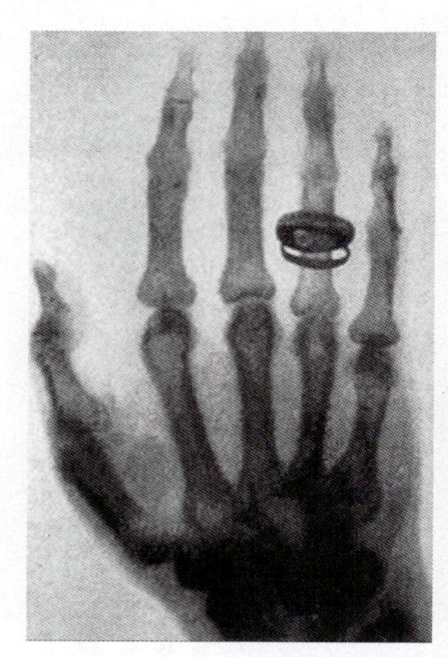

图1-2　伦琴太太手部X线照片

1896年1月4日，德国柏林物理学会成立50周年纪念展览会上展出X射线照片。次日，奥地利维也纳《新闻报》抢先作了报道，立刻轰动了全世界；1月23日，伦琴作了第一次关于X射线的报告，并用X射线拍摄了维尔茨堡大学著名解剖学教授克利克尔一只手的照片，克利克尔建议将这种射线命名为伦琴射线(Roentgen Ray)。

1896年，美国医生莫尔登(William J. Morton)和汉莫尔(Edw. W. Hammer)合撰的*The X-Ray or Photography of the Invisible and Its Value in Surgery*一书在美国纽约出版，副标题"X Ray：Or，Photography of the Invisible and Its Value in Surgery"意为"不可见光的照片和它在手术中的价值"，这是世界上第一部X射线医学专著。

1896年3月，上海出版的《万国公报》第86册上的"泰西新政备考光学新奇"一文中首次向国人介绍了X射线这一发现，当时仅把伦琴译为"朗得根"，还没有对X线进行中文命名。8月19日，维新运动领袖梁启超(1873—1929)，在上海主持的中国人自办的第一份杂志《时务报》第2册刊登了译自日本《西字捷报》7月18日发表的"照相新法"一文(图1-3)，是目前所见到的最早涉及X射线中文命名的报道，文中的"牢忒"是汉语中第一个出现的X射线词族词语。同年即清光绪二十二年(农历丙申年)，为了介绍西学，提倡变法维新，梁启超写成并刊印出版《西学书目表》，著录译书约300种，分西学、西政、杂类三大部分，书后附"读西学书法"一文(图1-4)，介绍各书之长短及某书宜先读、某书宜缓读等读书方法，以指导治学门径。文中述及："西人之学日以求新为主，故新法亦日出而不穷，其未经译出新书汗牛充栋，伺可胜道邪？去年新创电光照骨之法，三月之间而举国医士已尽弃旧法而用之，西人舍己从人真不可及矣"。此为中文书籍论述X射线放射医学新技术之先声，梁启超亦堪为中国推介放射影像医学第一人。

1896年6月，晚清重臣、洋务派首领李鸿章(1823—1901)以大清国全权特使身份出访欧美。此前的1895年，赴日本议和的李鸿章曾遭遇日本浪人行刺，一颗子弹击中李鸿章左眼下方，并嵌入面颊部(图1-5)。访问德国期间，李鸿章在德国前首相俾斯麦(图1-6)的建议下前往柏林医院接受X光检查，在他左眼下方能清楚见到这颗子弹。万分惊奇的李鸿章提出要为大清国买一台这种"能透骨"的机器，柏林医院院长表示，为了中德友谊，愿意无偿奉送一台。因此，李鸿章不仅是我国首个接受X光检查的患者，也是首位把X光机引

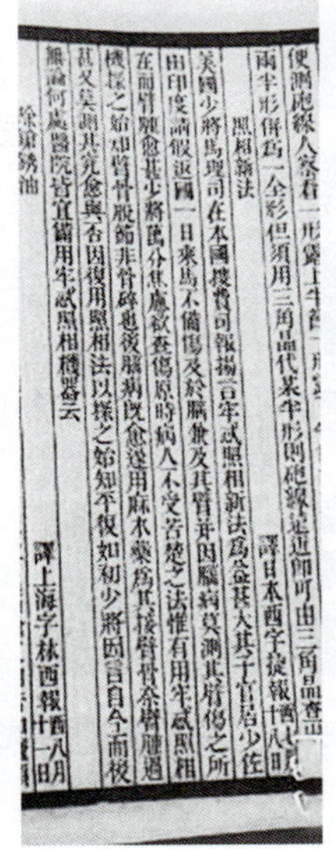

便測砲線入器看一形露上半截一形……可由三角品……
兩半形併爲一全影但須用三角品代某半形則砲線逕道……譯日本西字捷報西十八日

照相新法

美國少將馬璵司在本國接費司報揚言年試照相新法爲益甚大其子官居少佐
田印度請假返國一日乘馬不備傷及於腦兼及其背并因腦病莫測其背傷之所
在而背雖愈其少將懼分其腦欲查傷原時病人不受苦楚之法惟有用年試照相
機探之始知背骨脫節非骨碎也後腦病既愈遂用麻木藥爲其接骨骨介暫歷過
甚又莫測其究愈與否因復用照相法以探之始知平復如初少將因言自今而後
無論何處醫院皆宜備用年試照相機器云　譯上海字林西報西八月十一日

图 1-3　《时务报》“照相新法”

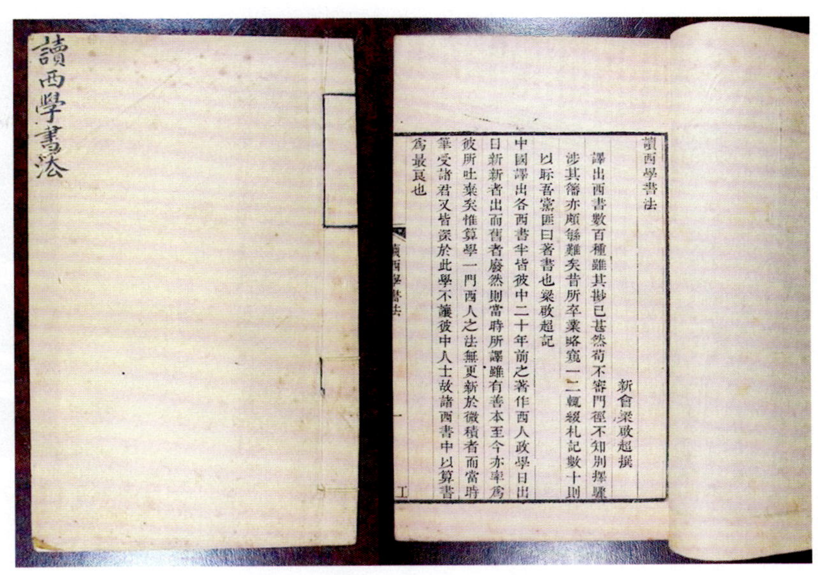

讀西學書法

讀西學書法　新會梁啟超撰

譯出西書數百種雖其𢬵已甚然苟不審門徑不知別擇驟
涉其籓亦頗䌓難矣昔所卒業略窺一二輒綴札記數十則
以貽吾黨匪曰著書也梁啟超記

中國譯出各西書半皆彼中二十年前之著作西人政學日出
日新新者出而舊者廢然則當時所譯雖有善本至今亦率爲
彼所吐棄矣惟算學一門西人之法無更新於微積者而當時
筆受諸君又皆深於此學不讓彼中人士故諸西書中以算書
爲最良也

图 1-4　《西学书目表》“读西学书法”

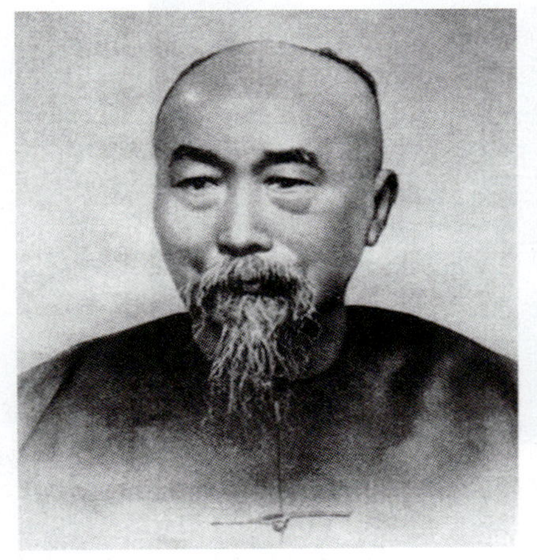

图 1-5　李鸿章遇刺后照片，左面颊部软组织仍显肿胀

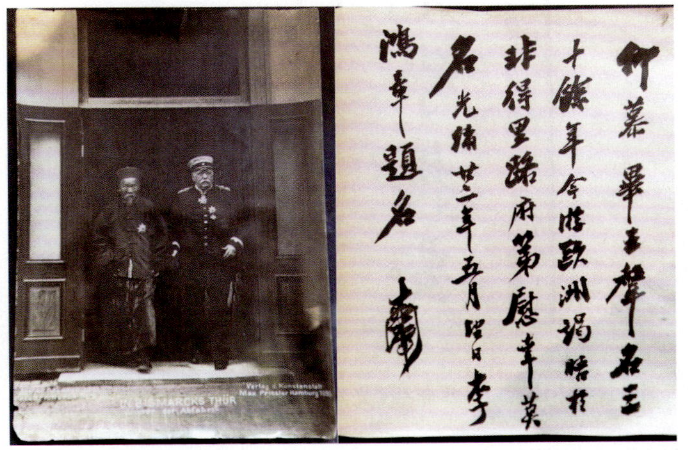

图 1-6　李鸿章在德国汉堡与德“铁血宰相”俾斯麦会面并题词

进中国的人。

1897 年 12 月，上海出版的当时中国最大报纸《申报》附送的新闻画报《点石斋画报》刊载了一则“宝镜新奇”的新闻（图 1-7），称苏州博习医院（现苏州大学附属第一医院、苏州市第一人民医院的前身）从美国购得一种宝镜（即 X 光机），可以“照人肺腑”。被认为是我国最早引进 X 光机并付诸医学应用的宣传文献。1899 年，博习医院拥有医疗检测的专业 X 光机。1917 年，博习医院完成成套装备的 X 光设备（图 1-8）。

1898 年，《光学揭要》第二版由上海美华书馆刊印（图 1-9）。美国人赫士（Watson Mcmillan Hayes，1857—1944，图 1-10）于 1882 年受北美长老会派遣来华传教，1883—1901 年任山东登州府（今山东蓬莱）登州文会馆（又叫登郡文会馆，1886 年获美国长老会认可为大学，冠名 Tengchow College，系中国首座现代高等学府）教习、馆主。赫士为文会馆编译多种教材，其中《光学揭要》一书初版于 1894 年；清光绪二十二年即公元 1896 年，赫士与朱葆琛合作重加修订，增加五节“然根光”，用 5 ~ 6 页的篇幅介绍了伦琴发现 X 射线的事迹，X 射线的一些性质和用途，并简述了阴极射线管的结构。提到“若有金类藏于皮袋木箱之中，虽隔数层，亦能悉见。但其理甚奥，无人能解，故西国又名 X 线（X 即爱革斯）。因 X 字本西国代数学

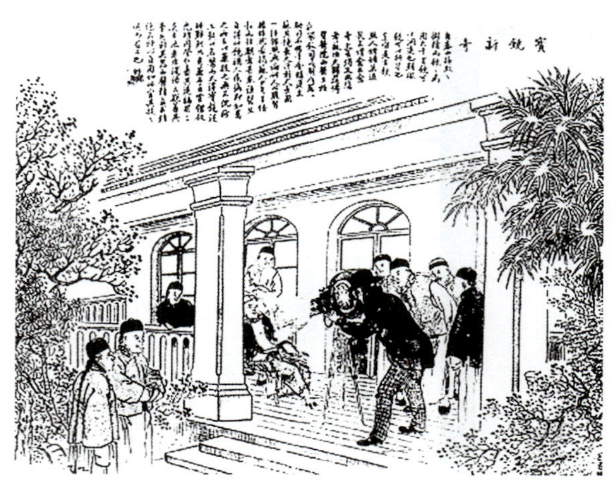

图 1-7　《点石斋画报》“宝镜新奇”的新闻

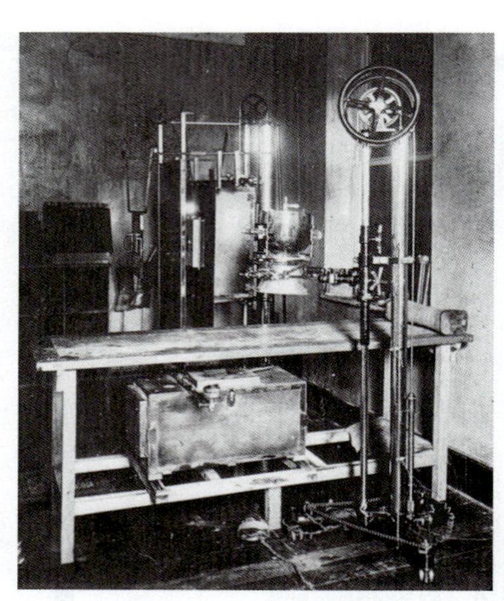

图 1-8　1917 年博习医院完成成套装备的 X 光设备

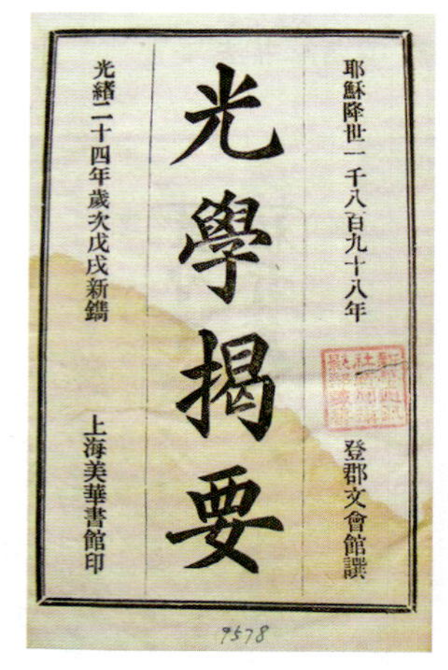
耶穌降世一千八百九十八年
登郡文會館譔
光學揭要
光緒二十四年歲次戊戌新鐫
上海美華書館印

图 1-9　1898 年版《光学揭要》

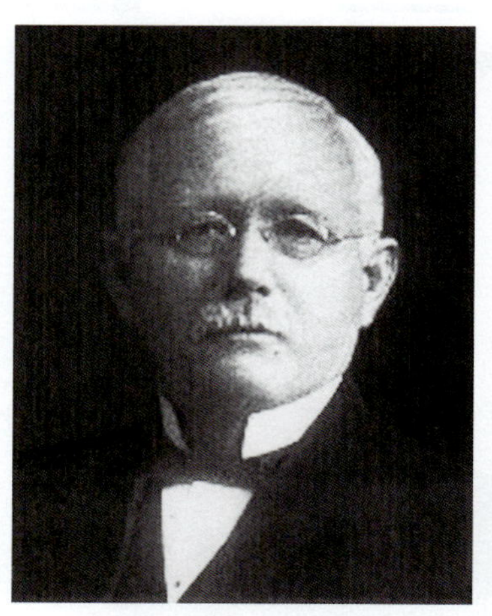

图 1-10　美国传教士赫士(Watson Mcmillan Hayes)

中用以代未知几何之首字也，兹取此为名，即表明不解为何光也(钍即昔之铝也)”，出现了“X 线”的字样，这是目前已知的国内首见的“X 线”用例，也是汉语典型字母词中目前所见到的最早用例。《光学揭要》中列举的光学仪器种类很多，所附原理图和外形图也相当准确、直观。书中的人名术语中英对照表、章节后面的练习题和对一些重要定律的推导等内容，都反映了该书作为教材所具有的特色。外界评价再版《光学揭要》“述西人光学新理日出不穷，然大致皆备于此，后附论‘然根光’，即近年所创照骨之法，此书所说，犹未完具”。1898 年版《光学揭要》首次用中文科学专业地介绍了 X 线及其成像原理，同时也开了 X 线放射影像内容进入教材的先河。

1899 年，美国莫尔登等编著的 *X-ray* 一书由英国籍学者傅兰雅(John Fryer，1839—1928)口述，王季烈笔译成中文稿，书名《通物电光》，由上海江南机器制造局刻本刊行(图 1-11)。全书分为四卷，卷一解释各种电学名词及欧洲物理学界对阴极射线和气体放电的研究；卷二论上述研究有关的各种实验器具，如玻璃灯泡、显光器、照相器；卷三论 X 射线的产生和观察，包括仪器的制作原理、零件加工、电路联接等；卷四主要对该射线的性质和在医学上的应用做了较详细的介绍。这是第一本中文译本 X 射线专著。

1899 年底，德国医生埃里希・宝隆(Erich Paulun)为其在上海筹建的同济医院(后改名为宝隆医院，现址为中国人民解放军海军军医大学附属长征医院)从德国带来并安装了德国西门子公司生产的 X 线光机(图 1-12)，这是上海首台医用 X 线光机安装记录。

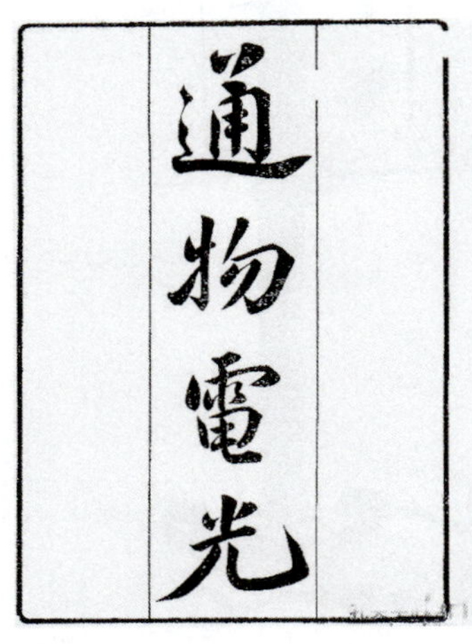
通物電光

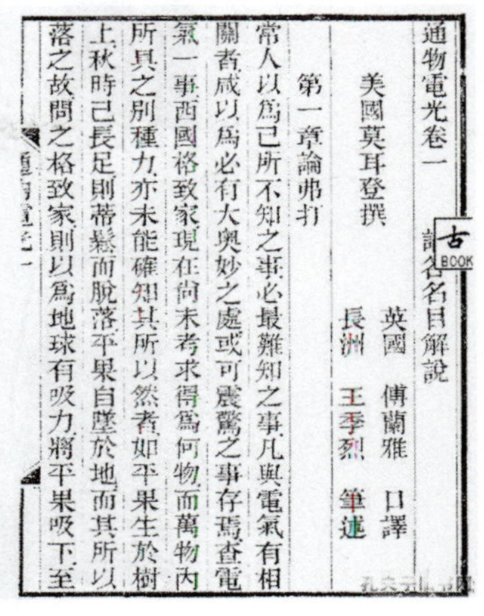
通物電光卷一　論名目解說

美國莫耳登撰　英國　傅蘭雅　口譯

長洲　王季烈　筆述

第一章論弗打

常人以爲己所不知之事必最難知之事凡與電氣有相關者咸以爲必有大奧妙之處或可震驚之事存焉査電氣一事西國格致家現在尚未考求得爲何物而萬物內所具之別種力亦未能確知其所以然者如平果生於樹上秋時已長足則蒂鬆而脫落乎果自墜於地而其所以落之故問之格致家則以爲地球有吸力將平果吸下至

图 1-11　《通物电光》

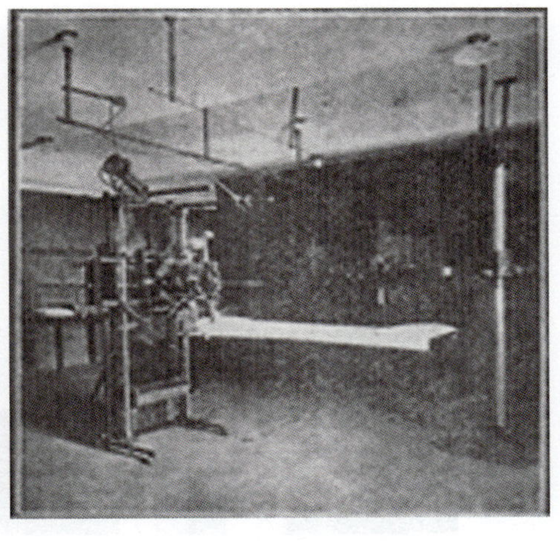

图 1-12　上海同济医院 1899 年底安装的德国西门子公司 X 线光机

1900 年，北京紫禁城内的清皇室也安装了 X 光机并开始应用。末代皇帝溥仪曾使用当时的飞利浦 X 光机进行了胸部检查。

1901 年 12 月 10 日，伦琴因发现 X 射线而获得第一届诺贝尔物理学奖。

1908 年 2 月 16 日（清光绪三十四年正月十五）起，上海《申报》开始连续刊登广告“洞穿脏腑之奇光”（图 1-13）。从这时起的近半个世纪里，X 线在中国都被正式地称为“爱克司光”。

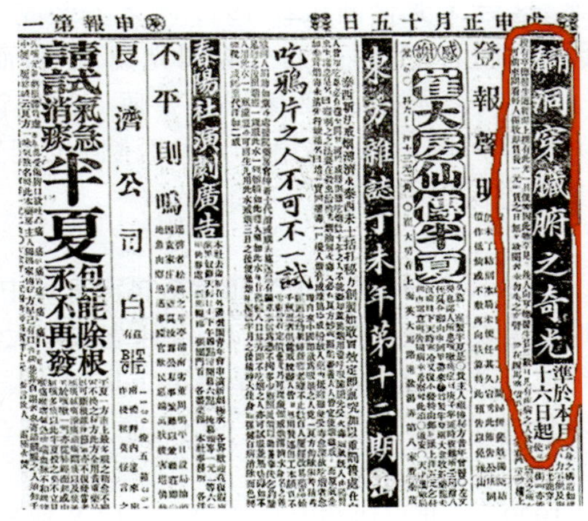
申報　第一

洞穿臟腑之奇光　準於本月十六日起

登報聲明

崔大房仙傳半夏

東方雜誌丁未年第十二期

吃鴉片之人不可不一試

春陽社演劇廣告

不平則鳴

長濟公司白

請試　氣急消痰半夏　包能除根永不再發

图 1-13　1908 年上海《申报》刊登的广告“洞穿脏腑之奇光”

1910 年，中华医学传教会（China Medical Missionary Association）创办的《博医会报》（*The China Medical Journal*）有 X 光医学诊断及相关问题的报道。《博医会报》是基督教国家以外的第一份医学传教杂志。

1911 年，英国籍医师康特（H. B. Kent）分别向河北省中华医院（今开滦总医院）、杭州广济医院（今浙江大学医学院附属第二医院）捐赠了一部 X 光机，这种 X 光机 X 线管为冷阴极式三极管，高压裸露。两家医院在国内较早建立了 X 光室，由康特指导拍摄工作。

1915 年，中国红十字会总医院（现复旦大学附属华山医院）放射科使用德国 Snook Renötgen X 射线机，为上海中国人办西医医院较早使用的 X 射线机之一。同年，美国医生霍奇斯（Paul C. Hodges，1893—1988）（图 1-14），首度来到中国，在上海哈佛医学院主讲生理学，几周后接管 X 光实验室的工作；同时，在中国红十字会总医院参与 X 光机的修复和使用工作。一年后，由于上海哈佛医学院停办，霍奇斯回到美国就读于圣路易斯（St. Louis）的华盛顿大学医学院（Washington University in St. Louis）。

1915 年，中华医学会成立，并于 1916 年在上海召开了第一次全国大会。

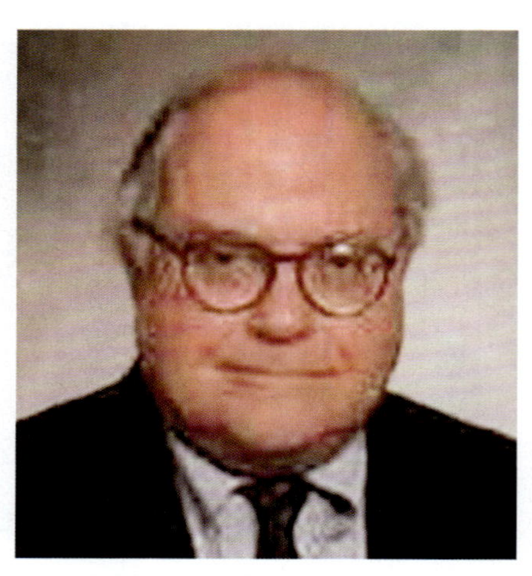

图 1-14　美国医生霍奇斯(Paul C. Hodges)晚年照

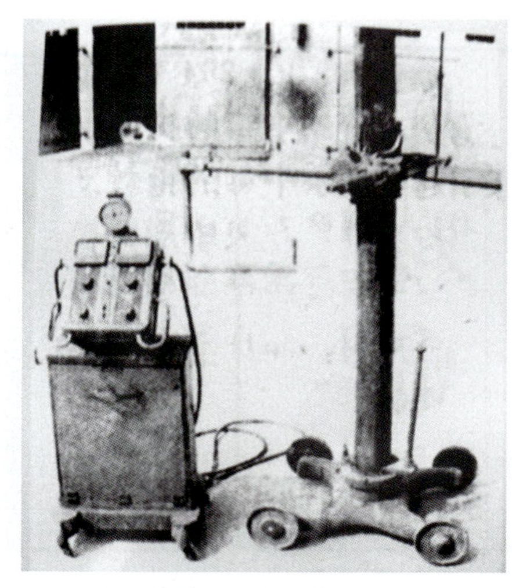

图 1-15　早期美国进口的 30mA X 光机

1916 年,美国医生霍奇斯亲自走访安徽庐州府李鸿章祠堂,并在展品中见到除照片、文件、有关宗卷外,还有李鸿章当年受枪伤时血染的官服和带回的头颅的 X 光相板。1976 年撰文对此做了详细描述,从而确认李鸿章作为接受 X 光检查第一个中国患者的史实。

1918 年,浙江慈溪县保黎医院(今浙江省宁波市保黎医院)院长吴莲艇集资向上海美国商行慎昌洋行订购一台 GE 的 X 光诊断机,包括税收和运费共花费 4386 元 9 角 6 分 8 厘。由于当时慈溪还没有通电,医院不得不自置发电机,将前有五间平屋改作爱克司光室、发电室、汽锅室、药栈房、仆役卧室。最终,这台 X 光诊断机在 1919 年才安装完毕后投入使用(图 1-15)。当年的保黎医院专门制作了一块《爱司光题名记》曰:“自爱克司光镜发明,而人体骨骼纤末可察,泰官照肝,无比玲容,越入洞垣,逊其明了,生人之所托命,医家以为导师。”这应该是国内已知最早的临床 X 光检查部门介绍;同年,浙江省绍兴福康医院(今绍兴第二人民医院)也配置了 X 光机,当年使用过的 X 光机球管至今仍保存在今绍兴文理学院医学院。

1919 年 7 月,美国医生霍奇斯再次来到中国,在北京协和医院制作了一个头颅固定支架,1923 年经美国麦迪逊大学生理系实验室修改,又经芝加哥大学医学院修改后成为商品,最终形成商业化的 X 光球管座架,即经典 X 光教材中所称的 Franklin tube stand。霍奇斯于 1939 年将其写成论文发表于美国《伦琴学》期刊,这是以我国放射科为基地的第一项商业专利。

1920 年,北京协和医院购置了浅层 X 线治疗机,一般用于治疗当时在中国流行的头癣等皮肤疾病,兼或治疗少许皮肤癌。

1921 年,蒋士焘(1890—1968),赴美国哈佛大学医学学院学习放射学,1923 年回国,是我国医师出国学成放射学的第一人。同年,霍奇斯被选为美国伦琴射线学会(American Roentgen Ray Society,ARRS)会员,成为第一位在中国工作的该学会会员,成立于 1900 年的美国伦琴射线学会是美国历史最悠久的放射学组织,也是美国放射学精英的顶尖学术交流平台,又被译作美国放射学会。霍奇斯还得到中华医学基金会的资助,开始自制适应中国条件的 X 光机。

1921 年,上海广慈医院(现上海交通大学医学院附属瑞金医院)购置 X 射线诊断机及治疗机各一台,均系法国 C. G. R 公司(Compagnie Générale de Radiologie)产品,摄有照片刊登于《震旦杂志》及《震旦医刊》(广慈医院为天主教创办的震旦医学院附属医院)。

1922 年，霍奇斯从美国圣路易市医院格雷厄姆（Evarts Graham）教授那里学习了含碘对比剂的应用，在协和医院实施了中国第一例静脉注射胆囊摄影术。应美国 Rockefeller 基金会聘请霍奇斯任协和医院放射科主任，任期为 1923—1927 年。期间，共招收 50 名各地医师参加培训，这是我国首个放射专业的培训班。鉴于霍奇斯在华期间为协和医学院、医院建立了规范的放射科工作制度，帮助中国各地医疗机构检修、装配、研制 X 光设备及从事放射专业人员培养，实施放射治疗等一系列开创性工作，被后世业内尊为放射成像技术传入中国进程中居功至伟的“达摩祖师”。随后霍奇斯提携、协助中国放射学奠基人谢志光（1899—1967）主持协和医院放射科，从此，我国有了自己的放射学专业。霍奇斯 1927 年返回美国后长期工作在芝加哥大学，依然关注中国的放射学发展。1955—1956 年任美国伦琴射线学会会长，1978 年获得大学放射学家协会（Association Of University Radiologists）金质奖章。

1922 年，《齐鲁医刊》第 2 卷发表了艾礼士、孟合理的译文“X 光之应用”，这是目前检索到的最早的中国医学杂志中的 X 线译名。

1923 年，俞凤宾（1884—1930）在《中华医学杂志》发表“爱克司光检查肺病之研究”，这是国内刊物最先发表的放射学论文。俞氏是 1920—1922 年的中华医学会会长。同年，蒋士焘在《美国放射学杂志》（现称 AJR）发表论文“皮肤放射治疗的省时装置”。此乃国人在国外发表的第一篇放射学论文，也是第一篇放射治疗学论文。

1925 年，谢志光赴美国密执根大学医学院进修放射学 1 年，并获美国放射学会会员资格。

1927 年，谢志光接任北平协和医院放射科主任，成为该院第一位中国籍放射科主任。在职期间，谢志光先后培养了吴静、荣独山、吴清源、汪绍训、张去病、邱焕扬、杨济、杜持礼、许建良、张秉彝、徐宪明及余贻倜等一大批后来成为各地放射学的开拓者。此外，谢志光还添置了放射治疗设备，还聘用了美籍放射物理师，我国第一次有了专业的放射物理师。

1930 年，北京大学医学学院的梁铎（1895—1966）赴德国进修放射学期间，曾在居里夫人亲自指导下工作，回国后于 1934 年任北大医院放射科主任。

1931 年，荣独山（1901—1988）在协和医院工作期间与美国著名胸外科专家 C. M. Van Allen 教授合作，研究课题是“Postoperative Atelectasis and Collateral Respiration”，在美国第 14 届胸外科会议上宣读，1931 年发表于美国胸外科杂志，这是国人首次与国外学者合作并有成果。

1932 年 9 月 29 日—10 月 5 日，中华医学会第九次全国大会（是中华医学会与中国博医会合并后的首次大会）在上海举行。学术会议分内科、外科、公共卫生、病理学、眼耳鼻喉科、妇产科、皮肤科、放射学等组进行，宣读论文共 150 余篇。放射医学首次以独立学科亮相中国医学界。

1933 年 3 月，由英国籍医生苏达立医学博士（Stephen. Douglas. Sturton. M. D，1896—1970）与傅维德医师合编的《X 光线引阶》一书由中华医学会、上海广学书局出版，为我国第一本公开出版的放射学专著（图 1-16）。同年 4 月，中华医学会第十次全国大会在上海市举行，放射学界仍以组的形式参会。

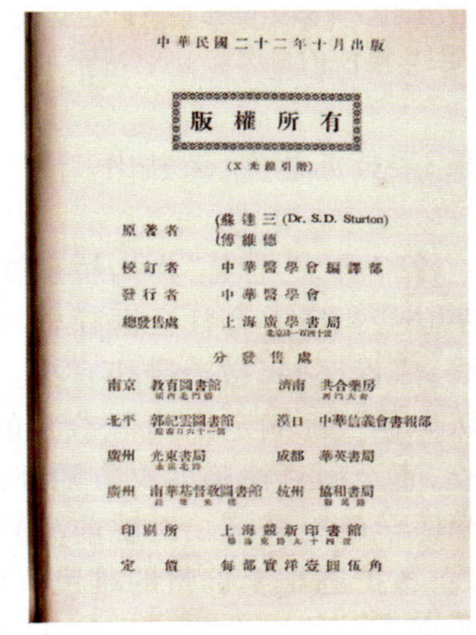
中華民國二十二年十月出版

版權所有

（X 光線引階）

原著者　桑達三（Dr. S.D. Sturton）
　　　　傅維德
校訂者　中華醫學會編譯部
發行者　中華醫學會
總發售處　上海廣學書局

分發售處

南京　教育圖書館　　濟南　共合樂房
北平　郭紀雲圖書館　　漢口　中華信義會書報部
廣州　光東書局　　成都　華英書局
廣州　南華基督教圖書館　　杭州　協和書局

印刷所　上海[illegible]新印書館
定價　每部實洋壹圓伍角

图 1-16　《X 光线引阶》版权页

1933 年 4 月，时任中国共产党中央革命军事委员会副主席、工农红军总政治部主任王稼祥(1906—1974)在江西乐安县谷冈村参加会议时遭敌机轰炸，身负重伤。急需X机检查确定弹片位置进行手术。几个月后上海地下党把从德国搞到的一台小型X光机装进棺材里，扮作出殡突破蒋介石“围剿”封锁运到中央苏区瑞金，成为人民军队史上第一台X光机。不仅及时为王稼祥找到体内的弹片，而且为大批红军伤病员透视检查，使他们得到对症的治疗，恢复健康，重返前线，被广大军民形象地称为“照病机”。随后，这部长21cm，宽8cm，重23 850g的X光机跟着红军长征辗转来到今天的云南省威信县扎西镇一带，中共中央在这里召开了著名的扎西会议，实现长征中的战略转变。其中一条就是对中央红军进行精简缩编，红军第一台X光机因此留在了当地。如今作为一件珍贵的革命文物完好保存在扎西会议纪念馆供人瞻仰(图1-17)。

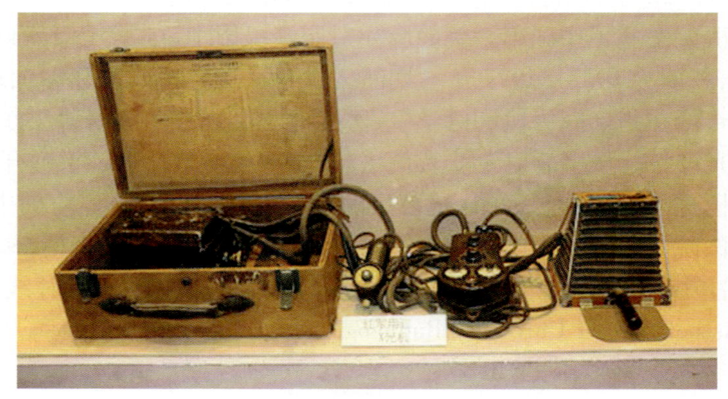

图1-17　扎西会议纪念馆收藏的红军第一台X光机

1935年11月1—8日，中华医学会第十一次全国大会在广州市召开。大会分10个组举行专科会议，共报告论文199篇，包括放射学组的28篇。会后，《中华医学杂志》出版第二十一卷第十一期“三届大会专号”(自1932年中华医学会与中国博医会合并后的首次大会起算为第三届全国大会)结集发表参会论文，收录放射学组的6篇(图1-18)。这是国内医学学术期刊首次集中刊载放射学论文，为后来的中国放射学专业杂志之先导。

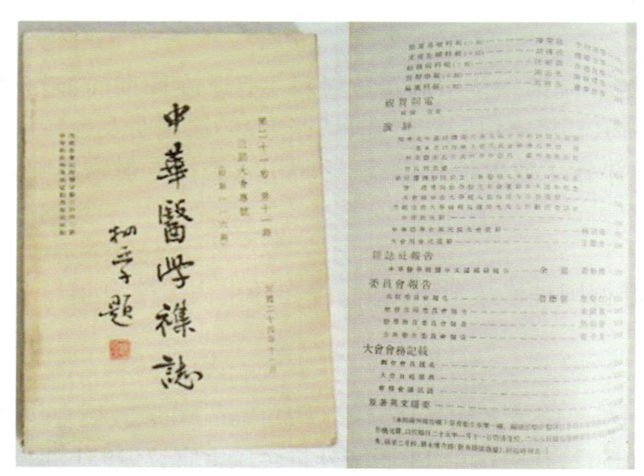

图1-18　《中华医学杂志》“三届大会专号”及标有“放射学组(6篇)”的目次

1937年4月1—8日，中华医学会第十二次全国大会在上海中山医院召开，放射学组会议期间，中华医学会放射学分会成立(图1-19)。中华医学会放射学分会是中华医学会下属的从事放射学科研和临床治疗的、非为利的全国性社会团体，其宗旨是团结全国从事放射学的医学科技工作者，积极推动我国放射学的发展。中华医学会放射学分会第一届委员会组成人员为：会长谢志光，副会长瓦斯立阿达斯(G. Vasiliadis)，秘书丁果，委员苏达立、荣独山。

1937年，“七七”卢沟桥事变、“八一三”淞沪会战相继发生，中国人民抗日战争全面爆发。中国红十字总会积极整合社会医疗资源，投入平津战场、淞沪会战和南京保卫战的战地救护，派遣救护队奔赴前线，广设医院，救治受伤官兵。时任南京中央医院放射科主任的荣独山参加了红十字会组织的救护大队。他一面制定捐购X线机的计划，一面主持训练X线技师，还亲自至各医院为伤员作透视和摄片检查，直至南京沦陷前夕方随部队撤离。同年，任职英国人在杭州创办的西医医院：广济医院(今浙江大学医学院附属第二医院前身)院长兼该院X光室负责人的苏达立积极救治从淞沪战场上撤退下来的伤兵，救护逃难至杭州的难民。1942年11月苏达立被日军逮捕，关押在上海的日军集中营，后被转移到北京丰台的集中营，直至1945年抗战胜利才被释放，因其对中国人民的一系列善举，被后世誉为“杭州的拉贝”。

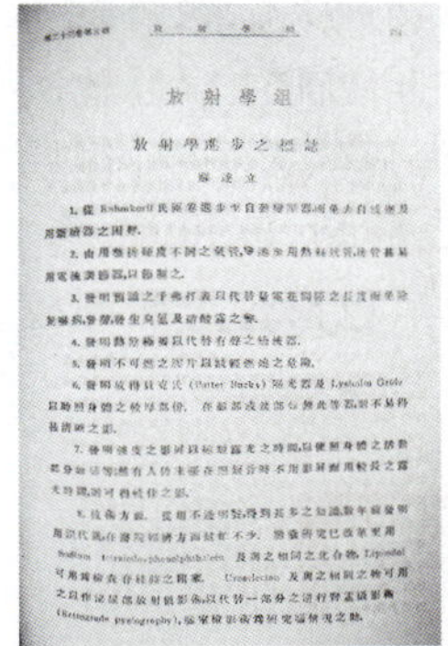
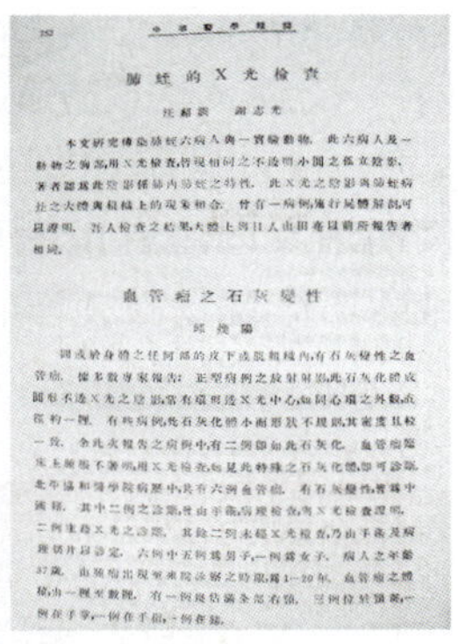
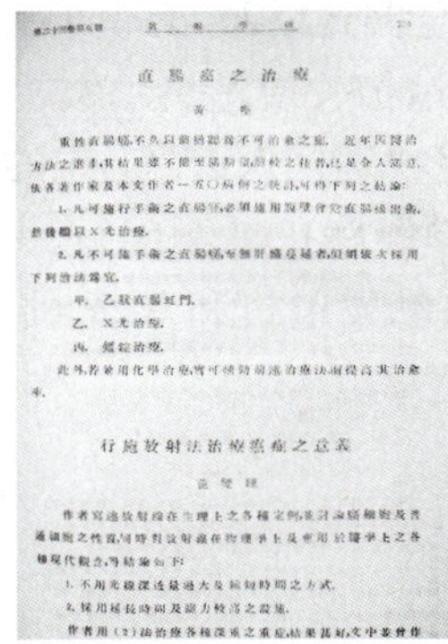
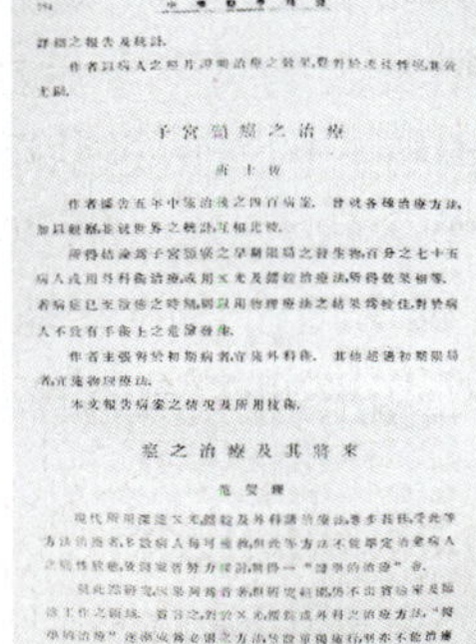

图 1-19　中华医学会第十二次全国大会放射学组交流论文

1938 年 6 月，专负战时军事救护之责的中国红十字总会救护总队正式成立。放射界杰出代表荣独山任 X 光队队长，后任医务股主任及代理总队长等职（图 1-20）。中国医疗界全面投入抗战。当年夏，救护总队在长沙曾组织 4 个医疗队携带医疗用品和器材，包括轻便 X 线机，分赴陕北和山西工作。其中，由荣独山培养并派遣的姚浩然技师携带一台小型 X 射线机奔赴延安支援中国共产党领导的八路军抗战。救护总队部还拨给新四军不少药品器材，并为白求恩在陕北设立的和平医院运送器材。

1938 年，李绍裳在《中华医学杂志》英文版发表“低投照条件下冷藏增感屏的应用”，这是我国作者首次在国内刊物发表投照技术方面的论文。

1939 年 2 月，中国红十字会总会救护总队迁至贵阳图云关。胜利后经统计，从 1938 年 1 月—1945 年 9 月，救护总队进行了大量医护工作，其中 X 光照相 5631 起，X 光透视 52 798 起。

1944 年，荣独山关于 X 线的论文“横膈膜之爱克司光研究”发表于《中华医学杂志》（图 1-21）。

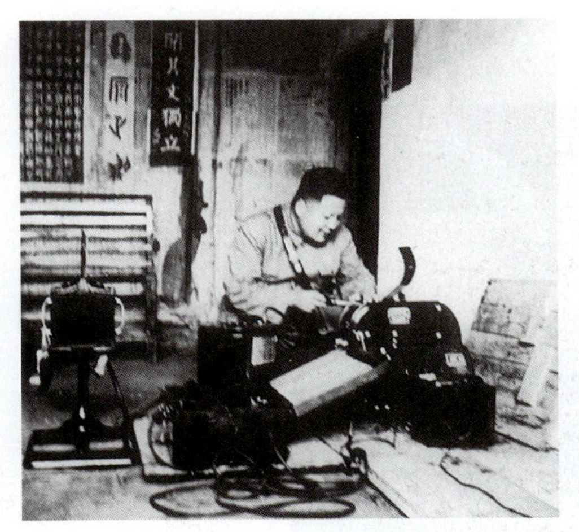

图 1-20　荣独山在中国红十字总会救护总队时检查 X 线设备

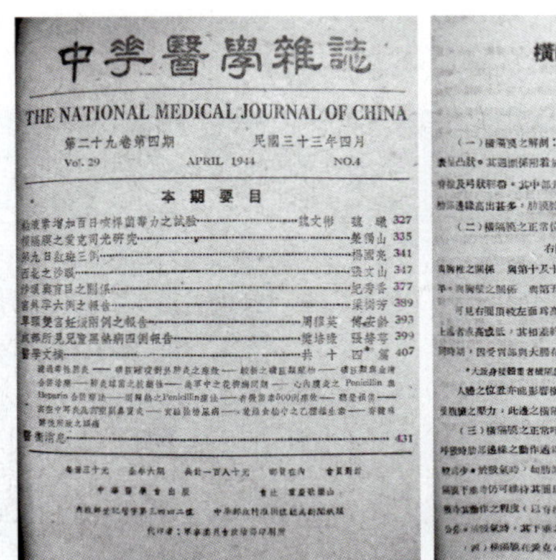

中華醫學雜誌
THE NATIONAL MEDICAL JOURNAL OF CHINA
第二十九卷第四期　民國三十三年四月
Vol. 29　APRIL 1944　NO.4
本期要目

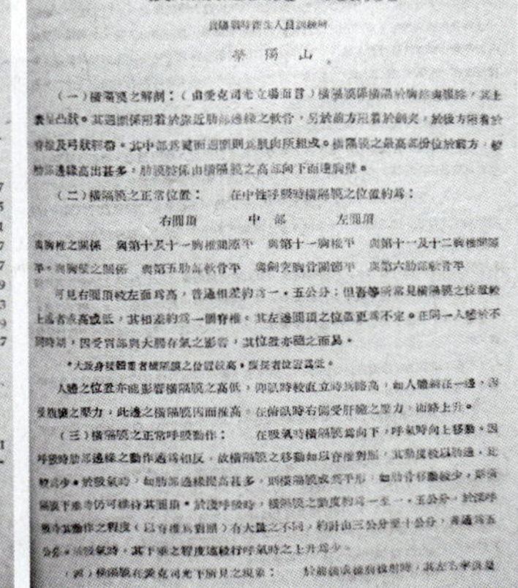

橫膈膜之愛克司光研究
榮獨山

图 1-21　荣独山发表在《中华医学杂志》上的论文及封面目录

1945 年，日军投降后大批医学专家由大后方回到上海，荣独山任职国防医学院及陆军总医院。当时上海医学院医院由苏言真主持，在上海空军医院有刘承志、徐钧；邱焕扬受聘于中国红十字总医院（今华山医院）。

1947 年夏，被国民政府抗战胜利后接管的上海公济医院（最初为法国天主教会 1864 年 3 月 1 日在外滩洋泾浜附近创立的上海第二家综合性西医医院 Shanghai General Hospital，1877 年迁址、并定中文名为公济医院而成当时全国规模最大的西医医院，也是全国建院最早的西医综合性医院之一，今上海交通大学附属第一人民医院前身）通过筹措资金购买卡车后经过相关改造，创建国内第一支流动医院车队，方便前往偏远地区巡诊，此举被认为是我国特有的送医送药下乡“巡回医疗”工作的发轫。流动医院首发上海郊区大场镇，每星期出诊一次，随车医师至少达 15 人。后出诊线路扩展至闵行，鼎盛期远及周边省市南京、杭州、苏州、常熟、海宁等地。流动医院车辆上最占位的就是自动发电机和 X 光机，到达工作现场拉上车窗黑色窗帘车厢即成 X 光室（图 1-22），且能当场洗冲 X 光胶片。

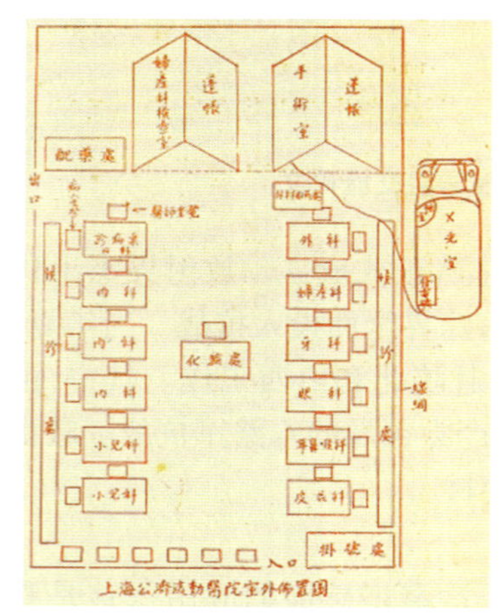

图 1-22　标明车厢 X 光室的公济医院流动医院布置图

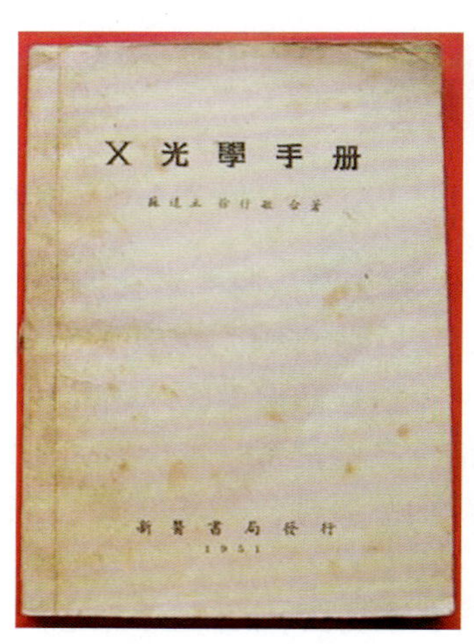

图 1-23　《X 光学手册》

1950 年 8 月 24 日，中华医学会第十六次全国大会重新组建了放射学分会筹备委员会。苏达立、徐行敏著《X 光学手册》由新医书局出版发行（图 1-23），是新中国最早出版的放射学著作。

1950 年，上海放射学会、上海放射技术学会（图 1-24）分别成立，是全国范围内最早建立的地方放射学术团体。

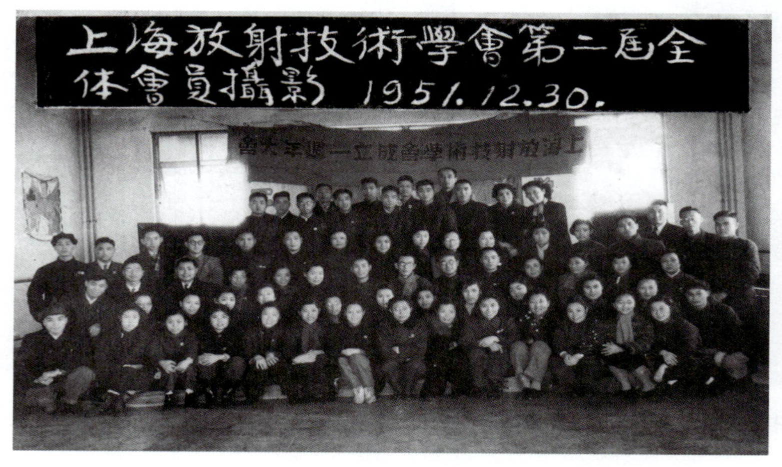

图 1-24　1951 年上海放射技术学会成立一周年大会全体会员合影

1951 年 1 月，中华医学会常务理事会扩大会议在北京市举行，会议决议：医学会及所属内科、外科、放射科等 15 个专科学会集体加入中华全国自然科学专门学会联合会，为团体会员。大会期间改选了放射学分会委员会。3 月 23 日，中华医学会放射学分会重新成立。名誉主任委员谢志光，主任委员汪绍训，副主任委员梁铎、余贻倜。

1951 年，北京大学医学院受卫生部委托招收放射科医师训练班，学员以培训各医学院校放射科从业医师为主，培训 1 年，后称之谓师资班者，为各院校及省市的放射事业发展打下坚实基础。

1951 年，我国最早的放射学教科书《X 光诊断学》（图 1-25）、最早的放射技术译著——陈章辛译，N. Davis（英）和 U. Isenburg（英）原著《标准 X 光摄影位置》（英）分别由东北人民政府卫生部教育处出版科编辑出版，东北医学图书出版社发行。

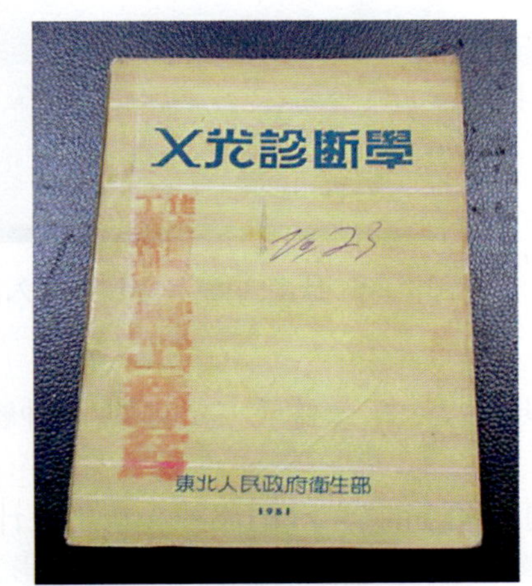

图 1-25 《X 光诊断学》

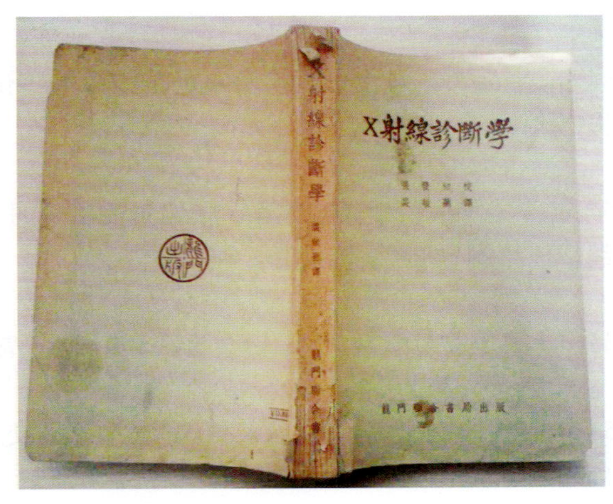

图 1-26 裘敏芗译《X 射线诊断学》

1951 年起，上海精密医疗器械厂前身华东工业部器械二厂严家莹工程师等首先试制 200mA 四管全波整流型 X 线机，1952 年 9 月 25 日在上海医学院放射学教研室主任兼附属中山医院放射科主任荣独山协助下，研制成功中国第一台 200mA 医用 X 射线机，正式交付中山医院试用，定名为“国庆号”，在第二次全国卫生工作会议期间作为向国庆 3 周年献礼的重要成果在北京市劳动人民文化宫展出。1953 年起以“建设牌”命名，批量生产。

1952 年 6 月，G. W. Holmes 和 L. L. Robbins 原著，裘敏芗译《X 射线诊断学》由龙门联合书局出版。这是新中国公开出版的第一部放射诊断学译著（图 1-26）。

1952 年 12 月 14 日，中华医学会第十七次大会在北京举行。大会收到放射学论文 19 篇，其中 4 篇在放射分组会上宣读。

1953 年，《中华放射学杂志》第一届编辑委员会成立，主要成员为名誉总编辑谢志光，总编辑汪绍训。9 月 10 日，《中华放射学杂志》在北京创刊，正式发行第 1 号，谢志光写了发刊词（图 1-27）。杂志第 79 页刊登附录，题为“中华医学会放射学分会对放射学工作者保健问题的初步建议”，对 X 射线和镭工作者防护提出了具体建议。随后，上海放射学会还制定了 X 线诊断及治疗常规、结核病诊断标准，讨论放射工作者的劳动保护问题、放射器械设备及防护设备的情况，成立了《中华放射学杂志》在沪编辑投稿协助委员会，负

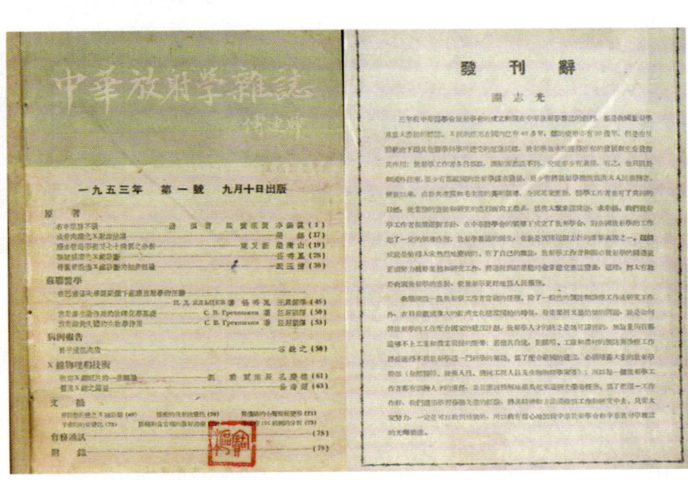
中華放射學雜誌

一九五三年 第一號 九月十日出版

發刊辭

謝志光

图 1-27 《中华放射学杂志》创刊号封面及发刊词

责有关投稿工作，并负责答复上海市卫生局转交有关的医疗纠纷和外地医院会诊讨论事宜。

1953 年 4 月，徐国安编《X 射线技术入门》由东北医学图书出版社出版（图 1-28）；同年，李松年、汤慧编著的《X 射线实用技术》由中央人民政府人民革命军事委员会总后勤部卫生部出版。这是国内最早出版的放射技术专著。

1954 年，上海市复旦大学在实验室艰苦的条件下试制成功第一只固定阳极 X 射线管。

1954 年，《中华放射学杂志》第一届编辑委员会进行调整，主要成员为总编辑汪绍训，副总编辑梁铎。

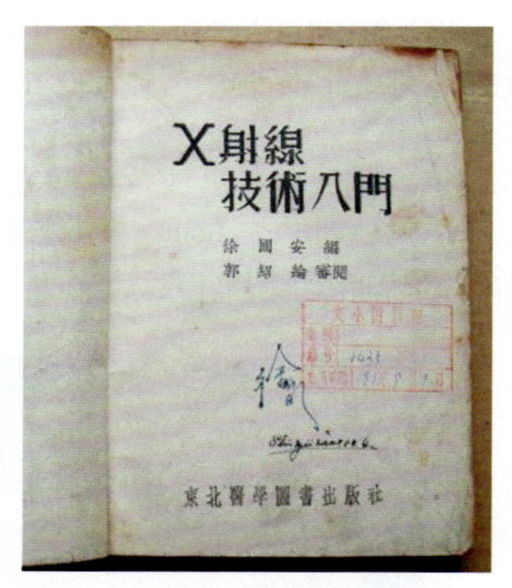

图 1-28　徐国安编《X 射线技术入门》

1955 年《中华放射学杂志》编辑会再次调整，增补副总编辑徐海超、兰宝森、张益瑛，总编辑助理钟毓斌。

1954 年，上海第二医学院附属宏仁医院（现上海交通大学附属胸科医院的前身）的郭德文自主设计了国内第一台人工型快速换片机，用这台换片机成功地进行了第一例经静脉快速注射造影剂的心血管造影，使心脏内部结构显示。

1956 年 7 月 23—29 日，中华医学会第十八次大会在北京举行，出席这次大会的放射学代表共 5 人，列席 17 人。24—25 日，举行放射学分会第一次学术会议，收到学术论文 31 篇，经讨论审查送交医学会大会宣读 3 篇，在本学科会议上发言交流 12 篇。这是放射学界最后一次在中华医学会全国大会期间举行学术会议，也是唯一一次在中华医学会全国大会期间举行放射学全国年会（图 1-29）。放射学术会由谢志光致开幕词，执行主席由蒋士焘、谢志光、黎光煦、张秉彝、杨济和余贻倜等担任。会议期间成立中华医学会放射学分会第三届委员会（1956—1963 年），名誉主任委员谢志光，主任委员汪绍训，副主任委员荣独山、胡懋华。

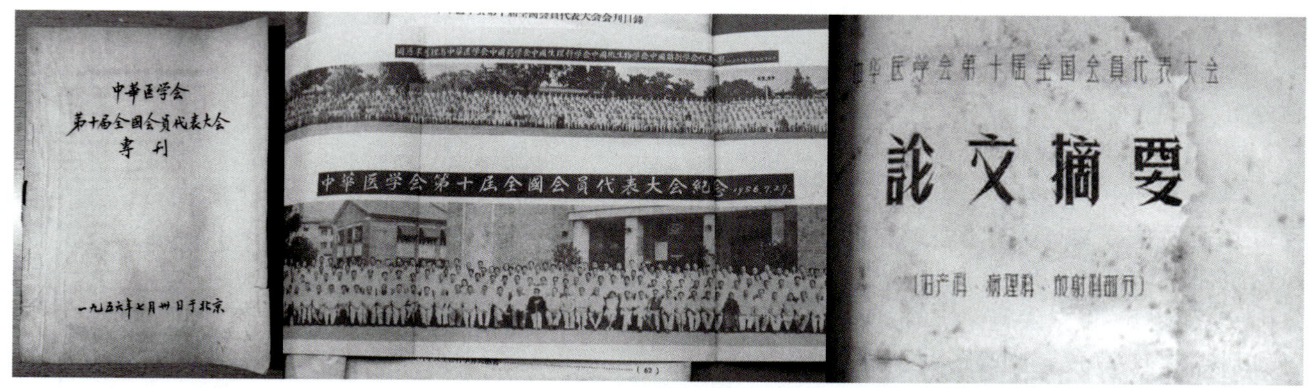

图 1-29　中华医学会第十八次大会专刊及内附参会代表合影和包含放射科部分内容的论文摘要油印本

1956 年 8 月，荣独山、汪绍训、胡懋华代表中华医学会放射学分会出席在瑞典斯德哥尔摩举行的第五届国际放射线生物学会议。

1957 年 5 月 24 日，中华医学会召开第十届理事会常务理事会第九次会议，同意《中华放射学杂志》由季刊改为双月刊；同时，中华医学会放射学分会主任委员汪绍训主持制定的我国第一套矽肺诊断标准出台。

1957 年以后，山东省立医院放射科主任连世海则先后对“胆道蛔虫”、“整复肠套叠”、“食道癌”、“胃底贲门癌”、“膈肌食道裂孔疝”的 X 射线诊断进行了大量的研究工作；1958 年，连世海发表论文报道在 X 光透视下诊断胆道蛔虫，并通过十二指肠镜钳取胆道蛔虫成功，开创了我国放射介入治疗先河。

1958 年 1 月 17 日，中华医学会召开第十届理事会第十三次会议，撤销“右派分子”在各杂志的任职。《中华放射学杂志》副总编辑为梁铎、胡懋华、徐海超、张益瑛。

1958 年底起，中国医学科学院阜外医院（即北京阜外心血管病医院）放射科刘玉清着手总结自己所做的 1000 例支气管造影材料和经验，编著《支气管造影术》一书交人民卫生出版社于 1959 年 12 月出版。这是中国放射学界第一部个人研究专著（图 1-30）。

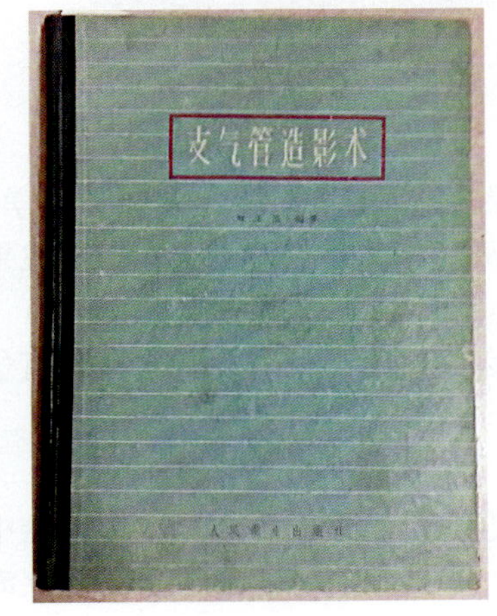

图 1-30　刘玉清编著《支气管造影术》

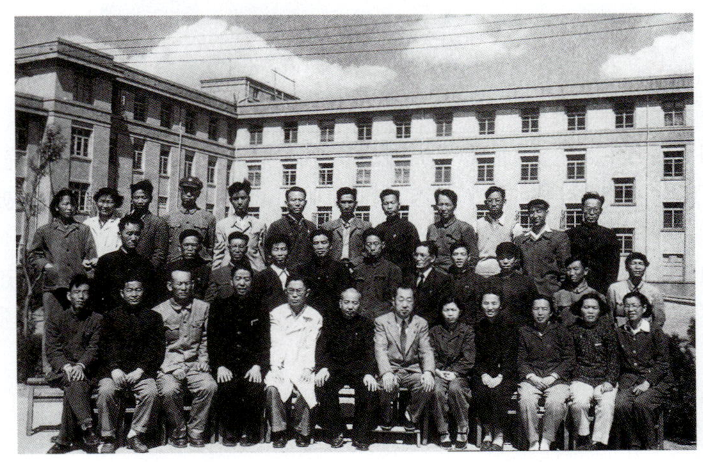

图 1-31　全国首届心血管造影讲习班人员合影

1960 年，北京阜外心血管病医院在刘玉清主持下举办全国首届心血管造影讲习班，讲习班系统介绍了心血管造影的技术和诊断应用（图 1-31）。同年 12 月，卫生部举办放射防辐射高级进修班。

1960 年 8 月，《中华放射学杂志》由于经费和纸张困难而停刊。

1961 年，荣独山、汪绍训、胡懋华主编的高等医药院校试用教材《X 线诊断学》和高等医药院校试用教材书供医疗儿科及卫生专业用《X 线诊断学照相插图》，由人民卫生出版社出版，是首套放射学全国统编教材（图 1-32）。

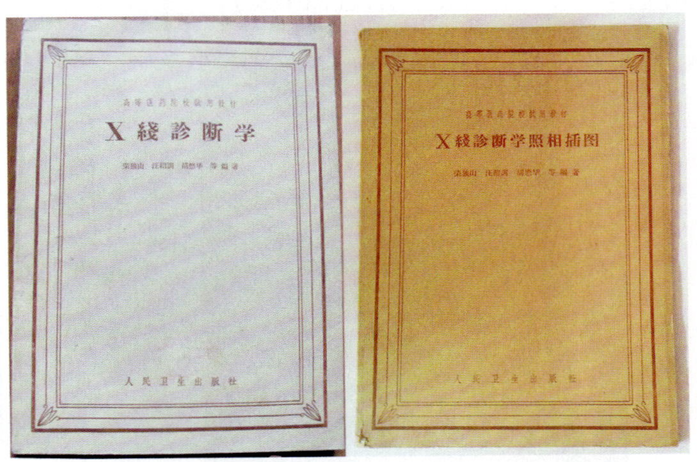

图 1-32　高等医药院校试用教材《X 线诊断学》和高等医药院校试用教材供医疗儿科及卫生专业用《X 线诊断学照相插图》

1961 年 10 月 7 日，法国医学代表团访华，中华医学会放射学分会派代表参加中华医学会接待活动（图 1-33）。

1962 年 3 月，国内放射技术知名学者上海市第六人民医院（现上海交通大学附属第六人民医院）放射科主任邹仲与上海市静安区中心医院放射科曹厚德合作编写的国内放射技术方面第一部大型工具书《X 线检查技术》由上海科学技术出版社出版（图 1-34）。

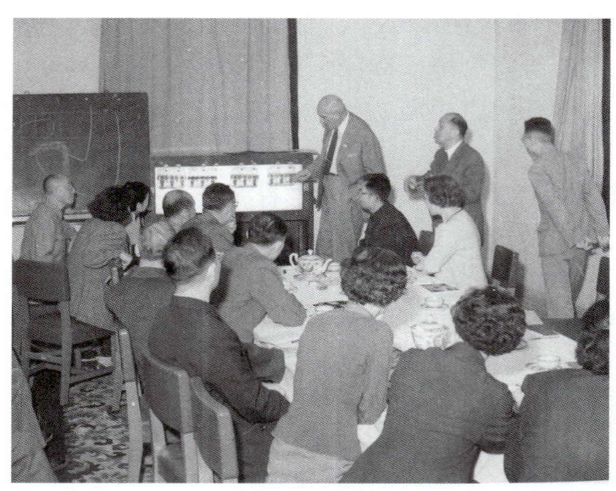

图 1-33　中华医学会放射学分会、儿科学分会与应邀来访的法国医学代表团座谈

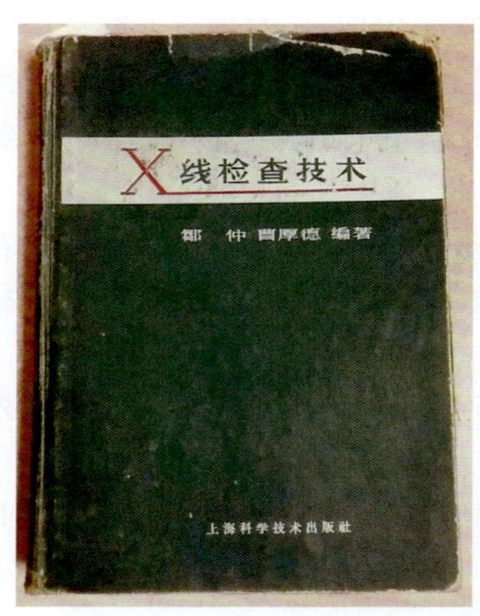

图 1-34　《X 线检查技术》

1962 年 7 月，天津医学院附属医院（今天津医科大学总医院）放射科吴恩惠编著的《颅脑 X 线诊断学》由人民卫生社出版（图 1-35），这是国内第一部神经放射学专著。被评为 1949—1977 年天津市重大科研成果。

1962 年 9 月 20 日，中华医学会放射学分会召开食管裂孔疝问题研讨会。讨论当时对食管裂孔疝有争议的放射诊断问题，这是中华医学会放射学分会主办的第一个专题学术会议。

1963 年 1 月 2 日，全国科协发出"关于 1963 年自然科学专门学术刊复刊与创刊安排的通知"，批准中华医学会等四个学会呈请复刊的 11 种杂志（含《中华放射学杂志》）复刊。1 月 15 日，中华医学会致函上海分会，请其考虑将《中华放射学杂志》放在上海复刊。5 月 17 日，中华医学会上海分会呈报《中华放射学杂志》放在上海复刊的相关意见。

1963 年 9 月 4—12 日，中华医学会放射学分会第二次学术会议在上海召开（图 1-36），这是中华医学会放射学会分会首次单独举办全国学术年会。出席会议代表共 80 人，大会共收到论文 432 篇，其中诊断与技术 365 篇，治疗与防护 67 篇，有 62 篇论文在大会宣读。同时，中华医学会放射学会分会第四届委员会（1963—1981 年）成立。名誉主任委员谢志光，主任委员汪绍训，副主任委员李果珍、荣独山、胡懋华。我国放射学的奠基人、开拓者谢志光、荣独山、汪绍训、蒋士焘、徐宪明、邹仲、黎光煦、张去病、吴恒兴、张秉彝、胡懋华、沈成武、左立梁教授等都参加了会议（图 1-37）。

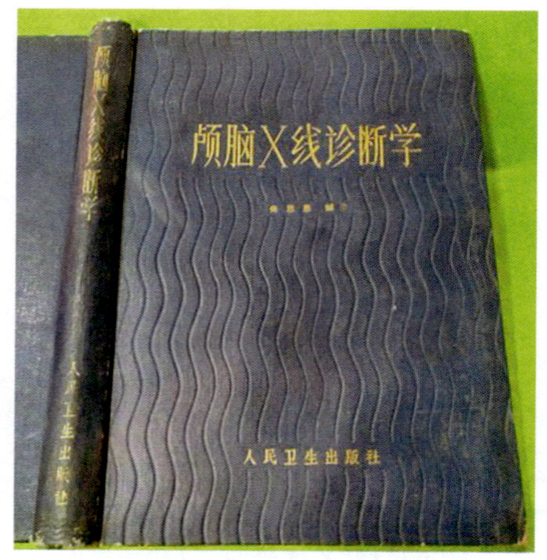

图 1-35　吴恩惠编著《颅脑 X 线诊断学》

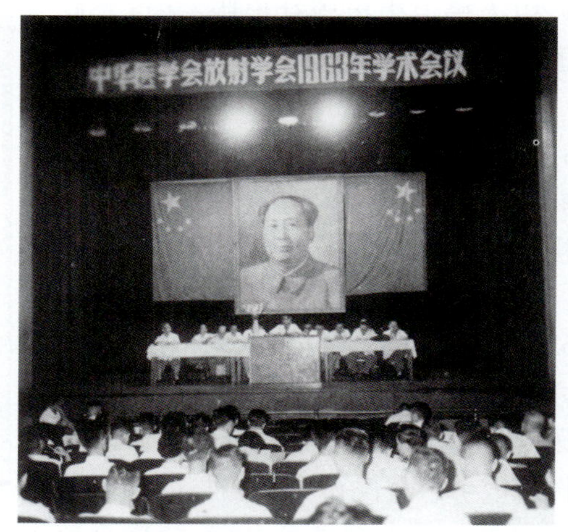

图 1-36　中华医学会放射学分会第二次学术会议会场

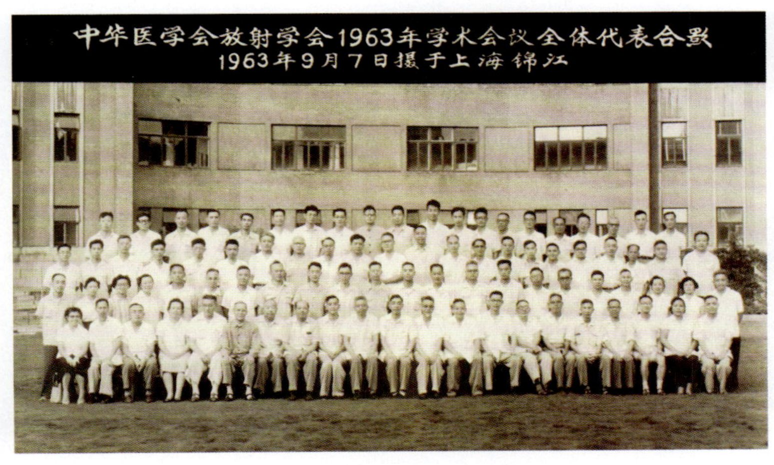

图 1-37　参加中华医学会放射学分会第二次学术会议全体代表合影

1964 年 4 月，由于国内经济境况好转，《中华放射学杂志》复刊。当年出 5 期，仍为双月刊。同年，由河北省科学技术情报研究室出版的《医学文摘第十六分册：放射学》创刊，为季刊。1965 年改为双月刊，并改名为《医学文摘第十六分册：临床放射学》，分册主编吴恩惠。

1964 年，经卫生部批准，天津医学院举办了以中华医学会放射学会分会第四届委员会委员吴恩惠为主要授课人的首次颅脑 X 线诊断的学习班，学员来自全国各地约 40 余人（图 1-38）。

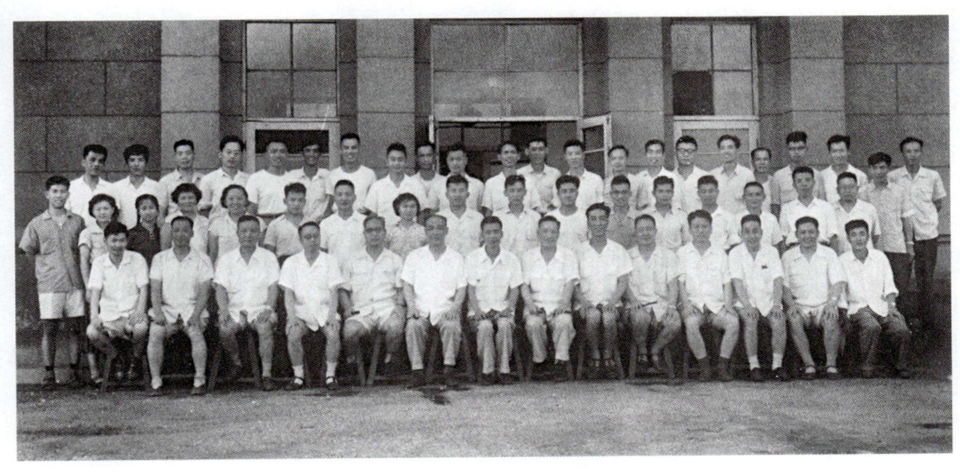

图 1-38　首次颅脑 X 线诊断学习班学员合影

1965 年 4 月 26 日，由中华医学会放射学会分会第四届委员会委员吴恩惠筹办，在天津科学宫组织一次全国地区性小型颅脑 X 线诊断座谈会。出席座谈会的有北京解毓章姜宗衡、上海刘德华、西安郭庆林、苏州钱铭辉、长沙徐北栋和天津的吴恩惠、廉宗澄等八人，代表我国早年从事神经放射专家的首次聚会（图 1-39）。

1965 年 9 月，北京积水潭医院放射科国内知名骨放射学家、中华医学会放射学会分会第四届委员会委员王云钊受卫生部委托组织开办首个放射骨科专业进修班（图 1-40），根据卫生部安排第一批招收广东和黑龙江两省学员，为期 1 年，后改为每半年 1 期。

1966 年，“文化大革命”开始，学会工作中断。《中华放射学杂志》出版第 3 期后再度停刊，《医学文摘第十六分册：临床放射学》停刊。

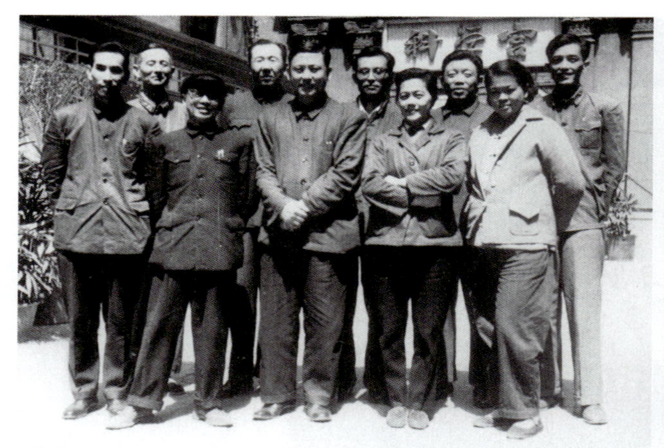

图 1-39　颅脑 X 线诊断座谈会代表合影，前左起李培荣、钱铭辉、吴恩惠、刘德华、钟观林；后左起郭庆林、姜宗衡、徐兆栋、解毓章、廉宗澄

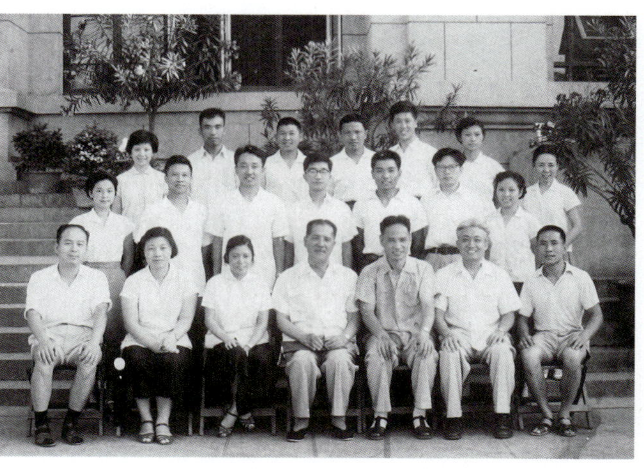

图 1-40　首次放射骨科专业进修班学员合影，积水潭医院院长孟继懋（左 4），副院长郭子恒（左 5）和王云钊（右 2）与学员合影

1973 年，我国乳腺影像学奠基人之一、上海第二医学院附属瑞金医院放射科徐开埜与上海电子光学技术研究所合作，试制成功中国第一台钼靶 X 线机，应用于临床，提高了乳腺癌早期诊断正确性，此后该技术很快推广到全国各地。

1973 年，上海第一医学院附属中山医院在国内首先报道经皮穿刺插管术行选择性冠状动脉造影的试验，标志中国心血管放射介入工作的起步。

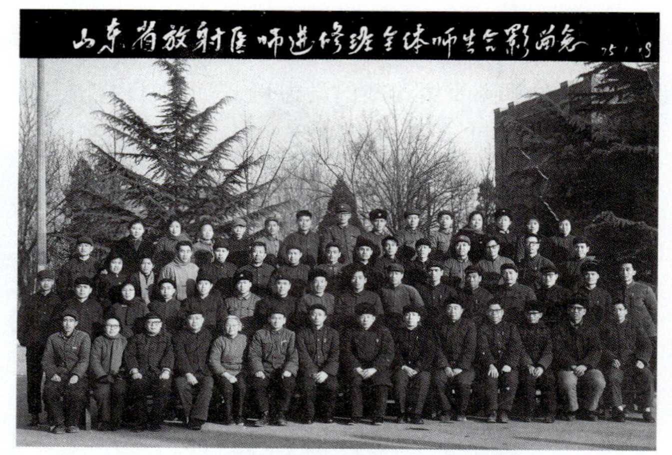

图 1-41　山东省首届放射医师业务培训班全体师生合影

1974 年起，山东省立医院放射科（1975 年后为山东省放射医学研究所所长）冒着“走白专道路”的风险，以山东省放射学会的名义连续在山东举办六期 X 线培训班，集中学习，省内专家授课，为山东放射界培养了大批中青年放射学骨干，这是“文革”时期放射界唯一的大规模连续举办的放射医师业务培训班（图 1-41）。

1975 年 3 月 19 日，经山东省革命委员会批复，同意在山东省立医院放射科基础上创建山东省放射医学研究所，所长连世海。山东省放射医学研究所是我国首家行政独立的放射专业机构，也是“文革”期间成立的少有的学术机构。

20 世纪 70 年代初，电子计算机断层扫描 X 线成像（Computed Tomography，CT）即 CT 问世，中华医学会放射学会分会第四届委员会常务委员刘玉清于 1974 年前后向北京阜外医院和中国医学科学院领导提出“医学影像学”的新概念。1977 年围绕这一概念，撰文向国内介绍 CT 及其临床应用。

“文革”后期，荣独山恢复工作后不久，即集中上海第一医学院放射学教研室在 5 个附属医院放射科内所积累的大量资料，组织编写大型参考书《X 线诊断学》（三册），1976 年 12 月，首先由上海人民出版社出版第一册“胸部”、第二册“骨骼　神经　五官”；第三册“腹部”改由上海科学技术出版社于 1978 年出版，为我国放射医学事业的尽快恢复提供了权威参考文献，被公认是我国第一部图文并茂的放射诊断学系列专著（图 1-

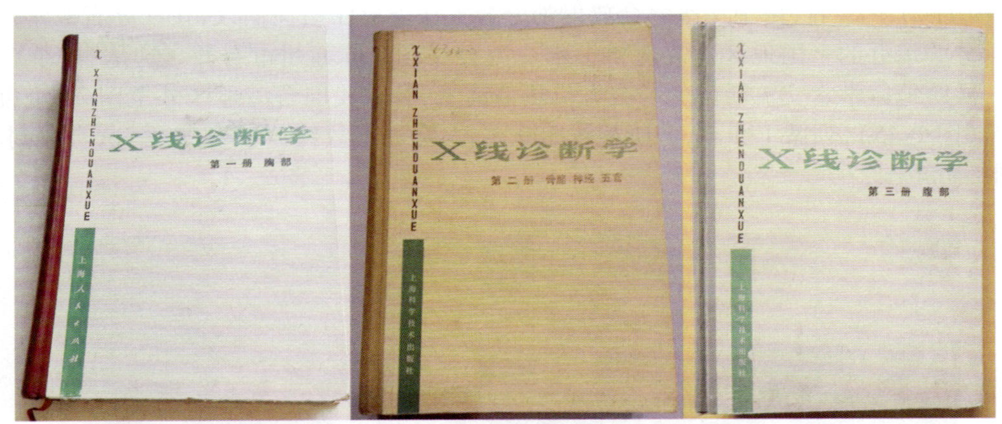

图 1-42　荣独山组织编写的《X 线诊断学》(三册)

42)。1996 年荣获卫生部科技成果一等奖。

1978 年春季,汪绍训,胡懋华、李果珍等在中华放射学杂志社与陈英杰开会讨论、筹划杂志复刊后工作和学会活动等问题。8 月,《中华放射学杂志》复刊,为季刊。吴恩惠首次在《中华放射学杂志》上向国内介绍电子计算机横断层扫描 CT 的临床应用。同年,《医学文摘:临床放射学》复刊,更名为《国外医学:临床放射学分册》,由天津医学科学信息研究所主办,介绍国外临床放射信息。后由国家卫生部主管。2008 年起,根据“国外医学”系列杂志刊名统一更改为“国际医学”系列的要求,改刊名为《国际医学放射学杂志》。

1978 年 3 月 18—31 日,全国科学大会在北京召开。这次大会是在粉碎“四人帮”之后,国家百废待兴的形势下召开的一次重要会议,也是中国科技发展史上一次具有里程碑意义的盛会。上海医疗器械研究所、上海医械电镀厂、上海市静安区中心医院和上海第一医学院附属华山医院等单位的“氧化镧高速感蓝增感屏”(图 1-43)和北京积水潭医院放射科王云钊主持的骨放射-病理研究室研究室的“胚胎软骨生长与软骨内微循环”和“骨微血管摄影”等三项研制、研究成果分别获得全国科学大会奖。

1978 年,北京阜外心血管病医院刘玉清出任世界卫生组织(World Health Organization,WHO)放射-影像学专家咨询委员会委员(1978—1994 年),连续四届应邀赴瑞士日内瓦出席 WHO 举办的放射-影像学学术研讨会,每次均作学术报告,是首位在 WHO 任职的中国影像学专家(图 1-44)。

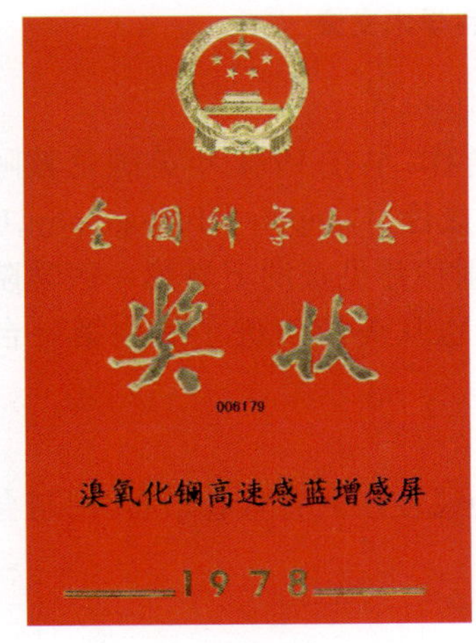

图 1-43　溴氧化镧高速感蓝增感屏获 1978 年全国科学大会奖状

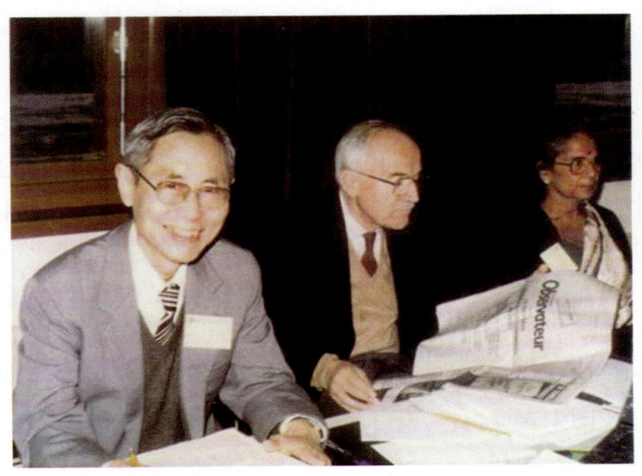

图 1-44　刘玉请出席 WHO 研讨影像学存在问题的会议

1978 年 10 月 21—27 日，由中华医学会放射学分会主任委员汪绍训倡议，在江苏省医学会支持下，由江苏省放射学分会承办的全国地区性放射科学术交流会议在江苏苏州市召开。这是“文革”后全国范围放射学界第一次跨地区学术交流活动。与会人员热情高涨，有除我国台湾地区外全国 29 个省市、自治区的代表 260 名（图 1-45），列席 175 名，旁听超过 300 名，参会总人数约 700～800 名，大会收到大量各自自印的资料（图 1-46）。

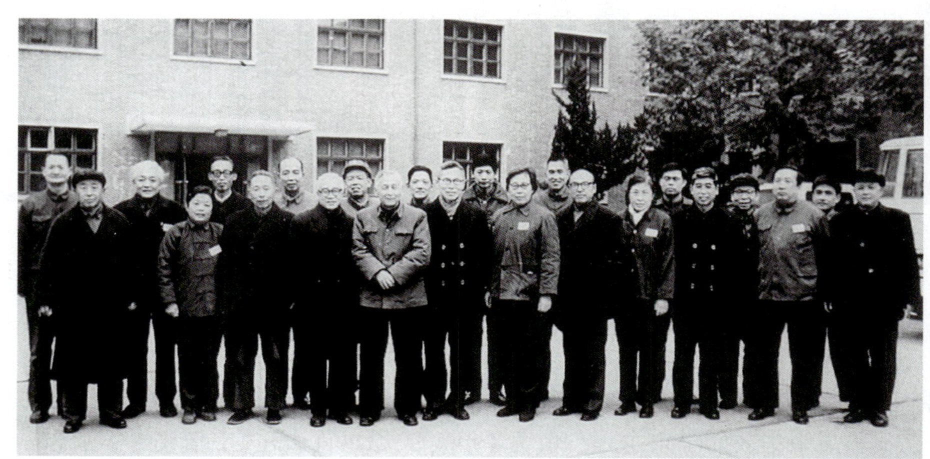

图 1-45　参加全国地区性放射科学术交流会议的北京代表合影

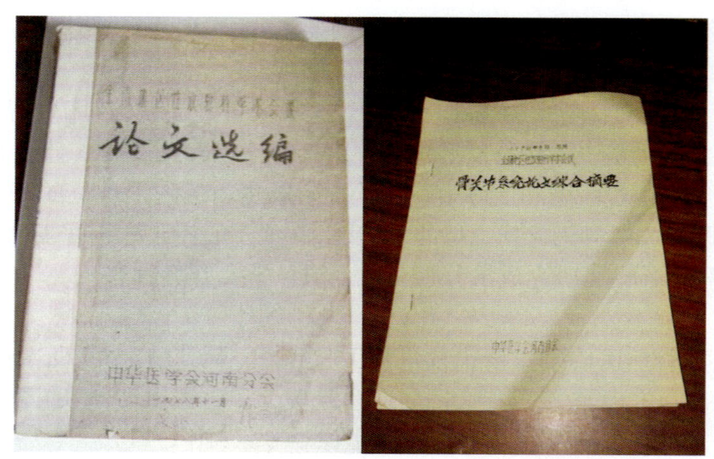

图 1-46　中华医学会河南分会为参加全国地区性放射科学术交流会议编印的油印本资料

工程技术专家豪森菲尔德（Hounsfield）与神经放射学家阿姆勃劳斯合作，早在 1971 年英国伦敦阿特金森-莫利医院首次成功得到世界上第 1 张脑肿瘤电子计算机断层扫描 X 线成像（Computed Tomography，CT）即 CT 照片，将伦琴发现的 X 线带入了计算机数字成像时代。以神经系统放射诊疗见长的上海第一医学院附属华山医院于 1979 年引进了国内第一台头颅 CT 扫描机。同年，北京医院也从美国引进了国内第一台全身 CT 机。

1980 年，中华医学会放射学分会主办的全国首届骨关节放射学学术会议在江西省宜春市召开，与会者超过 500 人（图 1-47）。

1981 年上海第一医学院附属中山医院放射科荣独山、林贵等将国外刚刚兴起的放射学新发展出的治疗分支：Interventional Radiology（IR）译作“手术放射学”介绍到国内，也就是今天所说的介入放射学。

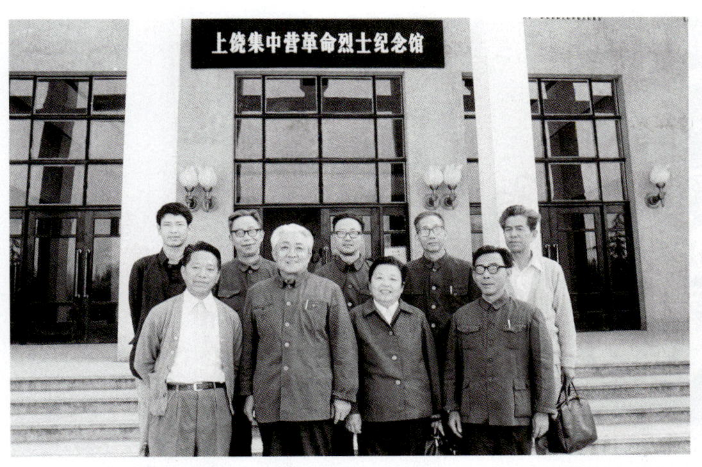

图 1-47 全国首届骨关节放射学学术会议后江西省放射界领导人何伟华（前左 1）等陪同王云钊、陈英杰参观上饶集中营纪念馆

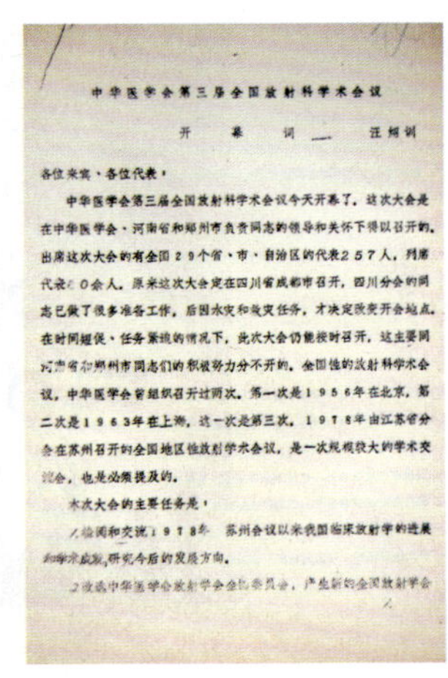

中华医学会第三届全国放射科学术会议

开幕词——汪绍训

各位来宾、各位代表：

中华医学会第三届全国放射科学术会议今天开幕了。这次大会是在中华医学会、河南省和郑州市负责同志的领导和关怀下得以召开的。出席这次大会的有全国29个省、市、自治区的代表257人，列席代表[illegible]0余人。原来这次大会定在四川省成都市召开，四川分会的同志已做了很多准备工作，后因水灾和救灾任务，才决定改变开会地点。在时间短促、任务紧迫的情况下，此次大会仍能按时召开，这主要同河南省和郑州市同志们的积极努力分不开的。全国性的放射科学术会议，中华医学会曾组织召开过两次。第一次是1956年在北京，第二次是1963年在上海，这一次是第三次。1978年由江苏省分会在苏州召开的全国地区性放射学术会议，是一次规模较大的学术交流会，也是必须提及的。

本次大会的主要任务是：

1.检阅和交流1978年苏州会议以来我国临床放射学的进展和学术成就，研究今后的发展方向。

2.改选中华医学会放射学会全国委员会，产生新的全国放射学会

图 1-48 汪绍训主任委员致开幕词的文稿

1981 年 11 月 3—9 日，在河南省郑州召开中华医学会放射学分会第三次学术会议（图 1-48）。来自 29 个省市自治区的放射物理机械技术、放射诊断和放射治疗等方面的正式代表 253 人，列席代表 83 人出席了大会（图 1-49）；在本次全国年会上正式组建了放射诊断、放射技术和放射治疗三个学组，负责各学组的活动。并另设超声组、CT 组、介入性放射学组和普放组，并选出各组的组长以便推动今后工作，决定每四年举行一次全国性的大会并改选全国委员，在此四年内各组根据自己的情况可召开专题性的会议。中华医学会放射学分会第五届委员会（1981—1985 年）成立，顾问荣独山，名誉委员余贻倜、杨济、徐宪明，主任委员汪绍训，副主任委员邹仲、李果珍、谷铣之、陈玉人；改选成立了《中华放射学杂志》第二届编辑委员会，总编辑汪绍训，副编辑李果珍、荣独山、胡懋华。

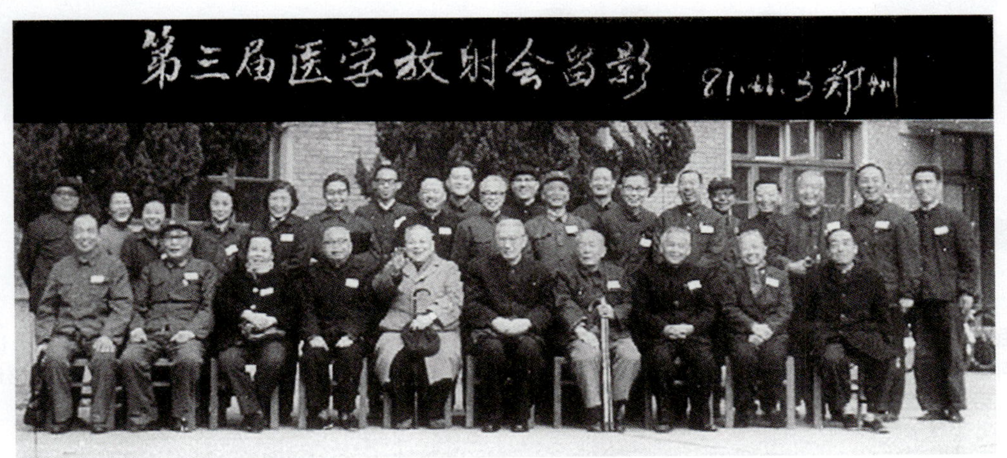

图 1-49 中华医学会放射学分会第三次学术会议期间与会委员合影，前排有胡懋华（左 3）、汪绍训（左 4）、荣独山（左 5）、邹仲（左 6）、张去病（左 7）、张益瑛（左 8）及李果珍（左 9）；后排有陈英杰、颜小琼、汤慧、范焱、李松年、兰宝森、姜宗衡、贾振英、孙鼎元、曹来宾等

1981 年，上海第一医学院附属华山医院等单位共同研制的华山 200 型医工 78 型-硫酸钡干燥混悬剂的新处方及新工艺获国家发明奖三等奖。

1982 年，国内放射诊断专业第一批设两个博士点，导师为上海第一医学院荣独山和北京医学院汪绍训。同年，由吴恩惠组织，在天津医学院举办了全国首次 CT 诊断学习班（图 1-50）。

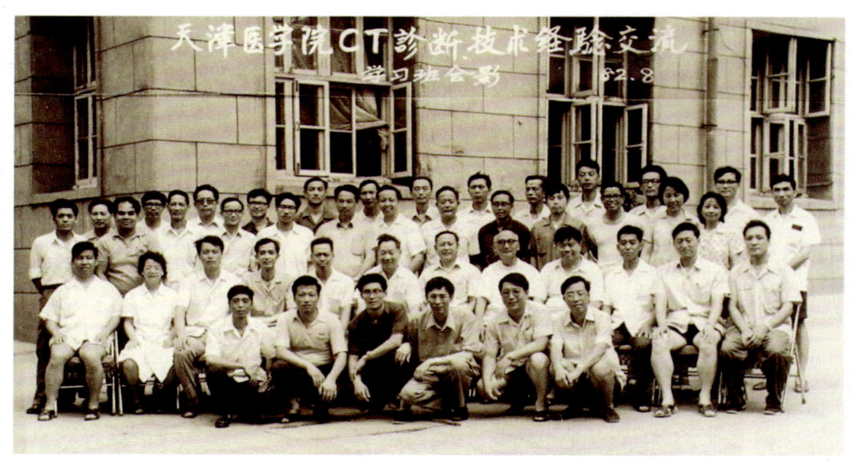

图 1-50 全国首次 CT 学习班全体师生合影

1982 年,由中华医学会黄石分会主办的《X 线诊断参考资料》经中共湖北省委宣传部鄂宣新(1980)16 号文件批准为正式刊物,改刊名《临床放射学杂志》,公开向国内发行。

1983 年 4 月,上海医疗器械研究所在上海市计算技术研究所、华山医院等单位协作下,研制成首台 X 射线计算机断层扫描装置 XDN-1 型颅脑 CT,通过专家组鉴定(图 1-51)。

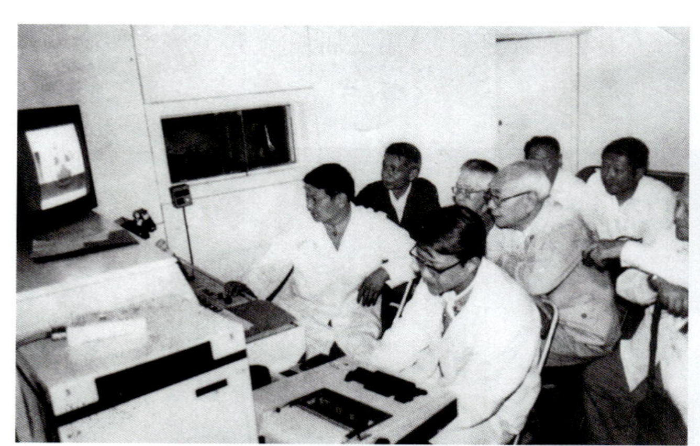

图 1-51 我国自制第一台头颅 CT 装置上海鉴定会上,陈星荣教授向专家组(第二排左起为荣独山、黄家驷、李鸿儒、陈明进;第三排左起为曹厚德、荣德舆)演示操作

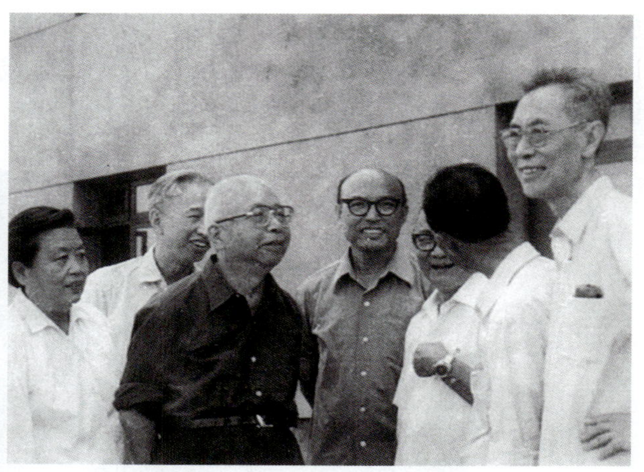

图 1-52 全国首届心血管放射学学术会议部分代表与中华医学会放射学分会主任委员汪绍训(左 3)交谈时留影

1983 年秋季,中华医学会放射学分会主办的全国首届心血管放射学学术会议在贵州贵阳召开(图 1-52)。汪绍训、刘玉清、刘赓年、黄世章、刘子江、戴汝平、江海寿、王丽雅、钱铭辉、胡为民等近 300 位代表出席了会议,刘子江、李麟荪的介入理念在会上脱颖而出。11 月,第一届全国腹部放射学术会议在福建省厦门市举行。会议正式名称为:"中华医学会放射学分会消化组早期诊断座谈会"(图 1-53),由中华医学会、中华医学会放射学分会和《中华放射学杂志》主办,中华医学会福建省分会放射学专业委员会承办。来自全国各地腹部放射学方面的专家、教授参会,共约 60 人。会议主题为"探讨胃肠道钡气低张双对比造影技术及其在消化系统肿瘤早期诊断中的作用"。以上两次会议是在"文革"后首次由中华医学会放射学分会组织的按大体解剖系统分类学术交流活动,开了放射学各专业会议先河,其后类似专题专科会议日益增多。

1983 年,刘玉清担任 *CardioVascular and Interventional Radiology* 的编委(连任 17 年),是首位担任国

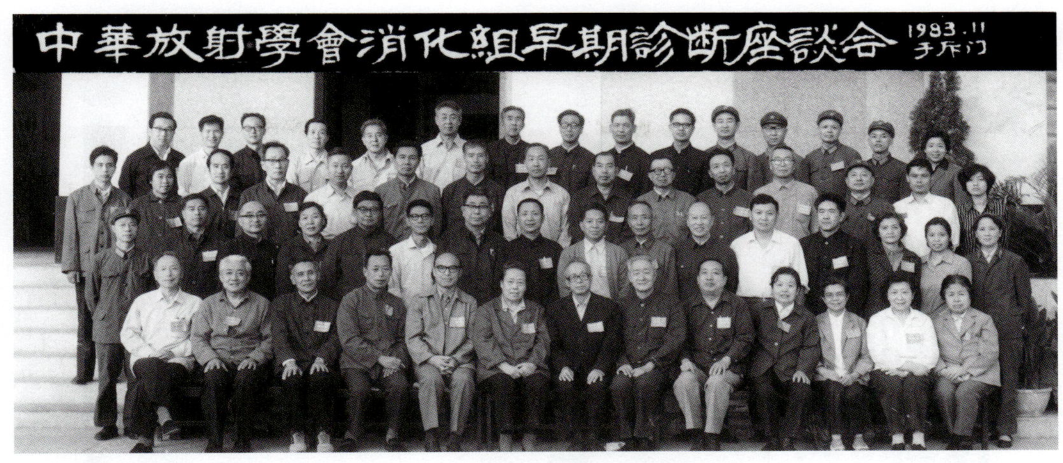

图 1-53　参加中华医学会放射学分会消化组早期诊断座谈会代表合影，前排左起第 5、6 为刘庚年教授、胡懋华教授

际医学杂志编委的中国放射学专家。11 月，刘赓年在美研修期间出席了第 68 届北美放射学会（Radiology Science North America，RSNA）年会，并以“The present status of Diagnosis Radiology in China”为题，代表中国首次在 RSNA 会上报告中国在“文革”后放射学发展情况（图 1-54）。中国放射学界对外交流的大门重新敞开。

1984 年 4 月，吴恩惠主编的《头颅 CT 诊断学》（图 1-55）由人民卫生出版社出版，是我国第一部 CT 专著。该书获 1990 年度国家教委科技进步一等奖。

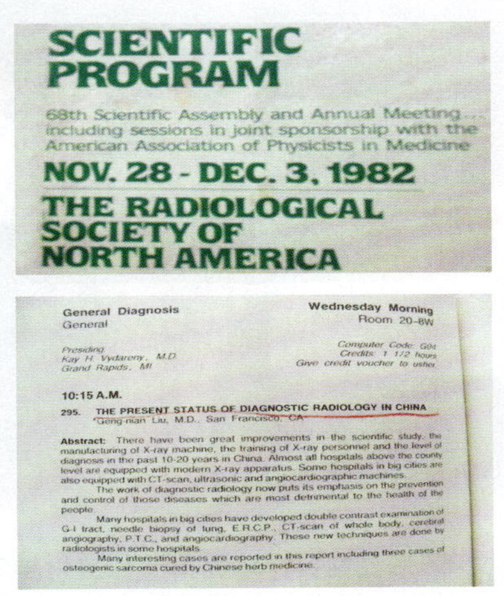
SCIENTIFIC PROGRAM

68th Scientific Assembly and Annual Meeting... including sessions in joint sponsorship with the American Association of Physicists in Medicine

NOV. 28 - DEC. 3, 1982

THE RADIOLOGICAL SOCIETY OF NORTH AMERICA

General Diagnosis
General

Wednesday Morning
Room 20-8W

Presiding
Kay H. Vydareny, M.D.
Grand Rapids, MI

Computer Code: G04
Credits: 1 1/2 hours
Give credit voucher to usher.

10:15 A.M.

295. THE PRESENT STATUS OF DIAGNOSTIC RADIOLOGY IN CHINA
*Geng-nian Liu, M.D., San Francisco, CA

Abstract: There have been great improvements in the scientific study, the manufacturing of X-ray machine, the training of X-ray personnel and the level of diagnosis in the past 10-20 years in China. Almost all hospitals above the county level are equipped with modern X-ray apparatus. Some hospitals in big cities are also equipped with CT-scan, ultrasonic and angiocardiographic machines.

The work of diagnostic radiology now puts its emphasis on the prevention and control of those diseases which are most detrimental to the health of the people.

Many hospitals in big cities have developed double contrast examination of G-I tract, needle biopsy of lung, E.R.C.P., CT-scan of whole body, cerebral angiography, P.T.C., and angiocardiography. These new techniques are done by radiologists in some hospitals.

Many interesting cases are reported in this report including three cases of osteogenic sarcoma cured by Chinese herb medicine.

图 1-54　刘赓年代表中国首次在 RSNA 年会上的发言稿刊载在年会汇编上

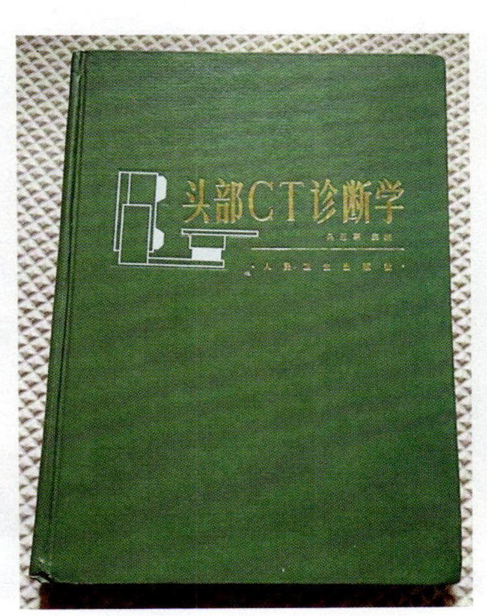

图 1-55　吴恩惠主编的《头颅 CT 诊断学》

1984 年 6 月，中华医学会放射学分会 X-CT、B 超座谈会在安徽省太平县（现黄山市）召开，此次座谈会为首次全国性 CT、B 超的学术会议。汪绍训、李果珍、孔庆德、曹丹庆、吴恩惠、郭庆林等数十位老专家出席了会议（图 1-56）。此次会议对于当时 CT、B 超新技术的应用起了重要的推进作用。期间，国内放射学专家们协商，决定出版《医学影像学译丛》，并成立了编委会，为国内广大医生及时提供国外相关新消息。10 月，《医学影像学译丛》第一期 CT 专刊出版。在发刊词中明确提出了由 X 线摄影、B 型超声、CT、核素扫描、MR 五大影像组成一门新的学科《医学影像学》；而专刊编印单位原山东省放射医学研究所也正式更名为山东省医学影像学研究所；1985 年再印一期 CT 专刊，至 1988 年 12 月共出版 17 期。

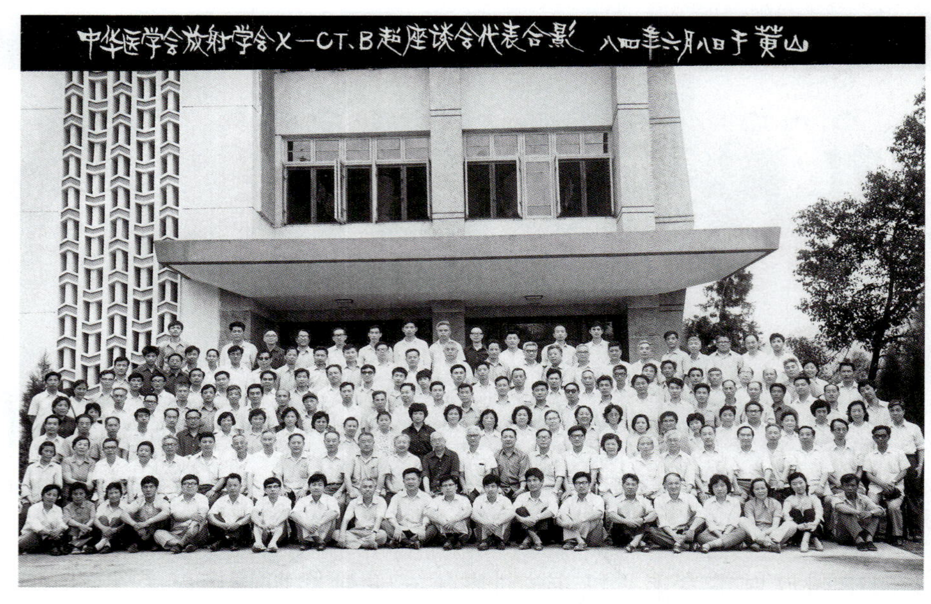

图 1-56　中华医学会放射学分会 X-CT、B 超座谈会代表合影

1984 年 6 月，刘玉清应邀赴美，于哈佛大学医学院（Brigham and Women's Hospital，BWH）做专题学术报告（图 1-57），并被聘任为美国哈佛大学放射学客座教授（Harvard University Visiting Professor of Radiology），是第一位获此殊荣的中国放射学家。同年，经国家教育委员会批准，天津高等医学专科学校升格为天津第二医学院后成立临床放射学系筹备组，招收了国内首批临床放射医学专业本科生。

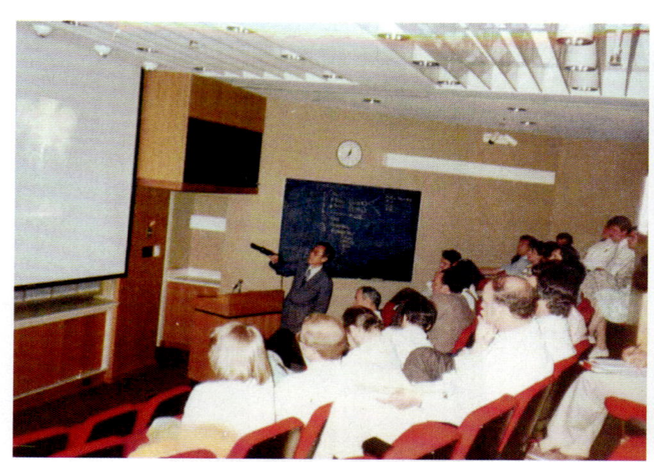

图 1-57　刘玉清教授在哈佛大学医学院做专题学术报告

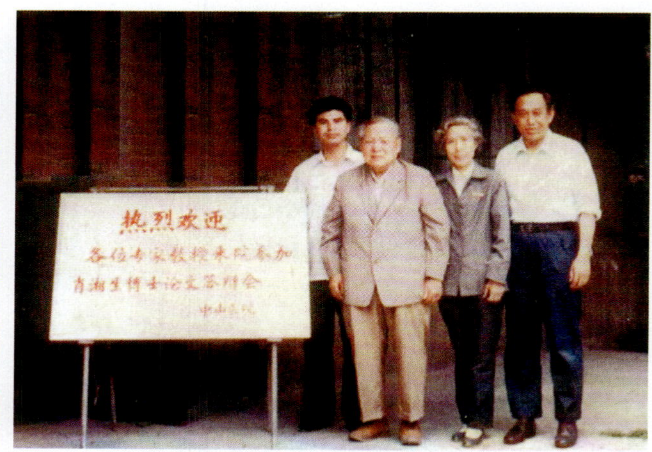

图 1-58　"文革"后我国自行培养第一位放射学专业博士肖湘生（左 1）在答辩会期间与导师荣独山（左 2）及其他导师合影留念

1985 年 2 月，"文革"后我国放射界首批自行培养的专业博士完成毕业答辩，获得放射学专业博士学位（图 1-58）。同年，在天津第二医学院（后并入天津医科大学）成立了国内第一个临床放射医学系，动员京津两地的专家力量，成立临床放射医学咨询委员会，聘请吴恩惠教授担任委员会主任；1987 年，按照国家教委及有关专家的批示，更名为医学影像学系。

1985 年起，《中华放射学杂志》编委会决定恢复双月刊，并增设了论著文章的英文摘要。同年 3 月 31 日，《实用放射学杂志》创刊。5 月 5 日，由中国医学影像技术研究会（中国科学院新技术开发局主持下的全国医学影像技术工作者自愿结合的学术性群众团体）主办的《中国医学影像技术》杂志在北京创刊，提倡医、理、工相结合，以“影像学基础理论研究与临床实践相结合与工程技术相融合”为宗旨，于 1985 年第四季度出版第 1 期。

1985 年 11 月 2—7 日，中华医学会放射学分会第四次学术会议在浙江杭州召开（图 1-59）。约 700 余人参加，诊断及技术论文 1158 篇，其中交流 227 篇。会议正值伦琴发现 X 线 90 周年，与会代表怀着敬仰的心情来纪念这位伟大的物理学家（图 1-60）。期间中华医学会放射学分会第六届委员会（1985—1989 年）成立，名誉主任委员汪绍训，名誉顾问李果珍、邹仲、陈玉人、胡懋华、张去病，主任委员刘赓年，副主任委员刘玉清、谷铣之、范焱；同时举行《中华放射学杂志》编委会会议，第三届编辑委员会组成，汪绍训为总编辑，李果珍、徐家兴、吴恩惠和林贵为副总编辑。增设了由 17 人组成的咨询编委，这是为使编委会班子逐步年轻化而采取的一项措施。

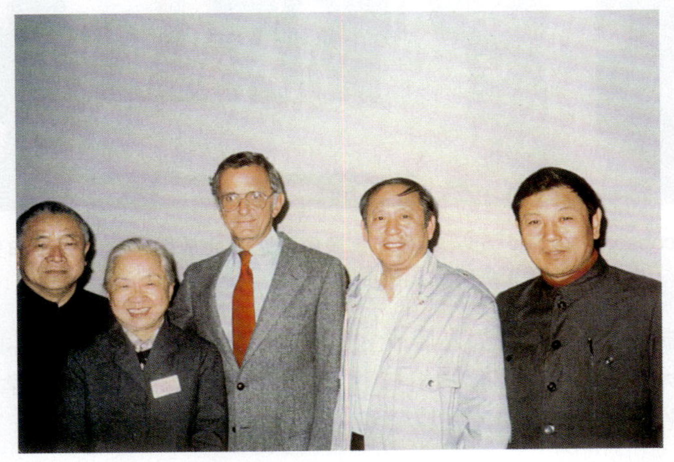

图 1-59　中华医学会放射学分会第四次学术会议上，李果珍、吴恩惠、孔庆德、陈星荣与应邀出席大会的美国 AJR 主编 Becker 合影

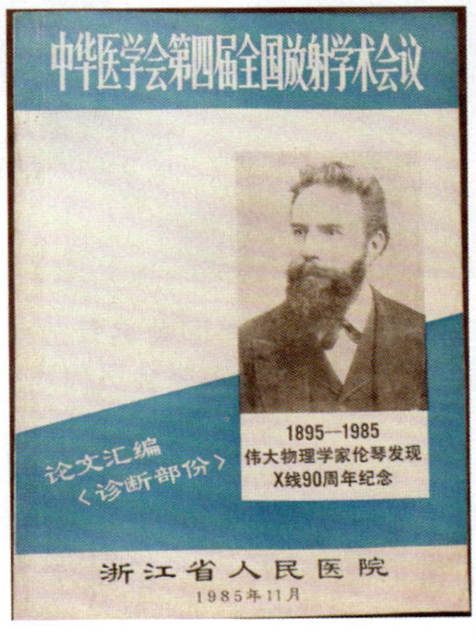

图 1-60　中华医学会放射学分会第四次学术会议暨伦琴发现 X 线 90 周年论文汇编

1985 年，中国人民解放军第一军医大学第一附属医院（现广东省南方医科大学南方医院）率先引进一台临床应用型磁共振设备，并首先应用于神经系统疾病的诊治。

1985 年，新任中华医学会放射学分会主任委员刘赓年致函亚洲大洋洲地区放射学会秘书长，提出解决中国台湾地区放射学组织名称问题。

1986 年 2 月，《中国医学百科全书：X 线诊断学》（图 1-61）由上海科学技术出版社出版。中国医学百科全书是 20 世纪 80 年代上海第一医学院（后改名为上海医科大学）为主组织编写的中国第一部医学专业类百科全书，按照临床学科分册编写，放射学被定名为“X 线诊断学”分册，由荣独山主编，一定程度上反映了放射学在中国整个医学界的学科地位。3 月，由德国海德堡大学与中国同济医科大学合作出版的《放射学实践》季刊创刊发行，这是我国改革开放后最早的国际合作译文学术期刊。《中华放射学杂志》自 1986 年第 4 期起开始采用法定计量单位。6 月 4 日，《中华放射学杂志》总编辑汪绍训因病不幸逝世。经编委会推荐，中华医学会批准，由副总编辑李果珍继任总编辑。

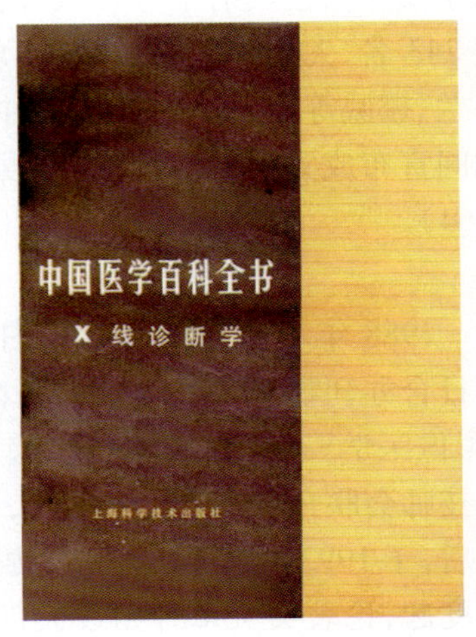

图 1-61　《中国医学百科全书：X 线诊断学》封面

1986 年 9 月 23—26 日，在山东省潍坊市举办了中华医学会放射学分会首届介入放射学学术交流会。10 月，由中华医学会放射学会分主办，江

苏省放射学会承办的中美放射学讨论会在江苏省南京市召开。会间刘赓年代表中华医学会放射学分会授予美国著名放射学专家 H. Jacobson 名誉会员称号(图 1-62),这是中华医学会放射学分会首次授予外籍专家名誉会员称号。会后,H. Jacobson 等专访北京积水潭医院,参观了放射科王云钊骨放射一病理研究室。

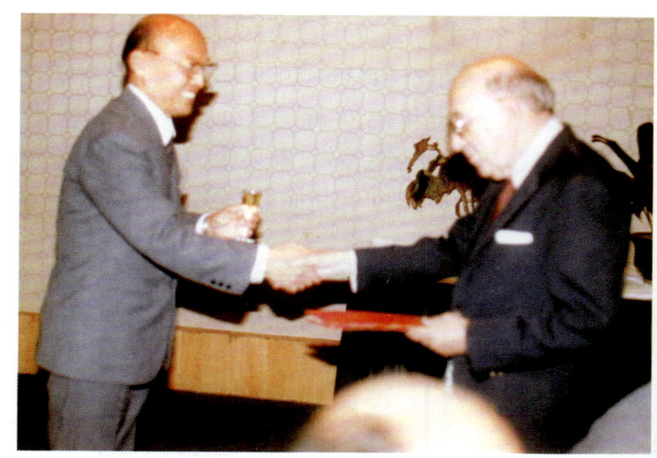

图 1-62　刘赓年授予美国著名骨放射学专家 H. Jacobson 中华医学会放射学分会名誉会员称号

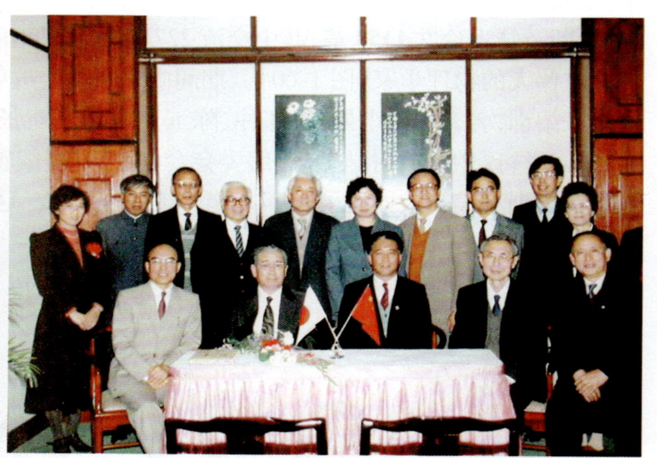

图 1-63　刘赓年代表中华医学会放射学分会授予白壁彦夫名誉会员称号

自 1986 年开始,中华医学会放射学分会根据条件成熟情况,先后成立了 5 个专业学组:神经放射、心胸、腹部、骨、放射技术;学组的成立,大大活跃了学术气氛,其中部分学组与《中华放射学杂志》联合召开学术会议,更促进专业水平提高,锻炼了一代新人,从此各专业学术交流则以学组为平台组织召开。

1987 年,为表彰日本著名放射线学者白壁彦夫对中国低张双对比胃肠造影推广的贡献,刘赓年代表中华医学会放射学分会授予白壁彦夫名誉会员称号(图 1-63)。

1987 年,应北美放射学会(RSNA)的邀请,我国派出吴恩惠、王云钊等参加了 73 届北美放射学会(RSNA)年会。中国放射学界与 RSNA 开始建立正式联系。

1987 年 9 月 12—20 日,中华医学会放射学分会神经放射学组在北京举行了首次学术报告会,大会收到论文 312 篇,论文涉及 CT、MRI、ECT、US、普通放射学及介入性放射学等领域,内容丰富。到会代表 243 名,大会邀请了美国,加拿大、西德、日本、芬兰、挪威等国专家学者参加并做了报告。会议期间宣布成立神经放射学组,吴恩惠任组长(图 1-64)。

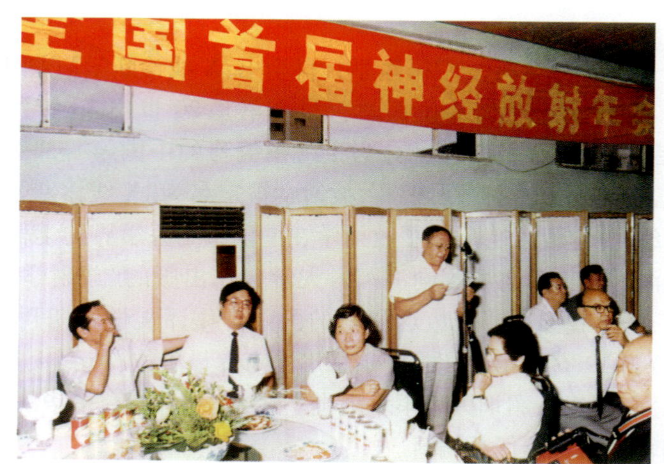

图 1-64　中华医学会放射学分会神经放射学组成立后举行首届学术交流会,学组组长吴恩惠致辞,著名旅美神经放射学专家刘德华(左 5)应邀出席

1988 年 4 月 1 日,逢中国日本建交 15 周年,中日合办刊物《影像医学》杂志在天津正式创刊。《影像医学》杂志由天津第二医学院和日本放射线技师会联合在天津出版发行,该刊出版 5 卷 10 期后,于 1992 年停刊。《中华放射学杂志》从本年度起,论著类文章开始设关键词。9 月,《中华放射学杂志》第四届编辑委员会在辽宁鞍山成立,李果珍为名誉总编辑,徐家兴为总编辑,吴恩

惠、林贵、戴汝平为副总编辑。

1988 年起，经卫生部批准，由中华医学会放射学分会与北京医科大学联合举办全国放射医师专业证书班。全国 29 个省市成立辅导班，经考试筛选，在近万名报名者中录取 3000 名学员，自学加辅导，培训两年，最后有 2500 名学员获得证书，该班不仅普遍提高了广大基层放射诊断人员水平，同时解决了不少从业者学历不够的难题。

1988 年 11 月，在第 74 届北美放射学会（RSNA）年会上，北美放射学会授予吴恩惠荣誉会员称号，这是我国首位获此荣誉者（图 1-65）。

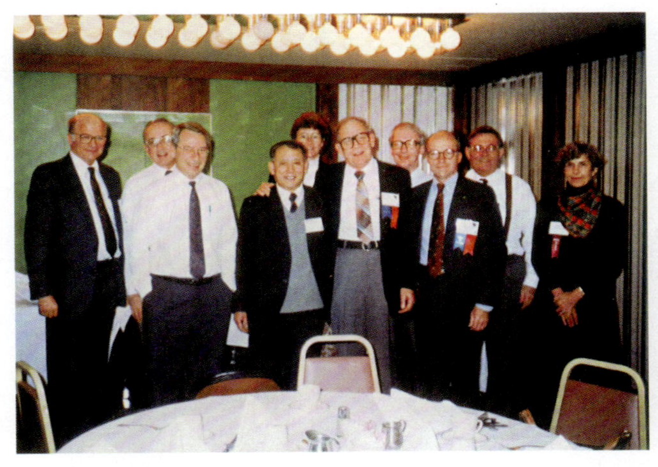

图 1-65　吴恩惠当选为 RSNA 荣誉委员后与 RSNA 八位理事合影留念

1988 年 12 月 6—8 日，由卫生部和中华医学会联合举办的第三次全国中、青年医学学术交流会（放射学）在北京召开。参加会议的有来自全国 28 个省、市、自治区的专家教授及中青年放射学工作者，共 167 人。大会共收到论文 481 篇，其中大会交流 30 篇，小组交流 134 篇，不少论文已达到国内或国际先进水平。最终评选出优秀论文一等奖 10 名，二等奖 19 名，三等奖 40 名。

1989 年 5 月 30 日—6 月 3 日，中华医学会放射学分会第五次学术会议在湖北省武汉市召开（图 1-66）。期间进行了放射学分会委员会改选，成立了放射学分会第七届委员会（1989—1993 年），主任委员刘玉清，副主任委员刘赓年、范焱、陈星荣（图 1-67）。

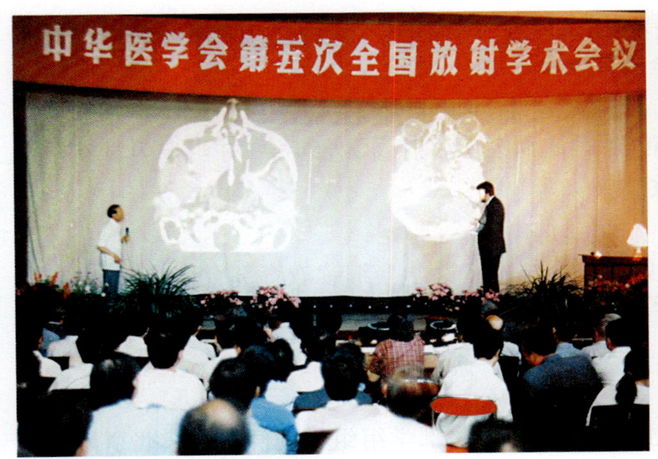

图 1-66　中华医学会放射学分会第五次学术会议会场

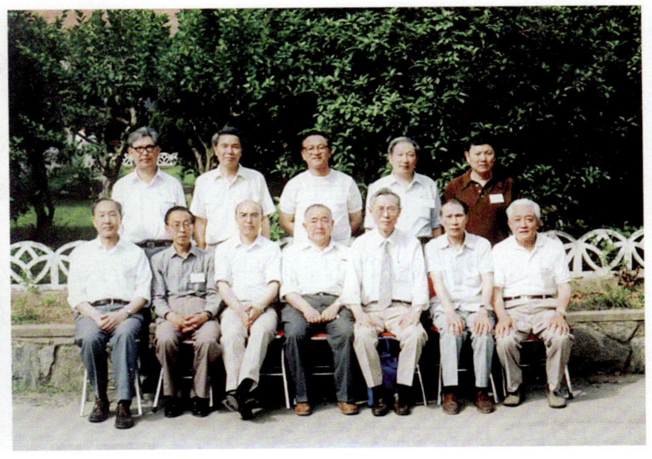

图 1-67　中华医学会放射学分会第五次学术会议现场放射学分会第七届委员会部分常委合影，前左起郭俊渊、范焱、刘赓年、孔庆德、刘玉清、陈炽贤和王云钊；后排有闵鹏秋、高玉洁、曹厚德和陈星荣等

1989 年 11 月，卫生部首次以组团方式组织放射学专家参加北美放射学会年会（图 1-68）。

1989 年 12 月，在放射学分会第七届委员会的努力下，筹建了全国儿科放射学组，组长由姚庆华担任。

1990 年 4 月 22 日，卫生部下发卫医司发（90）第 27 号文件《关于将具备一定条件的放射科改为临床科

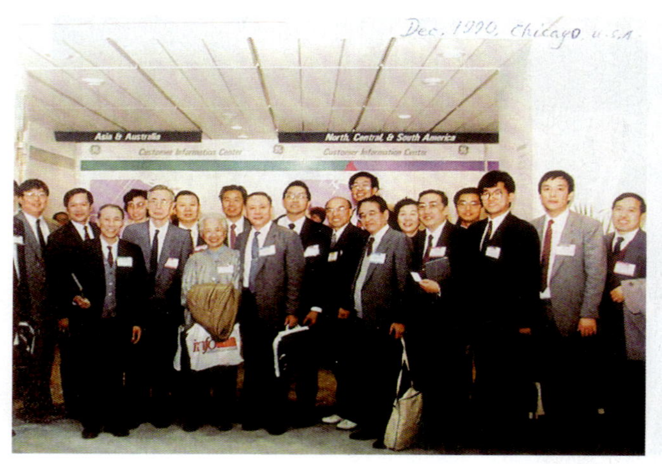

图 1-68　卫生部首次组团出席北美放射学会（RSNA）年会

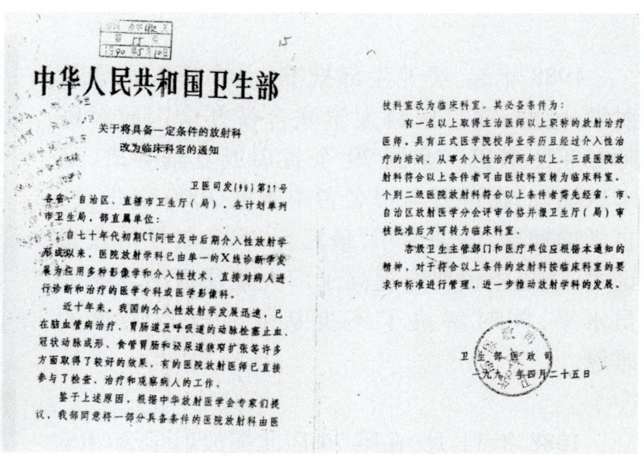

中华人民共和国卫生部

关于将具备一定条件的放射科
改为临床科室的通知

卫医司发(90)第21号

各省、自治区、直辖市卫生厅（局），各计划单列市卫生局，部直属单位：

自七十年代初期CT问世及中后期介入性放射学形成以来，医院放射学科已由单一的X线诊断学发展为应用多种影像学和介入性技术，直接对病人进行诊断和治疗的医学专科或医学影像科。

近十年来，我国的介入性放射学发展迅速，已在脑血管病治疗、胃肠道及呼吸道的动脉栓塞止血、冠状动脉成形、食管胃肠和泌尿道狭窄扩张等许多方面取得了较好的效果，有的医院放射医师已直接参与了检查、治疗和观察病人的工作。

鉴于上述原因，根据中华放射医学会专家们提议，我部同意将一部分具备条件的医院放射科由医技科室改为临床科室。其必备条件为：

有一名以上取得主治医师以上职称的放射治疗医师，具有正式医学院校毕业学历且经过介入性治疗的培训、从事介入性治疗两年以上。三级医院放射科符合以上条件者可由医技科室转为临床科室。个别二级医院放射科符合以上条件者需先经省、市、自治区放射医学分会评审合格并报卫生厅（局）审核批准后方可转为临床科室。

各级卫生主管部门和医疗单位应根据本通知的精神，对于符合以上条件的放射科按临床科室的要求和标准进行管理，进一步推动放射学科的发展。

卫生部医政司

一九九〇年四月二十五日

图 1-69　卫生部《关于将具备一定条件的放射科改为临床科室的通知》

室的通知》，批准将具备一定条件的放射科改为临床科室（图 1-69）。

1990 年 4 月，《中华放射学杂志》第四届编委会第二次会议召开，调整第四届编辑委员会。《中华放射学杂志》自本年度始卷终卷分类索引改为主题词索引。5 月 15 日，辽宁省医学影像学会 1989 年成立后申请出版的《临床医学影像杂志》创刊，中国医学影像技术研究会辽宁分会主办。1998 年 6 月 22 日，经中华人民共和国科学技术部批准更名为《中国临床医学影像杂志》，由中华人民共和国卫生部主管，中国医科大学和辽宁省医学影像学会主办。12 月，有了编辑出版《医学影像学译丛》的经验积累，由山东省医学影像学研究所承办的《医学影像学杂志》正式创刊发行，时任国家科委主任宋健题写刊名。

1990 年 11 月 24—26 日，中华医学会放射学分会第二届全国介入放射学大会在浙江省杭州市卫生系统培训中心举行，来自全国的代表共 360 人。会上成立全国首届介入学组，林贵任组长。

1991 年 4 月，刘玉清应邀出席在日本京都召开的第 50 届日本医学放射线学会年会，并当选为日本医学放射线学会名誉会员，是首位获此荣誉的中国放射学家。

1991 年 8 月 22—24 日，刘玉清代表中华医学会放射学分会与中华医学会继续教育部合作，在北京主持召开了医学影像学住院医师培训规范研讨会，并制定了《医学影像学住院医师培训规范及实施方案》，是我国第一部影像专业住院医师五年制的培训方案。

1991 年 10 月，中华医学会放射学分会腹部学组正式成立，第一届腹部学组组长刘庚年。在北京昌平举行的第四届全国腹部放射学术会议是由中华医学会放射学分会腹部学组正式冠名主办的首次学术会议，共收编论文 610 篇。文章内容涉及整个腹部，包括消化、泌尿、生殖、腹膜腔、腹膜后间隙等。其中 CT 及 MRI 方面文章比例较前增多。

1991 年 12 月，第六届亚洲大洋洲地区放射学大会（Asian Oceanian Congress of Radiology，AOCR）期间，两岸放射界领导人经达成一致协议，草签了关于双方共同加入国际组织的意向，根据这个协议，将原来中华民国放射线医学会（Radiological Society of Republic of China，RSROC）改为中华台北放射学会（Chinese Taibei Society of Radiology）名义出席国际会议，中华医学会放射学分会以中华放射学会（Chinese Society of Radiology）作为中国加入亚大地区放射学会的正式名称。前后经过 8 年的努力，终于解决了两岸放射界同时加入国际放射组织的名称问题。

1992 年 6 月 17 日，经中华医学会第二十届常务理事会第 12 届会议审议通过，同意成立中华医学会影像技术协会。10 月，中华医学会放射学分会同意原放射学分会技术组独立组建医学影像技术协会。10 月 7—10 日，第九届亚洲放射技师学术会议在天津召开，这是我国首次举办放射技术国际学术交流活动。

1992 年 8 月，经中华医学会放射学分会介入放射学组林贵组长 1 年多的努力，《介入放射学杂志》终由上海科委批准为内部刊物出版。1998 年经国家科委正式批准向国内外公开发行。8 月，在广东省医学会的支持下，中山医科大学筹办的中文放射医学专业性杂志《影像诊断与介入放射学》创刊。9 月，由中国医学影像技术上海研究所创办的《上海医学影像》杂志经上海市科委和上海市新闻出版局批准出版。2013 年 3 月 20 日，经批准正式更名为《肿瘤影像学》，改由复旦大学附属肿瘤医院主办。11 月，《中华放射学杂志》由双月刊改为月刊，成为总会内继《中华医学杂志》、《中华医学杂志英文版》、《中华内科杂志》和《中华外科杂志》之后第五个月刊杂志。

1993 年 7 月 15 日，中华医学会影像技术会通过正式程序成立，并选举了第一届委员会，首任主任委员为北京医科大学附属第一医院放射科（今北京大学第一医院医学影像科）范焱。8 月 20—23 日，全国中等卫生学校放射专业教学研究会成立大会暨首届学术年会在湖北黄石卫生学校召开。首任主任委员为湖南省零陵卫生学校欧阳志。

1993 年，国内第一部医学影像学专业本科教材《放射学》，由人民卫生出版社出版。10 月，由中华人民共和国国家卫生部主管，中国医学影像技术研究会、北京医院主办的《中国医学影像学杂志》创刊。

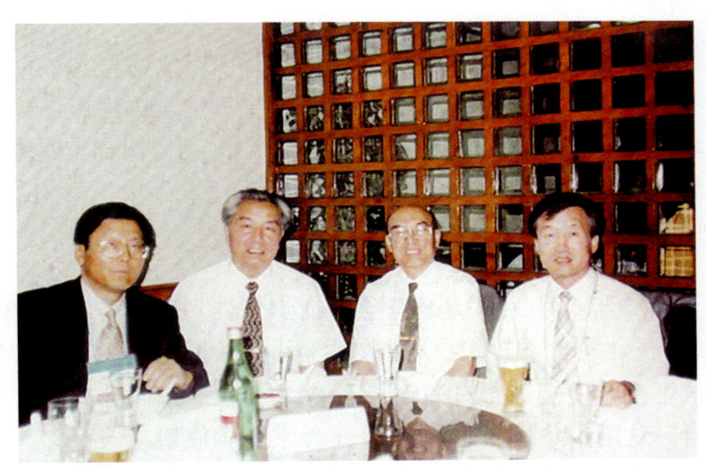

图 1-70　中华医学会放射学分会主任委员刘赓年（左 3）、常委闵鹏秋（左 2）与韩国学者会晤

1993 年 10 月 24—27 日，中华医学会放射学分会在北京丰台召开了第六次学术会议，与会代表 421 名，列席者 100 名，收到论文列入汇编的 270 篇，有 9 位国内外放射学专家在大会上作了专题讲座。本次学术会议为鼓励青年医师“学、用英文”，增设了英文报告，并向评选前十名青年医师授奖。期间改选、成立中华医学会放射学分会第八届委员会（1993—1997 年）名誉主任委员刘玉清，主任委员刘赓年，副主任委员徐家兴、吴恩惠、陈星荣。决定从本次会议开始，放射学分会学术年会隔年举行。会议期间，中华医学会放射学分会与韩国放射学同行举行了中韩放射学学术交流会。会上由中华医学会放射学分会主任委员刘赓年作了“中华医学会放射学分会发展史”的报告（图 1-70）。

1993 年，中华医学会放射学分会经过多次与国际放射学会（International Society of Radiology，ISR）秘书长 Nordenstam 联系，终于解决了会籍问题，成为正式会员国。中华医学会放射学分会提出申办国际放射学大会（International Congress of Radiology，ICR），经 ISR 常务理事会讨论，决定 1996 年 ICR 在中国北京召开。

1994 年，刘玉清当选中国工程院医药卫生学部首批院士，也是放射学界首位院士。

1994 年 4 月 5—7 日，《中华放射学杂志》第五届编辑委员会在重庆成立。同时召开了第一次全体会议，李果珍教授为名誉总编辑，徐家兴教授为总编辑，薛爱华编审为编辑部主任。11 月，《中华放射学杂志》改单盲法而实行全面双盲法审稿。

1995 年 3 月 13 日，我国著名放射学专家李果珍教授八十寿辰庆典大会暨李果珍奖学金基金会成立仪式在北京人民大会堂举行，卫生部长陈敏章亲临祝贺并颁发证书（图 1-71），这是中国放射学界第一个以个人名义捐资设立的专业奖学金。

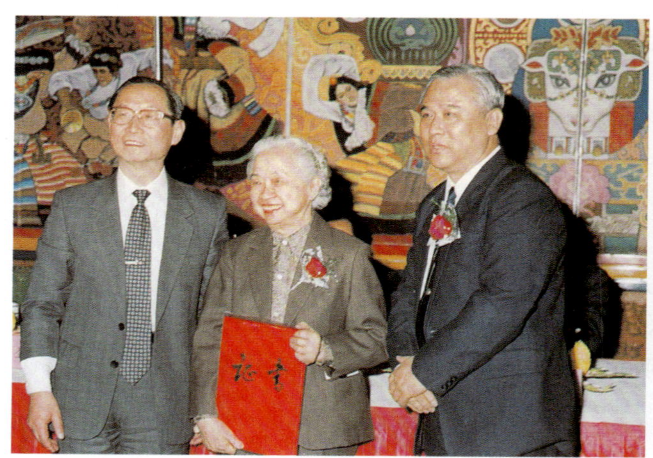

图 1-71　卫生部长陈敏章（左 1）颁发“李果珍奖学金”捐资设立证书

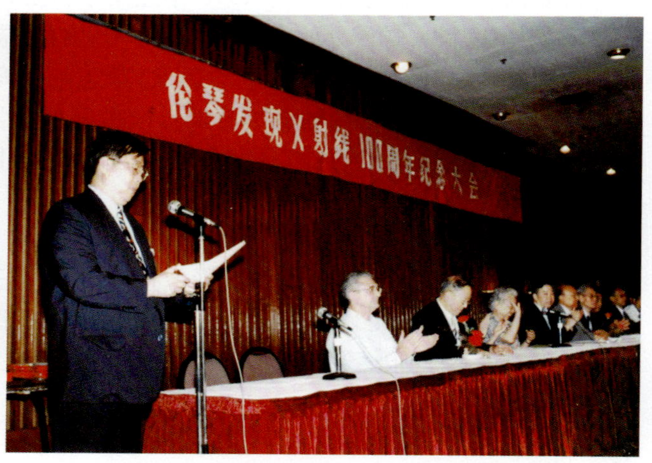

图 1-72　戴建平教授在伦琴发现 X 线 100 周年纪念大会上发言

1995 年 3 月，由上海医科大学附属华山医院发起主办的《中国医学计算机成像杂志》为纪念伦琴发现 X 射线 100 周年而创刊，是由国家卫生部主管的全国性影像学专业刊物。主要报道医学计算机成像领域的基础理论和临床应用的研究成果，介绍新技术、新方法和重要进展，开展学术讨论，提高我国医学计算机成像研究和应用水平。5 月，中华医学会放射学分会、《中华放射学杂志》、《临床医学影像杂志》联合出版“庆祝 Rontgen 发现 X 线 100 周年纪念专辑”。

1995 年 6 月，由中华医学会放射学分会、中华医学会影像技术协会、《中华放射学杂志》、《临床医学影像杂志》联合举办的中华医学会放射学分会第七次学术会议、中华医学会影像技术协会第三次影像技术学学术会议暨伦琴发现 X 线 100 周年纪念大会在北京举行。这是中华医学会放射学分会原下属放射技术学组独立组建中华医学会影像技术协会后，两家首次合办学术年会，恰逢伦琴发现 X 线 100 周年，故成为中国放射学界承前启后继往开来的世纪大聚会（图 1-72）。

1995 年，应我国台湾地区放射学界的邀请，中华医学会放射学分会主任委员刘赓年进行了访问（图 1-73），期间会见了台湾地区放射学会会长、台湾地区放射学界老前辈张遵，并在马楷医院做了“膝关节 MRI 研究”讲演。

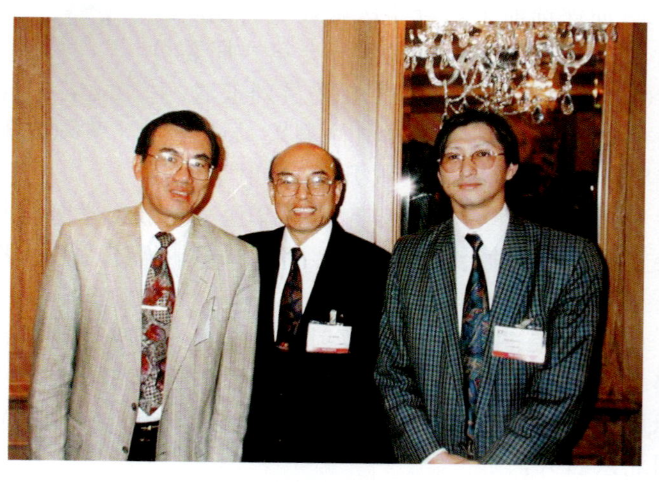

图 1-73　中华医学会放射学分会主任委员刘赓年（中）与我国台湾地区放射界同道合影留念

1995 年，上海华山医院和北京阜外医院在国内首批引进了电子束成像系统即 EBIS，主要用于心脏和冠状动脉检查。

1996 年 4 月 18—21 日，中华医学会放射学分会引入国际放射学会（International Society of Radiology，ISR）委托国际继续教育机构（National Information Center for Educational Resources，NICER）举办的全球性影像诊断领域继续教育讲座，首次“奈科明国际继续教育放射学”课程在中国上海举行。国际继续教育机构（NICER）专门为这次课程于 1995 年编印了中文版《放射学：综合性教科书 NICER 百年纪念书（纪念伦琴发现 X 线一百周年）》“影像诊断系列”Ⅰ、Ⅱ册（图 1-74）。

1996 年 6 月 9—13 日，中华医学会、中华医学会放射学分会、中国卫生部国际交流中心、世界会展有限公司联合举办的第九届国际放射学大会（ICR’96）在北京国贸中心举行，参加大会国内外放射学代表超过 5000 人（图 1-75）。

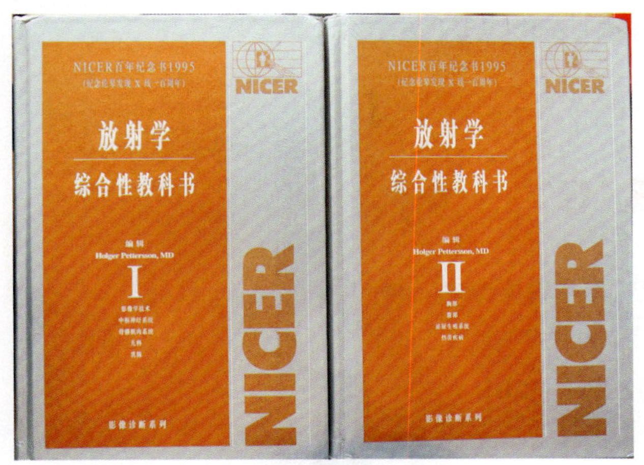

图 1-74　中文版《放射学：综合性教科书 NICER 百年纪念书（纪念伦琴发现 X 线一百周年）》“影像诊断系列”Ⅰ、Ⅱ册

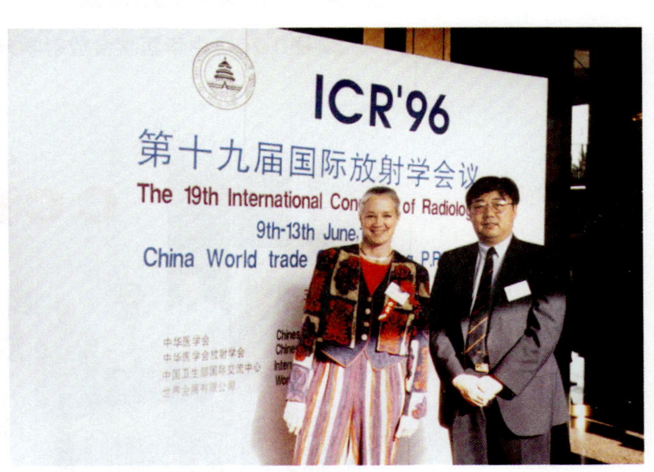

图 1-75　戴建平教授出席 ICR’96

1996 年，卫生部医院管理研究所组织开展大型诊疗设备应用规范化研究，刘玉清（组长）、谢静霞、蔡祖龙、张雪哲等 7 位专家阐述了 CT、磁共振和心血造影三类大型设备临床应用的主要、一般和非适应证。其后刘玉清又撰写了“影像学综合诊断优选应用及其对心血管疾病的评价”论文，载入 1997 年出版的《共同走向科学：百名院士科技系列报告集（中）》。同年 11 月 18—20 日，由国家科委、卫生部和国家医药管理局主办的中国介入医学发展战略及学术研讨会在北京召开。212 位有关代表参加会议。刘玉清院士受主办单位委托主持会议，会上第一次提出了“介入医学”的概念，并将“介入医学”与“内科学”、“外科学”并称为现代三大医疗技术。在此基础上将“介入诊疗技术及其相关器械研究”列入国家“九五”攻关项目，对推动我国介入放射学的发展和规范发挥了重要作用。

1997 年 6 月 25—28 日，中华医学会放射学分会第八次学术会议在北京召开。有 800 余位来自全国各省市的代表参加了会议（图 1-76）。同时进行中华医学会放射学分会改选，成立第九届委员会（1997—2001 年），名誉主任委员刘赓年，顾问刘玉清、吴恩惠、徐家兴、李铁一、王云钊、李松年，主任委员戴建平，副主任委员闽鹏秋、高玉洁、陈星荣（图 1-77）。

1997 年 9 月 20 日，中华医学会放射学分会第九届委员会第一次常委会在北京召开，首次正式提出将请医史学家指导，编撰规范的中国放射史的宏观安排。

1998 年 1 月，国家科委公布 1997 年国家科学技术奖励项目名单，中国医学科学院阜外心血管病医院放

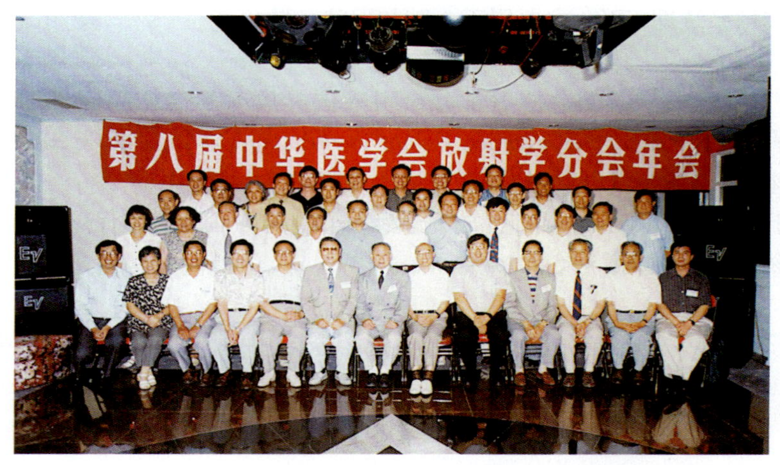

图 1-76　中华医学会放射学分会第八次学术会议代表合影

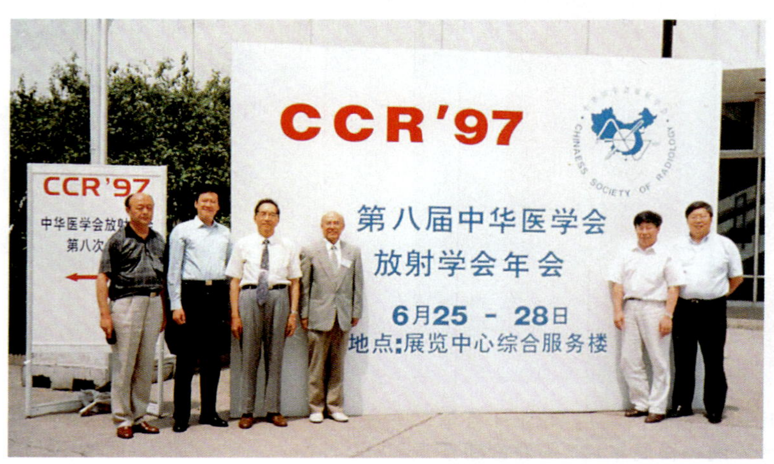

图 1-77　参加中华医学会放射学分会第八次学术会议的名誉主任委员刘赓年、主任委员戴建平等合影

射科戴汝平等的“心血管病介入治疗技术及应用研究”获 1997 年度国家科技进步二等奖。这是放射学界第一个获国家科技进步奖励的研究项目。

1998 年 6 月，中华医学会放射学分会网站 http://www.chinaradiology.org 开通。

1998 年 6 月 10—12 日，《中华放射学杂志》编辑委员会会议在北京召开，第六届编辑委员会成立。总编辑高玉洁，副总编辑闵鹏秋、陈星荣、张雪哲、燕树林、戴建平。

1998 年 12 月，北美放射学会(RSNA)授予李果珍教授荣誉会员称号(图 1-78)，这是我国放射界第二位北美放射学会荣誉会员。

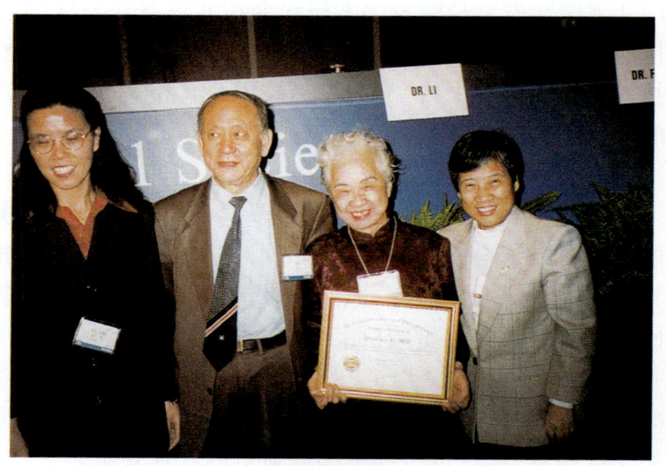

图 1-78　李果珍教授获颁北美放射学会(RSNA)荣誉会员证书后与吴恩慧教授、王承缘教授合影

1999 年 1 月 7 日，国家科技部公布了 1998 年度国家科技奖励评审结果。华西医科大学附

属第一医院放射科闵鹏秋主持完成的“左侧肝周区域腹膜反褶的放射解剖学研究”获 1998 年度国家科技进步奖三等奖。

1999 年 4 月，由卫生部教材办公室组织成立了高等医药院校医学影像学专业教材评审委员会，主任委员为吴恩惠教授。6 月 25—27 日，中华医学会放射学分会在辽宁沈阳召开了第一届全国高等医学院校教学医院医学影像学科教育与发展研讨会，来自国内放射科领域的科主任 150 人参加了会议。8 月，全国高等医学教育学会医学影像学教育分会在天津医科大学召开了成立大会，同期举行了第一届医学影像学教育研讨会。

1999 年 10 月 9—14 日，中华医学会放射学分会第九次学术会议在上海举行。大会主要内容有三方面：知识更新和继续教育讲座、医学影像学前沿技术和方法讲座、国内医学影像学成果和新经验论文报告。来自全国各地的 1100 多位医学影像工作者参与此次盛会。我国著名放射学家刘玉清院士及国际著名放射学家 Hruby Walter 在开幕式上作学术报告，中华医学会放射学分会戴建平会长及多位国际著名的放射学家作为大会的特邀嘉宾也先后在会上发言，特邀贵宾中国香港放射学会梁冯令仪会长及放射学界元老刘玉清、李果珍、吴恩惠、刘庚年、李松年及徐家兴教授等参与此次盛会。大会收录论文摘要 1400 余篇，200 多篇在会上作口头交流、知识更新讲座（图 1-79）。

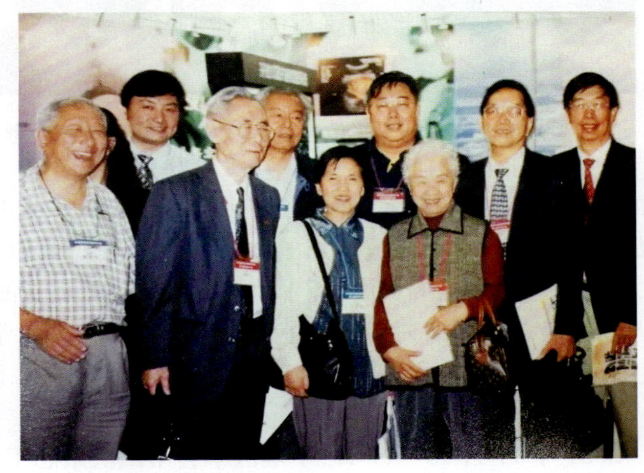

图 1-79　中华医学会放射学分会第九次学术会议部分参会专家李果珍、刘玉清与主持承办会议的上海医科大学附属华山医院放射科沈天真教授（前排中）合影

2000 年 1 月 20 日，经科技部核准并报国务院批准，1999 年度国家科学技术奖励获奖项目揭晓。中国医科大学附属第一医院放射科徐克领衔的“布加氏综合征介入治疗新技术及临床应用”项目获国家科技进步三等奖。

2000 年 4 月 20—22 日，中华医学会放射学分会第二届全国中青年放射学学术会议在北京召开，来自全国各地的 120 余名中青年医师参加了此次会议。分论文演讲、论文展览、“伯乐”奖三部分，分别评选出一、二、三等奖共 28 名获奖者。

2000 年 10 月 13 日，复旦大学附属中山医院隆重举行纪念著名医学家、教育家和放射学家荣独山教授诞辰 100 周年活动，到会各界参加人员达 200 人之多，充分肯定荣独山教授为中国放射学事业和医学教育事业做出的贡献与成绩。

2000 年 11 月 11—13 日，中国工程院医药卫生工程学部主持召开的医学科学前沿学术讨论会系列专题之一“21 世纪医学影像学的展望和发展战略对策”会议，即“医学影像学前沿学术讨论会”在广东深圳举行。来自放射学、超声医学、核医学 38 位专家教授出席会议（图 1-80）。中国工程院刘玉清院士受中国工程院医药卫生学部委托，组织并主持本次讨论会。重点探讨了 21 世纪医学影像学包括放射诊断学、介入医学、超声医学、核医学和 PACS-远程/网络影像学的新进展和发展方向，我国的现状和问题以及发展战略对策，取得一定的共识。讨论会资料汇编由刘玉清主编成《医学影像学展望及发展战略：中国工程院医学前沿论坛》一书交于浙江科学技术出版社 2001 年 12 月出版。

2001 年 1 月，欧洲放射学会（European Society of Radiology，ESR）授予李果珍欧洲放射学会荣誉会员称

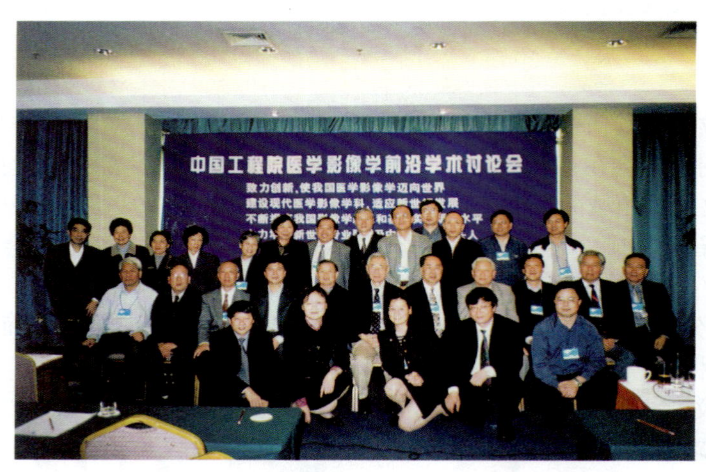

图 1-80　出席医学影像学前沿学术讨论会的专家合影

号，是获得这一称号的第一位中国人。

2001 年 5 月，第一套供医学影像学专业使用的面向 21 世纪课程教材（包含《医学影像诊断学》《介入放射学》《医学影像检查技术学》《医学影像物理学》《医学电子学基础》《人体断面解剖学》《医学影像设备学》7 本）由人民卫生出版社出版发行。

2001 年 9 月 3—6 日，中华医学会放射学分会第十次学术会议与中华医学会影像技术学分会第九次影像技术学学术会议在北京召开，本次会议是中华医学会放射学分会和中华医学会影像技术学分会新世纪首次联合举办的学术年会，第一次大规模地进行了展板（poster）形式的学术交流，我国放射科医生，特别是大学教学医院的放射科医生已经在展板制作的技巧和效果方面可和国际水平媲美。第一次通过现代化网络进行注册工作，达到与国际接轨的目的（图 1-81）。同期举办第二届中华放射学分会全国高等医学院校教学医院医学影像学科教育与发展研讨会。并进行了中华医学会放射学分会改选，成立第十届委员会（2001—2005 年），名誉主任委员陈星荣，主任委员戴建平，副主任委员祁吉、沈天真、冯敢生。

2001 年 11 月 15—17 日，中华医学会第四次杂志工作会议在北京召开。在会议闭幕式上宣布《中华放射学杂志》获得中华医学会优秀期刊一等奖。

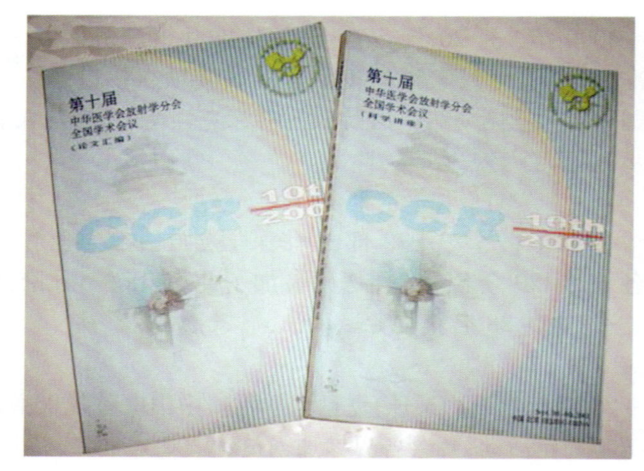

图 1-81　中华医学会放射学分会第十次学术会议论文汇编和科学讲座资料

2002 年 11 月 7—11 日，《中华放射学杂志》第七届编辑委员会成立，并在广东广州举行第七届编委会第一次会议。总编辑为戴建平教授，薛爱华编审为编辑部主任。决定设立以我国放射学界唯一的院士刘玉清教授命名的“刘玉清院士优秀论文奖”，由《中华放射学杂志》编辑部主办刘玉清院士优秀论文评选活动，评选和表彰发表在《中华放射学杂志》上的优秀科研论文。自 2002 年开始，《中华放射学杂志》连续 6 年入选由科技部中国科技信息研究所发布的年度“中国百种杰出学术期刊”。

2003 年 3 月，《中国中西医结合影像学杂志》创刊，是由中国科学技术协会主管，中国中西医结合学会和山东中医药大学附属医院主办的全国性中西医结合影像学学术期刊，是中国中西医结合学会系列杂志之一，双月刊。同年 3 月，国家科学技术部和新闻出版署正式批复《中国 CT 和 MRI 杂志》国内外公开发行。《中国 CT 和 MRI 杂志》是由教育部主管，北京大学主办的国家级学术期刊，反映我国 CT 和 MRI 领域最新研究成果和重大进展，促进国内外学术交流。由北京大学深圳临床医学院、北京大学第一医院承办。10 月，《中国 CT 和 MRI 杂志》创刊发布会在安徽马鞍山市举行。

2003 年 11 月 8—10 日，中华医学会放射学分会第十一次学术会议在广东广州市举行（图 1-82）。首次确定中华放射学术会议的正式英文名称为 Chinese Congress of Radiology（CCR）。参会人数首次突破一千人，会议正式注册代表达1500人，其中我国港澳台地区代表约60余人，共收到学术论文1800多篇（图1-83）。会议设腹部、心胸、骨骼肌肉系统、中枢神经系统和头颈部、儿科影像学、介入放射学、磁共振影像学共7个分会场，共有120位专家就本学科的前沿课题进行专题讲座，会议邀请我国港澳台地区和海外华人专家主讲的专题超过以往历届全国放射学年会。会议特设资深专家专场学术报告，邀请中华医学会放射学分会泰斗刘玉清院士和李果珍教授进行专题讲座。会议特邀国际知名专家Dr. Alexander R. Margulis、Dr. Holger Pettersson、Dr. Anne. Osborn、Dr. Juergen Hennig、Dr. Lilian Leong等进行英文专场学术讲座。为了丰富会议的交流，本次会议设立了为代表提供图文并茂的继续教育病例的“信息中心”、英语学术讲座和部分中、英文双语展板等，以增进海外华人和外国专家对我国放射学术水平的了解，推动我国放射专业工作与国际接轨。本次会议期间举办的“放射科老相片展”、“放射医务工作者书法美术摄影展”和“国内外专业图书展”也给学术交流增添新的气氛和色彩（图1-84）。

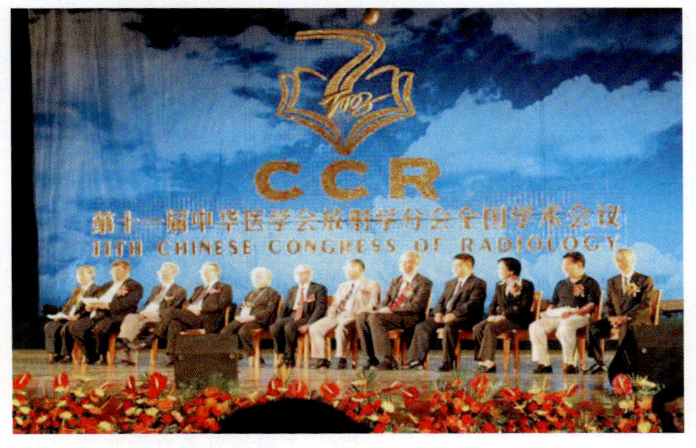

图1-82　中华医学会放射学分会第十一次学术会议主会场

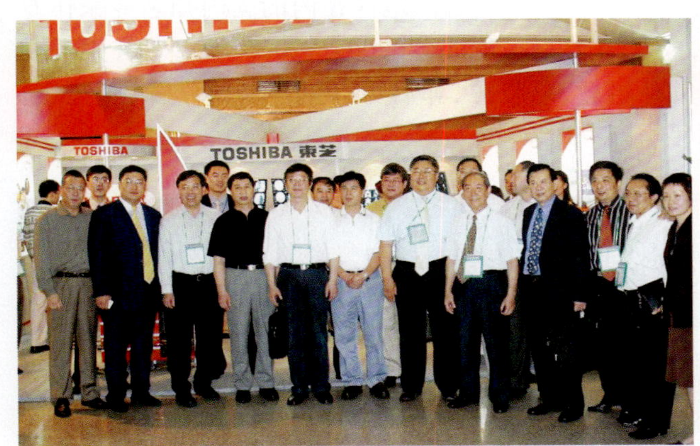

图1-83　中华医学会放射学分会第十一次学术会议部分参会代表合影

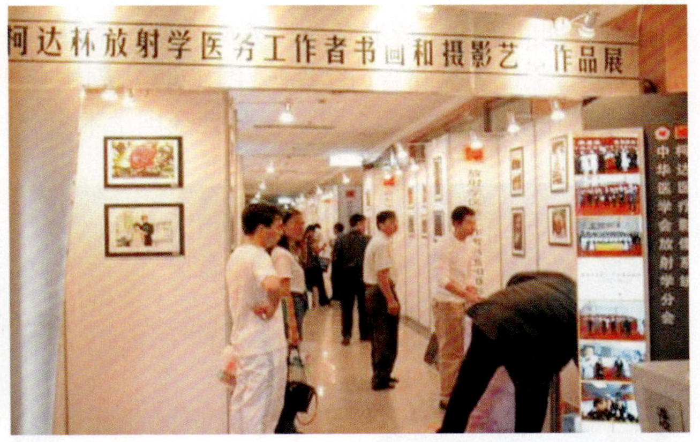
图1-84　创新举办的放射医务工作者书法美术摄影展

2004年9月，《中国介入影像与治疗学》杂志创刊；同期成立《中国介入影像与治疗学》期刊社，主办单位为中国科学院声学研究所，协办单位为中国工程院医药卫生工程学部，主管单位为中国科学院。

2004年10月8—11日，受中华医学会放射学分会委托，并经上海市人民政府外事办公室批准，第五届亚洲和大洋洲神经和头颈部放射学术大会（Asian-Oceanian Society of Neuroradiology and Head & Neck Radiology，AOSNHNR）暨中华医学会放射学分会神经放射专科会会议在上海举行（图1-85）。10月21—23日，受亚洲大洋洲地区儿科放射学会（Asian and Oceanic Society for Paediatric Radiology，AOSPR）委托，中华放射学分会儿科学组主办，首都医科大学附属北京儿童医院、中华医学会国际部承办的亚洲大洋洲地区儿科放射学会第五届年会暨第六届全国儿科放射学年会在北京举行。

2005年3月25—28日，由《中国CT和MRI杂志》社、中华医学会放射学分会腹部学组、吴阶平医学基金会和深圳市医学会联合主办的第一届中国CT和MRI学术会议在广东深圳市召开，会议特邀国内外著名放射学专家发布和交流CT和MRI最新成果及临床应用进展，同时举办第一期腹部CT和

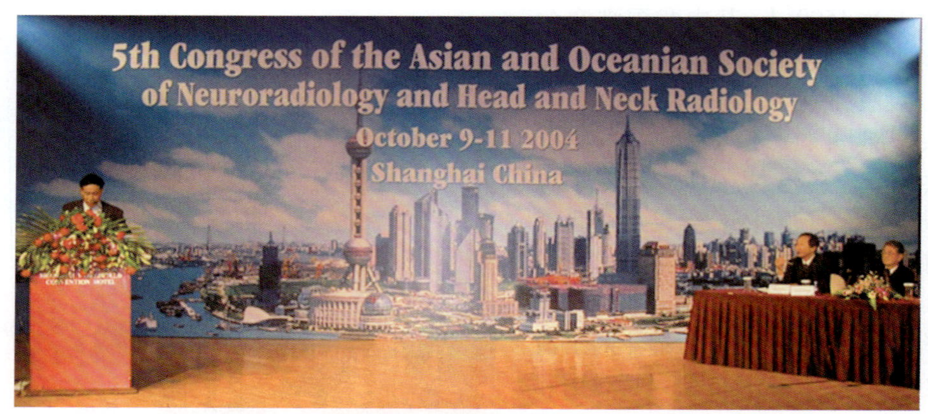

图 1-85　上海举办第五届亚洲和大洋洲神经和头颈部放射学术大会

MRI 诊断学习班。

2005 年 9 月 19—22 日，中华医学会放射学分会第十二次学术会议在北京召开，来自全国各地代表近 1800 人参加了会议，收到稿件 1100 多篇，从中选出 996 篇收录到大会的论文汇编。这些论文涉及放射医学几乎所有领域，充分显示我国放射学工作者近年来辛勤工作的最新成就。大会邀请 50 位来自英国、法国、美国、德国、日本、印度、新加坡、韩国等国际知名专家及包括中国香港、中国台湾地区在内的国内知名专家作专题报告。期间进行了放射学分会委员会换届选举工作，成立第十一届委员会（2005—2008 年），名誉主任委员戴建平，主任委员祁吉（图 1-86，图 1-87），副主任委员高培毅、冯晓源、郭启勇、冯敢生、蒋学祥、金征宇。本次会议开始，中华医学会放射学分会全国学术会议每年举办一次。

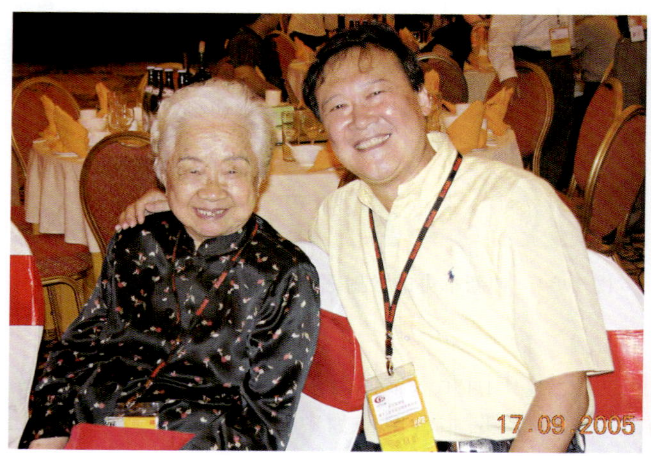

图 1-86　中华医学会放射学分会第十二次学术会议期间新任主任委员祁吉教授与放射界前辈李果珍合影

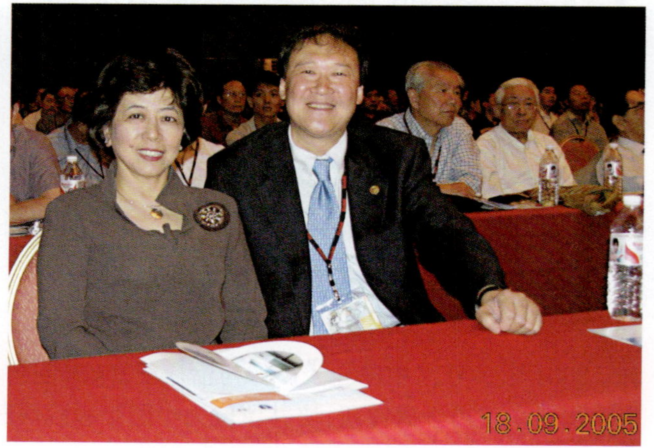

图 1-87　中华医学会放射学分会第十二次学术会议期间新任主任委员祁吉教授与我国香港放射学会会长梁冯令仪女士合影

2006 年 1 月，复旦大学附属中山医院放射科周康荣等完成的“影像诊断和介入放射学新技术在肝癌诊断中的应用研究”获 2005 年度国家科技进步二等奖。

2006 年 3 月，中华医学会放射学分会代表团应欧洲放射学会（ESR）邀请访问 ESR 总部。双方确定了今后定期的交流与合作关系，并相继发展了一系列具体的合作项目。8 月，北美放射学会（RSNA）和中华医学会放射学分会建立学会间的正式交流。10 月，由祁吉教授代表中华医学会放射学分会参加了南非开普敦召开的国际放射学会（International Society of Radiology，ISR）执委会，正式申请在中国举办 2010 年国际放射学大会(International Congress of Radiology，ICR 2010)成功。

2006 年 5 月 17 日，《中华放射学杂志》第八届编辑委员会在江苏扬州成立，同时召开第一次全体会议，本届编委会总编辑为祁吉教授，高宏编审为编辑部主任。11 月起，《中华放射学杂志》正式实行网络投稿，为最早一批实现网上投稿的中华系列杂志。

2006 年 6 月 1—4 日，中华医学会放射学分会胸组主办的第一届全国乳腺影像诊断与技术应用研讨会在山东烟台市举行，与会代表 200 余人。

2006 年 10 月 20—22 日，中华医学会放射学分会第十三次学术会议在湖北武汉召开(图 1-88)。本次大会首次成功采用了网上投稿、网上注册、网上直播。来自全国各省、市、自治区和港、澳、台 1200 余名放射学界代表及美国、德国、韩国、日本等国家的 18 位著名放射学专家参加了本次盛会。大会共收到各类高质量论文 2400 余篇。大会共设神经、心胸、腹部、骨肌+小儿、介入、MR 及国外专家组七个分会场，各分会场共进行了 178 场精彩的专家讲座和 169 场论文交流，充分展示了我国放射学界近年来的最新科研成果、最新技术和最新进展。期间，为迎接中华医学会放射学分会成立 70 周年，中华医学会放射学分会第十一届委员会组织编印《中华医学会放射学分会史料(第一辑)》，首次系统地将中国放射学的历史整理记录下来。

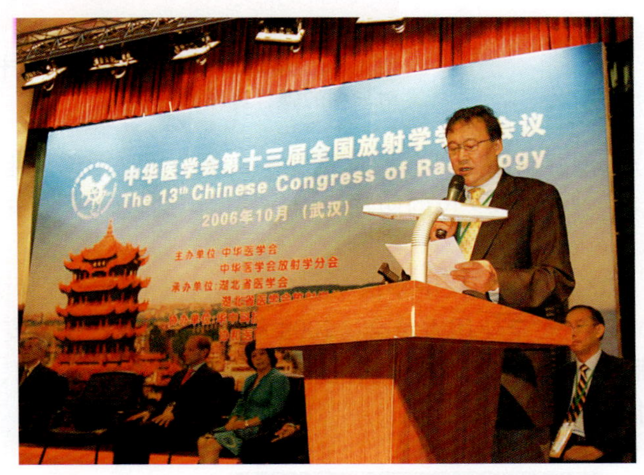

图 1-88　中华医学会放射学分会主任委员祁吉在第十三次学术会议上致辞

2006 年 11 月 17 日，中国医师协会放射医师分会成立大会暨首届放射医师论坛在浙江杭州举行。中国医师协会是 2002 年 1 月 9 日经国家民政部登记注册在北京正式成立，是由执业医师、执业助理医师及单位会员自愿组成的全国性、行业性、非盈利性群众团体，是卫生部主管的国家一级协会、独立法人社团。放射医师分会是全国最权威的放射医师行业协会，遵循中国医师协会“服务、协调、自律、维权、监督、管理”的宗旨，为广大放射医师服务。首任会长为中国医科大学附属盛京医院郭启勇教授。

2007 年 3 月，欧洲放射学大会(European Congress of Radiology，ECR)上，设立了 ECR MEET CHINA(中国专题)会场，由中国的专家做每人半小时的学术报告，由时任当届 ECR 主席奥地利的 Christain Herold 教授与祁吉教授主持，有 600 多位世界各地的放射学家出席。3 月 23—28 日，由欧洲放射学会(European Society of Radiology，ESR)及下属的欧洲放射学院(European School of Radiology，ESOR)联合中华医学会放射学分会共同举办的影像学进展多学科研讨(Advanced Imaging Multimodality Seminars，AIMS)项目启动，首批先后在北京、山东青岛、江苏南京进行。

2007 年 10 月 18—22 日，中华医学会放射学分会第十四次学术会议在江苏南京召开(图 1-89)。到会人员首次突破 2000，达 2200 余人，共设 8 个分会场，进行了 37 个场次的会议交流，共有 429 个专题讲座。此次全国年会首次按照国际惯例办成了一个具有国际规模的学科年会，50 多名高层次外国专家出席，其中包括北美、欧洲、日本、印度、韩国等多个地区和国家的放射学会主席。RSNA 派出了以当任主席和当选主席为首的 10 人代表团；北美放射学会、欧洲放射学会、韩国放射学会在本次大会上设立了展台。会议收到学术论文 2858 篇，第一次创办《每日快讯》，最多一天出版 36 个版面。期间编印《中华医学会放射学分会史料(第二

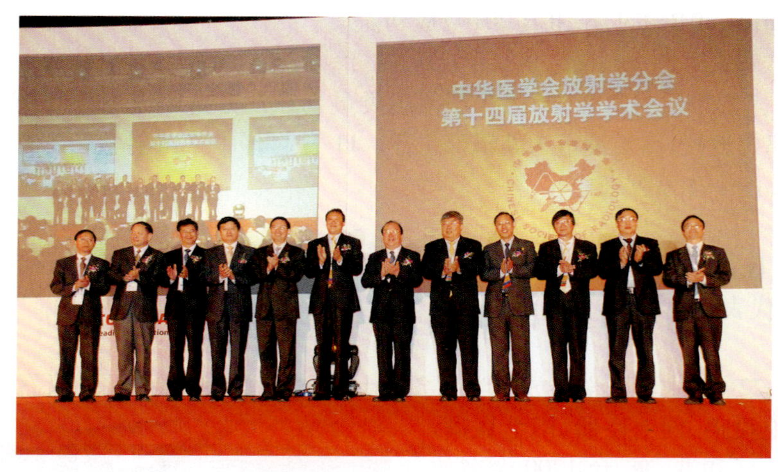

图 1-89　中华医学会放射学分会第十四次学术会议开幕式上医学会、放射学会的领导合影

辑)》,内容由历史部分及本年度主要学会活动两部分组成。历史部分中收录历年曾在放射学分会任职的已故老一辈专家 59 位的照片及任职情况。

2007 年 10 月,中华医学会放射学分会与中国医师协会放射医师分会共同发起,成立专项工作委员会:中国对比剂安全使用委员会。2008 年 4 月,中国对比剂安全使用委员会编写的《对比剂使用指南》由人民卫生出版社出版(图 1-90),内容涵盖了碘对比剂、钆对比剂、铁对比剂、钡对比剂以及二氧化碳对比剂等的安全使用指导意见。

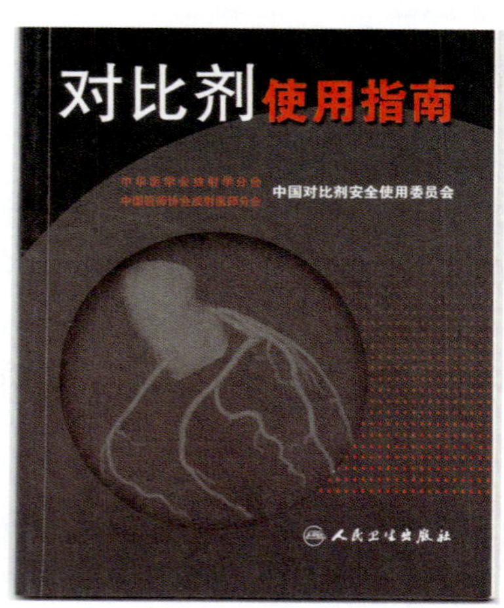

图 1-90　《对比剂使用指南》

图 1-91　中华医学会放射学分会主任委员祁吉在第十五次学术会议开幕式上致辞

2008 年 10 月 16—20 日,中华医学会放射学分会第十五次学术会议在重庆召开(图 1-91)。包括 RSNA IVP team(RSNA 国际教授访问小组)、ESR(欧洲放射学会)、JSR(日本放射学会)、KSR(韩国放射学会)、IRIA(印度放射学会)代表团的专家学者以及包括我国港澳台地区在内的 21 位著名专家做专题学术讲座 27 个,并设两个专题会场:"RSNA IVP Session"和"ESR Session"。国内参会专家及代表约 1800 人,参会厂商代表 230 人(图 1-92,图 1-93)。期间成立中华医学会放射学分会第十二届委员会(2008—2011 年),主任委员郭启勇,前任主任委员祁吉,候任主任委员冯晓源,副主任委员李坤成、周诚、孟俊非、徐克。

2008 年 12 月 1 日,北美放射学会(RSNA)授予戴建平教授北美放射学会荣誉会员称号(图 1-94)。

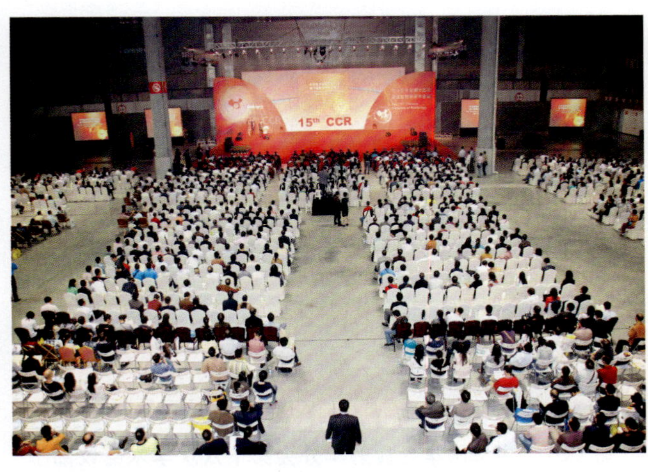

图 1-92　中华医学会放射学分会第十五次学术会议会场

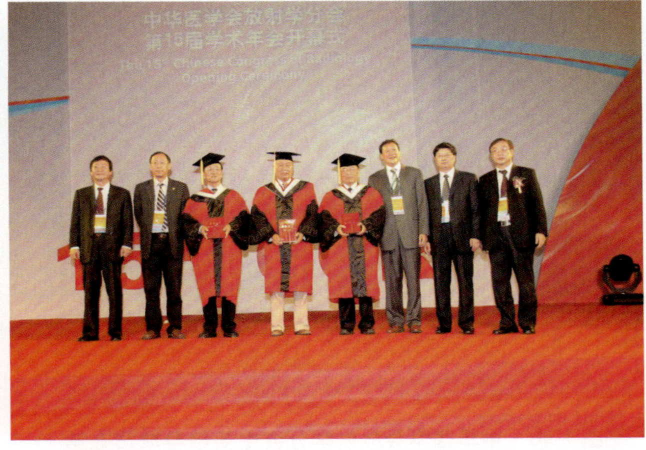

图 1-93　中华医学会放射学分会第十五次学术会议颁奖仪式

2009 年 1 月 9 日，国家科学技术奖励大会在北京人民大会堂举行。中国医科大学附属第一医院徐克等完成的“静脉系统梗阻：高压性疾病（VOH）综合性介入治疗的应用研究”获国家科技进步二等奖。

2009 年 3 月，中华医学会放射学分会与中华台北放射线医学会合作组织了第一次海峡两岸放射学峰会（图 1-95），会议地点在台中市。郭启勇教授作了“中华医学会放射学分会历史与现状”的报告。戴建平、李坤城、滕皋军、梁长虹和贾文霄等教授共同参会，并分别作了部分学科的研究现状的报告。

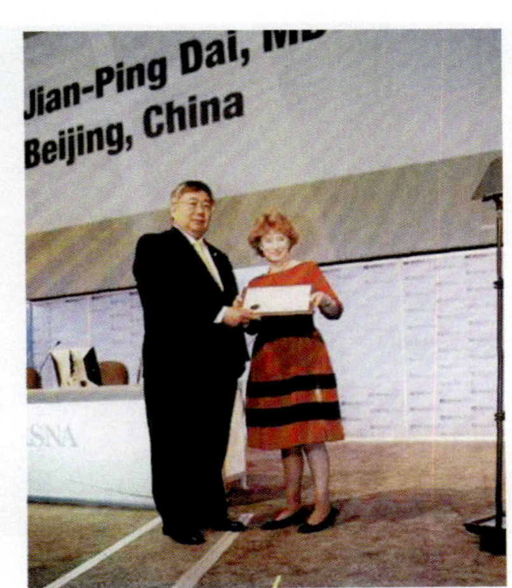

图 1-94　戴建平教授被授予北美放射学会荣誉会员称号

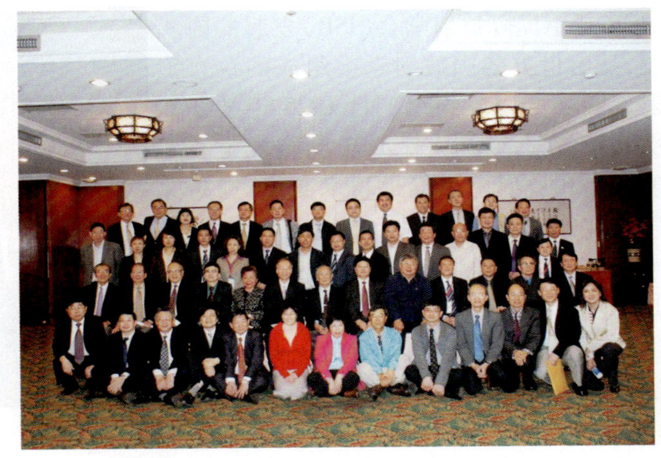

图 1-95　第一次海峡两岸放射学峰会代表合影

2009 年，《中华放射学杂志》网站 http://www.cjrjournal.org 开通，为满足广大读者阅读的需求，网站开通免费浏览、下载近几年刊登论文全文的功能。同时网站上还有《中华放射学杂志》参与举办最新会议的消息、学术动态以及杂志的历史概要及编辑部联系方式等。

2009 年 10 月 15—19 日，中华医学会、中华医学会放射学分会主办，浙江省医学会承办的中华医学会放射学分会第十六次学术会议在浙江杭州市举行（图 1-96）。会议注册 1965 人，加上特邀嘉宾和厂商代表，实际参会人员约 3000 人。会议收到投稿 3200 多篇。年会邀请了北美放射学会、欧洲放射学会、日本、韩国、印度、中国香港的放射学会主席作大会专题演讲（图 1-97）。

2010 年 1 月 20 日，《磁共振成像》杂志创刊号出版。

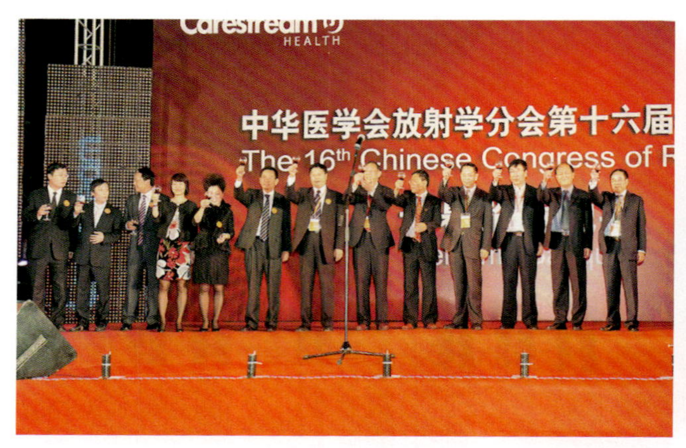

图 1-96　中华医学会放射学分会主要领导成员在第十六次学术会议开幕式上合影

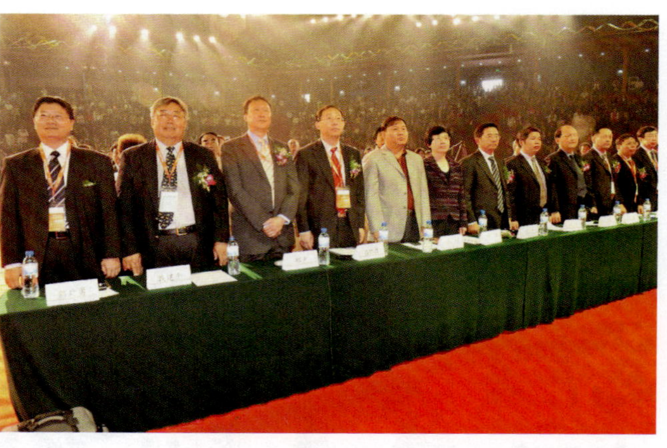

图 1-97　中华医学会放射学分会第十六次学术会议部分参会代表合影

2010 年 3 月 25—26 日,《中华放射学杂志》第九届编辑委员会在北京成立。同期召开第一次全体会议,总编辑为郭启勇教授,高宏编审为编辑部主任。

2010 年 3 月,在 2010 年的欧洲放射学大会上,祁吉教授获得欧洲放射学会荣誉会员称号。

2010 年 4 月 8—12 日,在上海举办的第 26 届国际放射学大会(International Congress of Radiology,ICR)是国内举办的大型影像医学国际会议(图 1-98)。ICR 是由国际放射学会(ISR)发起的国际会议,是由世界各国放射学会组成的致力于放射诊断学的国际组织。自 1925 年举办第一次国际放射大会以来,ICR 已经成为各国放射学会和放射医生促进技术交流、提高放射学研究水平的巨大平台。这是 ICR 继 1996 年在北京举办之后,第二次在中国举办。此次大会由国际放射学会(ISR)主导,中华医学会、中华医学会放射学分会、中华影像技术学会、中华核医学会、中华超声医学会等主办,复旦大学附属华山医院承办,得到了北美放射学会(RSNA)、欧洲放射学会(ESR)、亚洲和大洋洲放射学会(AOSR)、国际放射线摄影师与放射技术员协会(ISRRT)等组织的支持。大会主题是"放射学,让医疗卫生保健更好"。大会涵盖了当前放射学领域所有相关的内容,展示了当前国际领域最前沿研究成果,有超过 100 名国际知名放射学专家参加此次大会并作精彩报告。冯晓源教授在此次大会上当选为 ISR 执行委员会委员。

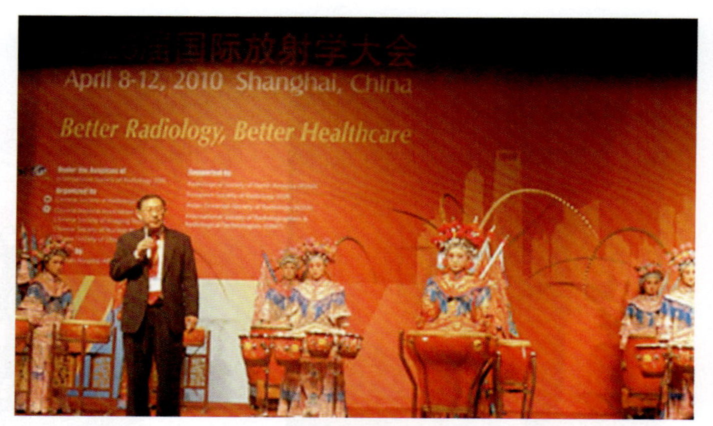

图 1-98　冯晓源教授主持第 26 届国际放射学大会开幕式

2010 年 8 月至年底,《中华放射学杂志》与飞利浦医疗保健集团将联合举办"影像设备血管成像技术临床应用与研究征文大赛"。设一等奖 1 名、二等奖 3 名、三等奖 5 名、优胜奖 8 名。9 月,《中华放射学杂志》设立科技创新奖,由北陆药业公司赞助冠名。每两年评选一次,按论文被引频次高低排序确定奖项,一等奖 1 名、二等奖 2 名、三等奖 3 名。

2010 年 10 月 15—17 日,中华医学会放射学分会第十七次学术会议暨第七届医学影像山东国际论坛在山东济南隆重召开(图 1-99),来自全国各省市自治区以及中国香港、中国台湾地区放射界的专家学者共计

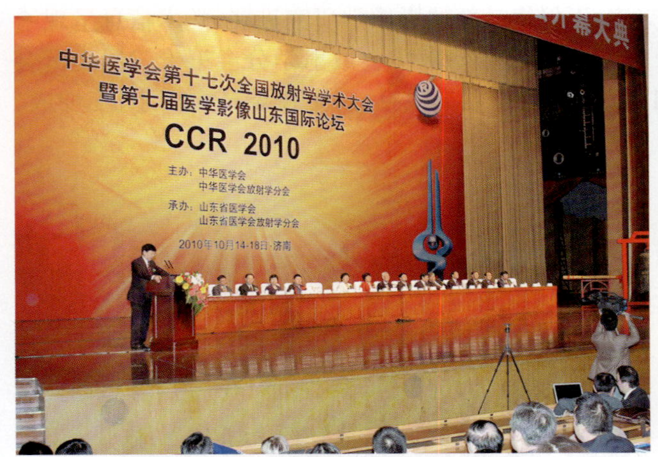

图 1-99　中华医学会放射学分会第十七次学术会议开幕式

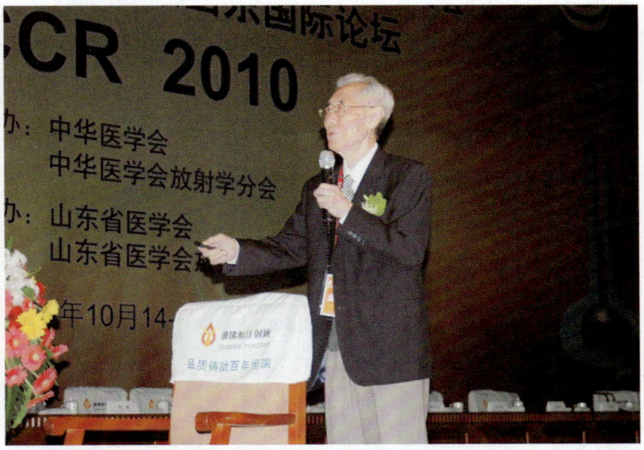

图 1-100　中国工程院院士刘玉清在中华医学会放射学分会第十七次学术会议上发表专题演讲

3500 余人（注册人数 1862）参加了本次会议（图 1-100，图 1-101）。

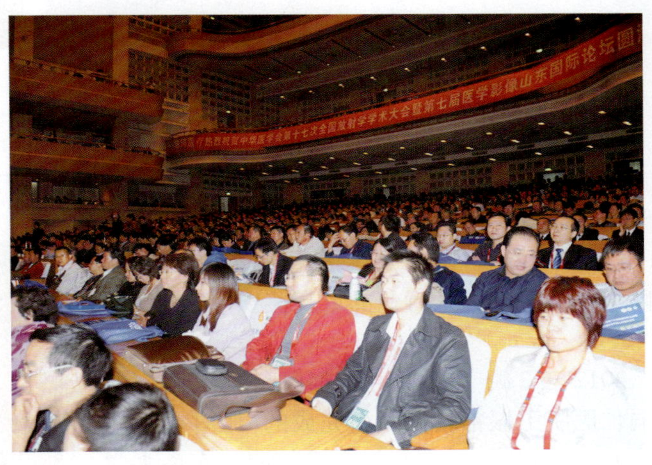

图 1-101　中华医学会放射学分会第十七次学术会议会场

2011 年 3 月，戴建平荣获欧洲放射学会荣誉会员称号。

2011 年 10 月 13—17 日，由中华医学会和中华医学会放射学分会主办，河南省医学会和河南省医学会放射学分会承办的中华医学会放射学分会第十八次学术会议在河南郑州市国际会展中心召开（图 1-102）。来自世界各国、全国各地的放射学专家、代表等 3000 余人参加了大会开幕式（图 1-103，图 1-104），本届大会融“学术交流、继续教育和新技术新产品展示”为一体，设有一个主会场及 12 个分会场，安排了 70 余场学术讲座和大会发言，共进行 49 场学术讲座和交流。组织了卫星会议，并进行摄影知识讲座。全程出版会议《每日快讯》并建立专用局域网。此外，大会还以病例讨论、论

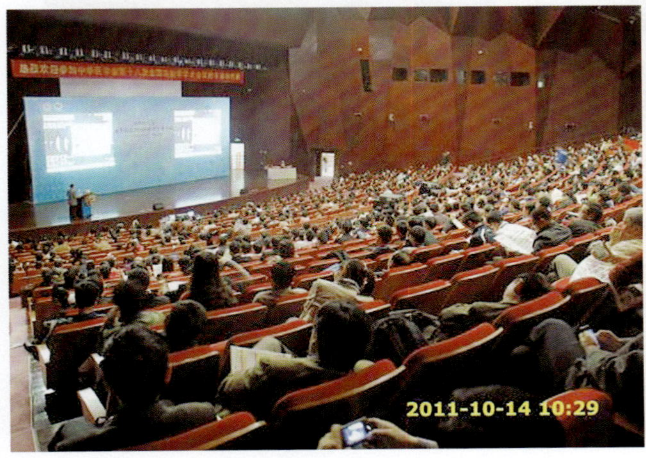

图 1-102　中华医学会放射学分会第十八次学术会议会场

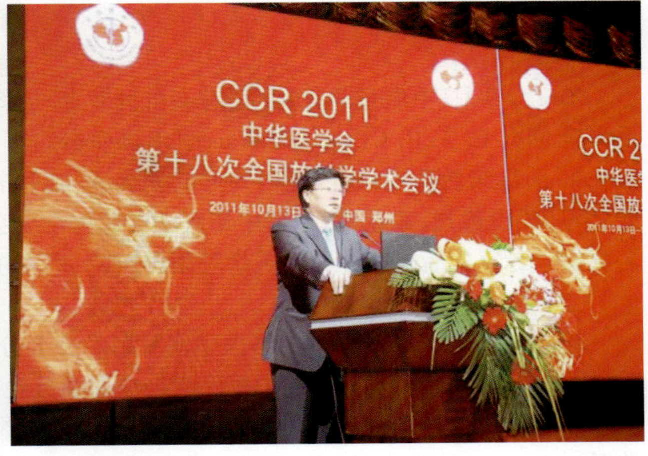

图 1-103　中华医学会放射学分会第十二届主任委员郭启勇在开幕式上致辞

文展板、有奖竞答、优秀论文评选等多种形式进行学术交流，不仅将最新的影像学研究进展、学术信息呈现给与会的国内外学者，并着眼于临床实际工作（图 1-105）。期间，成立中华医学会放射学分会第十三届委员会（2011—2014 年），主任委员冯晓源，前任主任委员郭启勇，候任主任委员徐克，副主任委员金征宇、李坤成、梁长虹、刘士远和滕皋军。

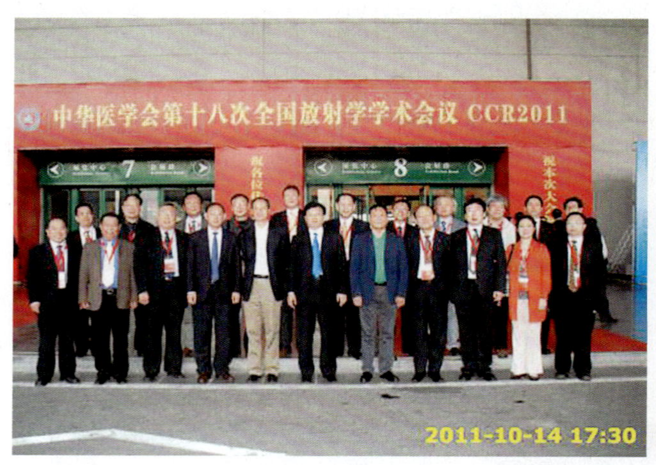

图 1-104　中华医学会放射学分会第十二届委员会常务委员在第十八次学术会议会场合影

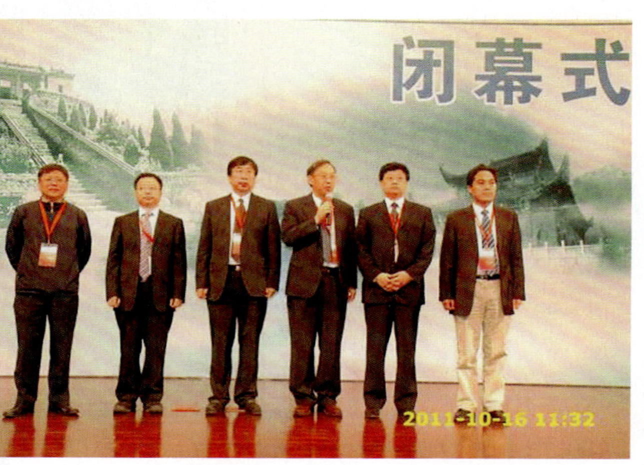

图 1-105　中华医学会放射学分会第十八次学术会议闭幕式

2011 年 11 月 5 日，由中国医师协会主办的第七届“中国医师奖”颁奖表彰大会在人民大会堂举行，中华医学会放射学分会前任主任委员郭启勇获奖（图 1-106）。“中国医师奖”是由卫生部批准设立，国务院审核通过的医师行业的最高奖项。

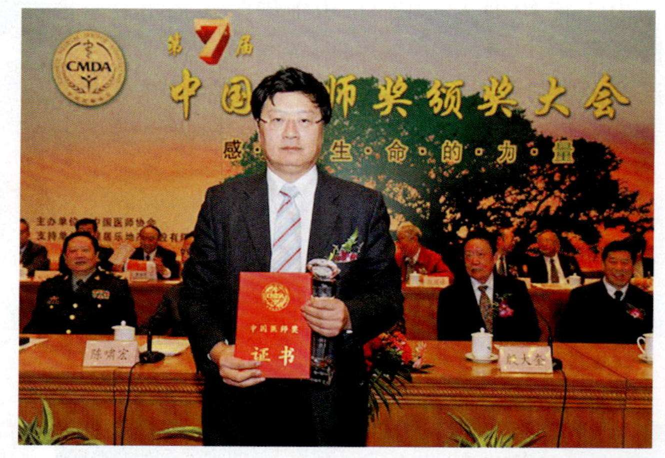

图 1-106　中华医学会放射学分会前任主任委员郭启勇教授荣获“中国医师奖”

2012 年 2 月 14 日，由首都医科大学附属北京同仁医院王振常教授领衔完成的“眼耳鼻咽喉疾病 CT 和 MR 技术创新与应用”项目、东南大学附属中大医院滕皋军教授、郭金和教授等联合上海长宁区同仁医院、上海交通大学以及南京微创医学科技有限公司等单位开展的“新型消化道支架的研发与应用”技术研究成果，分别获得 2011 年度国家科技进步二等奖。

2012 年 3 月，中华医学会放射学分会继续教育委员会创办 C. A. R. E（China Advanced Radiology Education）继续教育项目，依托相关省市医学会、放射学分会，第一期项目“中枢神经系统课程影像诊断新进展学习班”设徐州、东莞站，邀请中华医学会放射学分会主任委员、复旦大学副校长冯晓源教授等多位国内知名放射学专家先后在江苏徐州医学院附属医院、广东东莞市人民医院作专题学术讲座。

2012 年 7 月 5—7 日，由中华医学会放射学分会分子影像学组主办，黑龙江省医学会放射学分会、哈尔滨医科大学附属第四医院承办的中华医学会放射学分会分子影像学组成立大会暨第五届中国分子影像学高峰论坛在黑龙江哈尔滨举行（图 1-107）。第一任分子影像学组组长为哈尔滨医科大学附属第四医院申宝忠教授。

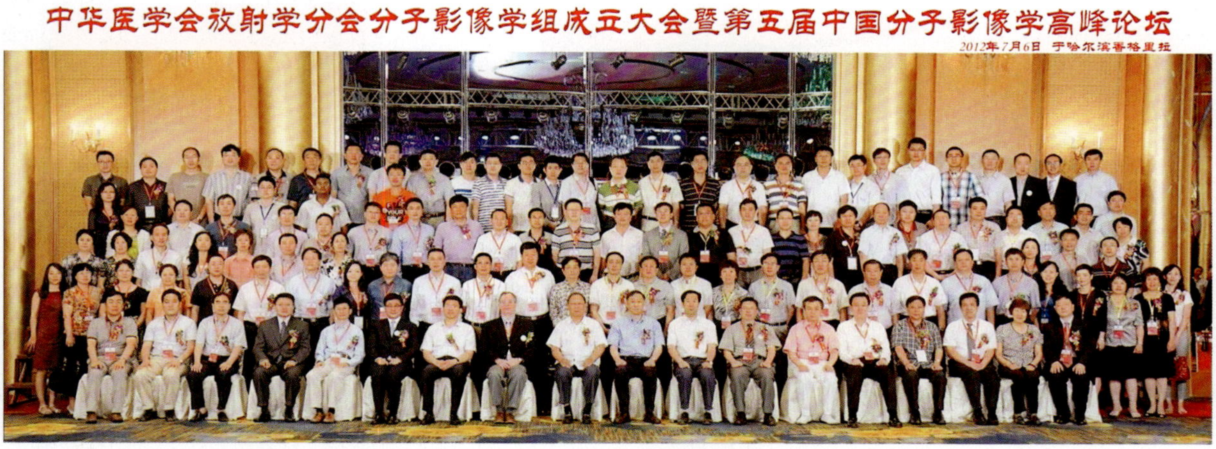

中华医学会放射学分会分子影像学组成立大会暨第五届中国分子影像学高峰论坛

2012年7月6日 于哈尔滨香格里拉

图 1-107　中华医学会放射学分会分子影像学组成立大会暨第五届中国分子影像学高峰论坛代表合影

2012 年 10 月 15 日，美国医学科学院在华盛顿宣布新增 70 名院士和 10 名外籍院士，其中，戴建平入选新一批外籍院士，成为继巴德年（1999 年）、陈竺（2007 年）、刘德培（2008 年）、韩启德（2011 年）之后入选美国医学科学院的又一位来自中国外籍院士。

2012 年 10 月 18—21 日，中华医学会放射学分会第十九次学术会议于四川成都新国际会展中心举行（图 1-108）。本次大会的主题是“医学影像学的未来及我们的责任”，邀请中华医学会超声分会、核医学分会及放射技术分会的主任委员们一起展望未来，让影像医学能在更广、更宽、更深入的层面上合作，更好地与临床医学融合，为临床提供更多增值服务。大会汇集了来自全国各省直辖市自治区、新疆建设兵团、港、澳、台地区，以及欧美、印度等国家和地区的放射学工作者、影像设备及对比剂厂商代表共 3000 余人（图 1-109）。收到投稿论文 3136 篇，围绕大会主题安排了 8 个主题讲座，专家讲座 220 个，大会发言 236 个，壁报 177 个，疑难病例讨论 12 场，RSNA 中选文章英语演讲比赛，中德会场，卫星会九场，以及图像三维后处理竞赛等学术活动（图 1-110）。中华医学会放射学分会授予曾担任美国南加州大学医院神经放射科主任的徐志诚教授中华医学会放射学分会荣誉会员称号。

2013 年 3 月，北京阜外心血管医院举行刘玉清院士从医从教 65 周年暨 90 华诞庆典。同年，人民军医出版社出版《学海无涯：纪念刘玉清院士从医执教 65 周年暨 90 华诞画册》（图 1-111）。

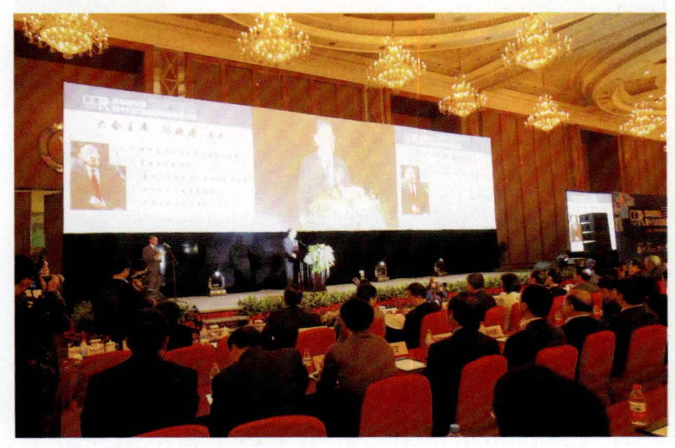

图 1-108　中华医学会放射学分会第十三届主任委员冯晓源在第十九次学术会议开幕式上讲话

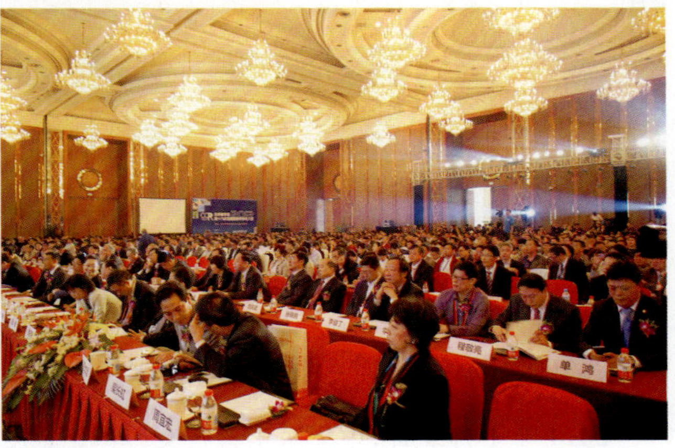

图 1-109　中华医学会放射学分会第十九次学术会议会场

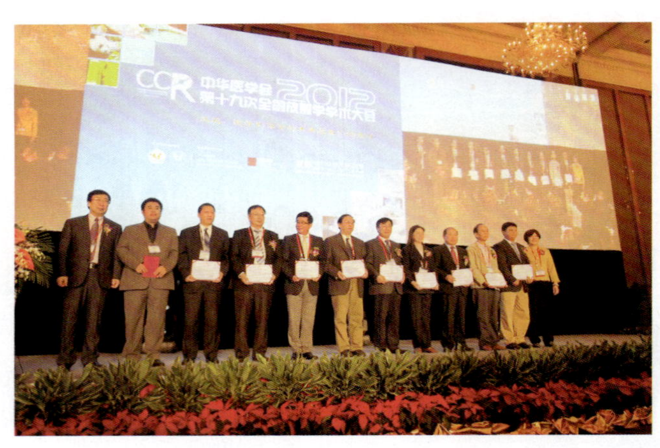

图 1-110　中华医学会放射学分会第十九次学术会议颁奖仪式

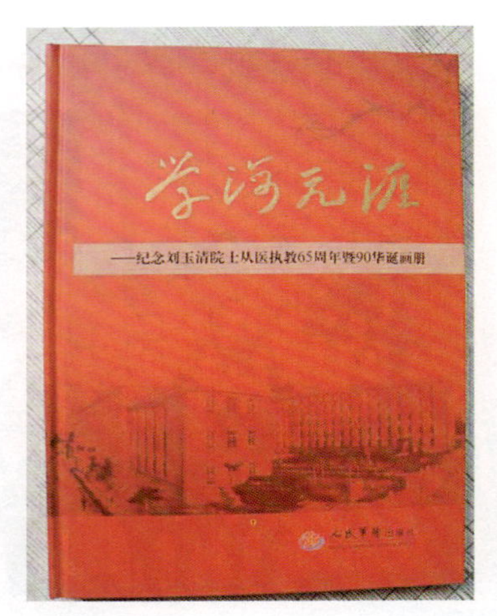

图 1-111　《学海无涯：纪念刘玉清院士从医执教 65 周年暨 90 华诞画册》

2013 年 8 月 2—4 日，由中华医学会放射学分会分子影像学组主办，黑龙江省医学会放射学分会、哈尔滨医科大学附属第四医院承办的中华医学会放射学分会第一届全国分子影像学学术会议暨第六届中国分子影像学高峰论坛在哈尔滨医学科大学附属第四医院国际会议中心举办。

2013 年 10 月 18—20 日，中华医学会放射学分会第二十次学术会议在陕西西安召开（图 1-112）。本次大会主题是"质控与安全"，冯晓源主任委员作题为"影像医学的质控和安全"的主题发言（图 1-113）。大会共收到学术论文 2927 篇，正式注册代表超过 3000 人，参会人员超过 3500 人。包括国内 30 个省市自治区和中国台湾、中国香港地区，以及德国、印度、美国、韩国、澳大利亚、瑞典等国家的放射学同人 20 多人（图 1-114，图 1-115，图 1-116）。大会共设腹部、心胸、磁共振、神经、骨关节、头颈、介入、儿科、分子成像、乳腺、信息化和感染 12 个分会场。安排专题讲座 274 场，大会发言 299 场，学术展板 213 块，参会企业 32 家。期间中华医学会放射学分会成立质控管理与安全小组，旨在加强中华医学会放射学分会会员单位的质量环节控制和日常工作安全建设，提升学科建设内涵，使每个学科的管理和建设更加规范和标准，并朝着"标准、安全、有效、有序"的目标发展。

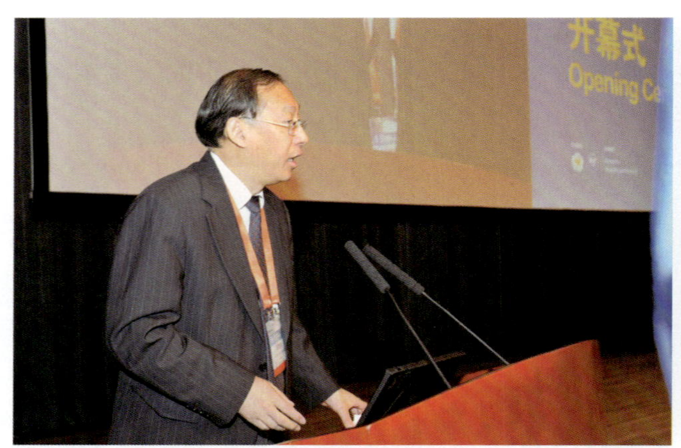

图 1-112　中华医学会放射学分会第十三届主任委员冯晓源在第二十次学术会议开幕式上讲话

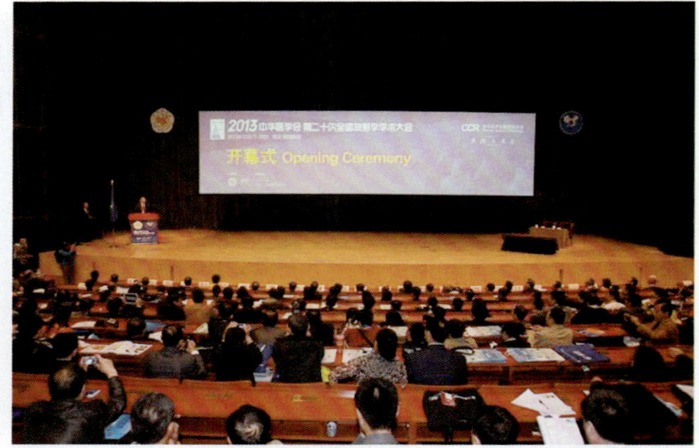

图 1-113　冯晓源主任委员作题为"影像医学的质控和安全"的主题发言

2014 年 1 月 8 日，中华医学科技奖（2013 年度）颁奖大会在北京市举行。中华医学会放射学分会常委、磁共振学组组长卢光明主持的项目"双能量 CT 的临床应用与基础创新"获得中华医学科技奖一等奖（图 1-117），这是我国放射学界获得的首个中华医学科技奖一等奖。1 月 10 日，在国家科技奖励

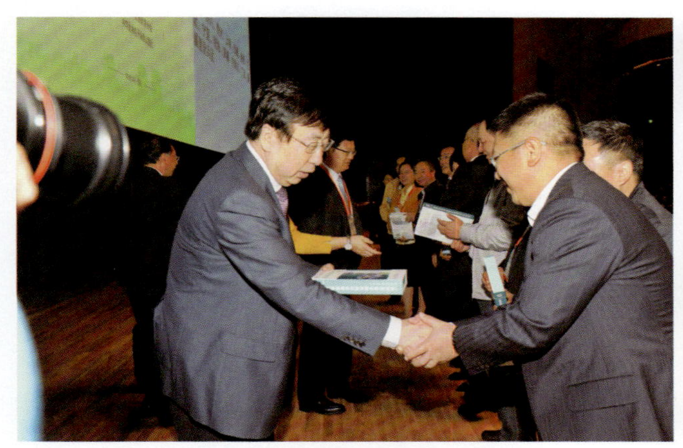

图 1-114　第二十次学术会议上中华医学会放射学分会领导向西部 12 省区代表赠送电子书

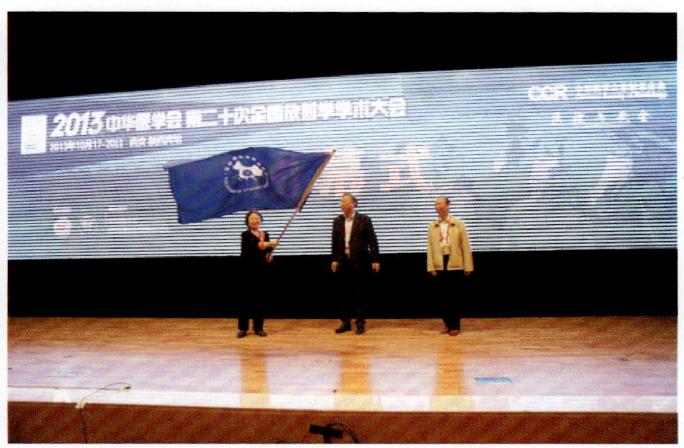

图 1-115　中华医学会放射学分会第二十次学术会议闭幕式上举行会旗交接

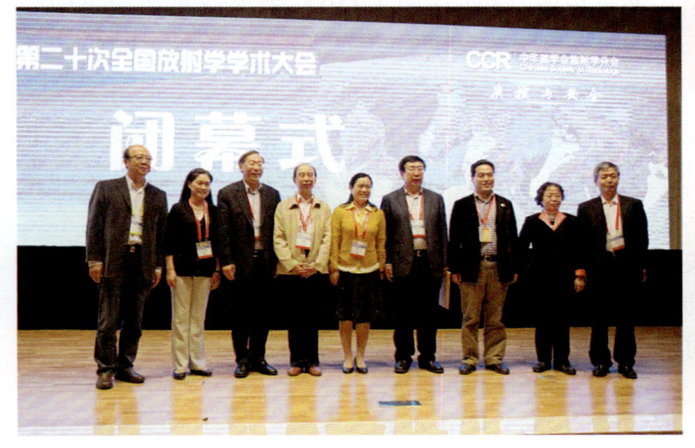

图 1-116　中华医学会放射学分会第二十次学术会议闭幕式上部分领导合影

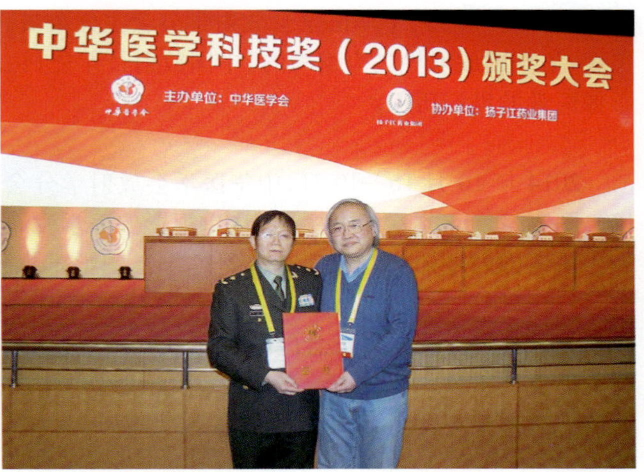

图 1-117　卢光明教授在中华医学科技奖颁奖大会上与中华医学会放射学分会副主任委员金征宇教授合影

大会在北京人民大会堂举行，南京军区南京总医院医学影像科主任、中华医学会放射学分会常委、中华医学会放射学分会磁共振学组组长卢光明教授主持的“心脑血管病关键 CT 技术的应用与创新”荣获国家科学技术进步二等奖。

2014 年 5 月，美国伦琴射线学会（ARRS）年会在加利福尼亚州圣迭戈市举行，中国复旦大学副校长、中华医学会放射学分会主任委员冯晓源教授在会上被该学会授予荣誉会员称号。

2014 年 8 月，《中国医学院士文库》分册之一《刘玉清院士集》由人民军医出版社出版（图 1-118）。刘玉清是我国心血管放射影像学主要创建人，放射医学界首位中国工程院院士。《刘玉清院士集》由六部分组成：第一部分奋斗历程，介绍了院士的主要经历和事业发展的宝贵经验；第二部分学术贡献，包括院士的主要学术论文、学术著作以及学术年表等，反映了院士在理论创新和技术进步方面的主要成果及其价值；第三部分治学之道，阐述了院士的创新意识、严谨作风和刻苦精神；第四部分大师风范，记载了院士在培养人才和团队建设上为人师表的生动事例；第五部分社会影响，汇集了社会各界对院士学术成果和先进事迹的评价和赞誉；第六部分人生风采，以丰富的图片资料展示了院士在不同时期工作、讲学、国际交流、社会活动和业余生活等方方面面的风采。全书充分诠释了刘玉清院士的学术成就、学术思想和学术风范，可供广大医学工作者，特别是从事医学影像学临床、科研、教学的专业人员学习、借鉴。

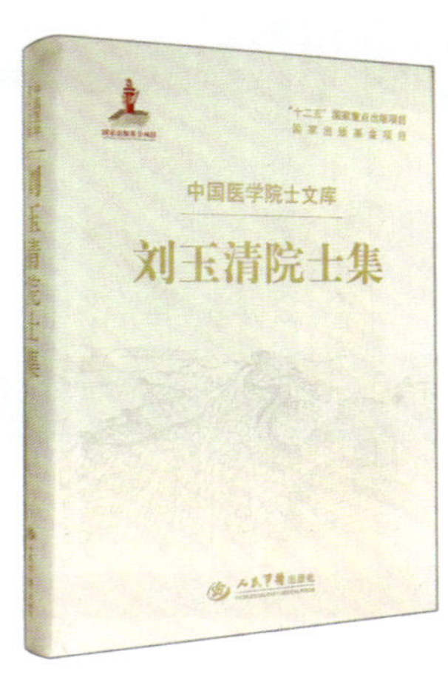

图 1-118 《中国医学院士文库》分册之一《刘玉清院士集》

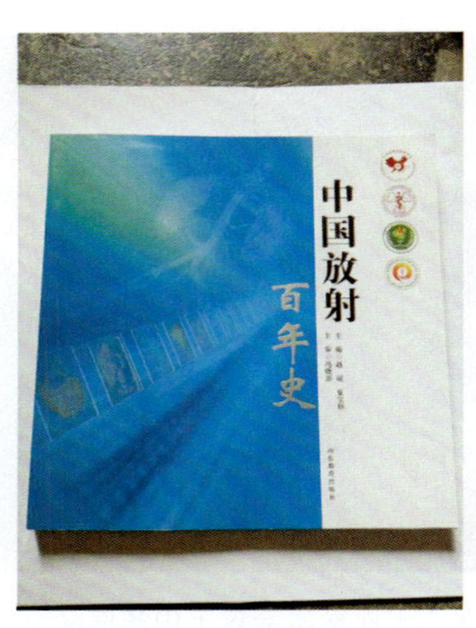

图 1-119 《中国放射百年史》

2014 年 10 月，中华医学会放射学分会主任委员冯晓源担任编辑委员会主任委员和主审，赵斌、夏宝枢为主编，集全国放射界之力编写的《中国放射百年史》由山东教育出版社出版（图 1-119），首次全景式记录中国影像医学的世纪历程。

2014 年 10 月 16—19 日，中华医学会放射学分会第二十一次学术会议在北京国际会议中心召开（图 1-120，图 1-121）。本次大会主题为"重视影像医学发展的基础：教育与培训"，吸引了近 4000 名放射科医师参加。邀请国内外知名放射学专家到场作专题学术报告，并分设高端学术论坛、继续教育讲座和大会学术交流、疑难病例读片比赛及青年委员英语比赛等多种形式的学术活动（图 1-122）。会议期间，成立中华医学会放射学分会第十四届委员会（2014—2017 年），主任委员徐克，前任主任委员冯晓源，候任主任委员金征宇，副主任委员滕皋军、刘士远、梁长虹、李坤成；《中华放射学杂志》第十届编辑委员会成立，同时召开了第一次会议。冯晓源教授为总编辑，高宏编审为编辑部主任。

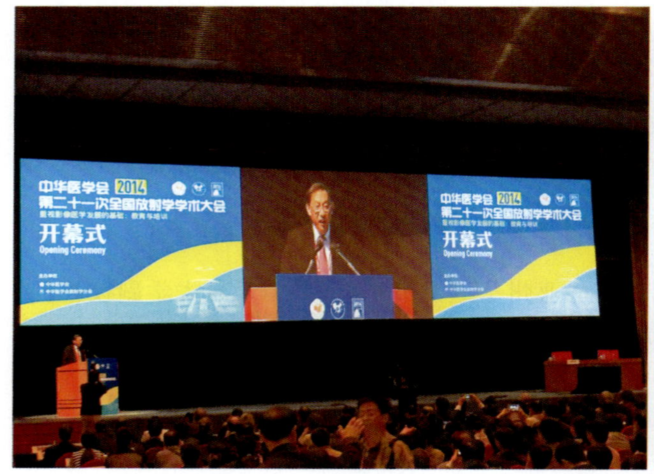

图 1-120　中华医学会放射学分会主任委员冯晓源在第二十一次学术会议开幕式上致辞

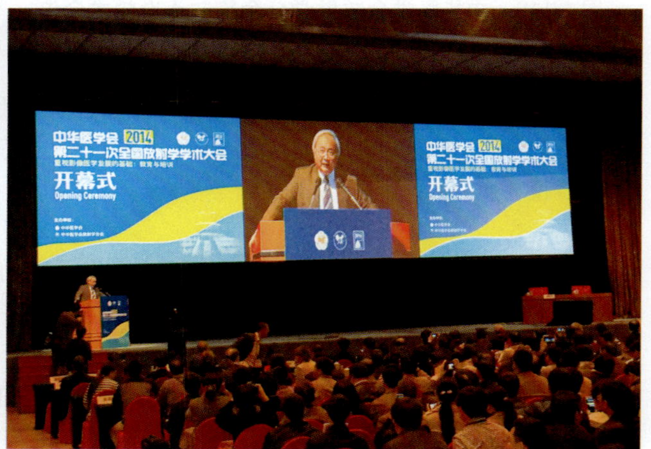

图 1-121　中华医学会放射学分会第二十一次学术会议执行主席金征宇在开幕式上讲话

2014 年 11 月，中华医学会放射学分会候任主任委员金征宇教授荣获北美放射学会（RSNA）授予的北美放射学会杰出奖和荣誉会员称号，从而成为中国第四位获此殊荣的放射专家。

2015 年 1 月 9 日，中共中央、国务院在北京隆重举行国家科学技术奖励大会。哈尔滨医科大学附属第四

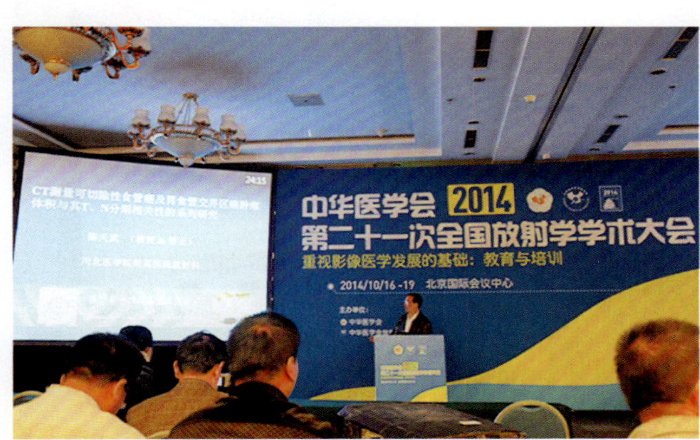

图 1-122　中华医学会放射学分会第二十一次学术会议会场

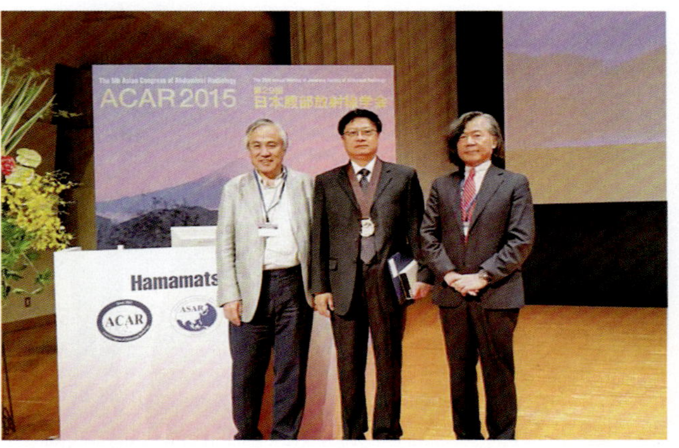

图 1-123　中华医学会放射学分会前任主任委员郭启勇教授荣获亚洲腹部放射学会金奖

医院院长、国家“973 计划”项目首席科学家申宝忠教授主持的“多功能分子成像肿瘤诊疗关键技术及应用”、上海交通大学附属第六人民医院放射科李明华教授等完成的“脑动脉瘤及相关血管无创成像和微创治疗新技术的研究及其临床应用”分别荣获 2014 年度国家科技进步二等奖。

2015 年 6 月 18—21 日，在日本滨松举行的第五届亚洲腹部放射学会年会（Asian Congress of Abdominal Radiology，ACAR 2015）上，中华医学会放射学分会前任主任委员郭启勇教授荣获亚洲腹部放射学会（Asian Society of Abdominal Radiology，ASAR）金奖（Gold Medalist）（图 1-123）。

2015 年 9 月 17—20 日，由哈尔滨医科大学附属第四医院承办的中华医学会放射学分会第二十二次学术会议在黑龙江哈尔滨召开（图 1-124），这是首次在东北地区举办的全国性放射学术盛会。本次大会主题为“创新与发展”，吸引了 5000 余名中外学者参会（图 1-124 ~ 图 1-126）。为期三天的会议，呈现了中外医学影像学最前沿的研究进展及各类学术信息。

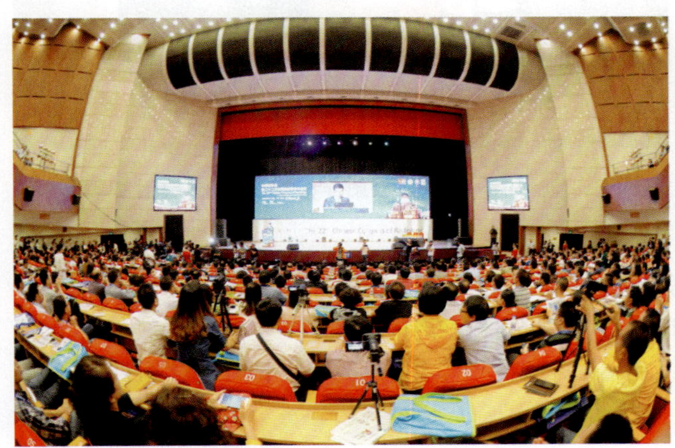
图 1-124　中华医学会放射学分会主任委员徐克在第二十二次学术会议开幕式上致辞

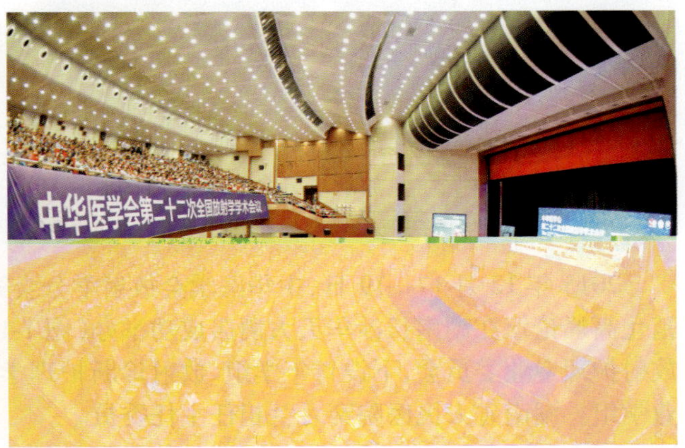

图 1-125　中华医学会放射学分会第二十二次学术会议会场

2015 年 10 月 23—25 日，中华医学会放射学分会质量管理与安全管理专业委员会主办的首届高峰论坛暨第九届全国功能神经影像及分子影像学习班在南京军区南京总医院举行。

2015 年 11 月 6—8 日，中华医学会放射学分会第一届传染病影像会议和第八届国际艾滋病临床影像学会议暨第六届全国感染病影像学术会议在河南省郑州市举行。11 月 7 日举行中华医学会放射学分会传染病

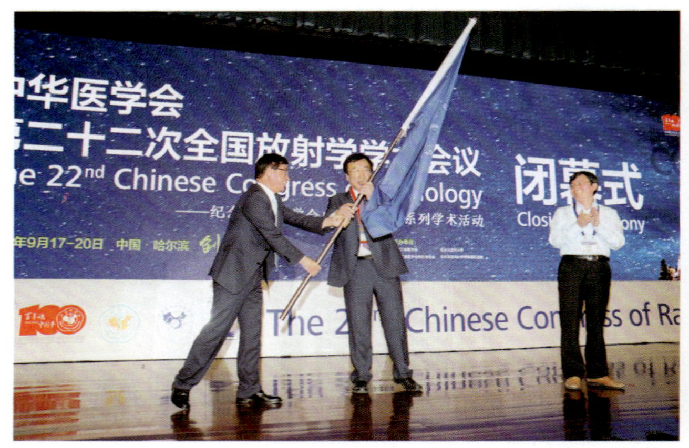

图 1-126　中华医学会放射学分会第二十二次学术会议闭幕式上交接会旗

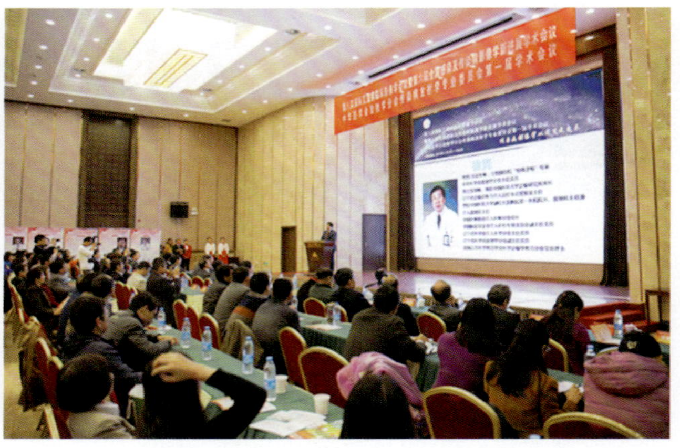

图 1-127　中华医学会放射学分会传染病放射学专业委员会成立大会

放射学专业委员会成立大会（图 1-127），北京佑安医院李宏军教授任首任主任委员。

2015 年 11 月，北美放射学会（RSNA）迎来百年盛典，中华医学会放射学分会第一次在 RSNA 年会设立自己专门展台。期间，中华医学会放射学分会主任委员徐克倡议建立“金砖五国”（中国、俄罗斯、印度、巴西、南非）放射学国际交流组织。“金砖五国”的放射学组织负责人举行了首次会晤，达成多项共识（图 1-128）。

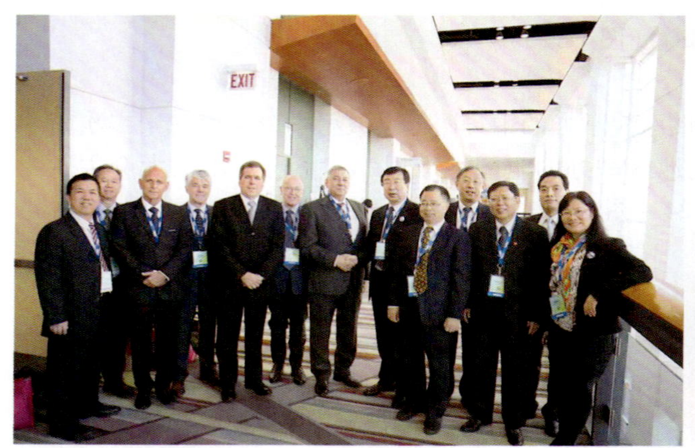

图 1-128　中华医学会放射学分会主任委员徐克等与“金砖五国”各放射学会负责人首次会晤合影

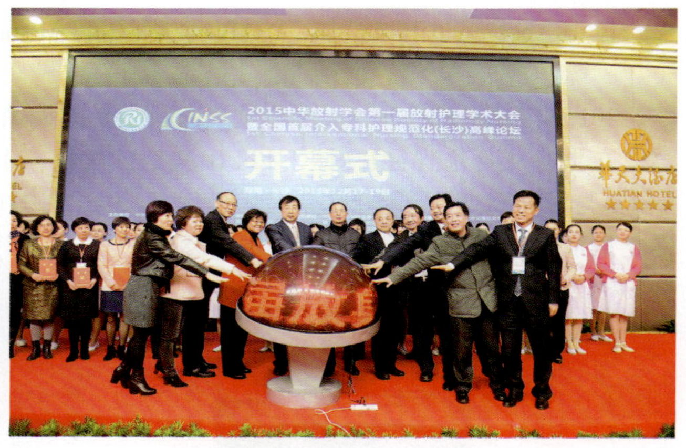

图 1-129　中华医学会放射学分会第一届放射护理学术大会

2015 年 12 月 17—19 日，中华医学会放射学分会第一届放射护理学术大会暨全国首届介入专科护理规范化高峰论坛在湖南长沙华天大酒店成功举办（图 1-129）。会议期间，宣布正式成立中华医学会放射学分会放射护理专业委员会，下设青年学组、放射诊断护理学组、介入病房护理学组和介入手术护理学组四个亚专业学组。湖南省人民医院秦月兰担任主任委员。

2016 年 1 月 8 日，中共中央、国务院上午在北京隆重举行国家科学技术奖励大会。由四川大学华西医院放射科龚启勇教授带领四川大学和北京师范大学科研人员组成的联合研究团队，在国家自然科学基金及其他项目的资助下，经过 10 年的努力攻关，完成项目“磁共振影像学分析及其对重大精神疾病机制的研究”，获 2015 年度国家自然科学奖二等奖，这是放射影像领域首个国家自然科学奖。复旦大学附属华山医院耿道颖等完成的“中枢神经系统重大疾病 CT/MRI 关键技术的创新与临床应用”荣获 2015 年度国家科技进步奖二等奖；该成果属于医学影像学在神经科学领域的应用，项目组历经 16 年的摸索与实践，建立了诊断中枢神经系统重大疾病的 CT 和 MRI 关键技术，并创新性地应用于临床。

2016年1月9—10日，中华医学会放射学分会在江苏苏州召开了第十四届二次全委扩大会会议，宣布中华医学会放射学分会国际讲师团成立。团长：李坤成教授；副团长：龚启勇教授、于春水教授；秘书长：张敏鸣教授；秘书：刘婷教授、杨琪教授。国际讲师团组成专家原则上按照预先制定的选拔条件由各专委会推荐产生。通过《放射学会正副主委及各专委会主委工作汇报与考评办法（试行）》，并首次进行了放射学会正副主委及各专委会主委考评工作。

2016年4月21—24日，第十二届亚太心血管和介入放射学大会（APCCVIR 2016）在江苏苏州文化博览中心召开。此次会议由亚太心血管和介入放射学会（APSCVIR）主办，东南大学附属中大医院、苏州大学附属第一医院、南京市第一医院、江苏省人民医院共同承办。来自全国介入和介入相关学科的专家、学者及其他医疗健康专业人士4000余人齐聚苏州。中华医学会放射学分会主任委员徐克教授荣获会议最高荣誉：APSCVIR金奖（图1-130）。该奖项是用于表彰对全球影像引导下微创治疗的发展做出杰出贡献的专家学者，获奖者由APSCVIR委员会提名并由成员国的代表团评选而出。

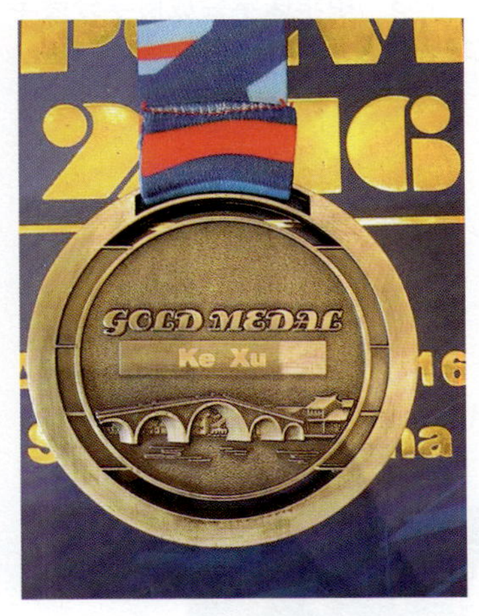

图1-130　中华医学会放射学分会主任委员徐克教授荣获心血管和亚太介入放射学会（APSCVIR）金奖奖章

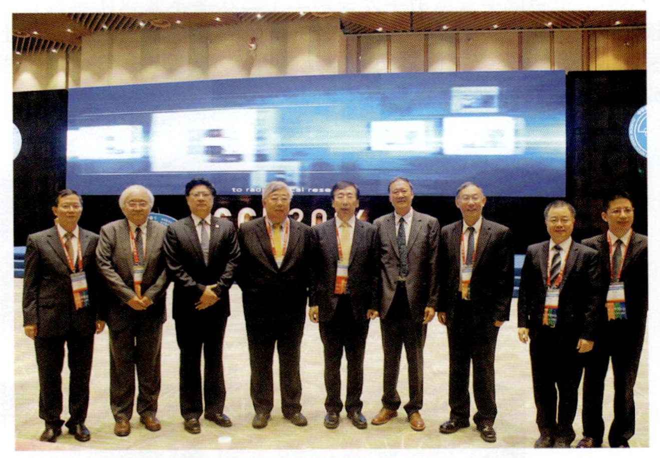

图1-131　中华医学会放射学分会第二十三次学术会议上多位前任和现任主任委员合影

2016年6月24日，中华医学会放射学分会在上海召开第十四届五次常委扩大会会议。首次制定并通过了《中华医学会放射学分会建立奖励制度的初步方案》，决定设立《中华医学会放射学分会年度金奖》。

2016年10月12—26日，中华医学会放射学分会第二十三次学术会议暨中华医学会影像技术学分会第二十四次学术会议在江苏苏州举行。这是两大放射学术团体再度联手合办年会，以“合作、创新与发展”为主题，来自国内外1.2万多名专家、学者及代表出席大会，其中海外专家多达200多位；大会共收到投稿1.5万份，在44个分会场安排了主题演讲和专题讲座1153场（图1-131，图1-132）。在中华医学会放射学分会第二十三次学术会议开幕式上，中华医学会放射学分会首届年度金奖揭晓。中国工程院院士、中国医学科学院阜外医院刘玉清教授与北京医院李果珍教授获得首届中华医学会放射学分会年度金奖终身成就奖（图1-133），华西医院龚启勇教授获得突出贡献奖，东南大学附属中大医院居胜红教授获杰出青年奖。由中华医学会放射学分会倡议建立的“金砖五国”（中国、俄罗斯、印度、巴西、南非）放射学国际交流组织：“金砖国家放射学联盟”（BRICS alliance of Radiology，BAR）在中华医学会放射学分会第二十三次学术会议期间成立，并举行第一届第一次学术会议（图1-134）。

2017年4月20—23日，第六届亚洲腹部放射学大会（Asian Congress of Abdominal Radiology，ACAR 2017）在韩国釜山举行，中华医学会放射学分会组团参会。会上设立了“中国篇章”（China Chapter）专场学术

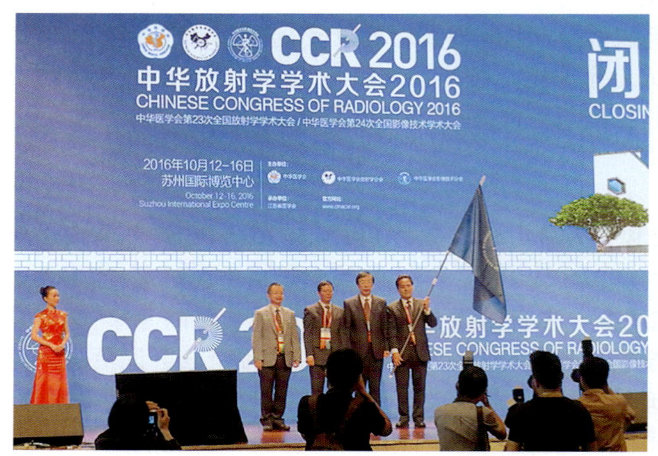

图 1-132　中华医学会放射学分会第二十三次学术会议闭幕式会旗交接仪式，中华医学会放射学分会主任委员徐克将学会会旗交给上海医学会放射学分会主任委员刘士远手中，宣告 2017 年中华医学会放射学分会将回到 80 年前诞生地上海举行全国学术会议

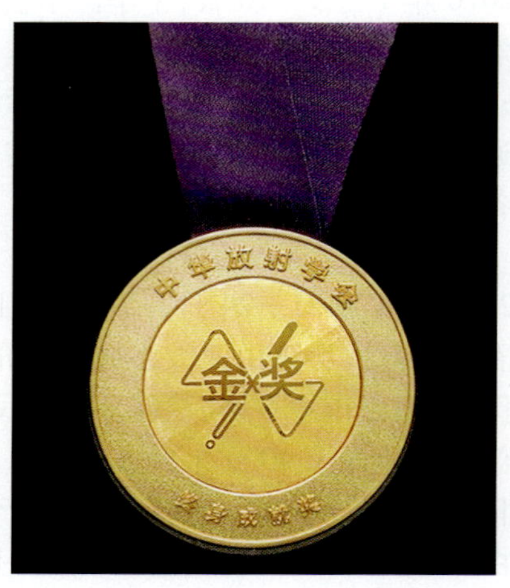

图 1-133　中华医学会放射学分会年度金奖终身成就奖奖牌

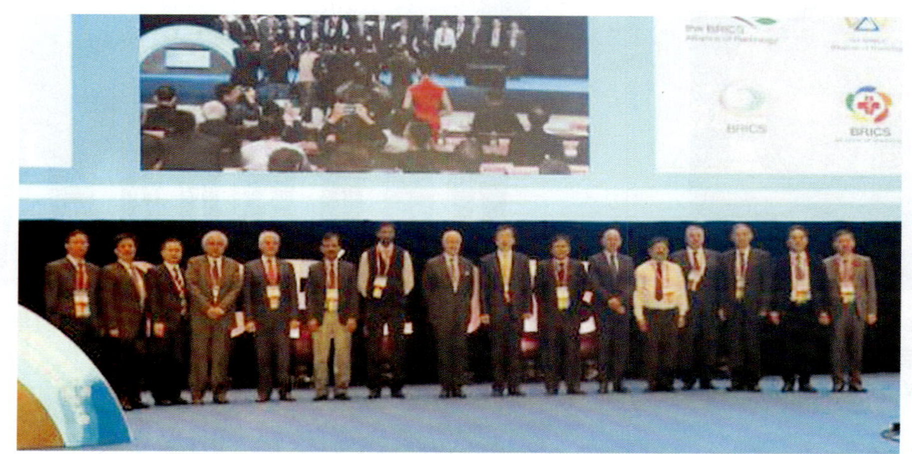

图 1-134　“金砖国家放射学联盟”第一届第一次学术会议各国代表合影

交流（图 1-135），由中华医学会放射学分会副主任委员梁长虹教授、前任副主任委员会周诚教授担任主席，ACAR 大会主席 M. J. Kim 教授开场致辞，中华医学会放射学分会腹部影像专业委员会主任委员宋彬教授为听众介绍了中国腹部影像的发展历史和取得的成就，曾蒙苏教授、张惠茅教授、居胜红教授和刘再毅教授做了精彩的专题讲座。在亚洲腹部放射学会（Asian Society of Abdominal Radiology，ASAR）执委会的换届选举中，梁长虹教授当选候任主席，宋彬教授当选为章程委员会主席，居胜红教授当选为执委。ASAR 执委会还决定 ACAR 2019 年会在中国四川成都举行。

2017 年 4 月 23 日，中华医学会放射学分会在北京召开了第十四届六次常委扩大会会议。为与中国建设“一带一路”大政方针接轨，推动“一带一路”放射学界文化交流，选择 64 个“一带一路”国家中的有代表性，并有良好的合作意愿和放射学基础的多个国家，中华医学会放射学分会发起建立“一带一路”影像联盟平台，会议明确由候任主任委员金征宇教授负责牵头筹建。会议一致决定编纂《中华医学会放射学分会成立 80 周年纪念册》，并明确编写具体分工。

2017 年 10 月 12—16 日，中华医学会放射学分会第二十四次学术会议在上海举行。恰逢中华医学会放

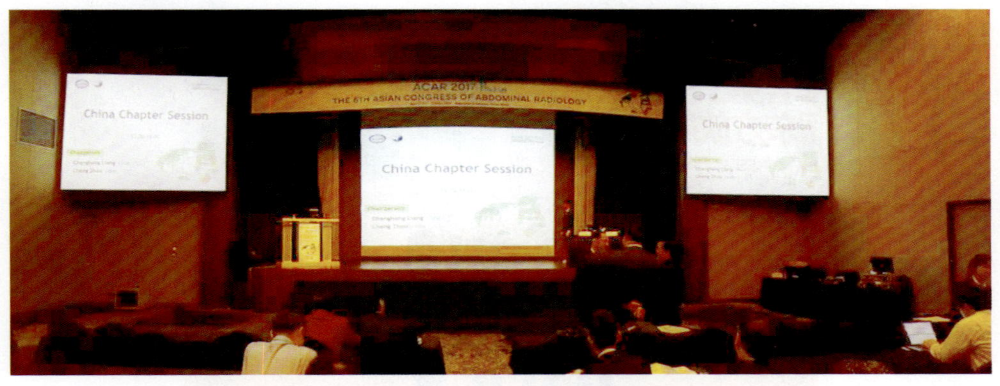

图 1-135　第六届亚洲腹部放射学大会设立“中国篇章”(China Chapter)专场

射学分会成立八十周年华诞，在其诞生地上海召开的本次大会更具有特殊的纪念意义。因此，大会以“传承创新融合共享”为主题，倡导传承经典、聚焦前沿、融合共享、创新发展，力求展现中国影像医学近百年的历史传承和跨越式发展。在开幕式前特别举行《中华医学会放射学分会八十周年纪念册》、《放射科管理规范与质控标准》、《中华医学影像案例解析宝典》三套新书发布会(图 1-136)，作为中华医学会放射学分会第十四届委员会的重要工作成绩，向放射学分会八十华诞献礼，也将对我国放射学界未来的发展起到推动作用。开幕式上(图 1-137)，对中华医学会放射学分会发展建设做出创造性贡献和在科学研究和专业教育领域取得优异学术成就的老中青专家进行了表彰，首次设立“中华医学会放射学分会年度金睛奖”，既为年轻影像人树立了学习榜样，又成为他们追求的目标。本次会议与会注册代表人数超过 6500 人，仅次于 2016 年苏州的万人大会。共设分会场 21 个，大会报告 18 个、专题报告 496 个、论文交流 260 个、纸质壁报 484 篇、电子壁报 3572 篇、书面交流 3094 篇，代表着我国放射学的最高水平。涵盖了分子影像、功能成像、精准医学、大数据、互联网及云医疗、人工智能等热点议题，从宏观到微观、从解剖到功能、从大体到分子、从影像组学到基因、从大数据到云平台、从临床思维到精准影像，全面展示我国放射学新成就，打造了国际化的学术交流平台，充分展示我国放射学整体水平和专业特色，进一步提升我国医学影像学的国际地位和影响力，是国内外的放射学者一场学术上的饕餮盛宴！会议期间举办了中华医学会放射学分会成立 80 周年纪念晚会及中华医学会放射学分会 80 周年回顾大型摄影展，内容紧扣主题精彩纷呈，令人难忘。本次年会还选举成立中华医学会放射学分会第十五届委员会(2017—2020 年)，主任委员金征宇，前任主任委员徐克，候任主任委员刘士远。闭幕式上，前后数届中华放射学分会主任委员聚首，共谋影像界全面传承跨越式发展(图 1-138)。

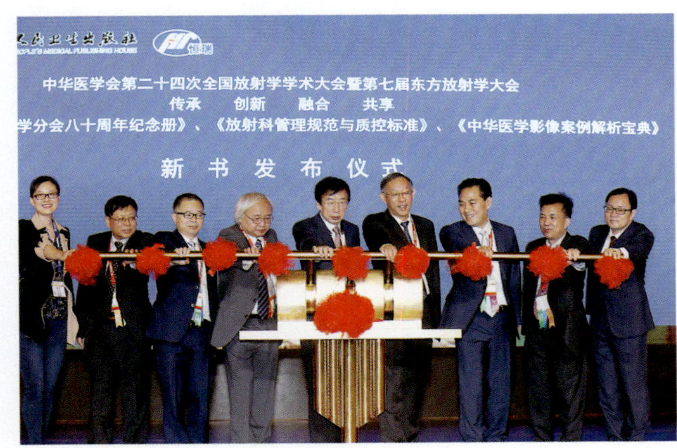

图 1-136　中华医学会放射学分会第二十四次学术会议开幕式前举行的新书发布仪式

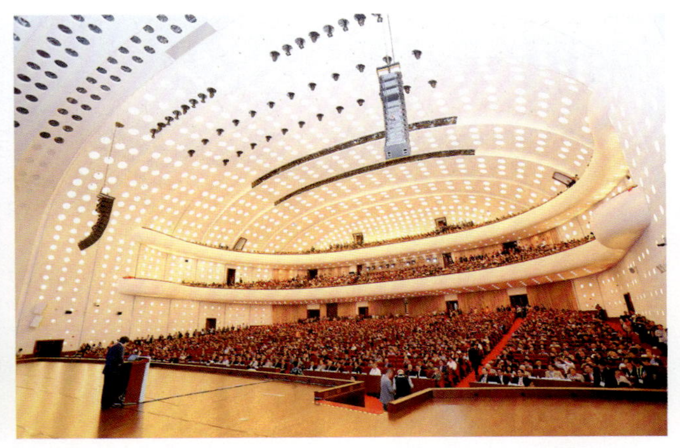

图 1-137　在中华医学会放射学分会第二十四次学术会议开幕式上徐克主任委员做第十四届中华医学会放射学分会工作报告

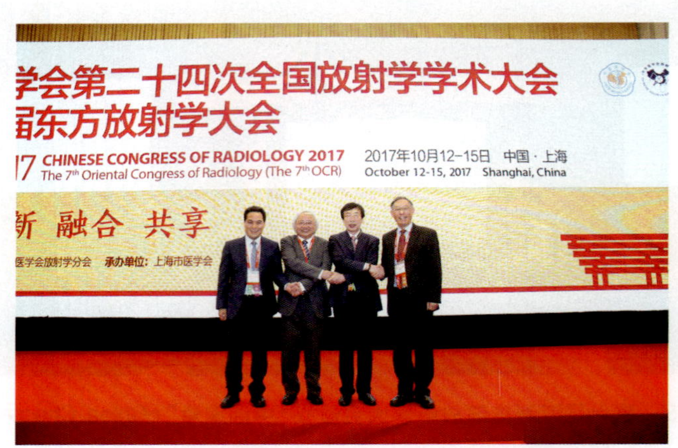

图 1-138　在中华医学会放射学分会第二十四次学术会议闭幕式上右起：第十三届中华医学会放射学分会主任委员冯晓源、第十四届中华医学会放射学分会主任委员徐克、第十五届中华医学会放射学分会主任委员金征宇以及第十五届中华医学会放射学分会候任主任委员刘士远紧紧握手，共谋影像界全面传承跨越式发展

撰稿：陶晓峰，审校：冯晓源

第二篇

中华医学会放射学分会组织发展及重大事件

表 2-1 第一届委员会大事记

<table>
<tr><td colspan="3">中华医学会放射学分会第一届委员会(1937—1951 年)</td></tr>
<tr><td colspan="3">会长:谢志光
副会长:G. Vassiliadis
秘书:丁果
委员:Stephen. D. Sturton(苏达立),T. S. Jung(荣独山)</td></tr>
<tr><td colspan="3">主要工作内容</td></tr>
<tr><td colspan="3">1. 中华医学会第十二次大会在上海举行,会议期间正式成立放射学分会,谢志光任第一届会长;
2. 中国人民抗日战争全面爆发,中华医学会各分科学会基本停止工作,中国医学界、放射学界积极投入抗战;
3. 中华医学会第十六次大会重新组建了放射学分会筹备委员会。中华医学会常务理事会扩大会议期间成立中华医学会放射学分会第二届委员会,汪绍训任主任委员。</td></tr>
<tr><td colspan="3">年 鉴</td></tr>
<tr><td rowspan="3">1937 年</td><td>4 月,中华医学会第十二次大会在上海举行,会议期间正式成立放射学分会(名单见前)。</td><td>4 月 2 日,中华医学会第十二次大会在上海举行,分外科组(头部损伤与胸部损伤外科疗法)、耳鼻喉科组、小儿科组(小儿结核等)、妇产科组(子宫内膜异位症)、中文名词论文组、生理学组(免疫化学)、放射学组分别进行学术交流。会议期间正式成立放射学分会,同时还举行了放射学学术报告会。大会期间还成立内、外、妇、儿等 17 个分科学会。</td></tr>
<tr><td>苏达立出任中华医学会放射学分会第一届外籍委员。</td><td>Stephen. D. Sturton(苏达立)(1896—1970),英国剑桥大学文学士、医学士,英国皇家外科学会会员,特许内科医师,原为英国海军军医,1921 年受英国教会派遣至杭州广济医院(现浙江大学附属第二医院)和广济麻风医院(现浙江省皮肤病防治研究所)任教务长、内科、病理、X 光教授,为 X 光室负责人兼作 X 光摄片工作。1930—1942 年间任上述两医院院长,此间出任中华医学会放射学分会第一届委员。1937 年日军侵占杭州,广济医院成了杭州难民避难所,收留大量平民。1941 年太平洋战争爆发,苏达立等英籍人员被日军监禁运往上海海防路集中营。1945 年抗日战争胜利,苏达立自愿留在杭州继续其救治麻风病工作,1951 年定居香港,1970 年病故,享年 74 岁。</td></tr>
<tr><td>抗日战争全面爆发,中国放射学界的代表荣独山投身战地救护。</td><td>“七七”卢沟桥事变、“八一三”淞沪会战相继发生,中国人民抗日战争全面爆发。中国红十字总会积极整合社会医疗资源,投入平津战场、淞沪会战和南京保卫战的战地救护,派遣救护队奔赴前线,广设医院,救治受伤官兵。时任南京中央医院放射科主任的荣独山参加了红十字会组织的救护大队。他一面制定捐购 X 线机的计划,一面主持训练 X 线技师,还亲自至各医院为伤员作透视和摄片检查,直至南京沦陷前夕方随部队撤离。
11 月,荣独山到达长沙;12 月,去汉口参加中国红十字总会临时救护委员会并参与筹组救护总队。</td></tr>
<tr><td>1938 年</td><td>6 月,荣独山参加中国红十字总会救护总队,中国医学界、放射学界积极投入抗战。</td><td>6 月,因战局变化,为应对长期战争救护的需要,专负战时军事救护之责的中国红十字总会救护总队正式成立。中国医疗界全面投入抗战。放射界杰出代表荣独山任 X 光队队长,后任医务股主任及代理总队长等职。
当年夏季,救护总队在长沙曾组织 4 个医疗队携带医疗用品和器材,包括轻便 X 线机,分赴陕北和山西工作。其中,由荣独山培养并派遣的姚浩然技师携带一台小型 X 射线机奔赴延安支援中国共产党领导的八路军抗战。救护总队还拨给新四军不少药品器材,并为白求恩在陕北设立的和平医院运送器材。</td></tr>
</table>

续表

1939 年	9 月，中华医学会上海分会主办小儿科与 X 光线学演讲会。	中华医学会上海分会由富文寿、钱慕韩主办的小儿科与 X 光线学演讲会开始，每周各 2 次，至 11 月结束。
	1939—1949 年抗日战争和解放战争时期，中华医学会各专科学会基本停止工作。	放射学老一辈专家，这一段时期在国内（主要是 Chin Med J 和中华医学杂志）国外发表论文，据不完全统计有 18 人 50 余篇，集中在邱焕扬、谢志光、荣独山、梁铎等人。 在此期间相继出国深造的有汪绍训（1939 年）、左立梁（1944 年）、黎光煦（1944 年）、孔庆德（1946 年）、龙名扬（1946 年）、徐宪明（1947 年）、张秉彝（1947 年）、杨济（1947 年）、李果珍（1948 年）、陈官玺（1948 年）及黄世章（1949 年）等。
1942 年	抗日战争大后方的中国放射学界。	1939 年 2 月，中国红十字会总会救护总队迁至贵阳图云关。战争胜利后，经统计从 1938 年 1 月起至 1945 年 9 月止，救护总队进行了大量医护工作，其中 X 光照相 5631 张，X 光透视 52 798 人次。1942 年，荣独山辞去救护总队的职务，改任战时卫生人员训练所附属陆军医院医务主任。荣独山在贵阳图云关期间曾开办 X 线技术员和放射科医师训练班，从 X 线机结构、摄影技术以及 X 线诊断皆自编教材，亲自讲课，培养基层工作人员。同时为贵阳医学院、湘雅医学院以及成都联合医学院讲授 X 线诊断学课程，直至抗战胜利。同在贵阳放射学界的尚有贵阳医学院的刘承志医师。大后方放射学另一重镇即四川成都，当时成都汇集中央大学医学院、华西大学医学院、协和医学院和齐鲁大学医学院，放射学由中央大学自美返国的邱焕扬教授主持，同时还有徐钧医师。
1944 年	荣独山发表关于 X 线的论文。	荣独山．横膈膜之爱克司光研究［J］．中华医学杂志，1944，29（4）：335-340.
1945 年	我国被侵占台湾地区在二战时期放射医学简况。	我国台湾在第二次世界大战日军占领时期，X 光设备由日本提供。二战结束后，早期的 X 光设备则由美国输入。
	二战后的中国放射界集中在上海。	日军投降后大批医学专家由大后方回到上海，荣独山任职国防医学院及陆军总医院，同在陆军总医院的还有徐钧医师。当时上海医学院由苏言真教授主持，在上海的空军总医院有刘承志教授、邱焕扬教授被聘为中国红十字会总医院（今华山医院）工作。
		第二次世界大战后在我国上海等大城市大量应用为 Keleket X 射线机，由联合国善后救济总署移赠的 Philips、Keleket 等 200mA 四管桥式全波段整流式 X 射线机。
1949 年	二战后部分放射力量流失。	上海解放后邱焕扬教授转赴新加坡国立大学医学院，徐钧亦由上海国防总医院转赴我国台湾地区。
1950 年	8 月，中华医学会第十六次大会期间成立中华医学会放射学分会新一届委员会的筹备委员会。	8 月 24 日，中华医学会第十六次大会按内、外、耳鼻喉、神经精神、放射、小儿、基础、痨病各科分组进行论文报告。同时重新组建了放射学分会筹备委员会。
	《X 光学手册》出版。	苏达立（Stephen. D. Sturton），徐行敏著《X 光学手册》，新医书局，上海，1950 年起多次再版，32 开，140 页，47 图。 原版为苏达立与傅维德合编的《X 光线引阶》，广学书局，上海，1933 年，为我国第一本公开出版的放射学专著。
	全国范围内最早的地方放射学术团体在上海成立。	上海放射学会、上海放射技术学会分别成立，是全国范围内最早建立的地方放射学术团体。
	卫生部举办放射线机械检修训练班。	北京大学医学院受卫生部委托招收放射线机械检修训练班。
1951 年	1 月，中华医学会常务理事会扩大会议在北京举行，大会期间改选了放射学分会委员会。	中华医学会常务理事会扩大会议在北京举行会议，会议决议：医学会及所属内科、外科、儿科、妇产科、眼科、皮肤花柳科、结核病科、耳鼻喉科、口腔科、医史、公共卫生、妇幼卫生、放射、寄生物、医院行政等 15 个专科学会集体加入中华全国自然科学专门学会联合会，为团体会员。大会期间改选了放射学分会委员会。

表 2-2　第二届委员会大事记

<table>
<tr><td colspan="3">中华医学会放射学分会第二届委员会(1951—1956 年)</td></tr>
<tr><td colspan="3">名誉主任委员:谢志光
主任委员:汪绍训
副主任委员:梁铎　余贻倜
秘书兼司库:胡懋华
委员:左立梁　徐宪明　荣独山　黎光煦　刘国相　龙名扬　戴志升　兰宝森
候补委员:张益瑛　杜持礼　刘赓年
干事:李松年</td></tr>
<tr><td colspan="3">主要工作内容</td></tr>
<tr><td colspan="3">1. 北京大学医学院受卫生部委托招收放射科医师训练班;
2. 国内首部放射学教科书《X 光诊断学》出版;
3. 成立《中华放射学杂志》编辑委员会,《中华放射学杂志》在北京创刊;
4. 国产第一台 200mA 医用 X 射线机在上海研制成功;
5. 中华医学会放射学分会第一次学术会议举行,会议期间成立中华医学会放射学分会第三届委员会,汪绍训任主任委员。</td></tr>
<tr><td colspan="3">年　鉴</td></tr>
<tr><td rowspan="4">1951 年</td><td>3 月 23 日,成立中华医学会放射学分会第二届委员会。</td><td>名单见前。</td></tr>
<tr><td>卫生部举办放射科医师训练班。</td><td>北京大学医学院受卫生部委托招收放射科医师训练班,学员以培训各医学院校放射科从业医师为主,培训 1 年,后称之为师资班,为各院校及省市的放射事业发展打下坚实基础。</td></tr>
<tr><td>国内首部放射学教科书《X 光诊断学》出版。</td><td>我国最早的放射学教科书:东北人民政府卫生部教育处出版科编辑出版《X 光诊断学》,东北医学图书出版社发行,沈阳,1951 年。</td></tr>
<tr><td>中国台湾地区放射医学团体“中华民国放射线医学会”成立。</td><td>在中国台湾地区,由 Jane Ching Wu 创建放射医学团体“中华民国放射线医学会(Radiological Society of the Republic of China(RSROC))”。</td></tr>
<tr><td rowspan="4">1952 年</td><td>9 月,国产第一台 200mA 医用 X 射线机在上海研制成功。</td><td>9 月 25 日,华东工业部器械二厂在上海医学院放射学教研室主任兼附属中山医院放射科主任荣独山协助下,研制成功中国第一台 200mA 医用 X 射线机,正式交付中山医院试用,定名为“国庆号”,在第二次全国卫生工作会议期间作为向国庆 3 周年献礼的重要成果在北京市劳动人民文化宫展出。</td></tr>
<tr><td>12 月,中华医学会第十七次大会在北京举行。</td><td>12 月 14 日,中华医学会第十七次大会在北京举行。大会收到放射学论文 19 篇,其中 4 篇在放射分组上宣读:①巴甫洛夫学说在支气管造影上之应用:张玉阁;②右肺中叶肺不张:汤浈;③大骨节病 X 线所见之分析:胡懋华;④脑血管造影之研究:荣独山。</td></tr>
<tr><td>《实用 X 射线诊断学》出版。</td><td>我国早期另一部相当流行的放射学教科书:《实用 X 射线诊断学》出版,黄震泰著,商务印书馆,1952 年。</td></tr>
<tr><td>上海开设放射技术班,开启放射学专业中等学历教育。</td><td>上海市卫生学校 1952 年开设 X 线专业的放射技术班,共举办 2 届,培养学员约 70 人。这是我国放射学专业中等学历教育的开始。</td></tr>
<tr><td rowspan="2">1953 年</td><td>成立《中华放射学杂志》编辑委员会。</td><td>名单省略(详见第七篇　中国放射影像学期刊)。</td></tr>
<tr><td>9 月,《中华放射学杂志》在北京创刊,正式发行第一号。</td><td>9 月 10 日,我国第一本医学放射学专科学术刊物《中华放射学杂志》诞生。创刊号刊名由时任卫生部长傅连璋所题。谢志光为创刊号写了“发刊词”。本年度仅下半年出版两期,为季刊。它的诞生,标志着我国医学放射学从此走上了一个新的发展里程。</td></tr>
</table>

续表

		在《中华放射学杂志》第一号杂志第 79 页刊登附录，题为《中华医学会放射学会对放射学工作者保健问题的初步建议》，对 X 射线和镭工作者防护作了具体建议。
1954 年	《中华放射学杂志》第一届编辑委员会调整。	详见第七篇　中国放射影像学期刊。
	3 月，中华医学会放射学分会召开常委会。确定《中华放射学杂志》当年的重点内容。	中华医学会放射学分会常委会布置的 1954 年工作任务中强调：动员各地分会会员以集体创作精神积极写稿，用以丰富《中华放射学杂志》的内容，并确定了 1954 年各期杂志的重点内容。
	7 月，中华医学会放射学分会及《中华放射学杂志》编委会联席会议在北京召开。	7 月 16 日，在北京召开中华医学会放射学分会及《中华放射学杂志》编委会联席会议。会议确定了 1955 年杂志的重点报道内容，并要求重点文稿每期应占 1/3 以上。50 年代杂志初创时期，由于杂志未设专职编辑，在京编委除组稿、审稿外，还要逐字逐句对文稿进行加工和退修，定稿会随叫随到。由于编委们大多是学科带头人，肩负着繁重的医疗和教学任务，因此，上述工作只能利用业余时间和节假日去做，当时为了便于工作，编辑部就设在总编辑所在的北京医学院附属医院放射科。为了减轻在京编委们的负担，上海编委甚至曾建议在凡有编委的地方设立“审稿小组”或称“投稿协助委员会”，负责搜集和筛选稿件，然后汇寄至北京供编委会选用，但这一建议由于某种原因未能推广实行。 《中华放射学杂志》封面刊名背景由灰色改为橘黄色，刊名提字人“傅连璋”三字取消，刊名字体未变。杂志编号仍为 1954 年 1～4 号。
1955 年	《中华放射学杂志》编委会再次调整。	详见第七篇　中国放射影像学期刊。
1956 年	7 月，中华医学会第十届理事会召开。同时举行放射学分会第一次学术会议。	7 月 23 日，中华医学会第十届理事会召开，会期七天，出席这次大会的放射学代表共 5 人，列席 17 人。24—25 日，举行放射学分会第一次学术会议。收到学术论文 31 篇，经讨论审查送交医学会大会宣读 3 篇，在本学科会议上发言交流 12 篇。放射学术会由谢志光致开幕词，执行主席由蒋士焘、谢志光、黎光煦、张秉彝、杨济和余贻倜等担任。在中华医学会全体大会上放射学宣读论文。在放射学分会分组会上发言的还有：谢志光、吴恩惠、陈又新、魏大藻、陈桢琳、张秉彝、贾雨辰、丁本立、孙鼎元、韦嘉瑚、刘玉清及胡郁华。会议期间成立中华医学会放射学分会第三届委员会，汪绍训任主任委员。会上汪绍训指出，全国各地放射学会逐年有所增加，但至目前会员数仅为中华医学会会员之 4%，今后各地分会应继续发展会员。会后，北京委员邀请出席学术大会的苏联放射学专家波得卡民斯基等多位教授和外地代表在莫斯科餐厅聚餐，席间双方言谈甚欢，宾主尽兴而散。

表 2-3　第三届委员会大事记

中华医学会放射学分会第三届委员会（1956—1963 年）
名誉主任委员：谢志光 主任委员：汪绍训 副主任委员：荣独山　胡懋华 常务委员：余贻倜　梁铎　兰宝森　徐海超　杨济 干事：李果珍　谷铣之　王云钊　刘赓年　汤慧　刘玉清　张益瑛 委员：丁德泮　王家璘　孔庆德　左立梁　石斯同　杜持礼　吴桓兴　陈官玺　徐惊伯　唐庆尧　张去病　张秉彝　邹仲　蒋士焘　黎光煦　龙名扬　李生光　徐宪明

续表

主要工作内容		
1. 荣独山、汪绍训、胡懋华代表中华医学会放射学分会出席国际放射学会议； 2. 刘玉清编著的《支气管造影术》出版，这是中国放射学界第一部个人研究专著； 3. 荣独山、汪绍训、胡懋华主编的《X 线诊断学》和《X 线诊断学照相插图》由人民卫生出版社出版，是首套放射学全国统编教材； 4. 吴恩惠编著的《颅脑 X 线诊断学》出版，这是国内由人民卫生社出版第一部神经放射学专著； 5. 中华医学会放射学分会第二次学术会议召开。会议上成立中华医学会放射学分会第四届委员会，汪绍训任主任委员。		
年　　鉴		
1956 年	7 月，中华医学会放射学分会第三届委员会成立。	名单见前。
	8 月，中华医学会放射学分会派代表出席国际放射学会议。	8 月，荣独山、汪绍训、胡懋华代表中华医学会放射学分会出席在瑞典斯德哥尔摩（Stockholm）召开的第五届国际放射线生物学会议。
	中国医学代表团出席全苏放射性同位素在医学上应用大会。	中国医学代表团应邀出席在苏联举行的全苏放射性同位素在医学上应用大会，团长是黄家驷，放射学代表是刘赓年，在此期间与苏联保健部签订苏联协助我国开展同位素在医学的应用意向书，为我国在开展临床应用同位素打下基础。
1957 年	5 月，《中华放射学杂志》由季刊改为双月刊。	5 月 24 日，中华医学会召开第十届理事会常务理事会第九次会议，方石珊主持。决议：同意《中华放射学杂志》由季刊改为双月刊。
	我国第一套《矽肺诊断标准》出台。	汪绍训经过数年工作，主持制定了我国第一套《矽肺诊断标准》，刘赓年在协助其调研、遴选标准片、以及向全国推广做了大量工作。
	中西医结合影像学研究工作展开。	上海是我国中西医结合影像学工作的发源地。早在 1957 年起，上海市市立第二劳工医院（现同济大学附属杨浦医院、上海市杨浦区中心医院的前身）放射科张发初、上海四明医院（现上海中医药大学附属曙光医院的前身）放射科丁乃时等我国最早从事中西医结合影像学研究工作的学者尝试把传统中药及针灸用于 X 线检查、诊断工作中。开展了以中药成分白芨钡胶浆代替当时昂贵的进口碘油进行支气管造影的实验与临床研究；用中药番泻叶代替蓖麻油作消化道 X 线检查前的准备；用 X 线观察针刺对阑尾活动的影响等。进而带动国内应用中医药提高影像检查质量和运用影像学手段阐明中医理论的研究工作。
1958 年	1 月，中华医学会召开第十届理事会常务理事会第十三次会议，撤销“右派分子”在各杂志的任职。	1 月 17 日，中华医学会召开第十届理事会常务理事会第十三次会议，崔义田代理会长主持。决议：同意编辑部所提撤销“右派分子”贾魁（医学杂志副总编）、金宝善（卫生杂志总编）、裘祖源（结核病杂志总编）、何观清（卫生杂志副总编）、兰宝森（放射杂志编委）、龙伯坚（医史与保健组织杂志副总编）在各杂志的任职。
1959 年	2 月，中华医学会放射学分会主任委员汪绍训前往保定视察和讲学。	2 月 7 日，中华医学会方石珊副会长、中华医学会放射学分会主任委员汪绍训同往河北保定视察和讲学。
	4 月，中华医学会放射学分会在京接待世界著名专家。	4 月 29 日，应中华医学会邀请，世界著名肿瘤专家法国科学院院士拉卡桑教授及法国原子能管理委员会保健和放射病理系主任杰美特博士及夫人抵京访问，其间中华医学会放射学分会有关专家出席接待。
	12 月，刘玉清编著的《支气管造影术》出版。	1958 年底起，中国医学科学院阜外医院（即北京阜外心血管病医院）放射科刘玉清着手总结自己所做的 1000 例支气管造影材料和经验，编著《支气管造影术》一书交人民卫生出版社于 1959 年 12 月出版，这是中国放射学界第一部个人研究专著。

续表

1960 年	北京阜外医院举办全国首届心血管造影讲习班。	北京阜外心血管病医院在刘玉清主持下举办全国首届心血管造影讲习班。讲习班系统介绍了心血管造影的技术和诊断应用。
	卫生部举办防辐射学高级进修班。	卫生部举办防辐射学高级进修班。
	8 月,《中华放射学杂志》停刊。	8 月,《中华放射学杂志》由于经费和纸张困难而停刊。
1961 年	荣独山、汪绍训、胡懋华主编的《X 线诊断学》出版。	荣独山、汪绍训、胡懋华主编的高等医药院校试用教材《X 线诊断学》和高等医药院校试用教材书供医疗儿科及卫生专业用《X 线诊断学照相插图》,由人民卫生出版社 1961 年出版,是首套放射学全国统编教材。
	卫生部开办中枢神经(颅脑)放射训练班。	卫生部委托上海第一医学院附属华山医院刘德华等开办中枢神经(颅脑)放射训练班。
	10 月,接待法国医学代表团访华。	10 月 7 日,法国医学代表团访华,中华医学会放射学分会派代表参加中华医学会接待活动。
1962 年	3 月,邹仲、曹厚德编著的《X 线检查技术》出版。	3 月,国内放射技术知名学者上海市第六人民医院(现上海交通大学附属第六人民医院)放射科主任邹仲与上海市静安区中心医院放射科曹厚德合作编写的国内放射技术方面第一部大型工具书《X 线检查技术》由上海科学技术出版社出版。1983 年,由原作者邹仲重新编写并改名为《X 线检查技术学》再次交上海科学技术出版社出版,后多次印刷,成为中国放射业界的经典著作。
	5 月,中国人民解放军放射诊疗专业学组在陕西西安成立。	5 月 19 日,中国人民解放军总后勤部卫生部医学科学委员会放射诊疗专业学组在陕西西安第四军医大学宣布成立。第四军医大学附属医院放射科张秉彝为首届组长。同年 12 月 17 日,中国人民解放军总后勤部卫生部医学科学委员会放射诊疗专业学组成立大会暨全军第一届放射诊疗专业学术交流会在第四军医大学召开,约 50 人参会。标志全军系统放射影像学术团体创建。
	7 月,吴恩惠编著的《颅脑 X 线诊断学》出版。	7 月,天津医学院附属医院(今天津医科大学总医院)放射科吴恩惠编著的《颅脑 X 线诊断学》由人民卫生出版社出版。这是国内第一部神经放射学专著,被评为 1949—1977 年天津市重大科研成果。
	9 月,中华医学会放射学分会召开食管裂孔疝问题研讨会。	9 月 20 日,中华医学会放射学分会召开食管裂孔疝问题研讨会,讨论当时对食管裂孔疝有争议的放射诊断问题。
1963 年	1 月,全国科协发出(63)党组字第 001 号《关于 1963 年自然科学专门学会学术刊物复刊与创刊安排的通知》。	1 月 2 日,全国科协发出(63)党组字第 001 号《关于 1963 年自然科学专门学会学术刊物复刊与创刊安排的通知》。 通知:全国科协党组 1962 年 11 月 19 日(62)党组字第 024 号《关于申请各全国性自然科学专门学会学术刊物 1963 年复刊与创刊问题的请示报告》以及中央宣传部 1962 年 12 月 29 日 1962 年发文第 376 号文批准。其中,中华医学会等四个学会呈请复刊的 11 种杂志获准复刊(含《中华放射学杂志》。
	1 月,考虑将《中华放射学杂志》放在上海复刊。	1 月 15 日,考虑将《中华放射学杂志》放在上海复刊。中华医学会(63)编发傅字第 007 号函致上海分会,请其考虑将《中华眼科杂志》、《中华放射学杂志》放在上海复刊。
	5 月,中华医学会上海分会呈报《中华放射学杂志》在上海复刊的相关意见。	5 月 17 日,中华医学会上海分会呈报《中华放射学杂志》在上海复刊的相关意见。中华医学会上海分会(63)医团华字第 85 号文复总会(63)编发傅字第 007 号函,呈报《中华眼科杂志》、《中华放射学杂志》在上海复刊的相关意见。
	9 月,中华医学会放射学分会第二次学术会议在上海召开。	9 月 4—12 日,中华医学会放射学分会第二次学术会议在上海锦江饭店举行。出席会议代表共 80 人,大会共收到论文 432 篇,其中诊断与技术 365 篇,治疗与防护 67 篇,有 62 篇论文在大会宣读。期间成立中华医学会放射学分会第四届委员会。

表 2-4　第四届委员会大事记

中华医学会放射学分会第四届委员会(1963—1981 年)

名誉主任委员:谢志光
主任委员:汪绍训
副主任委员:李果珍　荣独山　胡懋华
常务委员:刘玉清　兰宝森(兼秘书)　杨济　陈玉人　余贻倜　谷铣之　吴桓兴　徐海超
委员:丁德泮　孔庆德　王云钊　王世田　王世真　王永生　王家璘　王应才　王柱石　龙名扬　左立梁　石斯同　冯亮　刘子江　刘赓年　安九贤　李生光　江海寿　朱大成　朱德球　杜持礼　连世海　陈王善继　陈官玺　张去病　张建民　张金城　张国忱　张益瑛　汪源　沈延　沈华杰　邹仲　宋汝良　周申　吴恩惠　柯汝器　吴腾飞　赵惠扬　郭绍伦　姜宗衡　贾振英　高育璈　唐庆尧　徐宪明　徐惊伯　钱致中　黄世章　裘敏芗

主要工作内容

1. 《中华放射学杂志》历经多次停刊、复刊;
2. “文革”期间学术活动、专业期刊均处于停顿状态,山东省“冒险”举办 X 线培训班、创建放射医学研究所;
3. “文革”后的首次全国性放射学专题学术会议“中西医结合治疗急腹症放射诊断经验交流会”、综合性学术会议“全国地区性放射学学术交流会”相继举行,标志国内放射学学术活动开始恢复;
4. 随着 CT 的问世和临床应用,刘玉清提出“医学影像学”新概念、林贵介绍介入放射学新概念;
5. 中华医学会放射学分会第三次学术会议在河南郑州举行。会上成立中华医学会放射学分会第五届委员会,汪绍训任主任委员。

年　　鉴

1963 年	9 月,中华医学会放射学分会第四届委员会成立。	名单见前。
	9 月,中华医学会上海分会(63)沪医团华字第 321 号复文。	9 月 17 日,中华医学会上海分会(63)沪医团华字第 321 号复文。复文称分会向上海市卫生局请示《中华眼科杂志》、《中华放射学杂志》在上海复刊意见,卫生局领导认为该两刊系全国性刊物,放在上海复刊则有不便,仍以在北京复刊为宜。
	11 月,中华医学答复上海医学会文。	11 月 21 日,中华医学会(63)编发傅字第 104 号文答复上海(63)沪医团华字第 321 号文。经党组会研究同意你会意见,并决定在北京复刊此两杂志(含《中华放射学杂志》)。
1964 年	4 月,《中华放射学杂志》复刊。	由于国内经济情况好转,《中华放射学杂志》复刊。当年出 5 期,仍为双月刊。为了顺应杂志工作的需要,放射学会指派富有临床经验的陈英杰同志专职负责杂志的编辑工作,并为杂志配备了专职编务人员,先后有陶文辉、何馨荪、蔡红叶等同志在《中华放射学杂志》做过编务工作。
	陈英杰同志负责《中华放射学杂志》编辑工作。	陈英杰(1918—1993),原籍湖南省宁乡。 1964 年,任中华放射学杂志编辑室负责人、编审。曾任:《中华放射学杂志》编委会第二、三届编委、第四届咨询编委。
	经卫生部批准,天津医学院举办全国首次颅脑 X 线诊断的学习班。	经卫生部批准,天津医学院举办了以吴恩惠为主要授课人的全国首次颅脑 X 线诊断的学习班,学员来自全国各地约 40 余人。
	《医学文摘第十六分册:放射学》创刊。	由河北省医学科学院科学情报研究室负责出版的《医学文摘第十六分册:放射学》开始发行,为季刊。1965 年改为双月刊,并改名为《医学文摘第十六分册:临床放射学》,分册主编吴恩惠。
1965 年	4 月,全国地区性小型颅脑 X 线诊断座谈会在天津召开。	4 月 26 日,由吴恩惠筹办,天津市科协在天津科学宫组织一次全国地区性小型颅脑 X 线诊断座谈会。出席座谈会的有来自北京的解毓章、姜宗衡,来自上海的刘德华,西安的郭庆林,苏州的钱铭辉,长沙的徐北栋和天津的吴恩惠、廉宗徽等八人,代表我国早年从事神经放射专家的首次聚会。

续表

	9月，卫生部放射骨科专业进修班第一批招生。	9月，北京积水潭医院放射科受卫生部委托开办首个放射骨科专业进修班，根据卫生部安排第一批招收广东和黑龙江两省学员，为期1年，后改为每半年1期。
1966年	"文革"期间，多位老一辈的放射界专家先后谢世。	梁铎、谢志光因病先后谢世，蒋士焘、张秉彝则含冤而去。
	"文革"期间学术活动、专业期刊均处于停顿状态。	《中华放射学杂志》出版第3期后停刊，《医学文摘第十六分册：临床放射学》停刊。
1973年	12月，卫生部第三期放射骨科专业进修班举办。	12月，北京积水潭医院放射科受卫生部委托开办第三期放射骨科专业进修班。
1974年	山东省放射学会举办X线培训班。	山东省立医院放射科主任(1975年后为山东省放射医学研究所所长)连世海教授自1974年起，冒着"走白专道路"的风险，以山东省放射学会的名义连续在山东举办六期X线培训班，集中学习，省内专家授课，为山东放射界培养了大批中青年放射学骨干，这是"文革"时期放射界唯一的大规模连续举办的放射医师业务培训班。
1975年	3月，山东省放射医学研究所成立。	3月19日，经山东省革命委员会批复，同意在山东省立医院放射科基础上创建山东省放射医学研究所。 山东省放射医学研究所是我国首家行政独立的放射专业机构，也是"文革"期间成立的少有的学术机构，所长连世海，该机构在以后岁月中得到不断壮大。
	刘玉清主编《临床心脏X线诊断学》。	刘玉清在译《心脏X线诊断学》(人民卫生出版社1954年出版)的基础上，主编《临床心脏X线诊断学》一书，1975年起在中国医学科学院阜外医院内部印行。该书修订后于1981年5月由北京出版社公开出版。
1976年	3月，我国台湾地区《中华放射线医学杂志》创刊。	在中国台湾地区放射线医学会(RSROC)创办《中华放射线医学杂志》(*Chinese Journal of Radiology*)，该杂志被EMBASE/Excerpta Medica收录。
	12月，荣独山组织编写的大型参考书《X线诊断学》(三册)，1976年12月首发。	"文革"后期，荣独山恢复工作后不久，即集中上海第一医学院放射学教研室在5个附属医院放射科内所积累的大量资料，组织编写大型参考书《X线诊断学》(三册)。1976年12月，首先由上海人民出版社出版第一册"胸部"、第二册"骨骼 神经 五官"、第三册"腹部"改由上海科学技术出版社1978年出版，为我国放射医学事业的尽快恢复提供了权威参考文献，被公认是我国第一部图文并茂的放射诊断学系列专著。1996年荣获卫生部科技成果一等奖。
1977年	刘玉清提出"医学影像学"新概念，撰文向国内介绍CT及其临床应用。	20世纪70年代初，电子计算机断层扫描X线成像(Computed Tomography,CT)问世，刘玉清于1974年前后向阜外医院和中国医学科学院领导提出"医学影像学"的新概念。1977年围绕这一概念，撰文向国内介绍CT及其临床应用。
	9月，中西医结合治疗急腹症放射诊断经验交流会在山东潍坊召开。	由山东省卫生厅批准，潍坊市卫生局和潍坊市人民医院承办了中西医结合治疗急腹症放射诊断经验交流会。这是"文革"结束后首次全国性放射学专题学术会议，来自全国十九个省市200多位专家、学者参会。出席会议的有吴恩惠、李景学、孙鼎元、白金铭、陈星荣、郎志谨、王云钊、曹来宾、肖官惠、肖剑秋、陈英杰、戚警吾、王履琨、任树桥、闵鹏秋、华伯埙、巫北海及陈种等。会议由潍坊市人民医院夏宝枢牵头及潍坊地区各医院联合承办。会后由孙鼎元等组织编写组，编写《急腹症X线诊断学》，由人民卫生出版社1979年月7月公开出版，这是国内第一部腹部放射学专著。

续表

	卫生部举办第五期放射骨科专业进修班。	卫生部委托北京积水潭医院放射科举办第五期放射骨科专业进修班。
1978年	春季，讨论和筹划《中华放射学杂志》复刊后工作和学会活动等问题。	春季，在京的放射界前辈汪老（绍训）、胡老（懋华）、李老（果珍）等和《中华放射学杂志》办公室陈英杰开会讨论、筹划杂志复刊后工作和学会活动等问题。
	3月，全国科学大会在北京召开，包括中国医学、放射影像学在内的科学技术领域迎来"文革"后拨乱反正的春天。"氧化镧高速感蓝增感屏"研制、"胚胎软骨生长与软骨内微循环"和"骨微血管摄影"研究分获全国科学大会奖。	3月18—31日，全国科学大会在北京召开。这次大会是在粉碎"四人帮"之后，国家百废待兴的形势下召开的一次重要会议，也是中国科技发展史上一次具有里程碑意义的盛会。"氧化镧高速感蓝增感屏"研制、"胚胎软骨生长与软骨内微循环"和"骨微血管摄影"研究分别获得全国科学大会奖。 上海医疗器械研究所、上海医械电镀厂、上海市静安区中心医院和上海医学院附属华山医院等单位组成的荧光材料研究小组在1975年研制成功硫氧化钆增感屏的基础上，于1977年6月又试制成功新型的稀土材料溴氧化镧、硫氧化铜X线增感屏。这三种增感屏都可使X线胶片获得大幅度的感光增益，更充分利用X线的能量，减少X线曝射量（只需钨酸钙屏的1/4—1/7）。"胚胎软骨生长与软骨内微循环"和"骨微血管摄影"则是北京积水潭医院放射科王云钊主持的骨放射-病理研究室的研究成果。
	8月，《中华放射学杂志》复刊。	8月，《中华放射学杂志》复刊，为季刊。
	吴恩惠在《中华放射学杂志》介绍CT的临床应用。	天津医学院吴恩惠首位在国内介绍CT的临床应用。电子计算机横断层扫描的临床应用．中华放射学杂志，1978，12（1）：51。
	《医学文摘第十六分册：临床放射学》复刊更名为《国外医学：临床放射学分册》。	《医学文摘第十六分册：临床放射学》复刊，更名为《国外医学：临床放射学分册》，由天津市医学科学技术信息研究所主办，介绍国外临床放射信息，由北京、天津、上海等七个医疗单位协办，主要语种有英、日、法、德等文字，英文由天津，日文由东北、法文由上海，德文由武汉等专家分工翻译，深受读者欢迎。期刊后由国家卫生部主管。2008年起，根据"国外医学"系列杂志刊名统一更改为"国际医学"系列的要求，改刊名为《国际医学放射学杂志》。
	刘玉清出任世界卫生组织（WHO）放射-影像学专家咨询委员会委员。	刘玉清出任世界卫生组织（World Health Organization，WHO）放射-影像学专家咨询委员会委员（1978—1994年），连续四届应邀赴瑞士日内瓦出席WHO举办的放射-影像学学术研讨会，每次均作学术报告，是首位在WHO任职的中国影像学专家。
	10月，全国地区性放射科学术交流会在江苏苏州举行。	10月21—27日，由中华医学会放射学分会主任委员汪绍训倡议，在江苏省医学会支持下，由江苏省放射学分会承办的全国地区性放射科学术交流会议在江苏苏州市召开。这是"文革"后全国范围放射学界第一次跨地区学术交流活动。参加会议的有全国除台湾地区外29个省市、自治区的代表260名，列席175名，旁听约300名，总数为700名，与会代表热情高涨，大会收到大量各自自印的资料。
	全国恢复招收研究生制度。	各医学院校开始放射学研究生招生工作。
	荣独山、汪绍训在江苏无锡召集组织编写《中国医学百科全书：X线诊断学》。	荣独山、汪绍训"文革"后首次会面于江苏无锡，与部分写作专家一起研讨《中国医学百科全书：X线诊断学》的编写。
1979年	10月，X线技术经验交流会在山东泰安召开。	10月20—25日，由范焱提议，在山东省放射医学研究所连世海所长的大力支持下，以山东省名义举办的首次全国性放射技术交流会在泰安召开，冠名为"山东及部分省市X线技术经验交流会"，这也是我国放射技术学界历史上的首次大聚会，20个省市及解放军的89位代表和放射技术老专家范焱、果宏垣、冯大通、费登珊、孟代英、朱宣鹏等出席会议。

续表

	CT 引进中国。	工程技术专家豪森菲尔德(Hounsfield)与神经放射学家阿姆勃劳斯合作,早在1971年英国伦敦阿特金森-莫利医院首次成功得到世界上第1张脑肿瘤电子计算机断层扫描X线成像(Computed Tomography,CT)即CT照片,将伦琴发现的X线带入了计算机数字成像时代。以神经系统放射诊疗见长的上海第一医学院附属华山医院1979年引进了这项新技术及设备:日本日立生产的CT-H_2头颅扫描机。同年,北京医院也从美国引进了第一台CT。
1980年	2月,上海华山医院等研制的硫酸钡干燥混悬剂的新工艺新配方获上海市重大科研成果奖二等奖。	1977—1979年,上海第一医学院附属华山医院放射科陈星荣等联合多家单位研制诊断消化道早期癌症的“华山200型”硫酸钡干燥混悬剂的最高浓度可达250% W/V,具有良好的铺展性。该钡剂还具有良好的抗酸碱性、性能稳定、涂布性好、能显示粘膜表面细微结构、造影清晰率高。此成果达国际先进水平,1980年获上海市重大科研成果奖二等奖。
	首次全国骨放射学术会在江西宜春召开。	全国首届骨关节放射学学术大会在江西宜春召开,由于骨关节疾病在各级医院视为重点,加上江西放射同道的精心组织,与会者超过500人。
1981年	华山200型医工78型-硫酸钡干燥混悬剂的新处方及新工艺获国家发明奖三等奖。	上海第一医学院附属华山医院等单位共同研制的华山200型医工78型-硫酸钡干燥混悬剂的新处方及新工艺获国家发明奖三等奖。
	10月,林贵介绍介入放射学新概念。	1981年10期《上海医学》杂志发表上海第一医学院附属中山医院放射科林贵等的“手术放射学概况”,将国外刚刚兴起的放射学新发展出的治疗分支:*Interventional Radiology* 译作“手术放射学”介绍到国内,也就是今天所说的介入放射学。
	11月,中华医学会放射学分会第三次学术会议在河南郑州举行。	11月3—9日,在河南省郑州召开中华医学会放射学分会第三次学术会议。来自29个省市自治区的放射物理机械技术、放射诊断和放射治疗等方面的正式代表253人,列席代表83人出席了大会。大会经改选产生了新的全国委员会,包括委员67人,其中常务委员21人。在本次全国年会上正式组建了放射诊断、放射技术和放射治疗三个学组,负责各学组的活动。并另设超声组、CT组、介入性放射学组和普及组,并选出各组的组长以便推动今后工作,决定每四年举行一次全国性的大会并改选全国委员,在此四年内各组根据自己的情况可召开专题性的会议。

表2-5 第五届委员会大事记

中华医学会放射学分会第五届委员会(1981—1985年)
顾问:荣独山 名誉委员:余贻倜 杨济 徐宪明 主任委员:汪绍训 副主任委员:邹仲 李果珍 谷铣之 陈玉人 常务委员:孔庆德 王家璘 王骏业 江海寿 刘赓年 刘玉清 刘泰福 连世海 杜筠 李生光 吴恩惠 张哲舫 陈官玺 范焱 陶叔巍 黎光煦 委员:才书春 王云钊 王永生 王世田 冯亮 龙名扬 兰宝森 孙德津 刘承志 刘子江 朱大成 汪源 安九贤 汤慧 李松年 李铁一 沈华杰 宋汝良 张去病 张益英 张国忱 张慕骞 张庚荪 张令翊 胡懋华 杨天恩 陈王善继 陈星荣 林贵 柯汝器 钱致中 徐惊伯 徐兰屿 袁昌炽 高育璈 唐庆尧 梁培根 曾祥阶 曹来宾 贾振英 郭绍伦 裘敏芗 程世荣 颜小琼 魏大藻 魏宝清 秘书:兰宝森(兼) 李松年(兼) 汤慧(兼)

续表

<table>
<tr><th colspan="3">主要工作内容</th></tr>
<tr><td colspan="3">1.《中华放射学杂志》成立第二届编辑委员会,《临床放射学杂志》、《实用放射学杂志》相继创刊,学术杂志出版日益繁荣;
2. 全国腹部放射学术会、全国首届心血管放射学学术会议先后召开,学组活动始见端倪;
3. 国内第一个临床放射医学高等教育专业创建,"文革"后我国自行培养第一批放射学专业博士毕业,医学影像专业学历教育层次提高;
4. 中华医学会放射学分会X、CT、B超座谈会召开,《医学影像学译丛》出版,大"医学影像学"概念形成;
5. 中华医学会放射学分会第四次学术会议在浙江杭州召开,本次大会期间开始酝酿申报成立放射技术学分科学会;会上成立中华医学会放射学分会第六届委员会,刘赓年任主任委员。</td></tr>
<tr><th colspan="3">年　鉴</th></tr>
<tr><td rowspan="3">1981年</td><td>11月,中华医学会放射学分会第五届委员会成立。</td><td>名单见前。</td></tr>
<tr><td>11月,改选成立了《中华放射学杂志》第二届编辑委员会。</td><td>详见第七篇:中国放射影像学期刊。</td></tr>
<tr><td>腹部血管造影学习班在贵阳医学院举办。</td><td>刘子江受卫生部委托在贵阳医学院举办腹部血管造影学习班,授课以Seldinger技术为主,首班有三个医院放射科和外科五位医师参加,每期三个月。为我国介入放射学的推广应用打下基础。</td></tr>
<tr><td rowspan="3">1982年</td><td>春季,全国开始招收博士研究生,放射诊断专业第一批设两个博士点。</td><td>放射诊断第一批设两个博士点,即上海第一医学院荣独山教授和北京医学院汪绍训教授,当年荣独山招收肖湘生、樊军两人。</td></tr>
<tr><td>全国首次CT诊断学习班在天津医学院举办。</td><td>天津医学院在吴恩惠领导下,举办了全国首次CT诊断学习班。</td></tr>
<tr><td>《临床放射学杂志》出版。</td><td>由中华医学会黄石分会主办的《X线诊断参考资料》,经中共湖北省委宣传部鄂宣新(1980年)16号文件批准为正式刊物《临床放射学杂志》,公开向国内发行,湖北省报刊登记为第078号,定为季刊。</td></tr>
<tr><td rowspan="5">1983年</td><td>4月,邀请美国哈佛大学放射学专家组来我国进行学术交流。</td><td>中国医学科学院暨阜外医院放射科在刘玉清主持下,邀请美国哈佛大学放射学专家组来我国进行学术交流,并举办一次全国性专题研讨会,应邀外宾是美国著名放射学家H. L. Abrams,S. Paulin,S. Baum,D. Levin,来自全国的200余位专业人员出席研讨会。</td></tr>
<tr><td>刘玉清担任 Cardio Vascular and Interventional Radiology 编委。</td><td>刘玉清担任 Cardio Vascular and Interventional Radiology 的编委(连任17年),是首位担任国际医学杂志编委的中国放射学专家。</td></tr>
<tr><td>11月,第一届全国腹部放射学术会议在福建厦门举行。</td><td>该届学术会议正式名称为"中华放射学会消化组早期诊断座谈会",由中华医学会、中华医学会放射学分会和《中华放射学杂志》主办,中华医学会福建省分会放射学专业委员会承办,福建省人民医院周立斋主任具体负责安排。参会代表均为来自全国各地腹部放射学方面的专家、教授,共约60人。会议主题为"探讨胃肠道钡气低张双对比造影技术及其在消化系统肿瘤早期诊断中的作用"。此次会议是在"文革"后首次由中华医学会放射学分会组织的按大体解剖系统分类学术交流活动,开了放射学各专业会议先河,其后类似专题专科会议日益增多。</td></tr>
<tr><td>秋季,全国首届心血管放射学学术会议在贵州贵阳召开。</td><td>汪绍训、刘玉清、刘赓年、黄世章、刘子江、戴汝平、江海寿、王丽雅、钱铭辉、胡为民等近300位代表出席了会议,刘子江、李麟荪的介入理念在会上脱颖而出。</td></tr>
<tr><td>10月,王正颜、夏宝枢参观FONER公司。</td><td>10月,王正颜、夏宝枢访美期间,前往纽约长岛FONER公司参观,并与对MRI有重要贡献者Damadian及他造的世界第一台磁共振机一起留影。</td></tr>
</table>

续表

	11月,刘赓年出席第68届北美放射学会(RSNA)年会。	11月,刘赓年在美研修期间出席了第68届北美放射学会(Radiology Society of North American(RSNA))年会,并以"The present status of Diagnosis Radiology in China"为题,代表中国首次在RSNA会上报告中国在"文革"后放射学发展情况。
1984年	4月,《头颅CT诊断学》出版。	4月,吴恩惠主编的《头颅CT诊断学》由人民卫生出版社出版,是我国第一部CT专著。该书获1990年度国家教委科技进步一等奖。
	6月,中华医学会放射学分会X-CT、B超座谈会在安徽太平县(今黄山市)召开。	6月,中华医学会放射学分会X-CT、B超座谈会是首次全国性CT和B超的学术会议,汪绍训、李果珍、孔庆德、曹丹庆、吴恩惠、郭庆林等数十位老专家出席了会议。此次会议对于当时CT、B超新技术的应用起了重要的推动作用。
	6月,决定出版《医学影像学译丛》。	6月,在中华医学会放射学分会X-CT、B超座谈会期间,国内放射学专家们协商,决定出版《医学影像学译丛》,并成立了编委会,为国内广大医生及时提供国外相关新信息。
	6月,刘玉清被聘任为美国哈佛大学放射学客座教授。	刘玉清应邀赴美,于哈佛医学院Brigham & Women's Hospital做专题学术报告,并被聘任为美国哈佛大学放射学客座教授(Harvard University Visiting Professor of Radiology)是第一位获此殊荣的中国放射学家(1984年6月于该院报告厅,波士顿)。
	秋季,天津医学院附属医院举办了首次介入放射学学习班。	秋季,天津医学院附属医院举办首次介入放射学学习班。为期4天,与会35人。经夏宝枢介绍纽约州立大学下州医学中心介入治疗专家Salvatore JA Sclafani访华,作了介入技术操作的报告并作介入演示,对推动介入技术起一定作用。其后Dr. Sclafani再赴山东医学院附院、徐州医学院附院进行讲座和介入演示。
	10月,《医学影像学译丛》CT专刊印刷出第一期。	10月,《医学影像学译丛》第一期CT专刊出版。在发刊词中明确提出了由X线摄影、B型超声、CT、核素扫描、NMR五大影像组成一门新的学科:医学影像学。
	美国放射学家M. A. Mayer教授访华并讲学。	四川华西医院邀请美国著名腹部放射学家M. A. Mayer教授访华并讲学,对华西医院研究腹部放射学起推动作用。
	国内第一个临床放射医学高等教育专业创建。	经国家教育委员会批准,天津高等医学专科学校升格为天津第二医学院后招收了国内首批临床放射医学专业本科生。同年,成立临床放射学系筹备组。1985年,在天津第二医学院(后并入天津医科大学)成立了国内第一个临床放射医学系,动员京津两地的专家力量,成立临床放射医学咨询委员会,聘请吴恩惠教授担任委员会主任;1987年,按照国家教委及有关专家的批示,更名为医学影像学系。
	刘玉清提出并倡导医学影像技术的"综合诊断优选应用"。	刘玉清于20世纪80年代中期提出并一直倡导医学影像技术的"综合诊断优选应用"。以病人及诊治的需要为中心,优选适用的检诊技术,向病人提供优质的影像诊断服务,以最少的代价取得最大的诊治效益。这一理念被载入1997年出版的《共同走向科学:百名院士科技系列报告集(中)》。
1985年	根据《中华放射学杂志》编委会决定恢复为双月刊。	《中华放射学杂志》编委会决定杂志于1985年恢复为双月刊,并增设了论著文章的英文摘要。
	2月,"文革"后我国自行培养第一批放射学专业博士完成毕业答辩。	2月,"文革"后我国放射界首批自行培养的专业博士完成毕业答辩。肖湘生毕业后进入第二军医大学长征医院工作至今;樊军赴美工作。
	3月,《实用放射学杂志》创刊。	3月31日,《实用放射学杂志》正式出版发行。1984年8月,适逢西北五省(区)第二届放射学术会议在兰州召开,由与会的陕西中青年代表提出以五省(区)为主,创办一面向基层放射学刊物,这一倡议立即得到与会陕西老一辈专家支持,并得到其他四省(区)的放射界赞同。经三个月的筹办,得到西安各有关领导批准,《实用放射学杂志》创刊号问世。

续表

	11月，中华医学会放射学分会第四次学术会议在浙江杭州召开。	11月2—7日，中华医学会放射学分会第四次学术会议暨伦琴发现X线90周年纪念大会在浙江杭州召开。约700余人参加，诊断及技术论文1158篇，其中交流227篇。学术交流内容涵盖介入放射学、CT和DSA，长海医院孔庆德教授作了“MRI技术发展”的专题报告。放射学步入“四个现代化”建设的快速发展轨道。 汪绍训因病缺席，出席大会的有荣独山、李果珍等老一辈专家，美国AJR主编Becker应邀与会。荣老作了“肺癌”的专题报告。本次大会期间由范焱、陶叔巍等老一辈积极支持，由燕树林等努力工作，开始酝酿申报成立放射技术学分科学会。

表 2-6

中华医学会放射学分会第六届委员会(1985—1989年)		
名誉主任委员：汪绍训 名誉顾问：李果珍　邹仲　陈玉人　胡懋华　张去病 主任委员：刘赓年 副主任委员：刘玉清　谷铣之　范焱 常务委员：兰宝森　王云钊　吴恩惠　陈星荣　孔庆德　陈炽贤　魏大藻　刘子江　杨文智 委员：李松年　李铁一　汤慧　杨天恩　陶叔巍　王永生　才书春　贾振英　徐兰屿　王世田　张慕骞　林贵　朱大成　曹厚德　刘泰福　魏宝清　钱铭辉　汤钧　林鸿滨　柯汝器　何伟华　曹来宾　连世海　安九贤　郭俊渊　肖剑秋　潘国英　李胜云　金春南　杨开宇　沈华杰　李俊泰　刘继汉　张令珝　蒋盛录　刘闽生　孙强生		
主要工作内容		
1.《中华放射学杂志》第三、四届编辑委员会组成； 2. 中华医学会放射学分会首届介入放射学学术交流会在山东潍坊市举办； 3. 中华医学会放射学分会主办，江苏省放射学会承办的“中美放射学讨论会”在江苏南京召开； 4. 北美放射学会(RSNA)1987年正式邀请我国参加RSNA年会； 5. 中华医学会放射学分会第五次学术会议在湖北武汉召开。		
年　鉴		
1985年	致函亚洲大洋洲地区放射学会，提出解决中国台湾地区放射学组织名称问题。	新任中华医学会放射学分会主任委员刘赓年致函亚洲大洋洲地区放射学会秘书长，提出解决中国台湾地区放射学组织名称问题。
	《中华放射学杂志》编辑委员会改选，第三届编辑委员会组成。	详见第七篇：中国放射影像学期刊。
1986年	2月，《中国医学百科全书：X线诊断学》正式出版。	2月，《中国医学百科全书：X线诊断学》由上海科学技术出版社出版。中国医学百科全书是20世纪80年代上海第一医学院(后改名为上海医科大学)为主组织编写的中国第一部医学专业类百科全书，按照临床学科分册编写，放射学被定名为“X线诊断学”分册，由荣独山主编。一定程度上反映了放射学在中国整个医学界的学科地位。
	《中华放射学杂志》采用法定计量单位。	《中华放射学杂志》自1986年第4期起开始采用法定计量单位。
	5月，《临床体部CT诊断》出版。	5月，我国早期另一部重要CT专著，北京医院放射科李果珍主编的《临床体部CT诊断》由人民卫生出版社出版。在本书基础上增订的《临床CT诊断学》1994年由中国科学技术出版社出版并多次再版，获1996年度卫生部科技进步二等奖。

续表

	6月,《中华放射学杂志》总编辑汪绍训因病逝世,李果珍继任总编辑。	6月4日,《中华放射学杂志》总编辑汪绍训因病不幸逝世。经编委会推荐,中华医学会批准,由副总编辑李果珍继任总编辑。《中华放射学杂志》编辑室赵玉铨接任主任。
	6月,中华医学会放射学分会在山东济南举行全国CT经验交流会。同时《中华放射学杂志》在济南召开编委会扩大会议。	6月,中华医学会放射学分会在山东济南举行全国CT经验交流会,会议由山东省医学影像学研究所(原山东省放射医学研究所)承办。同时《中华放射学杂志》在济南召开了编委会扩大会议。约40位编委、审稿组成员以及编辑室的赵玉铨、姜永茂等同志出席了会议。会上总编辑李果珍和副总编辑徐家兴传达了总会召开的总编联席会议精神。随后,编辑部根据总编联席会议精神就改进杂志工作提出了初步意见和设想。会后,结合讨论内容整理成文,以“致读者”刊登在《中华放射学杂志》1986年第5期上。
	9月,中华医学会放射学分会首届介入放射学学术交流会在山东潍坊举办。	9月23—26日,中华医学会放射学分会首届介入放射学学术交流会在山东潍坊市举行。中华医学会放射学分会主任委员刘赓年、副主任委员刘玉清、常务委员王云钊、吴恩惠、陈星荣、陈炽贤、魏大藻、刘子江、杨文智等亲临主持和指导,大会代表400余人,列席200余人,交流会分大会和4个分会场发言,并用“大字报”形式开创了原始的展板(poster)。来自全国各地在读和已毕业研究生30余人首次聚会合影留念,对他们日后的联络和提高起着重要作用,大会还邀请了美国、日本、德国等放射专家讲学。
	10月,中美放射学讨论会在江苏南京召开,中华医学会放射学分会首次授予外籍专家名誉会员称号。	10月,由中华医学会与美国“人民使者(People to People)”联合主办,中华医学会放射学分会、江苏省放射学会承办的中美放射学讨论会在江苏南京召开。美方有著名放射学专家H. Jacobson和B. Felson等不同专业十几位学者,中方出席者有李果珍、朱大成、孔庆德、刘赓年、刘玉清、吴恩惠、李松年、王云钊、曹来宾及陈星荣等。会间刘赓年代表中华医学会放射学分会授予H. Jacobson名誉会员称号,这是中华医学会放射学分会首次授予外籍专家名誉会员称号。
	10月,美国著名骨放射学专家Dr. Jacobson专访北京积水潭医院骨放射-病理研究室。	10月,中美放射学讨论会后美国著名骨放射专家Dr. Jacobson专访北京积水潭医院,参观了放射科王云钊主持的骨放射-病理研究室。
	中华医学会放射学分会先后成立5个专业学组。	自本届中华医学会放射学分会委员会开始,根据条件成熟情况,先后成立了5个专业学组:神经放射、心胸、腹部、骨、放射技术;学组的成立,大大活跃了学术空气,其中部分学组与《中华放射杂志》联合召开学术会议,更促进专业水平提高,锻炼了一代新人,从此各专业学术交流则以学组为平台组织召开。
1987年	中华医学会放射学分会授予白壁彦夫名誉会员称号。	为表彰日本著名放射线学者白壁彦夫对中国低张双对比胃肠造影推广的贡献,刘赓年代表中华医学会放射学分会授予白壁彦夫名誉会员称号。白壁彦夫于1995年因胰腺癌病故,对世界放射学界是一大损失。
	4月,第二届全国腹部放射学术会议在江西宜春召开。	4月,第二届全国腹部放射学术会议在江西宜春召开。该届会议正式名称为“全国消化系早期癌瘤放射学诊断新进展讲座”。由李松年、林贵教授发起,中华医学会、《中华放射学杂志》编委会主办。参会代表137名,其中正式代表34人,列席代表103人;另有学习班学员331人。所涉检查方法、范围、内容包括常规X线、CT,还涉及介入放射和超声;首次实现大“影像医学”的交流。就具体内容而言,除消化系从食管到直肠,还包括肝、胆、胰,甚至还包括腹膜腔。
	北美放射学会(RSNA)正式邀请我国参加RSNA年会。	应北美放射学会(RSNA)的邀请,我国派出吴恩惠、王云钊等参加了73届北美放射学会(RSNA)年会。中国放射学界与RSNA开始建立正式联系。

续表

	9月，中华医学会放射学分会神经放射学组在北京举行首次学术报告会。	9月12—20日，中华医学会放射学分会神经放射学组在北京举行了首次学术报告会，大会收到论文312篇，论文涉及CT、MRI、ECT、US、普通放射学及介入性放射学等领域，内容丰富。到会代表243名，国内著名放射学专家、教授几乎全部到会。大会邀请了美国，加拿大、西德、日本、芬兰、挪威等国专家学者参加并作了报告。卫生部前部长崔月犁、中华医学会张侃秘书长、中华医学会放射学分会主任委员刘赓年及中华神经外科学分会主任委员王忠诚教授出席大会并讲话。会议出版了论文汇编并评选出优秀论文15篇。会议期间宣布成立神经放射学组，吴恩惠任组长，陆荣庆、陈星荣任副组长，戴建平任秘书，组员董季平，方昆豪、张克随、钱铭辉、刘振春。
	11月，中华医学会放射学分会第二届心血管放射学术会议在四川成都召开。	11月1—5日，中华医学会放射学分会第二届心血管放射学术会议于四川成都召开。由心血管放射学著名专家刘玉清教授主持。正式代表61人，与会者共150人，收到论文146篇，大会宣读54篇。
	《中华放射学杂志》编辑部连续两年被中华医学会评为先进科室。	在编辑部全体成员的努力下，《中华放射学杂志》编辑部被中华医学会总会评为1987年及1988年先进科室(总会只进行过两次评比)。
1988年	4月，《影像医学》杂志正式创刊。	4月1日，逢中国日本建交15周年，中日合办刊物《影像医学》杂志在天津正式创刊。创刊大会由吴恩惠和日方代表中村实共同主持，与会外地嘉宾有刘玉清、颜小琼、钱铭辉、刘子江、吕大劳、张雪哲、卢延和天津李景学、廉宗徵等人出席，并进行学术报告。创刊的《影像医学》杂志由天津第二医学院和日本放射线技师会联合在天津出版发行，填补了中日医学影像合作事业又一空白，该刊出版5卷10期后，于1992年停刊。
	9月，《中华放射学杂志》第四届编辑委员会在辽宁鞍山成立。	详见第七篇：中国放射影像学期刊。
	经卫生部批准，由中华医学会放射学分会与北京医科大学联合举办全国放射医师专业证书班。	经卫生部批准，1988年起由中华医学会放射学分会与北京医科大学联合举办全国放射医师专业证书班。 全国29个省市成立辅导班，经考试筛选，在近万名报名者中录取3000名学员，自学加辅导，培训两年，最后有2500名学员获得证书，该班不仅普遍提高了广大基层放射诊断人员水平，同时解决了不少从业者学历不够的难题。
	中国台湾放射学专家代表团访问祖国大陆。	北京放射界同道组织了大会欢迎，并在颐和园进行联欢，促进了两岸放射界友谊，为两岸学术交流打下基础。
	《中华放射学杂志》开始设关键词。	《中华放射学杂志》从本年度起，论著类文章开始设关键词。
	11月，刘玉清应邀参加瑞士日内瓦世界卫生组织(WHO)举办的临床影像诊断学专题研讨会。	11月，刘玉清应邀参加瑞士日内瓦世界卫生组织(WHO)举办的临床影像诊断学专题研讨会。研讨会主席是美国学者Palmer，刘玉清担任副主席，出席研讨会的有来自欧、亚、非、南北美洲各国代表。
	11月，第74届北美放射学会(RSNA)年会遴选吴恩惠为荣誉会员。	11月，第74届北美放射学会(RSNA)年会遴选吴恩惠为荣誉会员。这是我国首位被遴选者。卫生部陈敏章表示祝贺，并给予很高评价。
	上海医科大学附属中山医院建立国内第一个介入放射学联合治疗中心。	上海医科大学附属中山医院放射科林贵在国内率先建立介入放射学联合治疗中心，并于1991年建立了国内第一家正式介入放射学病房(当时正式介入床位20张，后逐年扩增，床位数长期居全国之冠)。
1989年	5月，中华医学会放射学分会第五次学术会议在湖北武汉召开。	5月30日—6月3日，在湖北武汉东湖饭店召开了中华医学会放射学分会第五次学术会议，会议代表400余名，列席代表200余名，交流论文352篇。中华医学会放射学分会第六届主任委员刘庚年教授致开幕词。应邀参加会议的西德、日本放射学专家作了MRI、CT、DSA和常规尤线诊断的专题报告。之后分心胸、腹部、骨、神经五官及放射技术五个专业学组进行论文宣读。会议期间成功进行了放射学分会委员会改选，成立了第七届委员会。

表 2-7　第七届委员会大事记

<table>
<tr><td colspan="3">中华医学会放射学分会第七届委员会(1989—1993 年)</td></tr>
<tr><td colspan="3">主任委员:刘玉清
副主任委员:刘赓年　范焱　陈星荣
常务委员:王云钊　李铁一　吴恩惠　陈炽贤　杨文智　闵鹏秋　高玉洁　郭俊渊　曹厚德
委员:燕树林　徐家兴　李铁　吴复扬　陶叔巍　王永生　张三德　胡挽华　郎志谨　汪万成　王柱石　章韵　沈谋绩　林贵　顾霖　钱铭辉　刘子江　林鸿滨　郑香岩　何伟华　华伯埙　曹来宾　李树新　曾祥阶　肖剑秋　方昆豪　顾之岳　李胜云　金春南　吴家昌　沈华杰　陈贤钧　张令珝　蒋盛禄　刘闽生　孙强生
秘书:燕树林(兼)　谢敬霞　朱杰敏</td></tr>
<tr><td colspan="3">主要工作内容</td></tr>
<tr><td colspan="3">1. 中华医学会放射学分会第七届委员会成立;
2. 卫生部首次组团出访参加 RSNA 年会;
3. 中华医学会放射学分会儿科放射学组、介入放射学组先后成立;
4. 亚洲放射技师学会学术交流会议首次在中国天津召开;
5. 中华医学会放射学分会第六次学术会议召开。</td></tr>
<tr><td colspan="3">年　　鉴</td></tr>
<tr><td>1989 年</td><td>5 月,中华医学会放射学分会第七届委员会成立。</td><td>名单见前。</td></tr>
<tr><td></td><td>中国台湾地区放射学者徐钧访问上海。</td><td>抗战前后活跃在上海及大后方、1949 年后去我国台湾的资深放射学者徐钧,时隔整整四十年重返故里,与新老朋友交流。</td></tr>
<tr><td></td><td>9 月,“肝肾肿瘤栓塞疗法的基础研究和临床应用”获卫生部科技进步三等奖。</td><td>上海医科大学附属中山医院放射科林贵等完成的“肝肾肿瘤栓塞疗法的基础研究和临床应用”获卫生部科技进步三等奖。</td></tr>
<tr><td></td><td>国内首批医学影像学本科生毕业,第一次全国医学影像学专业校级会议在天津召开。</td><td>天津第二医学院医学影像学第一届本科生毕业,同年 11 月,在天津召开了第一次全国医学影像学专业校际会议。会议决定组织全国 20 多位专家着手编写第一部医学影像学专业本科教材《放射学》。</td></tr>
<tr><td></td><td>11 月,卫生部首次组团出访参加北美放射学会(RSNA)年会。</td><td>卫生部首次以组团方式组织放射学专家,出访参加北美放射学会(RSNA)年会。</td></tr>
<tr><td></td><td>12 月,中华医学会放射学分会第一届全国儿科放射学术座谈会在上海举行,中华医学会放射学分会儿科放射学组成立。</td><td>12 月 11—14 日,中华医学会放射学分会第一届全国儿科放射学术座谈会在上海召开。来自全国 20 个省市自治区代表 148 名出席了会议。在中华医学会放射学分会第七届委员会的努力下,组建中华医学会放射学分会儿科放射学组,组长由姚庆华担任。</td></tr>
<tr><td>1990 年</td><td>1 月,刘玉清主任委员和戴建平等赴印度首都新德里出席第六届亚洲大洋洲地区放射学大会(Asian Oceanian Congress of Radiology,AOCR)筹备会。</td><td>为争取我国放射学会加入亚洲大洋洲地区放射学会(Asian Oceanian Society of Radiology,AOSR)与 AOSR 官员和各国代表联系,与当时我国台湾地区的“中华放射线医学理事会”理事长张遵教授认真协调并达成共识,将我国台湾地区“中华放射线医学理事会”改名为“中华台北放射线医学会(Society of Radiology Chinses Taibei)”。1991 年 12 月中华医学会放射学分会成为 AOSR 会员国。</td></tr>
<tr><td></td><td>4 月,卫生部批准将放射科由医技科室改为临床科室。</td><td>1990 年 4 月 22 日,卫生部下发卫医司发(90)第 27 号文件《关于将具备一定条件的放射科改为临床科室的通知》(注:1950 年代以来,按照前苏联模式我国放射学科被列为医技/辅助科室,显著影响本学科的建设和发展),批准将具备一定条件的放射科改为临床科室。</td></tr>
<tr><td></td><td>4 月,《中华放射学杂志》第四届编委会第二次会议召开。</td><td>详见第七篇　中国放射影像学期刊。</td></tr>
</table>

续表

	《中华放射学杂志》卷终分类索引改为主题词索引。	《中华放射学杂志》自本年度始卷终分类索引改为主题词索引。
	10月,《医学影像学杂志》正式出版发行。	10月,经连世海教授和山东省医学影像学研究所有关人员的数年努力,有了编辑出版“医学影像学译丛”的经验积累,由山东省医学影像学研究所承办的《医学影像学杂志》正式出版发行,时任国家科委主任宋健题写刊名。
	11月,中华医学会放射学分会成立介入放射学组。	11月24—26日,中华医学会放射学分会第二届全国介入放射学大会在杭州浙江省卫生系统培训中心举行。来自全国的代表共360人,会议收录汇编论文424篇。会上成立全国首届介入学组,林贵任组长,刘子江、李麟荪任副组长。
	11月,刘玉清主任委员和戴建平会晤北美放射学会(RSNA)主席Parker。	11月,北美放射学会(RSNA)年会期间,刘玉清主任委员和戴建平与北美放射学会(RSNA)主席Parker会晤。
	吴恩惠赴英出席学术会议。	吴恩惠赴英国出席学术会议,在伦敦与CT发明人Hounsfield会晤。
	刘玉清出席第49届日本医学放射线学会年会。	刘玉清主任委员出席第49届日本医学放射线学会年会期间,与我国台湾地区放射学前辈张遵会面时留影。
	第三届全国腹部放射学术会议在重庆召开。	会议正式名称为全国肝胆胰脾影像学专题座谈会,由中华医学会放射学分会消化组主办,第三军医大学西南医院放射科具体承办。会议共收入汇编文章334篇,参加会议代表约400人。 会议主题虽然是肝、胆、胰、脾影像诊断,但也收到相当数量超出主题以外,属于腹部其他方面影像诊断文章,也有较多介入放射文章,尤其在肝癌的栓塞治疗方面。
1991年	4月,刘玉清当选为日本医学放射线学会名誉会员。	4月,刘玉清主任委员应邀出席日本京都召开的第50届日本医学放射线学会年会,当选为日本医学放射线学会名誉会员,是首位获此荣誉的中国放射学家。
	刘玉清应邀出席第二届新加坡介入放射学培训班。	刘玉清应邀出席第二届新加坡介入放射学培训班,作《中国介入放射学的现状和展望》的专题演讲。
	8月,制定放射专业住院医师五年制的培训方案。	8月22—24日,刘玉清代表中华医学会放射学分会与中华医学会继续教育部合作,在北京主持召开了医学影像学住院医师培训规范研讨会,并制定了《医学影像学住院医师培训规范及实施方案》,是我国第一部影像专业住院医师五年制的培训方案。
	9月,中华放射学分会召开首届全国磁共振学术会议。	9月21—25日,中华医学会放射学分会与《中华放射学杂志》联合主办的首届全国磁共振学术会议在北京举行,全国各地有221名代表参加了会议。本次会议共收到论文151篇,其中71篇在会议上进行了宣读。
	10月,第四届全国腹部放射学术会议在北京举行。	10月,中华医学会放射学分会腹部学组正式成立。第一届腹部学组成员包括:刘庚年(组长)、李松年(副组长)、徐家兴(副组长)、尚克中、郭俊渊、郎志谨、闵鹏秋、高元桂、卢延、许达生、高玉洁、车素华、谢敬霞(兼秘书)教授等人。在北京昌平举行的第四届全国腹部放射学术会议是由中华医学会放射学分会腹部学组正式冠名主办的首次学术会议,共收编论文610篇。文章内容涉及整个腹部,包括消化、泌尿、生殖、腹膜腔、腹膜后间隙等。其中CT及MRI方面文章比例较前增多。
	10月,中华医学会放射学分会第四届全国骨放射学学术会议在山东青岛召开。	10月,中华医学会放射学分会骨放射学组主办的第四届全国骨放射学学术会议在山东青岛举行。

续表

	12月，第六届亚洲大洋洲地区放射学大会（Asian Oceanian Congress of Radiology，AOCR）在印度举行。	12月，第六届亚洲大洋洲地区放射学大会（Asian Oceanian Congress of Radiology，AOCR）期间，刘玉清在印度新德里再次与中国台湾张遵见面，两岸放射界领导人经达成一致协议，草签了关于双方共同加入国际组织的意向，根据这个协议，将原来中华民国放射线医学会（Radiological Socieaty of Republic of China，RSROC）改以中华台北放射学会（Chinese Taibei Socieaty of Radiology）名义出席国际会议，中华放射学会（Chinese Society of Radiology）作为中国加入亚大地区放射学会的正式名称。前后经过8年三届主任委员及常委们的努力，终于解决了两岸放射界同时加入国际放射组织的名称问题。
		刘玉清同时在印度新德里会晤国际放射学会（Internatioanl Society of Radiology，ISR）秘书长、瑞士苏黎世大学Fuchs教授，商榷中华放射学会加入国际放射学会事宜。
	山东省引进了国内第一台1.5T超导磁共振。	山东省医学影像学研究所引进了国内第一台1.5T超导磁共振。中央电视台新闻联播播放了开机仪式。
	《中华放射学杂志》编辑部更换主任。	《中华放射学杂志》编辑部由薛爱华接任主任。
1992年	6月，中华医学会影像技术协会成立。	6月17日，经中华医学会第二十届常务理事会第12次会议审议通过，同意成立“中华医学会影像技术协会”。
	8月，《介入放射学杂志》创刊。	经中华医学会放射学分会介入放射学组林贵组长1年多的努力，《介入放射学杂志》最终经上海科委批准为内部刊物出版，申办期间林贵病重在身，具体工作皆由程永德代劳，弥留之际曾留下刊名题字。9月，第一届主编林贵病故，主编一职由陈星荣代，两年后第二届编委会成立，陈星荣任主编，经多方努力，1998年经国家科委正式批准向国内外公开发行。
	9月，中华医学会放射学分会心胸学组首次举行了中青年英文论文比赛。	9月，中华医学会放射学分会心胸学组举办首次中青年英文论文比赛。
	9月，《中华放射学杂志》荣获优秀学术期刊三等奖。	9月28日，首次中国科协优秀学术期刊表彰大会在北京科学会堂隆重召开。《中华放射学杂志》荣获优秀学术期刊三等奖。此前，在中华医学会编辑出版部学委会历次质量检查中，《中华放射学杂志》均被评为优秀。同年12月，在中华系列杂志评比中，荣获中华医学会“华瑞杯”优秀期刊三等奖。
	10月，第九届亚洲放射技师学术会议在天津召开。	10月7—10日，第九届亚洲放射技师学术会议在天津召开。中华人民共和国卫生部部长陈敏章、天津市副市长钱其儆和日本放射技术会会长中村实为会议的名誉主席，会议主席为天津市卫生局局长乔愁彬，组织委员会主席为天津医学院吴恩惠教授。参加会议的有亚洲及部分欧、美、大洋洲的共14个国家和地区的260余位境外代表及近500位境内代表。共有350多篇论文以大会交流、小会交流、展牌和刊录的形式展示。国内、外代表提交的放射技术学论文涉及到了放射技师的教育与培训、质量管理与质量控制、新的检查方法和技术，仪器与设备、计算机在放射科的应用，X线胶片以及放射防护等各个领域，客观地反映了近年来国内外放射技术学领域内的发展动态。这是我国首次举办放射技术国际学术交流活动，亚洲放射技师会主席中村实先生认为，此次学术会议是以往历届亚洲放射技师会议中组织工作和学术活动开展的最好的一次。
	10月，中华医学会放射学分会同意原下属技术组独立组建“医学影像技术协会”。	10月，中华医学会放射学分会同意原下属技术组独立组建“医学影像技术协会”。

续表

	11 月,《中华放射学杂志》由双月刊改为月刊。	11 月,在中华医学会的关怀下,《中华放射学杂志》实现了由双月刊改为月刊的任务,成为总会内继《中华医学杂志》、《中华医学杂志英文版》、《中华内科杂志》、《中华外科杂志》之后第五个月刊杂志。
	11 月,中华医学会在北京举行首届中日医学大会。	11 月,庆祝中日邦交正常化 20 周年之际,为把中日两国医学交流与合作推向新阶段。经国务院批准,由中华医学会和日本医学会、日本齿科医学会共同主办"中日医学大会(1992 年)",这是中国第一次组织的大型国际会议。作为其组成部分的"中日放射学学术会议",刘玉清任中方主席,与日方主席大阪大学小塚隆弘教授共同主持会议。参会双方均用英语发言,发言踊跃,讨论热烈。中华医学会放射学分会副主任委员刘赓年在会上报告了"CT 诊断胆结石成分的研究",收到良好效果,该成果曾获北医大科技成果奖。
	《中华放射学杂志》举办论文评优活动。	《中华放射学杂志》利用杂志发展基金,举办 1991、1992 年度论文有奖评优活动,收到良好效果。
1993 年	5 月,我国代表出席在韩国汉城召开的第一届亚太心血管和介入放射学会议。	5 月,在韩国汉城召开第一届亚太心血管和介入放射学会议(Asia Pacific Congress of Cardiovascular & Interventional Radiology, APSCVIR),我国大陆 20 余位代表出席,其中 17 位做专题报告或提交论文,中国台湾地区放射学界也有 7 位代表出席该会。
	第一部医学影像学专业协编教材《放射学》出版。	国内第一部医学影像学专业本科教材《放射学》,由人民卫生出版社出版。
	7 月,中华医学会影像技术协会成立。	7 月 15 日,中华医学会影像技术协会在北京宣告成立,并选举了第一届委员会。
	9 月,"小肝细胞癌的 CT 研究及影像学评价"获卫生部科技进步三等奖。	上海医科大学附属中山医院放射科周康荣等完成的"小肝细胞癌的 CT 研究及影像学评价"获卫生部科技进步三等奖。
	9 月,中华医学会放射学分会组团首次赴我国台湾地区进行两岸放射学术交流活动。	应我国台湾地区放射学界的邀请,刘玉清、李果珍等一行 6 人代表大陆放射学者组团前往访问,对方热情接待,给大陆学者留下深刻影响,此行还有吴恩惠、徐家兴、郎志谨和戴建平。
	10 月,中华医学会放射学分会第六次学术会议在北京召开。	10 月 24—27 日,在北京丰台召开了中华医学会放射学分会第六次学术会议,与会代表 421 名,列席者 100 名,收到论文列入汇编的 270 篇,有 9 位国内外放射学专家在大会上作了专题讲座。期间改选、成立中华医学会放射学分会第八届委员会。本次学术会议为鼓励青年医师学、用英文,增设了英文报告,并向评选前十名青年医师授奖。

表 2-8　第八届委员会大事记

中华医学会放射学分会第八届委员会(1993——1997 年)
名誉主任委员:刘玉清 主任委员:刘赓年 副主任委员:徐家兴　吴恩惠　陈星荣 常务委员:高玉洁　戴建平　戴汝平　李铁一　王承缘　郎志谨　肖湘生　闵鹏秋　刘继汉 委员:张雪哲　蔡祖农　严洪珍　贺能树　王永生　常剑虹　张拓塞　吴振华　公纯秀　刘炳环　徐季颀　倪新喻　尹青山　顾霖　刘子江　林鸿滨　王尔桢　尹敬璧　华伯埙　曹来宾　李树新　郭俊渊　王焕申　胡景钤　方昆豪　李胜云　王兆熊　张克随　吴家昌　翟凌云　陈贤钧　张书盛　刘闽生　郁慕仪　孙强生 秘书:戴建平(兼)　谢敬霞

续表

主要工作内容		
1. 中华医学会放射学分会解决了会籍问题，成为国际放射学会（International Society of Radiology，ISR）正式会员国； 2.《中华放射学杂志》第五届编委会成立； 3. 刘玉清年当选为中国工程院医药卫生学部首批院士，也是放射学界首位院士； 4. 由中华医学会放射学分会、中华医学会影像技术协会、《中华放射学杂志》、《临床医学影像杂志》联合举办中华医学会放射学分会第七次学术会议、中华医学会影像技术协会第三次影像技术学学术会议暨伦琴发现 X 线 100 周年纪念大会； 5. 中华医学会、中华医学会放射学分会、中国卫生部国际交流中心、世界会展有限公司联合举办了第 9 届国际放射学会议（ICR'96）。		
年　　鉴		
1993 年	10 月，中华医学会放射学分会第八届委员会成立。	名单见前。
	10 月，中华医学会放射学分会在北京与韩国放射学同行举行了中韩放射学学术交流会。	10 月 24—27 日，中华医学会放射学分会第六次学术会议期间，中华医学会放射学分会与韩国放射学同行举行了中韩放射学学术交流会。会上由中华医学会放射学分会主任委员刘赓年作了“中华医学会放射学分会发展史”的报告。
	中华医学会放射学分会成为国际放射学会（International Society of Radiology，ISR）正式会员国。	中华医学会放射学分会经过多次与国际放射学会（International Society of Radiology，ISR）秘书长 Nordenstam 联系，终于 1993 年解决了会籍问题，成为正式会员国。 中华医学会放射学分会提出申办国际放射学大会（International Congress of Radiology，ICR），经 ISR 常务理事会讨论，决定 1996 年 ICR 在中国北京召开。
1994 年	中华医学会放射学分会组团出席欧洲放射学大会（European Congress of Radiology，ECR）。	中华医学会放射学分会组团出席欧洲放射学大会（European Congress of Radiology，ECR）。
	4 月，《中华放射学杂志》第五届编委会成立。	详见第七篇：中国放射影像学期刊。
	放射学界首位中国工程院医药卫生学部院士产生。	刘玉清年当选为中国工程院医药卫生学部首批院士，也是放射学界首位院士。
	11 月，《中华放射学杂志》实行全面双盲法审稿。	11 月，《中华放射学杂志》改单盲法而实行全面双盲法审稿。为切实保证审稿的科学性和公正性，《中华放射学杂志》是国内较早实行全面双盲法审稿的少数学术期刊，后中华医学会系列杂志亦基本采用双盲法审稿。
1995 年	3 月，卫生部长陈敏章接见中华医学会放射分会在京主要成员。	3 月 13 日，卫生部长陈敏章接见资深专家李果珍、名誉主任委员刘玉清、主任委员刘赓年、副主任委员徐家兴、常务委员戴建平。
	3 月，著名放射学专家李果珍八十华诞。	3 月 13 日，我国著名放射学专家李果珍教授八十寿辰庆典大会暨李果珍奖学金基金会成立仪式在北京人民大会堂举行，卫生部长陈敏章亲临祝贺并颁发证书。
	3 月，华东六省一市放射影像学术论文交流会在江苏苏州举行。	3 月，华东六省一市的放射学术团体共同在江苏苏州举办了华东六省一市放射影像学术论文交流会，后扩展为医学影像学学术交流大会每年一届轮流在六省一市举行，作为国内最早的区域性放射学术会议，极大提升地区放射学学术交流水平。
	3 月，《中国医学计算机成像杂志》在上海创刊。	3 月，由上海医科大学附属华山医院发起主办的《中国医学计算机成像杂志》为纪念伦琴发现 X 射线 100 周年而创刊，是由国家卫生部主管的全国性影像学专业刊物。主要报道医学计算机成像领域的基础理论和临床应用的研究成果，介绍新技术、新方法和重要进展，开展学术讨论，提高我国医学计算机成像研究和应用水平。

续表

	5月，“庆祝 Rontgen 发现 X 线 100 周年纪念专辑”出版。	5月，中华医学会放射学分会、《中华放射学杂志》、《临床医学影像杂志》联合出版“庆祝 Rontgen 发现 X 线 100 周年纪念专辑”。
	6月，中华医学会放射学分会第七次学术会议、中华医学会影像技术协会第三次影像技术学学术会议暨伦琴发现 X 线 100 周年纪念大会在北京举办。	6月4—8日，由中华医学会放射学分会、中华医学会影像技术协会、《中华放射学杂志》、《临床医学影像杂志》联合举办的中华医学会放射学分会第七次学术会议、中华医学会影像技术协会第三次影像技术学学术会议暨伦琴发现 X 线 100 周年纪念大会在北京国际饭店举行。这是中华医学会放射学分会原下属放射技术学组独立组建中华医学会影像技术协会后，两家首次合办学术年会，恰逢伦琴发现 X 线 100 周年，故成为中国放射学界承前启后继往开来的世纪大聚会。
	刘玉清向中华医学会提出有关专科学会缩短任期改革的建议。	刘玉清向中华医学会提出有关专科学会改革的建议，即专科学会委员会可以缩短任期（1～2年），主任委员的遴选也不应仅限于北京。这样可以发挥各地的特点和优势，同时对缩短大小城市之间专业水平的差距，促进专业人才的成长也有积极作用。
	中华医学会放射学分会主任委员刘赓年访问我国台湾地区。	接受我国台湾地区放射学界的邀请，中华医学会放射学分会主任委员刘赓年访问台湾地区，在台期间会见了台湾地区放射学会会长、台湾地区放射学界老前辈张遵，并在马楷医院做了“膝关节 MRI 研究”讲演，受到良好评价。
	10月，全国骨关节病及体质性骨病影像学诊断学术研讨会在山西太原举行。	10月21—24日，由中华放射学杂志编委会、中华医学会放射学分会骨组主办，山西省煤炭中心医院承办的全国骨关节病及体质性骨病影像学诊断学术研讨会在山西省太原市召开。
	11月，吴恩惠在美国参加伦琴发现 X 线百年庆典。	吴恩惠出席北美放射学会（RSNA）年会期间，喜逢伦琴发现 X 线百年庆典，吴氏与伦琴塑像合影留念。
1996年	4月，国际继续教育（NICER）“放射学”课程在上海举行。	4月18—21日，中华医学会放射学分会引入国际放射学会（International Society of Radiology，ISR）委托国际继续教育机构（National Information Center for Educational Resources，NICER）举办的全球性影像诊断领域继续教育讲座，首次“奈科明国际继续教育放射学”课程在中国上海举行。国际继续教育机构（NICER）专门为这次课程于 1995 年编印了中文版《放射学：综合性教科书 NICER 百年纪念书（纪念伦琴发现 X 线一百周年）》“影像诊断系列”Ⅰ、Ⅱ册。
	4月，第三届儿科放射学学术会议在辽宁沈阳举行。	4月28—30日，第三届中华医学会放射分学会儿科学组年会在辽宁沈阳举行。
	6月，第九届国际放射学会议（ICR’96）在北京国贸举行。	6月9—13日，中华医学会、中华医学会放射学分会、中国卫生部国际交流中心、世界会展有限公司联合举办了第九届国际放射学大会（ICR’96）大会在北京国贸中心举行，参加大会国内外放射学代表超过 5000 人。
	卫生部医院管理研究所组织开展大型诊疗设备应用规范化研究。	卫生部医院管理研究所组织开展大型诊疗设备应用规范化研究，刘玉清（组长）、谢静霞、蔡祖龙、张雪哲等 7 位专家阐述了 CT、磁共振和心血造影三类大型设备临床应用的主要、一般和非适应证。其后刘玉清又撰写了“影像学综合诊断优选应用及其对心血管疾病的评价”论文，载入 1997 年出版的《共同走向科学-百名院士科技系列报告集（中）》。
	11月，中国介入医学发展战略及学术研讨会在北京召开。	11月18—20日，由国家科委、卫生部和国家医药管理局主办的中国介入医学发展战略及学术研讨会在北京召开。刘玉清院士受主办单位委托主持会议，会上第一次提出了“介入医学”的概念，并将“介入医学”与“内科学”、“外科学”并称为现代三大医疗技术。在此基础上将“介入诊疗技术及其相关器械研究”列入国家“九五”攻关项目，对推动我国介入放射学的发展和规范发挥了重要作用。

续表

1997 年	上海市静安区中心医院在国内首家尝试建设 PACS 系统。	影像归档与通信系统（Picture Archiving and Communication System，PACS）是利用现代放射技术、数字成像技术、计算机及通信技术，准确、高效地采集、存储、归档、传送、显示和管理医学影像信息与病人信息的数字化影像系统。1982 年 1 月，由国际光学工程协会在美国召开第一届 PACS 国际会议首次确立 PACS 的概念。上海市静安区中心医院是国内首家尝试 PACS 建设的医院。1997 年，由上海交通大学生物医学工程系庄天戈团队负责的“JHQ 医学影像存取与传输系统”项目在静安区中心医院放射科启动，经历三个阶段到 2002 年验收鉴定。
	4 月，第五届全国腹部放射学学术会议在四川成都召开。	4 月 25—27 日，由中华医学会放射学分会腹组主办、中华医学会四川省分会承办的第五届全国腹部放射学学术会议在四川省成都市召开。会议还特邀美国 Emory 大学医院放射科腹部放射专家 Richard. Redvanly，着重就螺旋 CT 新技术在腹部疾病中的应用做了系列专题讲座。 中华医学会放射学分会第五届腹部学组同时成立。学组成员包括：闵鹏秋（组长）、高玉洁（副组长）、张金山（副组长）、许达生、谢敬霞、卢延、周康荣、巫北海、石木兰、陈九如、周诚、郭启勇、周翔平（兼秘书）；腹部学组顾问包括：刘庚年、李松年、徐家兴、尚克中、郭俊渊。
	6 月，中华医学会放射学分会第八次学术会议在北京召开。	6 月 25—28 日，中华医学会放射学分会第八次学术会议在北京召开，同期举行了大型医疗器械展览；同时，进行中华医学会放射学分会改选，成立第九届委员会，戴建平任主任委员。

表 2-9　第九届委员会大事记

<table>
<tr><td colspan="3">中华医学会放射学分会第九届委员会（1997—2001 年）</td></tr>
<tr><td colspan="3">名誉主任委员：刘赓年
顾问：刘玉清　吴恩惠　徐家兴　李铁一　王云钊　李松年
主任委员：戴建平
副主任委员：闽鹏秋　高玉洁　陈星荣
常务委员：戴汝平　朱杰敏　马大庆　蔡祖龙　贺能树　吴振华　肖湘生　王承缘　郎志谨　刘继汉
委员：张雪哲　张云亭　祁吉　王永生　李建丁　张拓塞　郎志谨　杨海山　于树江　陈克敏　倪新喻　李麟荪　尹青山　章士正　李章均　王尔桢　刘仁　赵斌　陶慕圣　李树新　冯敢生　李德泰　许达生　罗鹏飞　黄仲奎　王兆熊　丁仕义　吴家昌　翟凌云　仁青次旺　张书盛　唐桂波　刘闽生　刘培成</td></tr>
<tr><td colspan="3">主要工作内容</td></tr>
<tr><td colspan="3">1.“心血管病介入治疗技术及应用研究”首获国家科技进步二等奖；
2. 李果珍教授先后被北美放射学会（RSNA）、欧洲放射学会（ESR）授予最高荣誉：北美放射学会荣誉会员和欧洲放射学会荣誉会员称号；
3.《中华放射学杂志》第六届编辑委员会成立；
4. 中华医学会放射学分会在上海召开第九次学术会议，在北京召开第十次学术会议。</td></tr>
<tr><td colspan="3">年　鉴</td></tr>
<tr><td>1997 年</td><td>6 月，中华医学会放射学分会第九届委员会成立。</td><td>名单见前。</td></tr>
<tr><td></td><td>9 月，中华医学会放射学分会第九届委员会第一次常委会在北京举行。</td><td>9 月 20 日，中华医学会放射学分会第九届委员会第一次常委会在北京召开。常委会对今后 4 年工作做了宏观安排：①将请医史学家指导，编撰规范的中国放射史；②设学术秘书一名，由祁吉担任，设工作秘书二名，由高培毅、邹英华主任担任；③在北京以外召开下一次全国学术会议；④规范参会行为，与国际学术会议的作风接轨；⑤设立磁共振学组；⑥组建教学医院放射科组织等 19 项工作。</td></tr>
</table>

续表

	第二届全国磁共振影像诊断学大会在北京召开。	第二届全国磁共振影像诊断学大会在北京召开。
	11月,第四届全国介入放射学大会在广东广州召开。	11月2—8日,第四届全国介入放射学大会在广东广州召开。刘玉清、吴恩惠、李树新教授等参会。中华医学会放射学分会戴建平主任委员出席了开幕式并致辞。我国香港放射科医学院院长梁冯令仪到会祝贺并互赠纪念品。大会对刘子江、陈丽英、彭勃、许绍雄等教授做出的贡献给予了高度评价。会议期间选举产生了新的介入学组委员会。
1998年	1月,“心血管病介入治疗技术及应用研究”获国家科技进步二等奖。	1月,国家科委公布1997年国家科学技术奖励项目名单,中国医学科学院阜外心血管病医院放射科戴汝平等的“心血管病介入治疗技术及应用研究”获1997年度国家科技进步二等奖,这是放射学界第一个获国家科技进步奖励的研究项目。
	5月,中华医学会放射学分会和香港放射科医学院联合主办学术研讨会。	5月22—29日,中华医学会放射学分会和香港放射科医学院联合主办的学术研讨会在广东珠海和香港两地召开,由中华医学会放射学分会戴建平主任委员及香港放射科医学院梁冯令仪院长主持会议。
	6月,中华医学会放射学分会网站开通。	6月,中华医学会放射学分会网站 http://www. chinaradiology. org 开通。
	6月,《中华放射学杂志》第六届编辑委员会成立。	详见第七篇:中国放射影像学期刊。
	10月,第四届全国儿科放射学大会在辽宁大连召开。	10月8—11日,由中华医学会放射学分会主办,第四届儿科放射学术大会在辽宁大连召开,中华医学会放射学分会主任委员戴建平致开幕词,姚庆华、潘恩洁与会代表447名。确定了第四届儿科放射学组成员。组长姚庆华,副组长叶滨滨、周元春,秘书扬岳松。
	10月,第五届全国神经放射学会议召开。	10月8—11日,第五届全国神经放射学会议在辽宁大连召开。中华医学会放射学分会主任委员戴建平致开幕词。83岁高龄的著名放射学前辈李果珍教授及吴恩惠、高玉洁、沈天真、王承缘、祁吉、吴振华等国内著名放射学家应邀参加大会。
	10月,第五届全国心胸影像学会议在上海召开。	10月17—21日,第五届全国心胸影像学会议在上海召开,刘玉清院士、陈星荣教授以及第二军医大学校、院领导均到会并作了重要讲话。与会代表254人汇编中收入摘要310篇,列题28篇。
	12月,北美放射学会(RSNA)授予李果珍教授荣誉会员称号。	12月,北美放射学会(RSNA)年会期间,授予我国李果珍教授最高荣誉:北美放射学会荣誉会员称号,这是我国放射界第二位北美放射学会荣誉会员。
	12月,中华医学会实用介入技术推入广培训中心(济南)挂牌。	12月18日,中华医学会实用介入技术推入广培训中心(济南)挂牌仪式在山东省医学影像学研究所举行。
1999年	1月,“左侧肝周区域腹膜反褶的放射解剖学研究”获国家科技进步三等奖。	1月7日,国家科技部公布了1998年度国家科技奖励评审结果:华西医科大学附属第一医院放射科闵鹏秋主持完成的“左侧肝周区域腹膜反褶的放射解剖学研究”获1998年度国家科技进步奖三等奖。
	4月,高等医药院校医学影像学专业教材评审委员会成立。	4月,由卫生部教材办公室组织成立了高等医药院校医学影像学专业教材评审委员会,主任委员为吴恩惠教授。
	5月,中华医学会放射学分会第五届骨放射学会议在山东青岛召开。	5月18—23日,中华医学会放射学分会第五届骨放射学会议在山东青岛召开,大会共收到论文530篇,与会400余人。大会开幕式由张雪哲教授主持,曹来宾教授致开幕词。吴恩惠、王云钊、曹来宾、张雪哲、吴钊、李景学、兰宝森等参会。

续表

	6月，第一届全国高等医学院校教学医院医学影像学科教育与发展研讨会在辽宁沈阳举行。	6月25—27日，中华医学会放射学分会在辽宁沈阳召开了第一届全国高等医学院校教学医院医学影像学科教育与发展研讨会。这次沈阳会议是中国放射学界举办的第一次有关学科发展软件的会议，也是第一次把计算机直接搬入会场及大力度实际应用的会议。此次会议围绕着学科发展的各种软科学，包括如何打入国际学术领域以及和国际接轨问题，作了多角度的阐述和讨论。
	8月，全国高等医学教育学会医学影像学教育分会在天津成立。	8月，全国高等医学教育学会医学影像学教育分会在天津医科大学召开了成立大会，同期举行了第一届医学影像学教育研讨会。
	10月，中华医学会放射学分会第九次学术会议在上海召开。	10月9—14日，中华医学会放射学分会第九次学术会议在上海举行。大会主要内容有三方面：知识更新和继续教育讲座、医学影像学前沿技术和方法讲座、国内医学影像学成果和新经验论文报告。
	中国放射专业代表团参加在美国哈佛大学医学院举办的医学前沿论坛。	卫生部组织了一个数百人的含各专业的代表团参加在美国哈佛大学医学院召开的医学前沿论坛。放射专业代表团成员有：戴建平、祁吉、周诚、冯晓源、闵鹏秋、赵斌。期间代表团访问了哈佛医学院附属医院和麻省总医院。
2000年	1月，“布加氏综合征介入治疗新技术及临床应用”获国家科技进步三等奖。	1月20日，经科技部核准并报国务院批准，1999年度国家科学技术奖励获奖项目揭晓。中国医科大学附属第一医院放射科徐克领衔的“布加氏综合征介入治疗新技术及临床应用”项目获国家科技进步三等奖。
	7月，中国西部十省区首届放射影像学术会议在青海西宁召开。	7月27—29日，由青海省医学会和放射学分会举办的中国西部十省区首届放射影像学术大会暨青海省放射学分会第六届年会在青海西宁召开。会议收集论文200余篇，经编撰整理由青海人民出版社正式出版《中国西部医学文集——放射学分册》。
	10月，上海隆重纪念我国著名医学家、教育家和放射学家荣独山教授诞辰100周年。	10月13日，复旦大学附属中山医院举行隆重纪念我国著名医学家、教育家和放射学家荣独山教授诞辰100周年大会，社会各界参加人员近200人，充分肯定荣独山教授为中国放射学事业和医学教育事业做出的贡献与成绩。
	10月，全国第六届神经放射学术会议在陕西西安召开。	10月21—23日，全国第六届神经放射学术会议在西安召开，祁吉、董季平、沈天真、王承缘教授等著名神经放射专家，神经学组全体委员以及200余名代表参加了此次大会。
	11月，中国工程院刘玉清院士在深圳主持召开“21世纪医学影像学的展望和发展战略对策”会议。	11月11—13日，中国工程院医药卫生工程学部主持召开的医学科学前沿学术讨论会系列专题之一“21世纪医学影像学的展望和发展战略对策”会议，即“医学影像学前沿学术讨论会”在广东深圳举行。重点探讨了21世纪医学影像学包括放射诊断学、介入医学、超声医学、核医学和PACS-远程/网络影像学的新进展和发展方向，我国的现状和问题以及发展战略对策，取得一定的共识。讨论会资料汇编由刘玉清主编成《医学影像学展望及发展战略：中国工程院医学前沿论坛》。
	中华口腔医学会口腔颌面放射学专业委员会成立。	随着中华口腔医学会1996年成立，中华医学会口腔学会口腔放射学组也于2000年改组成立中华口腔医学会口腔颌面放射学专业委员会，北京大学口腔医院放射科马绪臣为第一届主任委员。
2001年	1月，欧洲放射学会授予李果珍教授荣誉会员称号。	欧洲放射学会（European Society of Radiology，ESR）授予我国李果珍教授最高荣誉欧洲放射学会荣誉会员称号。李果珍教授成为首位同时拥有美欧两大国际放射学组织荣誉会员称号的中国放射学家。
	4月，第七届华东地区放射学术大会暨纪念荣独山诞生100周年纪念大会在上海举行。	4月6—11日，上海医学会放射科专科分会主场承办的第七届华东地区放射学术大会暨纪念荣独山诞生100周年纪念大会举行。来自华东地区的200多位代表出席了会议。

续表

	4月,第六届全国腹部放射学术会议及亚洲-大洋洲放射诊断与介入放射讲习班在四川成都举行。	第六届全国腹部放射学术会议由中华医学会放射学分会和四川省分会联合主办。闵鹏秋教授作为当届中华放射学分会副主任委员兼腹部学组组长,正承担亚洲-大洋洲放射诊断与介入放射讲习班(Asian-Ocenian Symposium of Diagnostic and Interventional Radiology, ASDIR 2001 Chengdu)组委会工作,因此将"ASDIR 2001 Chengdu"与第六届全国腹部放射学术会议连接起来一起举行,办成了一个 Joint Meeting。
	5月,第一套供医学影像学专业使用的全国统编教材出版。	5月,第一套供医学影像学专业使用的面向21世纪课程教材(包含《医学影像诊断学》《介入放射学》《医学影像检查技术学》《医学影像物理学》《医学电子学基础》《人体断面解剖学》《医学影像设备学》7本)由人民卫生出版社出版发行,结束了放射影像专业长达16年无专业教材的历史。
	7月,中华医学会放射学分会主任委员戴建平率团出席第九届亚洲大洋洲地区放射学大会(Asian Oceanian Congress of Radiology,AOCR)。	7月,中华医学会放射学分会主任委员戴建平率团出席在新加坡举行的第九届亚洲大洋洲地区放射学大会(Asian Oceanian Congress of Radiology,AOCR)。
	9月,中华医学会放射学分会第十次学术会议在北京召开。	9月3—6日,中华医学会放射学分会第十次学术会议与中华医学会影像技术学分会第九次影像技术学学术会议在北京召开,本次会议是中华医学会放射学分会和中华医学会影像技术学分会新世纪首次联合举办的学术年会,第一次大规模地进行了展板(poster)形式的学术交流。同期举办第二届中华放射学分会全国高等医学院校教学医院医学影像学科教育与发展研讨会。并进行了中华医学会放射学分会委员会的改选。

表2-10　第十届委员会大事记

中华医学会放射学分会第十届委员会(2001—2005年)		
名誉主任委员:陈星荣 主任委员:戴建平 副主任委员:祁吉　沈天真　冯敢生 常务委员:马大庆　张金山　蒋学祥　张雪哲　周纯武　郭启勇　肖湘生　章士正　许达生　周翔平　鱼博浪 委员:周诚　张云亭　贺能树　刘怀军　李建丁　牛广明　徐克　杨海山　申宝忠　田建明　陈克敏　李麟荪　滕皋军　李章均　王尔桢　龚洪翰　赵斌　李传福　李荫太　漆剑频　李德泰　罗鹏飞　黄仲奎　涂蓉　丁仕义　王学建　庞瑞麟　仁青次旺　沈国强　唐桂波　郭玉林　刘培成		
主要工作内容		
1.《中华放射学杂志》第七、八届编辑委员会先后成立; 2.《中华放射学杂志》设立"刘玉清院士优秀论文奖"; 3. 第一届 PACS & RIS 国际研讨会29—31日在辽宁沈阳圆满召开; 4. 中华医学会放射学分会第十一次学术会议在广东广州举行,第十二次学术会议在北京举行。		
年　　鉴		
2001年	9月,中华医学会放射学分会第十届委员会成立。	名单见前。
	10月,全国中等卫生学校放射专业教学研究会更名为全国医学影像职业技术教育研究会。	10月18—21日,全国中等卫生学校放射专业教学研究会更名为全国医学影像职业技术教育研究会后在上海职工医学院召开第四届第一次年会,上海职工医学院周进祝当选新一届主任委员。
	11月,《中华放射学杂志》获中华医学会优秀期刊一等奖。	11月15—17日,中华医学会第4次杂志工作会议在北京召开。在会议闭幕式上,宣布《中华放射学杂志》获中华医学会优秀期刊一等奖。

续表

2002 年	5 月，第五届全国介入放射学术大会在西安召开。	5 月 19—23 日，第五届全国介入放射学术大会在陕西西安召开，参会代表 1500 余人，收录论文及讲座 880 篇。
	5 月，第七届全国神经放射学术会议在山东威海召开。	5 月 27—30 日，第七届全国神经放射学术会议在山东威海召开，神经专业组组长戴建平以及郎志谨、董季平、冯晓源、高培毅、鱼博浪、耿道颖、李明华、伍建林、柳澄等专业组委员，山东专家连世海、武乐斌、周存升、赵斌教授等以及近 200 名代表参加了此次会议。
	6 月，刘玉清院士荣获中国工程院 2002 年度第四届中国光华工程科技奖。	6 月 1 日，第四届中国光华工程科技奖颁奖大会在北京人民大会堂隆重举行，刘玉清院士荣获 2002 年度中国光华工程科技奖。
	6 月，中华医学会放射学分会第六届全国骨放射学学术会议在辽宁大连召开。	6 月 13—15 日中华医学会放射学分会第六届全国骨放射学学术会议在辽宁省大连市召开。在会议期间骨组成员举行了工作会议，就下届骨放射学学术会议的学术内容、时间、地点以及今后骨放射学的研究重点等内容进行了讨论，并对本次会议进行了总结。
	8 月，大陆影像学专家赴我国台湾地区参加学术活动。	8 月 31 日—9 月 4 日，大陆影像学专家陈星荣、沈天真、祁吉、石木兰、李坤成、胡振民、夏蔚宗、黄祥龙、曾蒙苏、王佩芬、曹厚德等一行 20 人应邀参加在台湾地区召开的第 10 届吴火狮纪念学术会议暨国际放射诊疗医学研讨会。会议期间内地影像学专家与台湾地区的台湾大学附属医院、荣民总院、新光医院等医疗机构的专家学者进行了广泛的交流。此次活动对促进海峡两岸影像工作者的友谊及加强学术交流起到了良好的作用。
	10 月，第四届全国磁共振学术大会在天津召开。	10 月 25—28 日，中华放射学分会磁共振学组主办，天津市放射学会及天津医科大学总医院协办的第四届全国磁共振学术大会在天津市召开。会议内容一是继续教育讲座，另一是优秀论文报告。来自国内 20 多位专家就磁共振工程技术、功能成像、临床应用和经验进行交流。
	10 月，亚大心血管介入放射学学术会议在北京召开。	亚洲大洋洲心血管介入放射学学术会议在北京召开。
	11 月，第六届全国心胸放射学学术交流会在江西南昌召开。	11 月 1—5 日，第六届全国心胸放射学学术交流会在江西南昌召开，中华医学会放射分会主任委员戴建平做了“21 世纪影像医学的主要发展趋势”的专题报告，与会专家马大庆、肖湘生、朱杰敏、李坤成、蔡祖农、张兆琪等专家做了有关心胸影像方面精彩发言。从基础研究到临床实践，反映了心胸放射学的最新进展。
	11 月，《中华放射学杂志》第七届编辑委员会成立。	详见第七篇　中国放射影像学期刊。
	11 月，《中华放射学杂志》编委会决定设立“刘玉清院士优秀论文奖”。	11 月，在广东广州召开的《中华放射学杂志》编委会七届一次会议上，决定设立以我国放射学界唯一的院士刘玉清教授命名的“刘玉清院士优秀论文奖”，由《中华放射学杂志》编辑部主办刘玉清院士优秀论文评选活动，评选和表彰发表在《中华放射学杂志》上的优秀科研论文。
	11 月，“肝癌综合性介入治疗技术的应用研究”获中华医学会科技奖二等奖。	11 月，由复旦大学附属中山医院，中国人民解放军第二军医大学第一、第二附属医院、中国人民解放军第一军医大学第一附属医院、华中科技大学同济医学院附属医院、中国医科大学附属第一医院、中国医学科学院肿瘤医院完成的“肝癌综合性介入治疗技术的应用研究”获中华医学科技奖二等奖。
	《中华放射学杂志》连续 6 年被评为中国杰出学术期刊。	自 2002 年开始，《中华放射学杂志》连续 6 年入选由科技部中国科技信息研究所发布的年度“中国百种杰出学术期刊”。

续表

2003 年	3 月，我国影像学专家参加欧洲放射学大会。	3 月 7—11 日，第十五届欧洲放射学大会（European Congress of Radiology，ECR）在奥地利维也纳举行，我国著名放射学专家刘玉清、戴建平、祁吉、冯晓源、谢敬霞、王建华、柳澄等几十位教授专家应邀与会，柳澄、张志曙等教授在会上做了精彩报告，学术会上对影像诊断方面及众多前沿课题进行发言和讨论。
	4 月，刘子江教授从医 50 周年座谈会在杭州举行。	4 月 23 日，刘子江教授从医 50 周年座谈会在杭州浙江省人民医院学术报告厅举行，重病在身的刘子江教授强忍病痛，坚持坐轮椅到会场与大家见面。时任放射分会介入学组的正副组长肖湘生和张金山教授、介入学组顾问李麟荪教授、浙江省放射学会主任委员章士正、《中华放射学杂志》编辑部主任薛爱华等到会祝贺并讲话，会上还宣读了刘玉清院士、吴恩惠、贾雨辰、颜小琼、武乐斌、刘作勤多位专家的贺电、贺信。
	8 月，第一届 PACS & RIS 国际研讨会在辽宁沈阳召开。	8 月 29—31 日，由中国医科大学附属第二医院放射科主办的第一届医学影像存储与传输系统和放射学信息系统（Picture Archiving and Communication System，PACS & Radiology Information System，RIS）国际研讨会在辽宁沈阳市召开。会议以技术讨论为主线，创建了公司与用户直接讨论的模式，得到与会者好评。
	9 月，第七届全国全国腹部影像学术大会在浙江杭州召开。	9 月 27—29 日，第七届全国腹部影像学术大会在浙江杭州召开。论文 319 篇，26 个专题报告，美国、日本、韩国等 4 位放射学专家参加会议并作报告。
	11 月，中华医学会放射学分会第十一次学术会议在广东广州举行。	11 月 7—10 日，中华医学会放射学分会第十一次学术会议在广东广州市华泰宾馆举行。会议学术交流及继续教育的内容包括：传统放射诊断、CT、MRI、介入放射、影像技术、数字影像和影像学教学、管理和质量控制、放射学护理，以及放射学设备管理、维修、维护等。会议邀请国内外知名专家学者作专题报告，并特邀我国享有盛名的资深老专家出席指导。
	11 月，首届“刘玉清院士优秀论文奖”颁奖。	11 月 7 日，中华医学会放射学分会第十一次学术会议开幕式上，首届“刘玉清院士优秀论文奖”获奖名单宣布，2002 年度发表在《中华放射学杂志》上的 10 篇优秀科研论文获得中华医学会放射学分会、《中华放射学杂志》编委会联合签发的获奖证书和奖牌。
2004 年	1 月，2003 年度第三届中华医学科技奖颁奖大会在人民大会堂举行。	1 月 6 日，中华医学会设立的中华医学科技奖，是全国医药卫生行业最高科技奖项，2003 年度第三届颁奖大会在北京人民大会堂举行。由复旦大学附属医院中山医院周康荣等完成的“小和微小肝癌影像学诊断新技术及相关问题的研究”，东南大学滕皋军、卢勤、邓钢、杨立完成的“TIPS 支架再狭窄形成机制的研究”获中华医学科技奖二等奖。
	4 月，第七届全国心胸影像学术会议在陕西西安召开。	4 月 23—28 日，由中华放射学分会胸心学组主办、陕西省及西安市放射学分会协办、西安交通大学第一医院承办的第七届全国心胸影像学术会议在陕西西安召开。会议收到专家讲座和论文 296 篇。与会代表来自全国 27 个省市共 350 人。
	4 月，第七届全国骨肌放射学学术会议在广西桂林召开。	4 月 27—30 日，中华医学会放射学分会第七届全国骨肌放射学学术会议在广西桂林召开。
	6 月，全国第六届介入放射学学术大会在上海召开。	6 月 10—13 日，全国第六届介入放射学学术大会在上海召开。
	9 月，第三届全国头颈部影像学术会议在河南郑州召开。	9 月 15—19 日，由中华医学会学术部、《中华放射学杂志》编委会、北京同仁医院主办，河南省放射学会和郑州大学第一附属医院承办的第三届全国头颈部影像学术会议暨河南省第十一次放射学大会在河南郑州召开。会议首次公布了《头颈部 CT 和磁共振成像扫描规范》（试行）。

续表

	10月，亚大神经放射学会议暨中华医学会放射学分会神经放射学术会议在上海召开。	10月8—11日，受中华医学会放射学分会委托，并经上海市人民政府外事办公室批准，第五届亚洲和大洋洲神经和头颈部放射学术大会暨中华医学会放射学分会神经放射专科会会议在上海举行。有约350名来自亚洲和大洋洲的放射学专家和国内的放射科专家参加本次大会。
	10月，全国第五届磁共振学术大会在江苏南京召开。	10月15—17日，全国第五届磁共振学术大会在江苏南京召开。
	10月，亚洲大洋洲地区儿科放射学会第五届年会暨第六届全国儿科放射学年会在北京举行。	10月21—23日，受亚洲大洋洲地区儿科放射学会（Asian and Oceanic Society for Paediatric Radiology，AOSPR）委托，中华放射学分会儿科学组主办，首都医科大学附属北京儿童医院、中华医学会国际部承办的亚洲大洋洲地区儿科放射学会第五届年会暨第六届全国儿科放射学年会在北京举行。
	中国抗癌协会肿瘤影像专业委员会成立。	中国抗癌协会是1984年4月28日正式成立的具有独立法人资格的肿瘤学科国家一级学会。中国抗癌协会肿瘤影像专业委员会是我国最早集放射、超声与核医学3个学科为一体的学术团体，目的是不同影像学科交叉融合，开展肿瘤影像相关的学术和技术交流，活跃学术思想，加强学科间和团体间的联系与协作，促进肿瘤学科发展，推动自主创新；开展肿瘤影像学科继续教育，更新肿瘤科学知识和技术，提高广大会员和医学科技工作者的肿瘤专业水平。
	中华医学会放射学分会与全军放射学会出席西藏军区学术交流。	戴建平、祁吉、肖湘生、郭启勇、冯晓源、马林等中华医学会放射学分会与全军放射学会的领导出席了西藏军区MRI设备开机典礼和学术交流。
2005年	6月，第八届全国腹部影像学学术大会在辽宁沈阳召开。	6月9—12日，第八届全国腹部影像学学术大会在辽宁沈阳召开。为了鼓励中青年学者积极投身科研、积极参加学术交流本次大会设立“威视派克杯”中青年优秀论文大赛，最终20名中青年学者的论文获奖。4个展板获优秀展板奖。
	7月，第六届全国管腔内支架与介入新技术临床应用研讨会在辽宁大连召开。	7月1—3日，中华医学会放射学分会介入学组主办的第六届全国管腔内支架与介入新技术临床应用研讨会在辽宁大连召开。
	9月，中华医学会放射学分会第十二次学术会议在北京召开。	9月19—22日，中华医学会放射学分会第十二次学术会议在北京九华山庄召开。期间进行了放射委员会换届选举工作，祁吉教授被选举为主任委员。

表2-11　第十一届委员会大事记

中华医学会放射学分会第十一届委员会（2005—2008年）
名誉主任委员：戴建平 主任委员：祁吉 副主任委员：高培毅　冯晓源　郭启勇　冯敢生 常务委员：马大庆　周诚　周纯武　田建明　章士正　孟悛非　周翔平　鱼博浪　张金山　张云亭　徐克　蒋学祥　金征宇 委员：杨海山　申宝忠　李明华　陈克敏　滕皋军　卢光明　郑穗生　李银官　龚洪翰　武乐斌　赵斌　程敬亮　漆剑频　王维　梁长虹　黄仲奎　李建军　赵建农　宋光义　王学建　仁青次　徐香玖　唐桂波　郭玉林　贾文霄　刘筠　刘怀军　李建丁　牛广明 学术秘书：周诚（兼） 工作秘书：尹建忠

续表

主要工作内容		
1.《中华放射学杂志》第八届编辑委员会成立； 2. 开始每年举办一次中华医学会放射学分会学术会议； 3. RSNA 和中华医学会放射学分会在中国香港举办了第一次主席工作会议； 4. 复旦大学附属中山医院放射科周康荣等完成的“影像诊断和介入放射学新技术在肝癌诊疗中的应用研究”获国家科技进步二等奖； 5. 中华医学会放射学分会与韩国放射学会常委会在广州举行了首届两国学会委员的座谈会暨学术研讨会； 6. 中华医学会放射学分会与中国医师协会放射医师分会成立“中国对比剂安全使用委员会”。		
年　　鉴		
2005 年	9 月，中华医学会放射学分会第十一届委员会组成。	名单见前。
	9 月，中华医学会放射学分会第十一届常委会第 1 次全体会议在北京召开。	9 月 19 日，中华医学会放射学分会第十一届常委会第 1 次全体会议在北京九华山庄举行，会议由主任委员祁吉教授主持，本届常委会的 15 名常务委员全部出席会议。会议主要讨论并决定的事项如下： 1. 常委会一致通过主任委员提议，决定本届常委周诚教授兼任放射学会学术秘书。高凤琴同志继续兼任学会的日常工作，另设 1 名工作秘书由尹建忠博士（天津医科大学附属第一中心医院）担任。 2. 主任委员、副主任委员职责分工 冯敢生分管教学、继续教育和科研工作；郭启勇分管网络、信息、出版和史料征集工作；冯晓源分管外事，对外交流与合作事项；高培毅分管学术会议、办公、财政、司库等工作；另由郭启勇、冯晓源二位副主委共同分管学科建设的有关工作；同时拟聘用一些年青、外语好的医生协助做对外交流工作，以强化对外交流与合作领域的工作。 3. 关于中青年委员的推荐工作 按照中华医学会组织管理规定，中青年委员组成人数的上限定为 15 人。由每个常委负责推荐 2 名中青年委员的候选人，推荐时要照顾到所代表区域范围的不同省区和单位，若推荐的名单中包括本省的，则不超过 1 名，另 1 名须是其他省的。所有推荐名单在 2005 年 10 月 15 日前报至学术秘书（周诚教授）处，汇总后上报主任委员，并择期在常委会评审通过。 中青年委员条件：年龄在 40 岁以下（1966 年 1 月 1 日以后出生），具备副高级以上专业技术职称，在本专业领域里有较强的基础理论知识和实践经验，有一定的影响，人品作风端正，能很好与他人协作，热心学会工作。有国外学历和培训经历的优秀人才可优先考虑。 常委会认为，中青年委员既是一种荣誉，更是学会的后备队伍，要加强管理，充分发挥中青年委员的作用，特别是在学术带头上的作用。常委会决定由冯敢生副主委负责拟定中青年委员的管理章程。 4. 关于专业学组 参照中华医学会对专业学组的有关管理规定，为了能吸收更多的优秀人员进入专业学组，本届主任委员、副主任委员不再兼任各专业学组的组长，并原则上不担任所分管的专业学组委员；同时不特别要求必须由常委担任专业学组的组长。综合考虑并注意各学组工作的连续性，经常委会讨论通过，由下列同志担任各专业学组的组长并负责提出学组组成人员名单： 神经学组组长：鱼博浪　分管副主委：高培毅

续表

		心胸学组组长:马大庆　分管副主委:冯敢生 腹部学组组长:章士正　分管副主委:郭启勇 骨关节组组长:孟悛非　分管副主委:冯晓源 儿科学组组长:叶滨滨　分管副主委:郭启勇 磁共振组组长:赵斌　分管主委:祁吉 介入学组组长:徐克　分管副主委:冯敢生 专业学组组长与分管主委、副主委应保持密切联系,考虑到介入学组人员构成情况,常委会建议常委中金征宇、田建明教授担任介入学组副组长,其他副组长由组长与分管副主委进一步考虑。 中华医学会组织管理部周赞主任强调专业学组是一个专业学术活动团体,必须要严格按照学会的规章制度来管理学组。学组对学会(分会)要有汇报制度,以学组名义举行的所有活动事先都必须上报学会,得到学会(分会)的批准。 5. 全国大会和明年的学术活动 放射学会的全国学术大会以前是每两年1次,从本届起改为每年举行1次。常委会讨论决定,2006年的全国学术大会将于明年10月份在武汉举行,具体委托华中科技大学冯敢生教授组织所在地区学会承办。 以前,7个专业学组亦为每两年召开1次全国学术会议。除腹部学组是在今年开会以外,其余6个学组均应在2006年召开会议。为活跃学术气氛,有计划地组织好学术会议,本届常委会决定:专业学组的会议定为至少每2年召开1次,有条件的学组也可每年召开一次。 为了确保学术会议的质量,常委会要求各学组会尽可能和相关的地区性会议、杂志会议等联合召开,以避免今后学术会议过于频繁又质量不高之虞。 6. 关于学会的史料、信息存档 常委会一致同意新一届学会要加强制度管理的规范化,要重视资料、信息的归档留存,凡是成文的材料都应存档。郭启勇副主委强调,过去大家看重发布会议征文,但往往不重视会议后的纪要,今后一定要把从征文到会议总结的全套材料上报学会存档。要把所在区域的学会活动,包括各省(市)学会的构成、改选换届、各省分会的情况、全军及全国各大区的会议、退下来老专家的资料、学术刊物等等,都整理归档,留下痕迹。 7. 其他事宜 (1) 冯晓源副主委提到争取2010年ICR的会议主办权问题。此事在上届委员会时就已经去做过申请,主要障碍可能在拖欠会费问题上,建议采用资深医生个人交纳会费的方式。常委会原则同意继续努力申办2010年ICR的会议主办权,并结合建立专科会员制解决这一问题。 (2) 放射学分会的经费依规定由中华医学会财务部代管,财务运行须有主委签字。鉴于本届委员会主委不在北京,祁吉主任委员提出建议,授权给高培毅副主委,代行审批与签字职权。常委会通过。
	中华医学会放射学分会第11届委员会青年委员会组成。	中华医学会放射学分会第11届委员会青年委员会组成:冯逢、吕滨、宋彬、孙浩然、汪登斌、王霄英、许茂盛、严福华、杨正汉、尹建忠、余深平、郑传胜。
2006年	1月,“影像诊断和介入放射学新技术在肝癌诊疗中的应用研究”获国家科技进步二等奖。	1月9日,全国科技大会暨2005年度国家科技奖励大会在人民大会堂隆重开幕。复旦大学附属中山医院放射科周康荣等完成的“影像诊断和介入放射学新技术在肝癌诊疗中的应用研究”项目获2005年度国家科技进步二等奖。
	3月,中华医学会放射学分会代表团应欧洲放射学会邀请访问ESR总部。	中华医学会放射学分会代表团应欧洲放射学会(European Society of Radiology, ESR)邀请访问ESR总部,时任ESR主席Dr. Nicholas Gourtsoyiannis、时任瑞士放射学会、德国放射学会、奥地利放射学会主席等均参加了会议,双方确定了今后定期的交流与合作关系,并相继发展了一系列具体的合作项目,如ESOR的每年派专家团两次来华巡回讲座。

续表

	4月，中华医学会放射学分会第八届全国骨放射学学术会议在南京市召开。	中华医学会放射学分会第八届全国骨放射学学术会议在江苏省南京市召开。
	5月，《中华放射学杂志》第八届编辑委员会成立。	详见第七篇：中国放射影像学期刊。
	6月，第一届全国乳腺影像诊断与技术应用研讨会举行。	6月1—4日，中华医学会放射学分会胸组主办的第一届全国乳腺影像诊断与技术应用研讨会在山东烟台市举行，与会代表200余人。吴宁教授以专题报告为会议开幕，著名放射学家、我国乳腺影像学前辈鲍润贤教授、著名肿瘤流行病学家乔友林教授出席大会并作了精彩的专题报告。
	6月，第九届中华医学会放射学分会腹部影像学会议在陕西西安召开。	6月9—12日，由中华医学会放射学分会腹部学组主办，第四军医大学西京医院承办的第九届中华放射学腹部影像学会议在陕西西安召开。中华医学会放射学分会副主任委员郭启勇教授介绍了新一届中放腹组组长、副组长及委员名单，腹组组长章士正教授及东道主宦怡教授主持了开幕式。会议共收到专题讲座30篇，论文223篇，内容涉及腹部影像学肝胆、胰腺、胃肠道、泌尿及生殖、血管、介入等各个领域。正式参会人员300余人。本次大会是以专家专题讲座的继续教育为内容。大会共进行了30个专题讲座。
	7月，第七届全国介入放射学学术大会在沈阳市召开。	7月13—15日，第七届全国介入放射学学术大会在辽宁省沈阳市召开，正式注册代表达1170人，他们来自全国各地（包括香港、澳门和台湾地区）以及世界其他国家的专家和学者，许多来自临床其他专业的医务工作者参加了本次大会，在读的硕士和博士研究生60名。有89位专家做了学术讲座，论文学术交流132篇，专家论坛涉及13个主题。举行专场英文论文演讲竞赛，另外展示了论文展板（Poster）70个。
	8月，北美放射学会（RSNA）和中华医学会放射学分会在中国香港举办了第一次主席工作会议。	8月，北美放射学会（RSNA）和中华医学会放射学分会在中国香港举办了第一次主席工作会议，中华医学会放射学分会与北美放射学会（RSNA）建立学会间的正式交流。 经双方学会的协商，北美放射学会（RSNA）自2007年起以主席为首的代表团参加中华医学会放射学分会的年会。自2007年开始中华医学会放射学分会与北美放射学会（RSNA）互派高级代表团参加对方的年会，并借各种机会召开主席工作会议。
	10月，祁吉率团参加南非开普敦召开的国际放射学会执委会。	由祁吉教授代表中华医学会放射学分会在南非开普敦召开的国际放射学会（International Society of Radiology，ISR）执委会上正式申请在中国举办2010年国际放射学大会（International Congress of Radiology，ICR 2010）成功。
	10月，中华医学会放射学分会第十三次学术会议在湖北武汉召开。	10月20—22日，中华医学会放射学分会第十三次学术会议在湖北武汉召开。大会共收到各类高质量论文2400余篇，汇编成的论文集厚达1200多页。有数十位来自美国、德国、韩国、日本等国家的著名影像学专家和100余名国内专家作重要学术报告，充分展示国内外放射学领域的前沿知识、最新技术和最新科研成果。本届大会依旧按照中华医学会放射学分会下设各个学组展开学术活动，包括介入学组、神经学组、胸心学组、腹部学组、骨和小儿学组、MR学组，除此之外大会还设立了专门的外国专家组。
	10月，编印《中华医学会放射学分会史料（第一辑）》。	为迎接中华医学会放射学分会成立70周年，中华医学会放射学分会第十届委员会即开始着手收集资料，中华医学会放射学分会第十一届委员会组织编写，终于在中华医学会放射学分会第十三次学术会议召开之际编印《中华医学会放射学分会史料（第一辑）》，首次系统地将中国放射学的历史整理记录下来。

续表

	11月，《中华放射学杂志》实行网络投稿。	11月起，《中华放射学杂志》正式实行网络投稿，为最早一批实现网上投稿的中华系列杂志。
	11月，中美放射学期刊交流。	北美放射学会（RSNA）上，祁吉教授拜访了北美放射学会会刊*Radiology*的前、继任总编 Anthony V. Proto 教授和 Herbert Y. Kressel 教授，讨论了中国放射科医师在该刊物上投稿的问题。其后，两任总编联名在“*RSNA News*”上专门用中、英文刊登了上述投稿的导向性文章。
2007年	1月，中、韩两国放射学会联席会。	中国与韩国放射学会常委会在广州举行了首届两国学会委员的座谈会暨学术研讨会。
	2月，2010年国际放射学大会组委会成立。	在中华医学会的领导下组建了2010年国际放射学大会（International Congress of Radiology，ICR 2010）组委会。
	芬兰放射学会授予祁吉教授芬兰放射学会授予荣誉会员称号。	祁吉教授与芬兰同道长期保持沟通与交流，祁吉教授访问芬兰 Tampere 大学医院期间在学术交流后，芬兰放射学会授予荣誉会员称号。
	3月，欧洲放射学大会设立中国专题会场。	3月，欧洲放射学大会（ECR）上，设立了 ECR MEET CHINA（中国专题）会场，由四位中国的专家做每人半小时的学术报告，由时任当届 ECR 主席奥地利的 Christain Herold 教授与祁吉教授主持，有600多位世界各地的放射学家出席。
	中国、印度双方放射学会主任委员确定建立友好合作与交流关系。	ECR 期间，中国、印度双方放射学会确定建立友好的合作与交流关系，中、印双方放射学会主任委员祁吉教授与 S. S. Doda 教授在维也纳进行了非正式会谈，双方确定建立友好的合作与交流关系。
	3月，北京、青岛和南京先后举办 ESR/ESOR 影像学进展多学科研讨（Advanced Imaging Multimodality Seminars，AIMS）项目。	3月23—28日，由欧洲放射学会（European Society of Radiology，ESR）及下属的欧洲放射学院（European School of Radiology，ESOR）联合中华医学会放射学分会共同举办的影像学进展多学科研讨（Advanced Imaging Multimodality Seminars，AIMS）项目先后在北京、山东青岛、江苏南京进行。主题涵盖了冠脉 CTA、腹部 MDCT、CIN 的策略、对比剂的合理应用、缺血性脑血管病的临床影像策略、颈动脉 CTA、磁共振波谱在诊断中的价值。每站参加研讨的医生人数均超过100人。
	4月，第九届全国骨骼肌肉系统影像学术研讨会在河南郑州召开。	4月20—24日，中华医学会放射学分会第九届全国骨骼肌肉系统影像学术研讨会在河南郑州召开。主办单位是中华放射学会骨组，中华放射学杂志和河南省医学会，协办单位是河南省人民医院和郑州大学第一附属医院。会议主题是我国骨关节影像学研究的现状和展望，参加会议的代表约100人。
	4月，日本乳腺摄影精度管理中央委员会教育研修委员会在山东影像论坛期间召开了第一次工作会议。	4月，为了推进中国的妇女乳癌早期筛查工作，中华医学会放射学分会在日本富士胶片公司的支持下与日本的乳腺摄影精度管理委员会（相当于质量控制委员会）开展了积极的合作，于日本乳腺摄影精度管理中央委员会教育研修委员会委员长远藤登喜子教授专程来华在山东影像论坛会议期间召开了第一次工作会议，由中国医科大学盛京医院、山东省影像医学研究所和天津市第一中心医院作为首批合作单位，6月份专门赴日进一步落实了合作计划。
	4月，中国-日本放射学会举行主席工作会议。	4月，中华医学会放射学分会由祁吉、郭启勇与周诚教授组团参加了在日本横滨召开的日本国第66届医学放射线学会年会（JCR）。来自中国的近百名放射医师也参加了本次年会。JCR 期间召开了中华医学会放射学分会和日本放射线学会的第一次主席工作会，决定自本年度开始扩大双方交流。
	5月，第一届青年放射论坛筹备会在广西南宁召开。	5月12日，在广西南宁市南宁召开第一届青年放射论坛筹备会，中华医学会放射学分会副主任委员郭启勇教授，中华放射学杂志编辑部高红主任，中华放射学杂志部分青年委员参会。

续表

	7月,欧洲放射学会(ESR)及下属的欧洲放射学院(ESOR)的影像学进展多学科研讨项目在上海、广州、北京三地举办。	7月23—27日,由欧洲放射学会(European Society of Radiology,ESR)及下属的欧洲放射学院(European School of Radiology,ESOR)联合中华医学会放射学分会共同举办的影像学进展多学科研讨(Advanced Imaging Multimodality Seminars,AIMS)项目先后在上海、广州、北京三地进行。
	8月,国际医学磁共振学会暨海外华人磁共振学术交流会在辽宁大连召开。	8月8—10日,由国际医学磁共振学会(International Society for Magnetic Resonance in Medicine,ISMRM)、海外华人医学磁共振成像学会(Overseas Chinese Society for Magnetic Resonance in Medicine(OCSMRM))和中华医学会放射学分会主办,大连医科大学附属第一医院和中外医学磁共振学术交流平台共同承办的国际医学磁共振学会论坛暨海外华人磁共振2007年会在辽宁大连召开。来自国内外的230多位老中青专家参会。
	8月,欧洲放射学会(ESR)及下属的欧洲放射学院(ESOR)的影像学进展多学科研讨项目在上海、昆明、广州三地举行。	8月29日至9月2日,先后在上海、昆明、广州三地举办欧洲放射学会(ESR)及下属的欧洲放射学院(ESOR)的影像学进展多学科研讨(Advanced Imaging Multimodality Seminars,AIMS)项目。每站参加研讨的医生人数均超过100人,其中昆明和广州站将近150名医生参会。为了让没有参加AIMS的医生也能了解授课内容,“医教在线”为AIMS现场录像并在线播放。
	9月,第一届多层螺旋CT国际研讨会在上海举行。	9月6—8日,中华医学会放射学分会和斯坦福大学医学院共同主办的第一届多层螺旋CT国际研讨会在上海举行。中华医学会放射学分会主任委员祁吉和斯坦福大学医学院放射科主任Glazer教授共同主持,亚太地区主讲教授有:香港邵逸夫医院心脏中心C. M. Wong,北京协和医院金征宇、中国人民解放军总医院杨立、首都医科大学宣武医院李坤成、中山大学附属第二医院梁碧玲和山东医学影像学研究所柳澄;斯坦福大学主讲教授有:Glazer教授、Desser副教授、Fleischmann副教授与Chan讲师。全国各地300余人参加了这次会议。
	9月,中华医学会放射学分会介入放射学组组团出席欧洲心血管介入放射学会年会。	中华医学会放射学分会介入放射学组组团出席在希腊雅典举行的欧洲心血管介入放射学会(Cardiovascular and Interventional Radiological Society of Europe,CIRSE)年会。9月11日,CIRSE特别安排了一场“CIRSE Meets China”,在大会会场悬挂了中国五星红旗,由双方共同主持会议,中方代表介绍了中国介入放射的发展,还做了几场精彩演讲。
	9月,中华医学会放射学分会应邀出席香港放射科医学院年会。	9月,祁吉、孟悛非教授应邀参加了香港放射科医学院年会。
	10月,中华医学会放射学分会第十四次学术会议在江苏南京召开。	10月18—22日,中华医学会放射学分会第十四次学术会议在江苏南京召开,到会2200余人。此次全国年会首次按照国际惯例办成了一个具有国际规模的学科年会。除国内的一批老专家外,北美放射学会(RSNA)的当选主席与执行主席,以及执委会主任;欧洲放射学会(ESR)的第一副主席与欧洲放射学杂志主编;日本放射学会主席;韩国放射学会主席;印度放射学与影像学会(IRIA)主席及代表团;中国香港放射线医学院主席;国际放射学会(ISR)的代表等几乎覆盖了全世界主要地区及周边国家的主席均到会并参加了会议的各种活动。
		祁吉教授与郭启勇教授代表中华放射学会与日本放射学会理事长大友邦教授召开了第二次主席工作会。双方确定今后互派代表团参加对方的年会,并分别邀请对方的两名特约讲演人在年会上作学术报告。
	10月,编印《中华医学会放射学分会史料(第二辑)》。	10月,编印《中华医学会放射学分会史料(第二辑)》,内容由历史部分及本年度主要学会活动两部分组成。历史部分中收录历年曾在放射学分会任职的已故老一辈专家59位的照片及任职情况。

续表

		CSR 与 ESR 举行主席工作会议，时任 ESR 主席 Iain William. McCall 与欧洲放射学杂志总编辑 Adrian K. Dixon 参加。
		在南京中华医学会放射学分会年会期间召开了中韩双方主席工作会，确定今后中韩两国互派代表团参加全国年会。
		在中华医学会放射学分会南京年会期间中印双方举行了主席工作会，印度的前任主席 S. S. Doda 教授、时任主席 N. Kulasekaran 教授与秘书 Dr. Rajesh Kapur 等出席会议工作会议确定今后双方互派代表团参加对方年会，邀请对方的专家作为特约讲演人做学术报告。印方尤其感兴趣开展双方青年医生间的交流。
	由中华医学会放射学分会（CSR），韩国放射学会（KSR）和日本放射学会（JSR）建立了三国放射学会高层的圆桌会议。	由中华医学会放射学分会（CSR），韩国放射学会（KSR）和日本放射学会（JSR）时任主席祁吉教授、崔炳寅教授、大友邦教授共同发起，建立了三国放射学会高层的圆桌会议，每年择期轮流在三个国家之一召开。圆桌会议至少召开了三年，深化了三国放射界之间的交流与合作。
	10 月，中华医学会放射学分会与中国医师协会放射医师分会成立“中国对比剂安全使用委员会”。	10 月，中华医学会放射学分会与中国医师协会放射医师分会共同发起，成立专项工作委员会：中国对比剂安全使用委员会，并立即着手编写“对比剂使用指南”。 委员会组成如下： 主任：梁长虹教授　秘书：刘再毅 专家团：陈楠、陈卫霞、胡萍、柳澄、刘士远、单鸿、颜红兵、岳勇、翟仁友
	11 月，北美放射学会（RSNA）启动“国际访问教授计划（VIP）。	在北美放射学会（RSNA）芝加哥会议期间，北美放射学会（RSNA）与中华医学会放射学分会商定，2008 年向中国派遣两个专家小组实施国际访问教授计划（VIP），该计划是派遣国际专家到中国医院的放射科参加工作和交流。两个小组分别到了广州中山医大一附院和北京天坛医院，在年末的 RSNA 年会的专题工作会上，计划的执行结果得到了很高的评价。
	11 月，举办 2010 年 ICR 年会的协议正式签字。	11 月，在北美放射学会（RSNA）芝加哥会议期间，国际放射学会（International Society of Radiology，ISR）与中华医学会放射学分会关于举办 2010 年国际放射学大会（International Congress of Radiology，ICR 2010）的协议正式签字。
	祁吉教授 2007—2010 年任 RSNA 国际咨询委员会委员。	祁吉教授 2007—2010 年任 RSNA 国际咨询委员会委员，2010—2012 年任通讯委员。
2008 年	3 月，中华医学会放射学分会出席世界卫生组织会议。	3 月，祁吉教授参加世界卫生组织的相关会议。
	4 月，中国对比剂安全使用委员会编写的《对比剂使用指南》由人民卫生出版社出版。	4 月，中国对比剂安全使用委员会编写的《对比剂使用指南》由人民卫生出版社出版，内容涵盖了碘对比剂，钆对比剂，铁对比剂。钡对比剂以及二氧化碳对比剂等的安全使用指导意见。全文内容同时刊登在《中华放射学杂志》2008 年 42 卷第 3 期。
	5 月，第十一届全国腹部影像学术会议举行。	5 月 29 日至 6 月 1 日，由中华医学会放射学分会腹部学组主办的第十一届全国腹部影像学术会议于在广东省广州市召开。本次大会共收到专家讲座 64 篇；全国各地论文 329 篇，其中 26 篇进行了大会发言交流；科学论文展板交流 28 篇，英语论文比赛 14 篇，病例报告 10 篇。注册代表 740 人。美国约翰霍普金斯医学院 Ihab Kamel 教授、韩国首尔国立大学医院 Kim Seung Hyup 教授，我国台湾大学医学院廖汉文教授及郭启勇教授、章士正教授、周康荣教授、闵鹏秋教授和谢敬霞教授等近 60 人。

续表

	7 月，第三届全国乳腺影像诊断与技术应用研讨会在辽宁省沈阳市举行。	7 月 4—6 日，中华医学会放射学分会胸部学组主办，第三届全国乳腺影像诊断与技术应用研讨会在辽宁沈阳举行，来自全国各地的近 150 名代表以及国内外十余名专门从事乳腺影像诊断的专家参加了本次会议。
	祁吉教授应邀参加 2008 年香港皇家放射学院授予年度新 Fellow 仪式。	祁吉教授应邀参加 2008 年香港皇家放射学院授予年度新 Fellow 仪式，参加香港皇家放射学院招待晚宴。
	7 月，第十届全国骨骼肌肉系统影像学大会在吉林长春召开。	7 月 24—27 日，由中华医学会放射学分会骨学组和《中华放射学杂志》编委会主办，吉林省医学会放射学分会承办、吉林大学第三临床医院（中日联谊医院）协办的第十届全国骨骼肌肉系统影像学大会在吉林省长春市国际会展中心大饭店召开。
	9 月，祁吉教授应邀访美并作学术报告。	祁吉教授应邀访问美国宾夕法尼亚大学医院并作学术报告，被授予客座教授。
	10 月，中华医学会放射学分会第十五次学术会议在重庆召开。	10 月 16—20 日，中华医学会放射学分会第十五次学术会议在重庆召开。中华医学会放射学分会第十二届委员会产生，郭启勇教授当选主任委员。

表 2-12　第十二届委员会大事记

中华医学会放射学分会第十二届委员会（2008—2011 年）

主任委员：郭启勇
候任主任委员：冯晓源
副主任委员：李坤成　周诚　孟俊非　徐克
常务委员：马大庆　田建明　李明华　李健丁　周纯武　周翔平　武乐斌　金征宇　鱼博浪　贾文霄　高培毅　梁长虹　韩萍　滕皋军　戴建平
委员：马祥兴　仁青次旺　牛广明　王维　卢光明　史大鹏　申宝忠　龙莉玲　伍建林　刘士远　刘筠　许顺良　宋法亮　宋济昌　张小明　张伟国　张晓鹏　张敬　李银官　李澄　杨海山　陈宪　单鸿　罗娅红　郑穗生　宦怡　赵卫　赵建农　徐文坚　徐香玖　郭玉林　郭志　崔进国　章士正　龚洪翰　黄力　焦俊　程敬亮　漆剑频　程敬亮　翟仁友　潘自来
学术秘书：金征宇（兼）　卢再鸣

主要工作内容

1. 申请成立了乳腺学组与分子影像学工作组；
2. 《中华放射学杂志》第九届编辑委员会成立；
3. 中华医学会放射学分会与欧洲放射学院、美国斯坦福大学签署合作交流协议；
4. 在上海举办了第 26 届国际放射学大会（ICR2010）。

年　鉴

2008 年	中华医学会放射学分会第十二届委员会成立。	名单见前。
	11 月，中华医学会放射学分会在广东深圳召开常委会。	11 月，中华医学会放射学分会在广东深圳召开常委会，通过了学会正常运行的规则与文件，包括放射学分会委员守则、学术会议运行规范、青年委员会成立细则、学组及工作组组成原则、学组成员遴选条件、年会的运行程序与规则等。并申请成立了乳腺学组与分子影像学工作组。
	11 月，中华医学会放射学分会与欧洲放射学院签署合作交流协议。	郭启勇教授代表中华医学会放射学分会与欧洲放射学院（European School of Radiology，ESOR）签署合作交流协议。郭启勇教授、候任主任委员冯晓源教授、副主任委员周诚教授、学会秘书长金征宇教授以及学会青年委员宋彬教授，和欧洲放射学院主席 Gourtsoyiannis 教授、欧洲放射学会（European Society of Radiology，ESR）主席 MaCall 教授、ESOR 秘书 Lindlbauer 女士签署了影像学进展多学科研讨（Advanced Imaging Multimodality Seminars，AIMS）项目协议。

续表

	11 月，祁吉教授应邀访港并作学术报告。	11 月，祁吉教授应邀参加中国香港第 16 届放射学会年会，并做了“肝脏移植后中枢神经系统并发症”的大会学术报告。
	12 月，中华医学会放射学分会与美国斯坦福大学签署合作协议。	12 月 1 日，在第 94 届北美放射学会年会期间，中华医学会放射学分会主任委员郭启勇教授、前任主任委员祁吉教授、候任主任委员冯晓源教授、学会秘书长金征宇教授以及学会青年委员宋彬教授一行，在 Hyatt Regency 会议中心和美国斯坦福大学（Stanford University）放射科主任 Gary M. Glazer 教授等就中华医学会放射学分会与斯坦福大学放射科之间的学术合作问题进行了深入细致的讨论。
	12 月，戴建平教授当选北美放射学会荣誉会员。	12 月 1 日，北美放射学会（RSNA）授予戴建平教授北美放射学会荣誉会员称号。为庆祝戴建平教授当选北美放射学会荣誉会员，在美国芝加哥举办了首届“中国之夜”。
2009 年	1 月，“静脉系统梗阻-高压性疾病（VOH）综合性介入治疗的应用研究”获国家科技进步二等奖。	1 月 9 日，国家科学技术奖励大会在北京人民大会堂举行。中国医科大学附属第一医院徐克等完成的“静脉系统梗阻-高压性疾病（VOH）综合性介入治疗的应用研究”获国家科技进步二等奖。
	《中华放射学杂志》网站开通。	《中华放射学杂志》网站 http://www.cjrjournal.org/开通，为满足广大读者阅读的需求，网站开通免费浏览、下载近几年刊登论文全文的功能。同时网站上还有《中华放射学杂志》参与举办最新会议的消息、学术动态以及杂志的历史概要及编辑部联系方式等。
	2 月，首届中日韩放射界合作峰会举行。	郭启勇教授、祁吉教授、孟俊非教授及学会工作秘书卢再鸣教授赴日本宫崎，参加首届中日韩合作峰会（Asian Radiology Round Table Symposium，ARS）。
	3 月，第一次海峡两岸放射学峰会举行。	中华医学会放射学分会与中华台北放射线学会合作组织了第一次海峡两岸放射学峰会，会议地点在台中市。郭启勇教授作了“中华放射学会历史与现状”的报告。戴建平、李坤城、滕皋军、梁长虹、贾文霄等教授参会，并分别作了部分学科的研究现状的报告。
	5 月，第十二届全国腹部影像学学术会议在山西太原举行。	5 月 15—18 日，中华医学会放射学分会腹部学组主办，山西省医学会放射学分会承办，山西医科大学第一医院协办的第十二届全国腹部影像学学术会议在山西太原召开。全国各地 600 余人参加。
	6 月，世界肿瘤介入学术大会在北京举行。	6 月 26—28 日，由世界肿瘤介入学会主办，中华医学会和中国抗癌协会联合承办，中华医学会放射学分会、中华医学会放射学分会介入学组等多家参与协办的 2009 世界肿瘤介入学术大会（World Conference on Interventional Oncology 2009，WCIO2009）暨系列会议在北京国际会议中心举行。世界肿瘤介入学术大会是国际上最大的肿瘤介入学科学会议，前身为国际介入治疗学会，这次是 2006 年更名后首次在中国举行。是一个汇集了来自世界各地肿瘤介入治疗领域的专家、学者、医生的多学科峰会，WCIO 为介入、放射、超声、影像、肿瘤微创外科等相关科室的专家、临床医生、技师、护士以及从事肿瘤介入学研究的科研人员提供了解国际 IO 领域最新动态和学术交流的平台。
	6 月，第三届中国放射青年医师学术论坛在浙江杭州举行。	6 月 26—29 日，由《中华放射学杂志》编辑委员会和中华医学会放射学分会联合主办、浙江中医药大学附属第一医院承办的第三届中国放射青年医师学术论坛在浙江杭州顺利召开，来自全国各地的近 300 名代表参加了此次盛会。中华医学会中华放射学分会主任委员郭启勇教授、浙江省医学会骆华伟秘书长、《中华放射学杂志》编辑部高宏主任、浙江省放射学分会主任委员章士正教授以及浙江中医药大学附属第一医院院长宋康教授等出席了开幕式并致辞。本次论坛检阅了目前国内放射青年学者的最新研究成果及研究方向，探讨了血管影像学、介入及分子影像学的发展方向和途径。此次论坛共收到论文 200 余篇，内容涉及血管病变、介入及分子影像等的研究现状、未来发展方向及其重大意义等多个方面，充分展现了我国青年放射学工作者近年来的最新研究成果。

续表

	6月，第十二届中华医学会放射学分会青年委员成立。	在第三届中国放射青年医师学术论坛期间，宣布第十二届中华医学会放射学分会青年委员成立，共50名委员，郭启勇兼任主任委员。下设继教培训、外事联络、杂志学术、网络宣传等4个工作组。
	6月，亚洲腹部放射学学术大会召开。	郭启勇与周诚教授参加韩国首尔亚洲腹部放射学学术大会，并当选为2010年轮值主席。
	7月，第十一届全国骨关节肌肉、神经系统影像学术会议在宁夏银川召开。	7月3—5日，由中华医学会放射学分会骨关节专业学组、神经专业学组、中华放射学杂志编委会主办，宁夏医学会承办，宁夏医科大学附属医院协办的第十一届全国骨关节肌肉、神经系统影像学术会议在银川市隆重召开。中华医学会副会长戴建平教授、中华医学会放射学分会主任委员郭启勇教授、候任主任委员冯晓源教授、副主任委员孟俊非教授、中华放射学杂志编辑部高宏主任、神经专业学组和骨关节专业学组组长高培毅和徐文坚教授等及全体专业学组成员出席了会议。7月4日召开了新一届骨关节专业学组的工作会议，会议由徐文坚教授主持，孟俊非教授及全体专业学组成员参加了会议。
	8月，中华医学会放射学分会：斯坦福大学医学院第二届多层螺旋CT国际研讨会在上海举行。	第二届多层螺旋CT国际研讨会，由中华医学会放射学分会美国斯坦福大学医学院和西门子（中国）有限公司医疗系统集团CT事业部共同举办，是为了加强中国及亚太地区的医学教育及学术交流水平而开展的医学继续教育项目，旨在不断提高我国放射界学术水平，开拓国际学术交流渠道，促进国内放射影像学的不断发展。 本次课程的内容涵盖多层螺旋CT在心血管及体部成像上的临床应用及最新技术，多层螺旋CT的新技术及各种先进的临床诊断方法。
	9月，中华医学会放射学分会应邀出访俄罗斯，俄方授予郭启勇主任委员圣彼得堡放射学会荣誉会员称号。	9月12—18日，应俄罗斯放射学会的邀请，由主任委员郭启勇教授带队，中华医学会放射学分会组织包括中华医学会副会长暨前任主委戴建平教授、前任主委祁吉教授、副主委周诚教授、孟俊非教授、李坤成教授等专家在内的一行22人对俄罗斯进行了为期5天的友好访问。俄方授予郭启勇主任委员“圣彼得堡放射学会荣誉会员”称号。本次访问是改革开放以来中俄放射学界之间的第一次学术交流活动。通过本次学术活动加深了中俄双方放射学会的相互了解，增进了彼此的友谊，双方学会领导均表示将把中俄放射学界之间的这种学术交流活动持续举办下去。
	9月，《中华医学会影像技术学会史稿》出版。	9月，中华医学会影像技术学会编著的《中华医学会影像技术学会史稿（第一辑，1993.7—2008.12）》由人民军医出版社出版。本书收集和整理了中华医学会影像技术学会建会前后的史料，包含建会前作为中华医学会放射学分会放射技术组的大量内容，弥足珍贵。
	10月，中华医学会放射学分会第十六次学术会议在浙江杭州举行。	10月15—19日，中华医学会、中华医学会放射学分会主办，浙江省医学会承办的中华医学会放射学分会第十六次学术会议在浙江杭州市举行。2000余名代表参加。
	祁吉教授应邀访芬兰并作专题报告。	祁吉教授参加芬兰放射学会年会，应邀作半小时的专题报告。
	中国放射医师在欧洲放射学大会（ECR）上的投稿迅速增加，欧洲放射学会（ESR）邀请中国的放射医师免费成为通讯会员。	在欧洲放射学会（ESR）和中华医学会放射学分会的共同努力下，中国放射医师在欧洲放射学大会（ECR）上的投稿迅速增加，2008年ECR在参会的66个国家统计，中国投送的摘要数目已跃居第三，2009年居第四。鉴于欧洲放射学会（ECR）与中华医学会放射学分会的友好关系，ESR邀请中国的放射医师免费成为通讯会员，并享有一系列待遇。

续表

	11 月，中华医学会放射学分会和美国斯坦福大学放射科达成新的学术合作协议。	第 95 届北美放射学年会召开期间，中华医学会放射学分会主任委员郭启勇教授于 2009 年 11 月 30 日上午和美国斯坦福大学放射科主任 Gary M. Glazer 教授就中华医学会放射学分会和斯坦福大学放射科之间的学术交流活动进行了深入和细致的讨论。 本着双方"互利互惠，共同发展"的理念和原则，郭启勇主任委员和 Glazer 主任详细讨论了中放和斯坦福大学放射科之间新的合作计划，就未来 2 年的学术合作安排双方达成以下协议： 1. 2010 年 5 月 16—19 日，中华医学会放射学分会将组织 20 ~ 30 人的专家团队赴美参加由斯坦福大学举办的第 12 届国际多排螺旋 CT 研讨会（12th Annual International Symposium on Multidetector-Row CT）。斯坦福大学放射科将专门为中放代表团提供由双方精选的课程，中放将提供 2 位专家作为讲者参与学术交流。本次学术交流时间为期 2 天，其中课堂讲座交流 1 天（5 月 17 日），参观斯坦福大学放射科临床教学与科研设施以及举行相关座谈活动 1 天（5 月 18 日）。 2. 2011 年 9 月，双方将在中国上海举办第三届多排螺旋 CT 高级研讨会活动，斯坦福大学放射科将安排 4 ~ 5 位多排螺旋 CT 专家赴会，中华医学会放射学分会将组织包括中国香港和中国台湾地区在内的 300 人参会。
2010 年	1 月，中华医学会放射学分会赴印度进行学术交流。	1 月 23—26 日，印度放射学和医学成像协会（IRIA）第 63 届年会在印度南部城市 Ahmedabad 举行。中华医学会放射学分会委托前任主任委员祁吉教授和胸部学组组长刘士远教授参会。
	3 月，出席欧洲放射学大会，祁吉教授获得欧洲放射学会荣誉会员称号。	3 月，在 2010 年的欧洲放射学大会上，祁吉教授获得欧洲放射学会荣誉会员称号。
	3 月，《中华放射学杂志》第九届编辑委员会成立。	详见第七篇：中国放射影像学期刊。
	4 月，第 26 届国际放射学大会（ICR2010）在上海召开。	4 月 8—12 日，在上海举办第 26 届国际放射学大会（ICR2010），祁吉任大会主席，冯晓源任大会组委会主席并当选为 ISR 执委会委员。 大会主席：祁吉 大会副主席：姜永茂 组委会顾问：Lenny Tan　戴建平 承办地区组委会主席：冯晓源 组委会委员：冯敢生　郭启勇　高培毅　周诚 秘书长：周诚 秘书：尹建忠
	4 月，全国第十二届神经头颈学组年会在北京召开。	4 月 17—18 日，全国第十二届神经头颈学组年会在北京京西宾馆召开，组长高培毅教授主持会议，19 位神经放射专家做了神经头颈方面的讲座，并分别进行了神经系统和头颈区疾病的病例讨论。与会代表 100 余人。
	4 月，第十二届全国骨关节肌肉影像学术会议在湖北武汉召开。	4 月 22—25 日，第十二届全国骨关节肌肉影像学术会议暨《放射学实践》第九届全国放射学术会议在湖北武汉召开。会议设专题讲座论文报告和病例讨论三种交流形式。有 12 位教授分别就骨关节 MR 造影、ASL 原理及在肌骨系统的应用、MR 全身成像技术、骨骼系统全身弥散成像、骨关节术后影像学、关节病影像学、LCH 临床分型与影像学诊断、糖尿病足影像学及影像、读片辩证思维与医生诊断能力等方面作专题讲座。4 月 23 日晚间召开了第十二届骨关节专业学组委员工作会议，孟悛非教授、高宏主任与学组委员们在组长徐文坚教授的主持下共同讨论了关于本领域发展方向、学组会议举办方式与内容、全国年会稿件征集、杂志投稿与重点号、科研协作等相关内容。

续表

	5 月,第十三届全国腹部影像学学术年会在江苏南京召开。	5 月 14—17 日,由中华医学会放射学分会腹部学组主办,江苏省医学会放射学分会承办,南京军区南京总医院协办的第十三届全国腹部影像学学术年会在南京江苏省维景国际大酒店举行。
	6 月,中华放射学会常务委员会关于确定学组会议时间的决议。	中华放射学会第十二届常务委员会讨论并确定了今后学会下属学组会议的时间,分别为: 3 月第二周,神经学组 3 月第三周,儿科学组 3 月第四周,乳腺学组 4 月第三周,心胸学组 4 月第四周,骨肌学组 5 月第三周,腹部学组 6 月第一周,分子成像工作组 6 月第二周,介入学组 6 月第三周,青年委员会放射青年医师论坛 6 月第四周,磁共振学组 10 月第三周,全国放射学大会 原则上会议时间不允许更改,但如遇特殊情况,可以在 7、8 月份安排学组会议,但须提前将更改后的时间及更改原因上报主委会并获准后才可更改。禁止在 9 月份以后安排学组会议,以免影响全国年会。此决议将从 2011 年起执行。
	8 月,中日韩合作峰会在韩国济州举行。	郭启勇教授、戴建平教授、周诚教授、孟悛非教授及学会工作秘书卢再鸣教授参加中日韩合作峰会(Asian Radiology Round Table Symposium,ARS)。
	9 月,第九届中国介入放射学学术会议在广东广州召开。	9 月 8—12 日,由中华医学会放射学分会介入学组主办,中山大学介入放射学研究所、中山大学附属第三医院、广东省人民医院、暨南大学附属第一医院和南方医科大学南方医院承办,《当代医学:中国介入放射学》杂志和《中华放射学》杂志协办的第九届中国介入放射学学术大会在广东广州白云国际会议中心成功召开。来自国内外的注册参会人员和特邀嘉宾,美国和欧洲介入放射学会专家代表团,日本、韩国、印度和中国香港介入学会的主席,共有参会人员 1591 人。大会收到专题讲座和论文投稿 871 篇,涵盖了血管性疾病、非血管性疾病、肿瘤性疾病、神经系统性疾病、基础研究、学科建设、影像学和护理等各个领域。会议期间,为表彰刘玉清院士在中国介入放射学领域所做出的开创性贡献,中华医学会放射学分会向他颁发终身成就奖。
	《中华放射学杂志》举办"影像设备血管成像技术临床应用与研究征文大赛"。	8 月至年底,随着医学影像设备发展空前迅速,新设备的临床应用大大提高了影像诊断水平。为了发掘和快速传播先进设备在心、脑血管和外周血管疾病影像诊断中新技术、新成果、新理论,进一步提高疾病的知晓率、控制率和治愈率,降低患病率、致残率、病死率和影像检查的副作用,《中华放射学杂志》与飞利浦医疗保健集团将联合举办"影像设备血管成像技术临床应用与研究征文大赛"。设一等奖 1 名、二等奖 3 名、三等奖 5 名、优胜奖 8 名。
	9 月,《中华放射学杂志》设立科技创新奖。	9 月,为培养和发现放射影像界创新型优秀科技人才、建立促进优秀人才发展的激励机制、进一步提高学术质量和行业影响力、培养稳定的高质量作者群,《中华放射学杂志》第九届编委会决定设立科技创新奖,由北陆药业公司赞助冠名。每两年评选一次,按论文被引频次高低排序确定奖项,一等奖 1 名,二等奖 2 名,三等奖 3 名。

续表

	10月，李茂全获2010年欧洲介入放射学年会优秀论文奖。	10月2—6日，在西班牙瓦伦西亚举行的欧洲介入放射学年会上，上海同济大学第十人民医院介入科主任李茂全教授荣获2010年度优秀论文奖。该奖项每年评选5篇杰出论文，本次李茂全教授获奖的论文主要是从事肝癌介入治疗后的蛋白质表达变异的相关研究，从理论上证明了介入治疗对肝癌是安全有效的非手术首选方法。
	10月，中华医学会放射学分会第十七次学术会议在山东济南召开。	10月15—17日，中华医学会放射学分会第十七次学术会议暨第七届医学影像山东国际论坛在山东济南隆重召开，来自全国各省市自治区以及我国香港和台湾地区放射界的专家学者共计3000余人参加了本次会议。本次会议分别在10个分会场，以神经、心胸、乳腺、腹部、MRI、骨肌等10学组，通过主题演讲、专题讲座、大会发言、英语论文报告、病例讨论、论文展板、有奖问答、优秀论文评选等多种形式进行学术交流。会议特别邀请了中国工程院刘玉清院士，北美放射学会(RSNA)欧洲放射学会(ESR)和日本、韩国、印度及我国港澳台地区的放射学会专家分别向大会作了专题报告。
	12月，2010年介入放射学新技术研讨会在江苏省苏州召开，发表《关于介入放射学定义的全球声明》。	12月10—12日，由《介入放射学杂志》编辑部和苏州大学附属第一医院主办的2010年介入放射学新技术研讨会在江苏省苏州市召开。本次会议的主题是血管介入、肿瘤介入和非血管介入等方面的最新进展。来自全国各地的260余名代表参加大会，除进行学术交流、讨论外，还邀请国内外著名专家就介入放射学的最新进展做专题讲座。会上，中华医学会放射学分会介入学组联合美国介入放射学会(SIR，United States)等世界43个国家和地区的介入放射学术团体酝酿制定《关于介入放射学定义的全球声明》，并公开发表。
2011年	3月，中华医学会放射学分会和法国放射学会达成学术交流合作意向。	3月4日，2011年欧洲放射学大会(ECR)会议期间，应法国放射学会(FSR)的邀请，中华医学会放射学分会名誉主任委员戴建平教授、主任委员郭启勇教授和青年委员会常务副主任委员宋彬教授和FSR的Guy Frija教授、Jean-Pierre Pruvo教授Philippe Devred教授等3位代表就开展中法双方的学术交流活动进行了热烈的讨论。法国放射学会主席Frija教授刚刚当选下届欧洲放射学会(European Society of Radiology，ESR)的副主席，他代表FSR表达了愿意和中华医学会放射学分会加强双边合作，推进学术交流的强烈愿望；戴建平教授和郭启勇教授也都充分肯定了双方加强交流和合作的重要意义，并就双方合作的方向和具体步骤进行了沟通，初步确定了下一阶段的合作框架。FSR邀请中华医学会放射学分会的专家团参加当年10月22—25日召开的法国放射学年会，并在会上举办"中国专场"，介绍中国的放射学研究现状和技术进展。届时双方将会进一步讨论和确定设立年轻放射医师奖学金、互派住院医生短期培养的方案细节以及其他可能的合作领域等事项，进一步扩大中法放射学界合作的广度和深度。
	3月，戴建平荣获欧洲放射学会荣誉会员称号。	郭启勇教授在欧洲举行庆祝活动，祝贺戴建平教授获欧洲放射学会荣誉会员称号。
	3月，第十三届全国神经和头颈放射会议暨河南省第十六次放射学术会议在河南郑州召开。	3月11—14日，由中华医学会放射学分会神经和头颈学组以及河南省医学会主办的第十三届全国神经和头颈放射会议暨河南省第十六次放射学术会议在郑州市嵩山饭店隆重召开，来自全国各地和河南的600余名代表参加了本次大会。 中华医学会副会长戴建平教授、中华医学会放射学分会主任委员郭启勇教授、前任主任委员祁吉教授、候任主任委员冯晓源教授、副主任委员孟俊非和李坤成教授以及美国南加州大学Chi S. Zee教授、美国康奈尔大学王乙教授等43名国内外神经、头颈放射学专家参加会议，并做专题学术讲座。

续表

	4月，第十三届全国骨关节影像学术会议在广东韶关市召开。	4月22—24日，第十三届全国骨关节影像学术会议在广东韶关市召开。出席会议的有中华医学会放射学分会副主任委员孟悛非教授、骨关节专业学组组长徐文坚教授、《中华放射学杂志》编辑部隋行芳编辑、广东省放射学会主任委员梁长虹教授、粤北地区人民医院孟志华副院长，全体骨关节学组成员及国内同道近100人。本次会议主题定为"骨关节系统影像学临床检查方案设计优化和规范"，旨在制定"骨关节影像检查指南"。会议详细讨论了本指南的目的和意义、编写要求、格式和内容、注意事项及分工等问题，各章节编写人员也详细介绍了相应的检查方案并针对各方案展开了热烈讨论。4月23日晚间召开了第十二届骨关节专业学组委员工作会议。
	5月，中华医学会放射学分会与德国放射学会签署交流互助协议。	5月，郭启勇教授组织中华医学会放射学分会部分领导与专家参加德国放射学会年会，并签署交流互助协议。
	5月，第十四届全国腹部影像学学术会议在北京召开，同期召开第三届亚洲腹部放射学术会议。	5月12—14日，卫生部北京医院协办的第十四届全国腹部影像学学术会议在北京国家会议中心举行，同期召开第三届亚洲腹部放射学术会议（ACAR2011），闵鹏秋教授荣获第三届亚洲腹部放射学大会金奖。
	10月，中华医学会放射学分会第十八次学术会议在河南郑州召开。	10月13—17日，由中华医学会和中华医学会放射学分会主办，河南省医学会和河南省医学会放射学分会承办的中华医学会放射学分会第十八次学术会议在河南郑州市国际会展中心召开。来自世界各国、全国各地的放射学专家、代表等3000余人参加了大会开幕式，本届大会融"学术交流、继续教育和新技术新产品展示"为一体，设有一个主会场12个分会场，安排了70余场学术讲座和大会发言。10月13日下午召开了中华医学会放射学分会第十二届委员会全体委员会议，金征宇教授主持会议。程敬亮教授首先代表组委会介绍了CCR2011的筹备情况，随后郭启勇教授简要介绍和展示了中华医学会放射学分会第十二届委员会三年来的工作。10月14日晚，召开中华医学会放射学分会第十三届委员会选举会议和第一次全体委员会议。67位委员全部出席会议，冯晓源教授任中华医学会放射学分会第十三届委员会主任委员，经过选举，徐克教授当选候任主任委员，并产生了李坤成、金征宇、刘士远、滕皋军4名副主委和23名常委。会后全体委员与中华医学会领导合影留念。经中华医学会组织管理部批准，中华医学会放射学分会第十八次学术会议上，正式成立了第十三届中华医学会放射学分会的青年委员会，共有53名青年委员，中华医学会放射学分会冯晓源主任委员兼任青年委员会的主任委员，选举卢再鸣、姚振威、艾林、居胜红为副主任委员，同时根据青年委员会的特点和基于培养青年委员能力的目的，成立了继教网络、行政联络、学术杂志、外事外联4个工作组，分别由4位副主任委员牵头负责，青年委员们根据各自的兴趣、爱好和特长参加各工作组的工作。

表2-13　第十三届委员会大事记

中华医学会放射学分会第十三届委员会（2011—2014年）
主任委员：冯晓源 候任主任委员：徐克 副主任委员：金征宇　李坤成　滕皋军　刘士远　梁长虹 常务委员（按拼音排序）：程敬亮　冯晓源　高培毅　郭启勇　郭佑民　郭志天　韩萍　宦怡　金征宇　李健丁　李坤成　李明华　梁长虹　刘士远　卢光明　申宝忠　宋彬　王振常　徐克　张晓鹏　周诚　周纯武　滕皋军 委员（按拼音排序）：程敬亮　崔进国　单鸿中　翟仁友　方印　冯晓源　高培毅　龚洪翰　龚启勇　郭启勇　郭顺林　郭佑民　郭玉林　郭志　韩萍　胡道予　宦怡　黄力　贾文霄　姜卫剑　焦俊　金征宇　李澄　李健丁　李建军　李坤成　李明华　李银官　梁长虹　刘挨师　刘士远　刘玉林　刘筠　龙莉玲　卢光明　罗娅红　马祥兴　申宝忠　沈文　史大鹏　宋彬　宋法亮　孙钢　唐桂波　王维中　王振常　武乐斌　伍建林　徐克　徐文坚　许建荣　许顺良　严福华　杨建勇　袁建华　曾蒙苏　张惠茂　张敬　张伟国　张晓鹏　张小明　赵建农　赵卫　郑穗生　周诚　周纯武　滕皋军 秘书长：王振常 副秘书长（按拼音排序）：程敬亮　宋彬 工作秘书：姚振威

续表

主要工作		
1. 中华放射学分会继续教育委员会创办 C. A. R. E(China Advanced Radiological Education)继续医学教育项目； 2. 成立中华医学会放射学分会质控管理与安全小组； 3. “双能量 CT 的临床应用与技术创新”获中华医学科技奖一等奖，“眼耳鼻咽喉疾病 CT 和 MR 技术创新与应用”、“新型消化道支架的研发与应用”、“心脑血管病关键 CT 技术的应用与创新”先后荣获国家科学技术进步奖二等奖； 4. 《中华放射学杂志》第十届编辑委员会成立。		
年鉴		
2011 年	10 月，中华医学会放射学分会第十三届委员会成立。	名单见前。
	12 月，中华医学会放射学分会第十三届委员会在北京组织全体常委举行了第一次常委会。	本着“继往开来，改革创新，再创辉煌”的精神，本届委员会常委决定以提高学会的学术水平为根本，努力端正学术作风，促进学科的发展，推进国际交流，使中华医学会放射学分会成为一个真正的学术团体。 会议重新确立了组织架构，讨论并通过了学组会员的遴选办法和青年委员的推选方法，以确保学会成员确实能够代表国内一流学术水平。会议还对各主任委员、副主任委员、常委进行了细致的分工，细化了各自的职责，力争在未来的三年内使学会在学术会议、继续教育和提高国际地位上有所发展。 最后，会议确定了推荐 9 个学组小组成员和组长人选的条件，同时确定推荐青年委员会委员和副主任委员人选的条件。
	印度放射学和医学成像协会(IRIA)授予祁吉教授荣誉会员称号。	印度放射学和医学成像协会(IRIA)授予祁吉教授荣誉会员称号。
2012 年	2 月，“眼耳鼻咽喉疾病 CT 和 MR 技术创新与应用”、“新型消化道支架的研发与应用”获国家科技进步二等奖。	2 月 14 日，由首都医科大学附属北京同仁医院王振常教授领衔完成的“眼耳鼻咽喉疾病 CT 和 MR 技术创新与应用”项目获得 2011 年度国家科技进步二等奖。 东南大学附属中大医院滕皋军教授、郭金和教授等联合上海长宁区同仁医院、上海交通大学以及南京微创医学科技有限公司等单位开展的“新型消化道支架的研发与应用”技术研究成果获颁 2011 年度国家科技进步二等奖。
	3 月，中华医学会放射学分会创办 CARE(China Advanced Radiological Education)继续医学教育项目。	3 月，本着普及基础教育、规范诊断报告、提高各级人员尤其是基层医院影像科医生临床诊断水平的基本原则，中华医学会放射学分会继续教育委员会创办 CARE(China Advanced Radiology Education)继续教育项目，将多年影像学领域的成果加以综合，惠及基层，帮助基层放射科医生更好地为临床服务。依托相关省市医学会、放射学分会，第一期项目：中枢神经系统课程影像诊断新进展学习班设徐州、东莞站，邀请中华医学会放射学分会主任委员、复旦大学副校长冯晓源教授等多位国内知名放射学专家先后在江苏徐州医学院附属医院、广东东莞市人民医院作专题学术讲座。
	4 月，中华医学会放射学分会第十四届全国神经和头颈部放射学术会议暨重庆市医学会第七届放射学术会议在重庆召开。	4 月 5—8 日，由中华医学会放射学分会神经头颈学组、重庆市医学会放射专业委员会主办，第三军医大学大坪医院野战外科研究所、重庆医科大学附属第二医院承办的中华医学会放射学分会第十四届全国神经和头颈部放射学术会议暨重庆市医学会第七届放射学术会议在重庆举行。中华医学会放射学分会冯晓源主任委员等领导和来自全国神经头颈放射学以及相关领域的 500 多名国内外专家学者参加了本次会议。会议主要围绕着神经与头颈部影像学临床诊断与治疗，以及相关图像处理技术等最新的研究进行了报告，同时还涉及胸心及乳腺影像、腹部影像、脊柱四肢影像等方面的学术报告。

续表

	5月，中华医学会放射学分会第十四届全国骨关节影像学术会议在山东青岛召开。	5月10—13日，中华医学会放射学分会骨关节专业学组和《中华放射学杂志》编辑委员会主办的中华医学会放射学分会第十四届全国骨关节影像学术会议在山东青岛召开。来自全国26个省市、自治区的代表和部分特邀专家400余人参加了会议。德国海德堡大学医院的G. Noeldge教授和Kloth博士应邀参会交流。大会开展专题讲座18个，从172篇学术论文中选取28篇进行大会交流，介绍推广了2项新技术。会议从不同层面展示了一年来骨关节影像领域的新进展、新技术应用和临床经验总结，包括能谱CT、MR新技术在骨肌系统的应用，遗传代谢性疾病、早期类风湿性关节炎、疲劳骨折、成骨及软骨类肿瘤、脊柱常见病的影像诊断方法。会议还进行了有奖读片活动，代表们参加踊跃。
	5月，第十五届全国腹部医学影像学会议在广西桂林召开。	5月17—20日，由中华医学会放射学分会腹部专业学组主办，广西医学会放射学分会承办的第十五届全国腹部医学影像学会议在广西桂林召开。大会共收到中文论文538篇，英文论文68篇；其中专题讲座35个，大会发言34篇，参加英文比赛20篇。大会的主题是："重视个性化影像诊疗，重视影像与临床联系"。大会设立的学术交流形式为开幕主题演讲、"原发性肝癌"影像-病理-临床专题论坛；泌尿生殖系统疾病影像学、腹部空腔性脏器疾病影像学、影像新技术及对比剂在腹部检查中的应用等专题讲座与论文交流、首届腹部学组影像学优秀青年学者奖论文交流、腹部疑难病例专家读片分析、"优维显"杯中青年英文论文演讲比赛等。本次大会是一次加强全国放射学界同道的学术交流、促进腹部影像学繁荣与发展的学术盛会。会议同时启动了腹部学组优秀青年学者基金项目。
	5月，李麟荪教授荣获"2012年亚太心血管介入大会"金奖。	5月30日—6月2日，第十届亚太心血管介入（The Asia Pacific Society of Cardiovascular and Interventional Radiology（APSCVIR）在日本神户召开。会议期间，日本第41届介入放射学会（Japanese society of Interventional Radiology，JSIR）年会；第11届介入放射与血管成像新技术国际论坛（International symposium on Interventional Radiology & New Vascular Imaging，ISIR）同期举行。对为亚太地区国家介入放射学事业做出杰出贡献的四位专家授予金牌奖章。他们分别是，Hideo Uchida教授（日本）；Ryusaku Yamada教授（日本）；李麟荪教授（中国）；Kenneth Thomson教授（澳大利亚）。
	7月，中华医学会放射学分会分子影像学组成立。	7月5—7日，由中华医学会放射学分会分子影像学组主办，黑龙江省医学会放射学分会、哈尔滨医科大学附属第四医院承办的中华医学放射学分会分子影像学组成立大会暨第五届中国分子影像学高峰论坛在黑龙江哈尔滨举行。第一任分子影像学组组长为哈尔滨医科大学附属第四医院申宝忠教授。
	10月，戴建平当选美国医学科学院外籍院士。	10月15日，美国医学科学院在华盛顿宣布新增70名院士和10名外籍院士，其中，戴建平入选新一批外籍院士。成为继巴德年（1999年）、陈竺（2007年）、刘德培（2008年）、韩启德（2011年）之后入选美国医学科学院来自中国的又一外籍院士。
	10月，中华医学会放射学分会第十九次学术会议在四川成都召开。	10月18日—21日，中华医学会放射学分会第十九次学术会议于在四川成都新国际会展中心如期举行。本次大会的主题是"医学影像学的未来及我们的责任"。此次大会汇集了来自全国各省直辖市自治区、新疆建设兵团、港、澳、台地区，以及欧美、印度等国家和地区的放射学工作者、影像设备及对比剂厂商代表共3000余人参加了本次会议，正式注册参会者2820人；收到投稿论文3136篇，围绕本次大会主题安排了8个主题讲座，专家讲座220个，大会发言236个，壁报177个，疑难病例讨论12场，RSNA中选文章英语演讲比赛，中德会场，卫星会九场，以及图像三维后处理竞赛等学术活动。

续表

	10 月,第十届中国介入放射学学术大会在江苏南京举行。	10 月 31 日至 11 月 3 日,由中华医学会放射学分会介入学组主办的第十届中国介入放射学学术大会暨 2012 国际栓塞会议(Best-GEST2012)在江苏南京国际展览中心召开。大会首次联合国际栓塞会议(Best-GEST2012)共同举办 2012 国际栓塞会议,是一次国内外学术交融的盛会。大会汇集了来自海内外介入学界的数十位知名专家学者,共有 2000 余名代表参会。围绕 28 个主题设立了 166 个专题讲座,涵盖了放射学、影像学、血管外科、神经内外科、肿瘤学、护理学等六大领域。
	11 月,第五届国际艾滋病临床影像学术会议在北京召开。	11 月 9—13 日,中国性病艾滋病防治协会艾滋病影像学组,中华医学会热带病寄生虫病分会感染与传染病影像学筹备组主办,首都医科大学附属北京佑安医院承办的第五届国际艾滋病临床影像学术会议暨第三届感染与传染病影像学术会议在北京国家会议中心召开。北京佑安医院作为国内收治第一例艾滋病感染者的三级甲等综合性医院,通过多年的临床诊治和科学研究,在临床及影像学方面积累了宝贵的经验。本次会议的召开为感染与传染病影像学的交流、发展搭建国际平台。
	12 月,中华医学会放射学会分会头颈学组成立。	12 月,第十一届头颈部影像学进展学术研讨会在上海隆重召开。会上成立中华医学会放射学分会头颈学组。大会围绕头颈部影像诊断和治疗进展技术的临床应用等各个方面的临床与基础医学的新进展展开了广泛而深入的交流。
2013 年	3 月,刘玉清院士 90 华诞暨从医从教 65 周年庆典举行。	3 月,北京阜外心血管医院举行刘玉清院士 90 华诞暨从医从教 65 周年庆典。同年,人民军医出版社出版《学海无涯:纪念刘玉清院士从医执教 65 周年暨 90 华诞画册》。
	3 月,中华医学会放射学分会腹部学组组团参加第 4 届亚洲腹部放射医学大会。	第 4 届亚洲腹部放射医学大会(The 4th Asian Congress of Abdominal Radiology,ACAR 2013)于 2013 年 3 月 22—24 日在中国台湾地区台北及高雄召开。中华医学会放射学分会腹部学组倡议并组织国内从事腹部影像学及相关领域工作的同仁,以组团形式参加了这次大会,大陆注册参会人数 88 人;周诚教授、章士正教授和宋彬教授分别担任会议主持工作,大会发言 20 余人次,展板 50 余个。
	4 月,中华医学会放射学分会代表团参加美国伦琴射线学会年会。	4 月 14 日—18 日,国际上最早成立的放射专业学术团体(1900 年成立):美国伦琴射线学会(American Roentgen Ray Society,ARRS,即美国放射学会)年会在美国华盛顿召开。应 ARRS 的邀请,中华医学会放射学分会冯晓源主任委员和学会常委兼副秘书长宋彬教授赴美出席年会,并就中美双方学会的交流与合作进行了深入和细致的讨论。中美双方均肯定了提升交流和合作的重要意义,表达了加强双边合作和推进学术交流的强烈愿望,并达成全球伙伴学会(Global Partner Society Program)合作框架。
	5 月,中华医学会放射学分会第十五届全国神经放射学学术会议举行。	5 月 10—12 日,中华医学会放射学分会第十五届全国神经放射学学术会议暨天津市医学会 2013 年度放射学学术会议在天津召开。
	5 月,中华医学会放射学分会第十六届腹部影像学学术年会在湖南长沙举行。	5 月 16—19 日,由中华医学会放射学分会腹部学组主办、湖南省医学会放射学专业委员会承办的 2013 年中华医学会第十六届腹部影像学学术年会在湖南省长沙市融程花园大酒店召开。会议以“交流、合作与发展”为宗旨,以“安全与规范”为主题,就腹部影像安全、规范化扫描技术及影像诊断展开重点论述。会议同步举办第一届南方医学影像论坛及第一届潇湘医学影像论坛,大会还邀请二十多名放射领域的知名专家作专题讲座。

续表

	5、6月，中华医学会放射学分会第二期CARE继续教育项目心胸系统培训班举办。	5月24—26日、6月1—2日，中华医学会放射学分会继续教育委员会在2012年成功创办CARE(China Advanced Radiology Education)继续教育项目第一期的基础上，续办项目第二期：心胸系统培训班设无锡、成都站。
	6月，中华医学会放射学分会第十五届全国骨关节影像学术会议在河北承德召开。	6月14—16日，由中华医学会放射学分会骨关节专业组，《中华放射学杂志》编辑委员会主办、承德医学院附属医院承办的第十五届全国骨关节影像学术会议暨全国关节疾病影像诊断学习班在河北承德举行。会议主要议题是“骨关节影像学科研与写作”。会议邀请国内外相关期刊、科研机构等相关知名专家就科研选题、设计、实施、论文写作等进行专题讲座，并就如何提升我国骨关节影像学科研水平进行讨论，探讨骨关节影像科研方向、改善科研思路和方法，以促进骨关节影像学的发展，还邀请相关专家就骨关节疾病影像诊断最新进展进行系列讲座。期间，还召开中华医学会放射学分会骨关节专业学组工作会议。
	6月，中华医学会放射学分会第十三届全国磁共振学术大会暨海外华人医学磁共振成像学会2013年会、国际医学磁共振学会论坛在浙江杭州召开。	6月27—30日，由中华医学会放射学分会磁共振学组和国际医学磁共振学会(International Society for Magnetic Resonance in Medicine，ISMRM)、海外华人医学磁共振成像学会(Oversea Chinese Society of Magnetic Resonance in Medicine，OCSMRM)联合主办，浙江省医学会和浙江大学附属二院放射科承办的中华医学会放射学分会第十三届全国磁共振学术大会暨海外华人医学磁共振成像学会2013年会、国际医学磁共振学会论坛在杭州浙江省人民大会堂召开。本次大会共收到自由投稿550多篇，大会选取专家讲座126篇、大会发言67篇，展板67篇。内容涵盖磁共振基础研究、图像处理信息提取、磁共振最新技术临床转化应用、SCI论文投稿和疑难病例精彩分析等各方面，代表了磁共振发展和应用的国际前沿方向。中华医学会放射学分会主任委员冯晓源教授、来自德国University Medical Center Freiburg的Juergen Hening教授和复旦大学副校长冯晓源教授分别作了大会主题报告。
	7月，第四届全国心脑血管病影像诊断和介入治疗新进展学术研讨会在河南郑州召开。	7月19—21日，由《中华放射学杂志》编辑部和河南省医师协会放射医师分会共同主办、河南省人民医院承办的第四届全国心脑血管病影像诊断和介入治疗新进展学术研讨会暨河南省放射医师年会在河南郑州市嵩山饭店隆重召开。会议到会400余人。会议主题包括“心、脑血管疾病的影像诊断”及神经介入专题。中华医学会杂志社姜永茂社长、《中华放射学杂志》总编辑郭启勇教授以及国内放射学界知名的专家莅临大会，并做了精彩的授课。
	8月，中华医学会放射学分会第一届全国分子影像学学术会议在黑龙江哈尔滨召开。	8月2—4日，由中华医学会放射学分会分子影像学组主办，黑龙江省医学会放射学分会、哈尔滨医科大学附属第四医院承办的中华医学会放射学分会第一届全国分子影像学学术会议暨第六届中国分子影像学高峰论坛在哈尔滨医学科大学附属第四医院国际会议中心举办。
	10月，中华医学会放射学分会第二十次学术会议在陕西西安召开。	10月18—20日，中华医学会放射学分会第二十次学术会议在陕西西安召开。本次大会共收到学术论文2927篇，正式注册代表2700多人，包括国内29个省市自治区的参会人员超过3500人。还有中国台湾、中国香港，德国、印度、美国、韩国、澳大利亚、瑞典等国家和地区的放射学同仁20多人。本次学术大会共设腹部、心胸、磁共振、神经、骨关节、头颈、介入、儿科、分子成像、乳腺、信息化和感染12个分会场。安排专题讲座274场，大会发言299场，学术展板213块，参会企业32家。本次大会主题是“质控与安全”。大会主题发言冯晓源主任委员发表了题为“影像医学的质控和安全”的主题发言。围绕会议主题，国际放射质量网的主席Lawrence Lau教授，做了“放射学质量和安全：新兴的挑战和改善机会”；西安交通大学第一附属医院李旭院长做了“影像学检查安全与服务模式思考”；韩国放射学会的代表韩国庆熙大学放射科Dong-Wook Sung教授做了“在放射学检查中减少辐射剂量”的发言，中华医学会影像技术分会石明国主任委员做了“规范安全，关爱生命”发言。

续表

	10 月,成立中华医学会放射学分会质控管理与安全小组。	中华医学会放射学分会质控管理与安全小组在 2013 年西安全国放射年会上由冯晓源主任委员提议成立,学组建立的宗旨是加强中华医学会放射学分会会员单位的质量环节控制和日常工作安全建设,提升学科建设内涵,使每个学科的管理和建设更加规范和标准,并朝着“标准、安全、有效、有序”的目标发展。目前已经召开小组全体委员会一次,研讨会一次,确定了组长和副组长的分工,明确了今后的工作目标。
	德国放射学会授予郭启勇教授荣誉会员称号。	由于中华医学会放射学分会前任主任委员郭启勇教授的卓越学术造诣和对中德放射学界密切学术交流的杰出贡献,德国放射学会授予郭启勇教授荣誉会员的称号。
	11 月,中华医学会放射学分会参加中国香港放射科医学院年会。	应香港放射学院及其主席 Law Chun Key 医生邀请,中华医学会放射学分会梁长虹副主任委员及放射学分会分子影像学组委员刘再毅副教授赴香港参加了第 21 届香港放射科医学院年会暨第五届英国皇家放射学家协会 & 香港放射学家协会联合会议。
2014 年	1 月,“双能量 CT 的临床应用与技术创新”获中华医学科技奖一等奖。	1 月 8 日,中华医学科技奖颁奖大会在北京会议中心举行,全国人大常委会副委员长、中华医学会会长陈竺等领导出席会议并颁奖,南京军区南京总医院医学影像科主任、中华医学会放射学分会常委、中华医学会放射学分会磁共振学组组长卢光明教授主持的项目“双能量 CT 的临床应用与技术创新”获中华医学科技奖一等奖,这是我国放射学界获得的首个中华医学科技奖一等奖。
	1 月,“心脑血管病关键 CT 技术的应用与创新”荣获国家科学技术进步奖二等奖。	1 月 10 日,国家科技奖励大会在北京人民大会堂举行,习近平、李克强、张高丽、刘延东等党和国家领导人出席会议并为获奖代表颁奖。此次奖励大会共授奖 10 位科技专家和 313 项成果。南京军区南京总医院医学影像科主任、中华医学会放射学分会常委、中华医学会放射学分会磁共振学组组长卢光明教授主持的项目“心脑血管病关键 CT 技术的应用与创新”荣获 2013 年度国家科学技术进步奖二等奖,这是放射学界荣获的又一个国家科学技术进步奖。
	3 月,中华医学会放射学分会头颈学组 2014 年学术年会在天津召开。	3 月 14 日—17 日,由中华医学会放射学分会头颈学组和《中华放射学杂志》编辑部主办,天津人民医院承办的中华医学会放射学分会头颈学组 2014 年学术年会在天津召开。本次会议的主题“质量与规范”,结合主题邀请国内著名专家进行专题讲座,内容涉及头颈部影像扫描诊断规范,新技术的临床应用等,重点讲解和讨论头颈部临床对影像学的需求、临床和影像学进展、存在的问题和未来发展方向。
	3 月,中华医学会放射学分会第十三次全国儿科放射学会议在广东深圳举行。	3 月 20—23 日,由中华医学会放射学分会儿科学组主办,深圳市儿童医院、深圳市医学会放射学专业委员会、广东省医学会放射学分会儿科学组承办的中华医学会放射学分会第十三次全国儿科放射学会议在广东深圳举行。600 余名代表参加,收到论文 300 余篇,举办专题讲座 32 个。
	4 月,第十六届亚洲骨放射学会年会、中华医学会放射学分会第十六届全国骨关节影像学术会议在北京举行。	4 月 24—25 日,由北京积水潭医院承办的第十六届亚洲骨放射学会年会(AMS)在北京国际会议中心先期举办,邀请了 40 余位国外专家进行学术交流,为中国和亚洲其他国家骨放射学同行提供良好的交流机会。 4 月 26—27 日,由中华医学会放射学分会骨关节专业学组、《中华放射学杂志》编辑部主办,北京市医学会放射学分会、北京积水潭医院承办的第十六届全国骨关节影像学术会议暨第八届肌骨影像论坛在北京国际会议中心举办,参会代表涵盖国内 23 个省区市 300 余人。
	5 月,冯晓源教授被授予美国伦琴射线放射学会荣誉会员称号。	5 月,美国伦琴射线放射学会年会在加利福尼亚州圣迭戈市举行,中国复旦大学副校长、中华医学会放射学分会主任委员冯晓源教授在会上被该学会授予荣誉会员称号。美国伦琴射线放射学会(American Roentgen Ray Society, ARRS),是美国历史最悠久的放射学会组织,也是美国放射学精英的顶尖学术交流平台。

续表

	5月，中华医学会放射学分会第十七届腹部影像学学术年会在河南郑州举行。	5月15—19日，由中华医学会放射学分会腹部学组主办，河南省医学会及河南省医学会放射学分会承办的中华医学会放射学分会第十七届腹部影像学学术会议在河南省郑州市召开，参加会议代表1200余人，国内外著名专家作专题讲座74场次，316篇论文进行多种形式的交流。
	6月，中华医学会放射学分会第二届全国分子影像学学术会议在上海举行。	5月31日—6月1日，由中华医学会放射学分会分子影像学组主办，上海市第一人民医院承办的“中华医学会放射学分会第二届全国分子影像学学术会议”在上海第一人民医院南院国际会议中心举行。本次大会邀请国内外著名分子影像学者、973首席科学家等知名专家做专题报告。讲座专题包括：分子影像学进展、趋势；肿瘤分子影像学研究（分子探针合成及活体多模态成像）；载体，药物，水通道蛋白分子与细胞成像；转化分子影像学：基因治疗及细胞热疗的分子影像学研究；脑网络与功能研究。
	6月，第八届中国放射青年医师学术论坛在重庆召开。	6月6日—9日，由《中华放射学杂志》编辑部和中华医学会放射学分会青年委员会共同主办、重庆医科大学附属第一医院承办的第八届中国放射青年医师学术论坛在重庆市召开。来自国内29个省区市共计300余名代表参会。本次会议的主题“分子影像与跨学科合作”，会议邀请了国内外著名专家，就分子影像与跨学科合作相关问题进行多角度对话和探索，为广大与会同行带来一场国际前沿、高水平的学术交流，同时设立了中英文优秀论文评比、博士论坛来增加交流的广泛性，为进一步推动我国分子影像的临床应用与研究，加强跨学科合作提供一个交流的平台。
	6月，第十一届中国介入放射学学术大会在湖南长沙召开。	6月12—15日，由中华医学会放射学分会介入学组主办、湖南省人民医院承办的第十一届中国介入放射学学术大会在湖南长沙召开。本次大会邀请到包括美国、日本、韩国、新加坡、中国台湾地区等国内外众多介入放射学专家、代表参会。会议涵盖了介入放射学领域的所有学科，参会人数近3500人，设有265个大会发言，共有7个分会场，首次设立介入医学发展论坛及介入护理论坛。大会期间成立学组下五个专业委员会，并设有青年医师英文演讲大赛等。
	6月，第十四届全国磁共振学术大会暨海外华人医学磁共振成像学会2014年会在湖南长沙举行。	6月26—29日，第十四届全国磁共振学术大会暨海外华人医学磁共振成像学会2014年会在湖南省长沙市省政府会议中心及融程花园酒店隆重召开。本次大会由中华医学会放射学分会磁共振学组、湖南省医学会共同主办，湖南省医学会放射学专业委员会承办，海外华人医学磁共振成像学会、国际医学磁共振学会协办，大会同期召开国际医学磁共振学会高峰论坛及湖南省第十六届放射学术年会。本次大会主题为“神经系统重大疾病磁共振检查与诊断”及“脑科学与磁共振”。大会期间各分会场围绕大会主题和专场主题开展了形式多样的学术交流活动。中华医学会放射学分会副主任委员金征宇教授为美国前神经放射学会主席、南加州大学徐志诚教授颁发“中华医学会放射学分会磁共振学组荣誉委员”证书。
	8月，《刘玉清院士集》出版。	8月，《中国医学院士文库》分册之一《刘玉清院士集》由人民军医出版社出版。刘玉清是我国心血管放射影像学主要创建人，放射医学界首位中国工程院院士。《刘玉清院士集》由六部分组成。第一部分奋斗历程，介绍了院士的主要经历和事业发展的宝贵经验；第二部分学术贡献，包括院士的主要学术论文、学术著作以及学术年表等，反映了院士在理论创新和技术进步方面的主要成果及其价值；第三部分治学之道，阐述了院士的创新意识、严谨作风和刻苦精神；第四部分大师风范，记载了院士在培养人才和团队建设上为人师表的生动事例；第五部分社会影响，汇集了社会各界对院士学术成果和先进事迹的评价和赞誉；第六部分人生风采，以丰富的图片资料展示了院士在不同时期工作、讲学、国际交流、社会活动和业余生活等方方面面的风采。全书充分诠释了刘玉清院士的学术成就、学术思想和学术风范，可供广大医学工作者，特别是从事医学影像学临床、科研、教学的专业人员学习、借鉴。

续表

	10月,《中国放射百年史》出版。	10月,中华医学会放射学分会主任委员冯晓源担任编辑委员会主任委员和主审,赵斌、夏宝枢为主编,集全国放射界之力编写的《中国放射百年史》由山东教育出版社出版。首次全景式记录中国影像医学的世纪历程。
	10月,中华医学会放射学分会第二十一次学术会议在北京召开。	10月16—19日,中华医学会放射学分会第二十一次全国放射学学术会议在北京国际会议中心召开。本次大会将邀请国内外知名放射学专家到场作专题学术报告,并分设高端学术论坛、继续教育讲座和大会学术交流、疑难病例读片比赛及青年委员英语比赛等多种形式的学术活动。会议期间的10月18日,中华医学会放射学分会第十四届委员会成立,徐克教授接任新一届主任委员。还举行了《中华放射学杂志》编委会会议。
	10月,《中华放射学杂志》第十届编辑委员会成立。	详见第七篇:中国放射影像学期刊。

表2-14　第十四届委员会大事记

中华医学会放射学分会第十四届委员会(2014—2017年)

主任委员:徐克
前任主任委员:冯晓源
候任主任委员:金征宇
副主任委员:滕皋军　刘士远　梁长虹　李坤成
常务委员(按姓氏拼音排序):
陈敏　程敬亮　冯晓源　郭佑民　韩萍　贾文霄　姜卫剑　金征宇　李坤成　梁长虹　刘士远　卢光明　申宝忠　宋彬　滕皋军　王培军　王振常　徐克　于春水　袁慧书　曾蒙苏　张辉　周纯武
委员(按姓氏拼音排序):
陈敏　程敬亮　程英升　崔进国　单鸿　冯晓源　龚启勇　郭启勇　郭顺林　郭佑民　郭玉林　韩萍　洪楠　胡道予　宦怡　贾文霄　江新青　姜卫剑　焦俊　金征宇　李澄　李欣　李建军　李坤成　李子平　梁长虹　刘挨师　刘士远　刘玉林　龙莉玲　卢光明　罗天友　罗娅红　马祥兴　申宝忠　沈文　史大鹏　宋彬　宋法亮　孙钢　滕皋军　王维　王培军　王振常　伍建林　鲜军舫　徐克　徐文坚　严福华　杨维竹　银武　于春水　余永强　袁慧书　袁建华　曾蒙苏　曾献军　张辉　张敬　张惠茅　张敏鸣　张伟国　张小明　张雪宁　张永海　赵卫　周纯武
秘书长:陈敏
工作秘书:戴旭　张立娜　李春媚

主要工作

1. 中华医学会放射学分会规范建设上台阶,通过成立了中华医学会放射学分会国际讲师团及首批成员名单,通过《放射学会正副主委及各专委会主委工作汇报与考评办法(试行)》;
2. "多功能分子成像肿瘤诊疗关键技术及应用"、"脑动脉瘤及相关血管无创成像和微创治疗新技术的研究及其临床应用"、"中枢神经系统重大疾病CT/MRI关键技术的创新与临床应用"先后荣获国家科技进步奖二等奖。"磁共振影像学分析及其对重大精神疾病机制的研究"获国家自然科学奖二等奖;
3. 建立健全放射学会的奖励制度,制订通过《中华医学会放射学分会建立奖励制度的初步方案》:首次设立《中华放射学会年度金奖》;
4. 牵头金砖五国的放射学会首次会晤,并计划成立"金砖国家放射学联盟";筹建"一带一路"影像联盟;
5. 组织编印《中华医学会放射学分会成立80周年纪念册》。

年　鉴

2014年	10月,中华医学会放射学分会第十四届委员会成立。	名单见前页。
	11月,金征宇教授荣获北美放射学会(RSNA)的荣誉会员称号。	11月,中华医学会放射学分会候任主任委员金征宇教授荣获北美放射学会(RSNA)授予的北美放射学会杰出奖和荣誉会员称号,从而成为中国第四位获此殊荣的放射专家。

续表

2015 年	1 月，“多功能分子成像肿瘤诊疗关键技术及应用”、“脑动脉瘤及相关血管无创成像和微创治疗新技术的研究及其临床应用”获国家科技进步二等奖。	1 月 9 日，中共中央、国务院在北京隆重举行国家科学技术奖励大会。哈尔滨医科大学附属第四医院院长、国家“973 计划”项目首席科学家申宝忠教授主持的“多功能分子成像肿瘤诊疗关键技术及应用”、上海交通大学附属第六人民医院放射科李明华教授等完成的“脑动脉瘤及相关血管无创成像和微创治疗新技术的研究及其临床应用”分别荣获 2014 年度国家科技进步二等奖。
	2 月，李果珍教授百岁诞辰庆典举行。	2 月 9 日，国内外著名医学影像学家、中国放射学泰斗、北京医院放射科德高望重的老主任李果珍教授迎来百岁华诞。北京医院医学影像中心以青年医师学术论坛的形式为李老教授的寿辰举办了一场朴实而又有意义的庆祝活动。李教授也收到一份特殊的生日礼物：来自国内外放射学界的众多老朋友通过 VCR 的形式为李老带来了生日的祝福。北京医院院领导、中华医学会及中华医学会放射学分会领导、李教授的老同事及影像中心的部分同事出席了本次活动。
	3 月，中华医学会放射学分会磁共振专业委员会与韩国医学磁共振学会（KSMRM）签订平等合作协议	中华医学会放射学分会磁共振专业委员会韩国磁共振年会，与韩国医学磁共振学会（KSMRM）签订合作协议，双方同意每年互邀讲者参加年会，增进交流。
	5 月，中华医学会放射学分会第十八届全国腹部医学影像学会议在福建厦门召开。	5 月 14—16 日，中华医学会放射学分会腹部专业委员会主办，福建省医学会放射学分会、福建医科大学协和医院共同承办的中华医学会放射学分会第十八届腹部影像学学术会议福建厦门召开。大会实际参会人数达到 1500 余人，分别来自国内 27 个省、市、自治区以及韩国、新加坡等国家和地区。
	6 月，第十二届中国介入放射学学术大会在辽宁大连举行。	6 月 11—14 日，由中华医学会、中华放射学分会介入放射专业委员会主办，大连市医学会、大连医科大学附属第一医院和中国医科大学附属第一医院联合承办的第十二届中国介入放射学学术大会（2015CSIR）在辽宁大连国际会议中心举行。
	6 月，中华医学会放射学分会前任主任委员郭启勇教授荣获亚洲腹部放射学会 ASAR 金奖（Gold Medalist）。	6 月 18—21 日，在日本滨松举行的第五届亚洲腹部放射学会年会（Asian Congress of Abdominal Radiology，ACAR 2015）上，中华医学会放射学分会前任主任委员郭启勇教授荣获亚洲腹部放射学会（Asian Society of Abdominal Radiology，ASAR）金奖（Gold Medalist）。
	6 月，中华医学会放射学分会第十五届全国磁共振学术大会、海外华人医学磁共振协会 2015 年年会、国际医学磁共振学会论坛在湖北武汉召开。	6 月 26 日至 6 月 28 日，中华医学会放射学分会第十五届全国磁共振学术大会、海外华人医学磁共振协会 2015 年年会、国际医学磁共振学会论坛在湖北武汉召开。大会设立脑功能、腹部（肝脏和胰腺）、骨肌和 MR 新技术、OCSMRM、消化和盆腔、心脏和大血管、胸部和乳腺等分会场，共 175 位专家从各自的研究领域出发，发表了精彩的演讲。实际参会人数近 3000 人。共有 190 位海内外著名磁共振和影像学专家莅临现场，其中海外专家 41 人。
	7 月，中华医学会放射学分会第十七届全国骨关节影像学术会议在山西太原召开。	7 月 10—13 日，由中华医学会、中华医学会放射学分会骨肌专业委员会主办，山西放射学分会、山西医科大学第二医院承办的第十七届全国骨关节影像学术会议在山西太原举行。会议设置专家讲座、大会交流、病例讨论、论文展板、英文论文演讲比赛等多种形式的学术交流，内容涵盖国内外最近科研进展、临床病例实践。盛况空前，参会人员 600 余人。
	7 月，中华医学会放射学分会第十七届全国神经放射学学术会议在甘肃兰州举行。	7 月 31 日—8 月 2 日，由中华医学会、中华医学会放射学分会神经放射专业委员会主办，甘肃省医学会放射学分会、兰州大学第二医院承办的中华医学会放射学分会第十七届全国神经放射学学术大会暨甘肃省第六届磁共振学术年会在甘肃兰州市召开。来自全国的 700 多位代表参加会议。

续表

	9月，中华医学会放射学分会第二十二次学术会议在黑龙江哈尔滨召开。	9月17—20日，由哈尔滨医科大学附属第四医院承办的中华医学会放射学分会第二十二次学术会议在黑龙江哈尔滨召开。为期三天的会议，呈现了中外医学影像学最前沿的研究进展及各类学术信息，吸引了5000余名中外学者参会。这是首次在东三省举办的全国性放射学术盛会。
	10月，中华医学会放射学分会第三届全国分子影像学学术会议在广东汕头召开。	10月16—18日，中华医学会放射学分会第三届全国分子影像学学术会议在广东汕头市举行。会议邀请了中国科学院数学与物理研究所叶朝辉院士、东南大学医学院院长滕皋军教授、中国科学院自动化研究所田捷教授、美国华盛顿大学（西雅图）医学院杨晓明教授等60余位国内外著名分子影像学专家。全国300余位分子影像学专家、同道及影像科医师参加了本次会议。
	10月，中华医学会放射学分会质量管理与安全管理专业委员会首届高峰论坛在江苏南京举行。	10月23—25日，中华医学会放射学分会质量管理与安全管理专业委员会主办的首届高峰论坛暨第9届全国功能神经影像及分子影像学习班在南京军区南京总医院举行，应邀出席会议的有中华医学会放射学分会主任委员徐克教授、副主任委员刘士远教授、秘书长陈敏教授、副秘书长胡道予教授、中华医学会继续教育部教材编写处左力主任、《中华放射学杂志》编辑部高宏主任、美国NIH陈小元教授、中科院高能物理所单保慈教授，国家自然基金委李恩中处长，美国南加州大学Chi-shing Zee、John Go，中科院深圳先进技术研究院郑海荣教授，以及质量管理与安全管理专业委员会委员等近70位专家与会。
	11月，中华医学会放射学分会第十三届全国心胸影像学术大会在湖南长沙召开。	11月5—8日，中华医学会放射学分会第十三届全国心胸影像学术大会在湖南长沙召开。本次大会的主题是“精准规范与心胸影像”。大会共收到400多篇科研论文，53篇英文论文，其中50多篇论文进行了口头交流。参会人数超过1000人。
	11月，中华医学会放射学分会传染病放射学专业委员会成立大会在河南郑州举行。	11月6—8日，中华医学会放射学分会第一届传染病影像会议和第八届国际艾滋病临床影像学会议暨第六届全国感染病影像学术会议在河南省郑州市举行。11月7日举行中华医学会放射学分会传染病放射学专业委员会成立大会，北京佑安医院李宏军教授任首任主任委员。本次会议邀请了国内知名放射学专家到场做专题学术报告，并分设高端学术论坛、大会学术交流、疑难病例讨论、英文会场等多种形式的学术活动。
	11月，中华医学会放射学分会首次在北美放射学会（RSNA）年会设专有展台。	11月，北美放射学会（RSNA）迎来百年盛典，中华医学会放射学分会第一次在RSNA年会设立自己专门展台。来自全国各大医院放射科的25位青年才俊们加入了志愿者团队，先后接待了来自美国、加拿大、以色列、阿根廷、刚果、尼泊尔、日本等60多个国家300余位放射学同仁。
	11月，中华医学会放射学分会主任委员徐克倡议建立“金砖五国”放射学国际交流组织。	11月，在北美放射学会（RSNA）年会期间，中华医学会放射学分会主任委员徐克倡议建立“金砖五国”（中国、俄罗斯、印度、巴西、南非）放射学国际交流组织。“金砖五国”的放射学组织负责人举行了首次会晤，达成多项共识。
	12月，中华放射学会第一届放射护理学术大会在湖南长沙召开，中华医学会放射学分会放射护理专业委员会成立。	12月17—19日，中华放射学会第一届放射护理学术大会暨全国首届介入专科护理规范化高峰论坛在湖南长沙华天大酒店成功举办。会议由中华医学会放射学分会主办，湖南省医学会、湖南省人民医院承办，中国医科大学附属第一医院、东南大学附属中大医院、第二军医大学第一附属医院、山东省医学影像学研究所协办。包括主题演讲和介入专科护理论坛、影像诊断护理论坛共计44个议题。参加本次大会的有来自全国各地的代表近2000人。大会征文收到投稿132篇，收录论文126篇，通过专家两轮盲审，10篇优秀论文获奖并在会上交流。 会议期间，宣布正式成立中华医学会放射学分会放射护理专业委员会，下设青年学组、放射诊断护理学组、介入病房护理学组和介入手术护理学组四个亚专业学组。湖南省人民医院秦月兰担任主任委员。

续表

2016 年	1 月,“磁共振影像学分析及其对重大精神疾病机制的研究”获国家自然科学奖二等奖、“中枢神经系统重大疾病 CT/MRI 关键技术的创新与临床应用”获国家科技进步奖二等奖。	1 月 8 日,中共中央、国务院上午在北京隆重举行国家科学技术奖励大会。由四川大学华西医院放射科龚启勇教授带领四川大学和北京师范大学科研人员组成的联合研究团队,在国家自然科学基金及其他项目的资助下,经过 10 年的努力攻关,完成项目“磁共振影像学分析及其对重大精神疾病机制的研究”,获 2015 年度国家自然科学奖二等奖。这是放射影像领域首个国家自然科学奖。复旦大学附属华山医院耿道颖等完成的“中枢神经系统重大疾病 CT/MRI 关键技术的创新与临床应用”荣获 2015 年度国家科技进步奖二等奖。该成果属于医学影像学在神经科学领域的应用,项目组历经 16 年的摸索与实践,建立了诊断中枢神经系统重大疾病的 CT 和 MRI 关键技术,并创新性地应用于临床。
	1 月,中华医学会放射学分会国际讲师团成立。	1 月 9—10 日,中华医学会放射学分会在江苏苏州召开了第十四届二次全委扩大会会议,宣布中华医学会放射学分会国际讲师团成立。团长:李坤成教授;副团长:龚启勇教授、于春水教授;秘书长:张敏鸣教授;秘书:刘婷教授、杨琪教授。国际讲师团组成专家原则上按照预先制定的选拔条件由各专委会推荐产生。
	1 月,通过《放射学会正副主委及各专委会主委工作汇报与考评办法(试行)》,并首次进行考评。	1 月,在中华医学会放射学分会放射学会常委扩大会上,通过《放射学会正副主委及各专委会主委工作汇报与考评办法(试行)》,并首次进行了放射学会正副主委及各专委会主委考评工作。
	4 月,中华医学会放射学分会与美国伦琴射线放射学会(ARRS)签署三年合作协议。	4 月,中华医学会放射学分会代表团参加美国伦琴射线放射学会(ARRS)年会。19 日上午,中华医学会放射学分会代表团与美国伦琴放射学会进行第二次会晤,中放代表团由李坤成副主委带领,与 ARRS 主席 Castillo 教授共同签署了三年合作协议。
	金征宇教授获日本放射线学会(JCR)终身荣誉会员称号。	中华医学会放射学分会候任主任委员金征宇教授被日本放射线学会(JCR)授予终身荣誉会员称号。
	4 月,第十二届亚太介入放射学大会在江苏苏州举行。	4 月 21—24 日,第十二届亚太介入放射学大会(APCCVIR 2016)在江苏苏州文化博览中心召开。此次会议由亚太介入放射学会(APSCVIR)主办,东南大学附属中大医院、苏州大学附属第一医院、南京市第一医院、江苏省人民医院共同承办。来自全国介入和介入相关学科的专家、学者及其他医疗健康专业人士 4000 余人齐聚苏州。 中华医学会放射学分会主任委员徐克教授荣获会议最高荣誉:APSCVIR 金奖。该奖项是用于表彰对全球影像引导下微创治疗的发展做出杰出贡献的专家学者,获奖者由 APSCVIR 委员会提名并由成员国的代表团评选而出。
	5 月,龚启勇教授当选国际医学磁共振学会(ISMRM)资深会员。	5 月 9—13 日,第 24 届国际医学磁共振学会(ISMRM)年会在新加坡召开,四川大学华西医院的龚启勇教授当选为 ISMRM 的资深会员,成为第一个获得此 ISMRM 殊荣的中国本土学者。
	6 月,通过《中华医学会放射学分会建立奖励制度的初步方案》。	6 月 24 日,中华医学会放射学分会在上海召开第十四届五次常委扩大会会议。首次制定并通过了《中华医学会放射学分会建立奖励制度的初步方案》。决定设立《中华放射学会年度金奖》。
	6 月,《放射科质控标准与规范》研讨会在上海举行。	6 月 24—26 日,中华医学会继续医学教育教材《放射科质控标准与规范》研讨会在上海专召开。该书由中华医学会放射学分会主任委员徐克、前任主任委员冯晓源、候任主任委员金征宇任主编,中华医学会放射学分会质量管理与安全管理专业委员会负责编写。研讨会对 2016 年 3 月底形成的第 1 稿存在的问题进行广泛、深入、细致地讨论。

续表

	8月,《中华放射学会年度金奖实施方案》(试行)通过。	8月3日,在广东广州召开的中华放射学会正副主任委员会议讨论通过了《中华放射学会年度金奖实施方案》(试行)。旨在表彰为学会发展建设做出创造性贡献和在科学研究专业教育领域取得优异学术成就的老中青专家,一方面进一步调动专业队伍的积极性、主动性和创造性,激励他们承前启后,开拓进取,取得更大的成绩;另一方面增加全体影像人的凝聚力和向心力,团结合作推动中国影像学事业创新发展,走向国际前沿。
	中华医学会放射学分会被评为"中华医学会优秀专科分会"。	中华医学会放射学分会以优异的业绩获评为2016年"中华医学会优秀专科分会"。
	10月,中华医学会放射学分会第二十三次学术会议在江苏苏州召开。	10月12—26日,中华医学会放射学分会第二十三次学术会议暨中华医学会影像技术学分会第二十四次学术会议在江苏苏州举行。这是两大放射学术团体再度联手合办年会,以"合作、创新与发展"为主题,来自国内外1.2万多名专家、学者及代表出席大会,其中海外专家多达200多位;大会共收到投稿1.5万份,开设专家讲座1115场,每天44个会场同时开会。
	10月,中华放射学会首届年度金奖揭晓。	10月13日,中华医学会放射学分会第二十三次学术会议开幕式上,中华放射学会首届年度金奖揭晓。中国工程院院士、中国医学科学院阜外医院刘玉清教授与北京医院李果珍教授获得首届中华放射学会年度金奖终身成就奖,华西医院龚启勇教授获得突出贡献奖,东南大学附属中大医院居胜红教授获杰出青年奖。
	10月,"金砖国家放射学联盟"在江苏苏州成立,举行第一届第一次学术会议。	由中华医学会放射学分会倡议建立的"金砖五国"(中国、俄罗斯、印度、巴西、南非)放射学国际交流组织:"金砖国家放射学联盟"(BRICS alliance of Radiology,BAR)在中华医学会放射学分会第二十三次学术会议期间成立,并举行第一届第一次学术会议。
2017年	组织编写出版《上海放射百年发展史》。	值此中华医学会下属第一个地方医学会:上海医学会成立一百周年;而X线及其成像技术经上海传入中国也已超过一个世纪;又兼中华医学会放射学分会在上海创建八十周年,契机难得,上海市医学会放射科专科分会在前期充分准备基础上,于年初启动组织编写《上海放射百年发展史》,由人民卫生出版社出版。这是国内第一部地方放射学史,作为向上海医学会成立一百周年、中华医学会放射学分会成立八十周年及在上海举行的中华医学会放射学分会第二十四次学术会议的献礼。
	3月,中华医学会放射学分会第五届全国头颈部影像学大会在陕西西安召开。	3月8—13日,由中华医学会、中华医学会放射学分会头颈影像专业委员会、中华医学会《中华放射学杂志》编辑部主办,西安市中心医院、《实用放射学杂志》社承办,首都医科大学附属北京友谊医院、首都医科大学附属北京同仁医院、上海交通大学医学院附属第九人民医院、中国医科大学附属第一医院、天津市人民医院协办的中华医学会放射学分会第五届全国头颈部影像学大会在陕西省西安市召开。 本次会议主题为"新技术应用与临床转化",会议将围绕主题进行专题讲座和会议发言,内容既包括头颈部影像学基本解剖、检查路径、诊断思路、征象解读,又涵盖头颈部影像新技术、新进展和未来发展方向。
	4月,中华医学会放射学会第十六次儿科放射学学术会议在浙江杭州召开。	4月7—9日,由中华医学会、中华医学会放射学分会、中华医学会放射学分会儿科学专业委员会主办,浙江省医学会放射学分会、浙江大学医学院附属儿童医院、温州医科大学附属第二医院联合承办的中华医学会放射学会第十六次儿科放射学学术会议在浙江杭州召开。本次会议以"精准影像,关爱儿童"为主题,会议将邀请国内、外著名专家进行专题学术讨论,内容包括儿科影像学基本解剖、检查诊断思路、征象解读、儿科介入等切合临床实际研究课题。

续表

	4月,第十九届全国骨关节影像学术会议在浙江杭州举办。	4月14—17日,由中华医学会、中华医学会放射学分会骨肌专业委员会主办、浙江省放射学分会、浙江省人民医院和杭州师范大学附属医院承办的第十九届全国骨关节影像学术会议在浙江杭州举办。会议设置专家讲座、大会交流、REACH病例讨论、MDT讨论等多种形式的学术交流,邀请了多名国外骨关节资深专家进行讲座。
	4月,梁长虹教授当选亚洲腹部放射学会(ASAR)候任主席,四川成都获第七届亚洲腹部放射学大会举办权。	4月20—23日,第六届亚洲腹部放射学大会(Asian Congress of Abdominal Radiology,ACAR 2017)在韩国釜山举行,中华医学会放射学分会组团参会。会上为中国设立了“中国篇章”(China Chapter)专场学术交流,由中华医学会放射学分会副主任委员梁长虹教授、前任副主任委员会周诚教授担任主席,ACAR大会主席M. J. Kim教授开场致辞,中华医学会放射学分会腹部影像专业委员会主任委员宋彬教授为听众介绍了中国腹部影像的发展历史和取得的成就,曾蒙苏教授、张惠茅教授、居胜红教授和刘再毅教授做了精彩的专题讲座。在亚洲腹部放射学会(Asian Society of Abdominal Radiology,ASAR)执委会(Executive Counsel)的换届选举中,梁长虹教授当选候任主席,宋彬教授当选为章程委员会主席,居胜红教授当选为执委。ASAR执委会还决定ACAR 2019年会在中国四川成都举行。
	4月,中华医学会放射学分会第十八届神经放射学学术会议在江苏徐州召开。	4月21—23日,由中华医学会放射学分会神经放射学专业委员会主办,江苏省医学会放射学分会、徐州医科大学附属医院承办的中华医学会放射学分会第十八届神经放射学学术会议在江苏徐州召开。国内外著名专家作专题讲座,并进行多种形式的学术交流,参会代表达800余人。
	4月,筹建“一带一路”影像联盟。	4月23日,中华医学会放射学分会在北京召开了第十四届六次常委扩大会会议。为与中国建设“一带一路”大政方针接轨,推动“一带一路”放射学界文化交流,选择64个“一带一路”国家中的有代表性,并有良好的合作意愿和放射学基础的多个国家,中华医学会放射学分会发起建立“一带一路”影像联盟平台,会议明确由候任主任委员金征宇教授负责牵头筹建。
	4月,编纂《中华医学会放射学分会成立80周年纪念册》。	4月23日,中华医学会放射学分会在北京召开了第十四届六次常委扩大会会议,一致决定编纂《中华医学会放射学分会成立80周年纪念册》,并明确编写具体分工。
	4月,在国际上首次出版 *Radiology of Influenza*、*Radiology of parasitic diseases* 系统建立了流感系列疾病及寄生虫系列疾病的影像学理论体系,技术规范及诊断指南。	4月,由中华医学会放射学分会传染病放射学专业委员会主委李宏军教授领衔进行编写大纲策划及顶层设计,组织团队进行病例数据征集及编写;直接与 *Springer PG* 签订出版协议,在国际上首次出版 *Radiology of Influenza*、*Radiology of parasitic diseases* 系统建立了流感系列疾病及寄生虫系列疾病的影像学理论体系,技术规范及诊断指南。
	5月,第十九届全国腹部影像学术会议在四川成都召开。	5月18日—21日,由中华医学会放射学分会主办,四川省医学会放射学分会和四川大学华西医院承办的第十九届全国腹部影像学术会议在四川省成都市世纪城新国际会展中心召开。参会人数约2300人,囊括国内31个省、市、自治区,并有来自澳大利亚、韩国和德国等5位外籍专家到会,创下了腹部专业年会历史新高。
	6月,中华医学会放射分会质量与安全专业委员会学术研讨会在江苏南京召开。	6月2—4日,由中华医学会放射学分会、中华医学会放射分会质量与安全专业委员会主办,江苏省医学会放射学分会承办的中华医学会放射分会质量与安全专业委员会学术研讨会,中国长江医学论坛2017放射学年会暨江苏省第十八次放射学学术会议在江苏南京召开,同期还举办南京医科大学影像发展论坛。会议除进行学术交流外,还将邀请国内著名专家作专题学术报告。

续表

	6月,第三届中国放射护理大会在河南郑州召开。	6月16—18日,第三届中国放射护理大会在河南郑州国际会展中心召开,来自海内外2000余名护理同仁参加此次盛会。本次大会由中华医学会、中华医学会放射学分会、中华医学会放射学分会护理专业委员会主办,河南省人民医院、河南省肿瘤医院、郑州大学第一附属医院、河南省护理学会介入护理专科分会共同承办,以"凝聚共识,创新发展"为主题,来自国内外护理专家80余名,分别就护理管理高层论坛、规范共识标准、循证护理、品质管理、人文护理以及护理创新等相关热点作了精彩专题讲座,举行了一场关于介入护士专业能力的辩论赛;通过两轮盲审评选出的6篇优秀论文和6项护理专利在大会发言交流。
	6月,中华医学会放射学分会第十七届全国磁共振学术大会、海外华人医学磁共振学会2017年年会在山西太原举行。	6月29日—7月2日,由中华医学会、中华医学会放射学分会磁共振专业委员会主办,山西省放射学专业委员会、山西医科大学第一医院、山西医科大学医学影像学系共同承办的中华医学会放射学分会第十七届全国磁共振学术大会、海外华人医学磁共振学会2017年年会暨山西省医学会放射学专业委员会第十七届放射学学术会议在山西太原湖滨国际酒店隆重召开。本次会议以"磁共振成像检查与诊断规范、磁共振成像与智慧医疗、肿瘤的磁共振功能及分子成像"为主题,设立有主题讲座会场、继续教育讲座、海外华人医学磁共振学会会场、中日交流会场、中韩交流会场、物理工程会场、科研与写作会场、住院医师规范化培训会场、山西省放射学年会会场等多个具有主题特色的专题会场,主题讲座270场。共有234位国内外著名磁共振和影像学专家应邀出席大会并做专题讲座,正式注册代表2020人,参会代表达2600余人,创下了全国磁共振学年会参会人数的新高。
	7月,中华医学会放射学分会第八届全国乳腺影像学术会议在辽宁省大连召开。	7月21—23日,中华医学会放射学分会第八届全国乳腺影像学术会议在辽宁省大连市棒棰岛宾馆召开。本次会议主题为乳腺影像技术及诊断规范化和乳腺影像最新进展。邀请国内外著名乳腺影像学界专家做专题讲座,同时就国际、国内乳腺影像学技术的最新进展进行广泛交流。

撰稿:陈敏　审校:金征宇

第三篇

中华医学会放射学分会重要人物介绍

第一章　引　言

本篇介绍了中华放射发展史中发挥了重要作用的著名专家，所列专家均为中华医学会放射学分会第1～14届委员会担任或曾经担任过副主任委员以上职务的专家。本章所列专家简介来源有以下几种：①专家本人撰写和提供；②专家亲属或本单位医师撰写和提供；③如因各种因素无法收集到上述资料，则由编者根据以往资料整理而成。

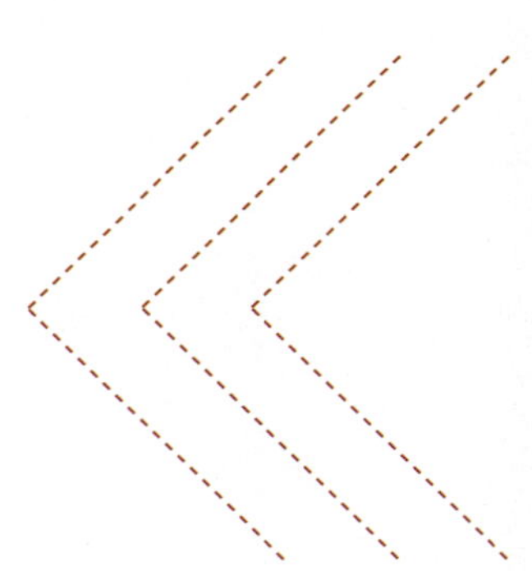

第二章 人物详介

谢志光

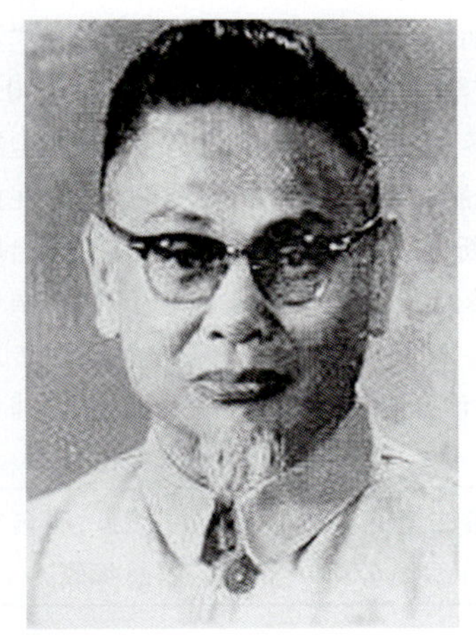

图 3-1 谢志光教授

基本情况	谢志光(1899—1967)(图 3-1,图 3-2),男,中国临床放射学家和医学教育家,中国放射学的创建、奠基人。对中国放射学的创建和发展作出巨大的贡献。在坚持医疗实践和教学的同时坚持医学科学的研究,并形成了一套完整的、独特的学术思想体系。在 X 线诊断学、放射治疗学、放射物理机械学、放射生物学、X 线检查技术等方面都有创见,并培养了大批放射学人才。
工作业绩	是第一个对中国人肠结核、长骨结核的 X 线表现提出全面、系统描述的专家,否定了国外长期认为长骨结核罕见的观点。首创一个显示髋关节后脱位的特殊投照位置,引起了国内外学者的重视,在国外称为“谢氏位”,至今仍为外国专业学者所沿用。又是我国首批报告原发性肺癌的 X 线表现的学者之一。这些研究成果,不但为国内以后对这些疾病的诊断提出了标准,在国际上也是研究这些疾病十分有价值的参考资料。 在放射治疗方面的研究也深有造诣。多年来,对恶性肿瘤的诊断和治疗作了深入的研究,特别对鼻咽癌的早期诊断、临床发展规律、晚期病例的分型分期和治疗方法等,积累了丰富的经验,持有独到的见解,深为国内外专业学者所重视。
学会兼职及贡献	曾连任 4 届中华放射学会会长、主任委员。

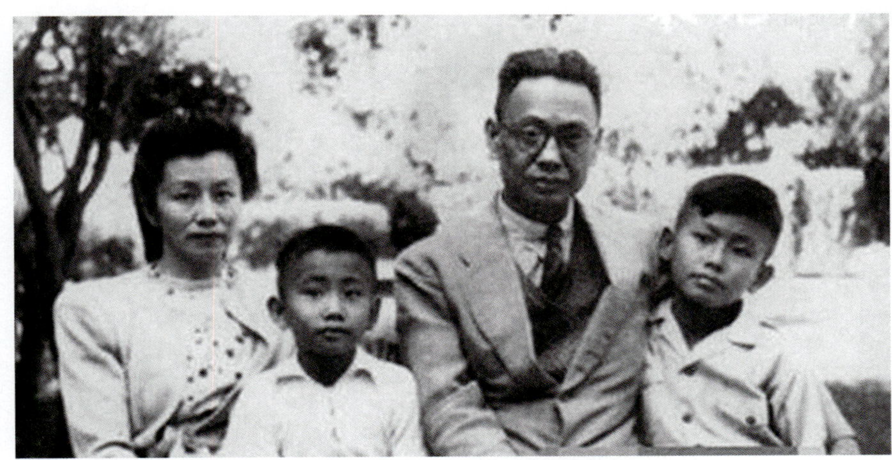

图 3-2 谢志光教授全家福

汪绍训

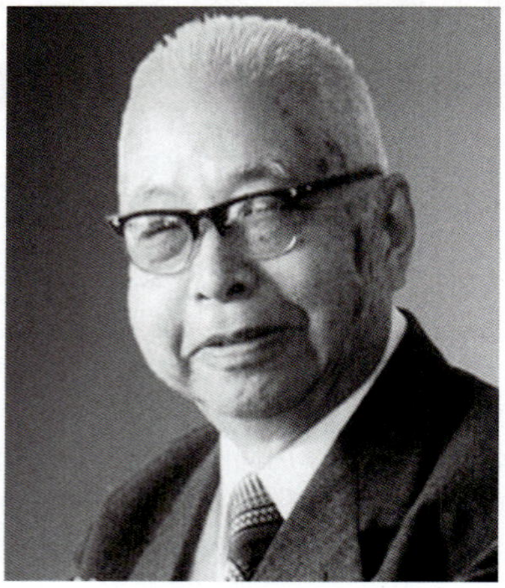

图 3-3　汪绍训教授

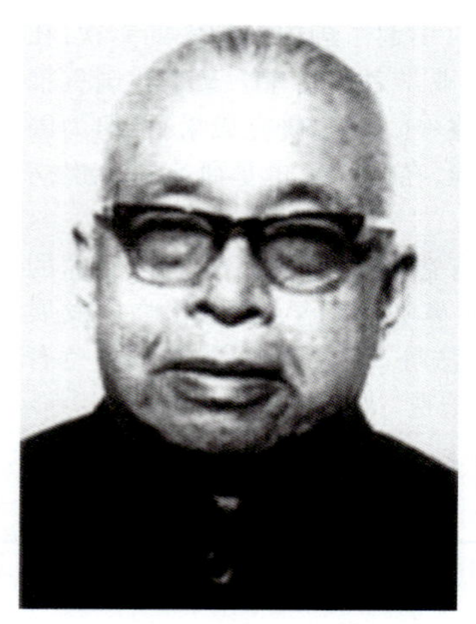

图 3-4　汪绍训教授正面照

基本情况	汪绍训(1907—1986)(图 3-3,图 3-4),男,1993 年毕业于北京协和医学院,获美国纽约州立大学医学博士学位。1939 年至 1940 年留学美国。原为北京医学院第一附属医院放射科主任,是我国著名放射学专家、临床医学教育家。曾任全国政协第六届委员会委员、卫生部医学科学委员会委员。1986 年 6 月 4 日于北京逝世。
工作业绩	1930 年代,首先发表中国人原发性支气管肺癌的 X 线诊断特点的论文,提出可以用 X 线早期发现肺癌,从而达到早期治疗的目的。1950 年代初,在中国首次报告了消化道淋巴肉瘤的 X 线研究。1956 年以身高和体重为相关系数,创造出适合中国人应用的计算心脏横径和心表面积的公式,并制成便于查对的“心表面积预计值表”,该公式被学术界称为“汪谢公式”。1950—1960 年代,多次亲临矿区考察,参加各种尘肺的普查,举办尘肺诊断培训班,并主持召开讨论肺部职业病诊断问题的会议,在此基础上编写了《尘肺 X 线诊断讲义》。1957—1962 年,3 次出席了制订中国“关于矽肺 X 线诊断及其分期标准”的研讨会,亲笔起草了中国的矽肺诊断标准。1984 年,在原有基础上进一步总结经验,结合国际通用的矽肺诊断标准,起草了中国新的尘肺诊断标准。
学会兼职及贡献	中华医学会放射学分会第二至第五届主任委员,第六届名誉主任委员。《中华放射学杂志》编委会第一至第三届总编辑。

荣独山

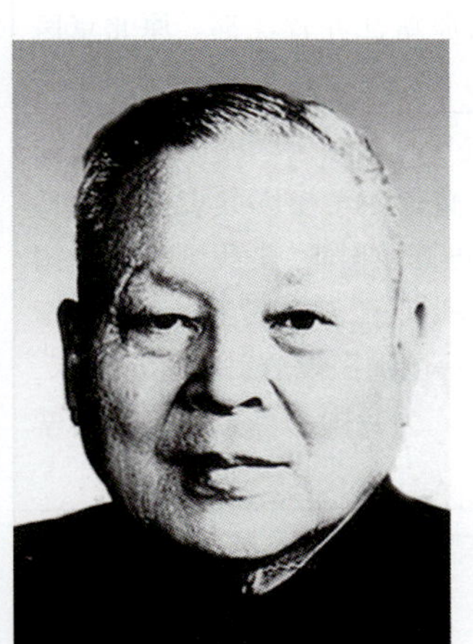
图 3-5 荣独山教授标准照

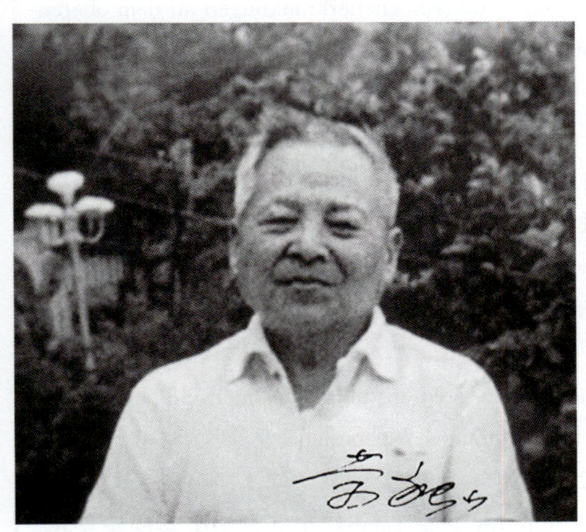
图 3-6 荣独山教授生活照

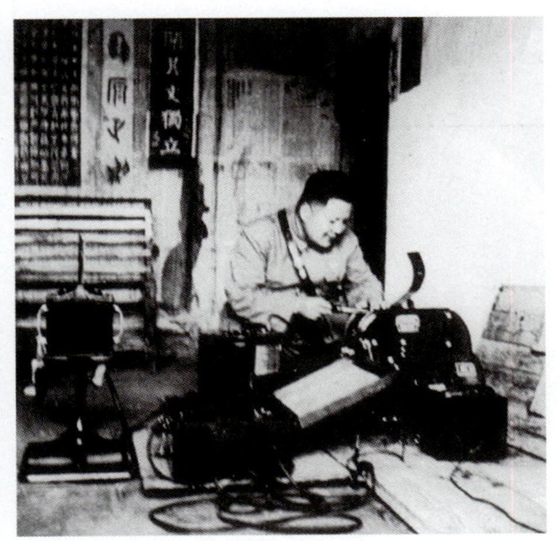
图 3-7 荣独山教授在抗日战争期间

基本情况	荣独山(1901—1988),男,一级教授,我国著名医学家、医学教育家、中国放射学奠基人之一,国内外享有盛誉。(图 3-5,图 3-6,图 3-7)
获得荣誉	少将军医衔,上海市放射学会主任委员,中华医学会理事,卫生部医学科学会委员,以及上海市政协常委。上世纪 80 年代中期美国放射学院授予他高级名誉会员(Honorary Fellow)称号。鉴于他对新中国放射学事业做出的杰出贡献,1956 年 12 月被卫生部评聘为一级教授。
工作业绩	早期科研成就是与著名胸外科专家 C. M. Van Allen 教授完成的实验研究,论证手术后肺不张的成因。他们所著的《手术后肺不张与侧支呼吸》的论文,在美国第 14 届胸外科年会中宣读,并发表于美国 *Journal of Thoracic Surgery*(《胸外科杂志》)创刊号第一篇(1931 年)上。他还与外科、解剖学科、神经科等合作,进行了一系列关于二氧化钍的实验。在 20 年代末和 30 年代初,国际上曾一度以二氧化钍胶体溶液作为对比剂,用于血管造影、脑室造影和肝脾造影等。他们研究发现二氧化钍胶体会积聚在网状内皮系统细胞内,不易排泄,并会引起各种组织反应和出血性紫癜等疾病。他们发表的文章常为后人引用,为最后废弃二氧化钍作造影剂提供了确切的依据。矽肺为严重影响有关工厂和矿山工人健康的职业病。中华人民共和国成立后,对矽肺的 X 线诊断,进行了大量的研究工作。1958 年亲自制定了我国第一个矽肺 X 线诊断标准,1984—1985 年,又修订了新的矽肺诊断标准。早年曾进行关于横膈运动功能的研究。以后在纵隔肿瘤和先天性心脏病的 X 线平片诊断等方面发表了一些论著。在指导博士研究生的工作时,又对周围型肺癌做了详细的研究。上世纪 70 年代和 80 年代肺癌的系列研究:侧后倾斜体层,肺、癌交界面,胸膜凹陷征的 X 线、病理对照与 X 线的研究,获卫生部科技成果一等奖。 此外,在消化系统和骨骼系统疾病方面,也做过不少有关的研究。如慢性阑尾炎、婴儿的先天性骨梅毒、胃良恶性溃疡的 X 线诊断和鉴别诊断,以及单个椎体压缩性病变的 X 线诊断等。是我国放射学的奠基人之一、杰出的医学放射学家,是中国放射治疗学和核医学的开拓者。将国外放射治疗工作的经验应用于中山医院放射治疗室,此前曾参与上海肿瘤医院放疗、外科、病理联合讨论。1955 年在苏联专家的帮助下,与陈又新、赵惠扬、徐家裕教授等在中山医院和瑞金医院筹备和建立了同位素实验室,使核医学在上海逐步发展壮大。 1952 年与谢志光教授、汪绍训教授等合作创办中华放射学会和中华放射学杂志,为放射学会杰出创始人之一。其丰富的临床经验和学术成就贯穿于各时期的许多学术著作中,《普通 X 线诊断学》(1953 年)和《X 线诊断学》(1961 年高校教材)为国内最早的统编教材和蓝本。文革后不久,刚刚获得"解放"即以加倍的努力亲自主持制订编辑大纲,收集五个附属医院放射科多年积累的资料,完成了大型参考书《X 线诊断学》(三册)。全书 190 余万字,3000 多幅插图,被公认为我国第一部图文并茂的放射诊断学系列专著,受到了国内外学者的一致好评,并荣获卫生部科技成果一等奖。上世纪 80 年代中期尽管已 80 多高龄,在王快雄教授的协助下,又召集上海医科大学及国内知名专家进行了该书的修订再版,使其更适合时代的需要,成为不朽的经典著作。其他主编的著作还有《X 线诊断学进展》(1982 年),中国医学百科全书《X 线诊断学》分册等。 1981 年与夫人捐资人民币 6 万元,在原上海医科大学设立了"荣林氏奖学金"奖励优秀学生,至今已有 200 多人获益。在病重期间,还将多年珍藏的中外文书籍赠给中山医院,在放射科建立了"荣独山图书馆",并捐赠一万元作为图书基金。
学会兼职及贡献	中华医学会放射学分会第二届副主任委员,中华放射学杂志编委会第一届编委、第二届副总编辑、第三届咨询编委。

梁　铎

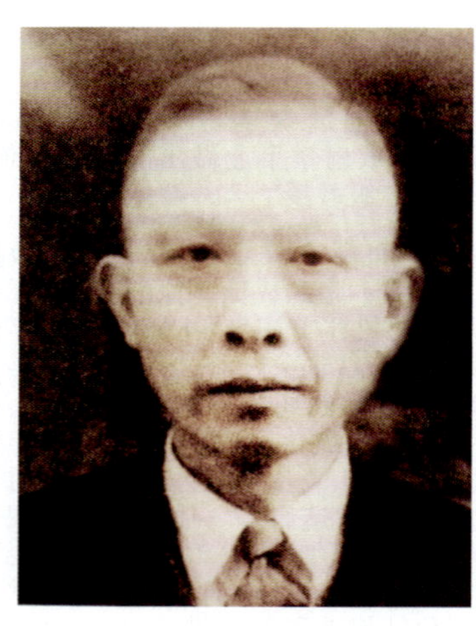

图 3-8　梁铎教授

基本情况	梁铎(1895—1966)(图 3-8),男,原籍江苏省江都。原北京医学院第一附属医院放射科主任、教授。
工作业绩	1923 年开始从事放射学工作,在当时北京医学院附属医院任助教,建科之初,X 线诊断、物理治疗、普通医学摄影共设在一个科内,称为理学诊疗科。1930 年赴德国进修放射学,是我国早年出国学习放射专业的少数学者之一。在欧洲期间,曾在居里夫人亲自指导下工作。回国后仍在北京医学院第一附属医院放射科进行临床、教学工作,1934 年任放射科主任、教授。为我国培养了大量放射学人才。
学会兼职及贡献	曾任:中华医学会放射学分会第二届副主任委员,中华放射学杂志编委会第一届副总编辑。
代表性论文:	梁铎. 手腕骨化骨于 X 光检查之所见. 新医药杂志,1936,Ⅵ:1117-1130. 梁铎. 食道气管瘘及其原因. 北平医刊社,1939,Ⅳ:2. 梁铎. Die Beziechungen der Knochenerkrankungen au dem oberende der Tibia und Fibula zur Arthropneumo radiographie des Kniegelenks. 北大医学院二十周年纪念刊,1939,Ⅰ. 梁铎. Osteogenesis Imperfecta. 北京大学医学院论文集,1939,Ⅰ 梁铎. 肝脓疡与肺基底部脓疡在肝脏造影法上之所见及其鉴别. 国立北京大学医学院论文集,1940,Ⅱ:619-625. 梁铎. Roentgenologische ausgeheilte Osteoitis tuberculosa multiplex Cystoides der Hand und des fusses. 北平大学医学院论文集,1940,Ⅱ:375-382. 梁铎. Roentgenologische stüdien über die menschliche Lungenegelerkrankung durch Paragonimus Westermani. 北京大学医学院论文集,1942,Ⅳ:188-192. 梁铎. Congenital Situs Inversus Totalis. 北京大学医学院论文集,1942,Ⅲ:29-30. 梁铎. Rippe mit einem Rundschatten. 北京大学医学院论文集,1942,Ⅲ:269-270. 梁铎,王永生. Peyronie 氏病的 X 线治疗. 中华放射学杂志,1955,3:210.

胡懋华

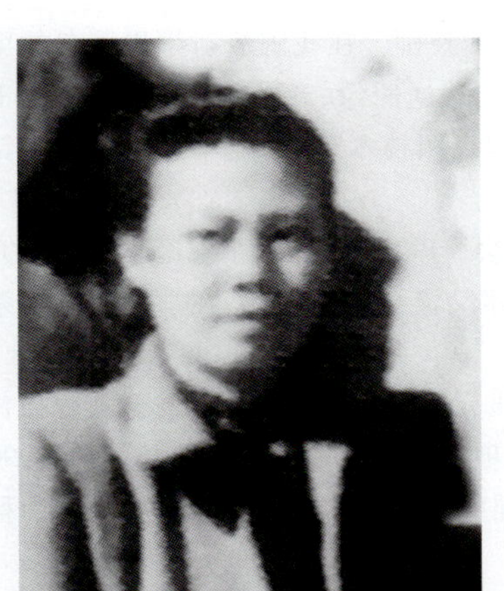
图 3-9　胡懋华教授年轻时照片

基本情况	胡懋华(1912—1997)(图 3-9 ~ 图 3-11),女,原籍天津市。原北京协和医院放射科主任、教授。
工作业绩	1941 年毕业于北京协和医学院,获美国纽约州立大学医学博士学位并留院工作。1942 年 1 月协和医学院被迫停办,1942—1947 年任北平中央医院放射科医师,1947—1948 年任北京大学医学院附属医院讲师。1948 年协和医学院复校后,回协和医学院工作,任讲师、副教授。1953 年晋升教授并担任协和医院放射科主任。 1983 年退居二线,1988 年退休。担任北京协和医院放射科主任历 30 年,为协和医院放射科的创建、成长与发展贡献了毕生的精力。 从事放射学诊断临床实践、教学与科研工作 50 余年,为了使放射科适应临床工作需要和追赶世界先进水平,对放射科的创建了按人体系统分组的结构形式,将放射诊断工作按人体各系统分为胸、骨、胃肠、中枢等几个专业组,各组按系统分担医、教、研工作,并与临床专业分工相一致。强调各组之间有分有合,团结协作。这种放射科的组织结构在国内放射学界是首家,有一定的影响。特别重视多学科、多科室的协作,在协和医院首先提出并组织实施"临床放射讨论会",对提高临床诊断水平起到了重要作用。 发表论文 30 余篇,参与主编我国第一部 X 线诊断教科书和主编了国内最早的《临床放射学》一书。 于 20 世纪 50 年代中期至 70 年代后期,先后 8 次出国访问、讲学、参加学术会议,曾先后 5 次赴印度尼西亚为苏加诺总统进行诊治工作。20 世纪 60 年代她还曾赴莫斯科参加放射学学术会议,做了有关硅沉着病患者通气功能的 X 线检查报告。促进了与国际放射学界的交流,加强了友谊与合作。 曾任国家科技委员会医学专业组成员、卫生部医学科学委员会委员、中华医学会理事、中华放射学分会副主任委员、《中华放射学杂志》副总编辑。
学会兼职及贡献	中华医学会放射学分会第二届秘书、第三届委员、副主任委员,中华放射学杂志编委会第一、二届副总编辑,第三届咨询编委。

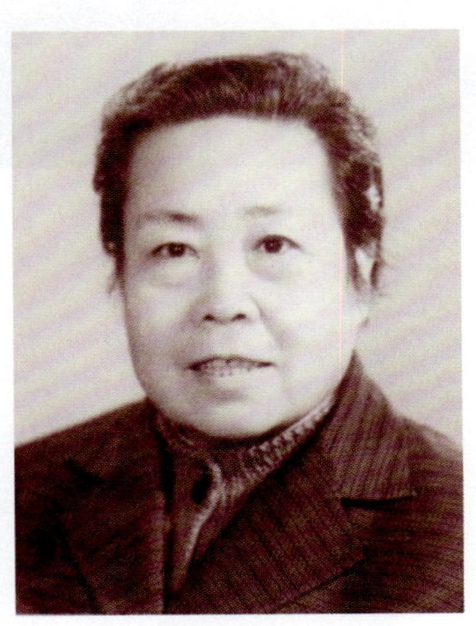
图 3-10　胡懋华教授标准照

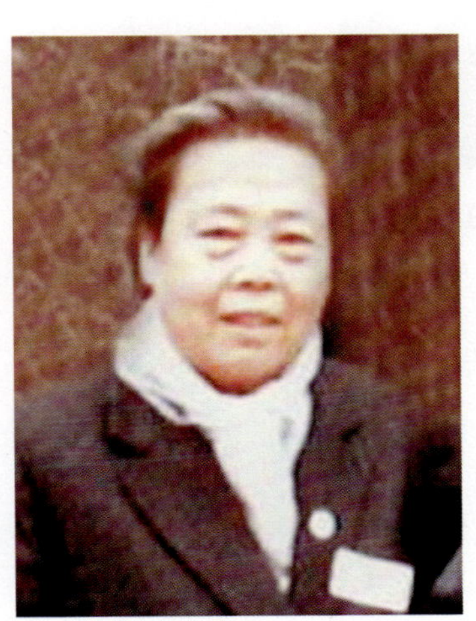
图 3-11　胡懋华教授生活照

范　焱

基本情况	范焱(1924—2011)(图 3-12,图 3-13),男,生于北京,原北京医科大学附属第一医院放射科主任技师。
获得职位	中华医学会影像技术协会首任主任委员,中国放射技术奠基人。
工作业绩	是我国影像技术学会主要创始人,全国第一个参加国际放射技师会的技师。在我国放射学界著名的梁铎、谢志光两位教授指导下,从事 X 线摄影、X 线治疗、物理治疗,同时兼作普通照像。后从师于徐海超、陈玉人两位教授,以师带徒,并以当时的一本"日文投照技术"书和一本"美国投照技术"书为蓝本进行自学和钻研。同时参与 X 线机修理。 50 年代初,在北京创立了由医务工作者协会所属的放射线技术人员会。1979 年,在山东省医学影像研究所所长连世海的支持下,提议以山东省名义举办了一次全国性的放射技术交流会。1981 年,在郑州召开的第 3 届全国放射学年会上,正式组建了放射技术学组。 国内最早牵头,在协和、301 等医院讲课教学,60 年代使用捷克机器研究并制作计量图表。与全国矽肺普查组共同制定的《尘肺诊断标准片》获得预防科学院放射研究所奖励,该项目是七五期间重点科技项目,1990 年 11 月通过了国家验收。率先在北大医院开展高千伏摄影,并在全国推广;研制出显、定影药液均经过中科院感光研究所等权威单位的鉴定用于自动洗片机。 自 60 年代编写讲义和组织举办学习班,1986 年倡导召开了教育专题研讨会,为创建我国放射技术高等教育做出了杰出贡献,为我国放射技术专业培养了大批技术人才。建会之后先后开创了与日本和港台地区对口学会的交流,打开了对外交流的窗口。
学会兼职及贡献	1993 年 7 月正式成立"中华医学会影像技术协会",范焱任主任委员。当选为第 4 届和第 5 届中华医学会放射学分会副主任委员,《中华放射学杂志》第一届 ~ 第六届编委、第五届副主编。任中华医学会影像技术分会第 2 届和第 3 届名誉主任委员。

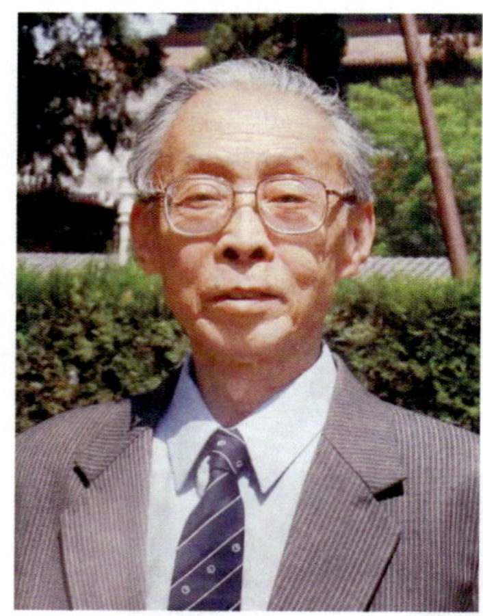

图 3-12　范焱老师生活照

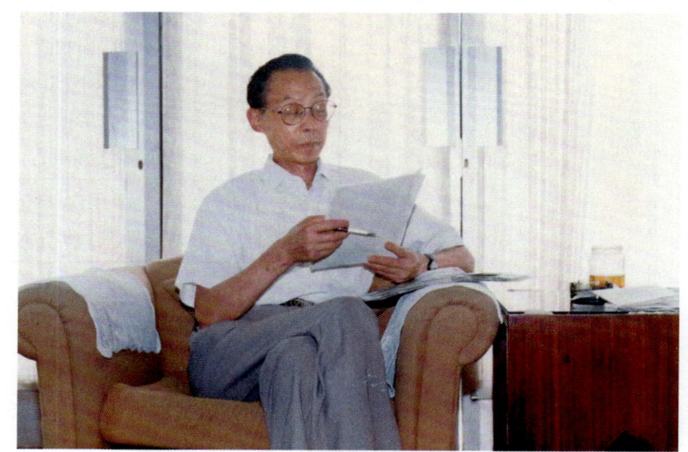

图 3-13　范焱老师工作中

谷铣之

基本情况	谷铣之(1919—2012)(图3-14,图3-15),男,历任北京协和医院副教授,中国医学科学院肿瘤医院放射治疗科主任、研究员。
获得荣誉	1991年被评为卫生部有突出贡献的专家,享受政府特殊津贴。1994年获中国医学科学院北京协和医科大学优秀临床医学名医称号。中华医学会放射学会副主任委员,中华医学会放射学会名誉主任委员。曾获美国放射肿瘤学会名誉会员等多个荣誉称号。1998年被评为北京市和全国卫生系统"教书育人先进教师"。还曾获中央军委授予的二等功及北京市和卫生部精神文明先进个人等荣誉称号。
工作业绩	谷铣之教授是中国现代肿瘤放射治疗学奠基人之一,著名医学科学家、医学教育家,中国医学科学院北京协和医学院肿瘤医院首任放射治疗科主任。将毕生的精力都投入到放射肿瘤事业中,是我国第一代最具开拓性、最有学术成就的肿瘤放射治疗专家和学科带头人,特别是为创建和发展我国肿瘤事业做出了卓越贡献,在国内外放射肿瘤学界享有崇高威望。作为我国从事肿瘤放射治疗专业最早的学者之一,倡导并促成放射治疗学成为独立的肿瘤临床学科。于1965—1999年四度主持引进国外先进的治疗设备,为创建我国第一个具有现代放射治疗技术的临床科室奠定了物质基础。60年代初期,率先创建了放射物理室、放射生物室,其技术水平及研究成果,与国际技术发展同步,处于先进水平。十分重视培养肿瘤放射治疗学专业人才,先后培养出高级技术骨干近百人,其中许多成为全国著名的肿瘤放射治疗学科带头人,在国内形成了一支力量雄厚的放射治疗专业队伍。 主持成立了中华放射肿瘤学会,创办肿瘤放射治疗学杂志,编写出版了我国第一部肿瘤放射治疗学专著。一直强调肿瘤综合治疗和倡导随机分组研究方法,在食管癌、贲门癌、上颌窦癌及鼻咽癌的放射治疗及综合治疗中成绩卓著,处于世界先进水平,影响深远。60年代后期首创钴-60腔内后装治疗食管癌的新方法,成为我国近代后装治疗的先驱,其研究成果获1989年第五届近距离放疗国际会议大奖。曾担任中央首长的保健工作,得到周总理的特别赞扬。
学会兼职及贡献	曾任中华医学会放射肿瘤学会主任委员,中华医学会放射学分会副主任委员、中华医学会放射学分会名誉主任委员。

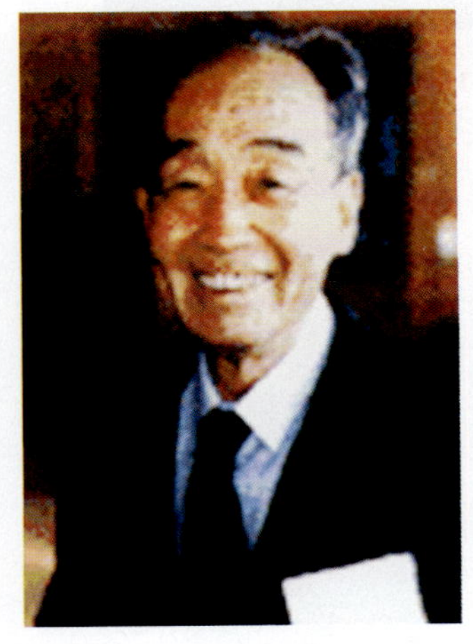
图3-14 谷铣之教授生活照

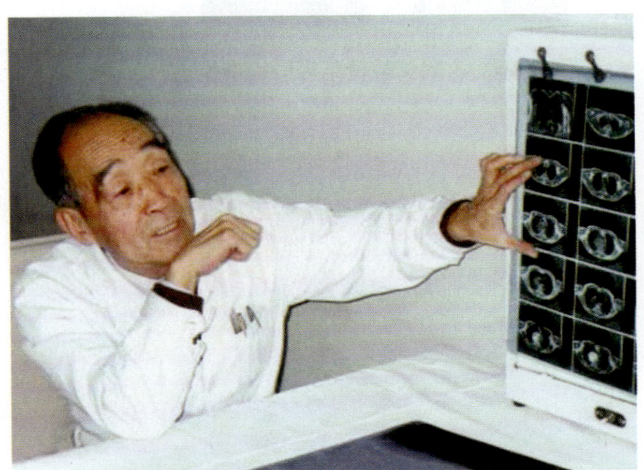
图3-15 谷铣之教授工作中

余贻倜

基本情况	余贻倜(1906—2001)(图3-16,图3-17),男,北京同仁医院放射科奠基人,原同仁医院放射科主任、教授。
工作业绩	1933年毕业于南满医科大学,1943年参加革命,1946—1950年任同仁医院放射科医师,1950—1953年任北京第一医院院长,1953—1985年任同仁医院放射科主任,医院技术顾问等。从事放射工作40年,是同仁医院放射科的奠基人,有丰富的放射诊断经验,早年对危害群众严重的肺结核病和骨关节病放射诊断有较深造诣,精通英、日、德儿国外语,早年就发表多篇论文和译文。 1951年1月22日,首都医药卫生界一万余人举行抗美援朝示威游行大会。晨10时,万人齐集北京大学民主广场举行大会。参加大会的有北京医务工作者工会、北京医药卫生联合会、中华医学会北京分会、中国红十字会北京分会、中医学会等60余单位。大会由中华医学会方石珊任主席,医药卫生联合会余贻倜任总指挥。著名的医师,如胡传揆、李克鸿、诸福棠和年逾七十的老中医夏锡五、彭绂卿、满瑞符等都参加。
学会兼职及贡献	中华医学会放射学分会第二届副主任委员、第三届名誉主任委员,中华放射学杂志编委会第一、二届编委。

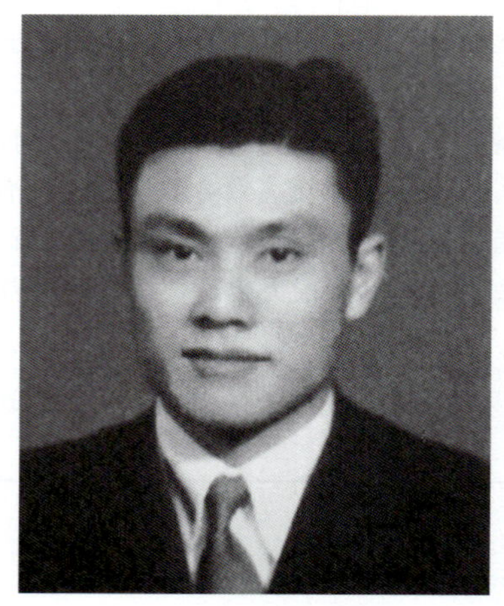

图3-16　余贻倜教授年轻时标准照

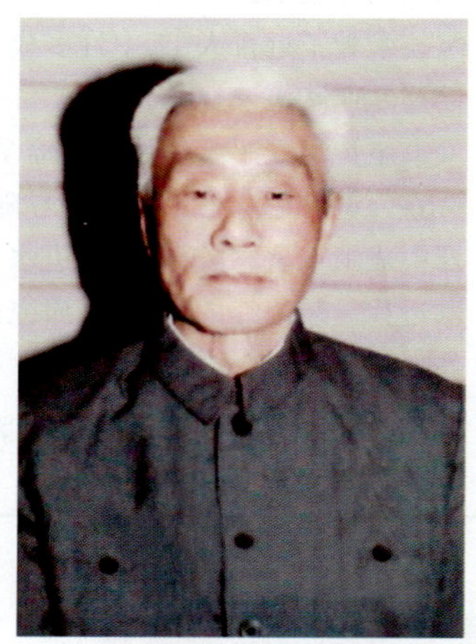

图3-17　余贻倜老年时生活照

邹 仲

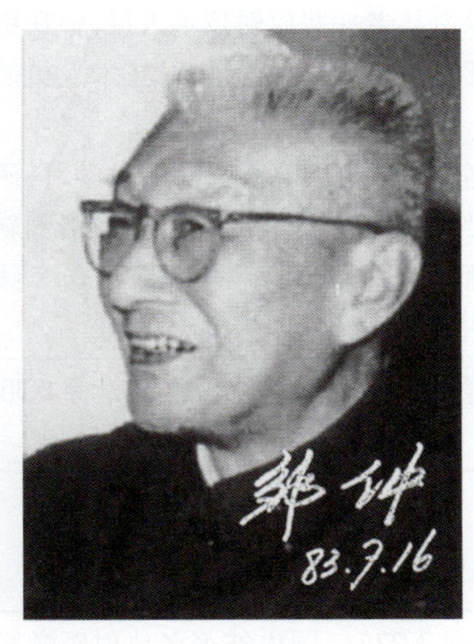

图 3-18 邹仲教授生活照

基本情况	邹仲(1906—1993)(图 3-18),享年 87 岁。原籍浙江省绍兴。原上海市第六人民医院放射科主任、原上海第二医学院放射学教授兼医疗系三部放射教研室主任。
工作业绩	是我国第一位从事放射技术研究并撰写放射技术书籍的高级医师,也是我国放射技术学的主要开拓者和奠基人之一。自 20 世纪 50 年代起,即致力于 X 线技术学的研究,并于 1962 年出版了《X 线检查技术学》。该书所附 1000 余幅规范性的体位照片,都亲自参加摆位,不够标准者,坚决作废重新拍摄。该书被认为是我国同类书中最具权威性的著作,多年来被许多省市指定为放射技术人员的必修教材。自 1957 年起,还接受国家卫生部委托,主持开办了学习期为 1 年的全国性放射学医师进修班共 4 期,这些学员后来都成为全国各地放射学的骨干,许多人在学术上取得了重大成就。在专业技术和学术上,强调注意做到"八多",即:多读(书)、多看(片)、多讲(教学)、多练(动手操作)、多问、多辩(讨论和答辩)、多思、多撰(写文章)。在这"八多"中,认为多思是最有价值的核心,即应当常常思考某种影像形成的原因和促使某种影像显示的方法,其中包括请教别人,查阅文献和进行实验研究等方法。发表学术论文近 60 篇,其中有不少是国内报告最早、例数最多或带有创新性的研究。首先在国内报道了《脊髓造影术》,1964 年发表的《肺癌的早期 X 线诊断(着重病理基础分析)》一文至今仍是该病研究的经典文献之一,76 岁高龄的邹老还亲自总结撰写了《早期周围型肺癌的一个重要 X 线征象-空泡征》,提出了自己独到的创见,把我国肺癌 X 线诊断的水平提高到一个新的高度,引起了国内外学者的重视。以后邹仲教授相继编写了《胸部 X 线诊断学》(1976 年)和重新修订,编写了《X 线检查技术学》(1983 年)两部巨著,被公认为权威性专著,至今仍被我国放射界沿用。
学会兼职及贡献	曾任中华医学会放射学分会第三届副主任委员、上海分会常务理事、上海市放射学会主任委员。
代表性论文:	邹仲. 脊髓造影术. 中华医学杂志,1938,24:115. 邹仲,等. 中国人颅内正常石灰变性之频数统计. 中华医学杂志,1939,25:670-682. 邹仲,等. 国人心脏及主动脉之 X 光测量. 中华医学杂志,1940,26:16-37. 邹仲. 产妇科 X 光诊断. 中华医学杂志,1943,29:219. 邹仲. 脑瘤之 X 光诊断. 中华医学杂志,1949,35:183. 邹仲,储凤梧,李修梧. 肺霉菌病六例报告. 中华放射学杂志,1957,5:291-296. 邹仲,等. X 线放大摄影诊断早期矽肺的价值. 中华放射学杂志,1959,7:383-386. 邹仲,童国璋,荆惠波,等. Radiologic Study of 90 Cases of Renal Tumors. (abs.) Chin. Med. J,1962,81:702. 邹仲,童国璋,荆惠波. 肾瘤 90 例的 X 线研究. 中华医学杂志,1962,90:366-371. 邹仲,等. 多发性骨髓瘤(附 23 例分析). 中华放射学杂志,1964,9:247-249. 邹仲,等. 肺癌的 X 线诊断(着重病理基础的分析). 中华放射学杂志,1964,9:101. 邹仲,肺癌的 X 线诊断. 中华放射学杂志,1966,11:123. 邹仲,等. 动脉瘤样骨囊肿的 X 线诊断(附 46 例分析). 中华放射学杂志,1979,13:203-206.

陈玉人

基本情况	陈玉人(1912—1992),享年80岁,原籍河北省霸县。原北京医学院物理学教授,我国早年放射物理学专家。
工作业绩	1939年毕业于北京燕京大学,毕业后从事放射医学专业。解放前,和徐海超老一辈放射技术人员,曾在前国民政府卫生署下设的卫生实验院,开办了放射技术人员训练班,并在此班任教,开始了我国放射技术人员的培训。1950年中央卫生部委托北京医学院创办放射线机械检修训练班。 1954年卫生部开办北京放射班、北京药品器械专科学校、北京商学院等,陈玉人开始了长期的教学、科研工作。对放射机械、放射物理学有很高造诣,熟悉放射学创业历史和掌握当代放射学的发展动态。为培养新中国放射机械和放射物理人才做出卓越贡献,我国大多放射技术专业人才都出于他的教育和培养。著有X线物理学、实用放射学辞典、放射线治疗物理学(译)等著作。
学会兼职及贡献	曾任中华医学会放射学分会第三届副主任委员,中华放射学杂志编委会第一、二届编委,1953年北京医联放射人员技术会副主任委员。

刘玉清

基本情况	刘玉清,男,1923年出生,中国工程院院士,天津市宁河县人(图3-19～图3-22)。国内外著名放射医学影像学专家,我国心血管放射影像学的主要创建人。 1948年毕业于原国立沈阳医学院(医本科),1951年北京协和医学院研究生毕业。中国医学科学院阜外医院教授。我国心血管放射影像学主要创建人。自1958年以来,在支气管造影、肺脓肿、食管癌、心血管造影、心肌病、主动脉疾患、先心病、肺心病、冠心病的放射诊断研究,以及近年对数字减影和心脏大血管磁共振成像等新技术应用研究中,业绩卓著,处国内领先地位。在心血管放射影像学研究领域,获7项科技成果奖,其中大动脉炎的研究属国际先进水平。为推动我国放射学和医学影像学事业的发展做出重要贡献。发表学术论文270余篇,编著出版放射影像学专著7部。1994年当选为中国工程院院士。曾任阜外医院副院长、心血管病研究所、所长,三届学术委员会主任委员,美国哈佛大学客座教授、世界卫生组织(WHO)专家咨询委员等。 现任中国医学科学院、协和医大阜外医院,心血管病研究所放射学教授、博士生导师、中国协和医大医学影像中心主任,解放军总医院和军医进修学院放射学名誉教授,华西医科大学名誉教授,中华医学会原常务理事,放射学分会原主任委员,日本医学放射学会名誉会员,《中国医学影像学杂志》、《心血管和介入放射学》(美国出版)等国内外17种杂志的顾问、编委和名誉主编。
获得荣誉	2004年当选为中国工程院医药与卫生工程学部首批院士。 1984年应邀担任美国哈佛大学放射学客座教授(Harvard University Visiting Professor of Radiology)。 1991年应邀出席第16届日本磁共振医学大会作特别演讲并获荣誉证书。 2002年获第四届中国工程院光华工程科技奖。 2002年中华放射学杂志设立《刘玉清优秀论文奖》。 2010年获中华医学会放射学分会终身成就奖(第9届中国介入放射学术大会)。2013年获第二届中华放射学杂志金笔奖。 2015年获中华医学会百年纪念荣誉状。

续表

工作业绩	1948—1950 年国立沈阳医学院第一附属医院放射科住院医师，总住院医师。 1950—1956 年北京协和医院放射科住院医师/助教，主治医师/讲师，放射诊断组组长。 1956—1958 年中国人民解放军胸科医院创建放射科，任副主任并负责放射科工作。 1958—1989 年中国医学科学院阜外医院放射科主任。 1966 年晋升为副研究员/副教授。 1979 年晋升为研究员/教授。 1978 年任硕士研究生导师。 1986 年任博士研究生导师。 1981—1983 年中国医学科学院阜外医院副院长/心血管病研究所所长。 1985—1992 年阜外医院/心血管病研究所学术委员会主任委员。 多年来对支气管造影，肺脓肿，食管癌，心血管造影，大动脉炎和主动脉疾患，心肌病，先天性心脏病和肺心病的放射诊断，以及数字减影血管造影，心血管磁共振成像等研究属国内领先，某些达国际先进水平。先后获 2 项国家级科技成果奖（1 项负责人，1 项参加者），5 项部级科技成果奖（4 项负责人，1 项参加者），1 项医科院科技成果奖。为国内外著名医学影像学家、中国心血管放射影像学主要创建人，为发展中国现代医学影像学作出重要贡献。
学会兼职及贡献	1984—1992 年中华医学会常务理事。 1989—1993 年中华医学会放射学分会主任委员。 1993—1998 年中华医学会放射学分会名誉主任委员。

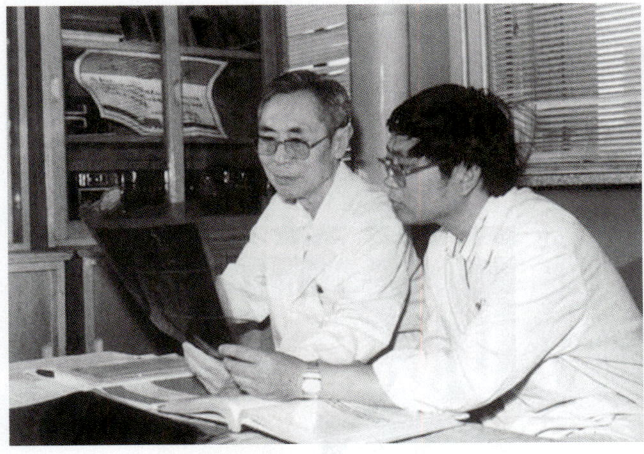

图 3-19 刘玉清教授在指导年轻人读片

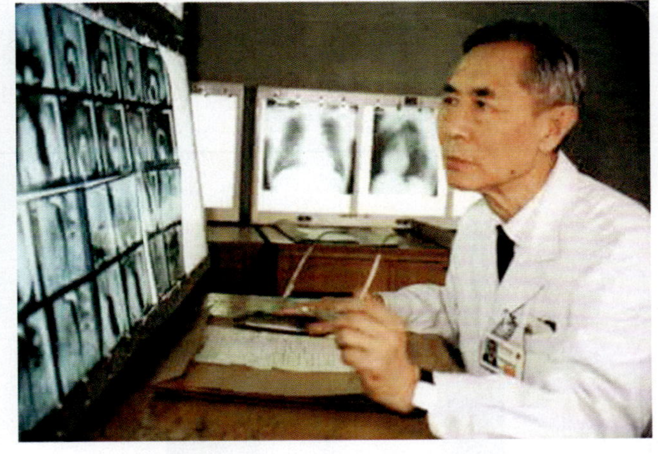

图 3-20 刘玉清教授在工作中

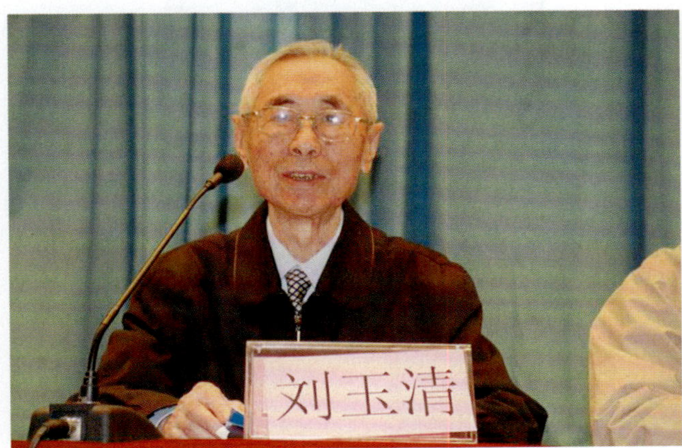

图 3-21 刘玉清教授在学术大会上发言

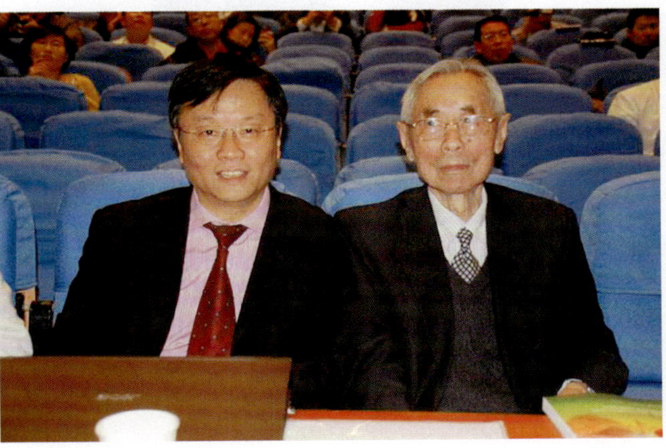

图 3-22 刘玉清教授与赵世华教授在学术会议上合影

李果珍

基本情况	李果珍(图 3-23,图 3-24),女,1915 年出生,北京医院放射科主任,主任医师,北京大学教授。
获得荣誉	1998 年,荣获北美放射学会(RSNA)"荣誉会员"称号;2001 年,荣获欧洲放射学会(ECR)"荣誉会员"称号,是获得这一称号的第一位中国人,并获得亚太放射学会金奖,她是唯一同时享有这三项荣誉的放射学家。曾担任第四、五、六、七届全国政协委员。
工作业绩	20 世纪 50 年代,首创以手和腕骨判断骨龄的研究,经过后来学者的不断完善,创建了中国人正常骨龄标准,已普遍用于临床诊断和运动医学。70 年代末期,北京医院引进了全国第一台 CT,在国内最早开展 CT 检查,并从 1980 年开始,先后举办了 10 余期全国 CT 学习班,毫无保留地将自己所学、所知传授给同仁,他们中的大多数已经成为各地的学术带头人。1984 年继任《中华放射学杂志》主编。90 年代初,她带领年轻的一代最先开始了高场强磁共振的临床应用,6 年后她又与中国科学院合作,在国内率先开展了功能磁共振的研究。 曾先后撰写及指导了近百篇医学论著,其中 1985 年编写的《临床体部 CT 诊断学》(1986 年),是我国最早的两部 CT 专著之一,成为学习 CT 的主要参考书。1994 年,在原书的基础上,编写了《临床 CT 诊断学》(2005 年),该书被指定为全国大型医疗设备(CT)使用人员上岗考试的专用辅导材料,成为医学影像学领域的一部有影像力的专著,并由此获得卫生部科技进步二等奖。近年来,还主编了《骨关节创伤 X 线诊断学》,并担任荣誉主编和编写《骨关节影像学》、《骨骼肌肉疾患影像诊断图谱》。 1995 年 80 寿辰之际创立"李果珍奖学金基金会",每年选送青年学生赴美深造,为立志于中国医学影像事业的年轻医师提供资助。 学习勤奋,"60 岁学 CT,70 岁学 MR,80 岁学电脑"的经历已经成为一段佳话被广为传颂。在 2004 年的第五届全国磁共振学术大会上,还作了专题报告:影像学的新进展"分子影像学"和"功能影像学"。
学会兼职及贡献	曾任中华医学会放射学分会干事、副主任委员、名誉顾问等,《中华放射学杂志》主编和名誉主编,卫生部医学影像装备专家顾问组组长,美国援助发展中国家专家顾问委员会(ROF)委员和"国际神经放射学杂志(IJNR)"顾问。

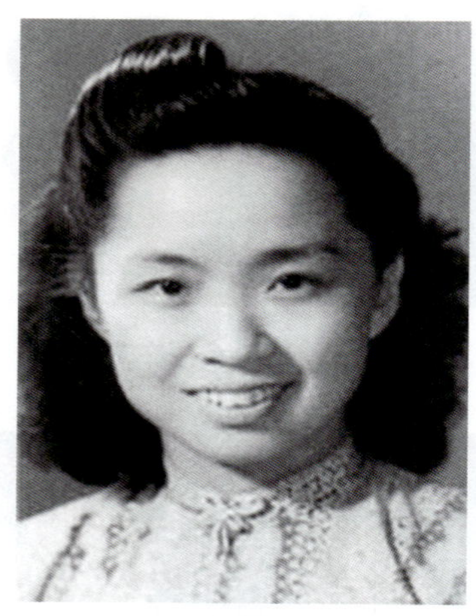

图 3-23　李果珍教授年轻时标准照

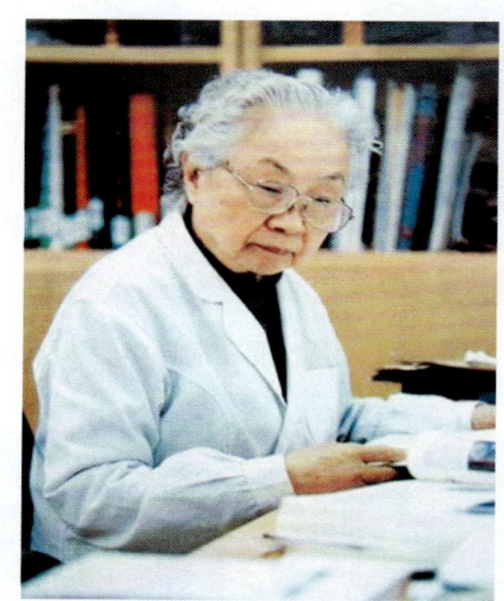

图 3-24　李果珍教授退休后依然工作照片

陈星荣

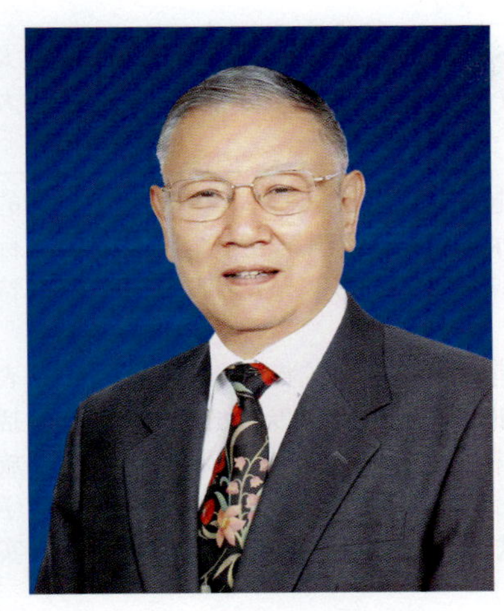

图 3-25 陈星荣教授标准照

基本情况	陈星荣(图 3-25),男,1931 年生,曾任复旦大学(原上海第一医学院、上海医科大学)附属华山医院院长、华山医院临床医学院院长、放射科主任,主任医师,博士生导师,教授。
获得荣誉	1988 年荣获“全国卫生系统文明建设先进工作者”称号,享受国家特殊津贴;1993 年荣获“上海市优秀院长”称号;1997 年至今复旦大学(上海医科大学)附属华山医院终身教授。
工作业绩	20 世纪 70 年代研究的“溴氧化镧屏”获 1978 年全国科学大会奖;80 年代研制的“华山 200 型钡剂(细而均匀型)”获 1982 年国家三等发明奖,上海市科技成果二等奖;“溶粘酶和粘液溶解法胃双重造影”获 1985 年卫生部医学成果乙等奖;1989 年研制的高质量的“华山 260 型钡剂(粗细不均型)”填补了国内空白;“胃部钡餐造影摄片体位的研究与胃癌的 X 线钡餐造影随访普查”选入 1988 年《上海市医药科技成果选编》;“原发性肝癌的 MRI 研究”及“老年脑磁共振成像斑点状病灶病理基础研究”均获 1992 年卫生部科技成三等奖;“磁共振成像时应用对比超声比曲线鉴别肝肿瘤的研究”获上海市 93 年优秀发明一等奖。 在国内率先开展 CT、MRI、DR 和 DSA 等先进设备和技术的临床应用,研究内容涉及腹部放射学、神经放射学和介入放射学等领域。自 1978 年开始担任硕士生导师,1988 年担任博士生导师,共培养博士生 54 名,硕士生 34 名。共完成科研成果 14 项,其中荣获国家科委发明三等奖 1 项,卫生部科技进步二等奖 1 项、三等奖 3 项,上海市科技进步二等奖 1 项、三等奖 3 项,上海市优秀发明选拔赛一等奖 1 项。 数十年来,共指导撰写发表论文 400 余篇;专业论著和教科书 20 本,主编 9 本,第一主编 6 本,其中《介入放射学》获 1990 年华东地区首届优秀图书一等奖,1992 年首届全国高校出版社优秀学术著作奖;《全身 CT 和 MRI》获 1995 年上海市优秀图书一等奖和 1996 年卫生部优秀图书三等奖。
学会兼职及贡献	曾任中华医学会放射学分会副主任委员、名誉主任委员、上海放射学会主任委员;中国医学计算机成像杂志主编、中华放射学杂志副主编和介入放射学杂志主编;美国纽约州立大学下州医学院客座教授;现任上海医学会放射学会顾问,中国医学计算机成像杂志名誉主编,介入放射学杂志名誉主编;北美放射学会会员等。

刘赓年

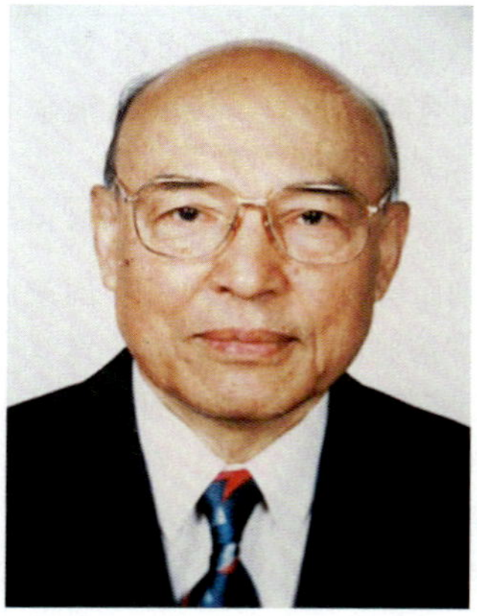

图 3-26　刘赓年教授标准照

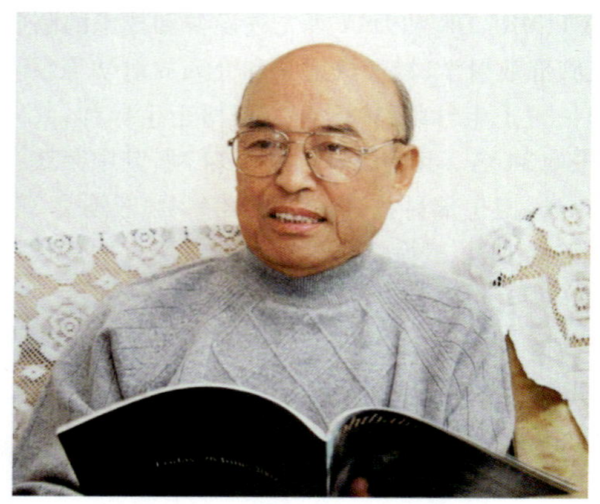

图 3-27　刘赓年教授生活照

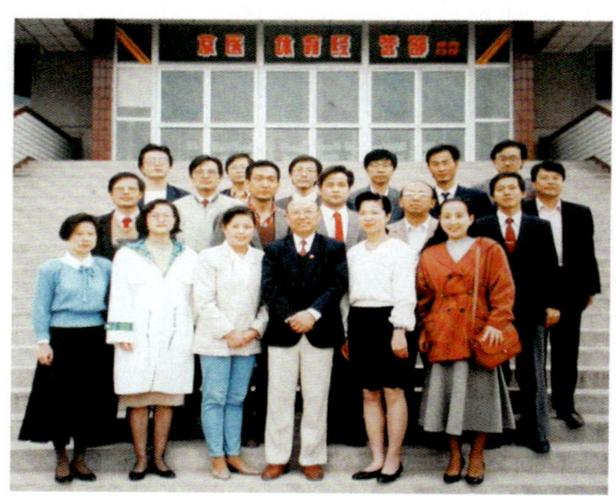

图 3-28　刘赓年教授 1993 年 70 寿辰与研究生们合影

基本情况	刘赓年(图 3-26 ~ 图 3-28),男,1923 年 4 月出生,北京大学第三医院放射科主任,主任医师,北京大学教授,博士研究生导师。
获得荣誉	北美放射学会(RSNA)会员,国际放射学会(ICR)及亚太地区放射学会(AOSR)中国首席代表,纽约爱因斯坦医科大学客座教授。
工作业绩	20 世纪五十年代起,刘教授参加我国尘肺 X 射线分期的研究工作,于 1958 年协助制定了我国第一个尘肺诊断国家标准,并协助遴选尘肺标准片,因此获“七五”部级国家标准特等奖。 主要研究方向为消化及呼吸系统疾病影像诊断,已发表学术论文 50 余篇,参加 2 部教材、6 部专著的编写工作,包括代表著作《X 线征象分析》、《消化系统影像诊断学》、《腹部放射诊断学》、《X 线鉴别诊断手册》。刘教授曾为《中华放射学杂志》编委,现为该杂志咨询编委,并曾任《临床放射学》、《实用放射学》等杂志编委。 秉承汪绍训教授遗训,接下北医研究院放射专业研究生培养重任,培养出的 3 名硕士、13 名博士现已作为技术骨干在北京、安徽、辽宁、山西、美国、加拿大等地多家知名医院担任重要职务。曾任北京大学第三医院放射科主任、北京医科大学博士研究生导师、北京医科大学磁共振中心主任,还负责过 20 届的北医大放射诊断学教学课程。 多次受邀参与北美、欧洲、日本、新加坡、中国香港及中国台湾地区放射学界学术交流,在早期国内外放射学界间的交流中起带头促进作用。1982 年,在第 68 届北美放射学会学术会议(RSNA)上进行了题为“中国放射学现况”的报告,这是我国改革开放后第一次 RSNA 报告。1990 年中韩放射学术交流会上,代表中华放射学会作了“中华放射学会发展史”报告。1994 年与欧洲放射学会主席 Patterson 商谈决定后,国内开展了多次 NICER 继续教育课程,并颁发翻译好的 NICER 教材。1995 年应邀访问中国台湾,在马偕医院放射科作了“膝关节 MRI 研究”报告,获得好评。1996 年在北京组织第十九届世界放射学大会,约 4000 人参加,成果圆满,深得国内外称赞。
学会兼职及贡献	曾任第一届中华医学会放射学分会候补委员,第二、四届中华医学会放射学分会委员、常委,第五、七届中华医学会放射学分会主任委员、第六届中华医学会放射学分会副主任委员,并曾任中华放射学会腹部放射学组组长。 1986 年中华医学会放射学学组成立时,刘教授组织了腹部学组第一次学术会议,同年代表组织协助创立儿科学组。 1989 年开展的为期 2 年的全国放射学专业培训班,培养出优秀医师、技师 3000 名,满足了广大基层放射人员提高放射诊断基础水平的要求。 1990 年创办中华放射学教育基金。 2008 年被评为中华医学会放射学分会专家会员。 除在中华医学会放射学分会担任重要职务外,还兼任第二十届及第二十一届中华医学会理事,并兼任中华医学会学术委员会、中华国际基金会、卫生部放射学专题委员会、职业病鉴定委员会委员。

徐家兴

基本情况	徐家兴(图 3-29,图 3-30),男,1927 年出生,空军总医院放射科(CT 及 MR)主任医师、教授及硕士研究生导师。曾任中华医学会放射学分会副主任委员,中华放射学杂志总编辑,国家卫生部大型医学影像设备专家组组长,总后卫生部医学设备专家组组长等。先后赴欧美及日本参加各种学术会议 30 余次,北美放射学会会员,担任国外著名医学影像专家和讲学团来华翻译工作 20 余年。
工作业绩	1927 年,徐家兴出生在上海嘉定一个传统的书香世家,1944 年徐家兴以优异的成绩考取上海圣约翰大学主修医学,在圣约翰七年的求学生涯转瞬即逝,1951 年徐家兴毕业,应分配进入空军系统,作为军队医学后备人才培养,曾先后在北京人民医院和上海肿瘤医院进修学习。经过四年辗转学习,1956 年,徐家兴被分配进入刚刚建院的空军总医院。徐家兴担任外国学者讲学翻译。
学会兼职及贡献	曾担任第 8 届中华医学会放射学分会副主任委员。

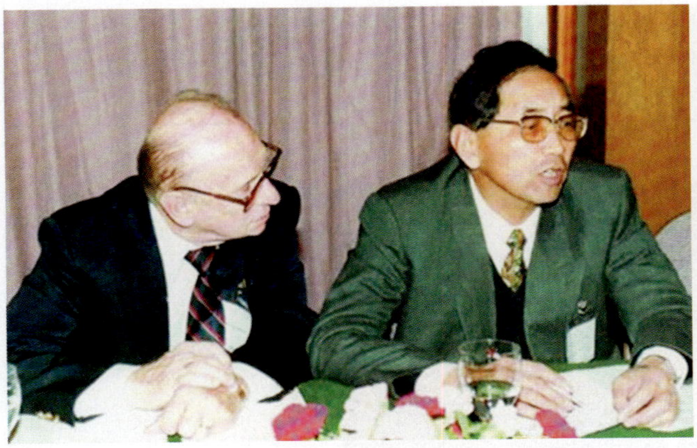

图 3-29 徐家兴教授进行国际学术交流

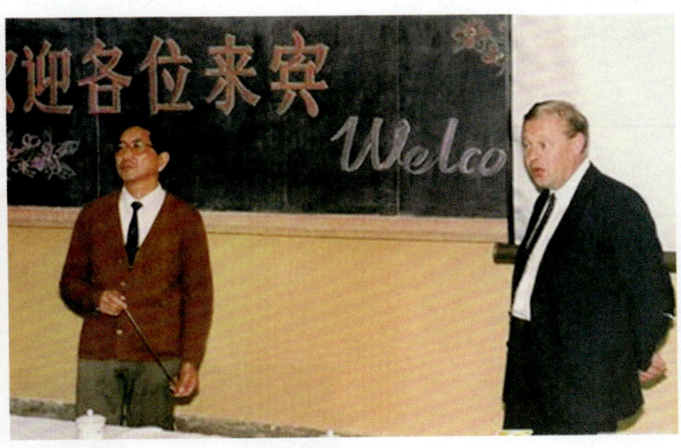

图 3-30 徐家兴教授在做学术翻译

吴恩惠

基本情况	吴恩惠(1925—2009)(图 3-31 ~ 图 3-33),男,著名医学教育家,中共党员,我国神经放射学奠基人。1950 年开始从事临床放射学工作,天津医科大学教授、博士研究生导师,曾任天津医科大学总医院院长、天津医科大学医学影像系主任、天津市影像医学研究所所长。
获得荣誉	国务院政府特贴专家(1992 年);北美放射学会荣誉会员(1988 年);国家级教学名师和国家级师德标兵(2006 年);天津市劳动模范(1958、1959、1977、1978 年)、天津市先进教师(1977 年)、天津市优秀卫生工作者(1989 年)、天津市优秀科技工作者(1994 年)、天津市优秀教师(2003 年)、天津市"师德标兵"(2003 年)、天津市"十佳"医生(2006 年)。天津市第七、八届市政协委员。

续表

工作业绩	20 世纪 50 年代，以神经系统疾病作为研究和工作重点，至 1964 年发表论文 30 余篇，多为国内首次报导并为众多文献引用。国人颅骨径线参数时至今仍是国内唯一的一组参数。1962 年主编我国第一部神经放射学专著：《颅脑 X 线诊断学》，被评为 1949—1977 年天津市重大科研成果。 80 年代全国首批引进 CT，并率先在国内开展 CT 诊断与介入放射学，在国内首次召开全国 CT 学习班和介入放射学学习班。1985 年主编我国第一部 CT 诊断学专著：《头部 CT 诊断学》，荣获国家教委 1991 年科技进步一等奖，第二版获国家级科技进步三等奖。此外，还主编了《肝胆胰脾影像诊断学》、《泌尿系统影像诊断学》、《磁共振诊断学》、《临床介入治疗学》等多部专业著作。 非常重视教学工作，从 50 年代就亲自为医学院各系学生讲课。由他主编的 X 线诊断教学幻灯片获得卫生部教材一等奖（1977 年）。1984 年经国家教委批准创办全国第一个医学影像学系。重视教材建设，70 年代就参加放射学教材的编写工作。主编卫生部规划教材：《放射诊断学》（第一至三版）其后更名为全国高等医学院校规划教材《医学影像学》（第四至六版），每次改版均有大幅度的改编以提高教材的水平，其中第五版获得全国优秀教材二等奖。主编的全国高等医学院校规划教材《医学影像诊断学》获全国优秀教材一等奖。 培养了硕士、博士 18 人，其中多数已成为国务院特贴专家、授衔专家、学科学术带头人。
学会兼职及贡献	曾任中华医学会理事、中华医学会放射学分会委员、常委、副主委、顾问等；中华医学会天津分会副会长、顾问；天津放射学会主任委员、中华放射学杂志副主编和中华医学杂志英文版编委；中国高等医学教育学会医学影像学分会理事长；全国高等医药院校医学影像学专业教材评审委员会主任委员；全国高等医药院校临床医学专业教材评审委员会委员。

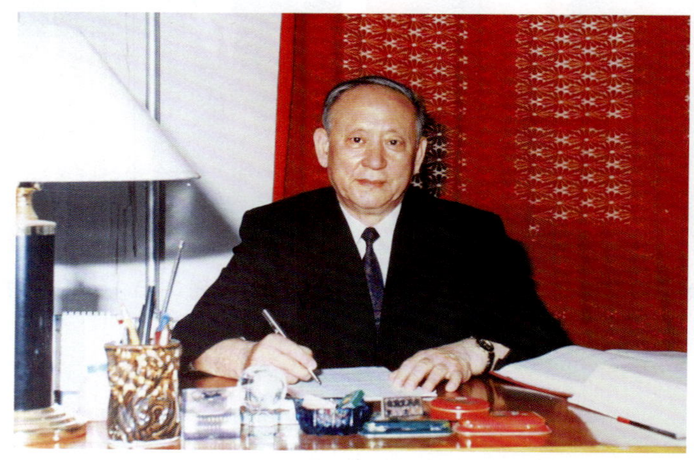

图 3-31 吴恩惠工作照

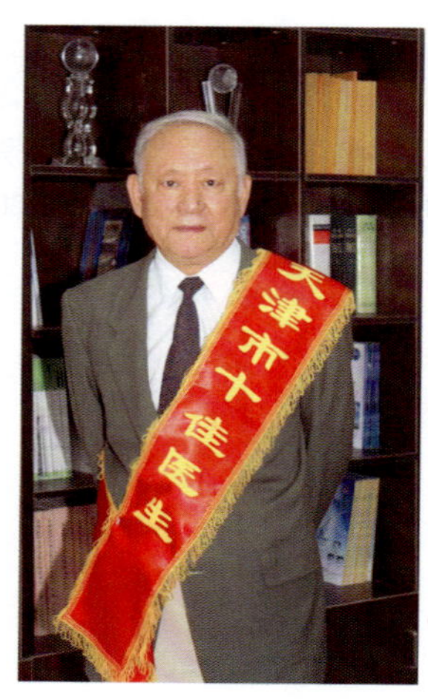

图 3-32 吴恩惠教授当选天津市十佳医生

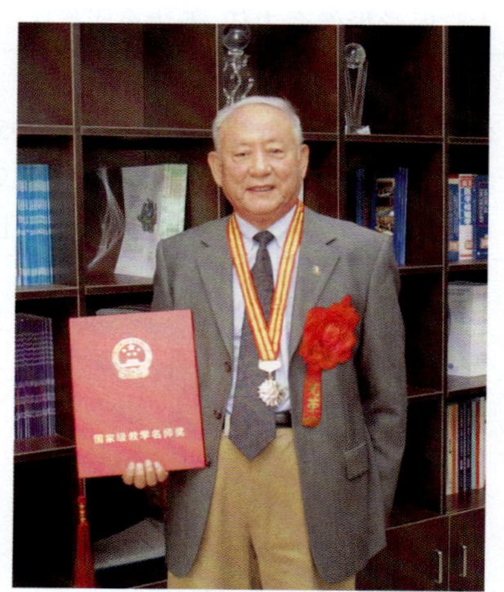

图 3-33 吴恩惠教授获得国家级教学名师奖

戴建平

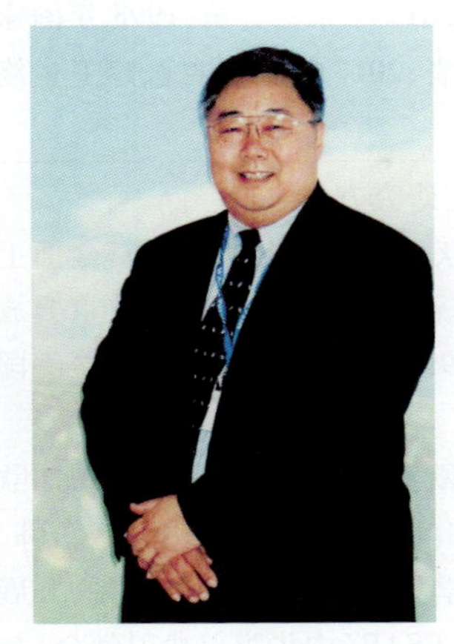

图 3-34 戴建平教授生活照

基本情况	戴建平(图 3-34 ~ 图 3-36),教授、主任医师。生于 1946 年 5 月。首都医科大学博士生导师,美国医学科学院外籍院士。
获得荣誉	先后获得首都精神文明建设奖章,首都五一劳动奖章,全国五一劳动奖章。国务院有突出贡献的专家,有突出贡献的留学回国人员,享受政府特殊津贴。被北美放射学会、北美神经放射学会、瑞典放射学会、韩国放射学会和意大利放射学会授予荣誉会员,被法国放射学会授予 Antoine Béclère 勋章。
工作业绩	1979—1982 年曾赴美留学,在美国著名的哈佛医学院麻省总医院放射科学习神经放射诊断学和介入放射学,并在国内率先开展神经介入治疗工作。从事放射工作三十年,主要进行了有关神经放射方面的研究。承担了国家"七五","八五"和"九五"医学科技攻关项目和国家自然基金多项重点和面上项目,并获国家、部、市级科技成果奖九项,局级科技成果奖三十余项,发表论文 100 余篇,作为主编和副主编编写了多本专著,培养数十名博、硕士研究生。
学会兼职及贡献	曾任北京天坛医院院长,中华医学会副会长,中华医学会放射学分会主任委员,中华医学会放射学分会神经放射学组组长,北京市医学会放射学分会副主任委员。

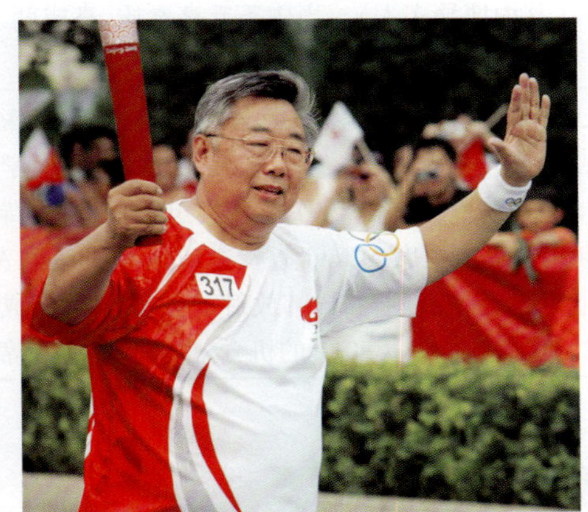

图 3-35 戴建平教授在 2008 年作为奥运会火炬传递手

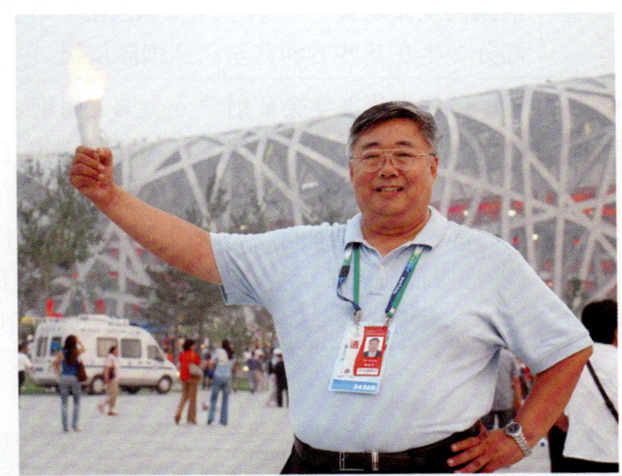

图 3-36 戴建平教授 2008 年奥运会期间负责卫勤保障工作

闵鹏秋

基本情况	闵鹏秋(图3-37,图3-38),男,1932年出生,曾任华西医科大学临床医学院副院长兼放射科主任;现四川大学华西医院教授、博士生导师,退休返聘。
获得荣誉	ASAR(亚洲腹部放射学会)2011年金奖获得者;CTSR(中华台北放射学会)2013年荣誉会员;1998年国家科技进步三等奖,1996年四川省科技进步一等奖;1983年四川省科协先进工作者;2017年四川省医疗卫生终身成就奖。
工作业绩	20世纪80年代初察觉到腹部放射解剖学正在国外兴起,毅然将其作为固定研究方向。 早在1984年,就邀请该领域先驱者Meyers教授来华讲学。1988—2002年获6项国家自然科学基金面上项目(主持4、主研2),开展腹膜腔和腹膜后间隙放射解剖学研究并取得一定创新性成果。在国内、外重要放射学术会议和期刊发表(该方面文章60篇,其中SCI 17篇,代表作*Radiology*,1992,182:553-557)。还参编国内多部巨著相关章节。积极推动腹部放射解剖学在我国开展。 科研成果逐渐获国际学界认可,多次应邀在ARRS(美国放射学会)、ECR(欧洲放射学大会)、ESGAR(欧洲胃肠及腹部放射学会)、ICR(国际放射学大会)等放射学会上担任专题讲座讲者和/或主持人。还应美、韩、芬兰以及我国台湾的大学医院邀请讲学。不仅扩大了我国影响,也有机会接触学界上层,建立人脉关系,开展合作。例如,三年前,在CSR(中华放射学会)与ARRS建立Global Partnership和CSAR(中华腹部放射学会)与*Abdominal Radiology*杂志建立联盟关系的过程中,就利用他个人与前述学术机构负责人(Lee、Meyers教授)的人脉友谊,从旁搭桥,协助促成。 科研带动医疗,尤其擅长腹部疑难病例放射学诊断。至今仍工作在一线,每周4个半天签发CT/MRI腹部诊断报告。 非常关注年轻放射学者成长;对博、硕士生,在做人和做学问方面,都严格要求,通过临床和科研工作,助推他们全面成长。30名学生中,在国内25人,正高已17人(其中博导多人)。当中不乏高素质、高成就人才;部分学生在某些方面甚至已达国际层级。
学会兼职及贡献	曾任中华医学会放射学分会第七届副主委兼腹组组长;中华放射学杂志第五、六届副主编;四川省医学会放射学分会第二、三、四届主委;中国解剖学会断层影像解剖学专委会副主任;卫生部第一、二、三届医学影像装备专家组成员。学会工作中注重学术性,介绍国际前沿动态和新进展。自1997年任腹组组长以来,持续担任腹部学组顾问,一直热心放射学会腹组工作。2007年,利用ASAR主席Matsui教授邀请他参加首届ACAR(亚洲腹部放射学大会)机会,主动推荐腹组负责人一起参会。从而使我国与日、韩放射学会,成为发起成立该会的三大支柱学会;参会3人也都成为首届执委,并争得在北京举办ACAR 2011的机会,占有我国应有席位。

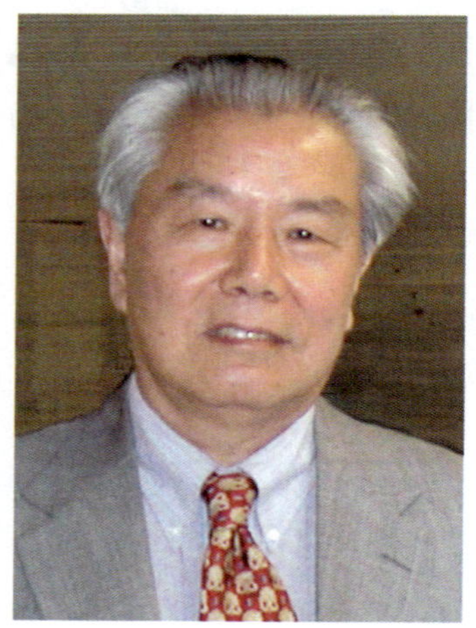

图3-37 闵鹏秋教授工作照

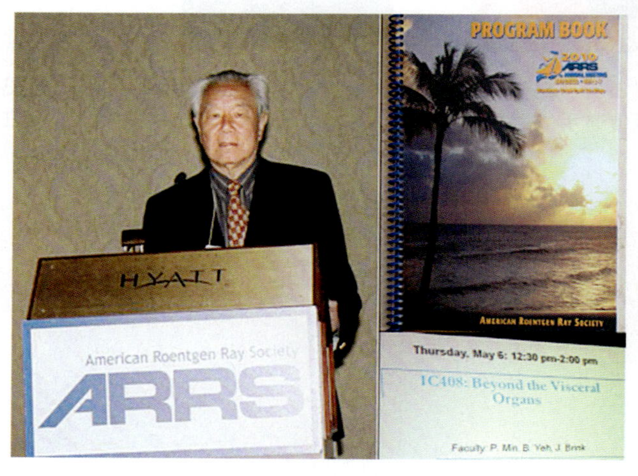

图3-38 闵鹏秋教授做国际学术报告

祁 吉

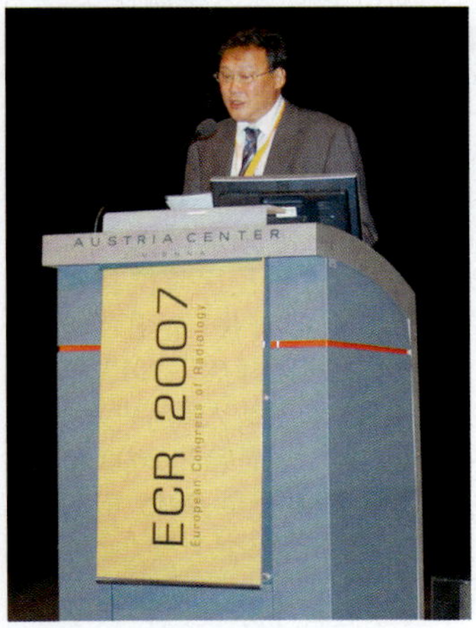

基本情况	祁吉(图 3-39 ~ 图 3-41),男,1945 年 8 月出生,天津医科大学一中心临床学院副院长,放射科主任,天津市影像医学研究所所长,主任医师,教授,博士研究生导师。
获得荣誉	曾任中华医学会放射学分会名誉主任委员、中华放射学杂志名誉总编辑。欧洲放射学会荣誉会员、芬兰放射学会荣誉会员、印度放射和影像学会荣誉会员;2010 年国际放射学会年会执行主席;获国务院政府特殊津贴、天津市政府授衔专家;被录入英国剑桥传记中心、美国传记研究院。
工作业绩	是我国正式招收的第二届硕士研究生、第一届博士研究生,1988 年获博士学位。1992 年经天津市及卫生局领导挽留,放弃了上海第二军医大学的调令,自天津医学院附属医院(现天津医大总医院)调入原天津第二医学院附属第一中心医院任影像医学部部长兼放射科主任。 自 1998 年成为天津医科大学博士研究生导师,已培养博士研究生 21 名,培养硕士研究生 58 名。2003 年作为学科带头人,所在学科被授予南开大学医学影像学硕士点。 极其重视并全力带动全科的科研工作,先后承担及参加各级课题 18 项,其中国家自然科学基金项目二项、国家"九五"攻关课题项目三项、天津市攻关项目一项,天津市自然科学基金项目三项,天津市局级项目十项;获各级成果奖 16 项,其中(首届)中华医学科技三等奖一项,天津科技科技进步奖 7 项、天津市卫生局科技进步奖九项。著作 45 部,其中主编 18 部,副主编 10 部,译著 800 万字,论文 256 篇。 作为卫生部影像装备专家组成员,多年来密切跟追国际上的医学影像学发展动态,每年都在中华放射学杂志及其他重要期刊上发表导向性文章,是国内公认的学科装备与发展导向方面的权威。 积极推动学会的对外交流工作,在任主任委员期间,与北美放射学会(RSNA)欧洲放射学会(ESR)、印度影像与放射学协会(IRIA)、韩国放射学会(KSR)日本放射学会等建立了密切的实质性的交流与协作关系,并先后与芬兰、瑞典、美国、日本、德国、新加坡及中国台湾地区、中国香港的学术团体及个人建立了学术交流与合作关系。2010 年作为国际放射学会年会执行主席主持了该年度国际年会。此外,还主持建立了国际磁共振交流平台,为国内、外的磁共振工作者搭建了实质性的交流渠道。 在 12 个国际与国内学术团体任职,对于各项学术团体委派或主管的工作都认真负责。历任《国外医学》临床放射学分册的副主编、主编二十余年。并兼任中华放射学杂志副总编等另外 18 本杂志的副主编、编委。治学严谨,对每一篇文章的标点、错别字都认真修改,对文章的内容更是严格评价,一丝不苟,全国有一大批作者都曾从中受益,因而在学术界具有极好的口碑。
学会兼职及贡献	历任中华医学会放射学分会委员,常务委员,秘书长(1997—2001 年),副主任委员(2001—2005 年),主任委员(2005—2008 年),前任主任委员(2008—2011 年),名誉主任委员(2011—2014 年);中华放射学杂志总编辑(2006—2011 年),名誉总编辑(2011—2015 年);卫生部影像装备专家组成员(兼秘书),《国际医学放射学杂志》主编、名誉主编及另外 18 本杂志的副主编、编委。

图 3-39 祁吉教授在 ECR 国际会议上做主旨演讲

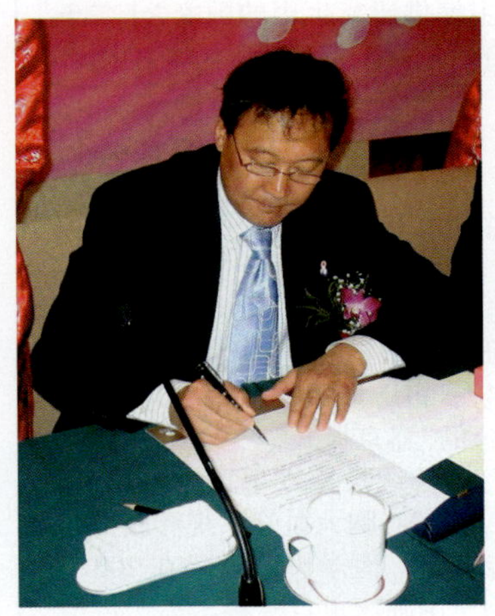

图 3-40 祁吉教授工作照

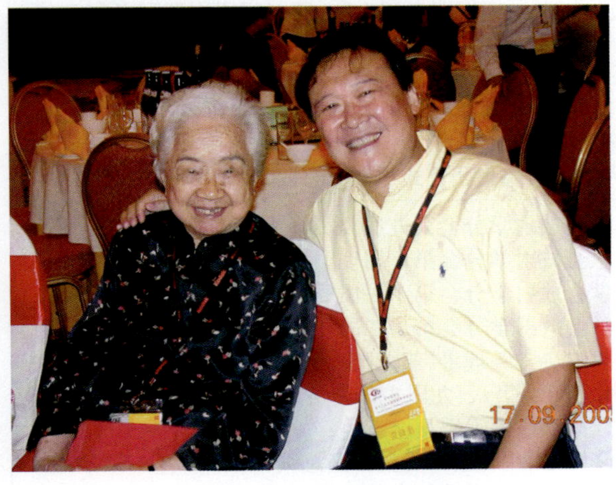

图 3-41 祁吉教授和李果珍教授在会议中

郭启勇

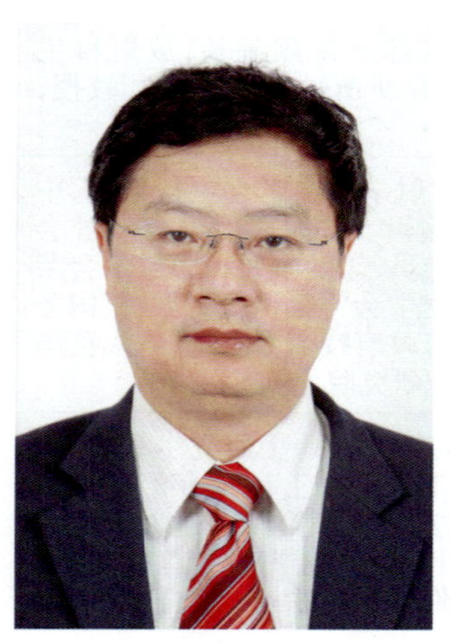

图 3-42　郭启勇教授标准照

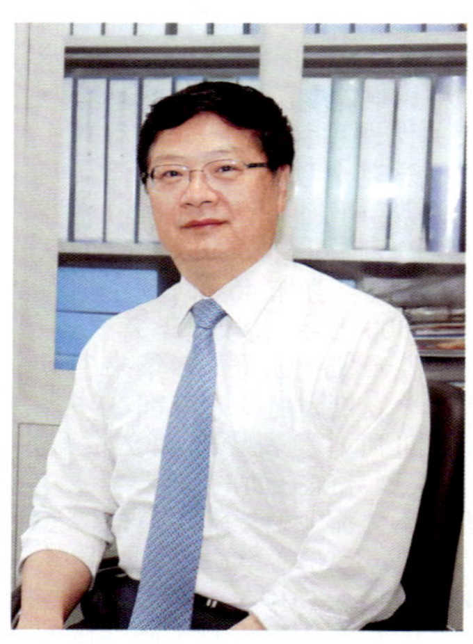

图 3-43　郭启勇教授工作照

基本情况	郭启勇(图 3-42 ~ 图 3-44),男,1958 年出生,原中国医科大学副校长、党委常委;现中国医科大学附属盛京医院集团董事长、总院长、盛京医院院长、放射科主任、主任医师,教授、博士生导师。享受国务院政府特殊津贴。
获得荣誉	1995 年荣获卫生部“教书育人、管理育人、服务育人”先进个人;1999 年荣获“全国卫生系统先进工作者”;2000 年荣获国务院“政府特殊津贴”;2004 年荣获卫生部“有突出贡献的中青年专家”;2006 年荣获“全国城市医院文化建设先进个人”及中国医院“先声杯”优秀院长;2007 年荣获“中国医院院长领导力卓越贡献奖”;2008 年荣获全国“五一劳动奖章”;2010 年荣获“全国百姓放心示范医院优秀管理者”、“全国优秀科技工作者”及“中国医师奖”;2013 年当选“第十二届全国人大代表”并荣获卫计委医院服务“改革创新人物奖”及“辽宁省优秀专家”;2014 年荣获“中国医院管理突出贡献奖”;分别荣获 2009 年俄罗斯、2011 年日本、2013 年德国、2016 年欧州放射学会荣誉会员;2015 年荣获亚太腹部放射学会金质奖章;2016 年荣获欧州放射学会杰出荣誉会员。
工作业绩	1983 年毕业于中国医科大学医疗系,1988 年公派赴日本奈良医科大学留学,1993 年以优异的成绩获得日本医学博士学位,回国创立了介入放射专业。 1995 年被聘为教授、主任医师,1997 年被聘为博士生导师。现培养博士后 2 名、博士 70 名、硕士研究生 108 名,总计 180 名。已毕业博士后 2 名,博士 55 名、硕士研究生 86 名,总计 143 名。主编供研究生用的国家“十二五”专业教材 1 部,主编全国住院医师规范化培训教材 1 部,主编本科生用专业本科教材 3 部,主编专著 2 部。 1997 年,时年 39 岁的郭启勇担任了医院的副院长,2002 年被任命为院党委书记,2003 年起主持医院全面工作。 一贯重视医院信息化建设,1997 年与东软集团合作开发国产化影像医学设备、PACS 和 RIS 系统,成为国家工程技术中心的影像数字化临床研究基地。在医院层面,在国内率先实现身份证挂号、一卡通服务。2014 年成为国内唯一一家通过国家卫生计生委医院管理研究所认定的“电子病历系统功能应用水平分级的七级”和美国 HIMSS 机构电子病历使用评估等级最高级别七级认证的“双七级”医院。被称为独具特色的“盛京模式”。 在学科建设方面,1998 年在国内率先打破传统按检查手段分组诊断的工作模式,将影像诊断组划分为神经骨关节系统、心胸大血管系统和腹部(消化、泌尿、生殖)系统以及介入治疗四个亚专业组。医学影像学科在 2007 年被评为国家重点(培育)学科,2014 年被评为全国临床重点专科。 2005 年以来承担科研课题 24 项,其中“重大新药创制”国家科技重大专项项目 2 项,获资助 466 万元;国家自然科学基金课题 3 项,获资助 114 万元,获资助总计达 1274 万元。获国家发明专利 4 项,获国家实用新型专利 1 项,获教育部科技二等奖 1 项,辽宁省科技进步一等奖 2 项,二等奖 2 项,三等奖 1 项,辽宁省教学成果一等奖 1 项,省优秀课程 1 项,国家级精品课程 1 项,全国优秀科技图书三等奖 1 项,全国高校优秀教材二等奖 1 项。在国家级杂志发表专业论文 300 余篇,其中 SCI 文章 50 余篇。 2013 年,中国医大盛京医院集团正式成立,出任集团董事长、总院长。
学会兼职及贡献	1997 年任中华医学会放射学分会第九届委员会中青年委员; 2001 年任中华医学会放射学分会第十届委员会常委、腹部学组组长; 2005 年任中华医学会放射学分会第十一届委员会副主任委员; 2008 年任中华医学会放射学分会第十二届委员会主任委员; 2011 年任亚太放射学会常务理事、亚洲腹部放射学会会长; 辽宁省医学会放射学分会第八、九届主任委员; 《中华放射学杂志》第六届编辑委员会编委; 《中华放射学杂志》第七、八届编辑委员会副总编辑; 《中华放射学杂志》第九届编辑委员会总编辑; 《中华放射学杂志》第十届编辑委员会名誉总编辑; 《中国临床医学影像杂志》主编。

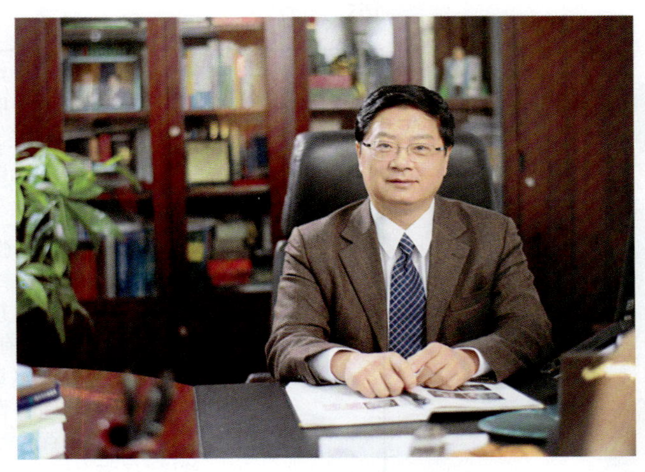

图 3-44 郭启勇教授在工作中

冯晓源

基本情况	冯晓源(图 3-45,图 3-46),男,1957 年 8 月出生。籍贯:浙江宁波,汉族。曾任复旦大学副校长,复旦大学上海医学院院长、影像系主任,复旦大学附属华山医院放射科主任。(图 3-45,图 3-46)
获得荣誉	曾获中华医学会和卫生部第三次全国中青年医学学术交流会三等奖、国家教委和国务院学位委员会“作出突出贡献的中国博士学位获得者”称号。卫生部“教书育人、管理育人、服务育人”先进工作者称号。卫生部 2012 年作出突出贡献的中青年专家。
工作业绩	主要研究方向为神经系统影像诊断。长期从事脑血管疾病和脑肿瘤的影像学研究。历年来发表论文 100 余篇,主编出版学术著作 4 本。享受国务院特殊津贴。曾获国家教委和国务院学位委员会颁发的〈作出突出贡献的中国博士学位获得者〉等光荣称号,卫生部 2012 年作出突出贡献的中青年专家。研究课题“胶质瘤的影像学研究和创新”获 2014 年教育部科学技术进步一等奖。“超急性脑梗死的 MR 研究”获 2003 年上海市科学技术进步三等奖。主持多项国家级和省市级科研项目。课题“基于 Endoglin 靶的皮下胶质瘤 MRI 分子显像研究”获得 2009 年国家自然科学基金和上海市科委重点项目基金资助;主持 2007—2009 年度和 2010—2012 年度卫生部部属(管)医院临床学科重点项目资助课题“脑肿瘤诊断和治疗的影像学新技术综合评价”
学会兼职及贡献	曾任第十三届中华放射学会主任委员,上海放射学会主任委员,美国放射学会荣誉会员。

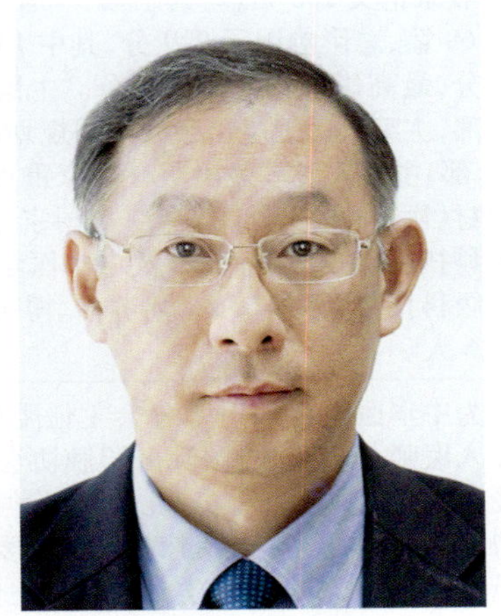

图 3-45 冯晓源教授标准照

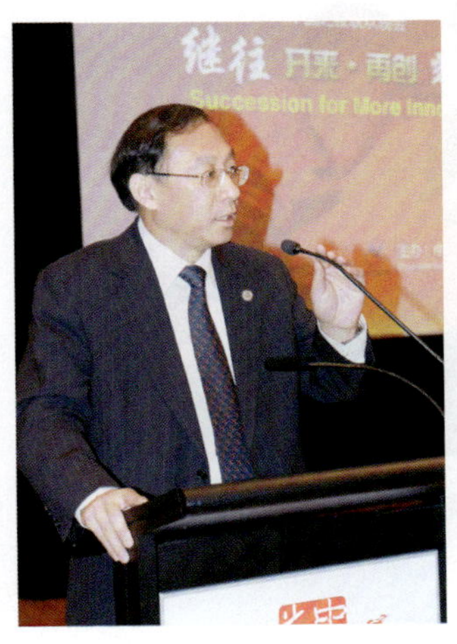

图 3-46 冯晓源教授在作学术报告

徐　克

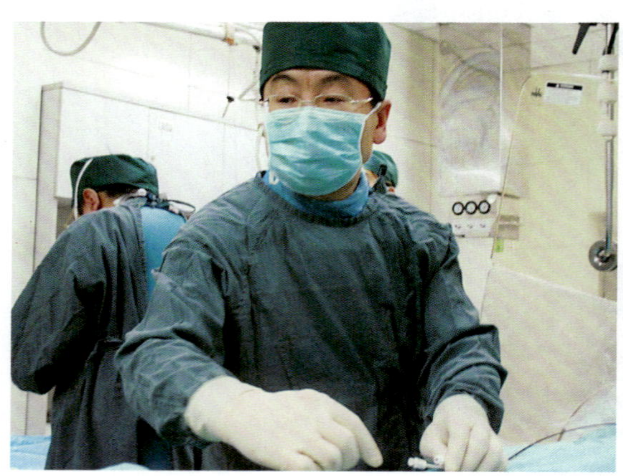
图 3-47　徐克教授在手术中

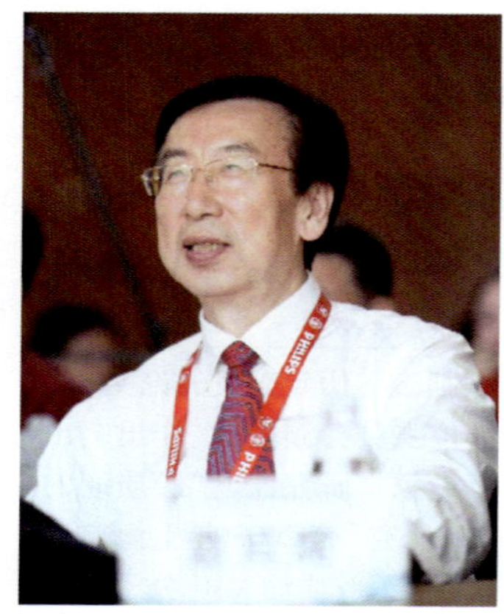
图 3-48　徐克教授参加学术会议

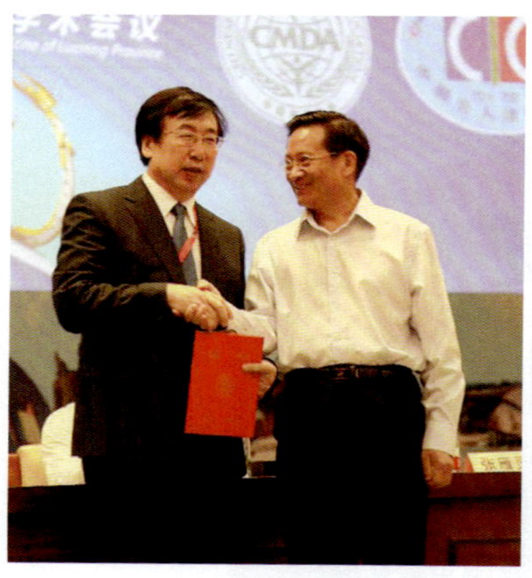
图 3-49　徐克教授和卫生部部长张雁灵合影

基本情况	徐克(图 3-47~图 3-49),男,1954 年生,中国医科大学副校长及附属第一医院院长、放射科主任,中国医科大学影像研究所所长,辽宁省影像诊断与介入治疗重点实验室主任,主任医师、二级教授,博士生导师。(图 3-47~图 3-49)
获得荣誉	获亚太心血管介入放射学会(APSCVIR)金奖(2016 年),享受国务院"特殊津贴"专家(1994 年),全国优秀科技工作者(2001),"九五"国家重点科技攻关计划先进个人(2001 年),卫生部有突出贡献的中青年专家(2004 年),获全国五一劳动奖章(2007 年),全国先进工作者(2010 年),辽宁省首届青年先进(科技)工作者(1992 年),辽宁省第一批百千万人才工程百人层次人选(2004 年),首届"辽宁名医"(2016 年)等荣誉称号。
工作业绩	长期从事医学影像学研究,并始终瞄准国际前沿并紧密结合国人疾病特点,潜心研究我国一些高发且难治性疾病的影像学诊断与介入治疗,取得了多项研究成果。在布加氏综合征、门静脉高压症及外周血管疾病的介入诊疗方面,国际首创并研发了多项介入诊疗新技术、新器材和新方法:在国际上首先提出了布加氏综合征下腔静脉节段闭塞的"对端标识双向定位法开通技术"及布加氏综合征新的影像学分型,并率先开展了布加氏综合征肝后下腔静脉节段闭塞及肝静脉闭塞的介入治疗和 TIPS 治疗肝硬化门静脉高压消化道出血等的临床应用研究;在精神疾病的脑功能成像方面,首次提出了关于发病机制的新观点及临床诊治的影像学新依据;在本专业学科建设与行业管理方面,提出并实施了一系列新理念、新举措,并牵头制定了多项国家级行业标准和技术管理规范。 曾承担多项国家级科研项目与课题,包括作为项目负责人承担国家自然基金重点项目 1 项、面上项目 3 项,作为项目首席专家负责"十二五"国家"863 计划"1 项;作为第一负责人曾承担国家"十一五"科技支撑计划及国家"九五"科技课题各 1 项以及其他国家级及部省级等课题 20 余项。在国内外发表学术论文 400 余篇,SCI 收录论文 100 余篇,其中第一/通讯作者 SCI 收录论文 69 篇,总影响因子 229 分,其中 13 篇影响因子大于 5 分,最高影响因子 17.04 分。主编或主译学术专著 6 部,主编人民卫生出版社全国规划教材《医学影像学》1 部,主编人民军医出版社国家重点项目医学数字化教材《医学影像学》1 部。获得国家专利 6 项。获得国家科技进步二、三等奖以及中华医学科技进步奖等省部级科技奖励共 11 项。培养硕、博士和博士后研究生 126 人。
学会兼职及贡献	现为中华医学会放射学分会主任委员,中国医师协会介入医师分会会长,国际肝胆胰协会中国微创介入专业委员会名誉主任委员,北美放射学会会员,中国医师协会放射性粒子植入治疗技术专家委员会名誉主任委员,辽宁省医学会放射学分会名誉主任委员,辽宁省介入医学会前任主任委员,全国高等医学影像学教育学会常务理事,《中华放射学杂志》副主编,《中国癌症研究》杂志特邀编委等。

金征宇

基本情况	金征宇(图 3-50,图 3-51),男,1960 年出生,中国协和医科大学北京协和医院主任医师、教授、博士研究生导师,北京协和医学院放射学系主任,中国协和医科大学学位委员会委员、教材委员会委员。(图 3-50,图 3-51)
获得荣誉	2008 年被卫生部授予"突出贡献中青年专家"荣誉称号。 2012 年荣获第八届中国医师奖。 2014 年荣获北美放射学会(RSNA)颁发的荣誉会员,从而成为中国第四位获此殊荣的放射专家。 近年来,先后获国家科技进步二等奖 1 项、卫生部科技进步一等奖 1 项、中华医学科技进步一等奖、三等奖各 1 项、北京市科技进步三等奖 2 项。
工作业绩	从事影像诊断及介入放射工作 30 余年,于 1995 年晋升为教授、主任医师,1994 年任硕士研究生导师,2000 年始任博士生导师。曾分别赴美国、德国学习专业技术,在美国完成 fellowship 学业,获毕业证书。现为教育部国家重点学科、中国协和医科大学医学影像学系负责人。 医疗工作方面,在国内率先开展的新技术、新项目有:①支气管动脉大咯血的介入治疗;②冠状动脉内超声、动脉内溶栓及成形术;③急诊脑梗塞动脉内溶栓术;④双源 CT 冠状动脉造影术;⑤双能减影在头颈部血管成像中的应用;⑥MRI 全身弥散加权成像技术等,上述项目均居于国际、国内领先水平。 近年来共完成介入治疗患者上万例,急诊患者 5600 余例,作为中央保健会诊专家圆满完成 300 余次高干保健会诊任务、20 余次重要国外领导保健任务,获得"中央保健先进个人"荣誉称号。 科研工作方面,作为课题负责人在研"863"课题 1 项、"霍英东专项基金"1 项。作为分课题负责人在研科技部"十一五"攻关课题 2 项。科技部国家重点项目 1 项、作为教育部重点学科负责人承担"211"工程课题 1 项。作为课题负责人已完成科技部国家重点项目 2 项、卫生部临床学科重点项目 1 项、"十五"攻关课题 2 项、"九五"科技攻关课题 2 项及医科院级课题 6 项;曾受到 CMB 基金资助课题 2 项。曾与美国 NIH 合作课题 1 项。近五年来,在医疗工作方面共获得医科院级医疗成果奖 3 项(其中一等奖 1 项,二等奖 2 项),医院级医疗成果奖 9 项(其中一等奖 1 项,二等奖 3 项,三等奖 5 项);其中 5 项为第一完成者。 国内外发表论文 120 余篇,近三年来以第一作者及通讯作者身份发表论文 80 余篇,SCI 累计点数 67.09,参加编写专业著作 14 部(其中 8 部任主编)。在教学方面,一直承担协和医大(8 年制)、成教、继续教育等不同层次的教学工作,并采用形式多样的教学形式,创立灵活的教学课件,收到了良好的效果。历年来共培养研究生 38 人,其中博士生 35 人,硕士生 3 人。因教学成绩突出,曾多次被评为院校级优秀教师,并于 2006 年被评为北京市优秀教师。作为负责人获 2008 年度北京市优秀教学团队奖。2003 年受卫生部及教育部委托,先后主编了三版八年制《医学影像学》教科书,分别获得北京市优秀高等教育精品教材奖和协和医大精品教材奖。 充分发挥国家级继续教育基地的优势,成功举办了国内首届分子影像学研讨会、2007 年北京医学会放射专业委员会学术年会,以及多层螺旋及双源 CT 学习班 6 届,受到了国内外业内人士的一致好评。
学会兼职及贡献	中华医学会理事;中华医学会放射学分会副主任委员;中华医学会北京放射学会主任委员;中国医学影像技术研究会副会长;中国医学影像技术杂志副主编;中华放射学杂志副总编辑/常务编委;临床放射学杂志编委;实用放射学杂志编委;介入放射学杂志副主编;磁共振成像杂志副主编;放射学实践编委;中国循环杂志编委;中国医学科学院学报编委;*Chinese Medical Sciences Journal* 编委;心肺血管病杂志编委;影像诊断与介入治疗杂志主编;国外医学-临床放射学分册编委;北美放射学会(RSNA)会员;美国伦琴放射学会(ARRS)会员;欧洲心血管介入放射学会(CIRSE)会员。

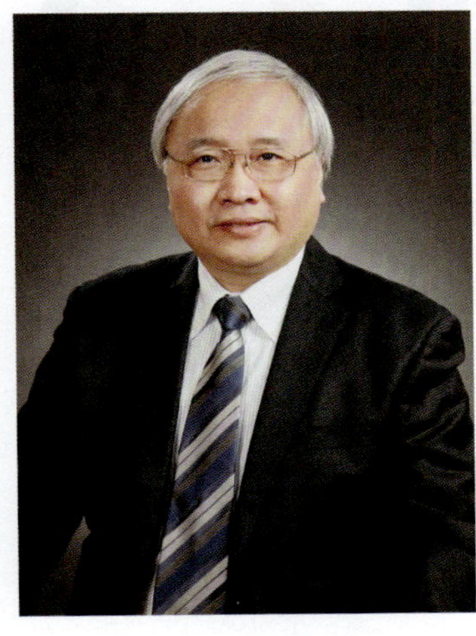

图 3-50 金征宇教授标准照

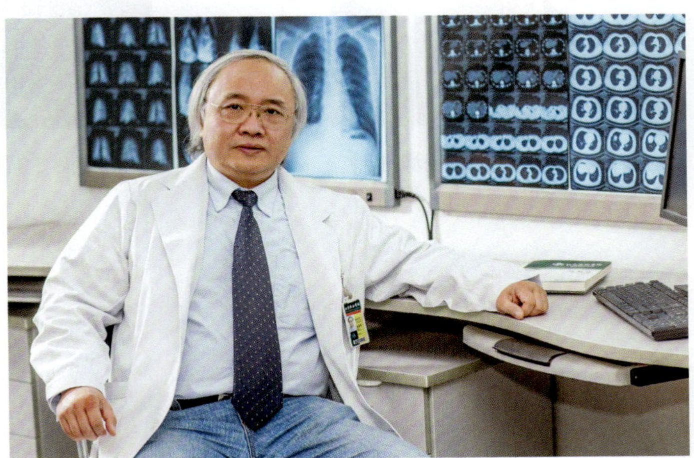

图 3-51 金征宇教授在工作中

冯敢生

基本情况	冯敢生(图3-52,图3-53),男,1953年出生,同济医学院附属协和医院放射科主任,教授,博士生导师,同济医学院医学影像学系主任,曾任同济医学院副院长,兼任附属协和医院常务副院长,协和肿瘤中心主任。
获得荣誉	获得省部级以上人才项目及各种荣誉卫生部先进工作者,湖北省劳动模范,湖北省优秀共产党员,湖北省学雷锋标兵,湖北省有突出贡献专家,享受国务院津贴,中国介入放射学杰出贡献奖。
工作业绩	1976年参加放射诊断工作,1978年起专攻介入放射学,完成了肾动脉栓塞的动物和临床应用研究,为此,中华放射学杂志专门为此项工作发表了专家述评,给予了高度评价,1982年获得医学硕士学位,是我国最早从事介入放射学的学者之一。 1985年以教育部博士预备生公派留学德国,师从世界著名介入放射学家Zeitler教授,完成世界上最大病例组血管成形术的经验总结并提出新的见解,并于1989年获医学博士学位。1987年起任德国沙尔大学附属医院放射科主治医生,1990年主动辞职回国服务。 回国后主要从事肝癌的综合介入治疗和门脉高压介入治疗的基础及临床研究,曾将中药白芨运用于介入治疗肝癌的动物实验和临床并取得显著疗效,多次承担国家自然科学基金、国家中医药管理局科研基金、湖北省自然科学基金、湖北省科技攻关计划、武汉市科技攻关等课题研究,并获得省市级科技进步奖。 1993年主编出版《医学影像学与临床》一书,是我国较早论述综合医学影像学的专著之一。回国后在国内外杂志上发表学术论文近60篇,并长期从事国家规划教材的编写工作,曾多次任《医学影像学》五年制,七年制,八年制及专升本教材的主编或副主编。长期担任临床放射学杂志主编,曾任中华放射学杂志及其他杂志的副主编,国务院学位委员会临床专业评议组成员。
学会兼职及贡献	曾担任多届中华医学会放射学分会副主任委员,四届湖北省放射学会主任委员。

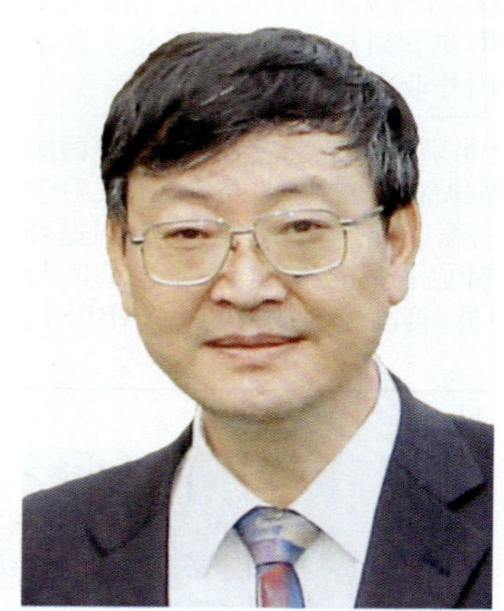

图3-52 冯敢生教授标准照

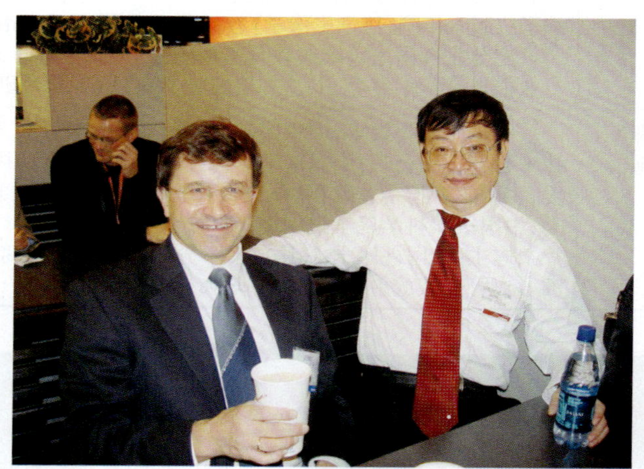

图3-53 冯敢生教授和国外专家进行学术交流

高玉洁

基本情况	高玉洁(图 3-54),男,1936 年出生,浙江人。1961 年北京医学院毕业后分配至北医第一附属医院放射科,师从汪绍训、李果珍、罗彬和何杜蘅等老师。1984 年 9 月曾留学日本,1986 年应汪绍训教授推荐任医学影像科主任、医学影像教授、主任医师、硕士生导师。
获得荣誉	1992 年开始享受国务院政府津贴,2002 年退休后被聘任为科室顾问和医院专家顾问委员会委员。2008 年 10 月,经中华医学会放射学分会评选,荣获首批 10 名放射学分会专家会员称号之一。
工作业绩	在国内首次系统地报道了《肺部炎性假瘤的 X 线和病理诊断研究》,在国际上报道了首例肺部炎性假瘤恶性变的病例,在国内首批报道了脑血管磁共振血流成像的研究等。曾多次获得部、市和学校科技进步奖,发表论文数十篇,著作多部。
学会兼职及贡献	曾任北京市放射学分会副主任委员、中华医学会放射学分会副主任委员、《中华放射学杂志》总编辑和名誉总编辑、《中国医学影像技术》杂志、《北京医学》等多家专业杂志的副总编辑、顾问或编委。

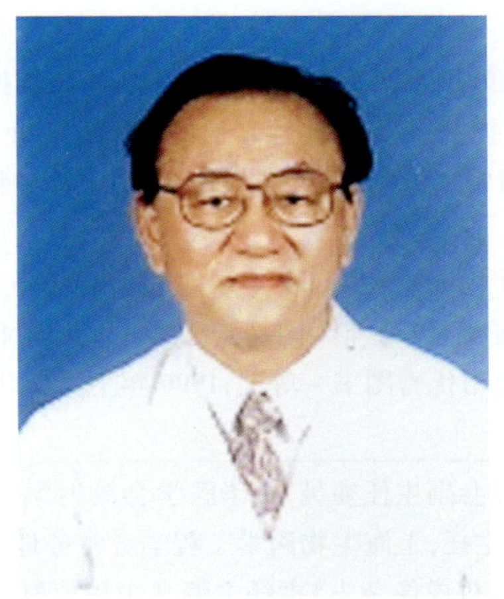

图 3-54 高玉洁教授标准照

沈天真

基本情况	沈天真(图 3-55),女,1940 年生,曾任复旦大学(原上海医科大学)影像学教研室主任,上海医科大学附属华山医院放射科主任,主任医师,教授,博士生导师。
获得荣誉	卫生部有突出贡献的中青年专家,享受国家特殊津贴;1992 年获“上海市十佳中青年医师”提名奖;1995 年获“上海市三八红旗手”称号。
工作业绩	一贯坚持“兢兢业业,持身自律”的职业操守,也是作为老一辈放射人高尚人格魅力的彰显。自 1987 年任硕士生导师,1993 年任博士生导师,共培养博士研究生 22 名,硕士研究生 20 名。由于教学工作出色,成绩突出,被评为上海医科大学(复旦大学)“校优秀教育工作者”和“优秀博士生导师”称号。而已毕业的学生也分布于国内外,在国内者有不少已经走上了省、市各级学会、医学院校以及放射科的领导岗位,他们业务精湛,工作出色,在业界赢得广泛好评。 注重科室管理和质量控制,秉持没有规矩不成方圆与制度管人的管理理念。国内最早发表有关放射诊断质控的论文:如“写好规范化的医学影像诊断报告书”、“认真做好医学影像学的‘四定’诊断”等。国内率先出版质控相关专著:《医学影像学诊断报告书书写手册》(1996 年,沈天真等主编)和《医学影像学诊疗常规》(1999 年,陈星荣主编)。 自 1978 年以来共发表论文 150 余篇,医疗专长是 CT、MRI 新技术,新理论的临床应用。研究领域主要集中在:危害性严重疾病的前沿技术诊断研究,探索性的高、新、尖介入性治疗研究和影像学基础研究。研究成果获上海市科技进步三等奖 4 项;卫生部科技进步奖 2 项;上海市科技进步二等奖 1 项;国家科委三等发明奖 1 项。 共撰写专著 17 部,7 部为主编之一,3 部为第一主编,其中《介入放射学》由陈星荣、沈天真等主编,获 1990 年华东地区首届优秀图书一等奖、1992 年全国高校出版社优秀学术著作优秀奖;《全身 CT 和 MRI》由陈星荣、沈天真等主编,获 1995 年上海市优秀图书一等奖,1996 年卫生部优秀图书三等奖,“上海出版界 50 年 500 种精品图书目录”。
学会兼职及贡献	曾任中华医学会放射学分会副主任委员,中华医学会放射学分会神经学组组长,上海市放射学会主任委员,上海市放射诊断质控中心主任,上海生物医学工程学会常务理事,上海生物医学工程学会放射工程专业委员会主任委员;《中国医学计算机成像杂志》责任主编,《中华放射学杂志》副主编等。

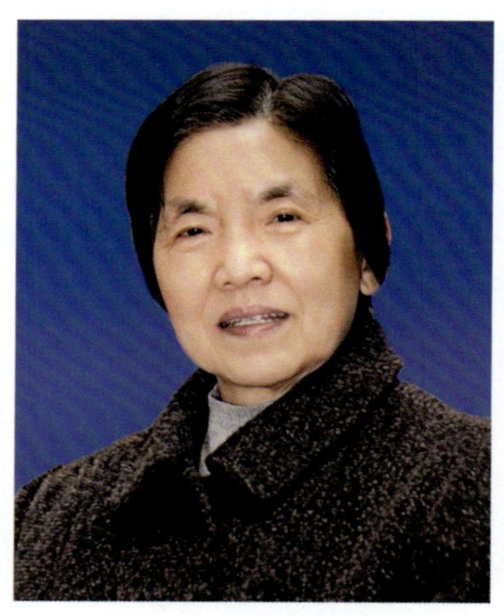

图 3-55　沈天真教授标准照

孟悛非

基本情况	孟悛非(图 3-56,图 3-57),男,1945 年出生,中山大学附属第一医院医学影像学教研室主任,医学影像科学科带头人、首席专家,二级教授。
获得荣誉	曾获教育部科学技术进步一等奖、广东省科学技术进步二等奖、卫生部全国高等学校医药优秀教材一等奖、享受国务院颁发的政府特殊津贴(99-36 10078 号)。
工作业绩	20 世纪 80 年代始致力于骨肿瘤的影像学征象及其病理基础的研究,对骨膜反应与骨膜新生骨、骨肉瘤、骨样骨瘤、软骨肉瘤、尤文瘤、脊索瘤、脊椎转移瘤、动脉瘤样骨囊肿等骨肿瘤和瘤样病变的影像学征象进行研究、探讨其病理基础并提出了自己的观点,如骨膜反应与骨膜新生骨在影像学上有必要而且可能加以区分并描述了骨膜反应的 MRI 所见;提出骶骨的“横板征”是区别骶骨良恶性肿瘤的重要影像学征象;尤文瘤可有明显的成骨但均是反应性成骨,并据尤文瘤的影像学表现分为三型。 20 世纪 90 年代开始影像学新技术在骨、关节疾病诊断中的应用研究,包括 CT 和 MR 灌注、弥散加权成像、MR 波谱、MR 超短 TE 成像、MR 微小线圈的应用。这些研究在当时在国内都处于先行或领先的地位。 21 世纪初开始外周神经 MR 成像的研究,突破了当时 MR 外周神经成像只局限于蛛网膜下腔和近脊柱的神经丛的局面,将外周神经成像从蛛网膜下腔一直伸延到手、足、眶,也就是说基本实现了全身的外周神经成像。这在当时甚至今天都处于国际上领先的地位。 至今,在中华系列医学杂志上和外文的 SCI 收录的杂志上本人以第一作者或通讯作者发表的论文约 50 余篇。 牵头的本科生课程“放射诊断学”于 2007 年获国家级精品课程,而后又获国家精品共享课程。主编了高等教育出版社出版的本科生教材《医学影像学》,获普通高等教育“十一五”、“十二五”国家级规划教材和国家精品课程教材。主编《中华临床医学影像学:骨关节与软组织分册》(北大医学出版社)、《骨关节影像学》(科学出版社,第二版)、《临床 CT 诊断学:CT 诊断要点、少见征象与误诊分析》(广东科技出版社)、《骨肌系统影像诊断与临床》(人民军医出版社)等专著。作为副主编或编委参编了人卫版的 5 种教材(本科、长学制、研究生、影像专业、肿瘤专业)十余个版本。
学会兼职及贡献(仅限中华医学会放射学分会及各省医学会放射分会的兼职和工作)	广东省放射学会第八届委员会主任委员。 中华医学会放射学分会第十二届委员会副主任委员。 《中华放射学杂志》第八届、第九届编委会副总编辑,第十届编委会顾问。 卫生部医学影像装备专家顾问组成员。

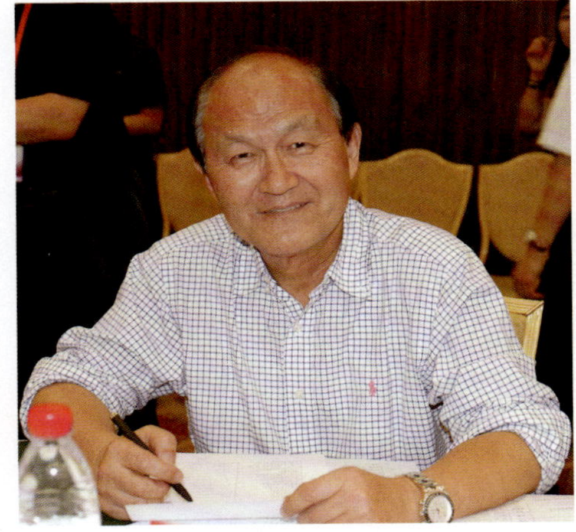

图 3-56　孟悛非教授工作照

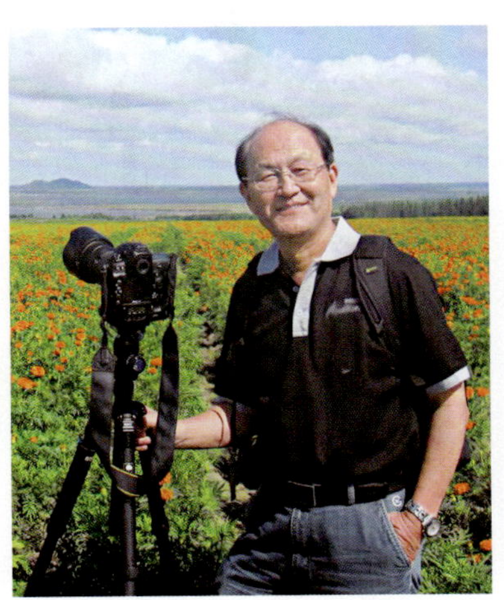

图 3-57　孟悛非教授生活照

高培毅

基本情况	高培毅(图 3-58,图 3-59),男,1952 年出生,首都医科大学附属北京天坛医院放射科主任,主任医师、教授、博士研究生导师。
获得荣誉	享受国务院特殊津贴,是“北京市有突出贡献的科学、技术、管理人才”、北京市“十百千”工程“十”层次优秀人才,获中央保健委员会颁发的“中央保健工作先进个人称号”,先后获包括教育部二等奖、北京市科技进步二等奖等省部级科技成果奖 10 余项,国家卫生计生委脑卒中防治工程委员会授予“2015 年国家卫生计生委脑卒中防治工程突出贡献奖”。
工作业绩	在神经影像学的临床、科研和教学实践中做出了重要贡献。以第一负责人身份相继获国家自然基金资助项目 3 项、国家自然科学基金中美合作项目 1 项、北京市自然科学基金资助项目 6 项、国家十五攻关项目 1 项、“十一五”国家科技支撑计划重点项目 1 项、“十二五”国家科技支撑计划重点项目 1 项、首都医学发展基金项目 1 项。 先后获包括教育部二等奖、北京市科技进步二等奖、中华医学科技成果三等奖 1 项等省部级科技成果奖 10 余项,以第一作者身份和通信作者身份在国内外发表学术论文 200 余篇。 是我国卒中影像的探路者。在国内首次建立了脑卒中影像检查绿色通道,制定出一整套脑卒中影像学评价方法和标准,为守护首都人民的健康、为国家脑卒中的筛查、诊治和防控作出了开创性工作。 对工作精益求精,对患者和蔼可亲,对学术严谨求实。在临床实践中,培养年轻住院医师不遗余力,言传身教,获首都医科大学“吴阶平优秀教师奖”。虚怀若谷,心胸坦荡,从不计较个人得失,为首都人民的健康和国家医疗事业默默奉献出自己的学识、智慧和心血。
学会兼职及贡献	曾担任第十一届中华医学会放射学分会副主任委员,常委、神经学组两届组长; 现为中国卒中学会医学影像分会主任委员、中华放射学杂志副主编、中华医学会放射学分会神经专业委员会名誉组长。

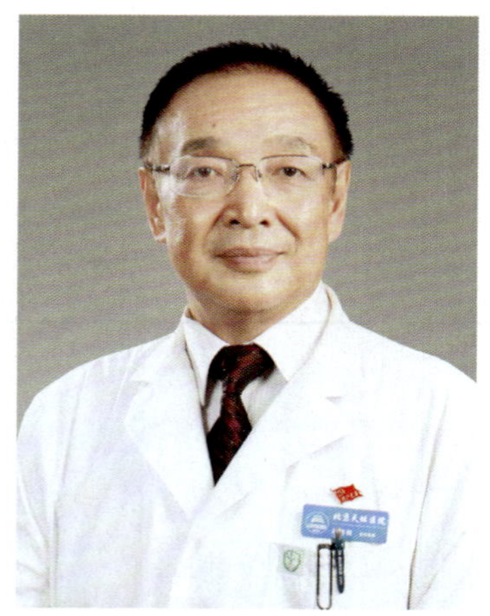

图 3-58 高培毅教授标准照

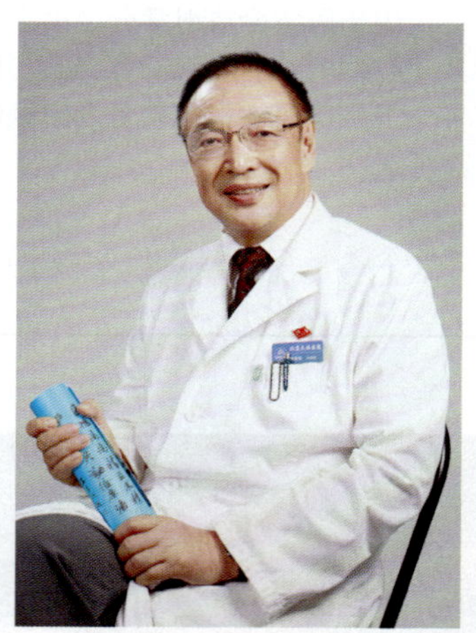

图 3-59 高培毅教授工作照

刘士远

基本情况	刘士远(图3-60,图3-61),男,1964年9月出生,第二军医大学附属长征医院影像医学与核医学科主任,主任医师、教授,博士研究生导师。
获得荣誉	入选上海市领军人才、上海市优秀学科带头人计划,上海市21世纪优秀人才计划。获得上海市医学会优秀主任委员,总后勤部育才银奖,全军放射医学杰出贡献奖/首席专家等荣誉。
工作业绩	擅长胸部疾病特别是肺癌的影像学诊断,主要研究方向为早期肺癌筛查及影像诊断、慢性阻塞性肺疾患影像学评价及分子影像学,作为课题第一负责人获国家自然基金重点项目1项,国家科技部重大国际合作项目1项,国家自然基金面上项目4项,军队十一五面上项目1项,上海市科委重大课题2项,重点项目4项,纳米重点专项3项等23项3000余万元科研资助。在Radiology、ER、EJR、AJR、BJR等国内、外专业杂志上以第一或通讯作者发表学术论著300余篇,SCI收录论文57篇。获得中华医学科技奖三等奖、军队科技进步二等奖和上海市科技进步二等奖各1项;军队医疗成果二等奖2项,解放军总后勤部优秀网络课程二等奖1项,第二军医大学优秀网络课程一等奖1项。获得4项国家发明专利授权。牵头编写了“低剂量CT早期肺癌筛查中国专家共识”和“肺内亚实性结节影像学处理中国专家共识”,起到了行业引导和规范的作用。主译专著《胸部螺旋CT》、《WHO胸部放射诊断手册》和《影像专家鉴别诊断:胸部分册》;主编专著《胸部影像诊断必读》,《实用胸部影像诊断学》(获首届解放军出版奖),国家十二五重点图书《中华临床医学影像学:胸部分册》;主编中华医学会继续教育教材《肺癌影像诊断及临床新进展》;副主编《体部MRI》,国家医学电子书包全国高等教育医学数字化规划教材《医学影像学》,国家卫计委及教育部十二五研究生及专科医师教材《医学影像学》以及国家卫计委住院医师规范化培训教材《放射影像学》,参编专著6部。培养了博士研究生15人,硕士研究生38人。
学会兼职及贡献	担任亚洲心胸放射学会候任主席,中华医学会放射学分会副主任委员,中国医师协会放射医师分会副会长,中国医疗装备协会CT应用专委会主任委员,上海市医学会放射学分会主任委员,《中华放射学杂志》副主编、《肿瘤影像学杂志》总编及多本核心期刊副主编。曾任第十二届中华医学会放射学分会心胸学组组长,第十三届中华医学会放射学分会质控与安全学组组长。

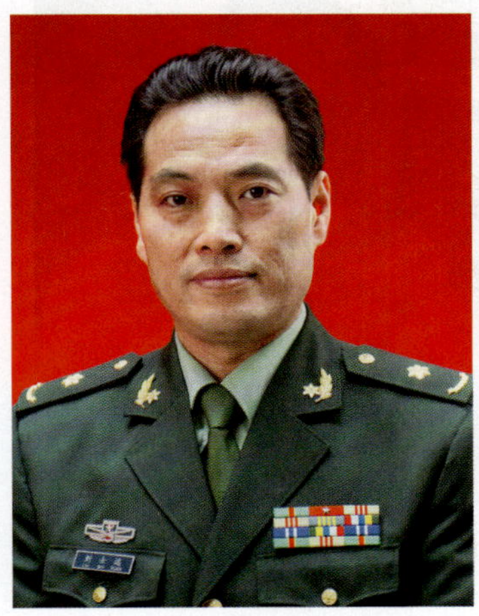

图3-60 刘士远教授标准照

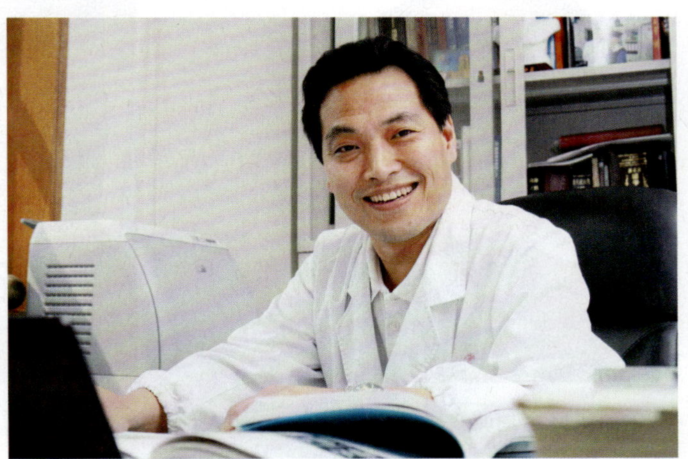

图3-61 刘士远教授工作照

周 诚

基本情况	周诚(图 3-62,图 3-63),男,1953 年出生;曾任北京医院放射科主任、北京大学第五临床医学院影像教研室主任;教授、主任医师、博士研究生导师。
获得荣誉	1979 年被授予“甘肃省新长征突击手”,1986 年在兰州军区荣立“三等功”,2000 年被中央保健委员会授予“保健工作先进个人”,2008 年获国务院颁发政府特殊津贴和证书,2011 年被卫生部机关党委授予“优秀共产党员”,2012 年获评第八届“中国医师奖”,2015 年被授予“北京市劳动模范”。
工作业绩	1983 年本科毕业于兰州医学院,1990 年研究生毕业于北京协和医科大学;1992—1994 年在美国加州大学圣迭戈医学中心、美国纽约市立大学西奈山医学中心学习。曾做过三年外科医生,奠定了良好的大体解剖和立体定位基础;从事影像诊断工作 34 年,具备较全面的诊治能力,熟练掌握全身 X 线、CT、MRI、PET/CT 的影像分析判读,把腹部消化、泌尿生殖系统疾病的综合影像诊断作为自己的主要专业特长,特别对腹部实质脏器肝、胆、胰、脾、肾的疾病、老年代谢及退行性病变、肿瘤的早期发现及诊断积累了丰富经验,在国内最早发表文章提出小胰腺癌、小肾癌的影像学特征及诊断要点;担任中央保健会诊专家,是多个重要医疗专家组成员;承担社会公共医疗工作,被聘为突发公共卫生事件国家级应急专家,作为北京市 SARS 专家组、防治禽流感专家组成员坚守全市一线值班;担任卫生部全国大型医用设备使用人员上岗考试命审题 CT、MR 专业组组长;任北京医院放射科主任 17 年间,作为学科带头人全面负责医、教、研工作,完成全科从检查设备分组转向以解剖和疾病的系统化分组,建立了博士研究生培养点、国家临床药械试验基地和住院医生规范化培训基地,牵头医学影像专业申报并获批国家临床医学重点建设项目。先后培养了 30 名博、硕士研究生,主持和参与国际合作、国家级、省部级科研基金研究项目 10 余项,在国内外专业期刊发表论文 60 多篇,主编或参编写书 12 部;获得部级科技进步二等奖、局级科研、新技术一、二等奖多次。
学会兼职及贡献	曾任中华医学会放射学分会副主任委员;《中华放射学杂志》副总主编;北京医学会放射专业委员会副主任委员;国际放射学会援助发展中国家专家顾问委员会(ROF)委员;亚洲腹部放射学会(ASAR)副主席。

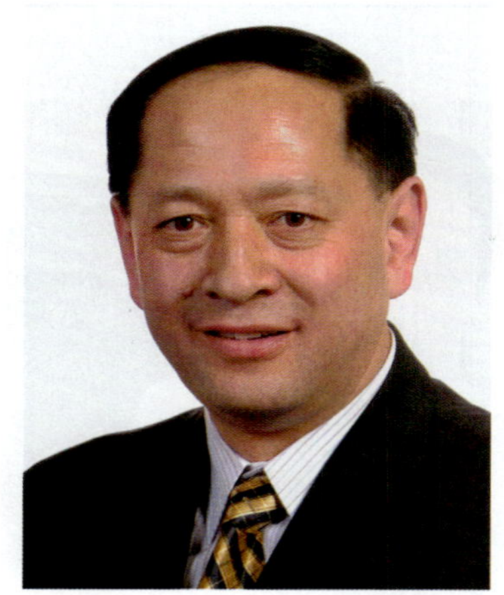

图 3-62 周诚教授标准照

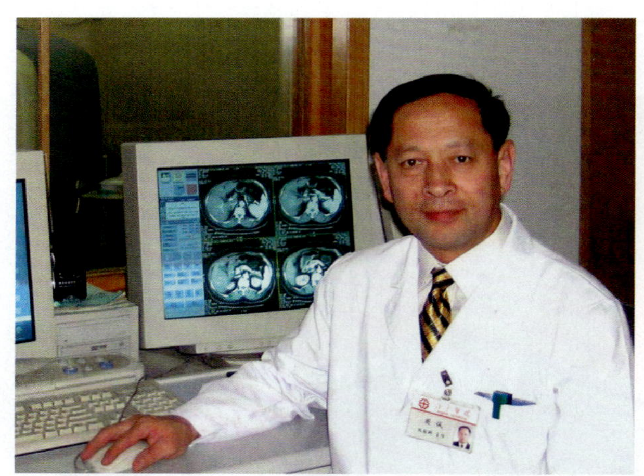

图 3-63 周诚教授工作照

李坤成

基本情况	李坤成(图3-64,图3-65),男,1955年生,首都医科大学医学影像学系主任、宣武医院影像学部及放射科主任,主任医师、二级教授,博士生导师,北京市磁共振成像脑信息学重点实验室主任,北京市医学影像质量控制和改进中心主任。
获得荣誉	国务院特殊津贴获得者(2001),卫生部有突出贡献中青年专家(2008),北京市领军人才(2009),美国宾州州立大学客座教授。中共北京市委"首都建设做出突出贡献的统一战线先进个人",北京市人大第12和13届常委(2003—2013年),北京市政协第13届常委(2013—2018年)。中国农工民主党第13~15届中央委员(2002—2017年),农工党北京市委第11~12届副主委(2007—2017年)。获全国工商联医药业商会"中国医院十大管理者和学科带头人"奖(2014年),"全国阿尔茨海默病防治科学人物奖"(2015年)。
工作业绩	专长心血管影像学、神经影像学和医学影像数字化及质量控制,正式发表文章1000余篇,其中中文860余篇,SCI收录英文论文190余篇,累计影响因子超过700,单篇最高影响因子14.5分,总被引频次超过5000次,最高单篇文章被引用次数超过500次。连续3年被Elsevier列入中国高被引学者榜单。主编学术专著18部,其中《心血管磁共振成像》、《比较神经影像学》2本专著填补了国内空白,获国家出版基金资助再版,《医学影像学》被列入"12.5"大学本科规划教材。《北京市医学影像检查及图像资料共享指南》、《CT和MRI对比剂使用不良反应的急救与处理》开启质量控制领域的先河。在哈佛大学等国际顶级大学做特邀专题报告15次,医工结合和跨学科科研合作的先行者。获省部级一等奖1项、二等奖2项、三等奖10项。共培养硕士研究生60名,博士研究生40名,出站博士后研究人员11名,其中获得全国优秀博士论文奖1名,提名奖2名,北京市优秀博士论文奖、首都医科大学优秀博士论文奖10名。
学会兼职及贡献	连续三届担任中华医学会放射学分会副主任委员(2008—2017年),《中华放射学杂志》副总编(2010—2018年),中华医学会医学工程分会全国委员及数字医学影像工程与技术学组组长(2004—2012年),北京医学会放射分会副主任委员,阿尔茨海默病防治协会创会副会长,《中国医学影像技术》主编(2010.9—2018年)。

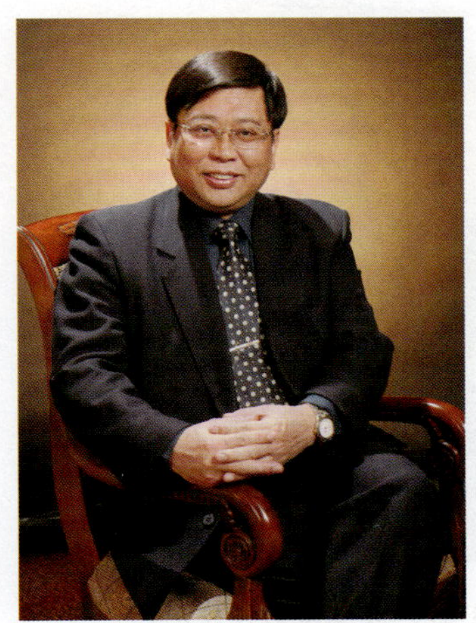

图3-64 李坤成教授标准照

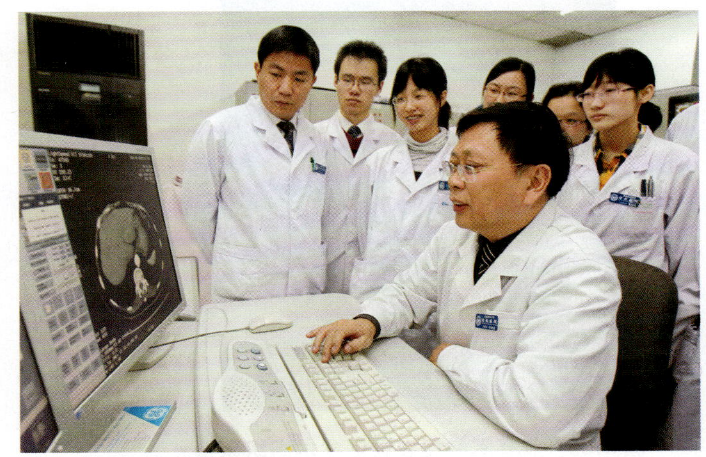

图3-65 李坤成教授工作照

滕皋军

基本情况	滕皋军(图3-66,图3-67),男,1962年8月出生,东南大学附属中大医院院长、主任医师,特聘教授,医学影像学科带头人。
获得荣誉	卫生部有突出贡献中青年专家,江苏省333工程第一层次培养对象,南京市科技功臣等荣誉。2015年获欧洲介入放射学会(CIRSE)的杰出人物奖(Distinguished Fellow),2017年获美国介入放射学会(SIR)最高荣誉奖—金奖(Gold Medal)。
工作业绩	1982年开始从事医学影像和介入诊疗工作以来,主要研究方向为介入放射学、分子影像与功能影像学。①提出并建立了经颈静脉门腔分流术(TIPS)支架再狭窄形成机制新理论,使TIPS技术获得新生,获2008年国家科技进步二等奖(排名第二);②发明治疗消化道恶性梗阻的125I放射粒子支架,突破了空腔脏器中不能应用放射粒子的禁区,成功的应用于食管癌、胆管癌、门静脉癌栓、气管恶性肿瘤等,取得显著临床疗效。主要成果发表于*Lancet Oncology*等权威期刊,被纳入2011版欧洲食管癌胃癌治疗指南和2016版欧洲胃肠内镜学会临床指南系列产品获国家食药监局注册证和欧盟CE注册,远销32个国家和地区,为十万余患者解除痛苦,获2011年国家科技进步二等奖(排名第一);③引进国内首套7.0T Micro—MRI,在干细胞示踪、心血管、肿瘤等领域进行分子影像研究,提出并引领分子影像导引介入治疗技术与理论,成果获2016年国家科技进步二等奖(排名第一)。 主持科技部973项目(首席科学家)、863项目、国家自然科学基金重点项目、重大国际合作项目国家级课题10余项。获国家科技进步二等奖3项,发表论文200余篇,SCI收录100余篇,SCI引用3000余次。
学会兼职及贡献	担任亚太心血管与介入放射学会(APSCVIR)主席、中华医学会放射学分会副主任委员、中国医师协会介入医师分会常务副会长、中国医师协会放射医师分会副会长。

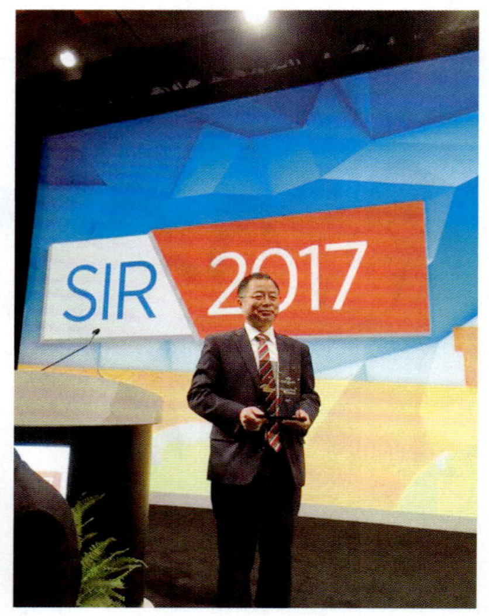

图3-66　滕皋军教授在国际学术组织获得荣誉称号

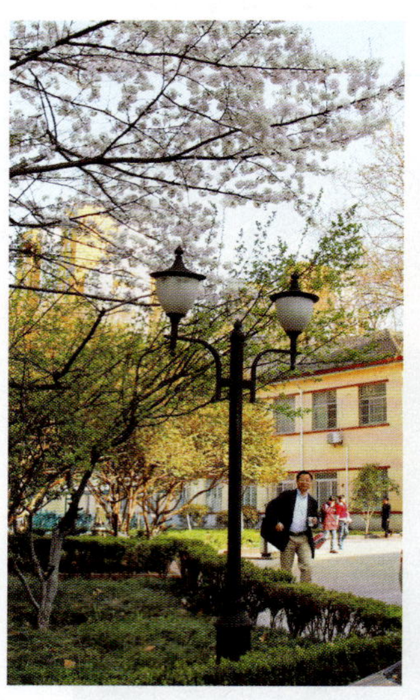

图3-67　滕皋军教授生活照

梁长虹

基本情况	梁长虹(图3-68),男,1962年生,博士学位,华南理工大学医学院副院长,广东省医学科学院、广东省人民医院医学影像部主任兼放射科主任,博士生导师。
获得荣誉	二级教授,享受国务院政府特殊津贴专家,国家重点研发计划项目(原973项目)首席科学家。
工作业绩	2000年至今担任广东省人民医院影像医学部兼放射科主任,很好地履行了现有职务职责,具有良好的职业道德;钻研业务,对技术精益求精,精通本专业理论知识和技能,组织科内业务交班和参与院内、外疑难病例会诊,积累了丰富的临床工作经验;主编著作5部,主译著作3部,包括《先天性心脏病多层螺旋CT诊断学》、《肝脏疾病CT诊断》等多部著作受到国内同行的一致好评。 具有较强的科研能力。主要研究方向包括腹部疾病和心血管疾病影像诊断、分子影像学研究及影像组学研究。在影像组学方面,所带领课题组的研究在国际上处于领先水平,相关研究获得国家重点研发计划项目资助,并在影像学和临床肿瘤领域顶级期刊发表多项研究成果,在*Journal of clinical oncology*(2016 IF:24.008)[2016;34(18):2157-2164]发表的论文为目前影像组学领域发表的影响因子最高的研究论著。在腹部影像诊断方面,主要从事肝脏病变及消化道病变的影像诊断学研究,相关研究获得NSFC—广东省联合基金重点项目、国家自然科学基金面上项目及广州市科技计划项目资助,在国内外重要期刊发表论文百余篇。在心血管诊断学方面,主要从事先心病和冠心病的影像诊断和技术研究,在*Circulation*等国内外重要期刊发表论文60余篇,所取得的相关研究成果获得广东省科学技术二等奖1项,广州市科技进步二等奖1项,多项成果在全国多家医院推广应用。 担任中华医学会放射学分会副主任委员、广东省医学会放射学分会主任委员期间,严格履行职责,积极参加和组织各类学术活动。任职广东省医学会放射学分会主任委员以来,所组织的广东省医学会放射学分会学术会议参会人数逐年上升,邀请了众多国内外专家参会,为广东省放射学工作者提供了很好的学术交流平台,多年来会议内容及组织工作受到参会人员的一致好评。
学会兼职及贡献	中华医学会放射学分会第十三届及第十四届委员会副主任委员、亚洲腹部影像学会候任主席,第十二届中华医学会放射分会委员会常委及腹部学组组长、第九届及第十届广东省医学会放射学分会主任委员、广东省放射医师协会主任委员、《中华放射学杂志》副主编。

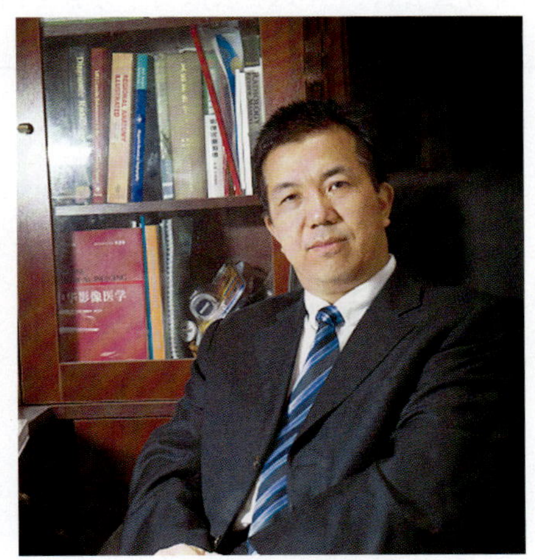

图3-68 梁长虹教授标准照

龚启勇

基本情况	龚启勇(图 3-69),男,1963 年出生,华西医院副院长、放射科主任医师。
获得荣誉	2014 年获聘长江学者特聘教授;2015 年获国家自然科学奖二等奖;2016 年当选国际医学磁共振学会 ISMRMFellow、并成为国家自然科学基金委创新群体带头人;2017 年当选国际华人医学磁共振学会(OCSMRM)候任主席。
工作业绩	先后获临床医学学士、临床肿瘤学硕士和放射影像学博士学位。长期从事临床放射诊断。早期临床研究工作集中在神经放射影像(Neuroradiology),尤其是头颈部与神经系统肿瘤放射诊断与鉴别诊断。近年在国家杰出青年科学基金、CMB 基金、国家自然科学基金重点项目、科技部 973、863 课题和美国 NIHR01 基金(NSFC 联合)等资助下,聚焦精神放射影像(Psychoradiology)的临床难点,对重大神经精神疾病的客观表征做了系统深入的磁共振影像研究,率先发现"脑结构通过功能链接影响症状"并被 *American Journal of Psychiatry*(IF=13.5)大篇幅述评,认为在"解决脑如何联系行为和临床症状这一关键科学问题"上做了开拓性工作。相关精神放射影像研究被脑功能成像奠基人、美国科学院院士 Raichle 教授等多次在 *Nature Reviews* 上撰文引用,指出为精神疾病提供了客观影像学依据。相关成果入选"中国百篇最具国际影响力论文"、被遴选为美国临床医师 CME 继教学分文章、并写入卫计委国家统编教材和国际放射学百科全书。在 PNAS、JAMA 子刊等 SCI 收录杂志发表相关论文逾 300 篇(作为通讯作者逾 100 篇,其中 IF 值>5 分逾 50 篇,IF 值>10 分逾 10 篇,ESI 高被引论文 7 篇)。基于在精神放射影像的工作,先后为第 24 届国际医学磁共振学会(ISMRM)和第 102 届北美放射学会(RSNA)年会教育课程(Education Course)授课、受邀为第 23 届 ISMRM 年会作大会 NIBIB New Horizons Lecture 荣誉冠名主题演讲、并赴哈佛、耶鲁、斯坦福等大学讲学。并作为首位中国本土学者,受邀为 *Radiology* 撰写综述,被时任 ISMRM 主席 Pipe 教授赞誉为"pioneering psychoradiology(临床精神放射影像的先驱者)"。2010 年获美国 CMB 杰出教授奖;2012 年获 *Radiology* 颁发的 Editor's Recognition Awards 和国家卫计委颁发的第十三届吴阶平-保罗＊杨森医学药学奖(临床医学类);2013 受聘为耶鲁大学医学院客座教授;2016 年获首届中华放射学会"突出贡献奖"年度金奖;2017 年当选国际医学磁共振学会精神疾病 MR 组秘书长暨候任主席(Future Chair)。【注】精神放射影像 Psychoradiology 作为 *Radiology* 的新兴学科分支,已成为我国在国际放射学领域发挥引领作用的重要学科方向之一。是国际放射学领域首次由我们中国人命名并为国际同行认可的医学专业分支,被国际放射学大百科全书 *Radiopaedia* 收录。
学会兼职及贡献	四川省医师协会放射医师分会会长、中华医学会放射学分会全国委员、中华医学会放射学分会磁共振学组副组长。

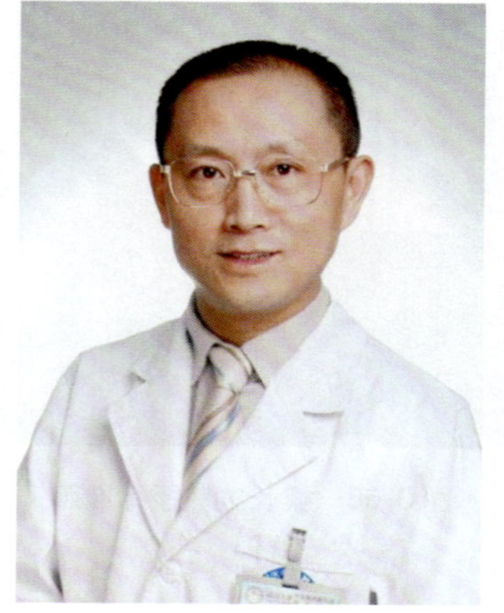

图 3-69　龚启勇教授标准照

居胜红

基本情况	居胜红(图 3-70),女,1970 年出生,东南大学附属中大医院放射科主任,主任医师,东南大学二级教授、博导。
获得荣誉	2015 年获国家杰出青年基金,是放射界目前唯一获得此项基金的女放射科医师。2016 年获中华放射学会首届年度金奖——杰出青年奖;获国家科技进步二等奖(排名 2)、教育部科技进步一等奖(排名 2)、江苏省工程第二层次人才、江苏省"科教兴卫工程"医学重点人才及杰出人才奖、中国医师学会"住院医师心中好老师"等荣誉称号。
工作业绩	自 1992 年以来一直从事医学影像诊断工作,尤其在腹部影像诊断方面有很深造诣;科研工作聚焦于分子影像和功能影像学领域,从多功能分子探针、多模态成像、结构和功能 MR 等多个角度,将多种分子影像和功能影像尤其是功能 MR 新技术和新方法应用于肿瘤、心脑血管疾病、脂代谢紊乱等多个领域。发表 SCI 收录论著 50 余篇,参与编写专著 4 部,并多次受邀各种国际学术会议做专题报告。
学会兼职及贡献	中华医学会第 15 届放射学分会常委,中华医学会放射学分会第 13、14 届委员会腹部学组委员、第 13 届青年委员会副主任委员、江苏省医学会第 9 届放射学分会委员会委员。

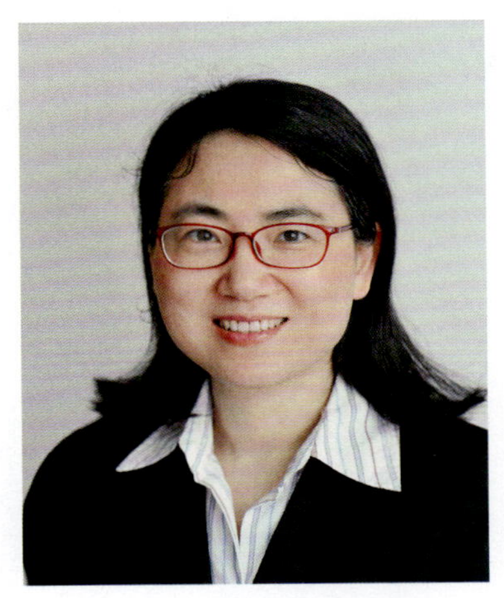

图 3-70 居胜红教授标准照

组稿:陈敏 审校:金征宇

第四篇

中华医学会放射学分会学组（专业委员会）建设

第一章　引　言

中华放射学会学组的成立是在中华医学会的指导和批准下建立起来的。是 20 世纪 80 年代后中国改革开放和中华放射学会蓬勃发展的一个缩影，最早成立的学组包括：心胸学组、腹部学组、骨关节学组、神经和儿科学组。这些学组的成立凝聚了老一辈放射学家的心血和才华，也极大地促进了学术水平的提高，促进了一大批专门学科的人才培养。随着放射学事业的发展和影像技术日新月异，近年来在各届中放主委的关心和支持下，又先后成立了磁共振学组、头颈学组、乳腺学组、介入学组、分子影像学组、青年学组、传染病学组、质控与安全学组、对比剂学组、护理学组等 15 个学科特色鲜明的专业学组（后升格为专业委员会）。这次中华放射学会成立 80 周年之际，在徐克主委的提议下，各个学组在组长的带领下，第一次也是迄今最全面的一次回顾了学组成立和发展的不平凡的历程。

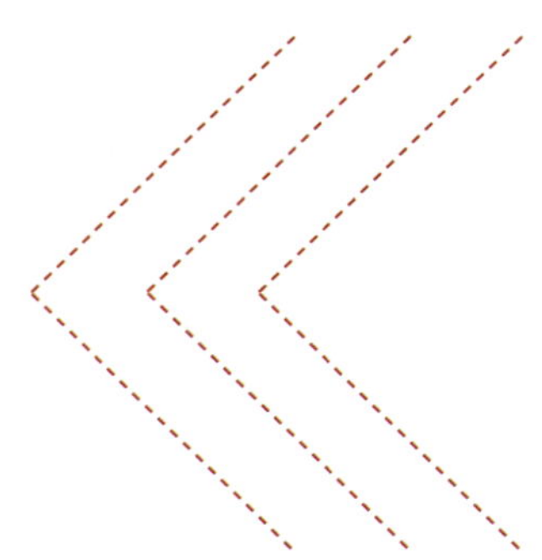

第二章　各学组(专业委员会)详介

第一节　神经放射学专委会

一、发展简史

神经学组是中华医学会放射学分会最早成立的学组之一。成立30年来,在几代神经放射学家的共同努力下,经历了不断发展壮大的历程,为我国神经放射学事业做出了重要贡献。

(一) 神经学组成立与发展

1980年前后,随着头颅CT设备逐渐引入我国,神经放射学事业取得了快速发展。在老一辈神经放射学家吴恩惠、陆荣庆、陈星荣等教授的积极筹备与组织下,1987年9月12—20日,在北京举办了首次中华医学会放射学分会神经放射学会议,旅美放射学家刘德华教授也出席了会议。在本次会议期间,正式成立了由8名委员组成的神经学组,吴恩惠教授当选为学组组长(1987—1993年,第1~2届),1988年获得了中华医学会的正式批准。1992年,在江苏苏州召开了第二届神经放射学会议。

1993年神经学组改选,首都医科大学天坛医院的陆荣庆教授当选为学组组长(1993—1997年,第3届)。1997年,复旦大学附属华山医院的沈天真教授接任神经学组组长(1997—2001年,第4届)。分别于1998年10月和2000年10月在辽宁省大连市和陕西省西安市举办了第五届和第六届神经放射学会议。

2001年,时任中华医学会放射学分会主任委员的首都医科大学天坛医院院长戴建平教授兼任神经学组组长(2001—2005年,第5届),委员由8人增加到13人。于2002年5月和2004年10月在山东威海和上海召开了第七届和第八届神经放射学会议。

2005年神经学组改选,西安交通大学第一医院的鱼博浪教授担任神经学组组长(2005—2008年,第6届)。此届神经学组规模有了较大扩展,由13人增加到21人,影响力进一步扩大。分别于2006年11月和2008年9月在四川省成都市和广东省广州市召开了第九届和第十届神经放射学会议。

2008年,首都医科大学天坛医院高培毅教授接任神经学组组长(2008—2014年,第7~8届)。在此期间学术活动变得更加正规,参与人数及影响力逐渐提高。2009年7月在宁夏银川举办了第十一届神经头颈放射学会议,2010年4月在北京举办了第十二届神经头颈放射学会议,2011年2月在河南郑州举办了第十三届神经头颈放射学会议,2012年4月在重庆举办了第十四届神经头颈放射学会议。2012年7月,头颈学组从神经头颈学组中独立出来,后者更名为神经学组。2013年5月在天津举办了第十五届神经放射学会议,2014年5月在湖北武汉举办了第十六届神经放射学会议。

2014年神经学组改选,天津医科大学总医院于春水教授当选为神经学组组长(2014年至今)。在委员及副组长筛选过程中,率先提出了临床与科研并重的入选标准,使得一批优秀人才进入学组。在徐克主委的倡议下,首次成立了青年神经学组,使得一大批具有发展潜力的年轻人积极投入到学组工作。2015年7月在甘肃兰州举办了第十七届神经放射学会议,2017年4月在江苏徐州举办了第十八届神经放射学会议,参会人数首次超过千人。

(二) 学术成果与推广

第1~4届神经放射学组在吴恩惠教授、陆荣庆教授和沈天真教授的领导下,以颅脑CT和MRI技术的推广工作为重点,编写了多部专著并组织了各种培训班,使得这些技术迅速在国内普及。例如,吴恩惠教授主编的《头部 CT 诊断学》在 1991 年获国家教委科学技术进步一等奖,1998 年获国家科学技术进步奖三等奖。吴恩惠教授主编的《医学影像学》本科教材,深受医学生和教师的好评。

第 5 ~6 届神经放射学组在戴建平和鱼博浪教授领导下,一方面加强先进技术的普及,另一方面加大了国际合作力度,与哈佛大学等多家国际知名大学建立了良好的合作关系,并组织人员积极参加 RSNA 和 ECR 等国际会议,使得我国神经放射学的国际学术影响力不断提升。

第 7 ~8 届神经放射学组在高培毅教授领导下,学术活动实现了常态化。高培毅教授十分重视继续教育工作,提出了“手拉手”和“心连心”继续教育计划,面向全国基层医院开展了丰富多彩的继续教育活动。高培毅教授还十分重视网站建设,在东软集团的协助下创建了神经学组网站。为了进一步加强医学影像科医生的临床实战能力,高培毅教授还在中华医学会放射学分会 2013 年年会期间创办了面向全国基层医院的读片活动,场面火爆,深受参会者喜爱。

第 9 届神经放射学组在组长于春水教授领导下,在主管副主任委员李坤成教授的指导下,学术气氛日趋浓厚。学组秉承“传承与创新”并重的发展理念,一方面,延续了“Brain Discovery”等深受大家喜爱的活动,另一方面,还作了许多大胆的尝试。在继续教育方面,学组开展了以临床培训为主题的“深受大家喜读片”活动和以科研成果临床转化为主题的“创新驱动”活动,这两项活动均深受参会者欢迎。在网站建设方面,学组重新建立了神经学组门户网站,并首次创建了微信平台。在科研方面,以神经学组委员为主体开展了目前我国规模最大的影像遗传学多中心项目,已收集 5200 多例被试的遗传、环境、影像及认知数据,形成了较大国际影响。在国际交流方面,与拜耳公司合作主办了 2 次 APAC STAR 活动,实现了全英文授课与讨论。同时,还加强了与美国神经放射学会和欧洲神经放射学会的联系,举办了多次学会间国际交流活动。

总之,中华医学会放射学分会神经学组的发展与壮大离不开学会领导的关心与支持,离不开历届学组组长、委员们不懈地努力,也离不开我国广大神经放射学工作者的积极参与。虽然,历经 30 年我国神经放射学事业已经取得了较大发展,但是,还有很多工作等待我们完成。我们新一代神经放射学工作者将以老一代为榜样,励精图治、积极进取,力争将我国神经放射学事业发扬光大。

(三) 历任组长简介

第一任神经学组组长是我国神经放射学奠基人是天津医科大学总医院的吴恩惠教授,1947 年毕业于中国医科大学,历任天津医科大学总医院放射科主任、天津医科大学总医院院长。吴恩惠教授长期从事神经放射学工作,1962 年主编我国第一部神经放射学专著《颅脑 X 线诊断学》,1985 年主编我国第一部 CT 诊断学专著《头部 CT 诊断学》,荣获国家科技进步三等奖。1984 年,吴教授在国内首先创办医学影像学系,并担任《医学影像学》(第 1 ~6 版)的主编。吴恩惠教授是我国神经放射学组的创始人,在 1987—1993 年期间担任组长。此后,还担任了中华医学会放射学分会第八届委员会副主任委员,并成为我国首位北美放射学会荣誉会员。

第二任神经学组组长是首都医科大学天坛医院的陆荣庆教授。陆荣庆教授是我国著名神经放射学家,在 1993—1997 年期间担任神经学组组长,对我国神经放射学事业的发展做出过突出贡献。

第三任神经学组组长是复旦大学附属华山医院的沈天真教授。沈天真教授发表论文 100 余篇,出版书籍 10 余本,在 1997—2001 年期间担任组长。沈天真教授还担任了中华医学会放射学分会第九届委员会副主任委员。

第四任神经学组组长是首都医科大学天坛医院院长戴建平教授。戴建平教授曾任中华医学会放射学分会第九届和第十届委员会的主任委员,获得了北美放射学会荣誉会员称号,于 2012 年入选美国医学科学院外籍院士。在 2001 年至 2005 年期间担任神经学组组长。

第五任神经学组组长是西安交通大学第一医院的鱼博浪教授。鱼博浪教授毕业于原西安医科大学医学系,从事影像诊断工作以来先后发表论文 70 余篇,主编著作 4 部。获省部级教学成果和科技进步奖两项。在 2005—2008 年期间担任神经学组组长。

第六任神经学组组长是首都医科大学天坛医院高培毅教授。高培毅教授是我国著名神经放射学家,毕业于同济医科大学,曾任中华医学会放射学会副主任委员、中华放射学杂志常务副主编。在 2008—2014 年期间担任神经学组组长,在脑血管病影像诊断方面造诣深厚。

二、现任专委会主任委员简介

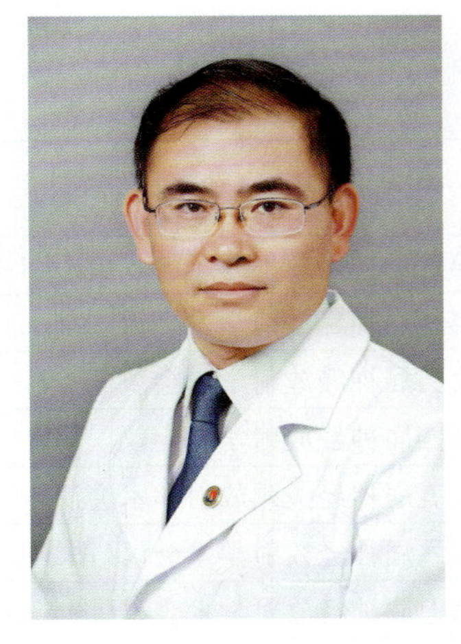
图 4-1-1 于春水教授

第七任神经学组组长是天津医科大学总医院于春水教授。于春水(图 4-1-1),男,1970 年 8 月出生,博士。现任天津医科大学总医院医学影像科主任、天津医科大学医学影像学院院长、天津市功能影像重点实验室主任、教育部"211 工程"重点建设学科及天津市重点学科带头人、教授、主任医师、博士研究生导师。国家杰出青年科学基金获得者、国家百千万人才工程人选、国务院特贴专家、国家人力资源与社会保障部有突出贡献中青年专家。擅长神经系统疾病的影像学诊断与鉴别诊断,主要从事神经功能影像学研究。

长期从事医学影像学临床、教学与科研工作。主持国家杰出青年科学基金、国家自然科学基金重大研究计划等 5 项国家自然科学基金课题及多项天津市重点课题。获得 2008 年度北京市青年科技奖,作为主要完成人获得省部级科技奖励 9 项。在 *Brain*、*Radiology* 等期刊发表论文 170 余篇,总引用次数达 4000 余次,其中以第一或通讯作者发表影响因子 5.0 以上 SCI 论文 54 篇。主编或参编了 8 部《医学影像学》教材,作为主持人获得了国家级精品资源共享课。

现任第十四届中华医学会放射学分会常务委员,第十四届中华放射学会神经专委会主任委员。

三、专委会历届委员名单

届(起止时间)	组长	前任组长	副组长	委员	秘书
第一届 1987—1989 年	吴恩惠	—	陆荣庆,陈星荣	董季平,方昆豪,张克随,钱铭辉,刘振春	戴建平
第二届 1989—1993 年	吴恩惠	—	陆荣庆,陈星荣	董季平,方昆豪,张克随,钱铭辉,刘振春	戴建平
第三届 1993—1997 年	陆荣庆	吴恩惠	—	—	—
第四届 1997—2001 年	沈天真	陆荣庆	—	—	—
第五届 2001—2005 年	戴建平	沈天真	鱼博浪,冯晓源,漆剑频	柳澄,刘怀军,张云亭,耿道颖,伍建林,萧家和,王学建,李明华,宋济昌	—
第六届 2005—2008 年	鱼博浪	戴建平	姜卫剑,漆剑频,张云亭	高思佳,耿道颖,韩鸿宾,黄力,李明华,柳澄,刘怀军,刘筠,马军,史大鹏,宋济昌,王学建,王振常,吴仁华,肖家和,肖江喜,徐海波	张明
第七届 2008—2011 年	高培毅	鱼博浪	黄力,李明华,马林,王晓明,王振常	冯逢,高思佳,耿道颖,顾雅佳,韩鸿宾,刘筠,柳澄,漆剑频,钱雯,史大鹏,王小宜,吴仁华,肖家和,肖江喜,徐海波,杨智云,于春水,张明,张伟国	袁菁
第八届 2011—2014 年	高培毅	高培毅	黄力,李明华,马林,王晓明,王振常,史大鹏	邓钢,冯逢,高思佳,韩鸿宾,黄飚,李传亭,黎海涛,刘筠,罗天友,齐志刚,邱士军,沙炎,肖江喜,徐海波,徐凯,杨智云,姚振威,印弘,于春水,张明,张伟国,郑穗生,周俊林,朱文珍	袁菁
第九届 2014 年至今	于春水	高培毅	马林,姚振威,徐海波,张伟国,朱文珍	陈峰,杜彬,冯逢,范国光,方向明,耿左军,黄飚,金光暐,江桂华,李传亭,李文彬,廖伟华,刘军,黎海涛,罗天友,苗延巍,齐志刚,邱士军,史大鹏,沈君,王效春,王晓明,徐凯,徐晓俊,印弘,杨运俊,詹松华,张勇,张永海,张志强,郑文斌,张明,郑穗生,周俊林	孙志华

四、历届学术会议

会议名称	召开时间	会议地点	参会人数	大会主席	执行主席
第一届神经放射学术会议(图4-1-2,图4-1-3)	1987.09.12—20	北京	243	吴恩惠	戴建平
第二届神经放射学术会议	1992	苏州	—	吴恩惠	—
第三届神经放射学术会议	—	—	—	—	—
第四届神经放射学术会议	—	—	—	—	—
第五届神经头颈放射学术会议	1998.10.08—11	大连	—	沈天真	郎志谨
第六届神经放射学术会议(图4-1-4)	2000.10.21—23	西安	—	沈天真	鱼博浪
第七届神经放射学术会议(图4-1-5)	2002.05.27—30	威海	—	戴建平	赵斌
第八届神经放射学术会议(图4-1-6)	2004.10.09—11	上海	—	戴建平	沈天真
第九届神经放射学术会议	2006.11.10—13	成都	—	鱼博浪	周翔平
第十届神经放射学术会议	2008.09.05—07	广州	—	鱼博浪	孟俊非
第十一届神经放射学术会议(图4-1-7)	2009.07.05—08	银川	500	高培毅	郭玉林
第十二届神经头颈放射学术会议(图4-1-8)	2010.04.17—18	北京	500	高培毅	马林
第十三届神经头颈放射学术会议(图4-1-9,图4-1-10)	2011.02.11—14	郑州	500	李坤成,高培毅	史大鹏
第十四届神经头颈放射学术会议(图4-1-11)	2012.04.07—08	重庆	500	李坤成,高培毅	张伟国
第十五届神经放射学术会议(图4-1-12,图4-1-13)	2013.05.10—12	天津	600	李坤成,高培毅,张云亭	于春水
第十六届神经放射学术会议(图4-1-14)	2014.05.23—25	武汉	600	李坤成,高培毅	徐海波
第十七届神经放射学术会议(图4-1-15,图4-1-16)	2015.07.31—08.02	兰州	700	李坤成,于春水,高培毅	周俊林
第十八届神经放射学术会议(图4-1-17)	2017.04.21—23	徐州	1000	李坤成,于春水,卢光明,高培毅	徐凯

附：神经学组及神经全国学术年会的照片

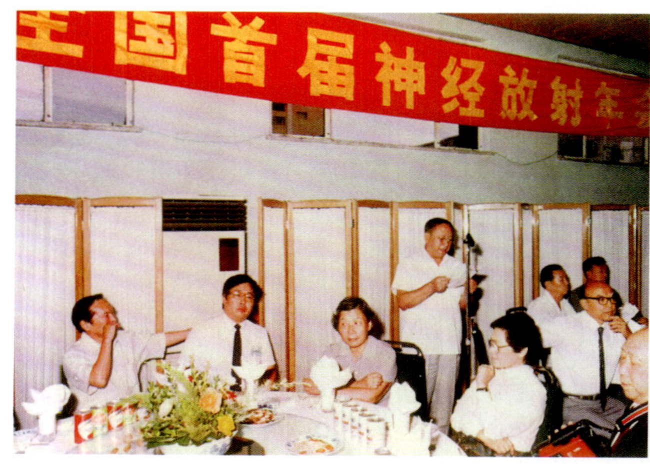

图4-1-2 1987年中华医学会放射学分会神经学组正式成立,并在北京天坛医院举行了第一届神经放射学年会,吴恩惠教授在学组委员会上发言

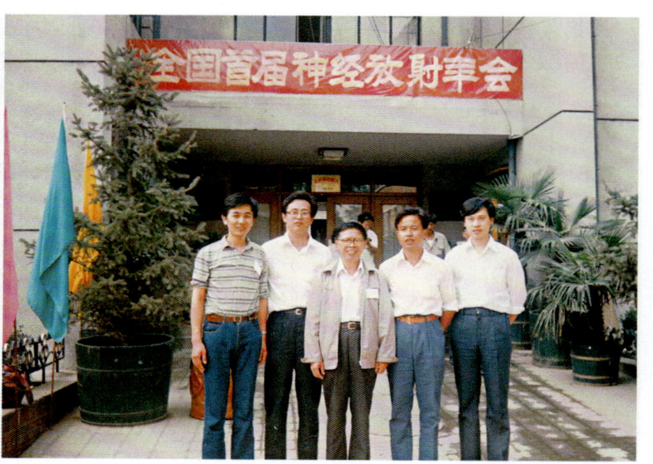

图4-1-3 1987年第一届神经放射学年会部分委员合影留念,北京

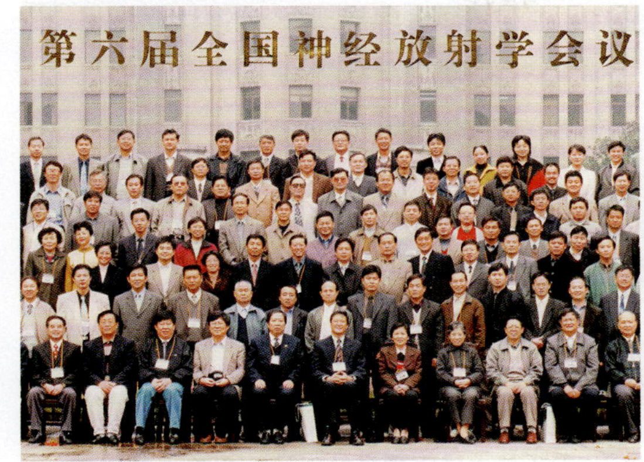

图 4-1-4　2000 年第六届中华医学会放射学分会神经放射学年会参会代表合影，西安

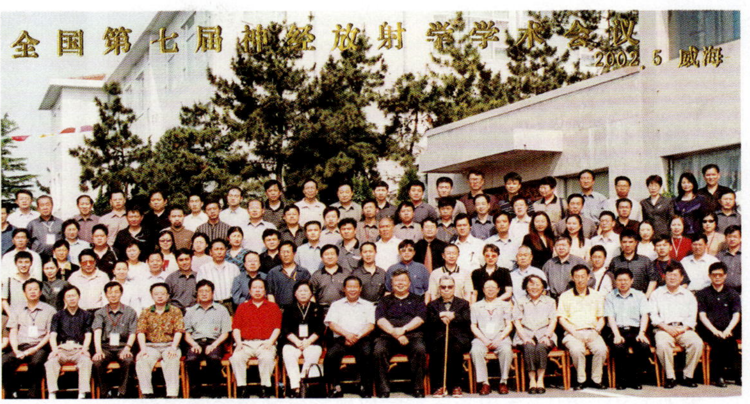

图 4-1-5　2002 年第七届中华医学会放射学分会神经放射学年会参会代表合影，山东威海

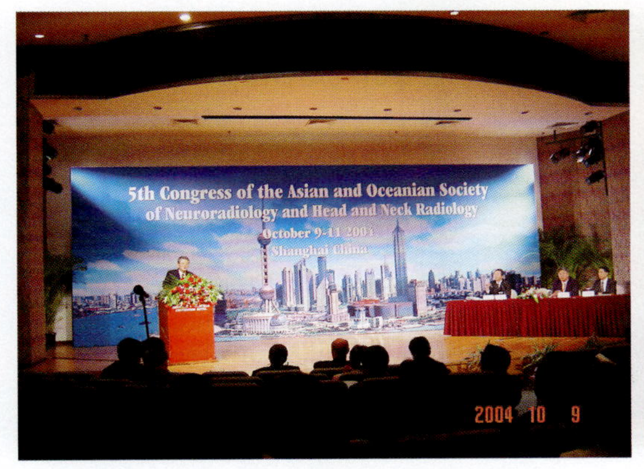

图 4-1-6　2004 年第八届中华医学会放射学分会神经放射年会及第五届亚太神经头颈放射会议，上海

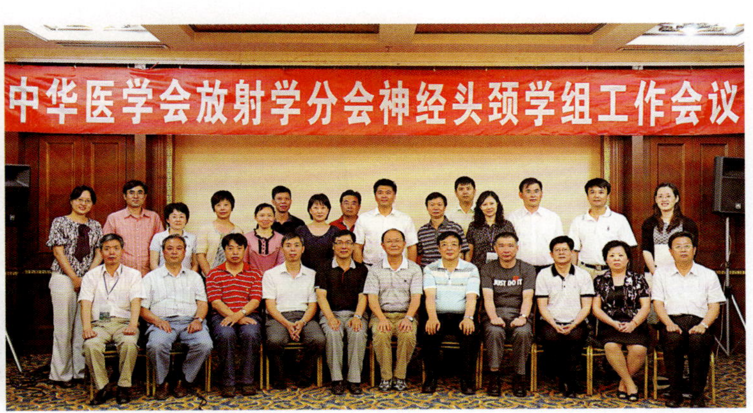

图 4-1-7　2009 年中华医学会放射学分会神经头颈学组委员合影，银川

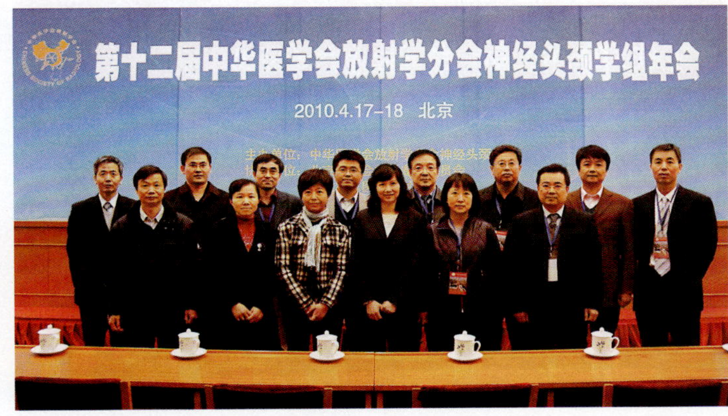

图 4-1-8　2010 年中华医学会放射学分会第十二届神经和头颈放射学学术会议部分委员合影，北京

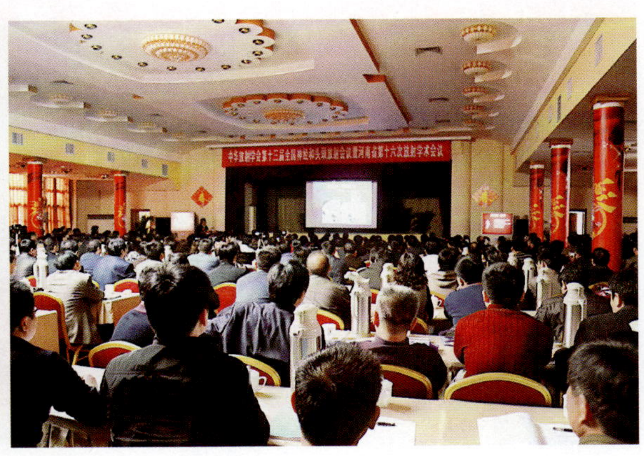

图 4-1-9　2011 年中华医学会放射学分会第十三届神经和头颈放射学学术会议场景，郑州

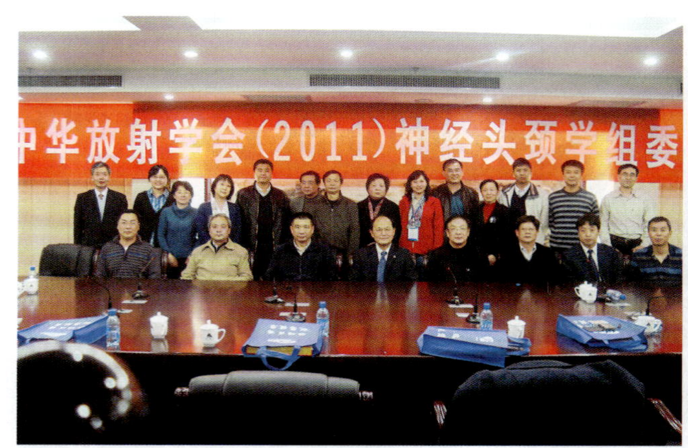

图 4-1-10　2011 年中华医学会放射学分会神经学组部分委员合影，郑州

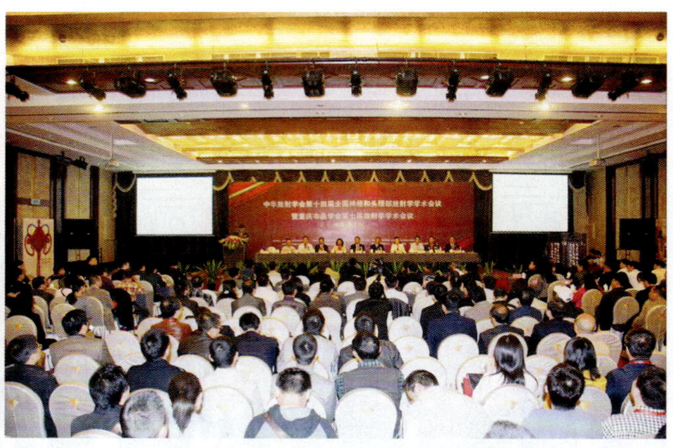

图 4-1-11　2012 年中华医学会放射学分会第十四届神经和头颈放射学学术会议开幕式，重庆

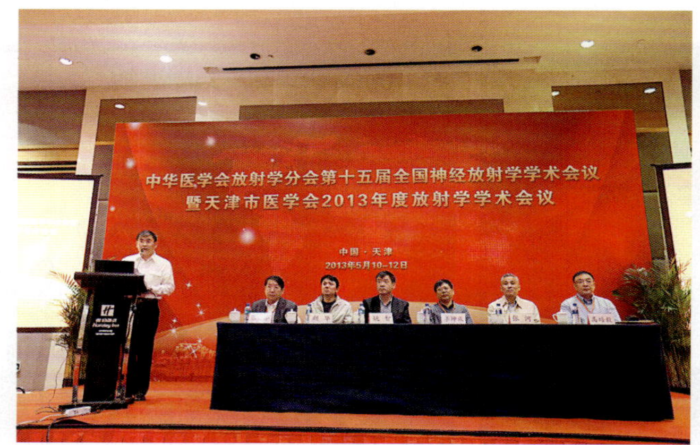

图 4-1-12　2013 年中华医学会放射学分会第十五届神经放射学学术会议开幕式于春水教授致欢迎词，天津

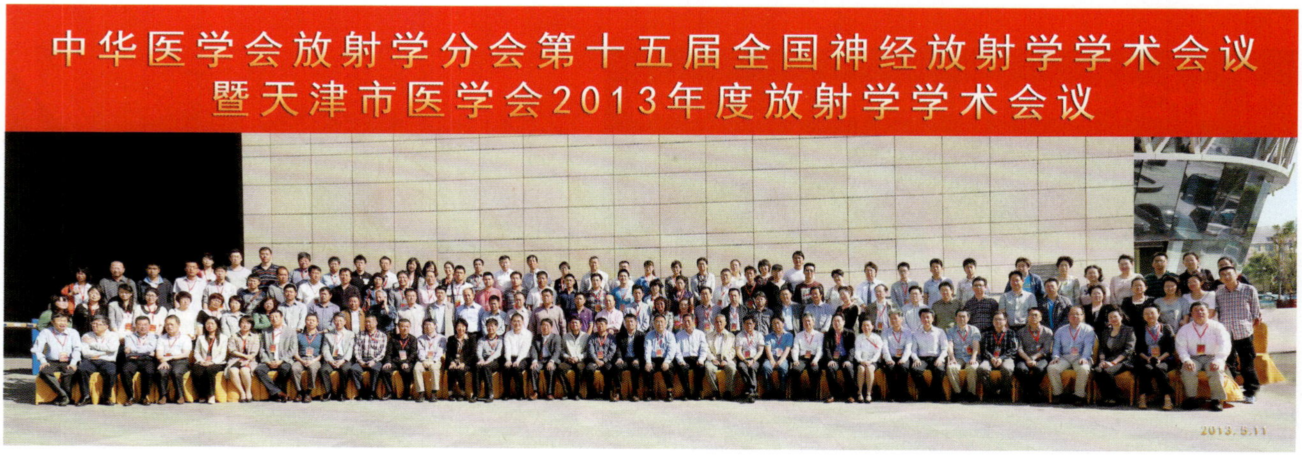

图 4-1-13　2013 年中华医学会放射学分会第十五届神经放射学学术会议参会代表及神经学组委员合影，天津

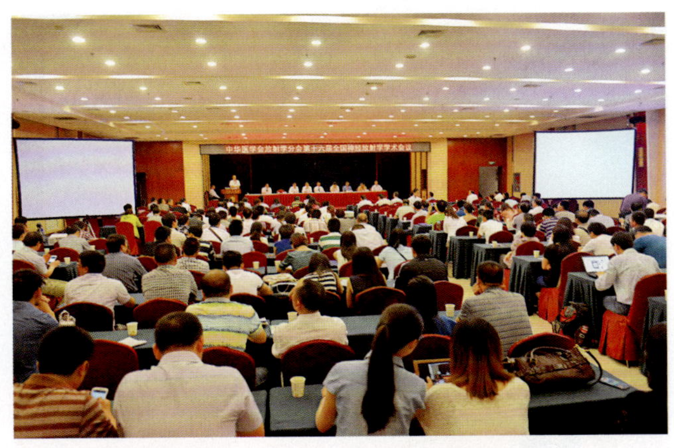

图 4-1-14　2014 年中华医学会放射学分会第十六届神经放射学学术会议开幕式，武汉

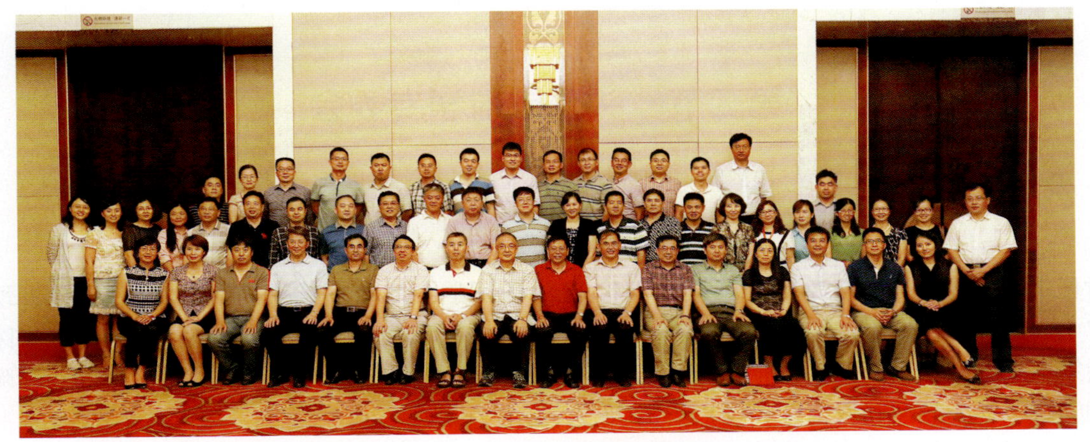

图 4-1-15　2015 年中华医学会放射学分会年会期间神经学组委员合影，哈尔滨

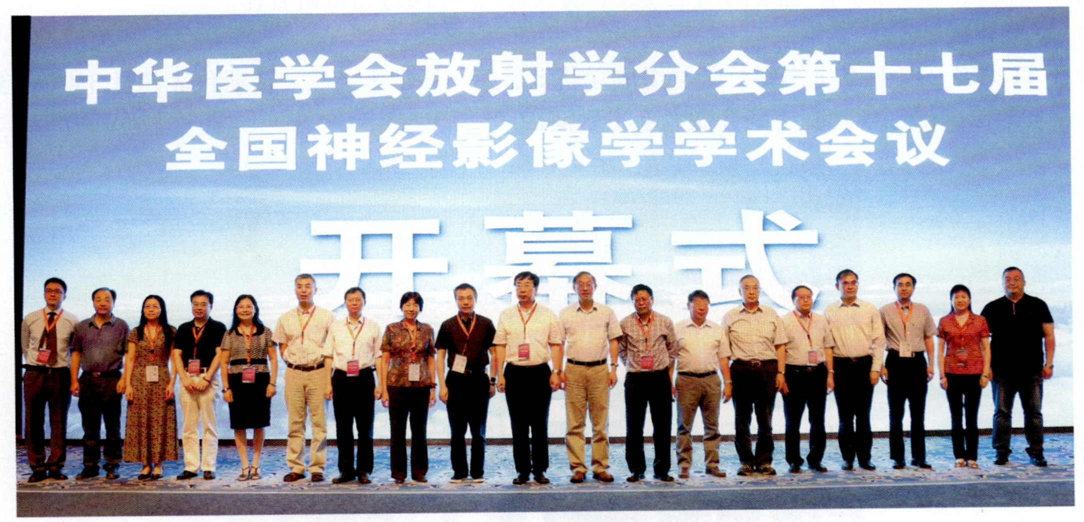

图 4-1-16　2015 年中华医学会放射学分会第十七届神经放射学学术会议开幕式主要领导和专家合影，兰州

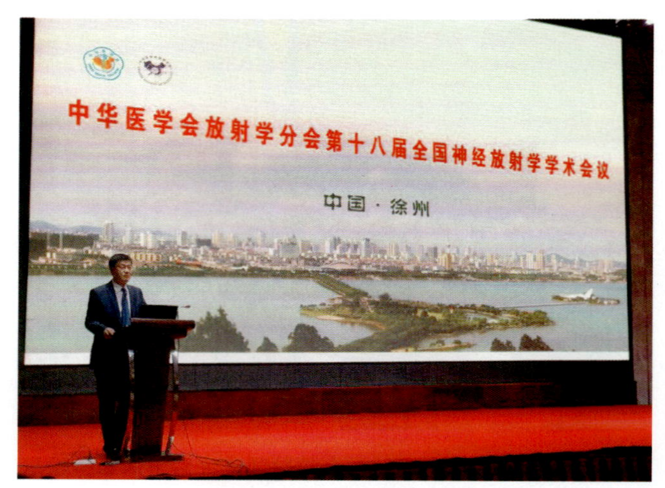

图 4-1-17　2017 年中华医学会放射学分会第十八届神经放射学学术会议徐凯院长致欢迎词，徐州

第二节　头颈放射学专委会

一、发展简史

(一) 成立经过

在时任中放主任委员冯晓源教授积极倡导下，经中华医学会批准，中华医学会放射学分会头颈学组于 2012 年 7 月 12 日的中华医学会第 24 届理事会组织工作委员会第三次会议上批准新建，成为中华医学会放射学分会第 10 个学组。分管中放副主委为金征宇教授，首任学组组长为王振常教授，副组长 4 人(陶晓峰教授、鲜军舫教授、沙炎教授和罗德红教授)，委员 23 人，秘书 2 人。

头颈学组成立后的第一次全体委员会议，于 2012 年 10 月 20 日在成都举行的中放年会上召开，组长王振常教授首先宣布学组成立，并为每个委员颁发证书，并提出了作为学组委员应承担起的责任及领导班子的分工，制定了头颈学组四个工作重点：学术会议、继续教育、服务同行和科研合作。

(二) 学术会议

2012 年 11 月 9—12 日在上海举行了学组成立获批后第一届学术会议。注册代表超过 380 人，到会人数超过 500 人。两位中国工程院院士到会做大会主旨演讲。

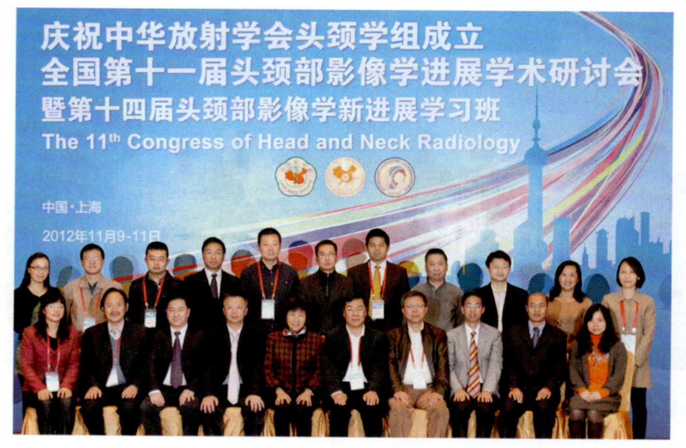

图 4-2-1　2012 年上海会议学组部分委员合影

2013 年 3 月 15—17 日，由头颈学组主办，在北京国际会议中心举行了中放头颈学组成立大会暨 2013 年头颈学组学术会议，在此次大会上，金征宇副主任委员代表中华医学会宣布了头颈学组正式成立，并宣读了学组组长和成员名单。头颈学组成立后的第一次学术年会随即举办，共分 3 个分会场进行，内容涉及头颈部各部位的主要病变，既紧密结合临床又有学术研究，举办专家讲座 40 余人次，大会发言 12 人次。(图 4-2-2，图 4-2-3)

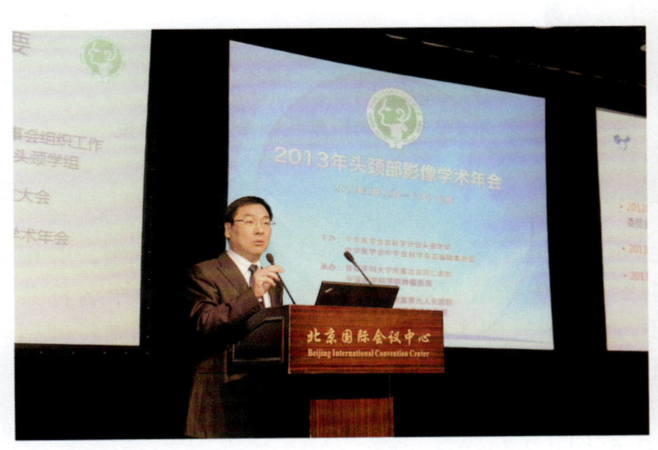

图 4-2-2　2013 年 3 月 16 日，王振常教授主持头颈学组成立大会

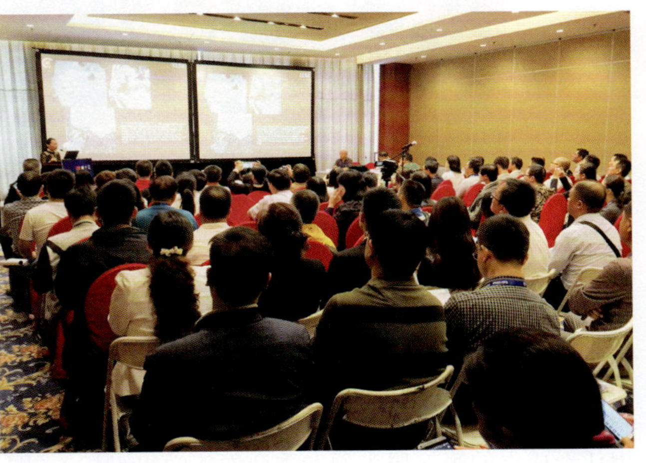

图 4-2-3　2013 年头颈学组学术会议

2014 年 3 月 14—17 日，由头颈学组主办，《中华放射学杂志》编辑部共同举办，天津市人民医院承办的“中放头颈学组 2014 年学术年会”学在天津隆重召开。本次年会以“质量与规范”为主题，来自全国 26 个省市的 488 名代表参加了本次大会。参会人员创造了头颈学组年会参会代表的最高纪录。(图 4-2-4)

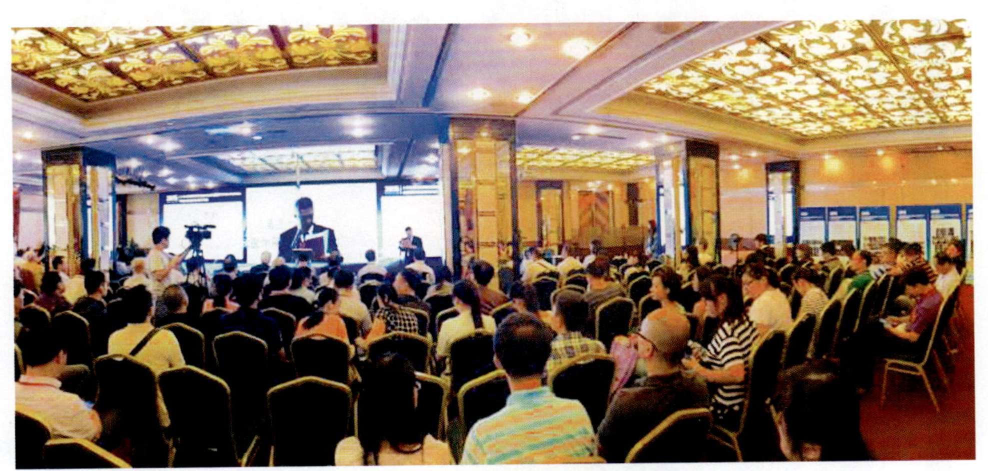

图 4-2-4　2014 年头颈学组学术会议

2015 年 3 月 1—15 日，由头颈学组主办，《中华放射学杂志》编辑部共同举办，吉林大学第二医院承办的中放 2015 年全国头颈部影像学大会在吉林长春召开，来自全国各地的 300 余名注册会员参加了大会。本次会议主题为“头颈部影像学普及与提高”，中华放射学会徐克主任委员亲自参加了大会开幕式并致辞。会议结合主题邀请国内著名专家进行专题讲座，内容涉及头颈部影像技术、诊断与鉴别诊断、介入治疗和新进展等方面，既包括头颈部影像学基本解剖、检查路径、诊断思路、征象解读，又涵盖头颈部影像新技术、新进展和未来发展方向。(图 4-2-5)

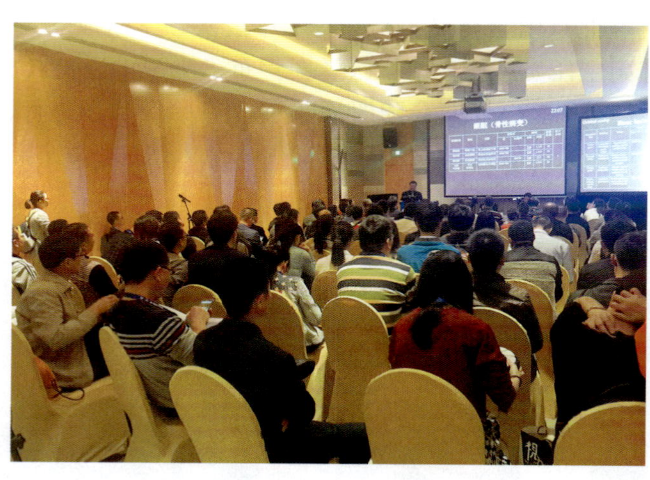

图 4-2-5　2015 年头颈学组学术会议

2015 年 6 月 18—20 日在上海头颈学组学术会议上，正式成立了第二届中放头颈学组的青年学组。并根据徐克主委的提议和中华医学会的同意，中放头颈学组更名为中华放射学会头颈专业委员会，两个名称共存。王振常教授（友谊医院副院长）继续担任第二届头颈学组组长，即头颈专业委员会主任委员，副组长即副主委分别是：鲜军舫（同仁医院放射科主任）、陶晓峰（上海第九人民医院放射科主任）、刘筠（天津市人民医院）、李松柏（沈阳中国医科大学第一附属医院放射科主任）、满凤媛（第二炮兵总医院放射科主任）。满凤媛担任新成立的第一届头颈专委会青年学组组长。（图 4-2-6，图 4-2-7）

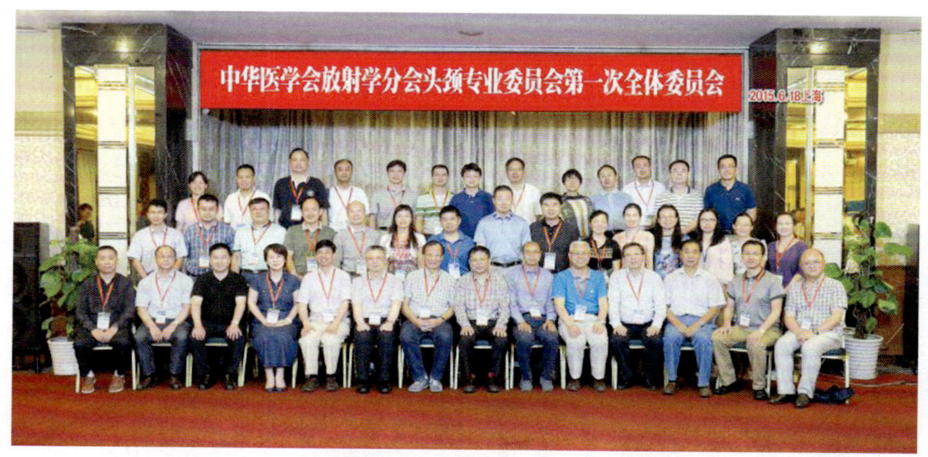

图 4-2-6　第二届中放头颈学组成员合影

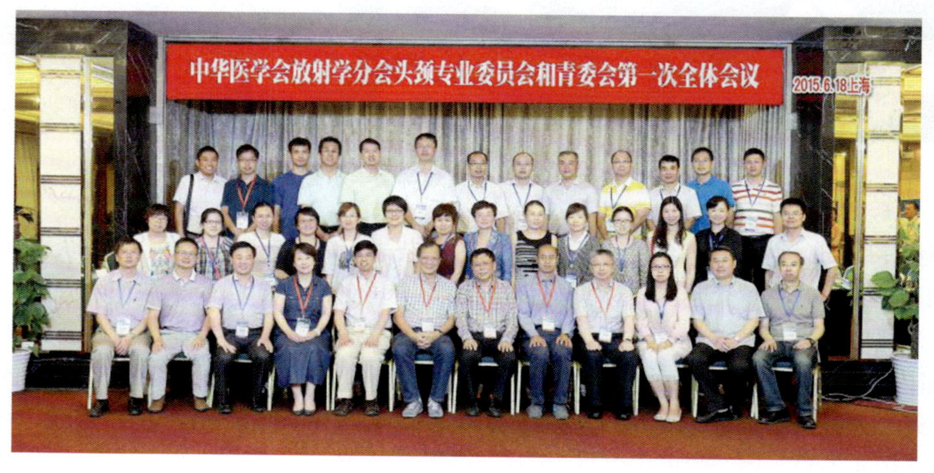

图 4-2-7　新成立的头颈学组青年学组委员合影

2016 年头颈学术年会与中放年会同期举行(2016 年 10 月 12—16 日,苏州)。

2017 年 3 月 10—12 日,由头颈学组主办,《中华放射学杂志》编辑部共同举办,西安市中心医院、《实用放射学杂志》社承办的中放 2017 年全国头颈部影像学大会在陕西省西安市召开。本次会议主题为“新技术应用与临床转化”。(图 4-2-8)

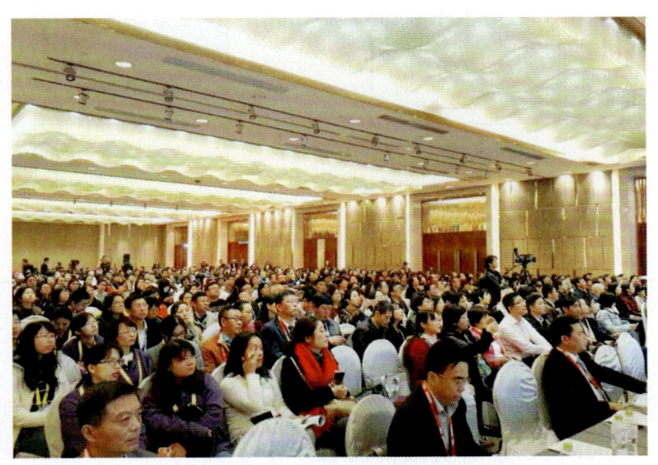

图 4-2-8 2017 年西安头颈学组学术会议

除此之外,头颈学组积极组织并参加每年举办的中放年会,组织承担其中的头颈学术专场,使头颈部影像学的新生力量有机会展示风采,提高头颈部影像学的国内外影响力。

(三) 继续教育项目

年度	日期	地点	学组参与人数	讲座场次	学员人数	项目名称
2013	4 月 26 日	南宁	32 人次	40 余场	2000 余人次	中放 CARE 继续教育项目:头颈系统培训班
	5 月 19 日	长沙				
	7 月 5 日	广州				
	9 月 6 日	文山				
	12 月 28 日	哈尔滨				
2014	2 月 22 日	武汉	88 人次	100 余场	2600 余人次	
	3 月 30 日	广州				
	5 月 10 日	沈阳				
	6 月 1 日	锦州				
	6 月 14 日	唐山				
	6 月 22 日	上海				
2015	8 月 16 日	太原	14 人次	30 余场	550 余人次	
	11 月 14 日	常州				

续表

年度	日期	地点	学组参与人数	讲座场次	学员人数	项目名称
2016	4 月 16 日	广州	30 人次	50 余场	550 余人次	中放 REACH 项目：头颈影像巡讲
	8 月 6 日	九江				
	10 月 15 日	苏州				
	12 月 4 日	北京				
2017	2 月 25 日	福州	20 人次	25 余场	400 余人次	
	3 月 12 日	西安				
	6 月 2 日	南京				

注：时间截止到 2017 年 6 月底

(四) 头颈部疾病影像检查与诊断专家共识的制定

规范化的检查和诊断是提高头颈部影像学水平的基本条件。2003 年，受中放和中华放射学杂志编委会委托，由王振常教授牵头，依托国内 30 余名头颈部影像学专家共同制定了放射学专业首部具有行业指南性的《头颈部 CT 和 MR 扫描规范指南(试用稿)》(中华放射学杂志，2005，39(3)：230-233)(图 4-2-9)。这一规范是我国医学影像学界的第一部 CT 和 MR 扫描规范，在全国得到广泛应用。

·230·　中华放射学杂志 2005 年 3 月第 39 卷第 3 期　Chin J Radiol, March 2005, Vol 39, No. 3

·规范与指南·

头颈部 CT、MR 扫描规范指南(试用稿)

中华放射学杂志编委会骨学组　第 3 届全国头颈部影像学术会议学术委员会

【编者按】《头颈部 CT、MR 扫描规范指南(试用稿)》是由中华放射学分会骨学组、中华放射学杂志编委会发起，由中华放射学杂志编委会和首都医科大学附属北京同仁医院牵头，汇集全国 20 余位长期以来或近年来活跃于头颈部疾病影像诊断领域的老中青年专家、教授，结合我国的具体情况，总结我国头颈部放射学工作者的丰富临床经验，参考美国放射学院(American College of Radiology)扫描规范指南、美国哈佛大学医学院 Massachusetts 眼耳医院头颈部 CT 和 MR 扫描规范以及圣路易斯华盛顿大学医学院 Mallinckrodt 放射研究所头颈部 CT 和 MR 扫描规范，经过 1 年多的努力工作，四易其稿，并由中华放射学杂志编委会倡导，于 2004 年 3 月在四川省成都市召开头颈部 CT 和 MR 扫描规范研讨会上达成初步共识，在这次会议上大家充分肯定了初稿，提出了很多宝贵的意见，并将参与这项工作的专家分为 7 个组，每个组根据专业特长配备若干位专家具体负责 1 个部分扫描规范的完善与修改，每个组设 1 个联系人。7 个组和联系人分别为：颞骨组(柳澄)、鼻咽部组(梁长虹)、鼻骨鼻腔与鼻窦组(韩萍)、口腔颌面部组(肖家和)、颅底组(刘筠)、颈部组(罗德红)及眼部组(鲜军舫)，总联系人为王振常。各组修改后由中华放射学编辑部和首都医科大学附属北京同仁医院汇总，再送给各位专家以及老一辈放射学家审阅，每位专家都提出了中肯的意见。在这里，向所有关心和参与扫描规范修订的老中青专家教授表示感谢，特别要感谢参与扫描规范的起草、修改和提出修改意见的专家教授，他们分别是(排名不分先后)：首都医科大学附属北京同仁医院放射科兰宝森、王振常、鲜军舫，中国医学科学院协和医科大学北京肿瘤医院放射诊断科石木兰、罗德红，北京大学口腔医院放射科马绪臣、张祖燕，北京大学第一医院放射科唐光健，空军总医院 CT 室张挽时，中华放射学杂志编辑部薛爱华、隋行芳，天津医科大学总医院放射科吴恩惠、张云亭、李威，天津医科大学第一中心医院放射科祁吉，天津市人民医院放射科刘筠，复旦大学眼耳鼻喉医院放射科沙炎，复旦大学肿瘤医院放射诊断科顾雅佳，第二军医大学长征医院放射科陶晓峰，上海交通大学附属第六人民医院放射科庄奇新，华中科技大学同济医学院附属协和医院放射科韩萍，山东省医学影像研究所柳澄，广东省人民医院放射科梁长虹，暨南大学医学院附属医院放射科李恒国，暨南大学医学院附属深圳市人民医院放射科徐坚民，四川大学华西医院放射科邓开鸿、肖家和，第四军医大学西京医院放射宦怡，西安市中心医院放射科董季平，河南医科大学第一附属医院放射科程敬亮，吉林大学第二医院 MR 室韩青立。同时也感谢四川大学华西医院周翔平主任为在四川省成都市举办的头颈部 CT 和 MR 扫描规范研讨会所付出的心血和各项支持。

CT 扫描规范

一、眼眶

扫描基线：横断面扫描基线为听眶下线；冠状面扫描基线为听眶下线的垂线。扫描及重建参数如下。

1. 非螺旋方式扫描：电压≥120 kV，电流≥100 mA；层厚 2 mm，层间距 2～5 mm(眼球、眼眶异物或较小的病变层间距≤层厚)，视野(FOV)14 cm×14 cm～20 cm×20 cm，矩阵≥512×512；骨算法与软组织算法重建，边缘强化效应。骨窗：窗宽 3000～4000 HU，窗位 500～700 HU；软组织窗：窗宽 300～400 HU，窗位 40～50 HU。

2. 螺旋方式扫描：电压≥120 kV，电流≥200 mA，准直器宽度 1～2 mm，重建间隔小于或等于准直器宽度的 50%，FOV 为 14 cm×14 cm～20 cm×20 cm，矩阵≥512×512；骨算法与软组织算法重建，边缘强化效应；重建横断面、冠状面或斜矢状面：横断面的重建基线为听眶下线，冠状面的重建基线为听眶下线的垂线，斜矢状面的重建基线平行于视神经。重组层厚为 2～3 mm，重组间隔 2～5 mm(对眼球、眼眶异物或较小的病变，层间距≤层厚)。骨窗：窗宽 3000～4000 HU，窗位 500～700 HU；软组织窗：窗宽 300～400 HU，窗位 40～50 HU。软组织病变或血管性病变的增强扫描：推荐使用自动注射器，非离子型碘对比剂总量 80～100 ml，流率 2.0～3.0 ml/s，延迟扫描时间依病变及设备情况而定；软组织算法重建。

二、视神经管

扫描基线：横断面扫描基线为鼻骨尖至后床突上缘连线的平行线；冠状面扫描基线为听眶下线的垂线。扫描及重建参数如下。

1. 非螺旋方式扫描：电压≥120 kV，电流≥100 mA，层厚、层间距 1～2 mm，FOV 为 10 cm×10 cm～14 cm×14 cm，矩阵≥512×512；骨算法重建，边缘强化效应。窗宽 3000～4000 HU，窗位 500～700 HU。

2. 螺旋方式扫描：电压≥120 kV，电流≥200 mA，准直器宽度 1 mm，重建间隔小于或等于准直器宽度的 50%；FOV 为 10 cm×10 cm～14 cm×14 cm，矩阵≥512×512，骨算法重

通信作者：王振常、鲜军舫，首都医科大学北京同仁医院放射科，100730

图 4-2-9　《头颈部 CT、MR 扫描规范指南(试用稿)》

又经过一年半的实践,2007 年对该规范进行了进一步的修订与完善——《头颈部 CT 和 MR 扫描规范指南(修改稿)》(中华放射学杂志,2007,41(9):996-999)(图 4-2-10)。

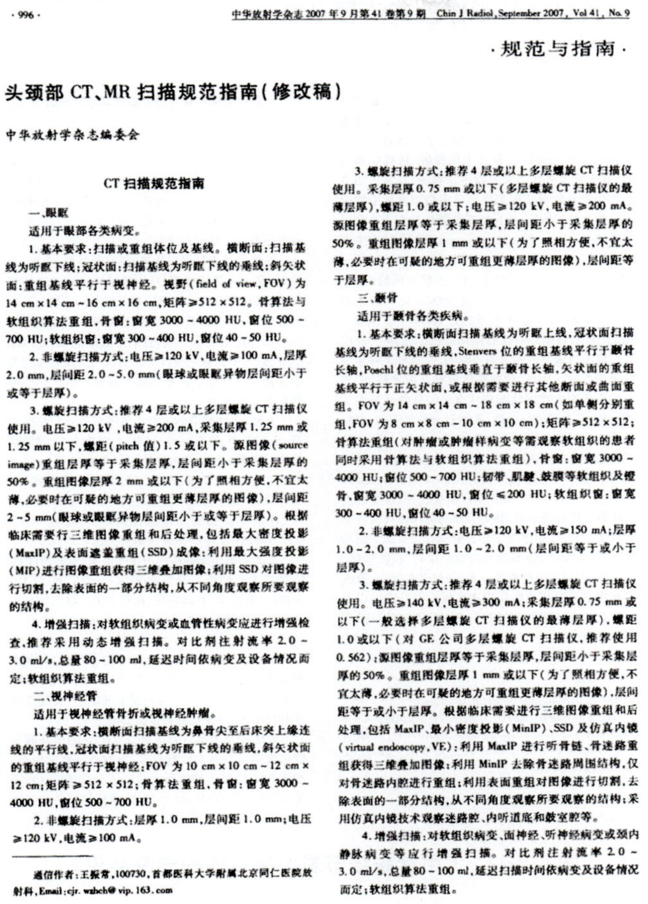

·996·　中华放射学杂志 2007 年 9 月第 41 卷第 9 期　Chin J Radiol, September 2007, Vol 41, No. 9

·规范与指南·

头颈部 CT、MR 扫描规范指南(修改稿)

中华放射学杂志编委会

CT 扫描规范指南

一、眼眶

适用于眼部各类病变。

1. 基本要求:扫描或重组体位及基线。横断面:扫描基线为听眶下线;冠状面:扫描基线为听眶下线的垂线;斜矢状面:重组基线平行于视神经。视野(field of view, FOV)为 14 cm×14 cm~16 cm×16 cm,矩阵≥512×512。骨算法与软组织算法重组,骨窗:窗宽 3000~4000 HU、窗位 500~700 HU;软组织窗:窗宽 300~400 HU,窗位 40~50 HU。

2. 非螺旋扫描方式:电压≥120 kV,电流≥100 mA,层厚 2.0 mm,层间距 2.0~5.0 mm(眼球或眼眶异物层间距小于或等于层厚)。

3. 螺旋扫描方式:推荐 4 层或以上多层螺旋 CT 扫描仪使用。电压≥120 kV,电流≥200 mA,采集层厚 1.25 mm 或 1.25 mm 以下,螺距(pitch 值)1.5 或以下。源图像(source image)重组层厚等于采集层厚,层间距小于采集层厚的 50%。重组图像层厚 2 mm 或以下(为了照相方便,不宜太薄,必要时在可疑的地方可重组更薄层厚的图像),层间距 2~5 mm(眼球或眼眶异物层间距小于或等于层厚)。根据临床需要行三维图像重组和后处理,包括最大密度投影(MaxIP)及表面遮盖重组(SSD)成像:利用最大强度投影(MIP)进行图像重组获得三维叠加图像;利用 SSD 对图像进行切割,去除表面的一部分结构,从不同角度观察所要观察的结构。

4. 增强扫描:对软组织病变或血管性病变应进行增强检查,推荐采用动态增强扫描。对比剂注射流率 2.0~3.0 ml/s,总量 80~100 ml,延迟时间依病变及设备情况而定;软组织算法重组。

二、视神经管

适用于视神经管骨折或视神经肿瘤。

1. 基本要求:横断面扫描基线为鼻骨尖至后床突上缘连线的平行线,冠状面扫描基线为听眶下线的垂线,斜矢状面的重组基线平行于视神经:FOV 为 10 cm×10 cm~12 cm×12 cm;矩阵≥512×512;骨算法重组,骨窗:窗宽 3000~4000 HU,窗位 500~700 HU。

2. 非螺旋扫描方式:层厚 1.0 mm,层间距 1.0 mm;电压≥120 kV,电流≥100 mA。

3. 螺旋扫描方式:推荐 4 层或以上多层螺旋 CT 扫描仪使用。采集层厚 0.75 mm 或以下(多层螺旋 CT 扫描仪的最薄层厚),螺距 1.0 或以下;电压≥120 kV,电流≥200 mA。源图像重组层厚等于采集层厚,层间距小于采集层厚的 50%。重组图像层厚 1 mm 或以下(为了照相方便,不宜太薄,必要时在可疑的地方可重组更薄层厚的图像),层间距等于层厚。

三、颞骨

适用于颞骨各类疾病。

1. 基本要求:横断面扫描基线为听眶上线,冠状面扫描基线为听眶下线的垂线,Stenvers 位的重组基线平行于颞骨长轴,Poschl 位的重组基线垂直于颞骨长轴,矢状面的重组基线平行于正矢状面,或根据需要进行其他断面或曲面重组。FOV 为 14 cm×14 cm~18 cm×18 cm(如单侧分别重组,FOV 为 8 cm×8 cm~10 cm×10 cm);矩阵≥512×512;骨算法重组(对肿瘤或肿瘤样病变等需观察软组织的患者同时采用骨算法与软组织算法重组),骨窗:窗宽 3000~4000 HU;窗位 500~700 HU;韧带、肌腱、鼓膜等软组织及镫骨,窗宽 3000~4000 HU,窗位≤200 HU;软组织窗:窗宽 300~400 HU,窗位 40~50 HU。

2. 非螺旋扫描方式:电压≥120 kV,电流≥150 mA;层厚 1.0~2.0 mm,层间距 1.0~2.0 mm(层间距等于或小于层厚)。

3. 螺旋扫描方式:推荐 4 层或以上多层螺旋 CT 扫描仪使用。电压≥140 kV,电流≥300 mA;采集层厚 0.75 mm 或以下(一般选择多层螺旋 CT 扫描仪的最薄层厚),螺距 1.0 或以下(对 GE 公司多层螺旋 CT 扫描仪,推荐使用 0.562);源图像重组层厚等于采集层厚,层间距小于采集层厚的 50%。重组图像层厚 1 mm 或以下(为了照相方便,不宜太薄,必要时在可疑的地方可重组更薄层厚的图像),层间距等于或小于层厚。根据临床需要进行三维图像重组和后处理,包括 MaxIP、最小密度投影(MinIP)、SSD 及仿真内镜(virtual endoscopy, VE):利用 MaxIP 进行听骨链、骨迷路重组获得三维叠加图像:利用 MinIP 去除骨迷路周围结构,仅对骨迷路内腔进行重组;利用表面重组对图像进行切割,去除表面的一部分结构,从不同角度观察所要观察的结构;采用仿真内镜技术观察迷路腔、内听道底和鼓室腔等。

4. 增强扫描:对软组织病变、面神经、听神经病变或颈内静脉病变等应行增强扫描。对比剂注射流率 2.0~3.0 ml/s,总量 80~100 ml,延迟扫描时间依病变及设备情况而定;软组织算法重组。

通信作者:王振常,100730,首都医科大学附属北京同仁医院放射科,Email:cjr.wzhch@vip.163.com

图 4-2-10　《头颈部 CT、MR 扫描规范指南(修改稿)》

由于影像学技术及诊断经验的发展日新月异,规范也需要不断修正。基于此,头颈学组牵头组织国内专家团,以《头颈部 CT、MRI 扫描规范指南(修改稿)》为基础,参考 2016 年由中华医学会影像技术分会制定的《CT 检查技术专家共识》《MR 检查技术专家共识》及其他国内外相关文献,分别撰写了眼部、耳部、鼻部、甲状腺检查及诊断专家共识草案。经过学组全体委员反复修正优化,历时 3 年最终形成该版本共识,于 2017 年 11 月刊登发表在《中华放射学杂志》上(其中《甲状腺结节影像检查流程专家共识》先于 2016 年 12 月刊登发表,中华放射学杂志,2016,50(12):911-915)(图 4-2-11)。

中华放射学杂志 2016 年 12 月第 50 卷第 12 期　Chin J Radiol, December 2016, Vol. 50, No. 12　· 911 ·

·规范与共识·

甲状腺结节影像检查流程专家共识

中华医学会放射学分会头颈学组

甲状腺结节临床多见，4%人群体检可触及结节，50%人群行超声检查可发现结节，50%尸检能够发现结节，其中5%的甲状腺结节为恶性[1-4]。甲状腺恶性肿瘤包括原发性甲状腺癌、转移癌和肉瘤，其中绝大多数为原发性甲状腺癌，日常生活及工作中提及的甲状腺恶性结节多指原发性甲状腺癌。依据组织构成，原发性甲状腺癌分为乳头状甲状腺癌(papillary thyroid carcinoma，PTC)、滤泡细胞癌、髓样癌及未分化癌，其中 PTC 占 80%～88%[5-6]。经外科手术和 ^{131}I 治疗，甲状腺癌的5年生存率达97%[7]，10年生存率达96%[8]，对于低危的PTC，5年和10年生存率可达近100%[9-10]。30%～90%的PTC在确诊时伴有颈部淋巴结转移[11]，淋巴结转移是局部复发的重要风险因子，其危害较原发灶更为严重。因此，依据临床资料及影像特征，尽早将少数原发性甲状腺癌从众多的良性结节中鉴别出来，并对其进行分期、预测侵袭性和随访，对制定治疗方案和改善预后均具有重大意义。目前，针对甲状腺结节主要的影像检查方法包括超声、超声引导下细针穿刺细胞学检查(fine needle aspiration cytology，FNAC)、CT、MRI 和核素检查等，这些检查方法各有优势及不足，制定合理的影像检查流程至关重要。为此，中华医学会放射学分会头颈学组和《中华放射学杂志》编辑部组织影像科、核医学科、超声科、内科和外科相关专家，经过多次讨论，形成了此版甲状腺结节影像检查流程专家共识供广大临床和影像医师参考，今后还将根据大家的反馈不断完善和改进。

DOI:10.3760/cma.j.issn.1005-1201.2016.12.003

通信作者：陶晓峰，200011 上海交通大学医学院附属第九人民医院放射科，Email：cjr.taoxiaofeng@vip.163.com；鲜军舫，100730 首都医科大学附属北京同仁医院放射科，Email：cjr.xianjunfang@vip.163.com

执笔者：韩志江，310006 杭州市第一人民医院放射科，Email：hzjsyy@126.com；吴颖为，200011 上海交通大学医学院附属第九人民医院放射科，Email：wuyw0103@hotmail.com

各种影像检查方法介绍及其诊断价值

一、超声检查

1. 检查方法：观察颈部淋巴结时需要 7.5 MHz 或以上频率的探头。受检者仰卧位，观察甲状腺结节的数目、大小、形态、边界、周边声晕、内部回声、钙化、结节内部和周边血供，采用国际7分区法对双侧颈部淋巴结进行评估[12]。

2. 优势及不足：(1)优势：具有价格低、无创、无辐射、实时成像等优势，是甲状腺结节检查和监测的首选检查方法。(2)不足：对操作者的习惯和经验依赖性强；对中央组、上纵隔组和咽后间隙组淋巴结转移的评估受限；对胸骨后甲状腺病变、滤泡性结节、较大甲状腺结节以及评估其与周围结构的关系受限[13-14]；对孤立性粗钙化和厚壁环形钙化的判断存在一定困难[15-16]。

3. 良、恶性结节的主要声像图征象：(1)良性结节：形态规则、等高回声、有声晕、囊性为主、海绵状外观、周围环形血流和弹性评分为1～2级(4级评分法)。(2)恶性结节：实性为主、低或极低回声、形态不规则、前后径/横径≥1、有微钙化、中央血流模式、频谱多普勒阻力指数(resistance index，RI)≥0.75，弹性评分为3～4级(4级评分法)[17-22]。

4. 颈部淋巴结转移的声像图征象：低回声(PTC 转移可为高回声)，最小径/最大径≥0.5、淋巴门回声消失、囊性变、有微钙化、血管杂乱。淋巴结最小径是预测转移的重要征象，一般>5 mm[21-25]。

二、FNAC

1. 检查方法：受检者取仰卧位，术前超声确定靶结节位置及进针路线。选取 22～25 G 穿刺针，在超声引导下，穿刺针达到预定部位后，反复提插穿刺针活塞，以便获取更多的细胞标本。

2. 优势及不足：(1)优势：FNAC 诊断甲状腺非滤泡性结节具有高度特异性，可取得细胞学标本，被视为甲状腺结节性病变诊断的金标准[13]。(2)不足：FNAC 对粗钙化、环状钙化、滤泡性结节和囊性结节检出率不高[15-26]。

图 4-2-11　《甲状腺结节影像检查流程专家共识》

(五) 学术推广

为加快青年医师的培养，同时规范临床放射诊断，头颈学组积极组织参编中放与中华医学电子音像出版社联合策划出版的《医学影像学放射诊断全集(基础篇、提高篇)》系列教学光盘(图 4-2-12)。该套光盘是“十二五”国家重点出版物出版规划项目“中华医学会医师培训工程”系列分册之一。该系列光盘已于 2014 年出版发行。

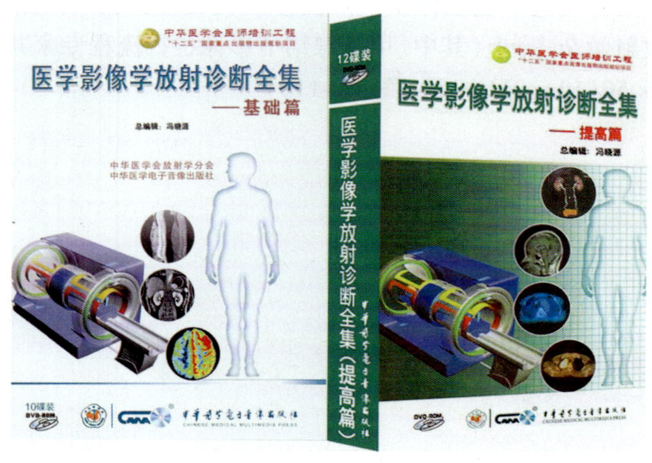

图 4-2-12　《医学影像学放射诊断全集(基础篇、提高篇)》

随着头颈部影像学在头颈部疾病诊疗中的地位越来越突出，以中放头颈学组为基础，联合领域内知名教授共同编撰《头颈部影像学》系列丛书(图 4-2-13)。该系列丛书分为耳鼻咽喉头颈外科卷、眼科卷、颅底卷，已分别于 2014 年 1 月、2014 年 10 月、2016 年 12 月出版。

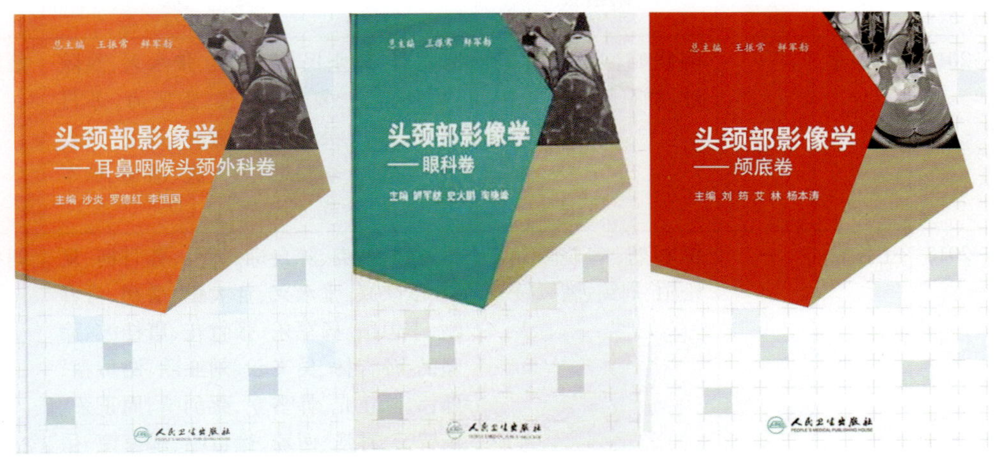

图 4-2-13 《头颈部影像学》:耳鼻咽喉头颈外科卷、眼科卷、颅底卷

中放 REACH 项目丛书《中华医学影像案例解析宝典:头颈分册》于 2016 年 12 月在北京召开主编/副主编第一次编写会，经过专家点评及病例提供者多次、反复的互动修稿，于 2017 年 2 月的福州定稿会上最终敲定。该分册涉及眼、耳、鼻、咽、喉、颌面、腮腺、颅底、甲状腺、颈部等 10 个部位的 126 例病例。

二、专委会主任委员简介

一般情况: 王振常(图 4-2-14)，男，1964 年 9 月出生，博士。现任首都医科大学附属北京友谊医院副院长、医学影像中心主任、首都医科大学医学影像学系及鼻病研究北京市重点实验室副主任，北京市卫生系统学科带头人、主任医师(二级)、教授、博士研究生导师。入选北京学者、"科技北京"百名领军人才、北京市高创人才杰出人才、国家级百千万人才、"使命人才"计划团队带头人等人才培养计划，享受国务院特殊津贴。

工作业绩: 长期从事医学影像学的临床、教学与科研工作。主持国家自然科学基金、国家重大科研仪器研制项目等国家级项目 6 项及省部级课题 9 项，目前在研课题 6 项，总经费 1800 余万元。作为第一完成人，获国家科技进步二等奖 1 项、省部级科技进步一等奖 1 项。在 *NeuroImage*、*AJNR*、*Hearing Research*(缩写名 *hearing res*)《中华放射学杂志》等业内高水平期刊以第一或通讯作者发表头颈部科技论文 450 篇，总被引 2400 余次。主编/主译专著、教材 24 部，参编。

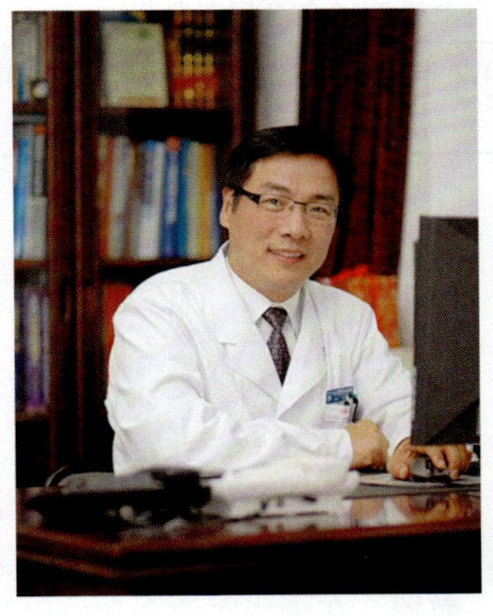

图 4-2-14 王振常教授

学会任职: 任中华医学会放射学分会常务委员、头颈影像诊断专委会主任委员、头颈学组组长，北京市医学会放射学分会候任主任委员等。任《中华医学杂志》《中华放射学杂志》《临床放射学杂志》《实用放射学杂志》等 22 种专业杂志副主编、编委。

专业方向: 擅长头颈部疾病的影像学诊断与鉴别诊断。

三、历届学组成员名单

届(起止时间)	组长	前任组长	副组长	委员	秘书
第一届(2012—2015年)	王振常	—	陶晓峰、沙炎、罗德红、鲜军舫	张竹花、徐坚民、李恒国、张水兴、欧陕兴、陈自谦、夏爽、魏懿、袁庆海、苏丹柯、肖喜刚、吴飞云、孙吉林、钱雯、巩若箴、唐桂波、李松柏、郝大鹏、潘初、杨军乐、韩丹、乔英、李亚军	姬广茜、胡凌
第二届(2015—2018年)	王振常	—	鲜军舫、陶晓峰、李松柏、刘筠、满凤媛	罗德红、沙炎、陈自谦、韩丹、苏丹柯、夏爽、欧陕兴、张水兴、郝大鹏、潘初、肖喜刚、李恒国、杨军乐、张竹花、唐桂波、徐坚民、孙吉林、吴飞云、刘亚欧、谢传森、邢伟、陈正光、韩雪立、蔡剑鸣、周正荣、杨智云、月强、谢琦、徐雷鸣、邬海博、岳松伟、陈涓、毕万利、巩若箴、方哲明	刘兆会、庞少华

四、举办学术会议情况

会议名称	召开时间	会议地点	参会人数	大会主席	执行主席
中放头颈学组成立大会暨2013年头颈学组学术会议	2013.03.15—17	北京	233	金征宇、高宏、王振常	鲜军舫、罗德红、陶晓峰、沙炎、张晓冬
2014年全国头颈部影像学大会	2014.03.13—17	天津	440	金征宇、高宏、王振常	刘筠、鲜军舫、张晓冬
2015年全国头颈部影像学大会	2015.03.13—15	长春	256	李坤成、王振常、杨海山	鲜军舫、陶晓峰、沙炎、罗德红、张惠茅、韩雪立
2016年全国头颈部影像学大会(与中放2016年会同期召开)	2016.10.12—16	苏州	—	—	—
2017年全国头颈部影像学大会	2017.03.08—13	西安	308	王振常、郭佑民、高宏	鲜军舫、陶晓峰、李松柏、刘筠、满凤媛、杨军乐

第三节　心胸放射学专委会

一、发展简史

中华医学会放射学分会心胸学组(心胸放射学专业委员会)是放射学各专业中最早成立的专业学组之一,系在1986年召开的中华放射学全国学术会议上,宣布正式成立。首届学组的组长是北京友谊医院的李铁一教授。在中华医学会和放射学分会的领导与关心支持下,在刘玉清院士,李铁一、肖湘生、马大庆教授等老一辈著名专家长期的辛勤努力和大力开展学术活动和加强学组队伍及内涵建设的基础上,心胸学组经历三十余年的积淀和发展,无论是组织规模、年龄梯队结构,还是学术水平与科学研究均有了长足的进步,已经成为中华医学会放射学分会最具影响力和代表性的学组之一。

心胸学组自成立到现在,先后经历了六届组长,分别为李铁一、肖湘生、马大庆、刘士远、郭佑民和伍建林教授。学组委员由最初的十几人发展到现在的39人，并于2015年在中华放射学会的倡导和组织下成立了心胸学组的首届青年委员会，共计50人，使得学组委员的总人数达到89人，涵盖全国30个省市和自治区。先后举办了14届心胸影像全国学术年会，其中在2015年哈尔滨举办的22次CCR期间，心胸学组还率先建立了自己的微信平台—心胸影像简报version1（由广州医科大学附属一院伍筱梅教授负责编辑），目前，关注人数近7000人，主办325期；始终坚持原创，受到本届主任委员徐克教授的肯定与赞赏。2015年率先制作推出了精美的心胸学组委员名录—“光荣与梦想”（glory and dream）。

在长达三十余年历程中，在老一辈心胸影像专家不懈努力和历届学组组长的带领下，心胸学组本着“集思广益，充分发挥各省地区委员的作用，贴近临床工作一线，坚持加强学术交流和各种继续教育活动，不断提高学术水平和临床诊断经验，注重开展国际间交流与学术合作，积极培养中青年人才，善于用好各种网络平台，适时制定诊断规范与专家共识并积极开展培训和普及”的工作理念，取得了令人瞩目的进步和成绩。近年来，在《中华放射学杂志》上刊出本专业领域的专家共识与指南及解读共计4篇，分别为“低剂量螺旋CT肺癌筛查专家共识、肺亚实性结节影像处理专家共识、心脏冠状动脉CT血管成像技术规范化应用指南及Fleischner学会肺非实性结节处理指南解读”；同时，心胸学组也紧跟国际上最新技术、最新领域的发展步伐，在肺癌低剂量筛查、数字肺研究及临床应用、影像组学、人工智能、CT心肌灌注与血流储备分数CT（FFR-CT）、3D打印心脏瓣膜置换术以及磁共振4D血流成像、心肌微观结构虚拟成像等方面开展了大量新技术和科学研究，并取得了重要研究成果，受到国际上学者的广泛关注与赞誉，为提升我国放射学事业的发展水平和国际声誉做出了重要的贡献。专委会成绩简介如下：

（一）新技术与科学研究

1. 肺癌早期诊断和早期治疗的多模态影像学系列研究　上海长征医院刘士远教授，获得国家自然科学基金重大项目和上海市“攀登计划”重大项目资助，并在包括*Radiology*等多份期刊上发表多篇学术文章。

2. 基于“数字肺”的呼吸系统疾病评价体系与诊断标准研究　由西安交通大学附属第一医院郭佑民教授主持，为国家科技部重大专项项目资助。在包括*Radiology*、*Medical Physics*等多份国际学术期刊上发表9篇文章，3项国家发明专利、4项软件著作权，培养博硕士研究生十余名，多次国内外学术交流，受到学者专家的广泛关注（图4-3-1，图4-3-2）。

3. 影像学组在肺癌诊断与疗效评价的应用研究　天津医科大学肿瘤医院放射科叶兆祥教授自2013年起率先与美国Moffitt癌症中心及哈佛大学医学院Dana-Farber癌症研究所合作开展肺癌影像组学研究，包括肺癌良恶性鉴别、预测肿瘤分子表型、评估肿瘤治疗疗效、建立肿瘤患者预后模型等。发表相关内容SCI文章10篇，并获美国NIH/NCI课题和国家自然基金青年项目各1项，培养博士后3人。

4. 利用人工智能精准筛查肺结节与鉴别诊断研究　上海长征医院刘士远教授、大连大学附属中山医院伍建林教授等多中心开展人工智能辅助筛查肺结节及良恶性鉴别诊断，并取得令人可喜的初步研究成果，有望培养和打造出具有人工神经网络属性的深度学习的高精准的新一代阅片“机器人医生”。

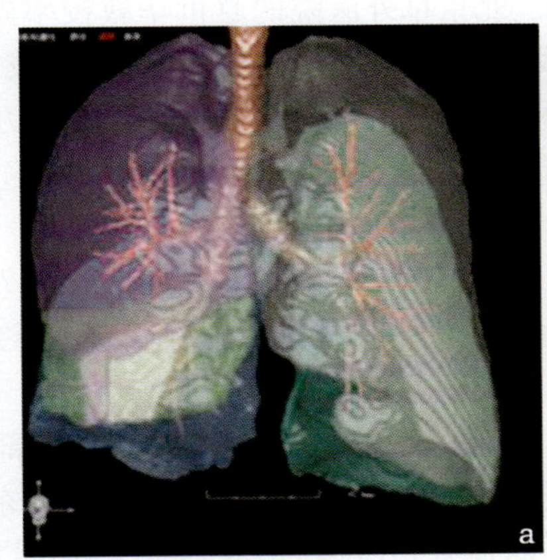

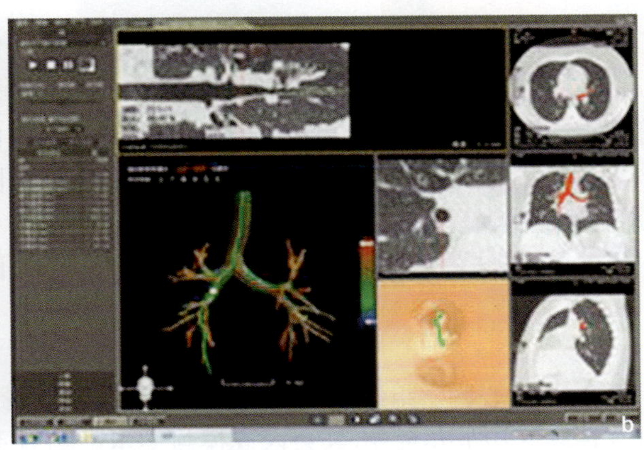

图4-3-1　支气管分割及自动测量窗口显示：a 肺实质和支气管结构分割及三维显示；b 支气管参数测量结果显示窗口

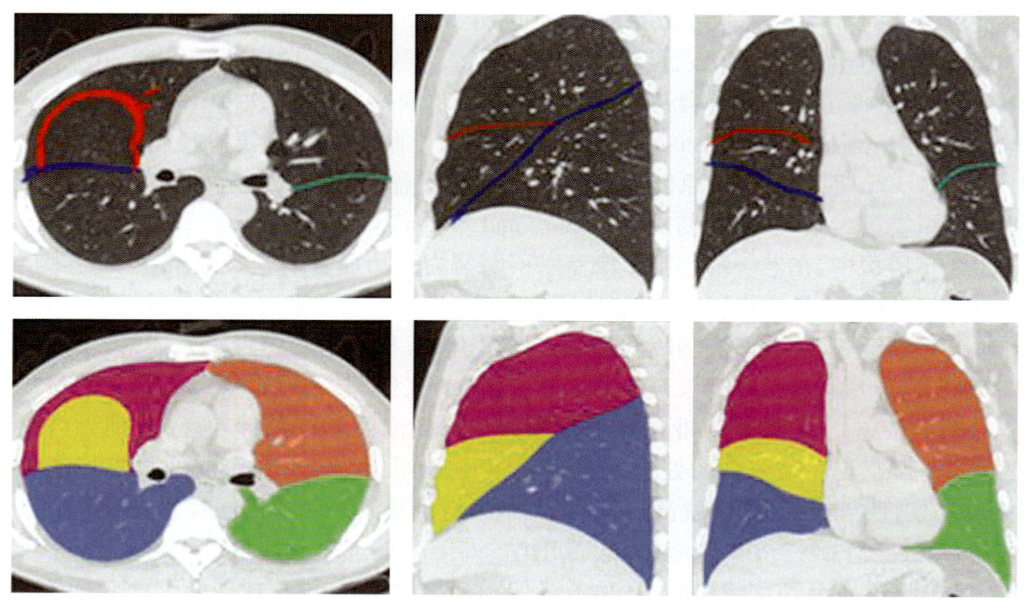

图 4-3-2 数字肺测试平台的肺裂分割示意图

5. 3D 打印技术应用于心血管病的术前诊断和定制 图 4-3-3 为采用 3D 打印技术展示 1 例老年性主动脉瓣钙化性重度狭窄患者情况。目前临床开展经导管主动脉瓣置换术(TAVR),术前必须用 CT 评估主动脉瓣钙化、瓣环周围测量、冠状动脉病变、以及导管路径的评估等。

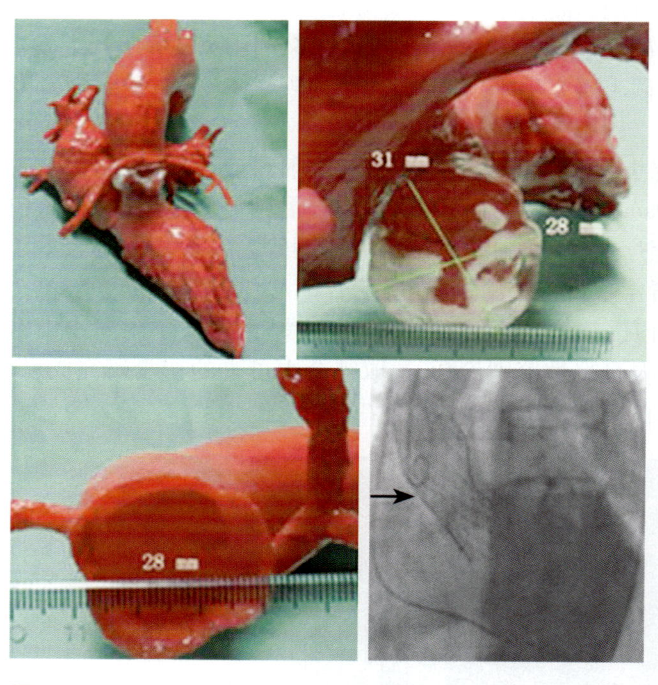

图 4-3-3 3D 打印精准显示主动脉瓣、钙化及冠状动脉开口等情况

6. CT 心肌灌注技术 北京协和医院放射科心血管影像团队是国内医院中最早在国际杂志报道采用"连续动态 CT 心肌灌注"(CTP)的单位。2017 年四月在《中华放射学杂志》在国内最早报道了该项技术(图 4-3-4)。

7. 血流储备分数 CT(FFR—CT)成像临床应用 北京阜外医院吕滨教授团队在国内率先开展 FFR—CT 技术,并发表在《中华心血管病杂志》2013 年 12 月第 41 卷 12 期,多次在国际学术会议上进行交流和介绍经验。

8. 磁共振 4D 血流成像技术 心胸学组副组长、北京阜外医院的赵世华教授率先国内联合开发研究和临床应用 4D 血流成像技术,发现该技术在评价血流形式和管壁剪切力方面具有重要价值,弥补传统 2D 血流技术的缺陷与不足,受到国内外同行专家的关注。

9. 心肌微观结构虚拟成像 2017 年北京阜外医院赵世华教授首先开展该项目研究。

(二) 重要事件

1. 创建和连续成功举办东方胸部影像高峰论坛 2009 年始,当时心胸学组组长、上海长征医院刘士远教授为首的团队在上海创办首届上海东方胸部影像高峰论坛,并连续成功举办至今,其会议规模与学术影响力不断提升,并逐渐形成具有国际化影响的品牌学术盛会(图 4-3-5)。

2. 创办心胸学组的《心胸影像简报 version1》 2015 年 9 月,在哈尔滨 22 届中放年会期间,心胸学组率先

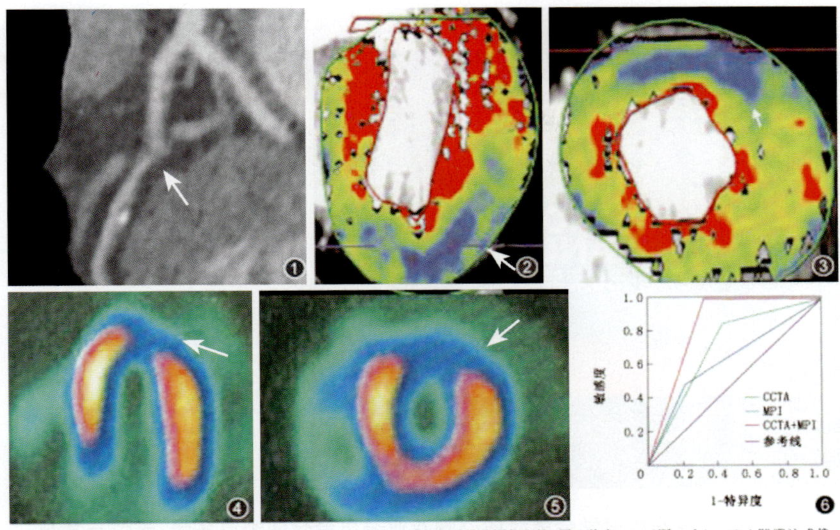

图1~5 男,58岁。冠状动脉CT血管成像(CCTA)示粗大第一对角支近段非钙化斑块,开口狭窄>70%(图1,↑)。CT心肌灌注成像(CT-MPI)伪彩图长轴(图2)和短轴(图3)示左心室前壁近心尖段心肌灌注减低(↑所指蓝色区域)。单光子发射计算机断层成像术(SPECT)核素心肌灌注显像垂直长轴(图4)和短轴(图5)示左心室前壁心尖段心肌缺血(↑),图6以SPECT核素心肌灌注成像为参照标准,CCTA>70%,CT-MPI以及CCTA>70%+CT-MPI预测心肌缺血的ROC曲线下面积分别为0.635(95%CI:0.517~0.753),0.709(95%CI:0.599~0.819),0.837(95%CI:0.749~0.925)

图 4-3-4 连续动态 CT 心肌灌注技术显示左心室前壁心肌灌注减低

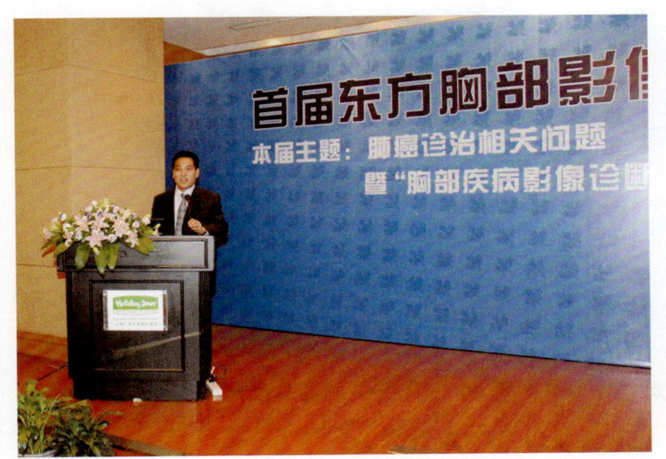

图 4-3-5 2009 年上海首届东方胸部影像高峰论坛,大会主席刘士远教授致辞

创建自己的微信平台:心胸影像简报 versionl,由广州医科大学附属一院的伍筱梅主任负责编辑(宋伟副组长主管),实时发送与心胸影像有关的学术动态的简报或与心胸影像有关的让大家喜闻乐见的内容,极大地扩大了心胸影像的影响力;关注人数近 7000 人,主办 325 期。

3. 编制出版中华放射学会第六届心胸专业委员会委员名录 2015 年 11 月,在长沙第 13 届心胸影像全国学术年会期间,心胸学组率先编制出版精美的中华医学会放射学分会第六届心胸专业委员会全体委员名录(图 4-3-6)。

4. 撰写本专业的专家共识、指南及指南解读

(1) “低剂量螺旋 CT 肺癌筛查专家共识”,中华放射学杂志,2015 年 5 月第 49 卷第 5 期

(2) “肺亚实性结节影像处理专家共识”,中华放射学杂志,2015 年 4 月第 49 卷第 4 期

(3) “Fleischner 学会肺非实性结节处理指南解读”,中华放射学杂志,2013 年 3 月第 47 卷第 3 期

(4) “心脏冠状动脉 CT 血管成像技术规范化应用指南”,中华放射学杂志,2017 年 7 月第 51 卷第 7 期

(三) 参加与承办国际重要会议

1. 参加亚太地区胸部影像会议(ACTR) 2006 年、2011 年及 2015 年心胸学组领导和部分委员积极参加第 1~3 届的亚太地区胸部影像会议(ACTR)。其中,2015 年 3 月 19—22 日,由郭佑民、伍建林、陈起航、吴宁、赵世华等心胸学组领导组织的 20 余人赴中国台湾参加了第 3 届亚太心胸影像学术会议并在大会上发言和主持会议,并积极争取获得第 4 届 ACTR 在中国上海的举办权(图 4-3-7~图 4-3-9)。

2. 参加世界胸部影像学大会(WCTI) 2013 年 6 月 9—12 日,中华放射学会副主任委员刘士远教授与心胸学组组长郭佑民教授率团出席了在韩国首尔洲际酒店举行第三届世界胸部影像学大会(WCTI);出席本次大会还有副组长陈起航教授和赵世华教授以及分子影像学组副组长部发宝教授;此外,心胸学组委员史河水、吕滨等教授也参加大会(图 4-3-10)。

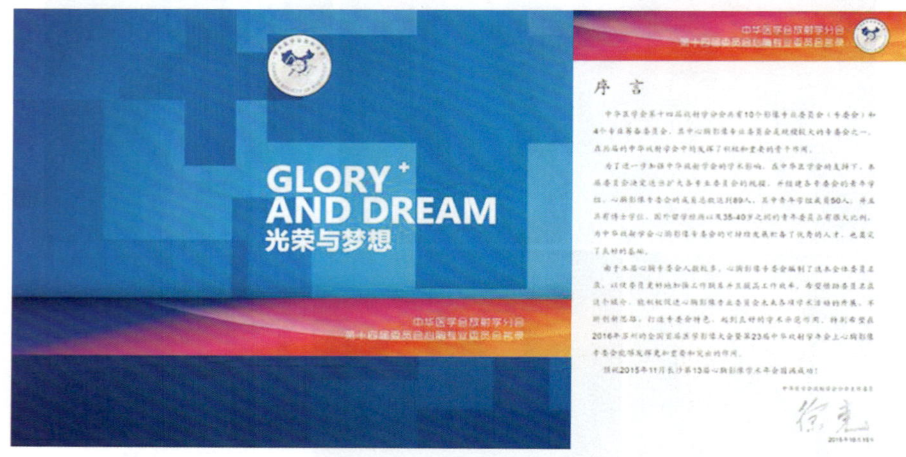

图 4-3-6　中华放射学会第六届心胸专业委员会全体委员名录:光荣与梦想

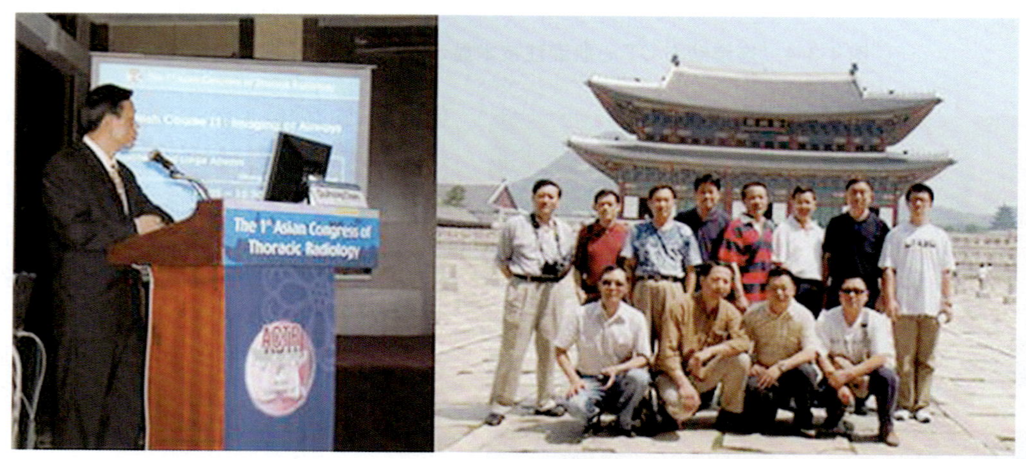

图 4-3-7　心胸学组副组长陈起航教授参加第 1 届 ACTR(2006,韩国首尔)

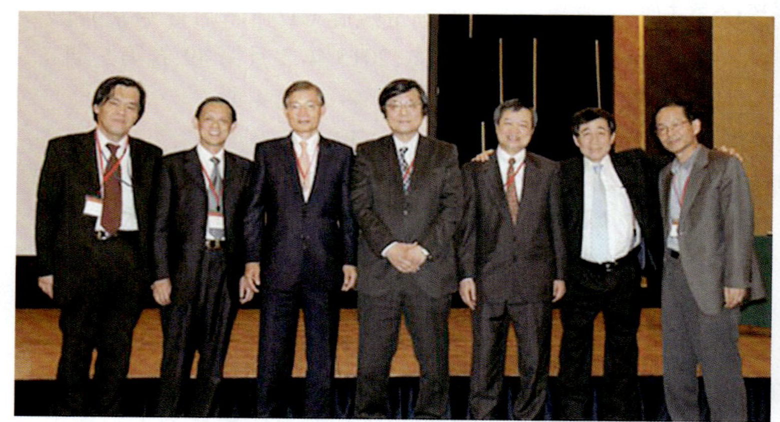

图 4-3-8　心胸学组副组长陈起航等教授参加第 2 届 ACTR(2011,日本东京)

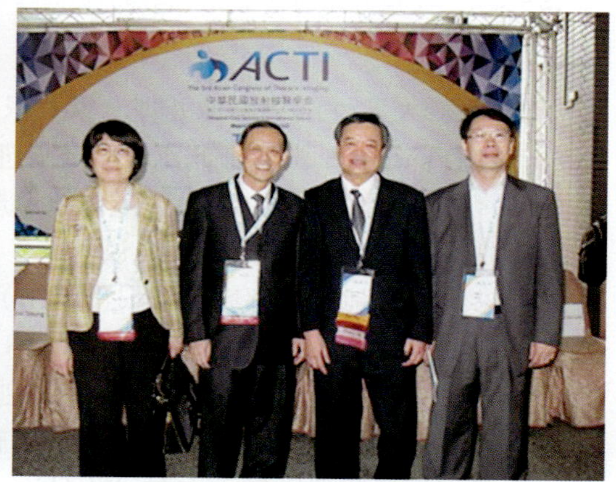

图 4-3-9　心胸学组伍建林、吴宁、陈起航等教授参加第 3 届 ACTR(2015,中国台北)

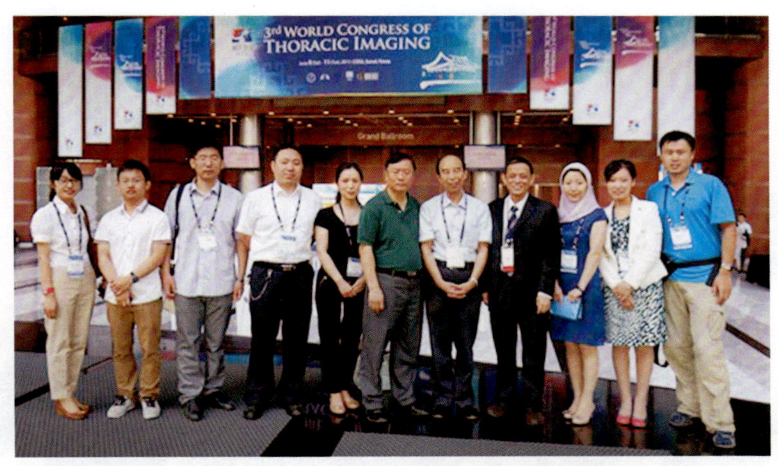

图 4-3-10　2013 年 6 月，心胸学组领导及委员参加韩国首尔第 3 届 WCTI

3. 参加国际心血管 CT 成像协会(SCCT)全球年会　2013 年 7 月，李坤成副主委，杨立、吕滨教授等出席加拿大蒙特利尔召开的 SCCT 第 6 届年会，并做大会发言(图 4-3-11)。

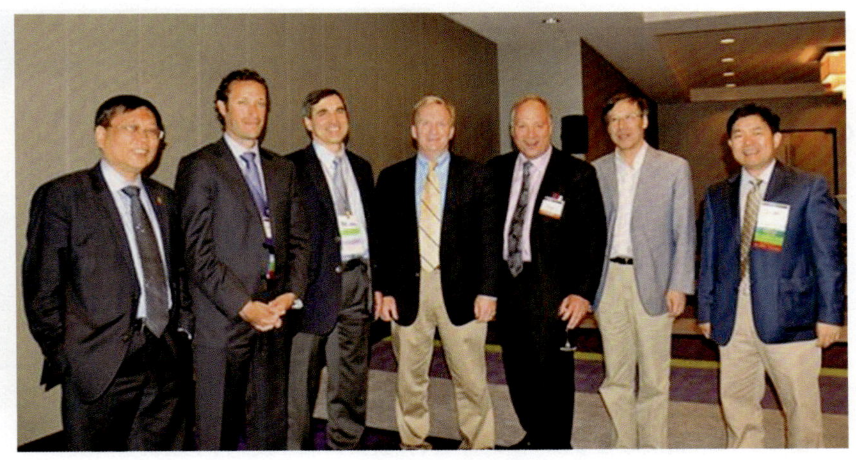

图 4-3-11　2013 年 7 月，李坤成、杨立、吕滨教授参加 SCCT 第 6 届年会

2015 年，心胸学组吕滨教授受邀参加美国拉斯维加斯举办的国际心血管 CT 学会(SCCT)第 10 届年会，并代表中国区委员会做了“中国心血管病 CT 应用现状”报告，并被 SCCT 授予“CT 杰出领导力和贡献奖”。

4. 参加亚洲心血管年会(ASCI)　2014 年 6 月和 2015 年 6 月，心胸学组副组长赵世华教授率领科研团队分别参加了在韩国济州岛和马来西亚吉隆坡举办的第 8 届、第 9 届亚洲心血管影像学术年会，并在大会上进行学术汇报和交流，其中相里伟医师获得第 8 届 ASCI 最佳壁报展示银奖，赵世华教授在第 9 届 ASCI 学会被授予年度金奖(图 4-3-12)。

2017 年 6 月，吕滨教授应邀参加第十一届亚洲心血管影像学会(ASCI)学术年会，并获得第四届 ASCI 年度“科学成就金牌奖”(Gold Medalist Award)，同时被任命为 ASCI 本届副主席，代表中国当选为执行委员会委员(图 4-3-13)。

5. 积极主办或承办国际性学术会议　近年来，随着我国医学影像学事业的快速发展和综合学术科研实力的上升及对外学术交流的频繁开展，不仅心胸学组成员积极参加各种国际会议和进行高水平学术报告，而且也与国际心血管 CT 成像协会(SCCT)等学术团队在成像技术、临床应用、专业研究等方面加强紧密的交流与合作，并在解放军 301 总医院杨立主任、北京阜外医院吕滨主任的积极倡导和组织下，于 2013 年 10 月在北京成功举办了首届“国际心血管 CT 协会中国区论坛”学术大会(图 4-3-14)。随后分别在上海和北京召开第

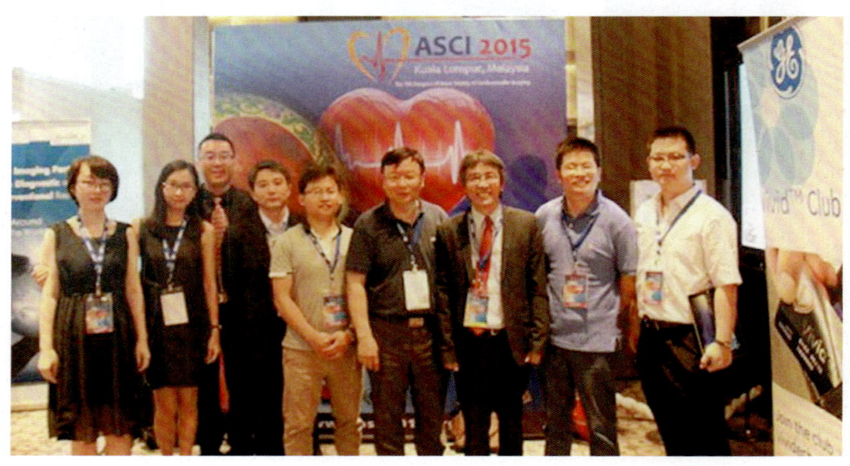

图 4-3-12　心胸学组副组长赵世华教授率队参加第 9 届 ASCI 并获年度金奖

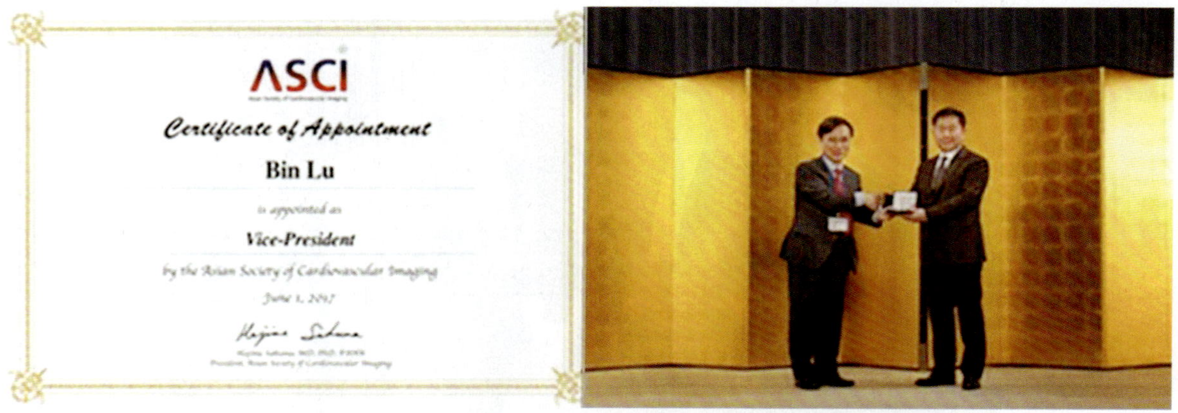

图 4-3-13　吕滨教授参加 ASCI 年会，并获第四届年度“科学成就金牌奖”

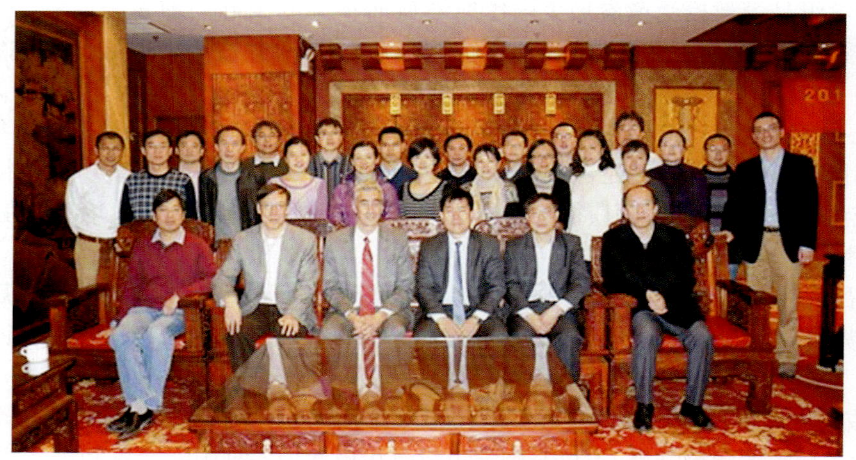

图 4-3-14　心胸学组杨立、吕滨教授与国际 SCCT 主席 Buddoff 教授合影

二至第四届全国大会。

此外,2013 年 8 月 17—19 日,由北京安贞医院张兆琪、于薇教授和北京阜外医院赵世华教授牵头组织,在北京承办了亚洲心血管影像学会第七届年会。2015 年 8 月国际心血管磁共振学会(SCMR)中国分会成立,并在成都召开第一届全国心血管磁共振学术会议(图 4-3-15)。

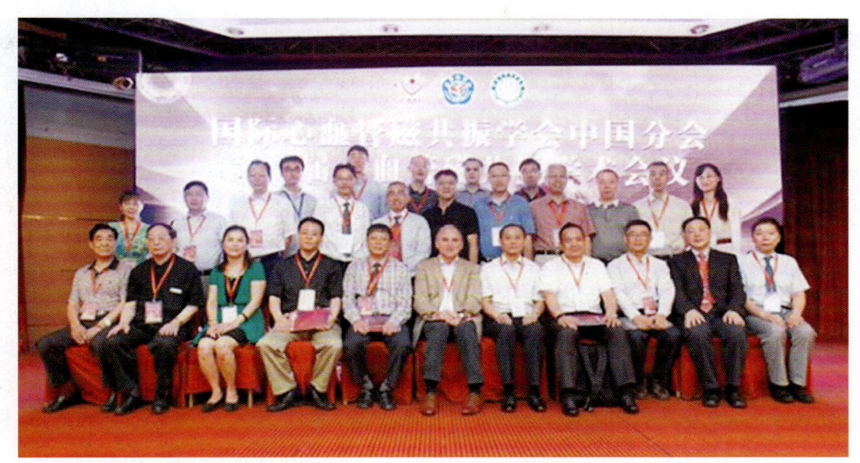

图 4-3-15 2015 年 8 月成都,国际心血管磁共振学会(SCMR)中国分会成立

二、专委会主任委员简介

伍建林(图 4-3-16),医学博士,主任医师,二级教授,博士生导师,享受国务院政府特殊津贴。1985 年本科毕业于哈尔滨医科大学,1994 年博士毕业于原上海医科大学。现任大连大学附属中山医院副院长、国际医学影像研究所所长。获辽宁省教学名师、辽宁省名医、省优秀科技工作者并入选省级“百千万人才工程”百人层次;获大连市政府优秀专家、首批领军人才和大连市医师协会优秀医师奖。

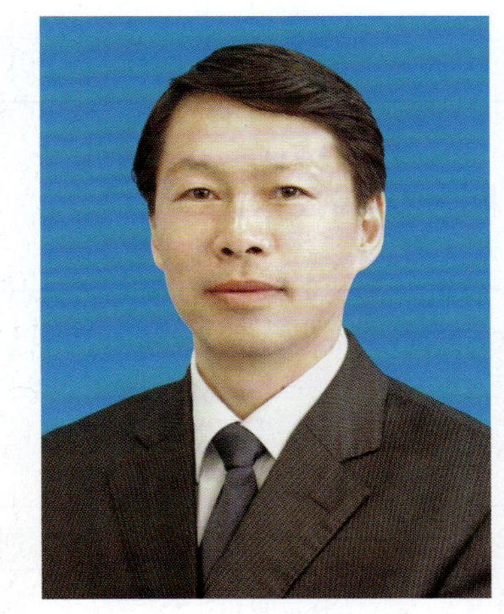

图 4-3-16 伍建林教授

现任中华医学会放射学分会全国委员兼心胸学组组长,中国医疗保健国际交流促进会放射学分会常务委员、国际 DICOM 标准中国委员会常务委员、中国医学影像技术研究会放射学分会常务委员等兼职;任辽宁省医学会放射学分会副主任委员、分子影像学分会副主任委员和大连医师协会放射学分会主任委员等职。担任 *Radiology of infectious diseases*、《中国医学影像技术》等杂志副主编和《中华放射学杂志》、《中华生物医学工程杂志》等杂志编委。主持 3 项国家自然科学基金项目并参加国家级项目 6 项;主持与参加省市级科研项目及教学改革项目 10 余项;获省部市级科技进步奖与教学成果奖 15 项,发表 SCI 及国家核心期刊等论文 150 余篇,主编、主译及参编专著及各级各类教材 20 余部。培养博、硕士研究生百余名。

三、专委会历届委员名单

届(起止时间)	组长	前任组长	副组长	委员	秘书
第一届(1986—1996 年)	李铁一	—	—	不详	—
第二届(1997—2001 年)	肖湘生	李铁一	—	不详	—

续表

届（起止时间）	组长	前任组长	副组长	委员	秘书
第三届（2001—2007 年）	马大庆	肖湘生	郭佑民、刘士远	蔡祖龙、张兆琪、陈起航、张志勇、叶剑定、龚洪翰、孔祥泉、杨志刚、韩玉成、朱铭	—
		马大庆	郭佑民、蒋世良、刘士远、杨志刚	陈起航、龚洪翰、顾雅佳、郭玉林、胡红杰、孔祥泉、黎海亮、李银官、刘佩芳、罗良平、宋伟、王云华、吴宁、伍建林、叶剑定、于薇、张伟、张志勇、赵振军	贺文
第四届（2008—2011 年）	刘士远	马大庆	郭佑民、伍建林、杨立、杨志刚、张志勇、赵世华	陈起航、杜祥颖、龚洪翰、郭玉林、贺文、胡红杰、孔祥泉、黎庶、李银官、罗良平、宋伟、王培军、王云华、吴宁、杨有优、叶剑定、于薇、曾庆思、赵振军	于红
第五届（2012—2014 年）	郭佑民	刘士远	伍建林、赵世华、吴宁、陈起航、于红	杜祥颖、郭玉林、贺文、胡红杰、罗良平、宋伟、王培军、王云华、杨有优、于薇、赵振军、吕滨、赵绍宏、王仁贵、郑敏文、邹利光、郭顺林、刘挨师、叶兆祥、张立娜、史景云、侯阳、萧毅、王锡明、胡春洪、潘自来、曾庆思、施裕新、史河水、陈宏伟	段小艺
第六届（2015—2017 年）	伍建林	郭佑民	赵世华、吴宁、于红、宋伟	郭顺林、刘挨师、王云华、杨有优、吕滨、赵绍宏、王仁贵、郑敏文、邹利光、叶兆祥、张立娜、侯阳、王锡明、胡春洪、胡红杰、施裕新、史河水、陈宏伟、金晨望、伍筱梅、刘辉、成官迅、范占明、张同、张笑春、武志峰、杨旗、张永高、李智勇、柳学国、张佳胤、林艳、曾庆思、贺文	于晶

四、历届会议

举办时间	会议名称	地点	举办方	主办人	组长	会议相关情况
1986 年	第一届（图 4-3-17，图 4-3-18）	江苏苏州	江苏省放射学会	钱铭辉	1986—1996 年 组长：李铁一	—
1992 年 9 月	第二届（图 4-3-19）	河南开封	—	—		
1994 年	第三届（图 4-3-20）	陕西西安	西安医科大学附属一院	刘继汉		
1996 年	第四届（图 4-3-21）	云南昆明	云南省人民医院	翟凌云		
1998 年 10 月	第五届（图 4-3-22，图 4-3-23）	上海市	上海长征医院	肖湘生	1997—2001 年 组长：肖湘生	—
2002 年 11 月	第六届（图 4-3-24，图 4-3-25）	江西南昌	南昌大学第一附属医院	龚洪翰	2002—2006 年 组长：马大庆	—
2004 年 4 月	第七届（图 4-3-26）	陕西西安	西安交通大学附属一院	郭佑民		
2006 年 4 月	第八届（图 4-3-27，图 4-3-28）	河南郑州	郑州大学附属一院			
2008 年 9 月	第九届（图 4-3-29）	广东广州	广州军区总医院	欧陕兴	2007—2011 年 组长：刘士远	—
2010 年 6 月	第十届（图 4-3-30）	福建福州	福建医科大学附属一院	李银官		—

续表

举办时间	会议名称	地点	举办方	主办人	组长	会议相关情况
2012 年 5 月	第十一届(图 4-3-31)	上海市	上海长征医院	刘士远	2012—2014 年组长:郭佑民	实际参会人员约 600 人,收到投稿 300 多篇。
2014 年 6 月	第十二届(图 4-3-32)	辽宁大连	大连大学附属中山医院	伍建林		实际参会人员约 800 人,投稿 250 多篇。
2015 年 11 月	第十三届(图 4-3-33)	湖北长沙	湖南湘雅二院	王云华	2015—2017 年组长:伍建林	实际参会人员约 1000 余人,收到投稿 500 多篇。
2017 年 8 月	第十四届	江苏苏州	苏州大学附属第一医院	胡春洪		预计参会人数 800 余人,投稿 300 余篇。

附：各届心胸全国学术年会的照片

大会奖，同年该研究室在"骨放射-病理基础研究"上获卫生部甲级科技奖

自本届放射学会委员会开始，根据条件成熟情况，先后成立了5个专业学组，各学组及组长名单如下：

学组名称	组长
神经放射学组	吴恩惠
心胸学组	李铁一
腹部学组	刘赓年
骨放射学组	王云钊
放射技术学组	范焱

学组的成立，各分科学组按每两年召开学术会一次，大大地活跃了学术氛围。其中部分学组与《中华放射学杂志》联合组织专题会议，更促进专业水平提高，锻炼了一代新人，从此各专业学术交流则以学组为平台组织召开。

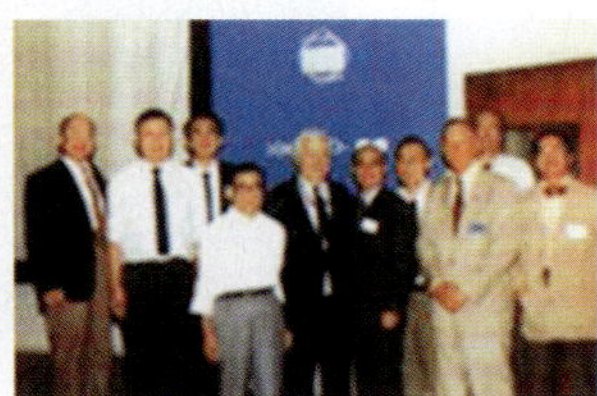

"中美放射讨论会"上，中美专家合影，左起是钱铭辉、陈星荣、夏宝枢、朱大成、B.Felson、刘赓年、刘玉清、外宾、外宾、张铁梁

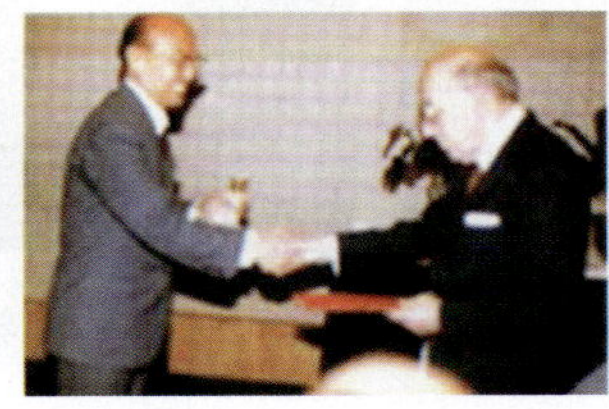

图 4-3-17 首届心胸学组成立，组长为李铁一教授

The Thoracic Society of Chinese Radiology Academy

1986

CTS · CRA

中華放射學會·心胸分會

图 4-3-18 首届心胸学组成立并确定了学组的会标

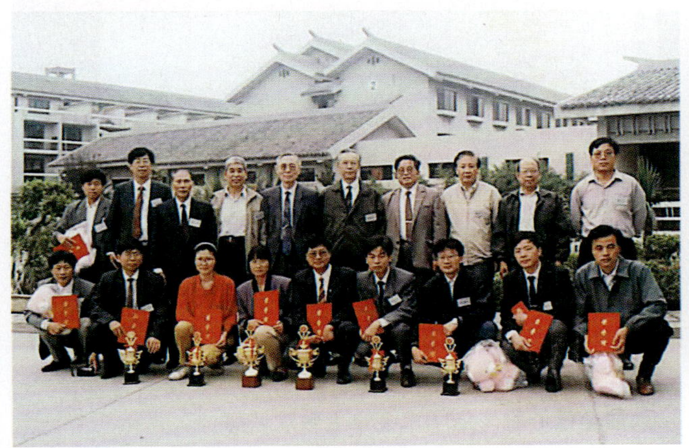

图 4-3-19 1992 年 9 月在河南省开封召开第二届全国心胸影像学术会议，并举办首届中青年英文论文比赛；图为部分专家与获奖者合影；组长为李铁一教授

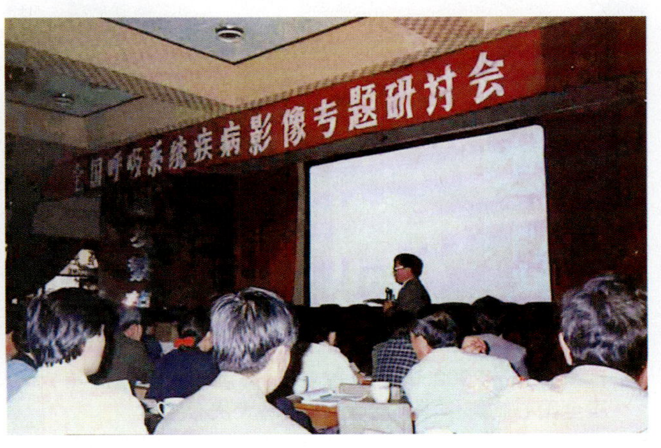

图 4-3-20 1994 年陕西省西安，刘继汉教授承办第三届全国心胸影像学术大会；组长李铁一教授

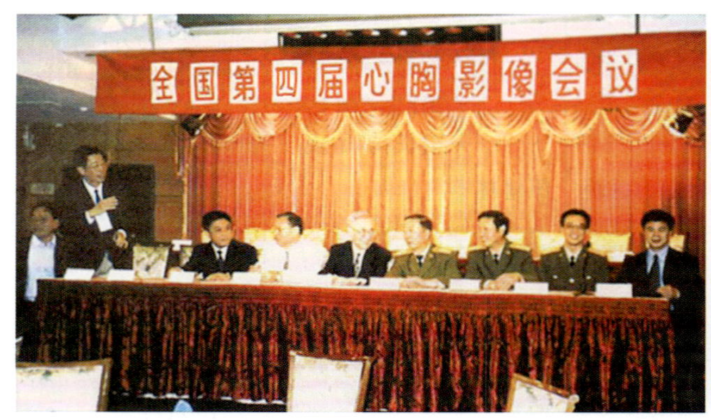

图 4-3-21 1996 年云南省昆明，翟凌云主任承办第四届全国心胸影像学术会议；组长李铁一教授

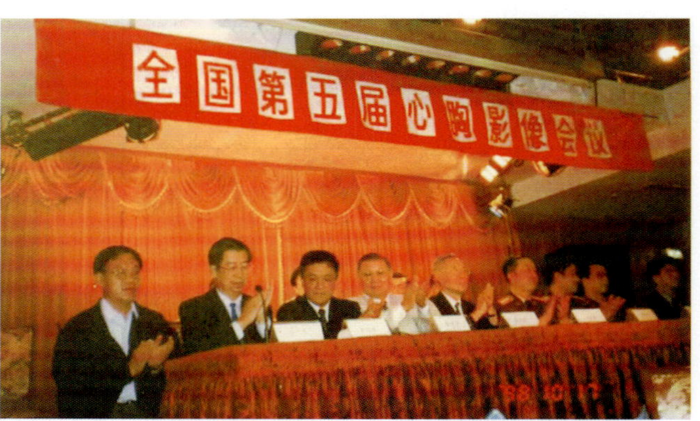

图 4-3-22 1998 年 10 月上海，举办第五届全国心胸影像学术会议；组长肖湘生教授

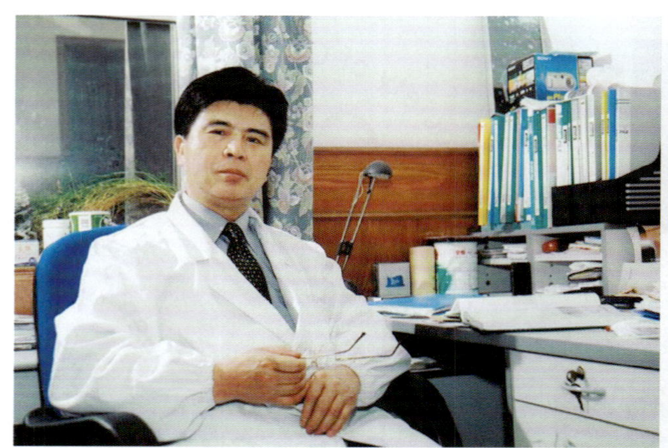

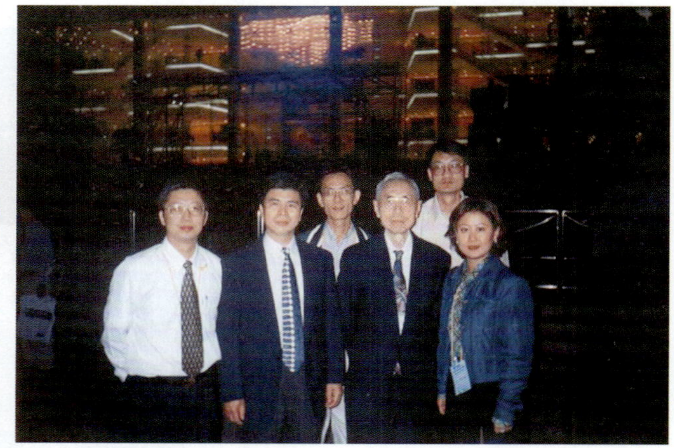

图 4-3-23 1998 年 10 月上海，肖湘生教授主办第五届全国心胸影像学术会议；与刘玉清教授合影留念

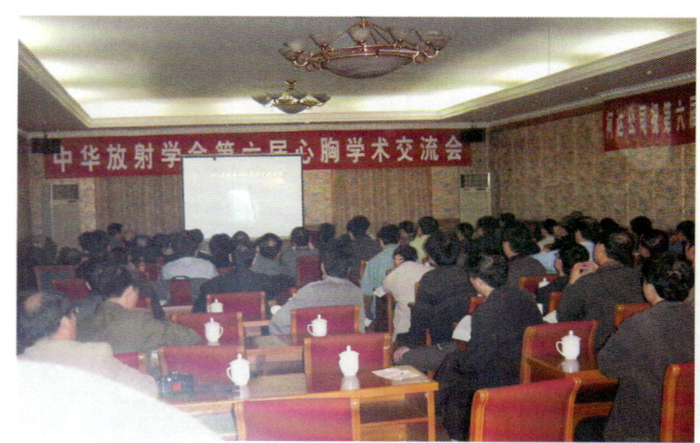

图 4-3-24 2002 年江西省南昌，龚洪翰教授承办第六届全国心胸影像学术会议，组长马大庆教授

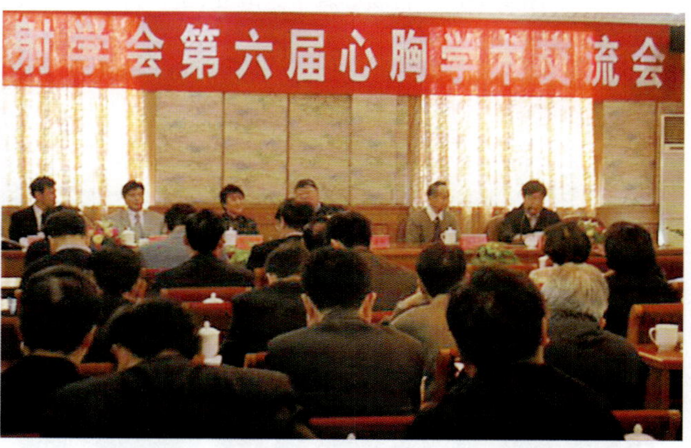

图 4-3-25 2002 年江西省南昌，组长马大庆教授在第六届全国心胸影像学术会议上致欢迎辞

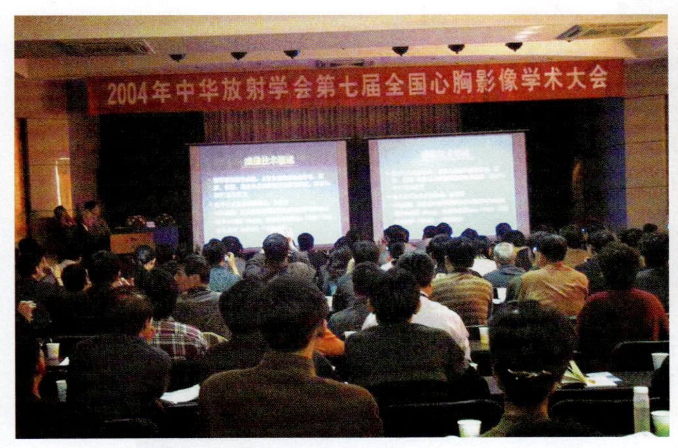

图 4-3-26　2004 年陕西省西安，郭佑民教授承办第七届全国心胸影像学术会议，组长马大庆教授

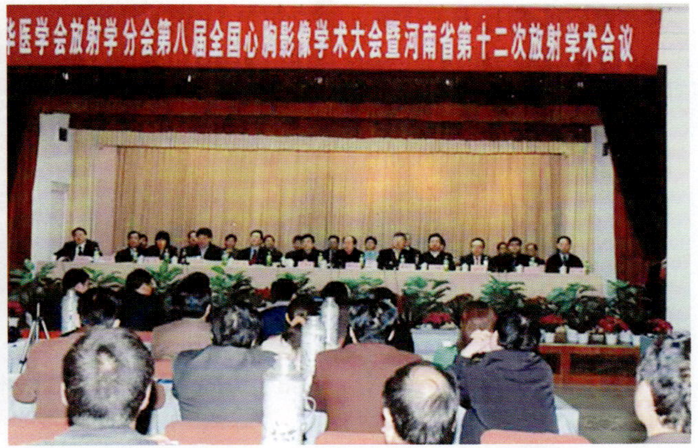

图 4-3-27　2006 年 4 月河南省郑州，召开了第八届全国心胸影像学术会议，组长马大庆教授

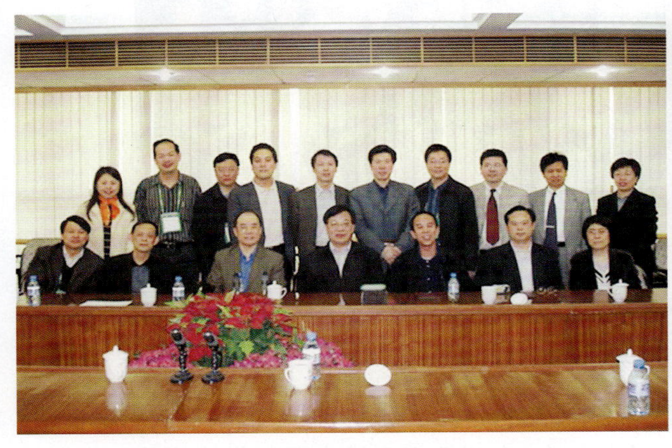

图 4-3-28　2006 年 4 月河南省郑州，第八届全国心胸影像学术会议，组长马大庆教授与部分委员合影

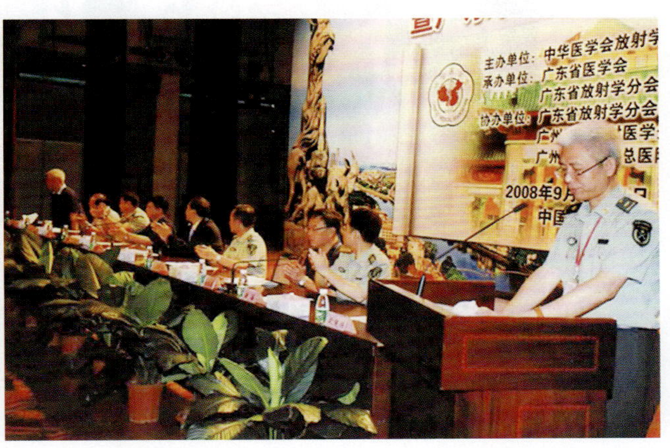

图 4-3-29　2008 年 9 月广东省广州，欧陕兴承办第九届全国心胸影像学术会议，组长刘士远教授

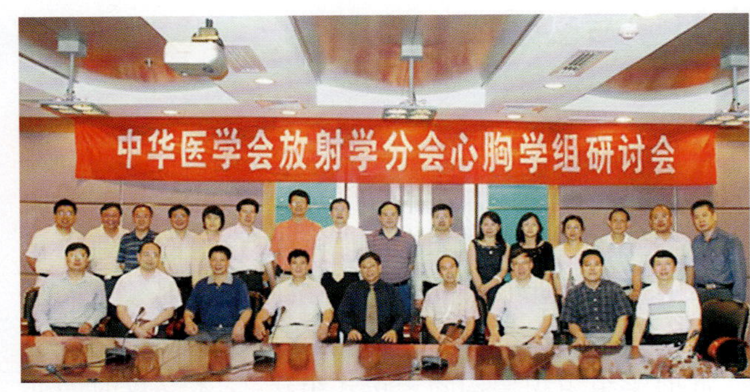

图 4-3-30　2010 年 6 月福建省福州，李银官主任承办第十届全国心胸影像学术会议，组长刘士远教授

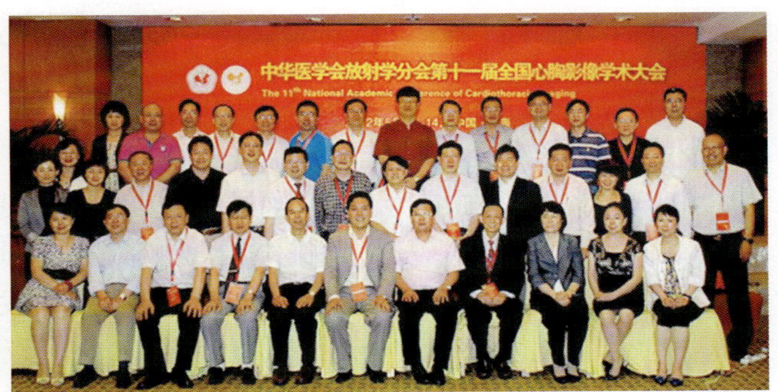

图 4-3-31　2012 年 5 月上海，刘士远教授承办了第十一届全国心胸影像学术会议，组长郭佑民教授

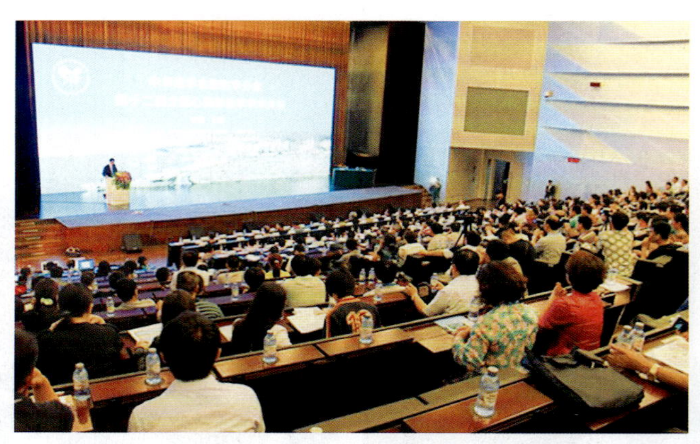

图 4-3-32　2014 年 6 月辽宁省大连，伍建林教授承办第十二届全国心胸影像学术会议，组长郭佑民教授

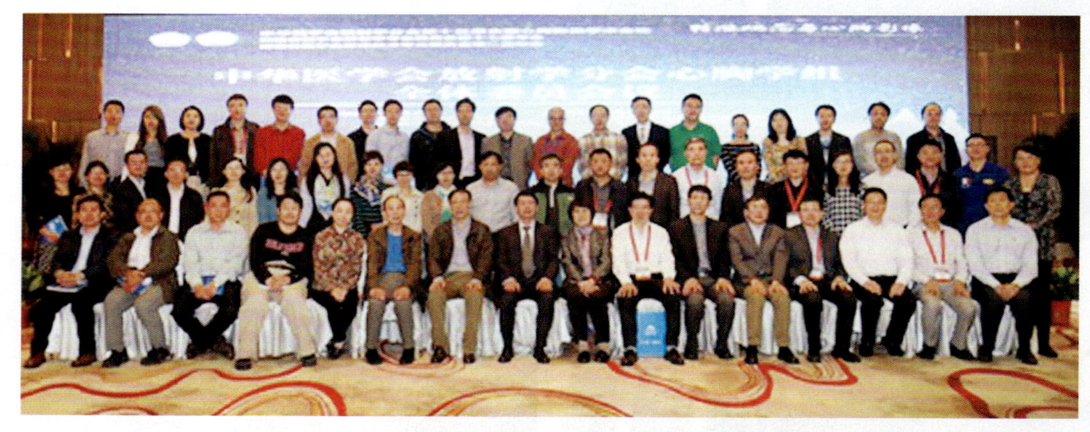

图 4-3-33　2015 年 11 月，湖南省长沙市，王云华教授承办第十三届全国心胸影像学术会议，组长伍建林教授

2015 年 11 月湖南省长沙第十三届全国心胸影像学术会议，参会人数达到空前的 1000 余人，并率先尝试胸部疑难病例多学科联合会诊（MDT）取得圆满成功；其中首次成立的心胸学组青年委员们也如数出席会议；为进一步加强学组各委员间联系与交流和搭建"互联互通"的平台，会议期间还推出了制作精美的心胸学组全体委员名录："光荣与梦想"（glory and dream）。

第四节　腹部放射学专委会

一、发展简史

中华医学会放射学分会腹部学组的历史，最早可追溯至上世纪 80 年代。当时正值国家文化经济的全面复苏，国内开始引进 CT、MRI 设备，显著地扩大了腹部放射学检查的范围和诊断的准确性，腹组的萌芽也正从此时开始。1983 年 11 月，在我国放射界老专家们发起和组织下，于厦门举办了第一次腹部放射领域的学术座谈会（"消化系统肿瘤早期诊断座谈会"），该会议后被认为是腹部学组的第 1 届全国腹部放射学会议，同时也被视作腹组最初成立的时间（图 4-4-1，图 4-4-2）。此时学组组织架构尚未正式组建，学术会议时间亦不固定。此后的 1987 年、1990 年先后分别在江西宜春和重庆再次举行了第 2 届（"全国消化系早期癌瘤放射学诊断新进展座谈会"）和第 3 届（"全国肝胆胰脾影像学专题座谈会"）腹部放射学学术会议。1991 年，中华医学会放射学分会腹部学组（现称专委会）正式成立，由刘庚年任首届组长、李松年、徐家兴任副组长。考虑到此前 3 届腹部会议均是在中华医学会和中华放射学杂志社领导、批准下举办的，代表来自全国，腹组专委员会决议，确认以前三届会议均属全国腹部放射学学术会议。本次腹部会议起，正式冠以中华医学会放射学分会腹部学组名义。本次名称:“第 4 届中华医学会放射学会腹部放射学组学术会议”,由此揭开了腹组的历史新篇,开始了有组织、有领导、有计划地发展我国腹部放射学事业。

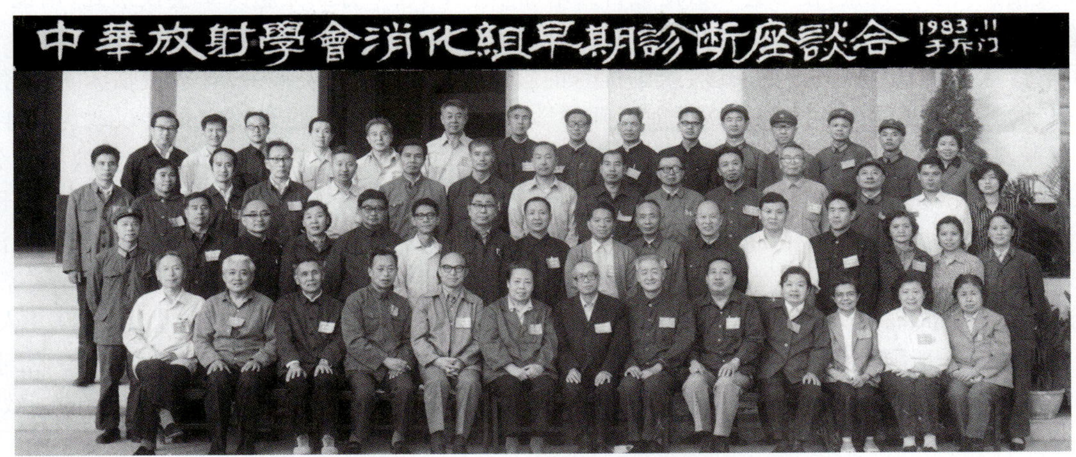

图 4-4-1　第 1 届全国腹部放射学学术会议(中华放射学会消化组早期诊断座谈会)

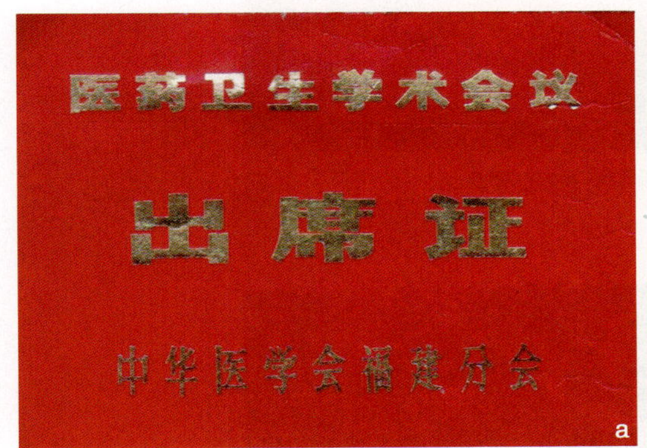

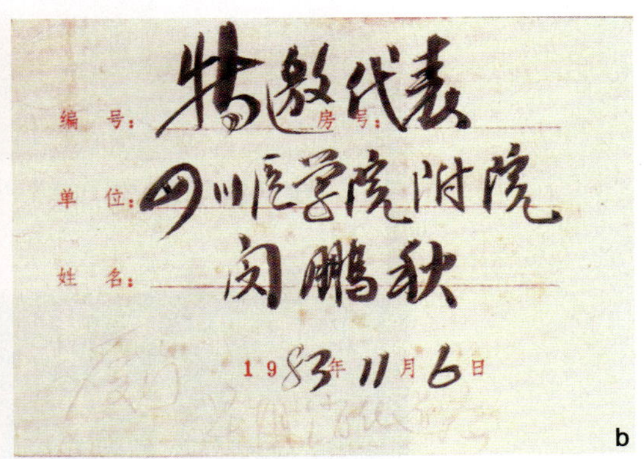

图 4-4-2　第 1 届全国腹部放射学学术会议参会代表证正(a)反(b)两面

1997 年腹组进行了换届改选,本届 4 年,由闵鹏秋担任第二届组长,高玉洁、张金山任副组长。随着中华放射学会的蓬勃壮大,腹组也在不断的成长、完善,并逐渐开始与国际接轨。1997 年在成都举行的第 5 届腹部会议正值螺旋 CT 技术进入国内不久,为提高我国放射同仁对其的认识和应用,大会特邀请美国 Emory 大学的 R. D. Redvanly 教授介绍该院使用该新技术、设备的经验,并做了 5 个专题讲座,对螺旋 CT 的推广起到了很大的作用。第 6 届腹部会议于 2001 年在成都举行。闵鹏秋组长正同时承担亚洲大洋洲放射诊断与介入放射讲习班(ASDIR)的组委会工作,因此将组委会工作纳入会议筹备过程,并与腹部会议连接起来一起举行。讲课专家来自荷兰、日本、韩国、新加坡、中国香港等国家和地区,学员 40 余人,来自亚洲各国,取得了很好的学术效果,也为之后举办国际-国内联合会议积累了宝贵经验。自本届开始,腹组会议改为每两年一届,随后改为每年一届。

进入 21 世纪以后,先后有郭启勇、章士正、梁长虹、韩萍及宋彬等人出任腹组组长。历任组长与资深顾问、委员以及青年委员一道,齐心协力、精诚团结,为腹部学组的发展做出了巨大贡献。本届腹部学组专委会成立于 2015 年 1 月,是中华放射学分会第十四届腹部专业委员会,宋彬任主任委员,任期 3 年。

腹部学组自成立以来,逐步确定“提高学术会议质量,加强国际联系合作,搞好专业继续教育,注重培养青年人才,用好网络服务平台,制定诊断规范指南”的总体思路和工作要点,明确任职期间的重点计划和工作重心,制定详细可行、清楚落地的工作程序,将责、权、利细分到具体的时间、地点和责任人,团结全体委员、青年委员和广大同道,共同为本届腹部专委会的发展和壮大做出了不懈努力并取得了突出成效。具体成果简述如下:

(一) 学术会议

全国腹部放射学术会议自1983年首次召开以来,迄今已成功举办了19届。腹组在既往会议经验基础上,一方面大幅扩大会议规模,使参会人数由数百人增加至上千人;一方面大胆改革会议形式,增设了专题专场、高峰论坛、疑难病例讨论、英文论文比赛等单元,使会议内容更加丰富、互动体验更佳;同时,对于讲座内容,腹组采取数量与质量双管齐下的态度,鼓励优秀的腹部放射专家多讲、常讲,既教授临床实用经验,也要谈前沿科研动态,以期满足国内不同层次放射医师的学习需求。2005年,腹组决定将会议改为每年一届,以更好地促进腹部放射同仁的交流学习与知识更新。2015年5月14—16日,在中华医学会放射学分会支持下,腹部专业委员会组织、联合福建省医学会放射学分会、福建医科大学协和医院和四川大学华西医院共同承办中华医学会放射学分会第十八届腹部影像学学术会议在福建省厦门市召开。大会历时两天,注册代表1244人,实际参会人数达到1500余人,分别来自国内27个省、市、自治区以及韩国、新加坡等国家和地区。自此,参会人数逐年攀高,到2017年第19届全国腹部会议在四川省成都市召开时,参会注册2029人,实际参会人数约2300人,囊括国内31个省、市、自治区,并有来自澳大利亚、韩国和德国等5位外籍专家到会,创下了腹组历史新高。会议得到了整个放射学界的广泛关注,也收获了所有参会代表和到会专家的一致好评(图4-4-3)。

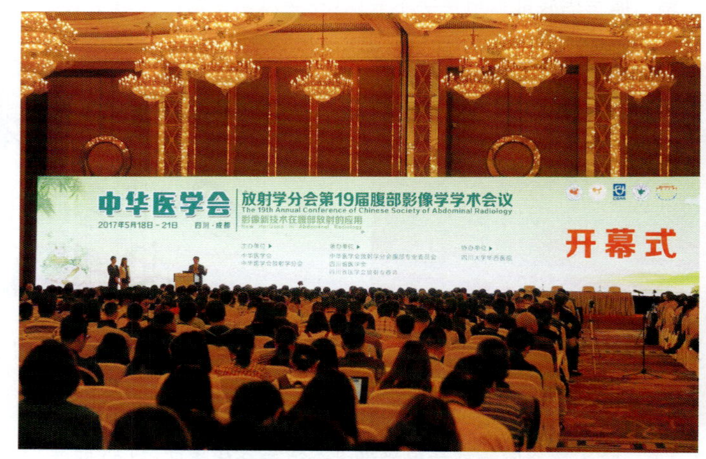

图4-4-3　第19届全国腹部影像学术会议开幕式现场(2017,四川成都)

(二) 对外学术交流

自发展中期开始,腹组就十分重视国际交流,始终坚持与海外学者、机构及学会进行交流合作,如亚洲腹部放射学会(ASAR)、日本腹部放射学会(JSAR)、韩国腹部放射学会(KSAR)、欧洲胃肠及腹部放射学会(ESGAR)、美国腹部放射学会(SAR)。交流内容不仅是邀请海外专家来华传经送宝,更努力参与到各学会的组织机构当中,以扩大腹组在国际上的影响力。2007年5月,由郭启勇、章士正、闵鹏秋三位教授代表中国参加在日本宫崎举行的ASAR成立大会,中国定为ASAR三大理事国之一,奠定了腹组在亚洲腹部放射领域的重要地位。此后,学组多次组织国内放射同仁积极投稿并参与每届ASAR年会,并选派国内青年骨干教师参与ASAR国际继续教育讲座工作,进一步提升了腹组国际声誉。2017年第6届亚洲腹部放射年会于韩国召开期间,ASAR举行了执委会委员换届改选工作,梁长虹教授当选为执委会候任主席,宋彬教授继续担任章程委员会主委,居胜红教授增选为执委会委员,刘再毅教授为执委会观察员。同时,由中国获得2019年第7届ACAR承办权(四川成都),这是继2011年第3届ACAR在北京举行之后第二次由腹组承办该大会(图4-4-4)。

除了亚洲放射领域,腹组还大力支持国内同仁前往欧洲、美国等地区国家参加各类学术活动,如北美放射学年会、欧洲放射学年会、亚洲-大洋洲放射学年会和国际磁共振大会等,并在大会作主题报告、专家讲座、担任大会主持人等。

(三) 人才培养

腹组始终注重对青年医师的扶持和储备人才的培养。在广泛征求意见的前提下,学组于2011年通过了

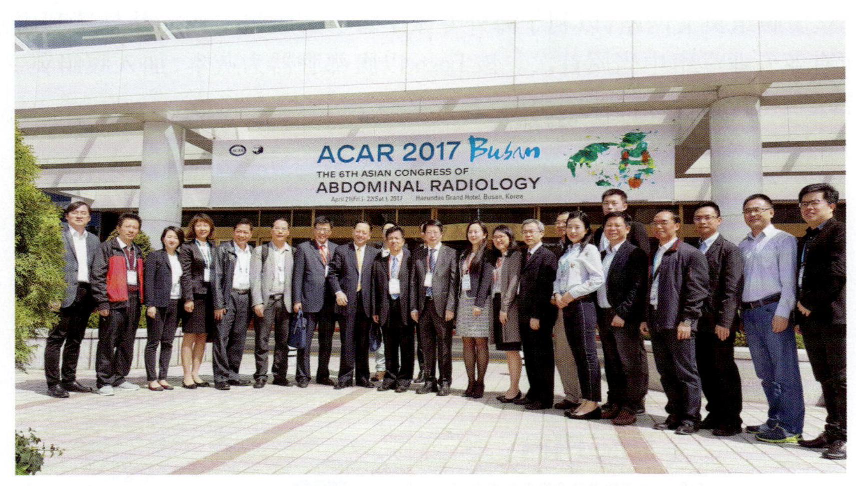

图 4-4-4　腹部学组组长宋彬、前组长周诚、前组长梁长虹等携腹组成员参加第 6 届亚洲腹部放射年会(2017,韩国釜山)

《中华放射学会腹部学组青年学者扶持及奖励计划》,以鼓励优秀的青年放射医师投身腹部影像学事业,该项目目前已成功实施 4 届,资助了数十位优秀青年学者,受到了广大腹部放射同仁的认可与欢迎。此外,腹组鼓励组内青年委员积极参与各类国际学术交流活动,如中国医师协会放射医师分会中青年影像医生“攀登计划”,已有多名腹组青年委员入选。

(四) 指南、规范及教材编写

腹组就相关 CT/MRI 扫描技术、临床应用的适应证和禁忌证、循证医学证据、最新文献复习和讨论以及国内标准使用的指南等问题广泛、深入地讨论,在此基础上达成专家共识并形成指南规范或纳入教材编写。包括制定肝脏特异性磁共振对比剂专家共识、规范腹部扫描技术和诊断进行并编写《腹部 CT 扫描规范》、编写《医学影像学腹部疾病放射诊断集(上、中、下)》、编写研究生《腹部放射诊断学》教材等。2015—2016 年,中华放射学分会腹部专业委员会组织来自全国各地 13 名专家,先后在福建厦门、四川成都、广州江门召开“肝脏特异性磁共振对比剂应用共识专家讨论会”。一致通过特异性对比剂(Gd-EOB-DTPA)临床应用专家共识,在《中华放射学杂志》2016 年 50 卷第 9 期正式发表。

(五) 专业继续教育和下基层活动

腹组及下属组织定期在全国举行规模不等的继续教育学习班,通过现场授课的方式对基层医师进行知识更新和技术推广;其次,腹组与国内外医疗机构或公司联合,积极搭建基于互联网的学术交流平台,如 GE 药业-网络读片病例竞赛、多中心教学医院联合读片会、江苏恒瑞-REACH 病例展示等;再者,在各省市医学会的帮助下,腹组圆满完成了中放定量影像中国行、中放腹部西藏自治区年会专场培训和中放 REACH 项目的全国巡讲及宝典编写等工作。

2012—2017 年,腹部专委会联合各地学术团体和机构,在各省市医学会和有关学术支持部门的帮助下,圆满完成了定量影像、REACH、攀登计划等组织和管理工作,筹划和实施的项目计有:

1. 定量影像,精准诊断:腹部定量影像中国行(成都、沈阳、青岛、乌鲁木齐、苏州)
2. 中放 REACH 腹部影像巡讲(成都、长春、济南、南昌、上海、广西、南宁、泉州、德阳)
3. 中国西部第九届放射学大会,兰州(2016. 9)
4. 中放腹部西藏自治区年会专场培训(2016. 9)
5. 网站平台教育(GE 药业-网络读片病例竞赛、多中心教学医院联合读片会,江苏恒瑞-REACH 病例展示,2017. 5)

(六) 远程网络建设和发展

腹组网站的建立在医疗、教学及科研等方面为我国腹部影像学发展发挥了重要的作用,包括在网站上完善了相关委员信息资料,继续坚持进行影像学读片栏目,鼓励专家为网站提供课件,依专题及系统完善继续教育体系,同时还建立了腹组英文网站,以利于海外专家学者了解腹组工作。并且还利用招标方式确立了腹组专用 Logo,这在所有亚专业学组中当属首次。该 Logo 以腹部脏器为蓝本,加入腹组英文缩写,整体设计简洁、大气,体现了腹部学组的内涵与精神(图 4-4-5)。

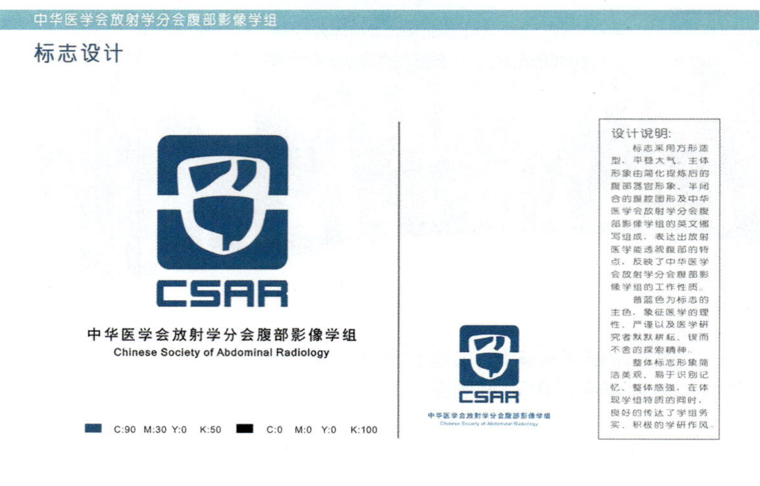

图 4-4-5　腹部学组组 Logo 及说明

几十年来,对于腹部专业委员会,是从无到有、追求卓越、发展壮大的时期。在各位老专家顾问的亲切关怀下,在放射学分会领导的正确引领下,在各位委员和同道的大力支持下,我们关注影像医学领域的热点问题和学术进展,身体力行、积极上进;我们重视国际交流,开阔眼界、拓宽思路;我们加强组织建设,提高效率、分工合作;我们在全国范围开展专项活动、筹划实施;所有这些积极努力,有效地促进了国内外放射学界的交流互动,为我国放射学的发展搭建了良好的合作平台,较好地推动了我国腹部影像医学事业的发展,也为中华放射学分会的发展和壮大贡献了绵薄之力。

二、专委会主任委员简介

宋彬(图 4-4-6),男,1966 年 10 月出生,主任医师、博士研究生导师,现任四川大学华西医院放射科主任暨医学影像中心主任。以腹部疾病的影像学诊断、功能性显像和腹部放射解剖学为亚专业方向,擅长腹部疾病的影像学诊断,重点研究肝脏和胰腺疾病。

近五年内,作为课题负责人,先后承担了包括国家自然科学基金、国家工信部、国家卫计委和教育部博士点基金等在内的 12 项科研课题;作为课题主研人(分课题负责人)和骨干参加了 17 项国家级和部省级科研课题;先后获得 3 次四川省科技进步奖;担任临床医学专业 8 年制规划教材《医学影像学》、5 年制规划教材《医学影像学》的编委,以及医学影像专业研究生教材《医学影像学》的编委;近 5 年共培养硕士 21 名,博士 10 名;先后在国内、外公开刊物上发表学术论文 150 余篇,其中 SCI 论文 34 篇。

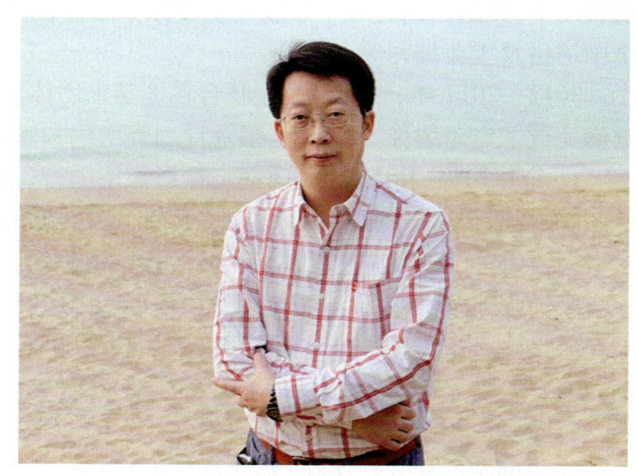

图 4-4-6　宋彬教授

现任中华放射学会常委、中华放射学会腹部学组组长;中国医师协会放射医师分会副会长;中国医师协会基层医师继续教育华西学院副院长;中国医院协会医学影像中心管理分会常委;国家卫生计生委大型医用设备管理专家咨询委员会委员;全国医学考试专家指导委员会医学技术专业副主任委员；四川省第三届咨询（评议）委员会专家；四川省卫计委放射医学质量控制中心主任；四川省医学会放射专业委员会主任委员；四川省医师协会放射医师分会前任主任委员。

三、专委会历届委员名单

届（起止时间）	组长	前任组长	副组长	委员	秘书
第一届（1991—1997 年）	刘庚年	—	李松年、徐家兴	尚克中、郭俊渊、郎志谨、闵鹏秋、高元桂、卢延、许达生、高玉洁、车素华、谢敬霞	谢敬霞
第二届（1998—2001 年）	闵鹏秋	刘庚年	高玉洁、张金山	许达生、谢敬霞、卢延、周康荣、巫北海、石木兰、陈九如、周诚、郭启勇、周翔平	周翔平
第三届（2002—2005 年）	郭启勇	闵鹏秋	许达生、章士正、闵鹏秋	谢敬霞、周诚、周纯武、唐光键、周康荣、陈克敏、韩萍、梁长虹、周翔平、巫北海、白人驹	
第四届（2006—2008 年）	章士正	郭启勇	韩萍、武乐斌、周诚、周纯武、周翔平	白人驹、陈克敏、高剑波、胡道予、宦怡、李健丁、李子平、梁长虹、廖伟、刘剑羽、任克、唐光健、徐香玖、曾蒙苏、赵建农	-
第五届（2009—2011 年）	梁长虹	章士正	韩萍、宦怡、李健丁、武乐斌、张晓鹏、周翔平	白人驹、陈克敏、高剑波、胡道予、江新青、李子平、廖伟、刘剑羽、刘文亚、龙莉玲、任克、沈文、唐光健、王中秋、肖恩华、杨正汉、叶慧义、曾蒙苏、赵建农、赵心武	刘再毅
第六届（2012—2014 年）	韩萍	梁长虹	宋彬、宦怡、张晓鹏、曾蒙苏、龙莉玲、高剑波、胡道予	沈文、严福华、张惠茅、李子平、刘剑羽、刘文亚、任克、杨正汉、叶慧义、居胜红、刘于宝、孙丛、孙浩然、李飞宇、刘晟、朱绍成、陈楠、梁宗辉、朱斌、陈天武、肖文波、王劲、江新青、赵心明、廖伟、焦俊	李欣
第七届（2015—2017 年）	宋彬	韩萍	曾蒙苏、江新青、龙莉玲、胡道予、赵心明、高剑波	陈楠、陈天武、邓丽萍、段青、宦怡、姜慧杰、焦俊、居胜红、李飞宇、李欣、李文政、李子平、梁宗辉、刘爱连、刘晟、刘剑羽、刘文亚、刘于宝、刘兆玉、任克、谭艳、沈文、孙浩然、孙丛、孙应实、王劲、王青、肖文波、严福华、杨正汉、叶慧义、张惠茅、朱斌、朱绍成	李欣、伍兵

四、历届会议

会议名称	召开时间	会议地点	参会人数	大会主席	执行主席
第 1 届全国腹部影像学术会议	1983. 11	厦门	60	刘庚年、胡懋华	刘庚年、胡懋华
第 2 届全国腹部影像学术会议	1987. 5	宜春	137	李松年、林贵	李松年、林贵
第 3 届全国腹部影像学术会议	1990	重庆	250	巫北海、许新夏	巫北海、许新夏
第 4 届全国腹部影像学术会议	1991. 10	北京	300	刘庚年	刘庚年、李松年
第 5 届全国腹部影像学术会议	1997. 4. 25—27	成都	300	刘庚年	闵鹏秋
第 6 届全国腹部影像学术会议	2001. 4	成都	250	闵鹏秋	闵鹏秋
第 7 届全国腹部影像学术会议	2003. 9. 27—29	杭州	300	郭启勇	章士正
第 8 届全国腹部影像学术会议	2005. 6. 9—12	沈阳	350	郭启勇	郭启勇

续表

会议名称	召开时间	会议地点	参会人数	大会主席	执行主席
第 9 届全国腹部影像学术会议	2006. 6. 9—12	西安	350	章士正	宦怡
第 10 届全国腹部影像学术会议	2007. 5. 11—15	南宁	376	章士正	黄仲奎、龙莉玲
第 11 届全国腹部影像学术会议	2008. 5. 29—6. 1	广州	740	章士正	梁长虹
第 12 届全国腹部影像学术会议	2009. 5. 15—18	太原	600	梁长虹	李健丁
第 13 届全国腹部影像学术会议	2010. 5. 15—16	南京	800	梁长虹	卢光明
第 14 届全国腹部影像学术会议	2011. 5. 12—15	北京	1000	梁长虹	周诚
第 15 届全国腹部影像学术会议	2012. 5. 17—20	桂林	666	韩萍	龙莉玲
第 16 届全国腹部影像学术会议	2013. 5. 16—19	长沙	1106	韩萍	王维
第 17 届全国腹部影像学术会议	2014. 5. 15—19	郑州	1100	韩萍	程敬亮
第 18 届全国腹部影像学术会议	2015. 5. 14—17	厦门	1244	宋彬	杨维竹
第 19 届全国腹部影像学术会议	2017. 5. 18—21	成都	2029	宋彬	宋彬

附：近年部分腹部全国学术年会的照片

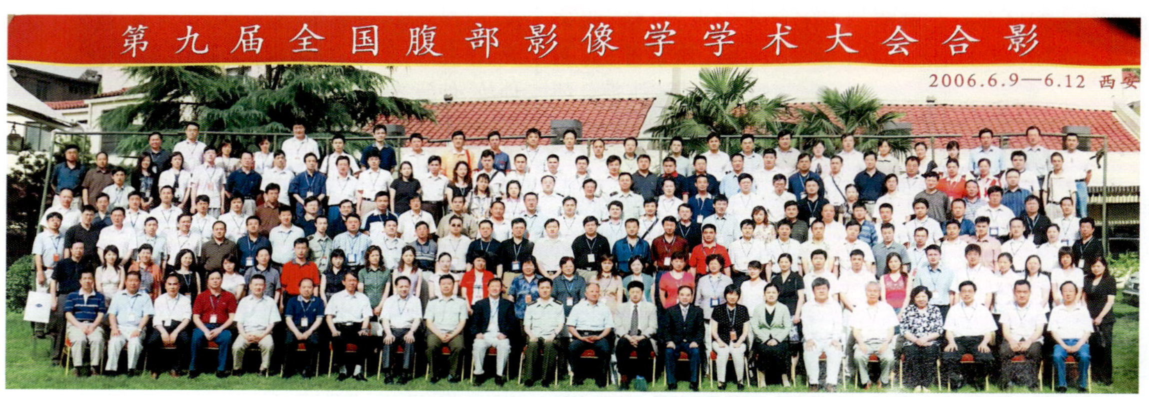

图 4-4-7　2006 年陕西西安，第 9 届全国腹部年会合影

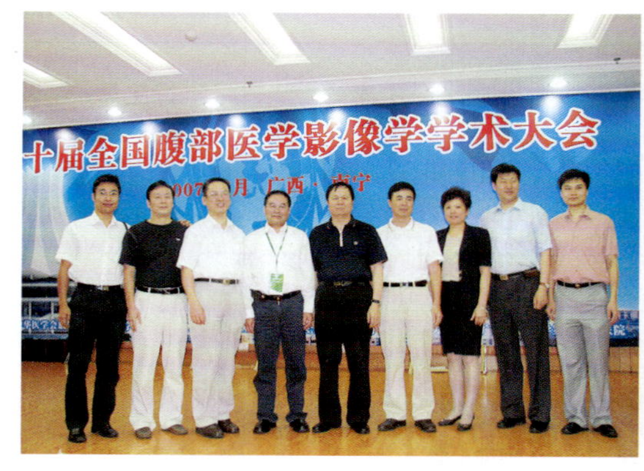

图 4-4-8　2007 年广西南宁，第 10 届全国腹部年会合影

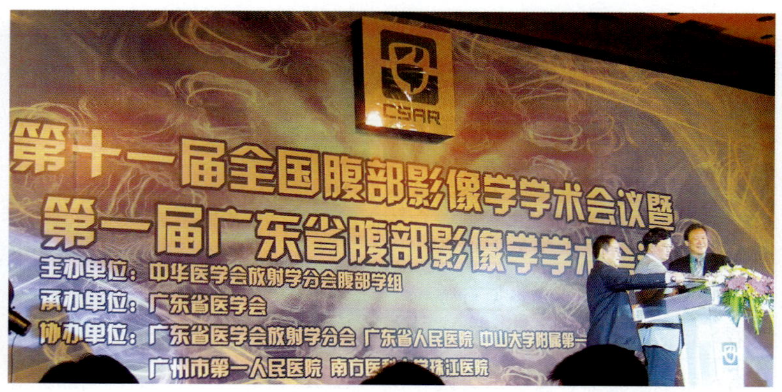

图 4-4-9　2008 年广东广州，第 11 届全国腹部年会开幕式现场

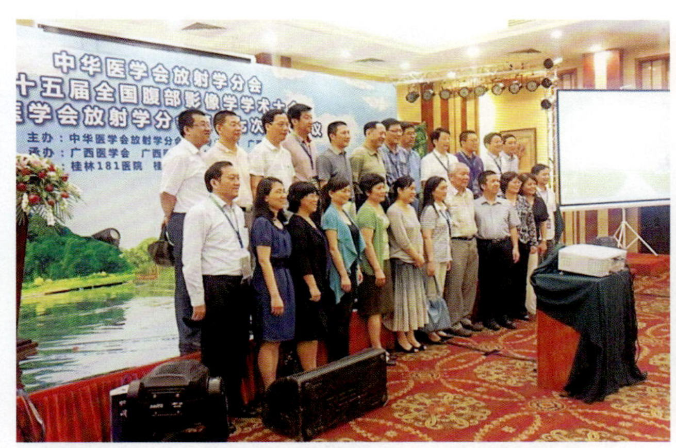

图 4-4-10　2012 年广西桂林，第 15 届全国腹部年会合影

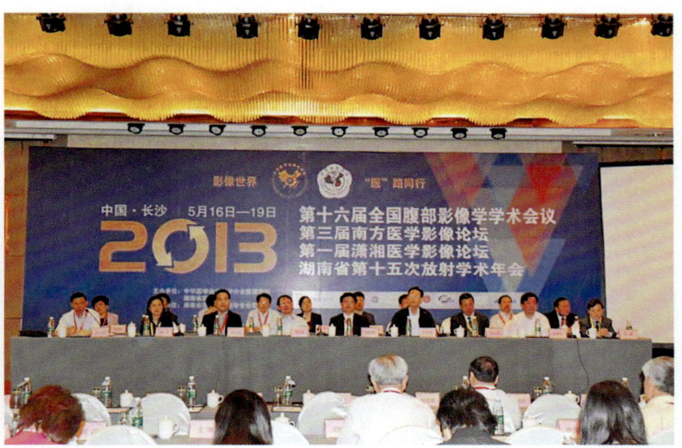

图 4-4-11　2013 年湖南长沙，第 16 届全国腹部年会开幕式

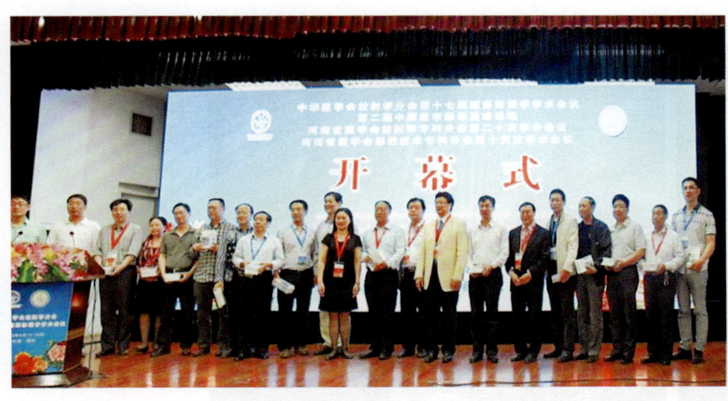

图 4-4-12　2014 年河南郑州，第 17 届全国腹部年会开幕式

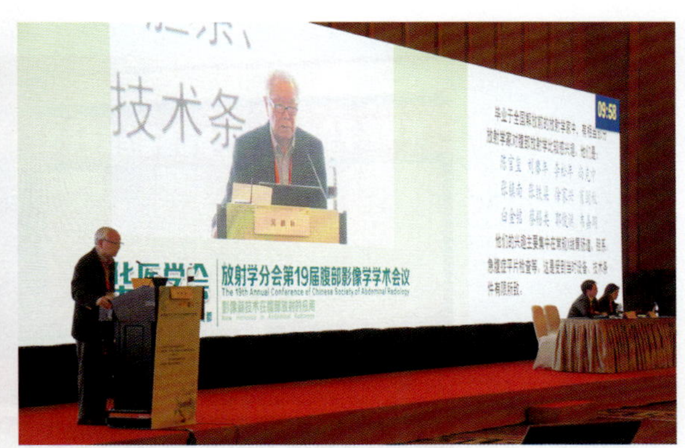

图 4-4-13　2017 年四川成都，第 19 届全国腹部年会开幕式

第五节　肌骨放射学专委会

一、发展简史

我国骨关节影像的快速发展要追溯到上个世纪六十年代，1964 年 9 月，北京积水潭医院放射科王云钊主任经过一年的努力，按照卫生部要求，首个部级骨放射进修班招收了第一批学员，为期一年，后改为每半年一期(图 4-5-1)。

1986 年 10 月，由中华医学会放射学分会主办、江苏省放射学会承办的“中美放射学讨论会”在江苏南京召开。会议是由中华医学会与美国“人民使者(People to People)”联合组织的，美方与会的包括著名放射学专家 H. Jacobson 和 B. Felson。美方来访者还包括不同专业十几位学者，中方出席者有李果珍、朱大成、孔庆德、刘赓年、刘玉清、吴恩惠、李松年、王云钊、曹来宾、陈星荣等老一辈专家(图 4-5-2)。会间刘赓年代表放射学会授予 H. Jacobson 名誉会员称号，这是中放首次授予外籍专家这一称号。会后美国著名骨放射专家 Dr. Jacobson 专访北京积水潭医院，参观了放射科王云钊主持的骨放射—病理研究室。该研究室成果“胚胎软骨生长与软骨内微循环”和“骨微血管摄影”于 1978 年获全国科学大会奖，同年该研究室的“骨放射—病理基础研究”获卫生部甲级科技奖。

1986 年，中华医学会放射学分会先后成立了 5 个专业学组，王云钊任骨放射学组组长。学组委员有梁碧玲、吴振华、曹来宾、徐爱德、屈辉、孟悛非、杨世埙等。每两年召开学术会一次，大大活跃了学术氛围。

1991 年 10 月，中华医学会放射学分会第四届全国骨放射学学术会议召开(图 4-5-3)。

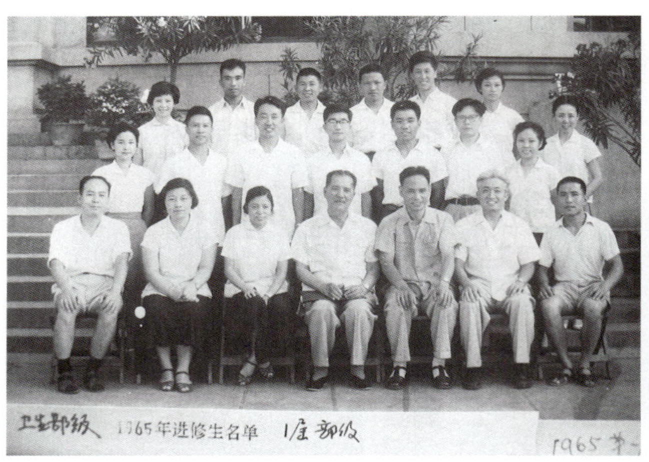

图 4-5-1　首个卫生部级骨放射进修班合影

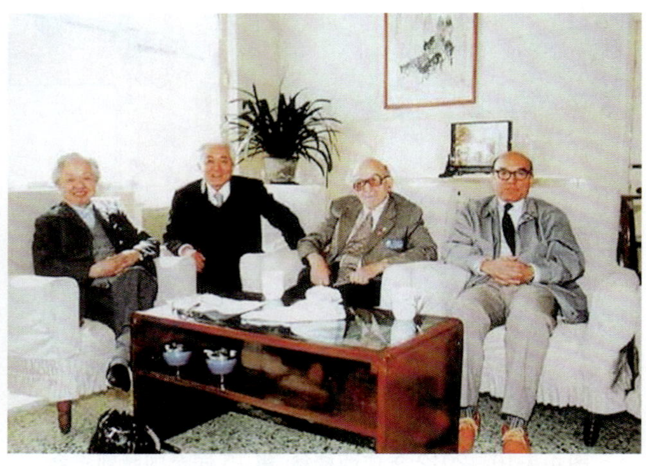

图 4-5-2　1986 年 10 月，李果珍、王云钊、H. Jacobson、刘赓年教授合影

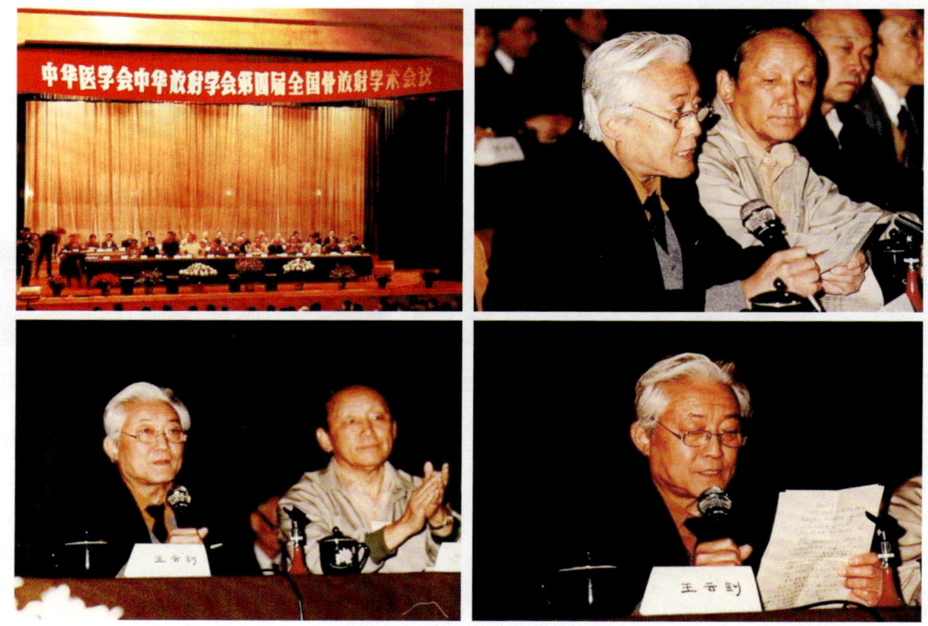

图 4-5-3　中华医学会放射学分会第四届全国骨放射学学术会议留影

2001 年，中华医学会放射学分会骨关节学组第十届委员会成立，由张雪哲教授担任组长（名单见后）。2002 年 6 月 13—15 日，中华医学会放射学分会第六届骨关节放射学学术会议在辽宁省大连市召开（图 4-5-4），本次会议邀请了国内著名骨肌放射学专家 26 位进行继续教育专题讲座，来自我国台湾地区的陈荣邦教授做了专题报告。

2004 年 4 月 27—30 日，中华医学会放射学分会第七届骨关节放射学学术会议在广西桂林市召开，本次会议邀请了国内著名骨肌放射学专家 28 位进行继续教育专题讲座（图 4-5-5）。

2006 年，中华医学会放射学分会骨关节学组第十一届委员会成立。组长孟悛非教授，副组长 4 名，委员 16 名（名单见后）。2006 年 4 月，第八届全国骨放射学学术会议在江苏省南京市召开（图 4-5-6）。

2007 年，第九届全国骨放射学学术会议在河南省郑州市召开（图 4-5-7）。期间骨关节学组历史上第一次召开全体委员参加的学组工作会议，采用 U 形桌的形式布置会场，王云钊教授、吴振华教授、李树新教授参加了会议，学组委员畅所欲言讨论学组工作和学术上的热点问题，与会者感到收获颇丰，是一次非常成功的工作会议。

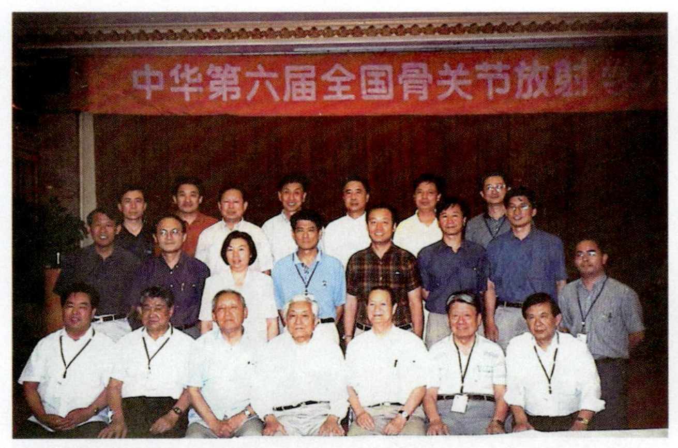

图 4-5-4　中华医学会放射学分会第六届全国骨放射学学术会议参会专家合影

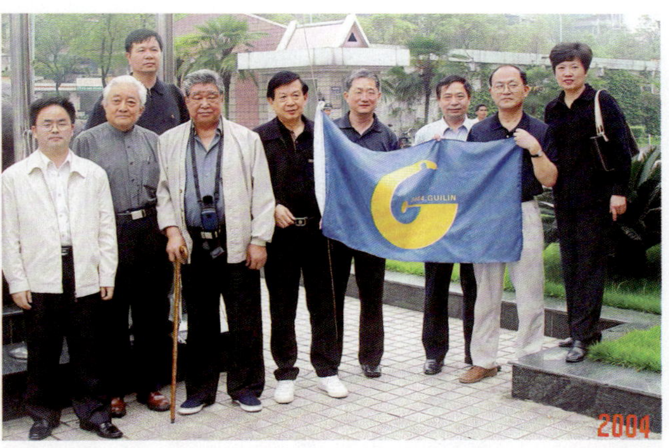

图 4-5-5　中华医学会放射学分会第七届骨关节放射学学术会议与会专家留影(第一排从左到右依次为:程晓光、王云钊、王溱、张学哲、刘斯润、王德杭、孟悛非、龙莉玲教授,第二排:黄仲奎教授)

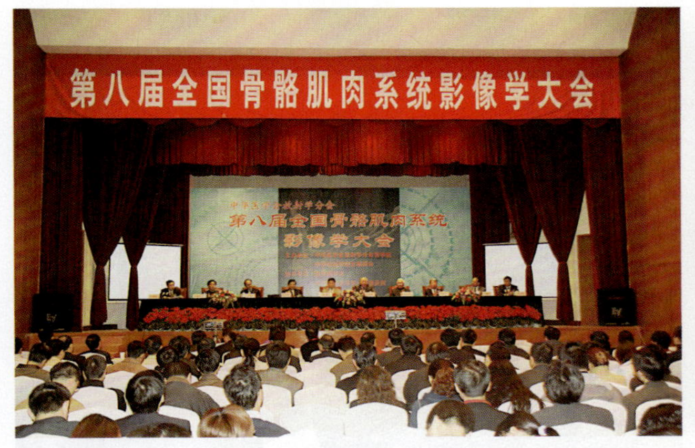

图 4-5-6　2006 年 4 月,在江苏省南京市召开的第八届全国骨放射学学术会议留影

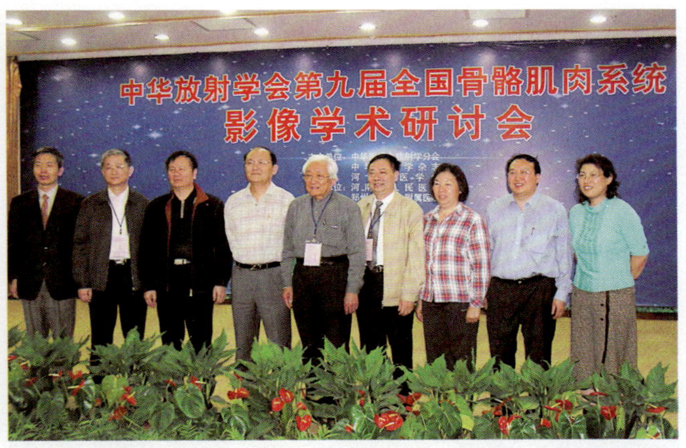

图 4-5-7　2007 年,第九届全国骨放射学学术会议在河南省郑州市召开,部分与会专家合影(从左到右依次为:史大鹏、刘斯润、黄仲奎、孟悛非、王云钊、王德杭、梁碧玲、程敬亮、葛英辉教授)

2008 年 7 月 24—27 日,中华医学会放射学分会第十届全国骨放射学学术会议在吉林省长春市召开(图 4-5-8)。

2009 年 7 月 3 日,骨关节学组第十二届委员会成立(图 4-5-9),徐文坚教授担任组长,由四名学组顾问、名誉组组长、六名副组长、十二名委员组成(名单见后)。

2009 年 7 月 3—5 日第十一届全国骨关节肌肉系统影像学术会议在宁夏银川召开(图 4-5-10)。

2010 年 4 月 22—25 日第十二届全国骨关节肌肉影像学术会议暨《放射学实践》第九届全国放射学术会议在湖北武汉召开。会议设专题讲座、论文报告和病例讨论三种交流形式(图 4-5-11)。

2011 年 4 月 22—24 日,第十三届全国骨关节影像学术会议在广东省韶关市召开。出席会议的国内同道近 100 人(图 4-5-12)。会议主题定为"骨关节系统影像学临床检查方案设计、优化和规范",旨在制定"骨关节影像检查指南"。会议详细讨论了本指南的目的和意义、编写要求、格式和内容、注意事项及分工等问题。

2012 年 5 月,骨关节学组第十三届委员会成立,由徐文坚教授连任组长,由五名学组顾问、四名副组长、十九名委员组成。

2012 年 5 月 10—13 日,第十四届全国骨关节影像学术会议在山东省青岛市召开,参会代表 400 余人。会议展示了一年来骨关节影像领域的新进展、新技术应用和临床经验总结(图 4-5-13)。

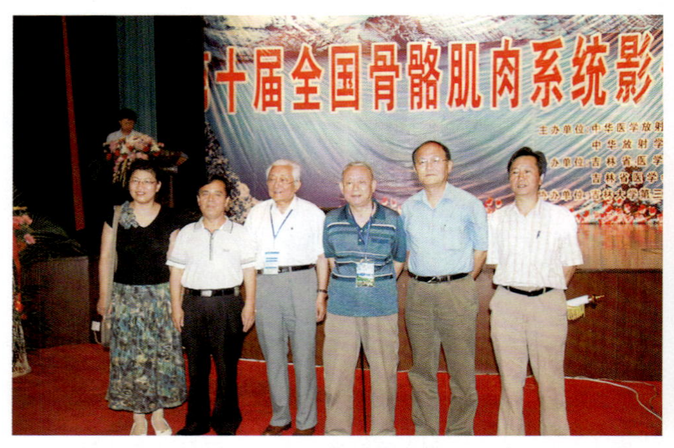

图 4-5-8 2008 年 7 月，第十届全国骨放射学学术会议在吉林省长春市召开，部分与会专家合影(从左到右依次为：葛英辉、杨海山、王云钊、吴恩惠、孟悛非、屈辉教授)

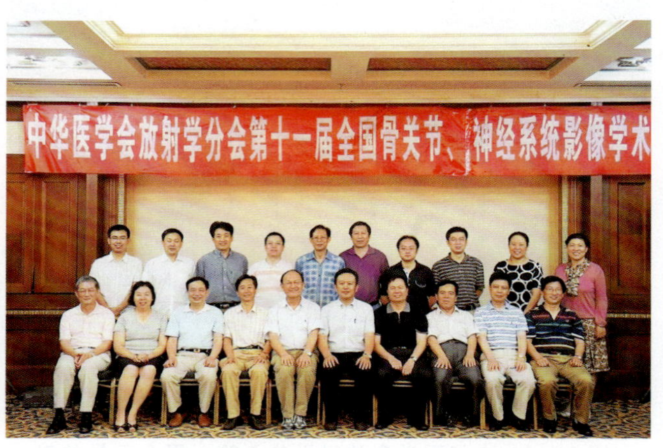

图 4-5-9 骨关节学组第十二届委员会全体委员合影

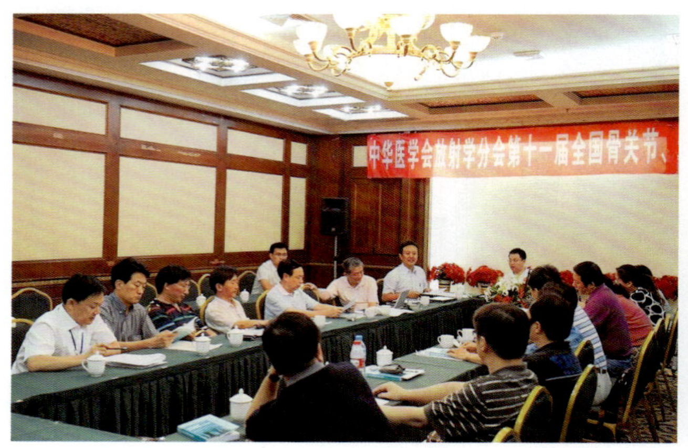

图 4-5-10 2009 年 7 月 3 日在宁夏银川召开第十一届全国骨关节肌肉系统影像学术会议，图为工作会议留影

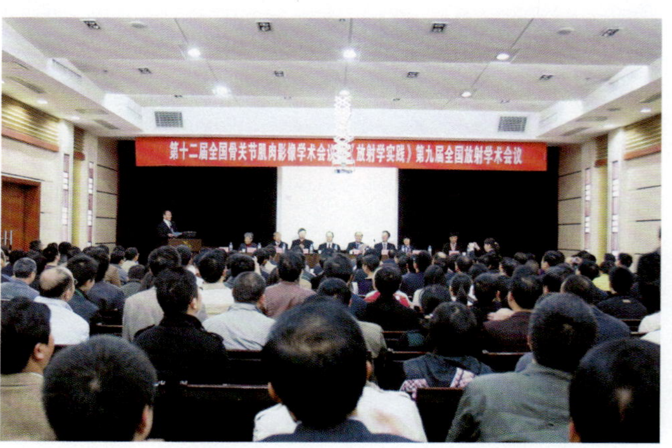

图 4-5-11 2010 年 4 月 23 日在湖北武汉召开的第十二届全国骨关节肌肉影像学术会议现场留影

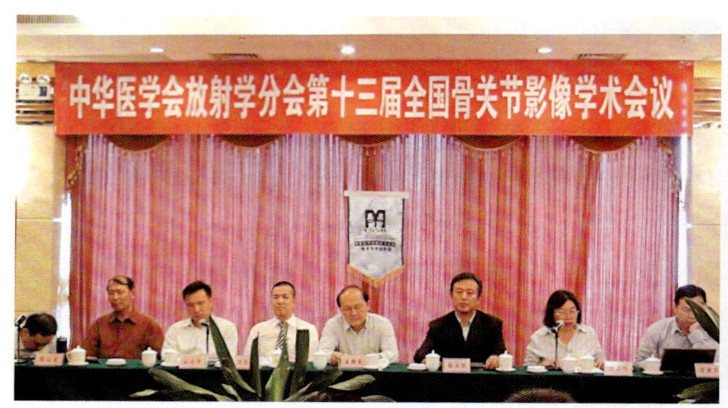

图 4-5-12 2011 年 4 月 23 日在广东韶关召开的第十三届全国骨关节影像学术会议现场留影

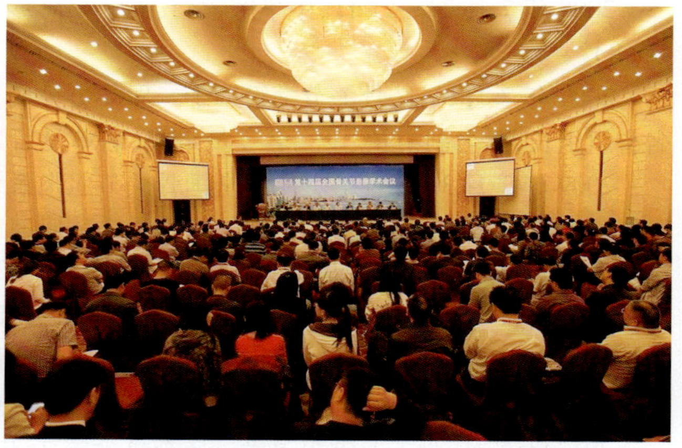

图 4-5-13 2012 年 5 月 11 日，第十四届全国骨关节影像学术会议在山东青岛召开，会议现场留影

2013 年 6 月 14—16 日,第十五届全国骨关节影像学术会议暨全国关节疾病影像诊断学习班于河北省承德市召开(图 4-5-14,图 4-5-15)。会议的主要议题是“骨关节影像学科研与写作”。会议由国内外知名专家就科研选题、设计、实施、论文写作等进行专题讲座。

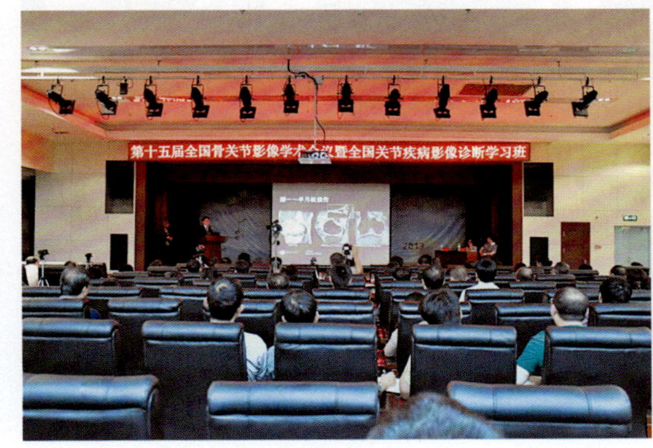

图 4-5-14　2013 年 6 月 15 日承德医学院附属医院会议中心第十五届全国骨关节影像学术会议现场留影

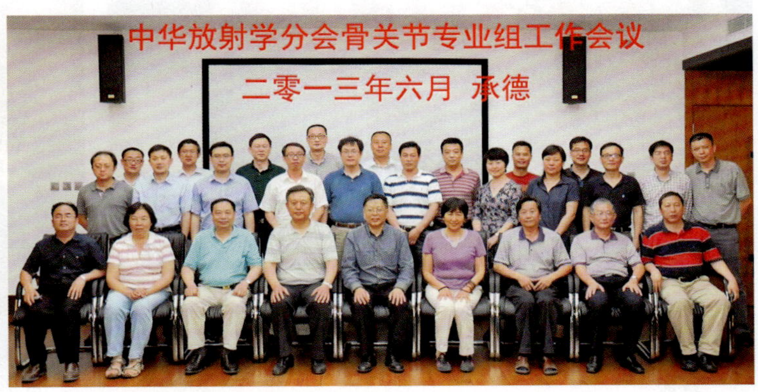

图 4-5-15　2013 年 6 月 14 日承德医学院附属医院会议中心骨关节学组全体委员合影

2014 年 4 月 25 日—27 日,第十六届全国骨关节影像学术会议暨第八届肌骨影像论坛于北京国际会议中心召开(图 4-5-16)。来自全国各地代表和部分特邀专家等 300 余人参会。会议进行了专题讲座、大会交流、病例讨论、论文展板等多种形式的学术交流活动。

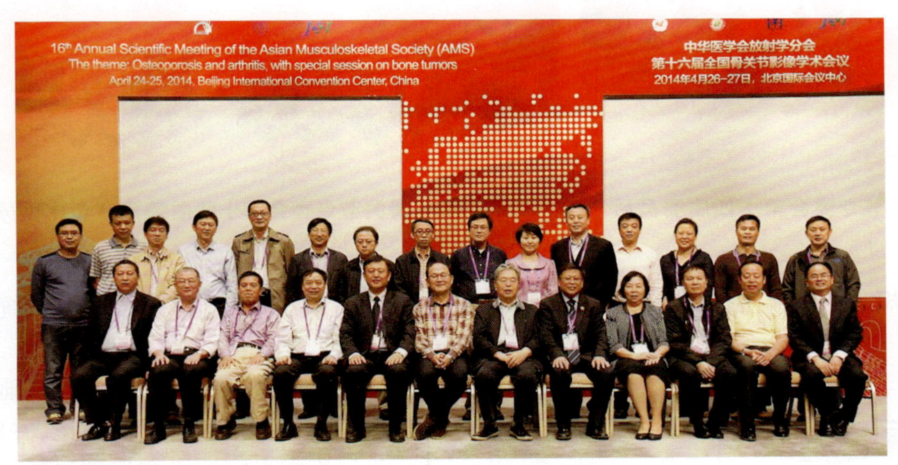

图 4-5-16　2014 年 4 月 26 日北京国际会议中心第十六届全国骨关节影像学术会议全体委员合影

在徐文坚教授担任学组组长的六年时间里,学组每年举办全国学术会议一次,每年至少参与五个以上区域性国家级继续教育项目。学组委员四次参与冯晓源教授负责的中华放射学会 CARE 项目。学组与中华放射学杂志、MRI 杂志等合作,筹办了三期专刊号。在徐文坚教授倡议及全体委员参与下,还共同启动了《骨关节与软组织影像检查指南》的编写工作。

2015 年初,中华医学会放射学分会第十四届骨肌专业委员会成立,由袁慧书教授担任主任委员,由 4 名副主委、33 名委员和 7 名资深委员组成,并在全国范围内遴选了 41 位青年委员和 10 名后备委员(名单见后)。学组成立后修改完善了专委会的标志(图 4-5-17 ~ 图 4-5-20)。

2015 年骨肌专委会创建了自己的微信平台(图 4-5-21),采用文字、图片、视频等形式定期进行专家学术讲座、疑难病例讨论,并通过此平台,及时发布影像学最新动态、最新技术等信息服务。

2016 年,在上一届专委会工作的基础上,专委会于 4 月 15 日至 17 日在北京香山召开专门的工作会议进

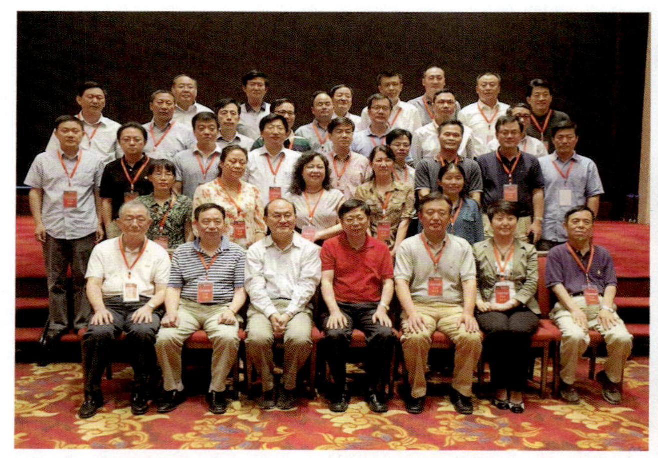

图 4-5-17　骨关节专委会第十四届委员会全体委员合影

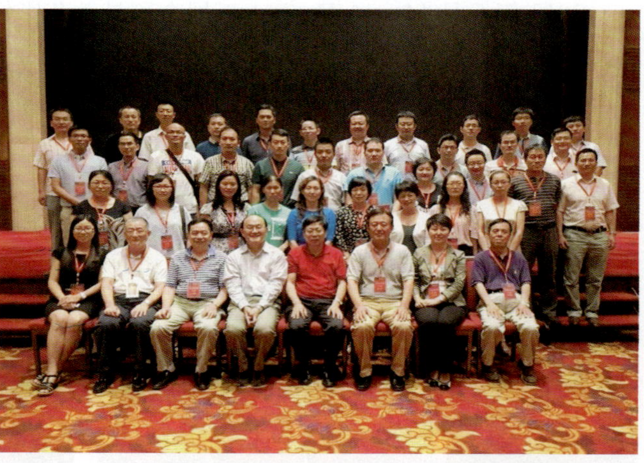

图 4-5-18　骨关节专委会第十四届委员会青年委员合影

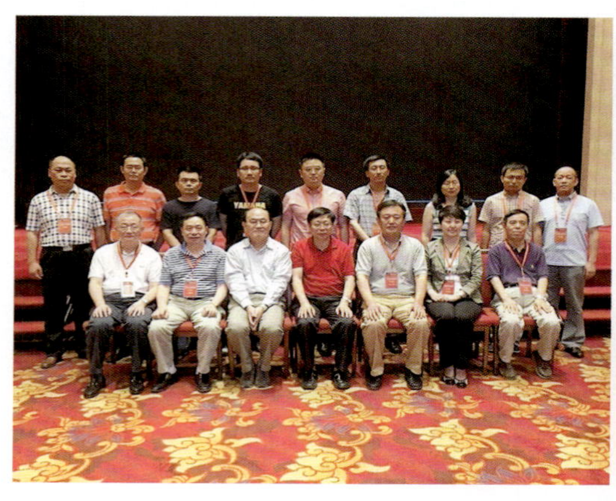

图 4-5-19　骨关节专委会第十四届委员后备委员合影

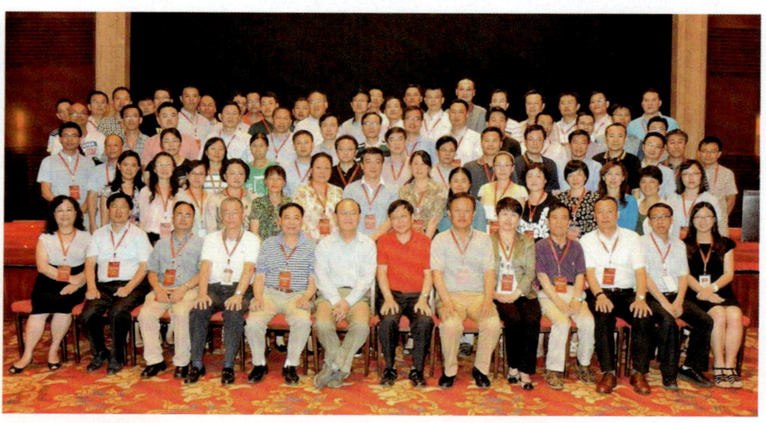

图 4-5-20　骨关节专委会第十四届委员会全体委员(学组委员、青年委员、后备委员)合影

行骨肌影像检查规范的定稿工作(图 4-5-22,图 4-5-23),在 10 月的中放年会举办《骨肌系统影像检查指南》新书发布会。

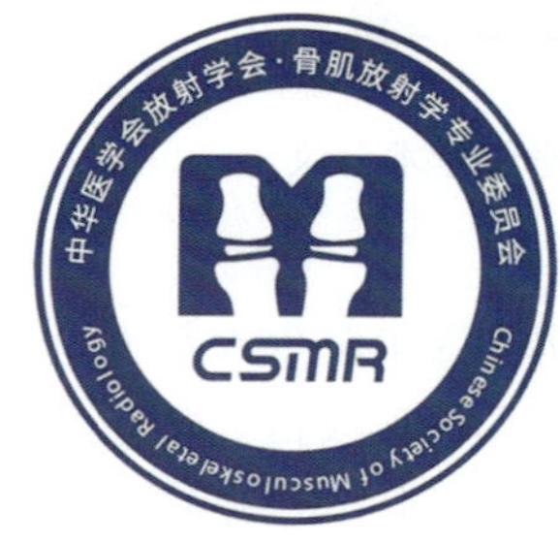

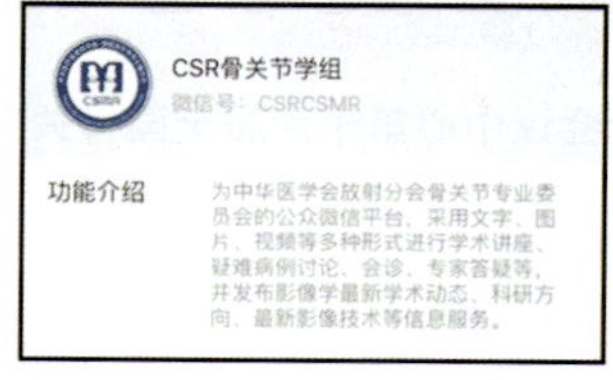

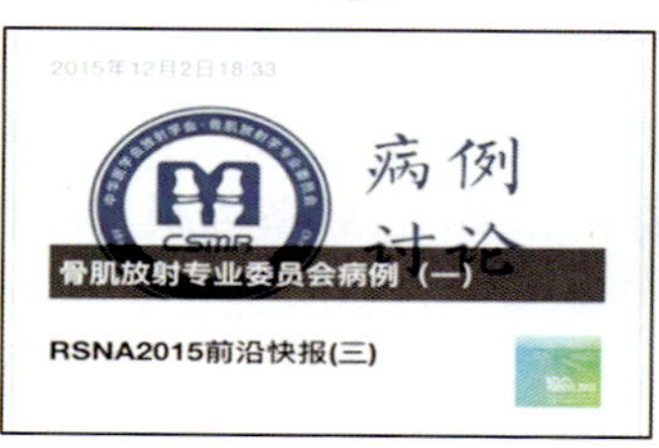

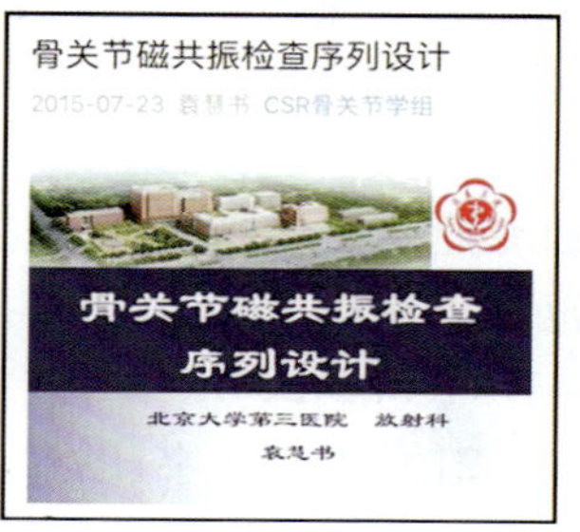

图 4-5-21　2015 年新确定的专委会标志以及专委会微信平台

在中放 REACH 项目的基础上,专委会在中放年会进行精彩的病例讨论,并定期到地方开展骨肌影像专家巡讲和病例讨论,病例均为点评专家精心准备,讨论形式活跃,受到各地好评。2017 年,在徐克主委的领导下,专委会将 REACH 病例收集成册,编写了《中华医学影像案例解析宝典》一书(图 4-5-24)。

专委会对于各省份骨肌专业学组年会都给予了大力的支持,安排委员进行精彩的专家讲座,为各地骨肌影像事业发展推波助澜。每年专委会委员在当地申报和承办继续教育项目超过 20 项,专委会对这些项目给予了大力的支持,使它们在过去的基础上不断改进、升级。

2016 年,专委会针对青年委员、青年医生及研究生开展科研培训,4 月 16—17 日在北京举办

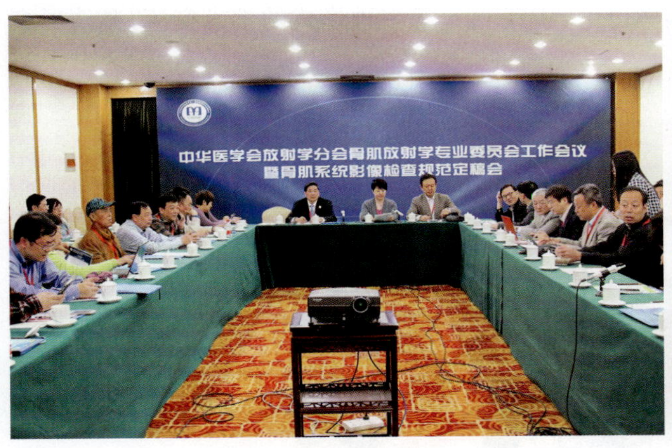

图 4-5-22 2016 年，骨肌专委会在北京香山召开工作会议暨骨肌系统影像检查指南定稿会，会议现场留影

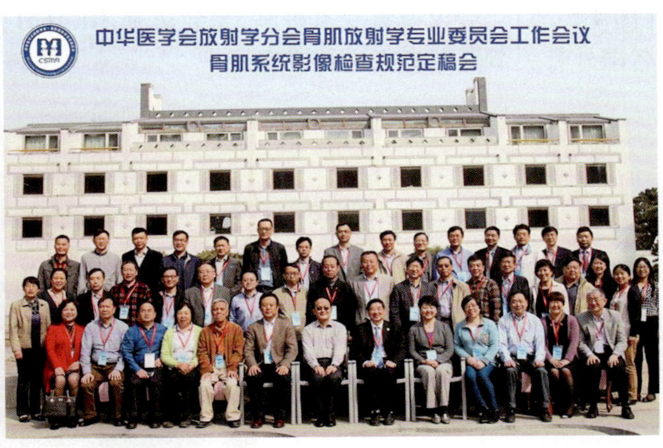

图 4-5-23 2016 年，骨肌专委会在北京香山召开工作会议暨骨肌系统影像检查指南定稿会，与会委员合影

青年医师东方之星科研精英培训班，提高青年医师的骨肌影像科研水平。

专委会每年举办全国骨关节影像学术会议，2015 年 7 月 10—13 日由中华医学会、中华医学会放射学分会骨肌专委会主办、山西放射学分会、山西医科大学第二医院承办的“第十七届全国骨关节影像学术会议”在山西太原成功举办(图 4-5-25)。会议继续秉承“学习、交流与促进”的宗旨，设置专家讲座、大会交流、病例讨论、论文展板、英文论文演讲比赛等多种形式的学术交流，内容涵盖国内外最近科研进展、临床病例实践。盛况空前，参会人员 600 余人。

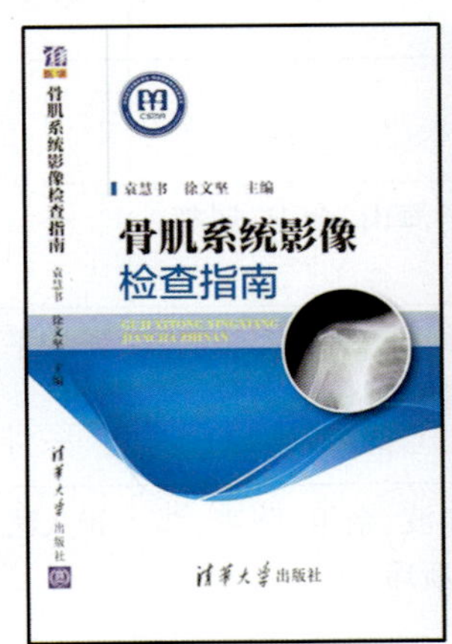

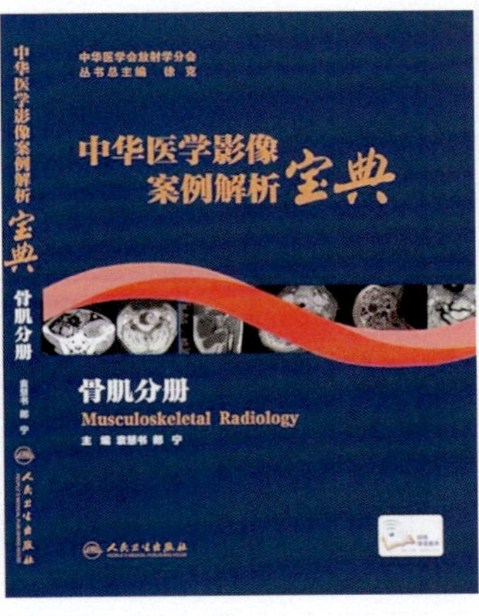

图 4-5-24 《骨肌系统影像检查指南》和《中华医学影像案例解析宝典》封面

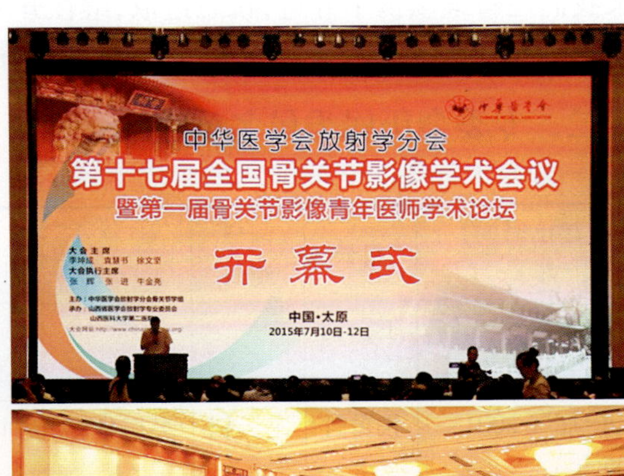

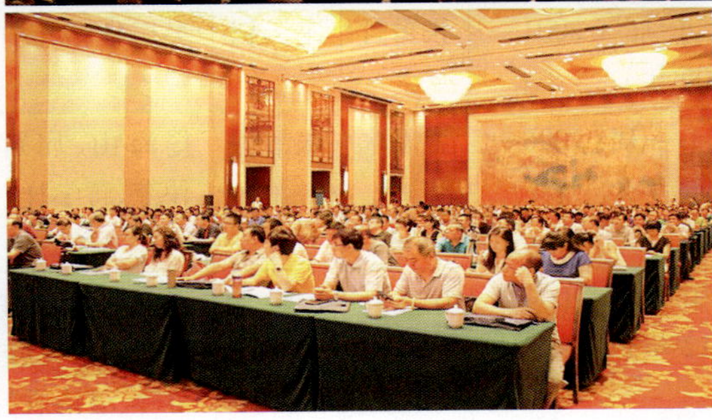

图 4-5-25 中华医学会放射学分会第十七届全国骨关节影像学术会议开幕式留影

2016 年中华医学会放射年会是万人大会，骨关节分会场也是第十八届全国骨关节影像学术会议的现场，专委会邀请多位国际骨关节影像专家和临床方面专家进行精彩讲座，采用多种形式，包括专题讲座、会议论文交流、病例讨论及论文展板等形式进行交流，会场座无虚席。

2017 年 4 月 14—17 日由中华医学会、中华医学会放射学分会骨肌专委会主办、浙江省放射学分会、浙江省人民医院和杭州师范大学附属医院承办的“第十九届全国骨关节影像学术会议”在浙江省杭州市成功举办

（图 4-5-26）。会议设置专家讲座、大会交流、REACH 病例讨论、MDT 讨论等多种形式的学术交流，邀请了多名国外骨关节资深专家进行讲座。

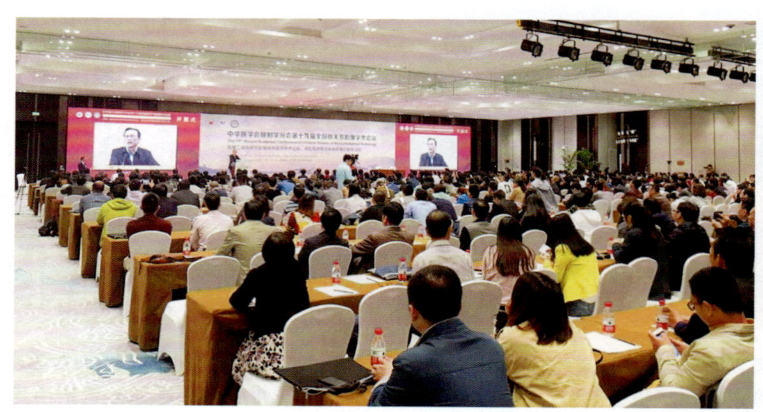

图 4-5-26　在浙江省杭州市召开的第十九届全国骨关节影像学术会议现场留影

专委会有多名委员在国际学术组织任职。专委会委员还参加了韩国放射年会、中国澳门地区放射年会等会议交流，也多次邀请国外专家前来国内交流，不断扩大我国骨关节影像在国际上的声誉，推动我国骨关节影像学发展。

骨关节学组的发展得益于中华医学会放射学分会给予我们的巨大支持和专委会全体委员的共同努力，未来我们还将继续携手并进，锐意进取，继往开来，共创美好未来！

（感谢程晓光教授、王武教授、孟悛非教授、徐文坚教授提供学组史料）

二、专委会历届委员名单

届（起止时间）（年）	组长	前任组长	副组长	委员	秘书
第一届 ~ 第九届（1986—2001 年）	王云钊	—	—	不详	—
第十届（2001—2006 年）	张雪哲	王云钊	吴振华、孟悛非	王仁法、王武、王绍武、杨世埙、杨海山、余卫、屈辉、徐爱德、黄仲奎、梁碧玲	—
第十一届（2006—2009 年）	孟悛非	张雪哲	杨海山、屈辉、黄仲奎、蒋学祥	王仁法、王绍武、王武、王嵩、王德杭、刘斯润、杨世埙、吴胜勇、余卫、宋彬、郑玄中、徐文坚、梁碧玲、葛英辉、惠萍、潘诗农	陈应平
第十二届（2009—2012 年）	徐文坚	孟悛非	王德杭、杨海山、屈辉、黄仲奎、梁碧玲、潘诗农	王仁法、王绍武、王武、刘斯润、江波、余卫、陈爽、郑玄中、姚伟武、崔建岭、葛英辉、雷新玮	崔久法
第十三届（2012—2015 年）	徐文坚	徐文坚	王德杭、葛英辉、程晓光、潘诗农	丁建平、王晨光、牛金亮、田军、白荣杰、李小明、李绍林、杨本涛、宋英儒、张朝晖、陈建宇、陈爽、姚伟武、袁慧书、龚向阳、崔建岭、梁志刚、雷新玮	崔久法
第十四届（2015—2017 年）	袁慧书	徐文坚	王绍武、李小明、李绍林、程晓光	丁建平、于静红、王武、王晨光、牛金亮、田军、白荣杰、刘吉华、杨本涛、余卫、邹月芬、宋英儒、宋法亮、张朝晖、陈建宇、陈爽、柳林、姚伟武、龚向阳、龚沈初、常晓丹、崔建岭、梁志刚、葛英辉、曾献军、强永乾、雷新玮、潘诗农	郎宁

续表

届（起止时间）（年）	组长	前任组长	副组长	委员	秘书
第十四届（青年委员）（2015—2017年）	郎宁	—	郝大鹏、查云飞、高振华	于爱红、牛富业、冬冬、乔鹏飞、刘霞、刘庆余、刘桂锋、闫钟钰、苏国华、李国、李建、李梅、李巍、李春燕、杨海涛、吴艳、何晓鹏、邹明珠、冷晓明、张燕、张礼荣、张维升、张维涛、张殿星、陈勇、林飞飞、易雪冰、周俊芬、郑建军、赵建、姜庆军、董越、程天明、甄俊平、蔡香然、潘志明、潘振宇	—

三、现任组长简介

中华医学会放射学分会骨肌专委会主委，袁慧书，女，1967 年 4 月生于内蒙古，教授，主任医师，博士生导师，现任北京大学第三医院放射科主任（图 4-5-27）。担任中华医学会放射学分会常委、北京市医学会放射学分会副主任委员、北京医师协会放射专科分会常务理事、中国医学装备协会普通放射装备专业委员会副主任委员、中国医学影像技术研究会委员、专家咨询工作委员会委员、中国医疗保健国际交流促进会放射学分会常委。担任《中华放射学杂志》编委、《中国医学影像技术杂志》、《放射学实践》常务编委、《实用放射学杂志》、《临床放射学杂志》、《磁共振成像杂志》编委。从事影像学临床、教学、科研工作二十六年，专注于骨肌系统的影像诊断和新技术应用，培养硕士、博士研究生近 30 名。在 SCI 收录期刊及国内核心期刊发表论著近百篇，作为主编、副主编和编委参编影像专著数十部。作为负责人承担多项国家级及省部级科研基金。

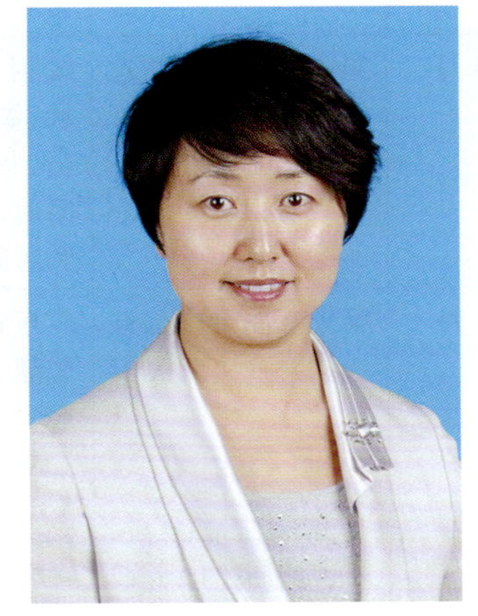

图 4-5-27　袁慧书教授

四、学组会议

举办时间	会议名称	地点	举办方	主办人	组长	会议相关情况
—	第一届～第五届	不详	—	—	王云钊	—
2002 年 6 月	第六届	辽宁省大连市	中国医科大学第二临床学院	中华医学会放射分会骨学组	张雪哲	国内著名骨肌放射学专家 26 位进行继续教育专题讲座，来自我国台湾的陈荣邦教授做了专题报告
2004 年 4 月	第七届	广西壮族自治区桂林市	广西医科大学第一附属医院和中山大学医学院	中华医学会放射学分会和中华放射学杂志编委会	张雪哲	国内著名骨肌放射学专家 28 位进行继续教育专题讲座
2006 年 4 月	第八届	江苏省南京市	南京医学会、南京医科大学第一附属医院（江苏省人民医院）	中华医学会放射学分会骨学组和中华放射学杂志编委会	张雪哲	—

续表

举办时间	会议名称	地点	举办方	主办人	组长	会议相关情况
2007 年	第九届	河南省郑州市	河南省医学会放射学分会	中华医学会放射学分会骨学组和中华放射学杂志编委会	孟俊非	骨关节学组历史上第一次召开由委员参加的学组工作会议
2008 年 7 月	第十届	吉林省长春市	吉林省医学会放射学分会、吉林大学第三临床医院(中日联谊医院)	中华医学会放射学分会骨学组和中华放射学杂志编委会	孟俊非	—
2009 年 7 月	第十一届	宁夏回族自治区银川市	宁夏医学会,宁夏医科大学附属医院	中华医学会放射学分会骨关节专业学组、神经专业学组、中华放射学杂志编委会	孟俊非	—
2010 年 4 月	第十二届	湖北省武汉市	放射学实践杂志社、湖北省放射学会、华中科技大学附属同济医院和协和医院	中华医学会放射学分会骨关节专业学组和中华放射学杂志编委会	徐文坚	—
2011 年 4 月	第十三届	广东省韶关市	广东省放射学分会和韶关市放射学分会	中华医学会放射学分会骨关节专业学组和中华放射学杂志编辑部主办	徐文坚	出席会议的国内同道近 100 人,会议主题定为“骨关节系统影像学临床检查方案设计、优化和规范”,旨在制定“骨关节影像检查指南”
2012 年 4 月	第十四届	山东省青岛市	青岛大学医学院附属医院	中华医学会放射学分会骨关节专业学组和中华放射学杂志	徐文坚	参会代表 400 余人
2013 年 6 月	第十五届	河北省承德市	承德医学院附属医院	中华医学会放射学分会骨关节专业组、中华放射学杂志编辑委员会	徐文坚	会议的主要议题是“骨关节影像学科研与写作”
2014 年 4 月	第十六届	北京市	北京医学会放射学会、北京积水潭医院	中华医学会放射学分会骨关节专业学组、中华放射学杂志编辑部	徐文坚	300 余人参会
2015 年 7 月	第十七届	山西省太原市	山西省医学会放射学分会	中华医学会、中华医学会放射学分会骨关节学组	袁慧书	参会人员 600 余人
2016 年 10 月	第十八届	北京市	中华医学会放射学分会骨肌专业委员会	中华医学会放射学分会骨肌专业委员会	袁慧书	学组工作会议暨《骨肌系统影像检查指南》定稿会
2017 年 4 月	第十九届	浙江省杭州市	浙江省医学会放射学分会、浙江省人民医院、杭州师范大学附属医院	中华医学会、中华医学会放射学分会骨肌放射学专业委员会主办	袁慧书	设置专家讲座、大会交流、REACH 病例讨论、MDT 讨论等多种形式的学术交流

第六节　乳腺放射学专委会

一、发展简史

(一) 成立经过

中华医学会放射学分会乳腺学组是在中华医学会放射学分会领导下、由全国乳腺放射学临床和科研工作者组成的专业学组,其工作目标是团结全国从事乳腺放射学的医学科技工作者,以推动建立符合我国女性乳腺疾病诊疗特点的放射学诊疗规范为核心,密切围绕乳腺放射影像学临床、科研、教学和产业化工作实践,积极推进我国乳腺放射影像学的繁荣与发展。

中华医学会放射学分会乳腺学组于2009年5月在上海市正式成立。此前,由于我国乳腺影像专业人员较少,在中华放射学会学组配置中没有专门的乳腺学组,归属在胸部学组;国内虽然没有成立专门的乳腺影像学组,但由中华放射学杂志发起、在国内从事乳腺影像专业的放射学者积极参与下,已举办了三届全国性的乳腺影像学术会议。

2008年10月份中华放射学会第15届学术年会及学会常委会以后,恰逢学会进行换届工作,新任第十二届中华放射学会主任委员、中国医科大学盛京医院郭启勇教授敏锐地注意到乳腺影像学科在我国的蓬勃发展,并参考国际放射学学科分组情况(欧美国家多有专门的乳腺影像专业委员会),提出了将乳腺影像从胸部学组独立出来的思路,此举得到了众多专家的赞成与支持,并得到了中华医学会领导的批准,开始积极筹建乳腺学组。中华放射学会副主任委员、北京医院周诚教授直接负责乳腺学组的筹建工作,学会常务委员、中国医学科学院肿瘤医院周纯武教授及国内10余名从事乳腺影像的专家积极响应、参与了学组的具体筹建工作。

经过半年多的准备、筹建,2009年5月得到中华医学会批准,正式成立了放射学会乳腺学组。第一届乳腺学组由学会副主任委员周诚教授直接分管领导,中国医学科学院肿瘤医院周纯武教授担任组长、辽宁省肿瘤医院罗娅红教授和复旦大学附属肿瘤医院彭卫军教授担任副组长,国内在乳腺影像工作中有较深造诣的12名专家担任学组委员及秘书。当时的乳腺学组是学会中委员最少的学组。同时,借2009年5月在上海举行全国第四届乳腺影像学术会议的契机,中华医学会正式宣布中华放射学会乳腺学组成立,此次会议亦为中华放射学会乳腺学组第一届全国乳腺影像学术会议。

第二届乳腺学组成立于2012年5月,由学会副主任委员刘士远教授直接分管领导,中国医学科学院肿瘤医院周纯武教授担任组长、辽宁省肿瘤医院罗娅红教授和上海复旦大学附属肿瘤医院彭卫军教授担任副组长,国内在乳腺影像工作中有较深造诣的17名专家担任学组委员及秘书。

第三届乳腺学组成立于2015年4月,同时根据中华医学会放射学分会的工作部署,中华医学会放射学分会乳腺学组正式改称中华医学会放射学分会乳腺专业委员会。中华医学会放射学分会乳腺专业委员会由学会副主任委员刘士远教授直接分管领导,由辽宁省肿瘤医院罗娅红教授担任主任委员,中国医学科学院肿瘤医院周纯武教授担任前任主任委员,复旦大学附属肿瘤医院彭卫军教授、上海交通大学附属新华医院汪登斌教授、天津医科大学附属肿瘤医院刘佩芳教授担任副主任委员,国内在乳腺影像工作中有较深造诣的29名专家担任学组委员及秘书;同时建立了由华中科技大学附属协和医院杨帆教授担任组长,由44名青年委员组成的青年学组。

(二) 学术活动和会议

尽管中华医学会放射学分会乳腺学组成立的时间不长,但是在中华医学会放射学分会第十二、十三、十四届委员会的悉心指导下,在以周纯武教授、罗娅红教授为代表的学组领导集体的不懈努力下,乳腺学组各方面工作均得到了全面的提升和发展。截至目前,乳腺学组会已先后选举、换届三次。先后举办乳腺学组工作会议27次;先后举办中华医学会放射学分会年会乳腺专场8次,累计参会代表2315名;先后举办中华医学会放射学分会全国乳腺影像学术大会 8 次,累计参会代表 3722 人次。

第一届乳腺学组在中华医学会放射学分会及主管副主委周诚教授的领导下,在国内首次建立乳腺学组网站,成为学术活动召集和传播的“窗口”;首创与学术会议密切结合的乳腺影像 Workshop 培训模式,成为乳腺影像学术会议中的全新环节。在此基础上,先后在上海市、天津市、西安市举办了中华医学会放射学分会第 1—第 3 届全国乳腺影像学术大会,通过对乳腺影像规范化检查、规范化诊断知识的广泛宣传,极大地带动了我国乳腺影像技术的推广与应用。

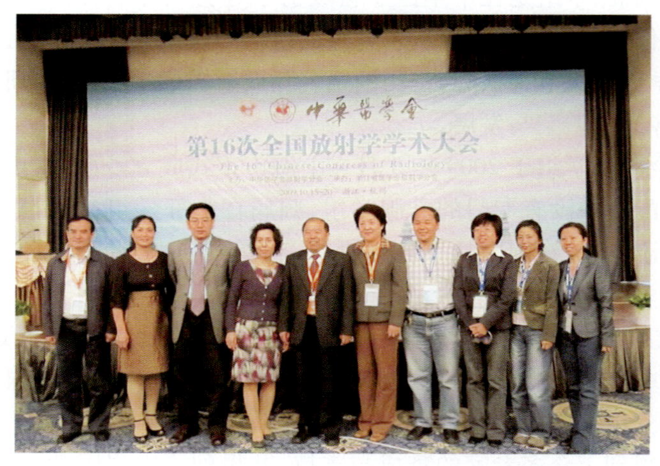

图 4-6-1　2009 年 10 月 17 日,浙江省杭州市,中华医学会放射学分会乳腺学组第一届委员在第 16 次全国放射学学术会议合影(从左至右:陈宪、杜红文、彭卫军、刘佩芳、周纯武、罗娅红、何之彦、张伟、秦乃姗、李静)

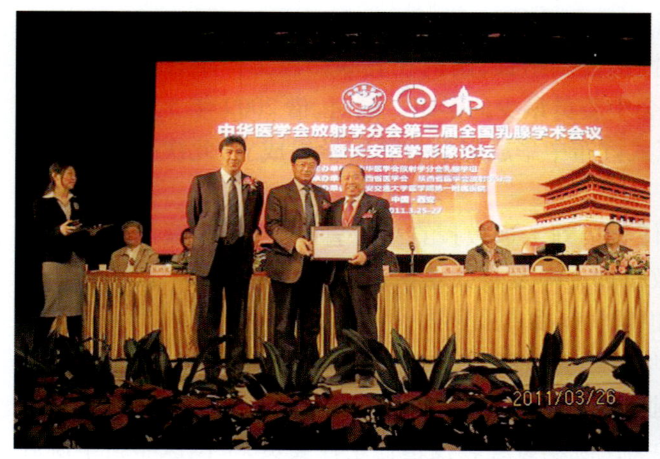

图 4-6-2　2013 年 3 月 26 日,陕西省西安市,中华医学会放射学分会第三届全国乳腺影像学术会议(从左至右:郭启勇、周纯武)

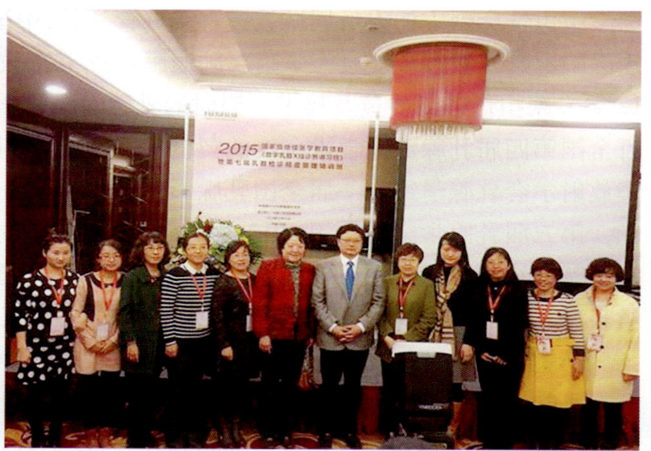

图 4-6-3　2015 年 10 月 31 日,辽宁省沈阳市,数字乳腺 X 线诊断学习班(从左至右:郭启勇、罗娅红、张伟与部分讲者、学员合影)

第二届乳腺学组在中华医学会放射学分会及主管副主委刘士远教授的领导下,通过“走出去、请进来”的方式进一步强化了与国际乳腺影像学会、学组的交流,使我国乳腺影像人才队伍在国际学术会议上日益崭露头角;同时通过学术会议、国家级继续医学教育项目,更多地培训全国各地乳腺影像中青年骨干。在此基础上,通过“国际专家论坛”、“国内专家论坛”、“青年精英论坛”相结合的方式,先后在沈阳市、苏州市、昆明市举办了中华医学会放射学分会第 4 ~ 6 届全国乳腺影像学术大会,进一步提升了我国乳腺影像诊断的整体水平。

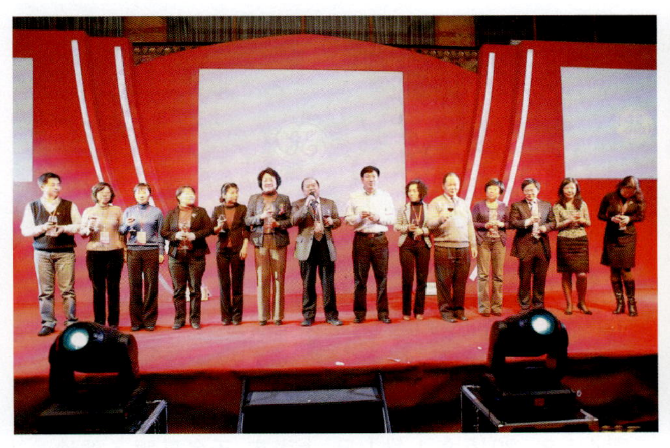

图 4-6-4　2015 年 3 月 27 日，辽宁省沈阳市，中华医学会放射学分会乳腺学组第二届委员在第四届全国乳腺影像学术会议合影(从左至右：霍天龙、李静、余建群、刘万花、秦乃姗、罗娅红、周纯武、彭卫军、刘佩芳、何之彦、张伟、汪登斌、顾雅佳、杨帆)

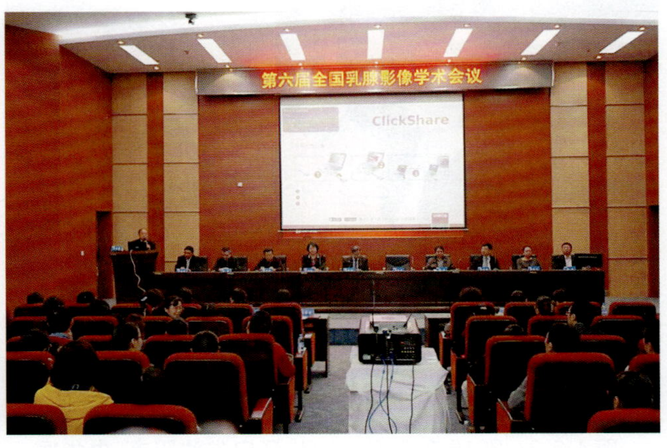

图 4-6-5　2014 年 3 月 28 日，云南省昆明市，中华医学会放射学分会第六届全国乳腺影像学术会议(周纯武、罗娅红、彭卫军在主席台)

第三届乳腺学组(专委会)在中华医学会放射学分会及主管副主委刘士远教授的领导下，在原有学术会议、国家级继续医学教育项目平台的基础上，通过在全国范围内举办的宸光计划、千人计划、爱汝行动、星奕行动等乳腺影像公益培训项目，对全国市县基层乳腺影像从业人员进行系统性、大规模免费培训，进一步提升了全国各地基层乳腺影像的诊断能力；成功升级学组网站，在极大提升网站对诊疗规范宣传便捷性的同时，还极大地提升了网站的交互性，使网站真正成为全国乳腺影像从业者的网上家园。同时，在继续坚持“精诚、专业、创新、发展”的办会理念，先后在沈阳市、大连市举办了中华医学会放射学分会第 7、8 次全国乳腺影像学术大会，全面促进了我国乳腺影像不同层次人才的成长。

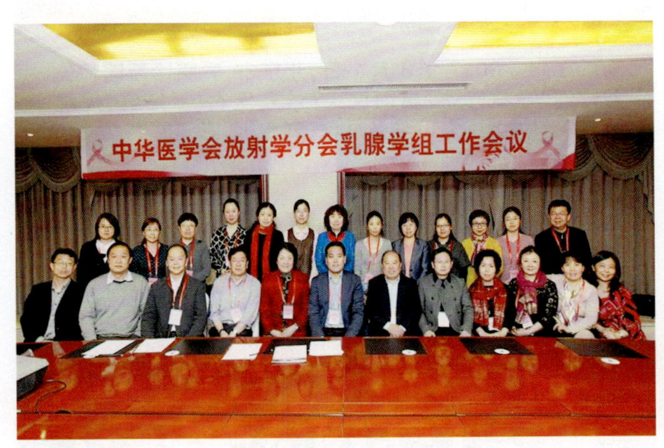

图 4-6-6　2015 年 3 月 27 日，辽宁省沈阳市，中华医学会放射学分会乳腺学组第三届委员合影(前排从左至右：李相生、李功杰、何之彦、彭卫军、罗娅红、刘士远、周纯武、汪登斌、刘佩芳、林青、刘万花、顾雅佳；后排从左至右：曹崑、余建群、张伟、赵继红、杨帆、姜蕾、李白艳、秦乃姗、李静、谭红娜、黎庶、陈宝莹、于韬)

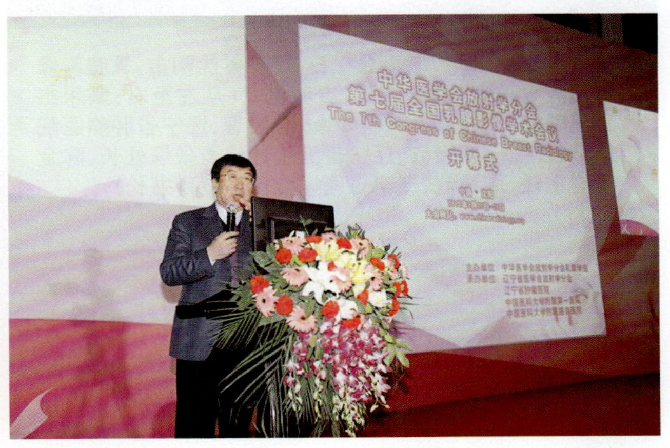

图 4-6-7　2015 年 3 月 27 日，辽宁省沈阳市，中华医学会放射学分会第七届全国乳腺影像学术会议(徐克主任委员到会讲话)

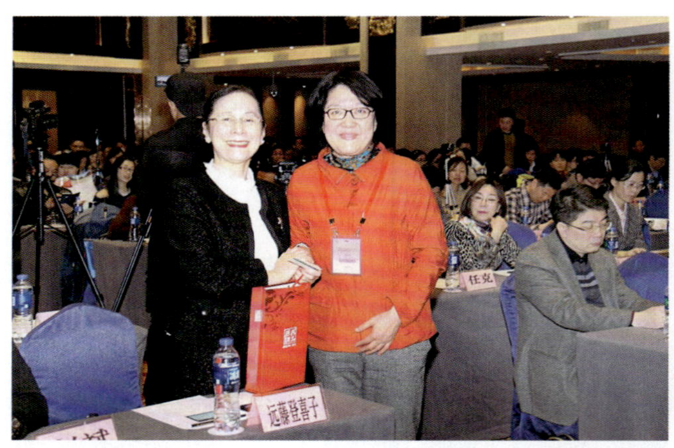

图 4-6-8　2015 年 3 月 27 日，辽宁省沈阳市，中华医学会放射学分会第七届全国乳腺影像学术会议(罗娅红主任委员与日本专家远藤登喜子握手)

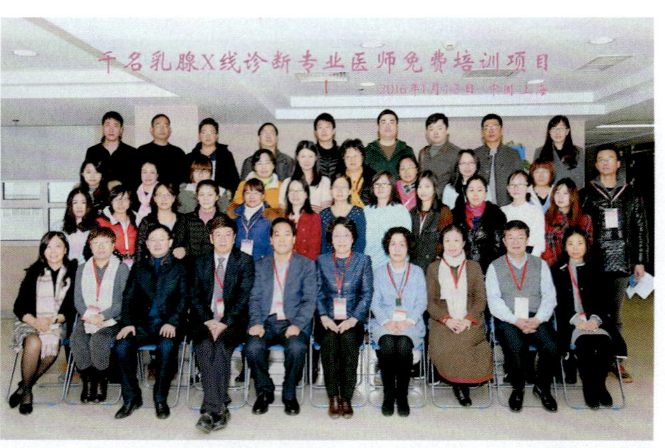

图 4-6-9　2016 年 1 月 1 日，上海市，千名乳腺 X 线诊断专业医师免费培训项目启动(前排专家与学员合影。前排从左至右：顾雅佳、张伟、汪登斌、彭卫军、刘士远、罗娅红、刘佩芳、杨帆、于韬、秦乃姗)

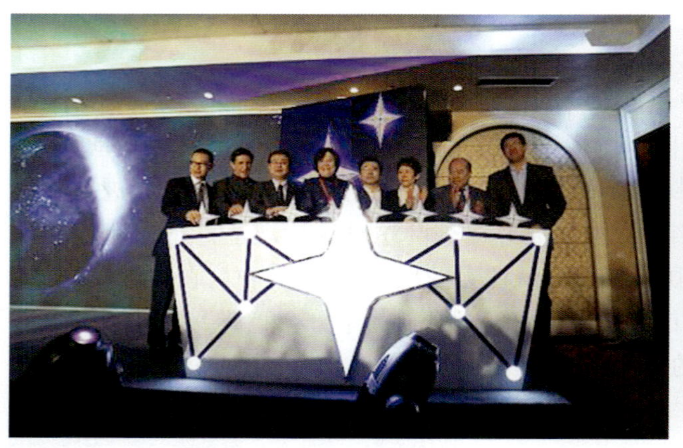

图 4-6-10　2016 年 4 月 9 日，辽宁省沈阳市，乳腺影像专门人才培训“宸光计划”启动仪式(从左至右：豪乐杰公司韩非、Dominique Charles 总经理、辽宁省肿瘤医院朴浩哲院长、罗娅红、辽宁省卫生计生委张烜处长、陈金玉副主任、周纯武、辽宁省医学会徐洪斌秘书长)

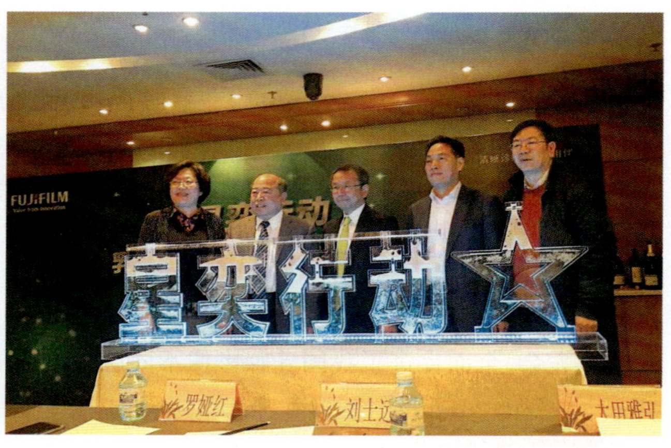

图 4-6-11　2017 年 3 月 1 日，北京市，乳腺诊断医师公益培训“星奕行动”启动仪式(从左至右：罗娅红、周纯武、富士(中国)太田雅弘总裁、刘士远、彭卫军)

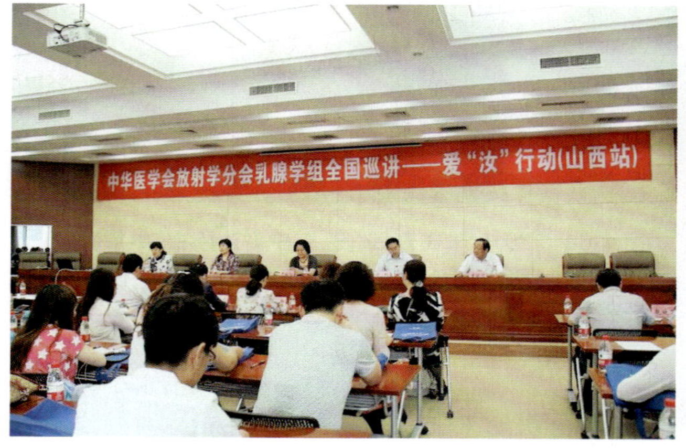

图 4-6-12　2016 年 5 月 27 日，山西省太原市，爱“汝”行动山西站(罗娅红、张辉、杨晓棠在主席台就坐)

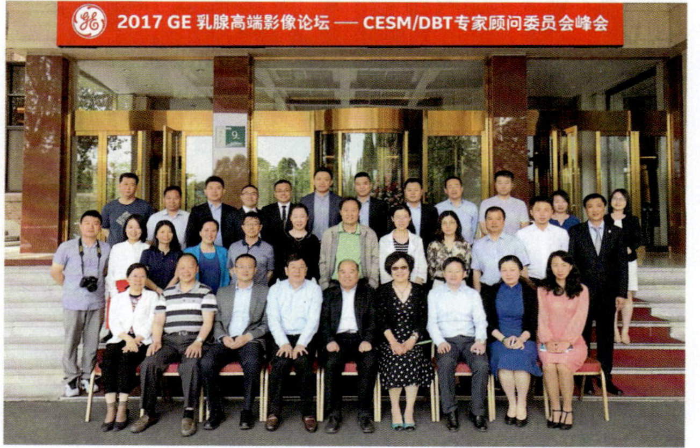

图 4-6-13　2017 年 6 月 2 日，辽宁省大连市，乳腺 CESM/DBT 专家顾问委员会峰会(罗娅红、周纯武、彭卫军、汪登斌、杨帆、何之彦、李静、秦乃姗、马捷、李相生、赵继红、李功杰、姜蕾、陈宝莹等与部分学员合影)

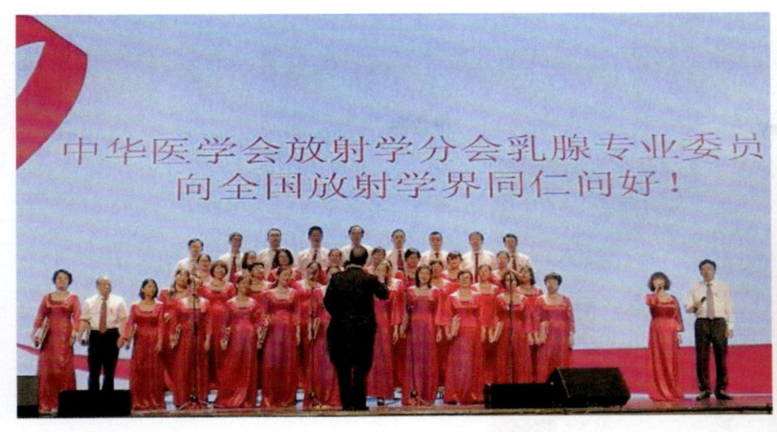

图 4-6-14　2016 年 10 月 15 日，江苏省苏州市，乳腺专委会全体委员在 CCR2016 大会上奉献精彩诗朗诵《关爱》

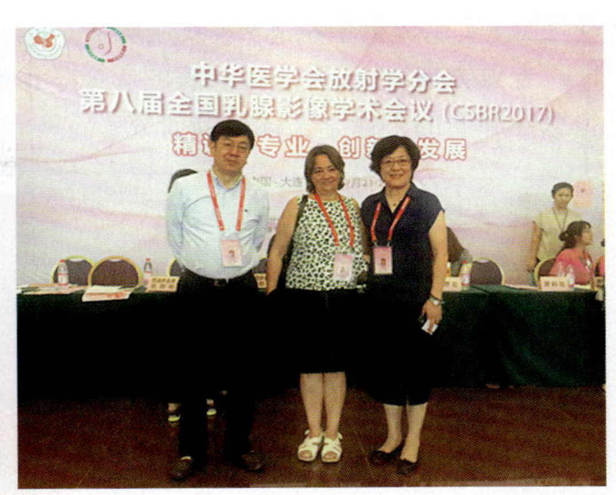

图 4-6-15　2017 年 7 月 22 日，辽宁省大连市，中华医学会放射学分会第八届全国乳腺影像学术会议(罗娅红、彭卫军与外国专家合影)

(三) 学术成果、规范建立和推广工作等

第一届乳腺学组在中华医学会放射学分会及主管副主委周诚教授的领导下，不仅建立了学组的专家团队，建立了学组各项管理制度，还制定了乳腺影像学检查的各项规范；乳腺学组全体委员作为卫生部“农村妇女乳腺癌检查技术培训项目 X 线培训班”专家组成员，于 2010 年 12 月—2012 年 12 月，共完成 11 期学员培训(成都)、1 期师资培训(北京)，对提高我国基层工作人员的乳腺 X 线诊断水平起到了重要作用。第一届乳腺学组委员共同完成了以郭启勇教授为总主编、周纯武教授为分册主编、罗娅红教授为副主编的乳腺影像专著《中华临床医学影像学丛书乳腺分册》。

第二届乳腺学组在中华医学会放射学分会及主管副主委刘士远教授的领导下，通过对国家级重大项目申报和 SCI 论文撰写的支持，带动了乳腺癌高水平研究和高水平论文质量、数量的迅速提高；并完成了以冯晓源教授为总编辑、周纯武教授为主编、罗娅红教授为副主编的乳腺影像电子出版物《医学影像学放射诊断—乳腺疾病病例分析》。

第三届乳腺学组(专委会)在中华医学会放射学分会及主管副主委刘士远教授的领导下，结合乳腺影像学技术进展，在借鉴国际上乳腺诊疗指南的基础上，进一步修订了乳腺影像诊疗规范并出版《乳腺影像病例集》，为全国乳腺影像从业者提供了新的遵循；顺应乳腺影像学技术发展的新形式，组织专家团队就 DBT、CESM、DCE—MRI 等新技术的临床、科研应用展开全国巡讲，并积极整合团队力量就乳腺筛查、诊断领域国家重点研发专项展开攻关。

二、现任组长简介

一般情况：罗娅红(图 4-6-16)，女，1982 年毕业于中国医科大学医疗专业，曾先后两次被派往日本神奈川县癌中心研修。原辽宁省肿瘤医院院长，现任辽宁省肿瘤医院医学影像科主任，国家二级教授，主任医师，博士生导师，卫生部有突出贡献的中青年专家，辽宁省优秀专家，享受国务院政府特殊津贴。先后获得全国“五一”奖章、辽宁省劳动模范、全国三八红旗手、全国卫生系统先进工作者、全国优秀科技工作者等荣誉。

工作业绩：长期从事肿瘤医学影像临床、教学和科研工作。主持国家公益性行业科研专项、辽宁省重点实验室建设项目、辽宁省乳腺癌转化医学研究中心建设项目等 15 项省部级以上科研项目。先后获得获辽宁省科技进步一等奖 2 项、二等奖 5 项，获得教育部科技进步三等奖 1 项；先后发表 SCI 论文 5 篇，国内核心期刊论文 80 余篇，累计影响因子 22.51；主编 2 部乳腺影像学论著和 1 部胸部影像学论著。

学会任职：中华医学会放射学分会委员、乳腺专业委员会主任委员，中国抗癌协会肿瘤影像专业委员会副主任委员、中国医师协会放射医师分会常委、辽宁省医学会分子影像学分会前任主任委员，辽宁省抗癌协会理事长、肿瘤影像专委会主任委员；担任《中国临床医学影像杂志》副主编、《肿瘤影像学》常务编委、《中国肿瘤》、《实用放射学杂志》、《实用肿瘤杂志》等核心期刊编委。

专业方向:擅长肿瘤性疾病的影像学诊断与鉴别诊断,主要从事呼吸系统、消化系统、妇科恶性肿瘤及乳腺恶性肿瘤的影像学早期诊断研究。

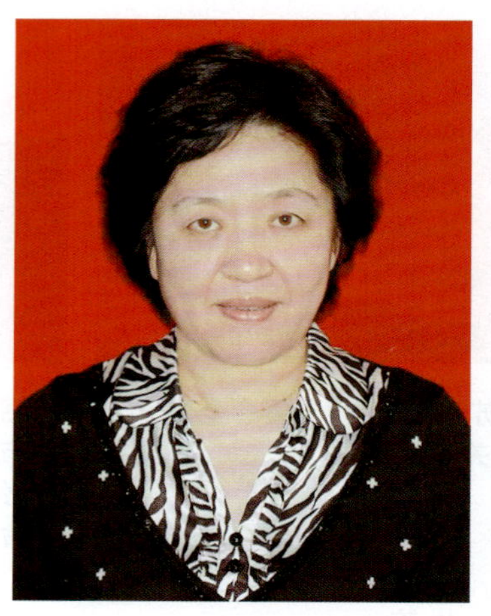

图 4-6-16　罗娅红教授

三、专委会历届委员名单

届 (起止时间)(年)	组长	前任组长	副组长	委员	秘书
第一届(2009—2012 年)	周纯武	—	罗娅红、彭卫军	刘佩芳、汪登斌、何之彦、杜红文、张伟、秦乃姗、李洁、陈宪	李静
第二届(2012—2015 年)	周纯武	—	罗娅红、彭卫军	刘佩芳、汪登斌、何之彦、杜红文、张伟、秦乃姗、李洁、顾雅佳、刘万花、林青、余建群、杨帆、姜蕾、霍天龙	李静
第三届(2015—)	罗娅红	周纯武	彭卫军、汪登斌、刘佩芳、杨帆	何之彦、张伟、秦乃姗、顾雅佳、刘万花、林青、李静、杨晓棠、于韬、赵继红、刘玉林、李白艳、陈宝莹、谭红娜、曹琨、黎庶、李功杰、李相生、姜蕾、丁莹莹、余建群、程流泉、马捷	于韬

四、学组会议

会议名称	召开时间	会议地点	参会人数	大会主席	执行主席
中华医学会放射学分会第一届全国乳腺影像学术会议	2009 年 5 月 17—19 日	上海	250	周诚、周纯武	彭卫军
中华医学会放射学分会第二届全国乳腺影像学术会议	2010 年 3 月 12—14 日	天津	250	周诚、周纯武	刘佩芳
中华医学会放射学分会第三届全国乳腺学术会议	2011 年 3 月 25—27 日	陕西西安	230	周诚、周纯武	杜红文
中华医学会放射学分会第四届全国乳腺学术会议	2012 年 3 月 23 日	辽宁沈阳	300	祁吉、郭启勇	周纯武、罗娅红

续表

会议名称	召开时间	会议地点	参会人数	大会主席	执行主席
中华医学会放射学分会第五届全国乳腺学术会议	2013 年 3 月	江苏苏州	300	周诚	周纯武、罗娅红
中华医学会放射学分会第六届全国乳腺学术会议	2014 年 3 月 23 日	云南昆明	410	刘士远、周纯武	丁莹莹
中华医学会放射学分会第七届全国乳腺学术会议	2015 年 3 月 27—29 日	辽宁沈阳	300	刘士远、周纯武	罗娅红
中华医学会放射学分会第八届全国乳腺学术会议	2017 年 7 月	辽宁大连	600	徐克、金征宇、刘士远	罗娅红、周纯武
中华医学会第十六次全国放射学学术会议乳腺专场	2009 年 10 月 15—19 日	浙江杭州	200	郭启勇	周纯武
中华医学会第十七次全国放射学学术会议乳腺专场	2001 年 10 月 14—18 日	山东济南	200	郭启勇	周纯武
中华医学会第十八次全国放射学学术会议乳腺专场	2011 年 10 月 13—17 日	河南郑州	200	冯晓源	周纯武
中华医学会第十九次全国放射学学术会议乳腺专场	2012 年 10 月 18—21 日	四川成都	200	冯晓源	周纯武
中华医学会第二十次全国放射学学术会议乳腺专场	2013 年 10 月 17—20 日	陕西西安	200	冯晓源	周纯武
中华医学会第二十一次全国放射学学术会议乳腺专场	2014 年 10 月 16—19 日	北京	200	徐克	周纯武
中华医学会第二十二次全国放射学学术会议乳腺专场	2015 年 9 月 17—20 日	黑龙江哈尔滨	200	徐克	罗娅红
中华医学会第二十三次全国放射学学术会议乳腺专场	2016 年 10 月 12—16 日	江苏、苏州	200	徐克	罗娅红
国际乳腺疾病诊断及检查技术高级培训班	2010 年 11 月	陕西西安	1000	王玮	杜红文
首届乳腺影像诊断规范与进展研讨会	2010 年 11 月	上海交通大学医学院附属瑞金医院	120	汪登斌	汪登斌
第二届乳腺影像诊断规范与进展研讨会	2011 年 6 月	上海交通大学医学院附属瑞金医院	100	汪登斌	汪登斌
全数字化乳腺摄影(FFDM)、MRI、超声及 PET—CT 在乳腺疾病诊断中的应用	2011 年 9 月	江苏东南大学附属中大医院	178	周纯武	刘万花
第一届全国乳腺影像学检查技术与诊断规范研讨会	2011 年 12 月 24—25 日	天津	120	—	—
第三届乳腺影像诊断规范与进展研讨会	2012 年 8 月	上海交通大学医学院附属新华医院	110	汪登斌	汪登斌
第八届全国乳腺影像诊断与新技术应用研讨会暨第四届乳腺影像诊断规范与进展研讨会	2013 年 8 月	上海交通大学医学院附属新华医院	370	徐卫国,高宏	汪登斌

续表

会议名称	召开时间	会议地点	参会人数	大会主席	执行主席
第二届全国乳腺超声诊断规范与新技术研讨会	2013 年 12 月 14—15 日	天津	150	—	刘佩芳
全数字化乳腺摄影(FFDM)、MRI、超声在乳腺疾病诊断中的应用及乳腺外科治疗	2014 年 5 月	江苏东南大学附属中大医院	212	周纯武	刘万花
第三届全国乳腺影像学检查技术与诊断规范研讨会	2014 年 6 月 14—15 日	天津	150	—	刘佩芳
广东省乳腺影像新技术学习班	2014 年 6 月	广东广州	300	郑君慧	刘春玲
第五届乳腺影像诊断规范与进展研讨会	2014 年 6 月	上海交通大学医学院附属新华医院	150	汪登斌	汪登斌
广东省放射学分会乳腺学组成立大会	2014 年 6 月	广东广州	600	梁长虹	郭庆禄
广东省乳腺影像新技术及融合影像学学习班	2014 年 12 月	广东深圳	200	马捷	马捷
云南省放射学分会乳腺学组乳腺诊断新技术沙龙	2015 年 1 月	云南昆明	30	丁莹莹	丁莹莹
中华放射学分会第 7 届乳腺影像学术会议	2015 年 3 月	辽宁沈阳	500	徐克	周纯武、罗娅红
全数字化乳腺摄影及影像比较对乳腺疾病诊断价值	2015 年 5 月	江苏东南大学附属中大医院	208	周纯武	刘万花
第二届东方医学影像学国际教育高峰论坛暨第六届乳腺影像诊断规范与进展研讨会	2015 年 6 月	上海交通大学医学院附属新华医院	350	孙锟、刘士远	汪登斌
第四届全国乳腺综合影像学检查技术与诊断规范研讨会	2015 年 7 月 18—19 日	天津	180	—	刘佩芳
爱“汝”行动长春站	2015 年 9 月	吉林长春	240	罗娅红	赵继红
广东省乳腺影像新技术及融合影像学研讨会	2015 年 12 月	深圳	200	马捷	张海
爱“汝”行动昆明站	2016 年 4 月	云南昆明	330	罗娅红	丁莹莹
全国乳腺影像专门人才培养计划“宸光计划”启动	2016 年 4 月	辽宁沈阳	250	—	罗娅红、周纯武
爱“汝”行动山西站	2016 年 5 月	山西太原	300	罗娅红	杨晓棠
第七届乳腺影像诊断规范与进展研讨会	2016 年 6 月	上海交通大学医学院附属新华医院	360	汪登斌	汪登斌
广东省第二季度学术活动及深圳市乳腺 MDT 研讨会	2016 年 6 月	广东深圳	300	马捷	马捷
全国乳腺影像专门人才培养计划“宸光计划”北京站	2016 年 6 月	北京	250	金征宇	罗娅红、周纯武
云南省乳腺疾病诊断与技术应用培训班	2016 年 7 月	云南昆明	320	丁莹莹	丁莹莹

续表

会议名称	召开时间	会议地点	参会人数	大会主席	执行主席
第五届全国乳腺综合影像学检查技术与诊断规范研讨会	2016 年 7 月 9—10 日	天津	200	—	刘佩芳
全国乳腺影像专门人才培养计划“宸光计划”银川站	2016 年 7 月	宁夏银川	200	罗娅红、周纯武	郭玉林
广东省广东省医学会第十五次放射医学学术会议暨第五次影像技术学学术会议乳腺分会	2016 年 8 月	广东广州	700	郭庆禄、马捷	郭庆禄、马捷
2016 国家级继续医学教育项目:乳腺影像检查技术的综合诊断价值	2016 年 8 月	江苏东南大学附属中大医院	185	罗娅红	刘万花
全国乳腺影像专门人才培养计划“宸光计划”青岛站	2016 年 9 月	山东青岛	250	罗娅红、周纯武	林青
第一届 CESM 专家顾问委员会学术会议	2016 年 10 月	上海	30	罗娅红、周纯武	彭卫军
深圳市乳腺影像学新技术学习班	2016 年 11 月	深圳	270	马捷	马捷
全国乳腺影像专门人才培养计划“宸光计划”杭州站	2016 年 11 月	浙江、杭州	250	罗娅红、周纯武	邵国良
广东省乳腺融合影像学学习班	2016 年 12 月	广东深圳	100	马捷	马捷
第二届乳腺癌综合管理国际研讨会暨广东省胸部肿瘤学会乳腺专业委员会	2017 年 1 月	广东深圳	300	周冬仙	周冬仙、马捷等
全国乳腺影像专门人才培养计划“宸光计划”广州站	2017 年 1 月	广东广州	180	梁长虹、罗娅红	陈卫国
全国乳腺影像专门人才培养计划“宸光计划”太原站	2017 年 2 月	山西太原	350	张辉、罗娅红	杨晓棠
“星奕行动”北京站	2017 年 2 月	北京	270	罗娅红	周纯武
广东省乳腺学组第一季度学术交流会	2017 年 3 月	广东广州	180	郭庆禄、马捷	吴卓
“星奕行动”乳腺诊断医师公益培训项目	2017 年 3 月	北京	200	刘士远	罗娅红、周纯武
第二届 CESM 专家顾问委员会会议	2017 年 3 月	北京	38	—	罗娅红
全国乳腺影像专门人才培养计划“宸光计划”郑州站	2017 年 3 月	河南郑州	150	高剑波、罗娅红	于湛
深圳市乳腺病专业委员会成立大会	2017 年 5 月	广东深圳	300	周冬仙	周冬仙
CESM/DBT 专家顾问委员会峰会	2017 年 5 月	辽宁大连	45	罗娅红	周纯武
“星奕行动”杭州站	2017 年 5 月	浙江杭州	210	罗娅红	邵国良
全国乳腺影像专门人才培养计划“宸光计划”泉州站	2017 年 6 月	福建泉州	200	罗娅红	—
“星奕行动”武汉站	2017 年 6 月	湖北武汉	300	罗娅红	刘玉林
中华放射学分会第 8 届乳腺影像学术会议	2017 年 7 月	辽宁大连	600	徐克	罗娅红

第七节　儿科放射学专委会

一、发展简史

中华医学会放射学分会儿科学组成立20多年来，伴随着我国儿科放射学事业的不断进步，经历了从无到有、逐步发展和快速发展等多个阶段。

与放射诊断的其他亚专业相比，我国儿科放射学最早的开拓者和创始人单一而明确：上海瑞金医院的朱大成教授为我国儿科放射学公认的奠基人。朱大成教授1941年毕业于震旦大学医学院，1947年赴美国留学，获得美国多默研究院硕士学位，1950年回国并担任上海广慈医院(现为上海交通大学医学院附属瑞金医院)放射科主任。1955年朱大成教授主持翻译了美国John Caffey教授主编的《小儿放射学》，这是中国第一本儿科放射学教科书，在以后的30年中，该书几乎是中国唯一的儿科放射学教科书。

20世纪60—70年代后，国际儿科放射学迎来了迅猛发展，新技术、新设备层出不穷，儿科疾病影像诊断水平大幅度提高。由于诸多因素的限制，此时我国儿科放射学的发展仍处于一个相对停滞的局面，儿科疾病检查手段还是主要以X线平片及透视为主。但是儿科放射学作为放射诊断学一个亚专业的观念已逐步明确，在国内外权威杂志发表的论文中，儿科放射学的内容已不再作为成人放射学的一部分，而是以独立的研究来论述。

20世纪80年代后，随着改革开放，越来越多的我国儿科放射学专家远赴欧美进修学习，与国际交流也不断增加，加快缩小了我国儿科放射学与西方发达国家的差距，CT、MRI、心血管造影等设备的引进和相关技术的掌握，使得我国儿科放射学进入一个快速发展的时代。1983年陈丽英教授在美国进修时完成的论文发表在*Pediatric Radiology*杂志上。1987年上海市儿童医院的顾莱莱教授在美国SPR会议上报告的论文获得北美儿科放射最高荣誉奖：John Caffey奖。

随着儿科放射学的发展和儿科放射学专家队伍的形成，迫切需要一个组织来促进其进一步发展、规范与交流。在上海一些儿科放射医师的提议下，在朱大成教授的大力支持下，中华医学会批准成立儿科学组，并派王云钊和吴恩惠两位教授到上海与朱大成教授商议儿科学组成立事项。

1988年中华医学会放射学分会第一届儿科学组在上海成立，姚庆华教授(1988—2000年，共三届)成为第一任组长，是我国儿科放射学发展的一个里程碑。我国儿科放射学的迅速发展使得知识更新的需求相当迫切，1996年姚庆华和潘恩源在中华放射学杂志发表了“当前儿科放射学的发展趋势”，阐述了儿童不是缩小版大人和儿科放射学的特点。1998年首都医科大学附属北京儿童医院徐赛英教授主编的《实用儿科放射诊断学》一书的出版，标志着我国儿科放射学有了自己专家主编的学术著作。

跨入21世纪，在我国儿科放射诊断学继续保持快速发展的势头同时，儿科介入放射学也进入快速发展阶段。同时，许多儿童医院放射科都申请到了国家级的科研课题，国际合作与交流越来越多，包括在国外杂志发表的高水平学术论文和参与国际会议交流，被录用及交流的研究成果越来越多，标志着我国儿科放射学进入了一个充满生机的时代。2001年中放儿科学组进行改选，叶滨宾教授(第二任，2001—2008年两届)担任组长。2002年，儿科学组正式加入了“亚大儿科放射学会”，成为亚大儿科放射学会的常任理事国，叶滨宾教授当选为亚大儿科放射学会执委会委员。2004年10月在北京举行了第五届亚大儿科放射学年会(AOSPR)，这是中华医学会放射学分会儿科学组主办的第一次国际会议，北京儿童医院孙国强主任为此会议做了大量的工作。2005年在叶滨宾教授倡导下西部儿科影像协作组成立，这是国内首个区域性儿科影像协作组，在随后的十年间，共有96位次中放儿科学组的影像专家走遍了西部十个省市自治区的35个基层医院和妇幼保健院，免费授课，无私奉献，为进一步缩小东西部地区儿科影像诊断水平差距做出了重要的贡献。2007年，陈丽英教授和潘恩源教授主编的《儿科影像诊断学》出版，这是我国儿科放射学的又一部里程碑式的重要著作。

2009 年中放儿科学组改选，朱铭教授(第三任，2009—2014 年两届)担任组长。朱铭教授积极推动儿科放射学学术活动，中放儿科学组规模逐渐扩大，影响力也不断增加。朱铭教授在国内首先开展胎儿心脏畸形的 MRI 研究。在他的推动下，胎儿磁共振检查技术在全国妇儿医院迅速普及。2015 年中放儿科学组换届，李欣教授(现任)成为第四任组长。新一届学组明确了工作宗旨、明确了工作目标、明确了分工和工作原则。对内加强学科和青委建设，对外积极推动跨学组、跨区域交流协作，以中放年会、学组年会、工作会议为契机，制定儿科影像诊疗规范共识，推动全国儿科影像事业平衡发展。在朱铭教授的积极努力和学组的大力支持配合下，2017 年 9 月于上海举办了第十七届亚大儿科放射学年会(AOSPR)。

总之，中放儿科学组的发展、壮大既离不开历届学组组长、委员不懈地努力奋斗，也离不开诸多领导和同道们的支持、关心、爱护。我们在看到学组取得成绩的同时，也要看到还有更多的工作尚未完成，还需要一代又一代儿科放射学专家不断努力，进一步促进其继续快速、有序发展，为我国的卫生健康事业添砖加瓦。

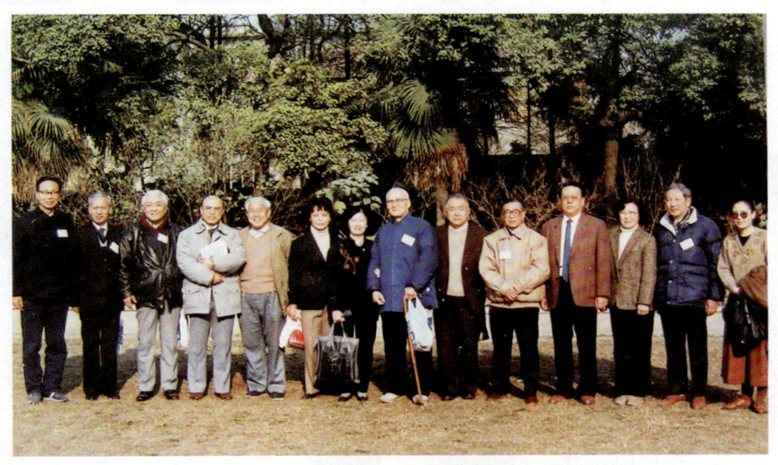

图 4-7-1　中华放射学会儿科学组 1988 年成立合影(上海)

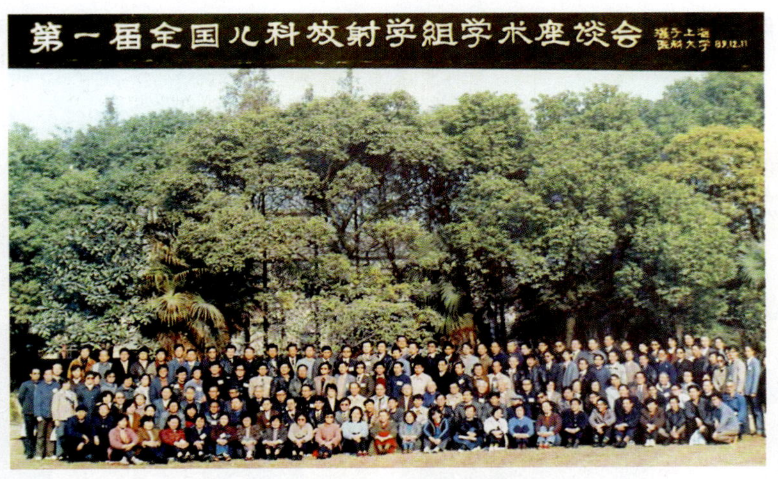

图 4-7-2　1989 年 12 月第一届全国儿科放射年会合影，上海

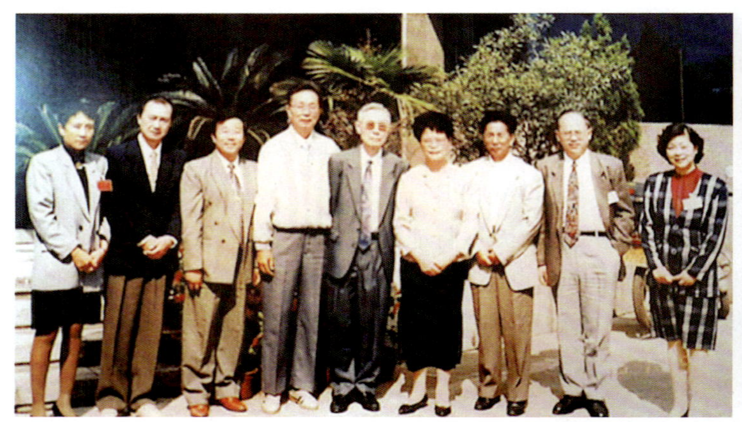

图 4-7-3　1992 年第二届全国儿科放射年会部分专家合影，杭州

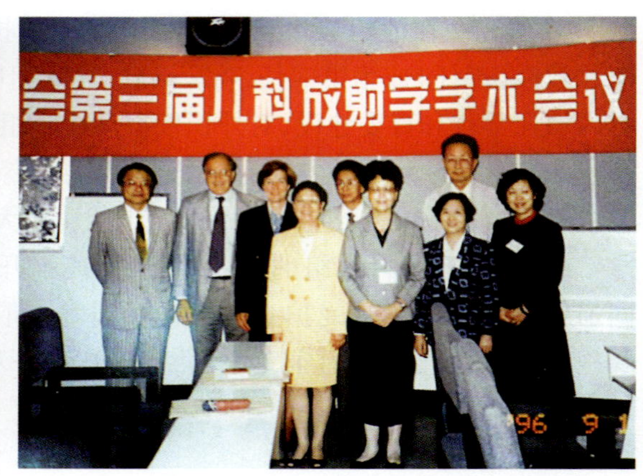

图 4-7-4　1996 年第三届全国儿科放射年会部分专家合影，沈阳

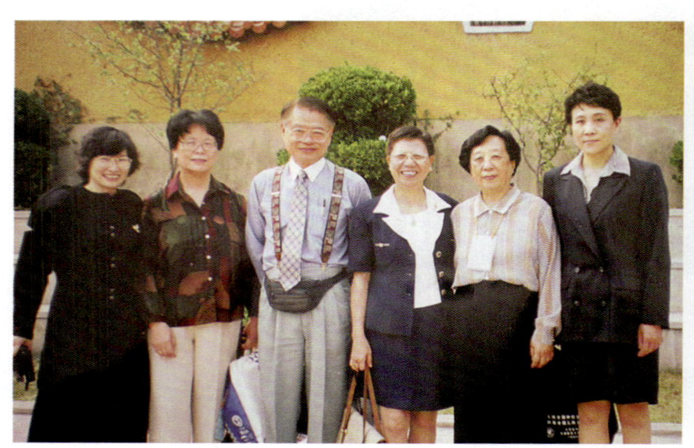

图 4-7-5　1998 年第四届全国儿科放射年会部分专家合影，大连

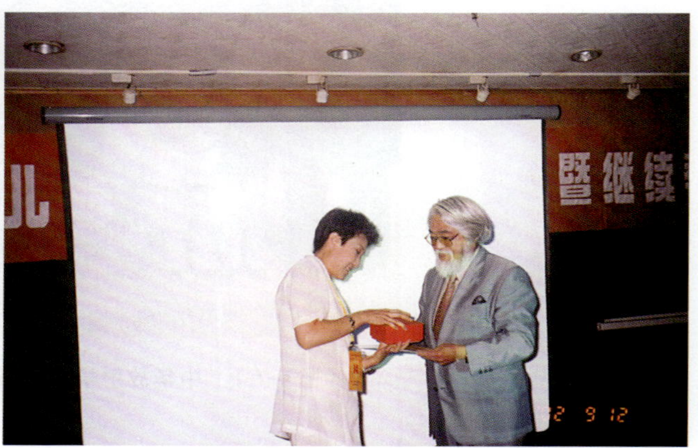

图 4-7-6　2002 年第五届全国儿科放射年会亚大儿科放射学会主席 Fujioka(Japan)与叶滨宾教授，广州

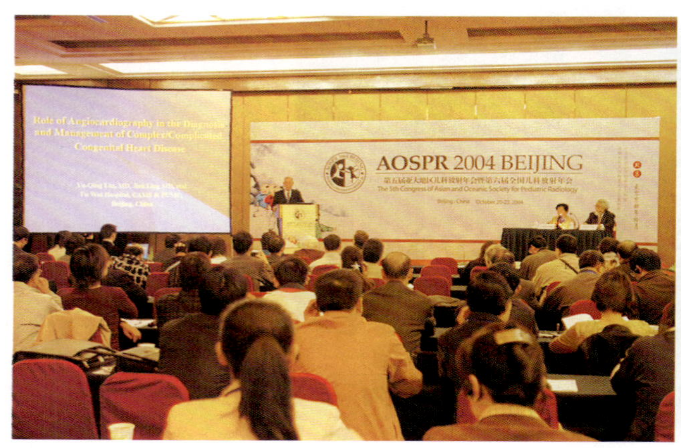

图 4-7-7　2004 年第五届亚大地区儿科放射年会暨第六届全国儿科放射年会，北京

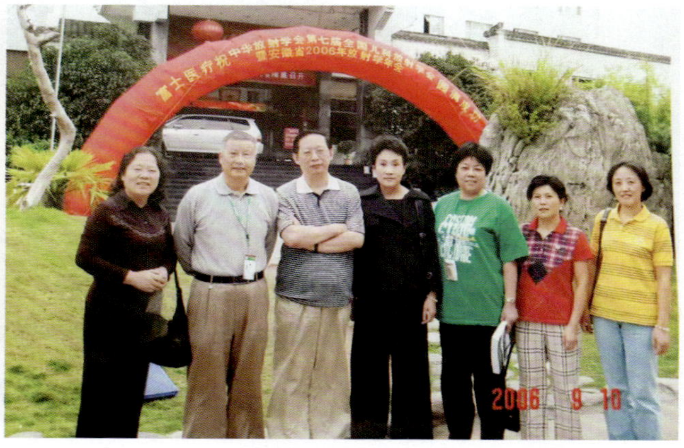

图 4-7-8　2006 年第七届全国儿科放射年会部分专家合影，黄山

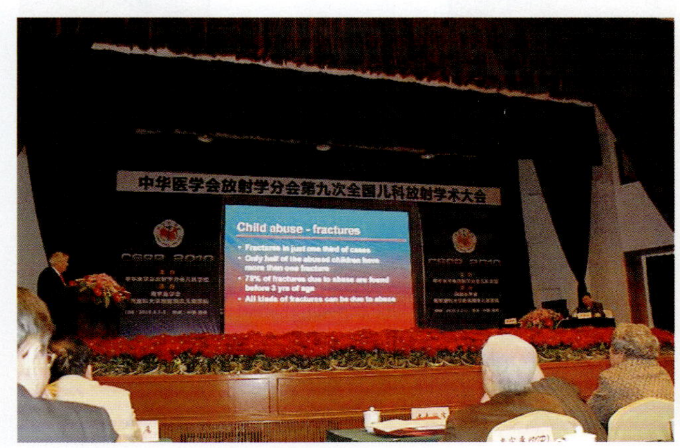

图 4-7-9　2010 年第九届全国儿科放射年会，南京

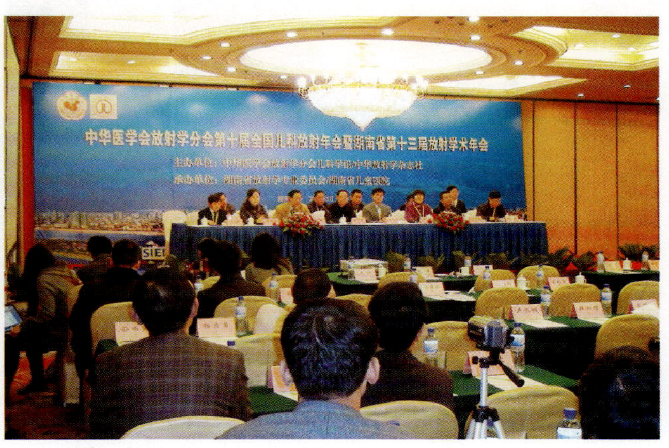

图 4-7-10　2011 年第十届全国儿科放射年会，长沙

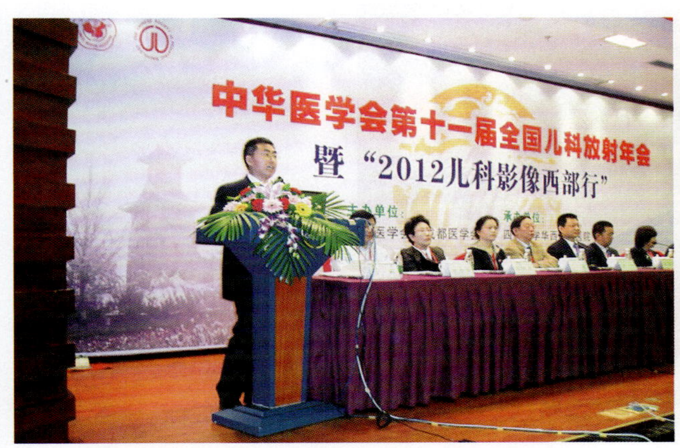

图 4-7-11　2012 年第十一届全国儿科放射年会，成都

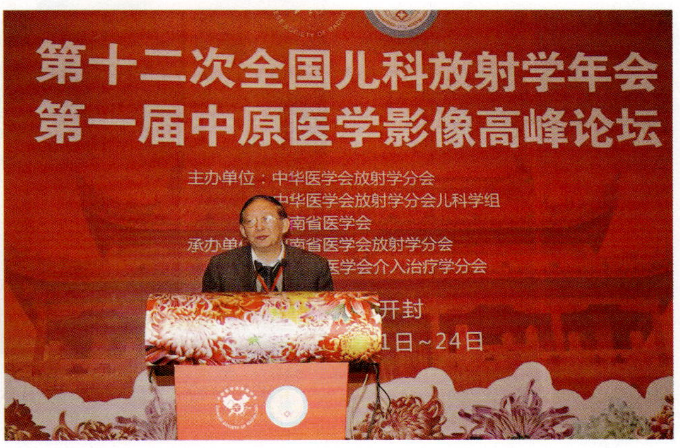

图 4-7-12　2013 年第十二届全国儿科放射年会 学组组长朱铭教授，开封

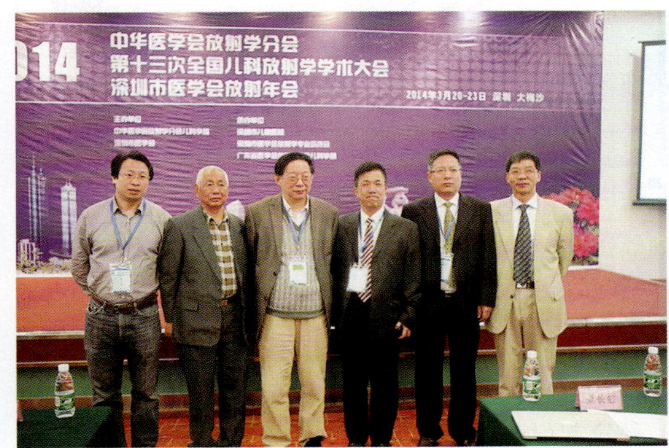

图 4-7-13　2014 年第十三届全国儿科放射年会部分专家合影，深圳
(左起张靖、刘立炜、朱铭、梁长虹、徐坚民、干芸根)

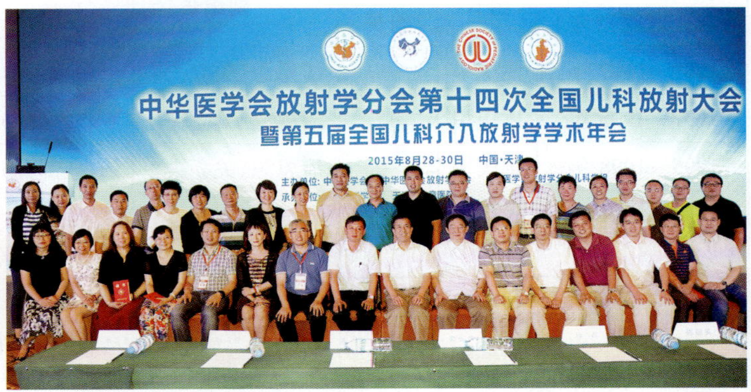

图 4-7-14　2015 年第十四届全国儿科放射年会学组工作会议合影，天津

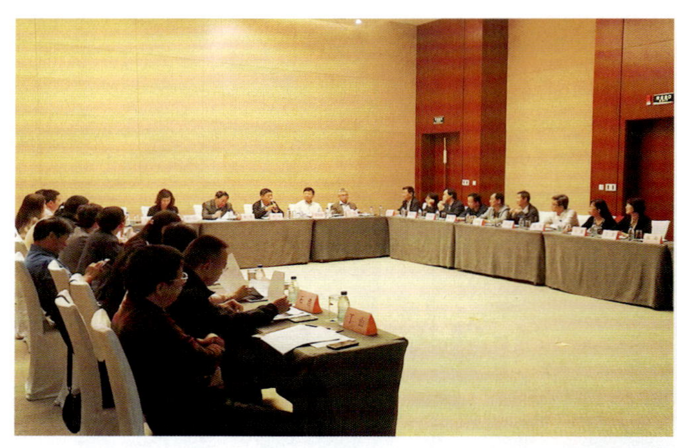

图 4-7-15　2016 年中放儿科学组工作会议，天津

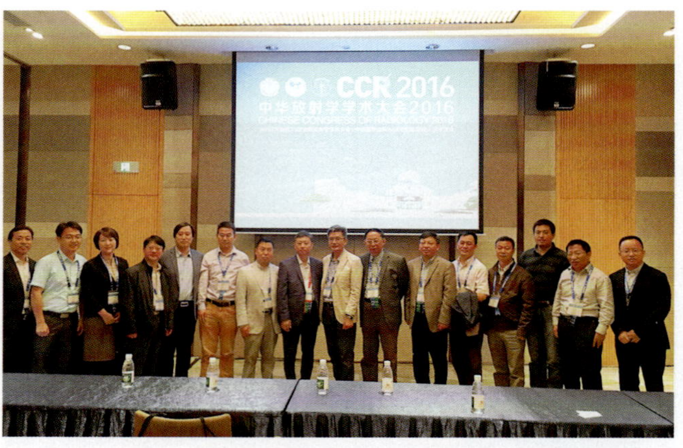

图 4-7-16　2016 年第十五届全国儿科放射年会学组部分委员合影，苏州

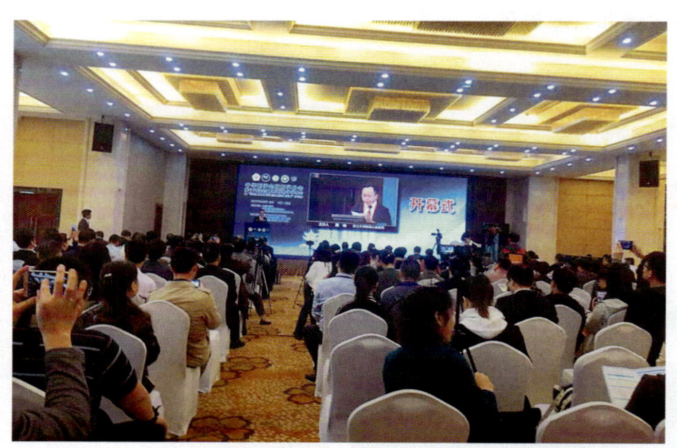

图 4-7-17　2017 年第十六届全国儿科放射年会，杭州

二、专委会历届委员名单

届 (起止时间)(年)	组长	前任组长	副组长	委员	秘书
1989—1992 年	姚庆华	—	潘恩源、关立夫	甘兰丰、黄廉溪、刘立炜、朱允治、王展琨、钱梓静	王康安
1992—1995 年	姚庆华	—	潘恩源、关立夫	(部分)甘兰丰、黄廉溪、刘立炜、顾莱莱	王康安
1995—1998 年	姚庆华	—	潘恩源、关立夫	(部分)甘兰丰、黄廉溪、刘立炜、顾莱莱	王康安
1998—2001 年	姚庆华	—	叶滨宾、周元春	甘兰丰、刘立炜、顾莱莱、朱杰明、侯刚、贺明礼、陈伟君、陈桦、干芸根、杨岳松	杨岳松
2001—2005 年	叶滨宾	姚庆华	高培毅、朱杰明、周元春	刘立炜、陈桦、干芸根、顾莱莱、贺明礼、侯刚、孙国强、陈伟君、杨岳松、李欣(增补)、邵剑波(增补)、刘凯(增补)、鲍家起(增补)	范淼
2005—2009 年	叶滨宾	—	邵剑波、孙国强、朱铭	陈桦、范国光、干芸根、韩燕乔、贺明礼、候刚、李欣、刘凯、宁刚、涂蓉、王龙胜、袁新宇、张晓凡、郑穗生、仁青次旺	范淼

续表

届（起止时间）（年）	组长	前任组长	副组长	委员	秘书
2009—2012 年	朱铭	叶滨宾	范国光、邵剑波、曾津津	范森、干芸根、何玲、贺明礼、金科、李欣、刘凯、刘鑫、宁刚、涂蓉、王龙胜、严志汉、袁新宇、张小安、张晓凡、仁青次旺、郑穗生、周珉	李玉华
2012—2015 年	朱铭	—	邵剑波、范国光、李欣、宁刚	金科、干芸根、范森、何玲、刘凯、袁新宇、张晓凡、王龙胜、刘鑫、张小安、严志汉、李玉华、彭芸、张新荣、张靖、谢晟、赖灿、丁山、尹传高、黄美萍、张增俊、石浩	钟玉敏
2015—至今	李欣	朱铭	邵剑波、宁刚、张靖、彭芸	严志汉、张小安、丁山、范森、干芸根、何玲、侯振洲、黄美萍、金科、赖灿、李玉华、刘鑫、马睿、乔中伟、盛茂、石浩、肖江喜、谢晟、徐昕、燕飞、衣蕾、尹传高、袁新宇、张皓、张体江、张晓凡、张欣贤、张新荣、张增俊、钟玉敏、周作福	王春祥

三、学组组长简介

一般情况：李欣（图 4-7-18），男，1964 年 2 月出生，现任天津市儿童医院副院长，天津市儿童医院影像科主任医师，天津医科大学兼职教授，天津市放射质量控制中心委员，《中华放射学杂志》编委，《临床放射学杂志》常务编委，《放射学实践杂志》编委，《国际医学放射学杂志》编委，《中国医学影像技术杂志》编委。

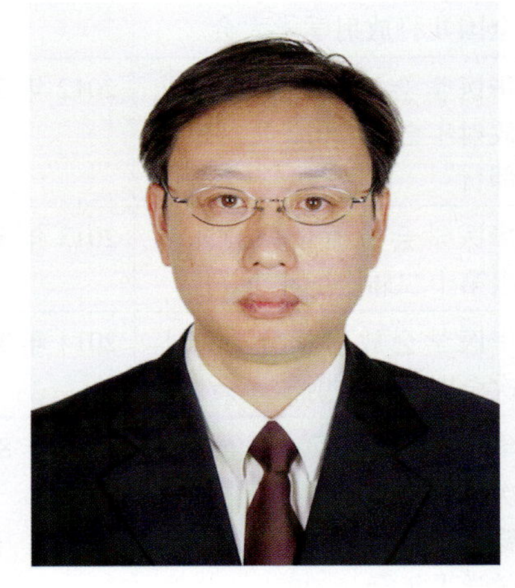

图 4-7-18　李欣教授

工作业绩：从事儿科医学影像诊断工作 33 年，历年来在国内外专业学术期刊发表第一作者论文 37 篇，主编主译《小儿颅脑疾病 CT 诊断》；《小儿腹部 CT 诊断图鉴》；《儿科影像诊断必读》；《中华影像医学—儿科影像卷》；《影像专家鉴别诊断：儿科分册》；《儿科影像诊断必读第二版》；《轻松学影像—儿科》；《中华医学百科全书—儿科卷》；《儿科放射诊断学》；《中华医学影像案例解析宝典：儿科分册》儿科影像学专业学术著作 10 部，参编专业学术著作和卫生部规划教材 15 部。

学会任职：中华医学会放射学分会委员，中华医学会放射学分会儿科专业委员会主任委员，中国医师协会儿科分会放射学组副组长，天津市放射学会主任委员

专业方向：擅长儿科疾病影像学诊断与鉴别诊断，主要从事儿科神经系统和头颅五官影像学研究。

四、学组会议

会议名称	召开时间	会议地点	参会人数	大会主席	执行主席
中华医学会放射学会第一届全国儿科放射学术座谈会	1989 年 12 月 11—14 日	上海枫林路儿科医院	148	—	姚庆华
第二届全国儿科放射学术会议	1992 年	杭州	200	—	姚庆华
第三届中华医学会放射分会儿科学组年会	1996 年 4 月 28—30 日	沈阳	300	姚庆华	潘恩源

续表

会议名称	召开时间	会议地点	参会人数	大会主席	执行主席
第五届全国神经放射学会议暨第四届全国儿科放射学会议	1998 年 10 月 8—11 日	大连	147	—	姚庆华
中华医学会放射学分会第五届全国儿科医学影像学学术会议	2002 年 9 月 11—15 日	广州金诚宾馆	200	—	刘立炜
中华医学会放射学分会第六届全国儿科放射年会暨第五届亚大儿科放射年会	2004 年 10 月 20—23 日	北京	450	叶滨宾	孙国强
中华放射学会第七届全国儿科放射年会	2006 年 9 月 8—12 日	黄山花溪饭店	314	叶滨宾、杨斌、郑穗生	鲍家启、郑穗生
中华放射学分会第八次全国儿科放射学术大会	2008 年 9 月 13—15 日	井冈山和谐苑宾馆	420	叶滨宾、龚洪瀚	侯刚
中华医学会放射学会第九次全国儿科放射年会	2010 年 4 月 2—5 日	南京钟山宾馆	350	朱铭、叶滨宾	张新荣、林庆龙
中华医学会放射学分会第十次全国儿科放射学术大会	2011 年 3 月 16—19 日	长沙通程国际大酒店	600	王维、朱铭	金科
中华医学会第十一届全国儿科放射年会暨“2012 儿科影像西部行”	2012 年 3 月 16—21 日	成都天使宾馆	400	梁长虹、朱铭	宁刚、贺明礼
中华医学会放射学分会儿科学组第十二届全国年会	2013 年 3 月 21—24 日	开封开元名都大酒店	662	朱铭	程敬亮、张小安
中华医学会放射学分会第十三次全国儿科放射学术会议	2014 年 3 月 20—23 日	深圳大梅沙海景酒店	600	冯晓源、梁长虹、朱铭、徐坚民	干芸根、张靖
中华医学会放射学分会第十四次全国儿科放射学学术会议暨第五届全国儿科介入放射学学术年会	2015 年 8 月 28—30 日	天津津利华大酒店	500	梁长虹、李欣	李欣
中华医学会放射学分会第十五次全国儿科放射学学术会议	2016 年 10 月 12—16 日	苏州国际博览中心	300	梁长虹、李欣	盛茂
中华医学会放射学分会第十六次全国儿科放射学学术会议	2017 年 4 月 7—9 日	杭州华北饭店	400	梁长虹、李欣	袁建华、张敏鸣、赖灿、严志汉

第八节　磁共振成像专委会

一、发展简史

磁共振学组是在 2000 年中华医学会放射学分会第一届磁共振学术大会(因为此前在中华医学会放射学分会领导下,由深圳安科公司支持曾经召开过两次磁共振学术会议,所以曾经称之为“第三届全国磁共振学术大会”)上,王承缘教授受时任中华医学放射学分会会主任委员戴建平教授委托和鼎力支持,成立了磁共振学组,并被推举为第一届组长。从此,我国临床磁共振专业有了自己的组织,磁共振学组作为学术交流的平台,大力推动了我国磁共振临床应用的快速发展。自学组成立以来,在历任磁共振学组组长(王承缘、祁吉、赵斌、贾文霄、卢光明、程敬亮教授)的带领下,共召开了 17 届全国磁共振学术大会,不仅学术会议规模不断扩大,国际交流也在不断拓展,影响力与日俱增。自 2015 年 1 月程敬亮教授担任中华医学会放射学分会 MRI 专委会主任委员以来,广泛征求意见,报请中华医学会和中华放射学会批准,截至 2016 年 5 月全面完成了由 41 人组成的 MRI 专委会和 40 人组成的 MRI 青年学组的成立工作。2015 年 6 月在武汉举行的第 15 届全国磁共振学术大会上,经中华放射学会同意,成立了由 245 人组成的 9 个 MR 专业学组(包括神经学组 41 人、精神影像与脑功能学组 19 人、腹部学组 32 人、头颈学组 32 人、心胸学组 26 人、乳腺学组 19 人、肌骨学组 27 人、对比剂学组 17 人、技术学组 32 人)。在 2017 年 6 月太原举行的第 17 届全国磁共振学术大会上,又成立了 MR 物理和工程学组(35 人)。2017 年 6 月,在程敬亮主任委员的指导下,为更好展示磁共振学组的风貌,团结广大磁共振工作者,设计了磁共振学组的会徽和会旗(图 4-8-1,图 4-8-2)。

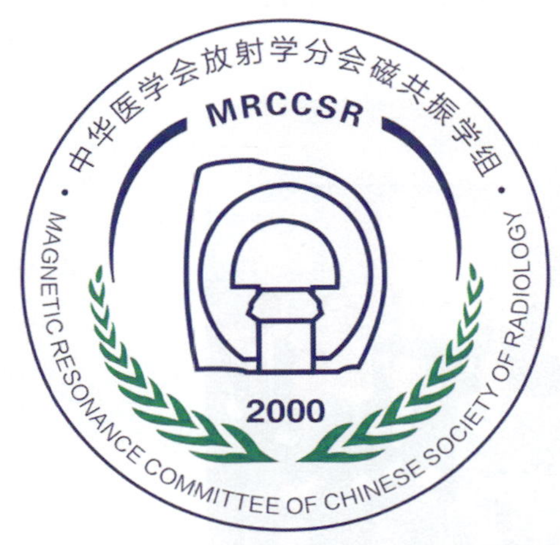

图 4-8-1 中华医学会放射学分会磁共振学组会徽

图 4-8-2 中华医学会放射学分会磁共振学组会旗

(一) 国际交流与合作

为促进国内外学术交流,李坤成教授与 ISMRM 副主席李德彪教授共同努力,建立了 ISMRM 中国分部,更好地推动中国医学影像事业的发展。2011 年 11 月中华医学会放射学分会(CSR)和欧洲医学及生物学磁共振学会(ESMRMB)共同协商同意推出了为期三年的 CSR—ESMRMB 磁共振继续教育及讲师培养项目,培养了多名具备国际水准的高端磁共振影像医师及讲师。2012 年 5 月借在澳大利亚举行的国际磁共振年会之际,由海外华人磁共振学会主席和中华医学会放射学分会磁共振学组卢光明教授共同主持筹办了中国之夜和中国论坛;与 OCSMRM 一起在 2012 年 12 月 14—16 日共同举办了中外华人医学磁共振 2012 年会暨国际医学磁共振学会论坛(图 4-8-3)。2013 年与韩国磁共振学术会议合作,韩国医学磁共振学会 4 人组队参加在杭州举行的第 13 届磁共振学术大会,2014 年派遣 3 名专家参加在长沙的全国磁共振年会。2013 年学组有 3 名专家参加了韩国磁共振会议;2014 年又有 4 名专家参会。2015 年 3 月程敬亮主委带队参加韩国 MRI 年会,与韩国医学磁共振学会(KSMRM)签订了合作协议,实现了两国 MRI 学术组织的深度交流与合作(图 4-8-4)。专委会积极组织参加 2015ISMRM 会议(2015 年 5 月 30 日—6 月 5 日,加拿大多伦多市),会议期间戴建平教授、金征宇教授、田捷教授、程敬亮教授和 MRI 青年学组组长杨健教授向 ISMRM 汇报了中国 MRI 专委会的工作,并为 2020 年 ISMRM 会议在中国召开做了争取工作(图 4-8-5)。在苏州举行的中华放射学 2016 年学术大会(CCR2016)与第 16 届全国磁共振学术会议上,ISMRM、ESMRMB、OCSMRM、JCSMRM、KSMRM 现任主席亲自组团参会,59 位国外和海外 MR 专家将分别在相应的专场会议会议上进行讲座。在此次会议期间,程敬亮教授先后与 KSMRM、JSMRM、ESMRMB 签定了正式合作协议,为中国与三个国外磁共振学会的长期合作交流奠定了基础(图 4-8-6)。

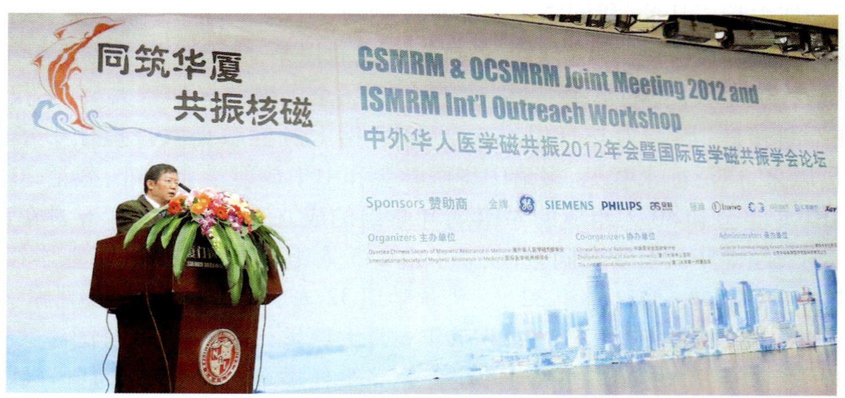

图 4-8-3 2012 年 12 月在厦门与 OCSMRM 合作举办了中外华人医学磁共振 2012 年会暨国际医学磁共振学会论坛，第三届磁共振学组组长卢光明教授致大会欢迎词

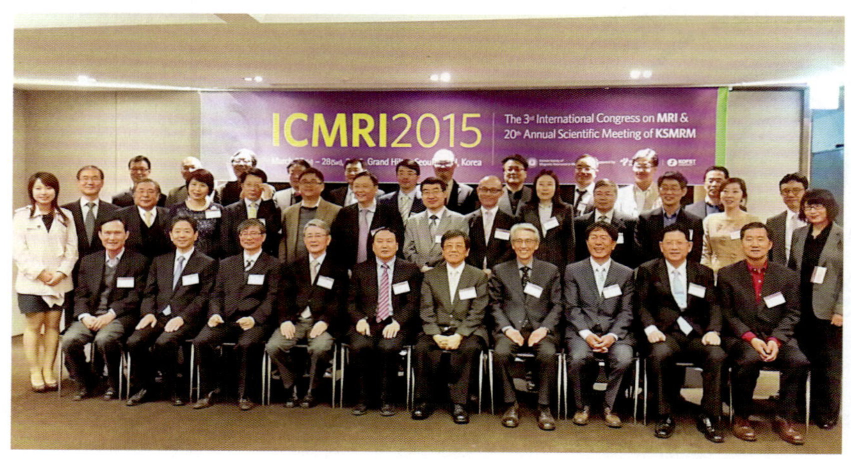

图 4-8-4 2015 年 3 月程敬亮主委带队参加韩国 MRI 年会，并与韩国医学磁共振学会(KSMRM)成员合影

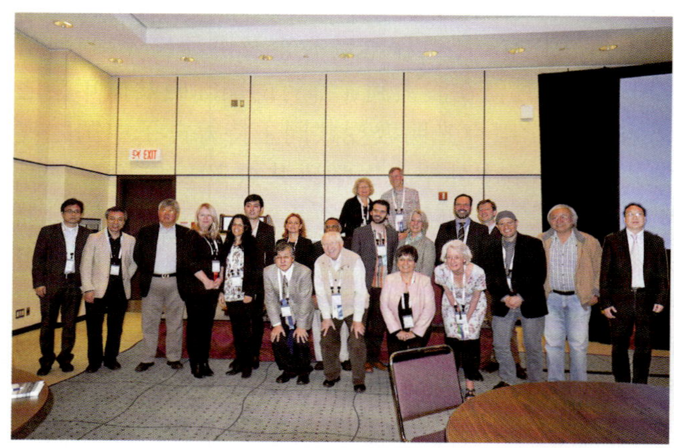

图 4-8-5 2015 年 5 月加拿大多伦多市 ISMRM 会议，戴建平、金征宇、田捷、程敬亮和杨健教授与 ISMRM 部分成员合影

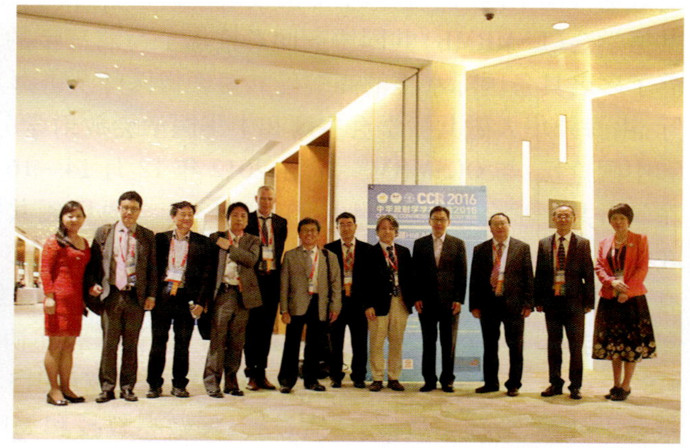

图 4-8-6 2016 年 10 月苏州市中华放射学 2016 年学术大会(CCR2016)与第 16 届全国磁共振学术会议上，程敬亮教授与 ISMRM、ESMRMB、OCSMRM、JCSMRM、KSMRM 现任主席合影

为积极建立与国际 MRI 学术组织的联系和交流，MRI 专委会特设立了国际交流秘书一职(王梅云担任)。目前，卢光明、程敬亮和龚启勇教授均是 ISMRM Chapter committee 的正式委员。此外，龚启勇医师还是 ISMRM education committee 委员和 2016 年 ISMRM 年会(新加坡)的 Local organizing committee 委员。薛华丹和王梅云则获得 2014 年“ESMRMB/ISMRM Teach-the-Teacher in Clinical”的 fellowship training。为提升 MRI 专委会在 ISMRM 的影响力，2016 年 9 月，在程敬亮主任委员的推动下，专委会以团体形式加入 ISMRM，磁共振专委会 41 位委员、2 位秘书和 18 位亚专业学组组长、副组长在内的专家团队一次性成为 ISMRM full member，为推动中国磁共振事业的国际化进程贡献了力量。2017 年 4 月在美国召开的 ISMRM 年会会议上程敬亮教授当选国际医学磁共振学会(ISMRM)中国分会主席。

2003 年前后，在 Juergen Hennig、李德彪、胡小平等 ISMRM 深资会员的积极倡议下，ISMRM 创立了 Global Outreach Program，旨在推动医学磁共振在全球范围的发展，增强 ISMRM 在发展中国家和地区的影响力。ISMRM 在中国举办的一系列 Global Outreach Workshops 是 Global Outreach Program 的一个重要组成部分。ISMRM 先后任命了 Juergen Hennig、李德彪、胡小平、周晓洪教授四位教授负责中国区的 Global Outreach Coordinators。自 2004 年至 2016 年的 13 年间，Global Outreach Coordinators 与中华放射学会磁共振学组以及海外华人磁共振学会密切合作，每年邀请 6～8 位国际顶级医学磁共振专家来中国讲学，先后在中国的 11 个城市举办了 13 次 ISMRM Global Outreach Workshops(表 4-8-1)。这些 Workshops 为提高中国医学磁共振临床和科研水平、与国际接轨起到了重要的推动作用。同时，多达 10 位 ISMRM 历任主席参加了 ISMRM Global Outreach Workshops，与中华放射学会的历任主任委员或副主任委员戴建平、祁吉、郭启勇、冯晓源、徐克、金征宇、李坤成教授以及磁共振学组组长赵斌、贾文霄、卢光明、程敬亮教授充分交流，大大提高了中国在 ISMRM 中的影响力。2014 年在卢光明教授和周晓洪教授的共同组织下，ISMRM 在任主席 Peter Jezzard 教授(英国牛津大学)和候任主席 Jeffrey Neil 教授(美国哈佛大学)共同参加了在长沙的中华放射学会磁共振学组年会和 ISMRM 的 Global Outreach Workshop，2015、2016 和 2017 年 ISMRM 主席 Gary Gold 教授(斯坦福大学)连续 3 次参加中华放射学会磁共振学组年会。该项活动在 ISMRM 的年会上做为当年的重要学术活动，得到了充分的报道，反响热烈。正如 ISMRM 学会季刊 *MR Pulse* 所说，“由 ISMRM 和中华放射学会磁共振学组密切合作，在中国举办的 Global Outreach Workshops 不仅把最前沿的磁共振技术和应用带到了中国，而且使许多没有机会参加国际交流的年轻人直接接触到了医学磁共振领域的大师”。

表 4-8-1　ISMRM Global Outreach Workshops in China

年度	城市	ISMRM Coordinator	磁共振学组组长
2004 年 4 月	上海	Juergen Hennig	祁吉
2005 年 9 月	北京	李德彪	祁吉
2006 年 9 月	济南	李德彪、高家红	赵斌
2007 年 8 月	大连	胡小平、李德彪	赵斌
2008 年 10 月	郑州	胡小平	赵斌
2009 年 7 月	黄山	胡小平	贾文霄
2010 年 8 月	上海	胡小平	贾文霄
2011 年 8 月	北京	周晓洪、李德彪、王乙	贾文霄
2012 年 12 月	厦门	周晓洪、苑纯	卢光明
2013 年 6 月	杭州	周晓洪	卢光明
2014 年 6 月	长沙	周晓洪	卢光明
2015 年 6 月	武汉	周晓洪	程敬亮
2016 年 10 月	苏州	周晓洪	程敬亮

(二) 新技术与科学研究

2013 年以南京军区南京总医院医学影像科主任卢光明教授为首席科学家的国家重点基础研究发展计划(973)项目:“基于影像实时动态多元分子分型的乳腺癌精准诊疗关键技术研究”获得批准并正式启动。卢光明教授主持的项目“双能量 CT 的临床应用与技术创新”获 2013 年中华医学科技奖一等奖,这是我国放射学界获得的首个中华医学科技奖一等奖(图 4-8-7)。卢光明教授主持的项目“心脑血管病关键 CT 技术的应用与创新”荣获 2013 年国家科学技术进步奖二等奖。磁共振学组成员龚启勇医师获教育部创新团队项目(项目编号:IRT1272,2013—2015 年,300 万元)。

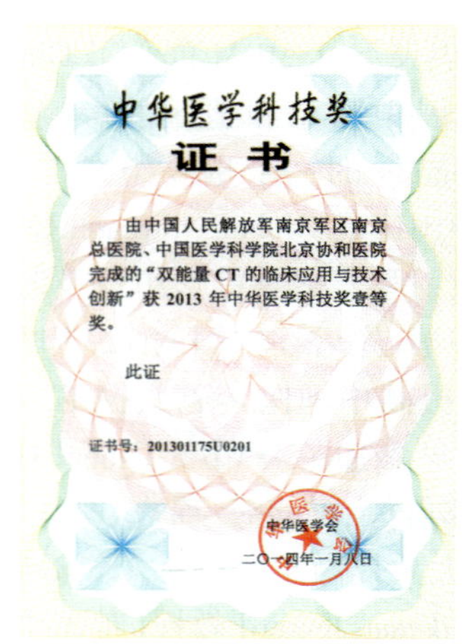
中华医学科技奖
证书
由中国人民解放军南京军区南京总医院、中国医学科学院北京协和医院完成的“双能量 CT 的临床应用与技术创新”获 2013 年中华医学科技奖壹等奖。
此证
证书号:201301175U0201
中华医学会
二〇一四年一月八日

图 4-8-7　卢光明教授主持的项目“双能量 CT 的临床应用与技术创新”获 2013 年中华医学科技奖一等奖

2016 年 6 月科技部公布了 2016 年国家重点研发计划的评审结果,MRI 专委会获得临床数字影像 6 项中的 5 项:①MRI 专委会主委程敬亮教授的“MRI 设备及其临床应用评价研究”(1200 万元研发经费);②专委会精神影像与脑功能学组组长王健教授的“关于多中心协作磁共振机产品临床应用及评价研究”(1200 万研发经费);③专委会委员卢洁教授的“一体化 TOF-PET-MRI 脑血流量定量方法研究及在脑部疾病中的应用”(100 万元研发经费);④专委会副主委、青委会 MRI 学组组长杨健教授的“新生儿局灶性白质损伤预后评估的磁共振新技术集成及其临床应用”(340 万元研发经费);⑤专委会技术组副组长刘欣教授的“脑血管病精确诊疗的新型成像技术及其临床应用研究”(340 万元研发经费)。

专委会前任主任委员卢光明教授的“胶质瘤 EphA2 靶向治疗分子机制及精准诊疗一体化分子影像学研究”以及专委会委员韩璎教授的“基于神经影像技术的认知下降预测及其在 AD 临床前期诊疗中的应用”分别获得国家自然科学基金重点项目资助。MRI 专委会副主任委员龚启勇教授的“磁共振影像学分析及其对重大精神疾病脑机制的研究”获得 2015 年国家自然科学奖二等奖,相关研究项目“重大精神疾病的磁共振影像表征与神经生物学机理研究”获得国家自然科学基金创新研究群体项目资助(1050 万元研发经费)。

(三) 重要事件

2016 年 5 月 MRI 专委会启动了“从经典到卓越”磁共振对比剂临床应用专题交流会巡讲项目,旨在推动 MR 对比剂临床应用和学术交流,提升基层影像科医生对于 MR 对比剂知识的了解和掌握水平,促进临床诊疗水平的提高、积极服务于临床病人。至今已分别在安徽、重庆、广西、浙江、吉林、新疆、河南、河北、云南、江西、山西、西藏成功举办 12 次活动(图 4-8-8,图 4-8-9)。

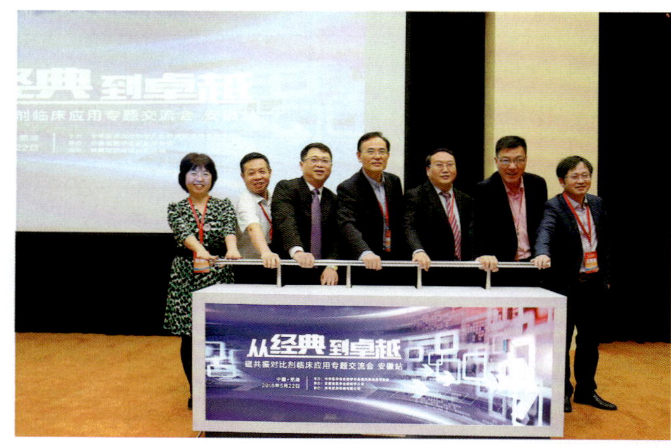

图 4-8-8　2016 年 5 月 22 日,“从经典到卓越”磁共振对比剂临床应用专题交流会巡讲项目启动仪式在安徽省成功举办

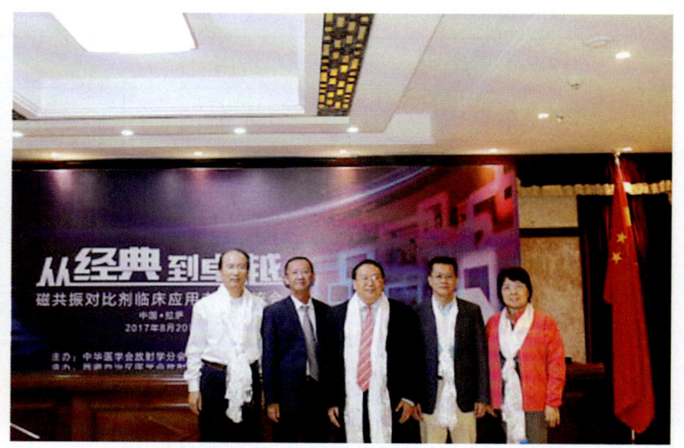

图 4-8-9　2017 年 8 月 20 日,由磁共振学组组长程敬亮教授带队,在西藏自治区拉萨市进行了“从经典到卓越”磁共振对比剂临床应用专题学术会议(从左至右依次为孙胜军、银武、程敬亮、曹代荣、张雪宁教授)

磁共振学组建成了学组专用网站(图 4-8-10),并与中华放射学会网站链接,成为传播和普及磁共振成像知识的窗口,不断扩大磁共振学组的影响力,为更好地开展学组的各项工作服务。

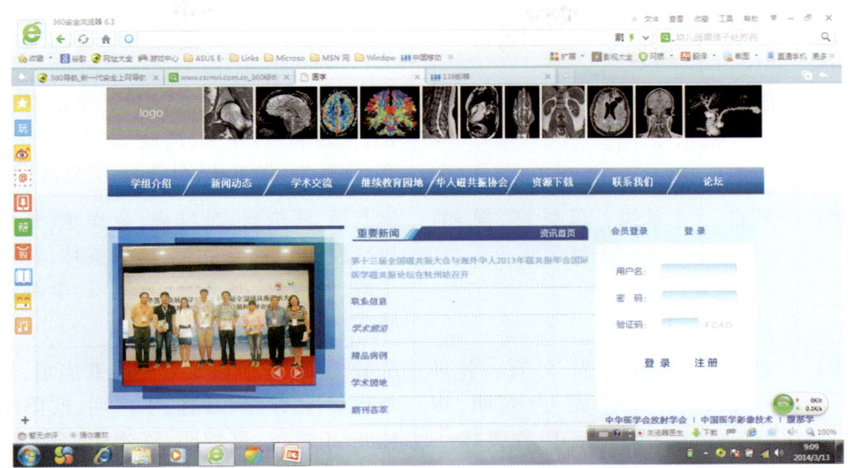

图 4-8-10 磁共振学组建成了学组专用网站

磁共振上岗证培训:2012 年开始磁共振学组承担了全国磁共振上岗证的考试辅导及培训,针对磁共振技术的快速发展,及时更新大纲、相关辅导材料和考试题目,使磁共振上岗考试和辅导更加实用。

二、专委会主任委员简介

程敬亮(图 4-8-11),男,1964 年 8 月出生。郑州大学第一附属医院磁共振科主任,医学影像中心主任,医技医学部主任,二级教授、主任医师、博士生导师,美国南加州大学 Keck 医学院神经放射博士后、客座教授,郑州大学特聘教授。河南省医学影像诊疗和研究中心主任,河南省医学影像远程网络会诊中心主任,河南省脑功能检测与应用工程技术研究中心主任,河南省磁共振功能与分子影像实验室主任,河南省磁共振与脑功能重点实验室主任,郑州市脑功能和认知磁共振成像重点实验室主任,河南省学位委员会委员,郑州大学医学部学位委员会副主席、学校和医院学位委员会委员。

国家重点研发计划项目首席科学家,国家百千万人才工程有突出贡献中青年专家、享受国务院特殊津贴专家,河南省杰出专业技术人才,河南省优秀专家,国家卫生和计划生育委员会大型医用设备管理咨询专家,国家食品药品监督管理总局医疗器械技术评审咨询专家,全国优秀科技工作者,中国医师奖获得者,河南省跨世纪学术学科带头人,河南省优秀中青年骨干教师,河南省文明教师,河南省科技领军人物,河南省卫生科技领军人才,河南省与郑州市创新型科技团队带头人。

1985 年河南医科大学医疗系大学毕业以来,一直从事放射诊断的医疗、教学和科研工作。迄今,已发表科研论文 300 余篇,主编和参编影像学专著 30 部,获国家实用新型专利 8 项,获科研成果奖 9 项。主持完成的 7 项研究成果分别获得 1998 年、1999 年、2006 年、2008 年、2009 年、2011 年和 2015 年度河南省科技进步二等奖。培养硕士和博士研究生 70 余名。

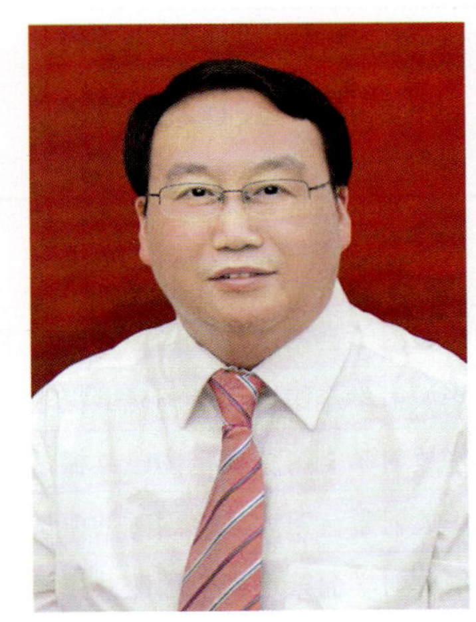

图 4-8-11 程敬亮教授

中华放射学会副主委兼磁共振学组组长,中华放射学杂志副总编辑,中国医师协会放射医师分会副会长,国际医学磁共振学会(ISMRM)中国分会主席,黄河医学影像论坛理事会理事长,河南省放射学会主任委员,中国医学装备学会磁共振应用专业委员会副主委,中国卒中学会医学影像专业委员会副主委。

擅长于中枢神经系统、头颈部和胸部影像学诊断与鉴别。主要研究方向:①重大精神疾病和退行性脑疾病的功能磁共振研究;②缺血性脑血管疾病的影像学基础与临床研究。

三、专委会历届委员名单

届数 (起止时间(年))	组长	前任组长	副组长	委员	秘书
第一届(2000—2002年)	王承缘	—	祁吉、赵斌	周诚、郭启勇、于卫、蒋学祥、李德泰、章士正、张云亭、刘怀军、冯晓源、李建丁、黄仲奎、许达生、张雪林、卢光明、贾文霄	陈敏
第二届(2002—2005年)	祁吉	王承缘	蒋学祥、陈敏、赵斌	陶笃纯、郑全录、李坤成、黄祥龙、夏黎明、唐桂波、李德泰、卢光明、张雪林、贾文霄、王峻、杜湘珂、冯义濂、王代雪、李鲠颖、曾晓庄、申宝忠	尹建忠
第三届(2005—2008年)	赵斌	祁吉	贾文霄、李坤成、卢光明、申宝忠、张雪林	陈敏、程敬亮、杜湘珂、冯逢、龚启勇、黎元、李建军、陆建平、马林、牛广明、欧阳汉、唐桂波、王霄英、夏黎明、许建荣、余永强、张敏鸣、张小明、张兆琪	陈敏(兼)、王光彬
第四届(2008—2012年)	贾文霄	赵斌	陈敏、程敬亮、龚启勇、卢光明、许建荣、余永强	黎元、李建军、卢洁、陆建平、罗柏宁、牛广明、欧阳汉、宋发亮、谭利华、唐桂波、王成林、王光彬、王建、王玮、王霄英、夏黎明、尹建忠、张辉、张军、张敏鸣、张小明、张兆琪 通讯成员:包尚联、曹光、王代雪、许泽卫、薛敏、杨健、杨萍	杨利霞
第五届(2012—2015)	卢光明	贾文霄	陈敏、龚启勇、程敬亮、许建荣、余永强、王玮	张敏鸣、王霄英、陆建平、王小宜、王光彬、牛广明、张小明、王成林、张辉、卢洁、尹建忠、王健、李建军、宋法亮、刘含秋、薛华丹、艾林、李澄、关丽明、李跃华、马国林、杨健、郑卓肇、张敬、王梅云、欧阳汉、王丹、罗柏宁、刘波、许茂盛、张宗军	张宗军(兼)
第六届(2015—2017)	程敬亮	卢光明	张辉、余永强、张敏鸣、龚启勇、李澄、王光彬、王霄英	王小宜、陆建平、洪楠、夏黎明、张小明、卢洁、尹建忠、王健、李建军、艾林、关丽明、李跃华、马国林、郑卓肇、张敬、欧阳汉、许茂盛、张宗军、崔光彬、刘再毅、曹代荣、王俭、张雪宁、韩瓔、母其文、沈钧康、刘波、于薇、张岚、娄昕、刘含秋、靳二虎	张勇、王梅云

四、历届会议

会议名称	召开时间(年)	会议地点	参会人数	大会主席	执行主席
中华放射学会第三届全国磁共振学术大会	2000	武汉	256	戴建平	王承缘
中华放射学会第四届全国磁共振学术大会	2002. 10	天津	500	王承缘	张云亭
中华放射学会第五届全国磁共振学术大会	2004. 10	南京	700	祁吉	卢光明
中华放射学会第六届全国磁共振学术大会	2006. 9	济南	900	赵斌	赵斌
中华放射学会第七届全国磁共振学术大会	2007. 6	厦门	800	赵斌	李银官
中华放射学会第八届全国磁共振学术大会	2008. 4	郑州	1000	赵斌	程敬亮

续表

会议名称	召开时间(年)	会议地点	参会人数	大会主席	执行主席
中华放射学会第九届全国磁共振学术大会	2009.6	黄山	1000	李坤成、赵斌、贾文霄、王尚柏	郑穗生、余永强
中华放射学会第十届全国磁共振学术大会	2010.9	乌鲁木齐	800	李坤成、贾文霄	贾文霄、宋法亮
中华放射学会第十一届全国磁共振学术大会	2011.8	北京	1000	郭启勇、冯晓源、李坤成、李洪山、李德彪、周晓洪	李坤成、李洪山、李德彪、贾文霄、周晓洪
中华放射学会第十二届全国磁共振学术大会	2012.4	西安	1100	冯晓源、金征宇、卢光明、贾文霄	郭佑民、王玮
中华放射学会第十三届全国磁共振学术大会	2013.6	杭州	1400	金征宇、卢光明、Yihong Yang	张敏鸣、杜一平
中华放射学会第十四届全国磁共振学术大会	2014.6	长沙	1550	金征宇、卢光明、杜一平	王维、王小宜
中华放射学会第十五届全国磁共振学术大会	2015.6	武汉	2300	滕皋军、程敬亮、卢光明	胡道予
中华放射学会第十六届全国磁共振学术大会	2016.10	苏州	因为与中华放射学学术大会一起举办,大会总参会人员 12 176 人,磁共振会议参会人数不详。	徐克、余建明、程敬亮	滕皋军、卢光明、刘广月
中华放射学会第十七届全国磁共振学术大会	2017 年 6 月	太原	2600	程敬亮、滕皋军、卢光明	张辉、王峻

附：磁共振学组历届会议照片

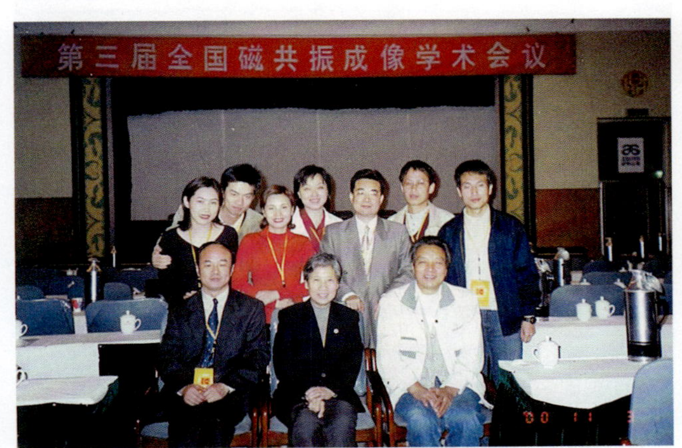

图 4-8-12　2000 年武汉市,第三届全国磁共振学术大会上磁共振学组成立,第一届组长王承缘教授(前排中间)

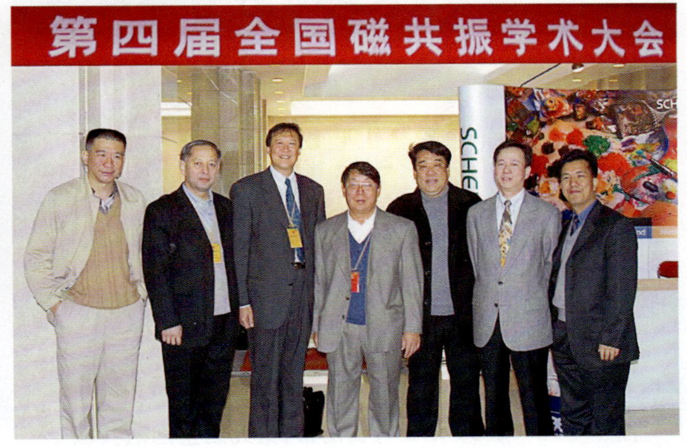

图 4-8-13　2002 年 10 月天津市,第四届全国磁共振学术大会,第二届组长祁吉教授(前排左三)

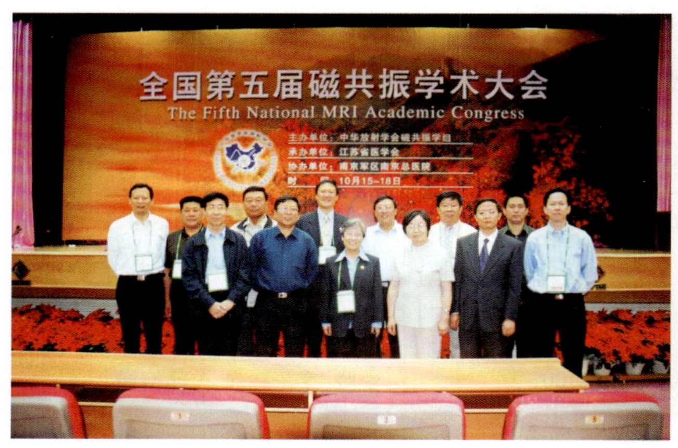

图 4-8-14　2004 年 10 月南京市，第五届全国磁共振学术大会，组长祁吉教授(后排右四)

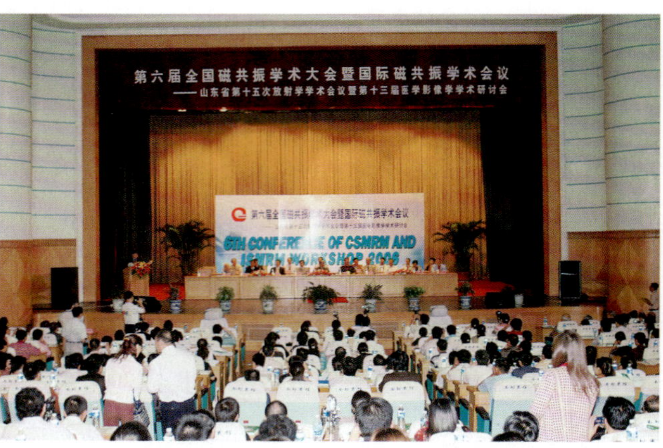

图 4-8-15　2006 年 9 月济南市，第六届全国磁共振学术大会，第三届组长赵斌教授

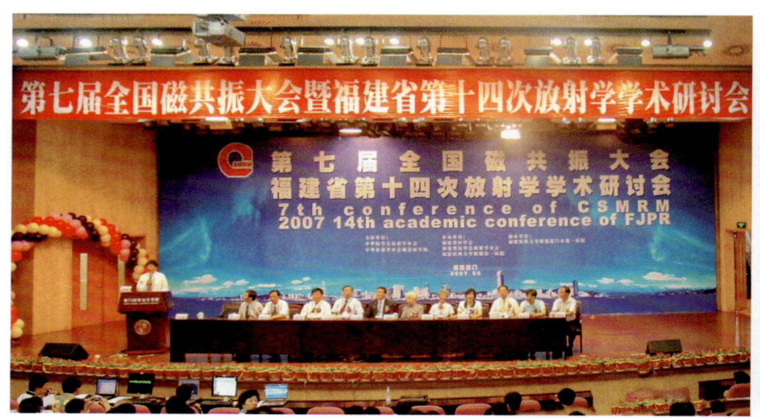

图 4-8-16　2007 年 6 月厦门市，第七届全国磁共振学术大会，组长赵斌教授(左三)

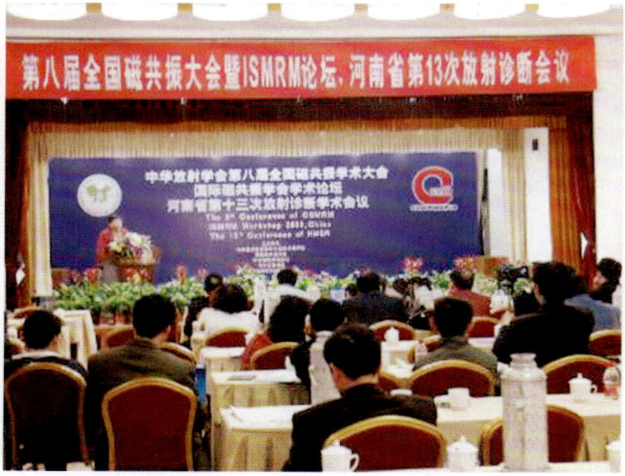

图 4-8-17　2008 年 4 月郑州市，第八届全国磁共振学术大会，组长赵斌教授

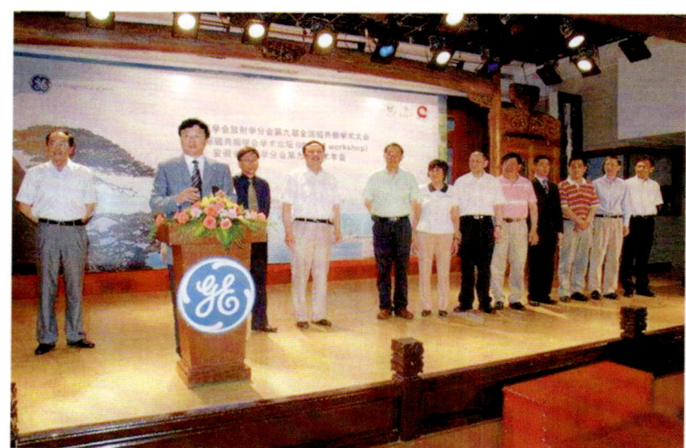

图 4-8-18　2009 年 6 月黄山市，第九届全国磁共振学术大会，第四届组长贾文霄教授(右四)，发言者为郭启勇教授

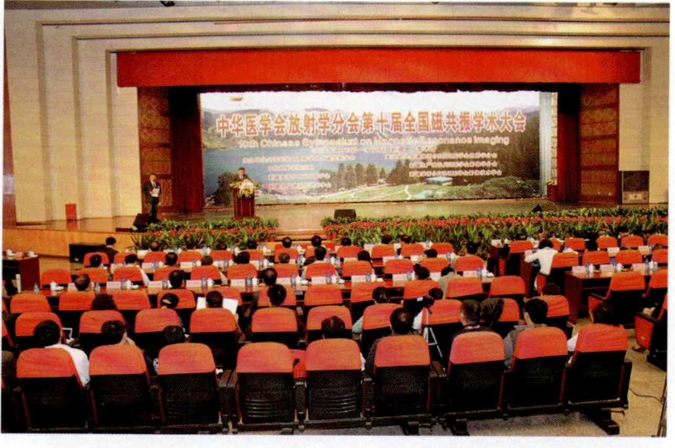

图 4-8-19　2010 年 9 月乌鲁木齐，第十届全国磁共振学术大会，组长贾文霄教授

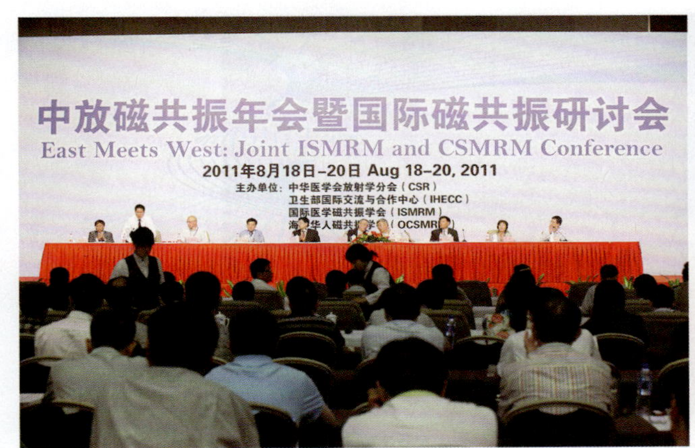

图 4-8-20　2011 年 8 月北京市，第十一届全国磁共振学术大会，组长贾文霄教授（左二）

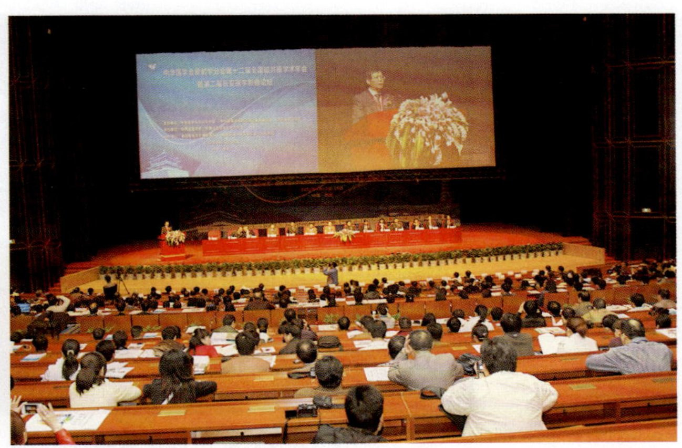

图 4-8-21　2012 年 4 月西安市，第十二届全国磁共振学术大会，第五届组长卢光明教授

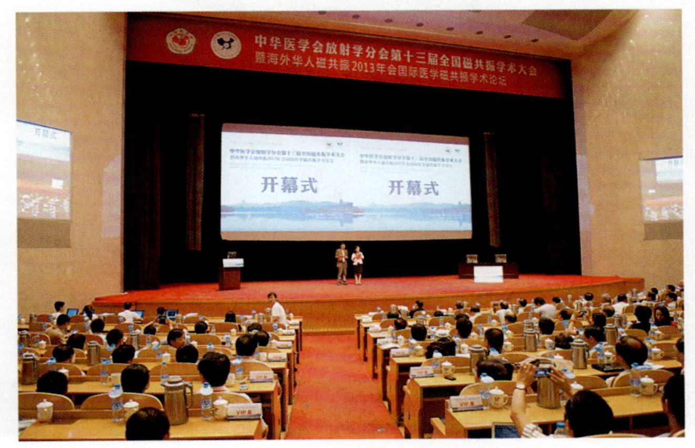

图 4-8-22　2013 年 6 月杭州市，第十三届全国磁共振学术大会，组长卢光明教授

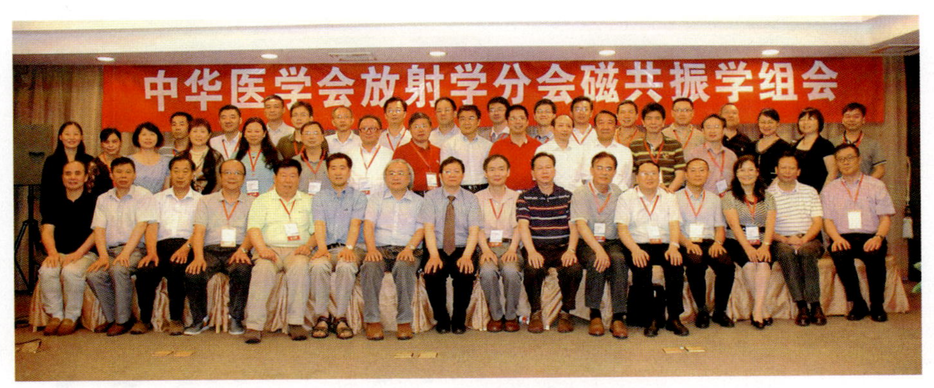

图 4-8-23　第十三届全国磁共振学术大会上第五届磁共振学组委员合影

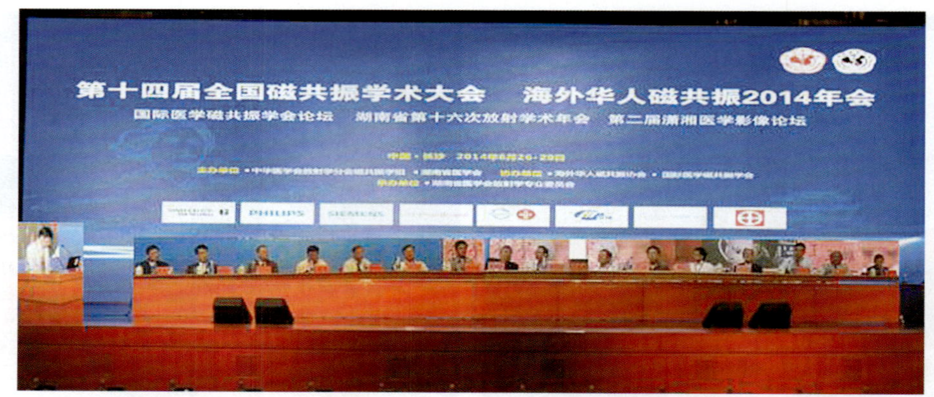

图 4-8-24　2014 年 6 月长沙市，第十四届全国磁共振学术大会，组长卢光明教授

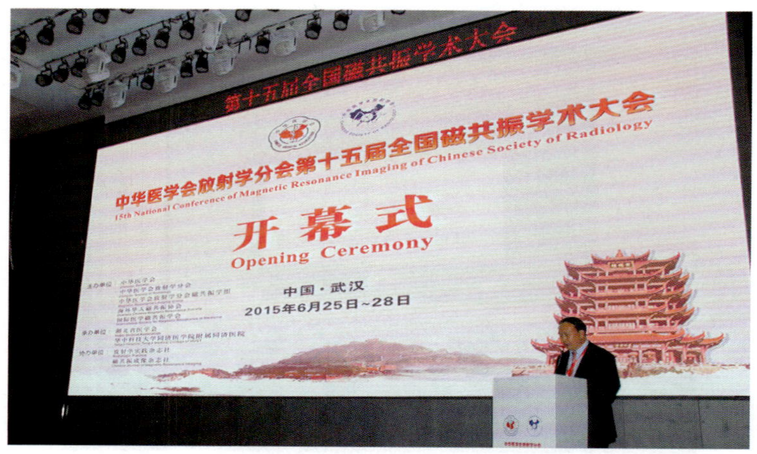

图 4-8-25　2015 年 6 月武汉市，第十五届全国磁共振学术大会，第六届组长程敬亮教授

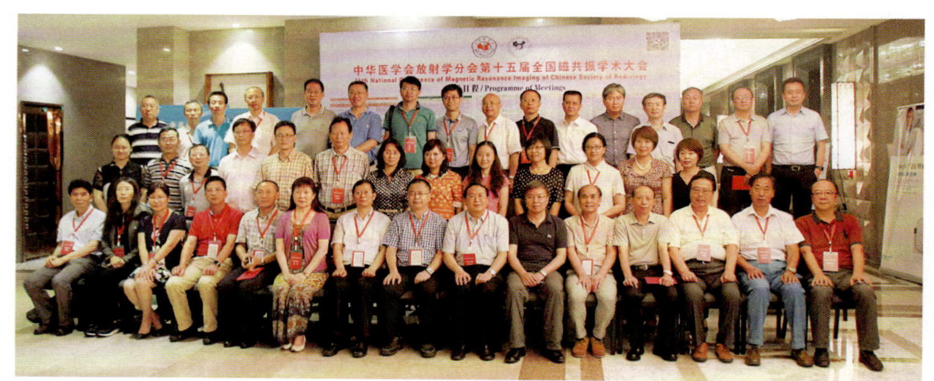

图 4-8-26　第十五届全国磁共振学术大会上第六届磁共振学组委员合影

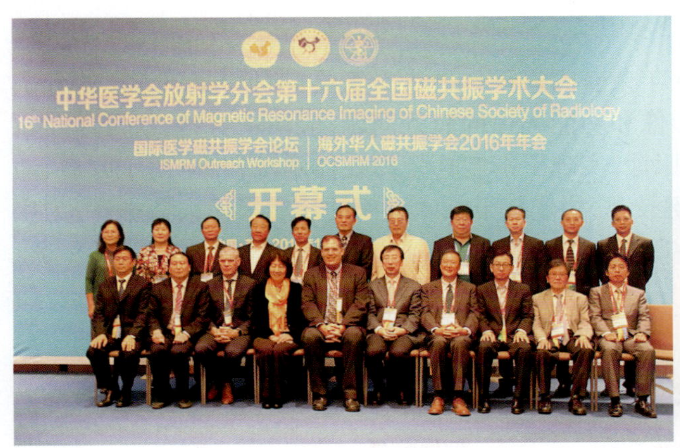

图 4-8-27　2016 年 10 月苏州市，第十六届全国磁共振学术大会，组长程敬亮教授(前排右二)

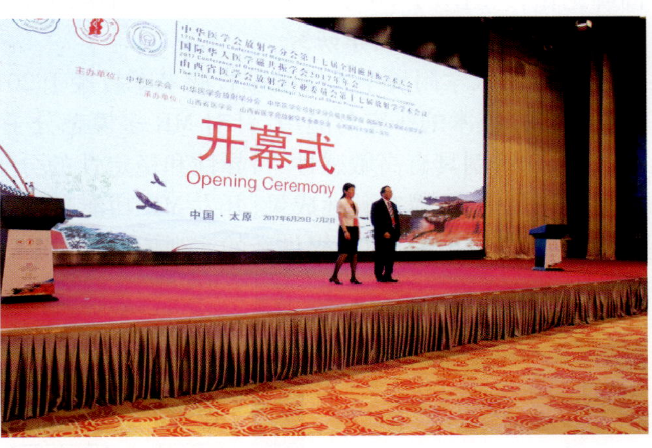

图 4-8-28　2017 年 6 月太原市，第十七届全国磁共振学术大会(程敬亮和张辉教授共同主持开幕式)，组长程敬亮教授

第九节　分子影像专委会

一、发展简史

中华医学会放射学分会分子影像学组于 2012 年 7 月 6 日在哈尔滨正式成立，其前身为 2010 年成立的中华放射学分会分子成像工作组，组长为中国医科大学附属盛京医院院长郭启勇教授，常务副组长申宝忠教授、副组长部发宝教授、王维教授，及其他组员共 24 名。第一任分子影像学组组长为哈尔滨医科大学附属第四医院院长申宝忠教授，副组长部发宝教授、杨晓明教授、吴仁华教授、张贵祥教授，秘书黄涛及其他组员共 30 名。第二任分子影像学组组长为同济大学附属同济医院副院长王培军教授，副组长部发宝教授、吴仁华教授、张贵祥教授，秘书赵小虎及其他组员共 39 名；并在 2015 年成立首届青年委员会分子影像学组，共 42 名，使学组委员人数达到 81 名，涵盖全国 19 个省市和自治区。分子影像学组是中国第一个医学分子影像学的专业学会组织，是我国从事分子影像学相关研究学者交流、合作的重要平台，其研究工作聚焦于以分子成像技术为基础的重大疾病基础研究、转化及临床应用等。

分子影像学组七年的发展历程中，在老一辈分子影像学专家不懈努力和各届学组组长的带领下，学组本着“引领前沿研究，加强实用转化”的理念，推动分子影像学前沿研究及实用转化研究，推进学术交流和各种继续教育活动，不断提升学术水平，注重开展国际间交流与学术合作，积极培养中青年人才，业已取得了令人瞩目的进步和成绩。学组于 2010 年在国际影像学最高杂志 *Radiology* 上正式提出介入分子影像学概念，并验证了该新技术在基因和免疫治疗动脉硬化性心血管疾病和不同肿瘤中的价值及其意义。近年来，学组通过构建靶向、特异分子成像探针的系列研究，解决了影像技术在体精准识别肿瘤诊疗关键分子靶点以及在体、动态和无创分子分型的难题，率先在临床实现了恶性肿瘤早期分子水平诊断及精准分子靶向治疗；发现一种新的 siRNA 序列可以有效沉默五种人类肿瘤细胞的端粒酶逆转录酶(hTERT)基因；创立了无损伤的外标准 PRESS 序列定量检测脑代谢物浓度的磁共振频谱技术；创立了一种全新的基于 MT 脉冲的 CEST 成像序列；创建了一种新的心脏 T1ρ 序列，具有降低由 B_0 和 B_1 场的不均匀性引起的伪影的优势；率先开展 CFDA 批准后第一例 MRgFUS 治疗子宫肌瘤；进行了国内第一家对比增强能谱乳腺摄影与 MRI 增强检查比较的临床试验；率先建立哺乳动物脑及脑膜转移模型，奠定了脑及脑膜转移定性诊断依据，率先倡议肺癌患者手术前应行 MRI 增强检查除外脑及脑膜转移；研发 PVA 静电纺丝纳米纤维治疗前列腺增生(比格犬模型)；研究发现了一种新型安全、生物相容的黑色素纳米颗粒，成果以杂志封面形式发表于国际顶级期刊 *Advanced Biomaterials*(SCI，TOP1 区，IF=18.96)，受到国际上学者的广泛关注与赞誉，为提升我国分子影像学的发展水平和国际声誉做出了重要的贡献。分子影像学组先后举办了 5 届分子影像学全国学术年会、8 届全国分子影像学高峰论坛,共组织了80余人参加每年一届的美国分子影像学年会。

(一) 新技术与科学研究

1. 东南大学附属中大医院院长滕皋军教授于2016年荣获国家科技进步二等奖,项目"基于MR的分子与功能影像技术的研究与应用"针对MR多模态分子影像和功能影像的瓶颈问题,应用新材料、新设计和新方法,成功研制具有高敏感性、特异性和稳定性的分子探针,实现干细胞标记和在体示踪,并应用于肿瘤、动脉粥样硬化中,取得突破性成果;开发MR功能影像关键技术,构建基于临床疾病的功能影像大数据库,为疾病的早期诊断和评价体系提供新的客观依据。(图4-9-1)

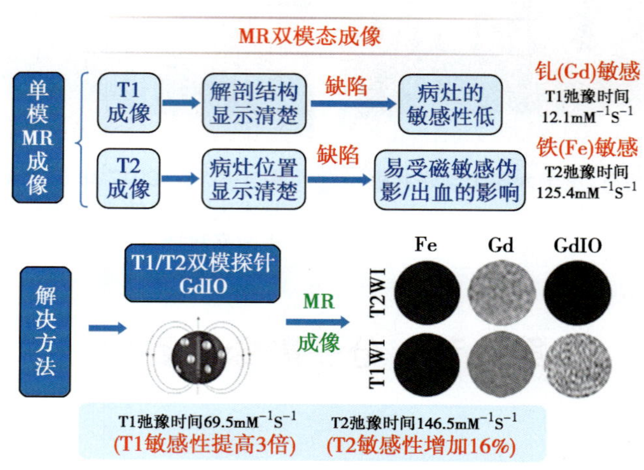

图4-9-1 MR双模态成像

2. 国家《千人计划》特聘专家,浙江大学兼职教授杨晓明医生于2005年初步推出介入分子影像学概念,经过5年的实践和验证,于2010年在国际影像学最高杂志 *Radiology* 上正式提出,并验证了该新技术在基因和免疫治疗动脉硬化性心血管疾病和不同肿瘤中的意义和应用。

3. 哈尔滨医科大学附属第四医院院长申宝忠教授团队于2013年在国际上首次以绿色天然蜂蜜为原料,构建新型光声和光学分子成像探针。尺寸均匀,生物体内清除快速,提高成像信号51倍,可用于乳腺癌前哨淋巴结的分子水平识别,指导手术治疗。

4. 申宝忠教授团队于2014年创建了分子成像探针的规模化可控制备新技术。包括设计并研发一步法核素亲核取代反应的多种核素小分子成像探针标记技术,可实现EGFR靶向放射性核素分子成像探针(12种)的高效率、大规模制备。

5. 申宝忠教授团队于2015年研发新型Gd@C-dots对比剂,通过靶向多肽修饰,实现肿瘤新生血管定量成像,提高Gd类试剂使用安全性,降低肾毒性风险。于2016年提出四核素同步一体化成像理论,指导全新影像设备平台搭建。该研究成果发表于 *Advanced Functional Materials*,2016,26(22)3973-3982(IF:12.362)。

6. 同济大学附属同济医院王培军教授团队于2011年发现一种新的siRNA序列可以有效沉默五种人类肿瘤细胞的端粒酶逆转录酶(hTERT)基因。研究结果表明,SS-PEI/siRNA诱导hTERT基因沉默对人类肿瘤基因治疗提供了一个很有前途的方法。该研究发表在SCI收录期刊 *Journal of Controlled Release*(IF:7.633)。

7. 王培军教授团队于2015年在AD分子影像学诊断指标研究方面获得重要进展,应用7.0T高场强MR对APP/PS1双转基因AD小鼠模型行1H-MRS成像,研究结果对临床的早期筛查及预测哪些MCI将进展成为AD提供了最直接的依据之一。经文献检索,本项目组在国内外最早建立和应用分子成像方法对MCI、AD进行精确的定量诊断和鉴别诊断。本项目研究成果已发表于 *Dement Geriatr Cogn Disord*,2009,28(6):558-566、*Behav Brain Research*,2012,235(1):1-6及《中华放射学杂志》等国内外专业期刊,所建立的成像技术及检测指标已被国内外众多同行在同类研究中广泛采用,并被 *Brain*(IF=10.226)、*Neuroimage*(IF=6.252)、

Molecular Neurodegeneration(IF=6.563)等SCI收录杂志引用近70余次。

8. 汕头大学医学院第二附属医院吴仁华教授团队于2011年建立了磁化传递pH敏感成像技术。创立了无损伤的外标准PRESS序列定量检测脑代谢物浓度的磁共振频谱技术。利用多体素频谱技术,对脑肿瘤患者及多种精神类疾病患者进行了脑内代谢物定量研究。相关技术发表于*Bipolar Disorders* 2016;18(7):583-590;Sci Rep. 2016;6:37343;Exp Ther Med. 2016 Aug;12(2):619-626及*Scientific Reports*,2016;6:19 026。

9. 汕头大学医学院第二附属医院吴仁华教授团队创立了一种全新的基于MT脉冲的CEST成像序列和定量方法,快速准确定量活体内源性CEST的pH;创立适用于CEST的算法,优化了CEST-EPI序列,极大地提高计算速度。在细胞外pH成像中,成功实现了基于碘帕醇的pH定量,并进行了肾脏、脑肿瘤、脑炎及肝癌相关的pH成像。成功开发可用于CEST成像的新型纳米探针。

10. 汕头大学医学院第二附属医院吴仁华教授团队获国家自然科学基金重点项目(30930027),准确无损的测定脑代谢物浓度和pH值的1H和31P磁共振频谱成像研究,2010/01-2013/12,164万元,已结题,主持。

11. 四川大学华西医院放射科部发宝教授获国家自然科学基金重点国际合作项目(81520108014),磁共振心肌组织特征成像定量评价缺血性心衰心肌纤维化的基础研究,课题采用基于3.0T、7.0T MR新研发的CMR技术,探索AMI动物模型再灌注治疗前后SM发生、发展及转归的CMR影像学规律;结合病理学计算心肌可挽救指数(MSI),并转化至临床量化评估AMI患者的MSI。通过探寻MSI与患者PCI术后不良心脏事件发生率的相关性,设定MSI临床参考范围,为AMI患者治疗决策选择、疗效评价、预后判断提供可靠的临床指标。

12. 四川大学华西医院放射科部发宝教授获国家自然科学基金重点项目(81130027),磁共振综合成像技术在大鼠缺血心肌活性机制的研究,课题采用7.0T MR在体大鼠心肌缺血模型进行综合MR成像,建立或优化7.0T MR大鼠心脏成像理论和序列,结合病理学探讨大鼠心肌首过灌注序列的建立及心肌缺血MR-DE与心肌活性的相关性,为MI的病理生理动态变化的理解提供更多信息及心肌活性判定标准提供理论依据。

13. 四川大学华西医院放射科部发宝教授团队于2013年在3T MR上创建了一种新的心脏T1ρ序列,它具有降低由B_0和B_1场的不均匀性引起的伪影的优势,该技术已用于心脏病患者的临床研究检查和动物的基础研究,发现慢性心肌梗死患者T1ρ-mapping心肌异常信号区域与延迟强化区域一致,心肌纤维化的检出率亦较高。(图4-9-2)

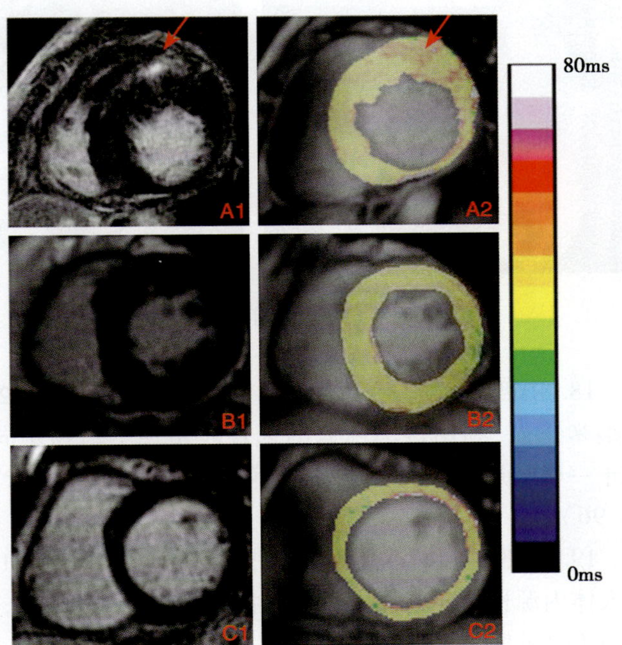

图4-9-2　心脏延迟强化图(A1. B1. C1)与T1ρ弛豫时间图(A2. B2. C2)

14. 上海交通大学附属第一人民医院放射科主任张贵祥教授团队于2014年带领放射科同道一起在国内率先开展CFDA批准后第一例MRgFUS治疗子宫肌瘤。国内率先开展恶性肿瘤骨转移的临床止痛的实验研究,止痛效果达到85%以上,因为局部热伤杀死肿瘤细胞的同时,破坏邻近的神经末梢,一是止痛,二是肿瘤周围防堤式阻断治疗起到防止肿瘤扩散的目的。

15. 上海交通大学附属第一人民医院张贵祥教授团队进行了国内第一家对比增强能谱乳腺摄影与MRI增强检查比较的临床试验。Contrast enhanced spectral mammography(CESM)是数字乳腺摄影基础上使用CT对比剂检查的一种新成像技术,可增加病灶的检出率并评估病灶的血运状态,增加组织对比度。

16. 上海交通大学附属第一人民医院张贵祥教授团队率先建立哺乳动物脑及脑膜转移模型,奠定了脑及脑膜转移定性诊断依据,率先倡议肺癌患者手术前应行 MRI 增强检查除外脑及脑膜转移。fMRI 对早期定性诊断脑及脑膜转移瘤有协同价值。FA 修饰的乙酰化/树状大分子金纳米探针对肺腺癌细胞的靶向 CT 成像。证实 Anti-VEGF 核酸具有阻、抑脑及脑膜转移瘤的效果。从临床难点到动物实验到分子影像学再回归临床研究,结果连续 3 篇发表于 *Biomaterial SCI* 杂志,IF>8. 4。*Nanoscale*(IF>5. 9)(图 4-9-3),*ACS Applied Materials&Interfaces*(IF>7. 8),*Biomateraial*(IF>8. 4)3 种杂志的封面。总计发表 SCI 论文 79 篇,其中 IF>5. 0 论文 15 篇。2013 年获得上海市医学科技进步三等奖 1 项,2014 年获得上海市科技进步二等奖 1 项,2016 年获得华夏医学进步二等奖 1 项,中华医学科技进步三等奖 1 项。

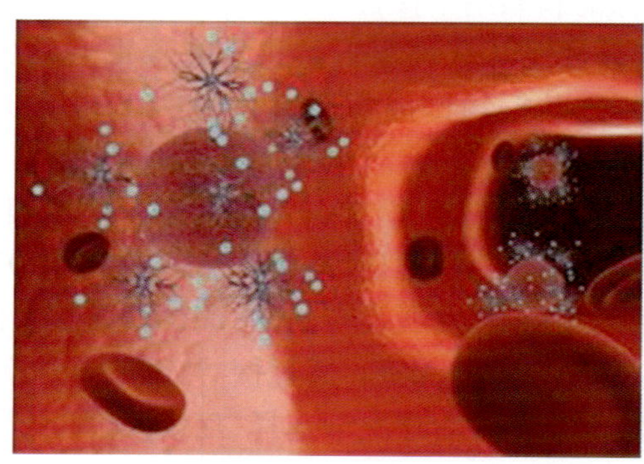

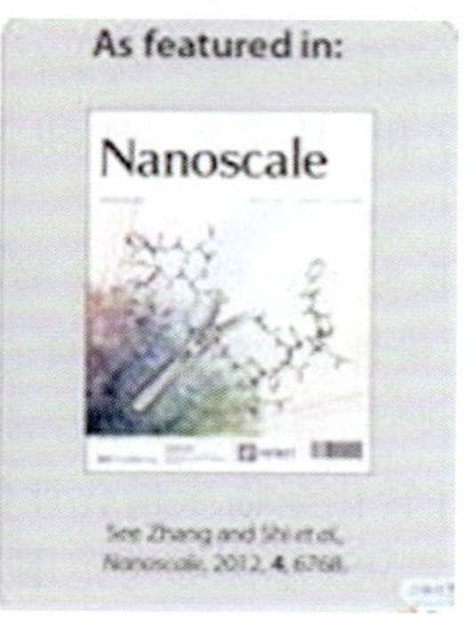

图 4-9-3　*Nanoscale*. 2012;4:6768(IF=7. 76)

17. 武汉同济医院王良教授团队研发 PVA 静电纺丝纳米纤维治疗前列腺增生(比格犬模型)。前列腺动脉栓塞术后 1 月前列腺体积缩小最显著,栓塞后未见严重的并发症发生。PAE 术后 1 月 PV 缩小最显著,差异有统计学意义(P<0. 001)。取得了良好治疗效果(图 4-9-4,图 4-9-5)。

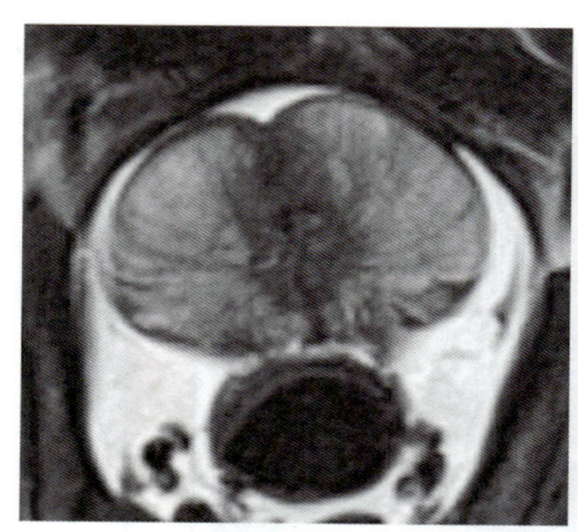

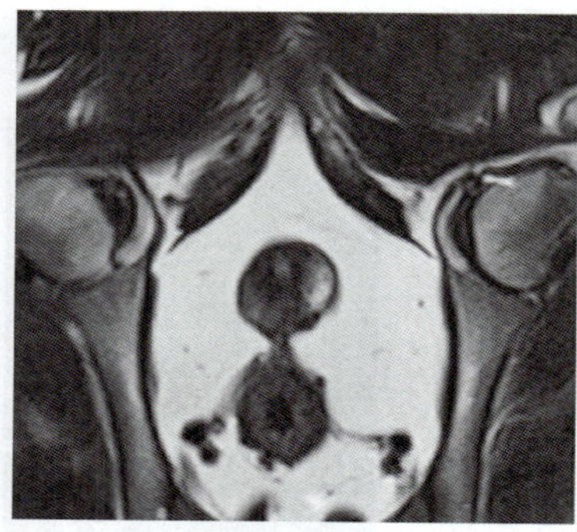

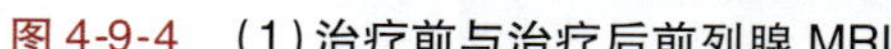

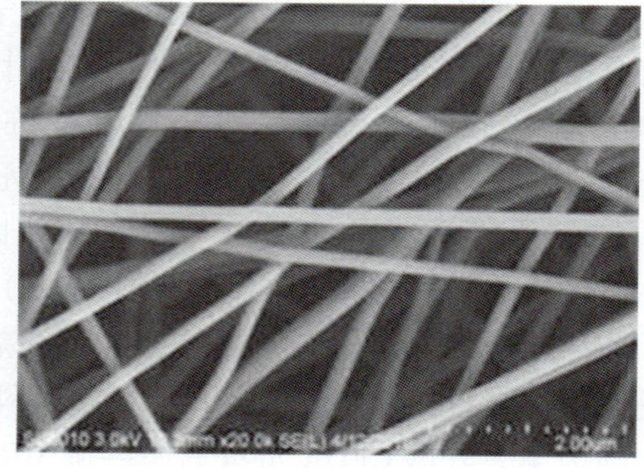

图 4-9-4　(1)治疗前与治疗后前列腺 MRI

图 4-9-4　(2)PVA 静电纺丝纳米纤维电镜图

18. 山西省肿瘤医院影像科张瑞平教授团队于 2015 年研究发现了一种新型安全、生物相容的黑色素纳米颗粒,利用该黑色素纳米颗粒实现了药物靶向运输、药物治疗、双模态分子成像和疗效监测等功能于一体,研究成果以杂志封面的形式发表于国际顶级期刊 *Advanced Biomaterials*(SCI,TOP1 区,IF=18. 96)。

19. 山西省肿瘤医院影像科张瑞平教授团队于 2015 年发现新型安全、生物相容的黑色素纳米颗粒可以被人体内源性物质铁蛋白加载,并与 Fe^{3+} 和 Cu^{2+} 螯合,可同时实现 PET、光声、磁共振三模态分子成像,发表在 SCI 收录期刊 *Biomaterials* 上(IF=8. 5)。

20. 山西省肿瘤医院影像科张瑞平教授团队于 2016 年合成一种新型结构的 FePt-Au 的纳米颗粒,是一种集化疗、光热治疗、光声成像和磁共振成像于一体的多功能纳米颗粒。这种新型的多功能纳米平台,实现了癌症诊断、治疗、疗效监测一体化。该研究发表在 SCI 收录 1 区期刊 *Biomaterials*(IF=8.5)。

(二) 重要事件

1. 中华放射学会分子影像学组正式成立 2012 年 7 月 5—7 日在哈尔滨召开分子影像学组成立大会,中放委员 29 人出席会议,李坤成副主委宣读学组委员名单,申宝忠教授介绍学组的筹备情况并向专家介绍中国分子影像近十年发展。参会专家包括国外学者 5 人,分子影像 973 项目首席科学家 5 人,长江学者 2 人,国家杰出青年基金获得者 4 人等。全国分子影像相关领域的专家代表 200 余人出席。(图 4-9-5)

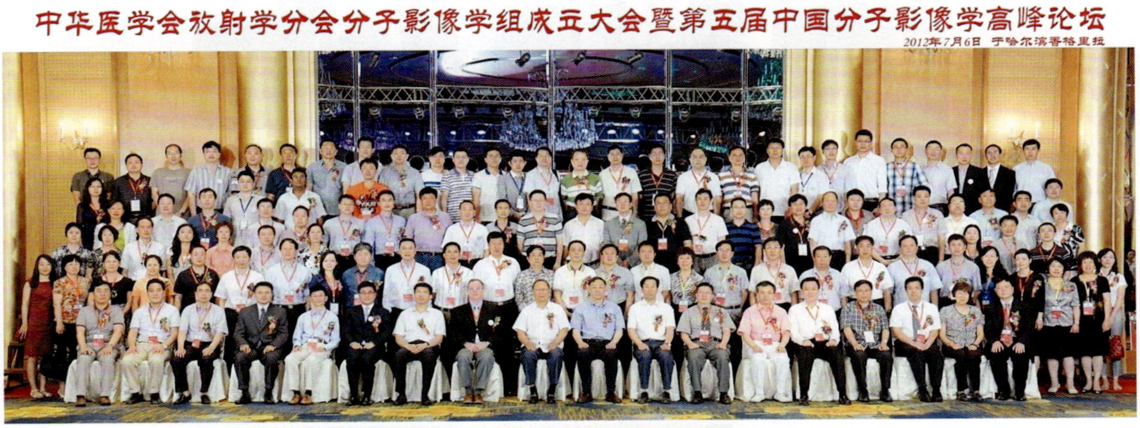

中华医学会放射学分会分子影像学组成立大会暨第五届中国分子影像学高峰论坛
2012年7月6日 于哈尔滨香格里拉

图 4-9-5 2012 年 7 月 5 日至 7 日在哈尔滨召开分子影像学组成立大会
第一排/左 2:刘士远,左 6:申宝忠,左 10:冯晓源,第一排/右 4:李坤成,右 3:梁长虹,右 2:高宏,右 1:郜发宝

2. 创建并举办了首次中国分子影像学高级研讨会 2004 年 4 月 11—12 日,经哈尔滨医科大学申宝忠教授的倡导和努力、与首都医科大学翟仁友教授和美国约翰·霍普金斯大学杨晓明教授一起,在哈尔滨联合举办了首次中国分子影像学高级研讨会。来自全国各地数十名医学影像及介入放射学的学科带头人和骨干人员参加了会议。这次会议的成功举办,使全国众多影像学科带头人对中国分子影像学的发展达成了共识。从此,加快了中国分子影像学科发展的进程。(图 4-9-6)

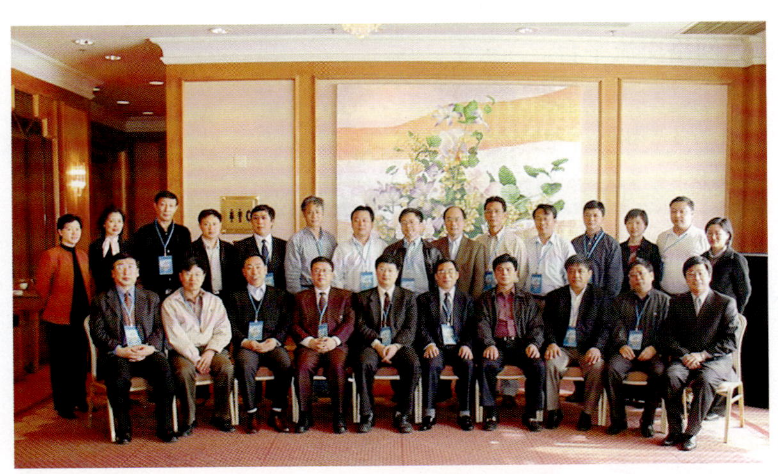

图 4-9-6 2004 年 4 月 11—12 日在哈尔滨联合举办首次中国分子影像学高级研讨会
左 1:徐克,左 5:郭启勇,右 1:申宝忠,右 2:李坤成,右 4:肖湘生

3.《分子影像学—原理与实践》新书发布 2013 年 8 月 2 日,在哈尔滨召开《分子影像学—原理与实践》新书发布会,本著作由人民卫生出版社出版,主编:Paiph Welssleder, MD, PHD、Brian D, Ross, PHD、Alnawaz Rehemtulla, PHD、Sanjiv S, Gambhir, MD, PHD,主译:申宝忠教授。

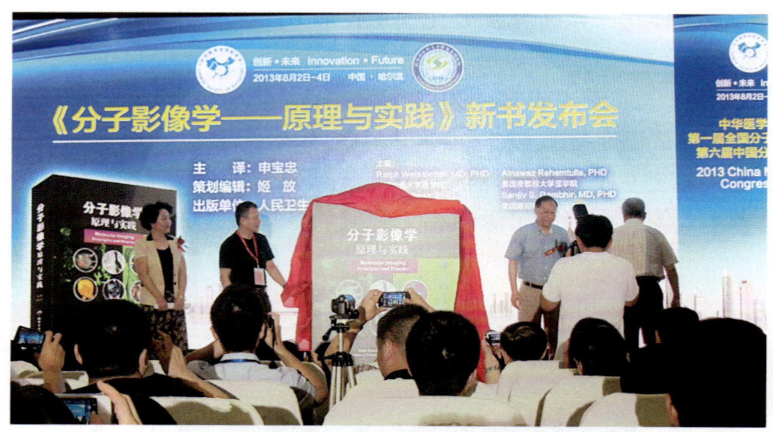

图 4-9-7　2013 年 8 月 2 日，在哈尔滨召开《分子影像学—原理与实践》新书发布会，右 2：冯晓源

4. 分子影像学组网站建设成功。

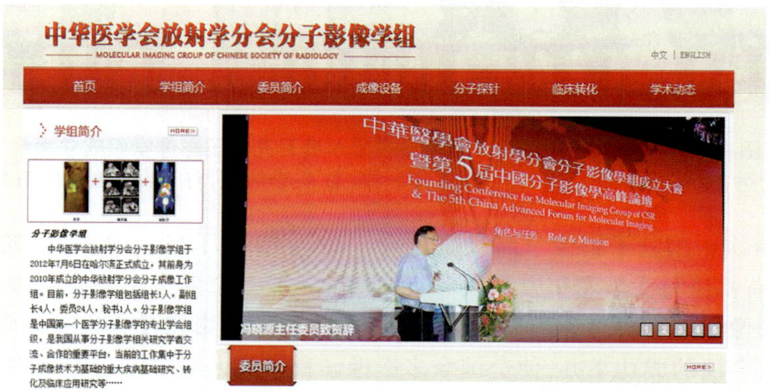

图 4-9-8　分子影像学组网站，冯晓源教授发言

5. 搭建中国分子影像网络交流平台。

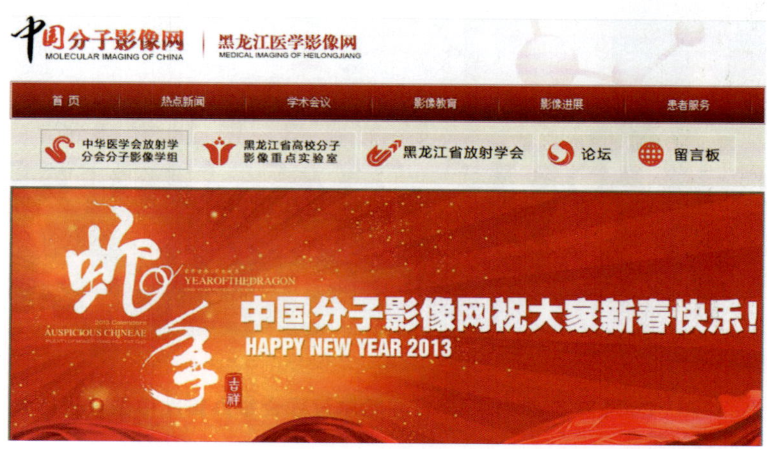

图 4-9-9　中国分子影像网/黑龙江医学影像网

(三) 参加与承办国际重要会议

1. 积极主办或承办国际性学术会议

(1) 2006 年 5 月 28—29 日，由《中华放射学杂志》编辑部主办，江苏省医学会放射学分会承办，在扬州

市成功召开了“第二届分子影像学术大会”,时任中华放射学会主任委员祁吉,江苏省放射学会主任委员滕皋军,副主任委员卢光明等在主席台就座。(图 4-9-10)

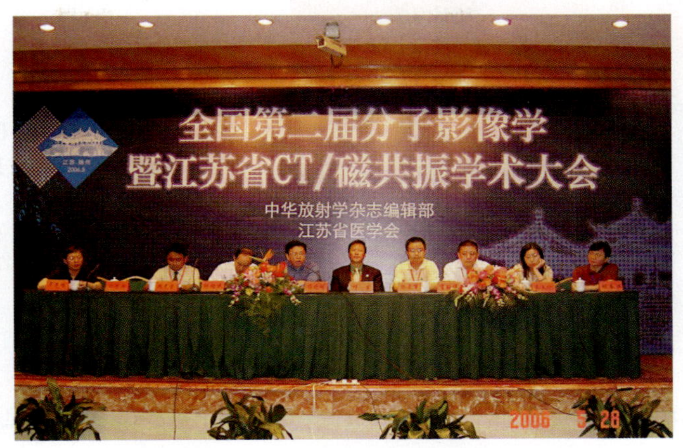

图 4-9-10　2006 年 5 月 28—29 日在扬州市成功召开“第二届分子影像学术大会”
左 1:卢光明,左 3:郭佑民,左 4:杨晓明,左 5:祁吉,左 6:滕皋军

(2) 2012 年 7 月 5—7 日在哈尔滨举办了第 5 届中国分子影像学高峰论坛。参会人数达 400 余人。来自 NIH、斯坦福大学、华盛顿大学、路易斯维尔大学,和我国台湾大学、北京大学、中科院、上海交大等 18 位国内外著名专家做专题讲座。专家来自影像医学、放射化学、纳米医学、蛋白质组学、计算机科学等不同专业,促进了学科交叉与交流。(图 4-9-11)

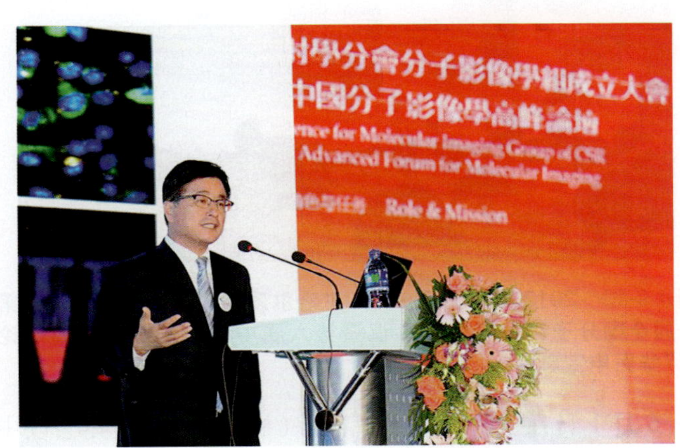

图 4-9-11　2012 年 7 月 5 日至 7 日在哈尔滨举办了第 5 届中国分子影像学高峰论坛,申宝忠教授发言

(3) 从 2012 年至今,在山东烟台共举办了 5 届分子影像学齐鲁国际论坛,分别是 2012 年 9 月 21—24 日第一届分子影像学齐鲁国际论坛暨第三届山东省分子影像学学术大会,参会人数达 200 余人;2013 年 9 月 26—29 日第二届分子影像学齐鲁国际论坛,参会人数达 150 余人;2014 年 9 月 18—21 日第三届分子影像学齐鲁国际论坛暨第五届山东分子影像学学术大会,参会人数达 150 余人;2015 年 9 月 24 日—26 日第四届分子影像学齐鲁国际论坛暨第六届山东省分子影像学学术大会,参会人数达 130 余人;2016 年 9 月 23—25 日第五届分子影像学齐鲁国际论坛暨第七届山东省分子影像学学术大会暨中国研究型医院学会放射学专业委员会第二届年会,参合人数达 180 余人。

(4) 2012 年 10 月 18 日—21 日在成都举办了第十九次全国放射学学术大会分子影像学组会议。参会人数超过 150 人次。专家讲座 11 人次。10 月 19 日召开了分子影像学组第一届工作会议,讨论分子影像学组青年委员的选举工作及分子影像学组网站建设工作。(图 4-9-12)

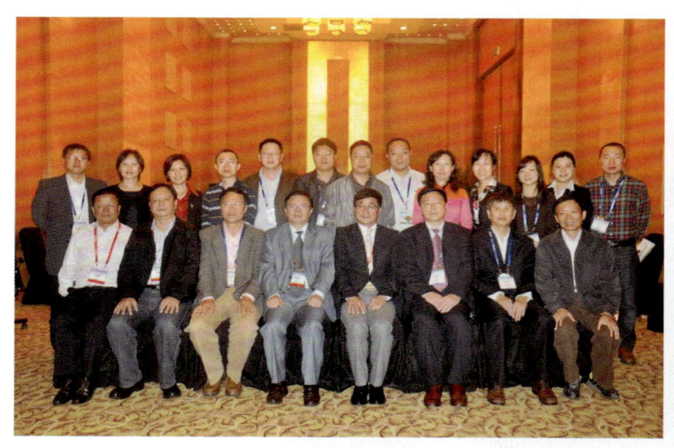

图 4-9-12　2012 年 10 月 18 日—21 日在成都举办了第十九次全国放射学学术大会分子影像学组会议
第一排/左 3:张贵祥,左 5:申宝忠,右 1:许乙凯,右 2:吴仁华,右 3:郜发宝

(5) 2012 年 11 月 2—4 日在汕头举办了第一届全国磁共振分子影像研究与应用高层论坛。参会人数达 200 余人。

(6) 2013 年 8 月 2—4 日在哈尔滨医学科大学附属第四医院国际会议中心举办了“中华医学会第一届全国分子影像学学术会议暨第六届中国分子影像学高峰论坛”。参会人数达 200 余人。(图 4-9-13)

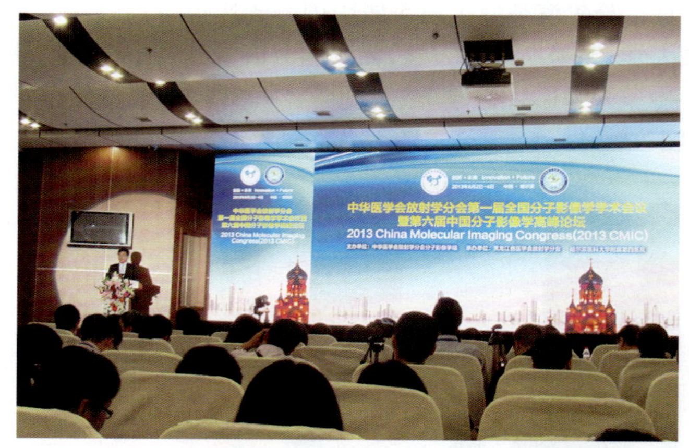

图 4-9-13　2013 年 8 月 2—4 日在哈尔滨举办了“中华医学会第一届全国分子影像学学术会议暨第六届中国分子影像学高峰论坛”华医申宝忠

(7) 014 年 5 月 30 日—6 月 1 日在上海第一人民医院(松江院区)国际会议中心举办了“中华医学会放射学分会第二届全国分子影像学学术会议”。2 正式参会人数达 170 余人,热心听课人数>300 人。(图 4-9-14)

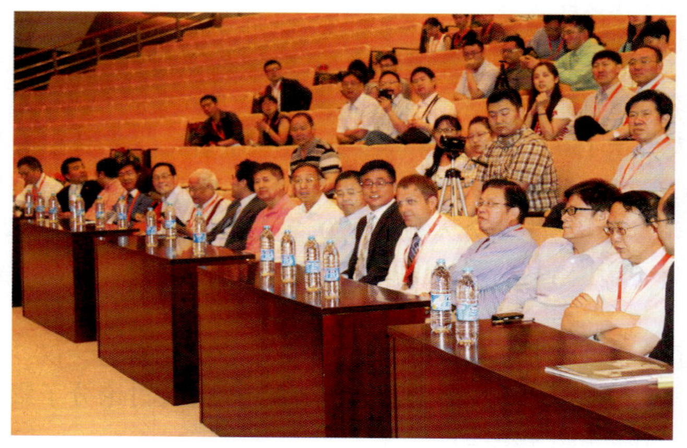

图 4-9-14　2014 年 5 月 30 日—6 月 1 日在上海举办了
中华放射学会第二届全国分子影像学学术会议
右 1:程敬亮,右 2:李明华,右 3:杨晓明,右 5 申宝忠,右 6:滕皋军,右 7:冯晓源,右 8:李恩中,右 9:刘士远,右 10:曹厚德,右 11:王培军

(8) 2015 年 9 月 18 日,在哈尔滨举办了以"精准与可视化"为主题的分子医学高峰论坛。参会人数达 350 余人。会议邀请了国际著名分子影像学专家,来自美国华盛顿大学的 Gregory M. LANZA 教授、美国华盛顿大学(西雅图)的杨晓明教授、中科院自动化研究所田捷教授、哈尔滨医科大学附属第四医院申宝忠教授等国内外著名专家,做了精彩演讲。

(9) 2015 年 9 月 17—20 日,以放射学年会为平台,在哈尔滨举行的放射学年会上成功举办主题为"分子影像进展"、"分子影像诊断、分子影像对肿瘤和神经性疾病的诊断"和"分子影像对恶性肿瘤的诊断"的分子影像专场会议。参会人数达 480 余人。

(10) 2015 年 10 月 16—18 日在广东省汕头市成功举办了第三届全国分子影像学学术会议。全国 300 余位分子影像学专家、同道及影像科医师参加了本次会议。会议邀请了中国科学院数学与物理研究所叶朝辉院士、东南大学医学院院长滕皋军教授、中国科学院自动化研究所田捷教授、美国华盛顿大学(西雅图)医学院杨晓明教授等 60 余位国内外著名分子影像学专家。(图 4-9-15)

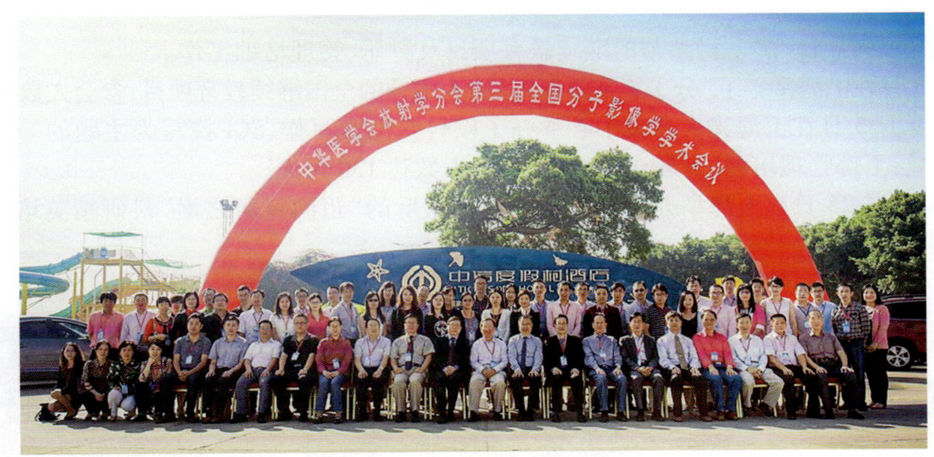

图 4-9-15　2015 年 10 月 16—18 日在广东省汕头市举办了第三届全国分子影像学学术会议
右 4:张贵祥,右 5:吴仁华,右 7:陈敏,右 8:王培军,右 9:滕皋军,右 10:叶朝辉,左 4:贺光军,左 5:刘文亚,左 6:程敬亮

(11) 2016 年 4 月 21—23 日在浙江杭州成功举办了第四届全国分子影像学学术会议。参会人数达 180 余人。(图 4-9-16)

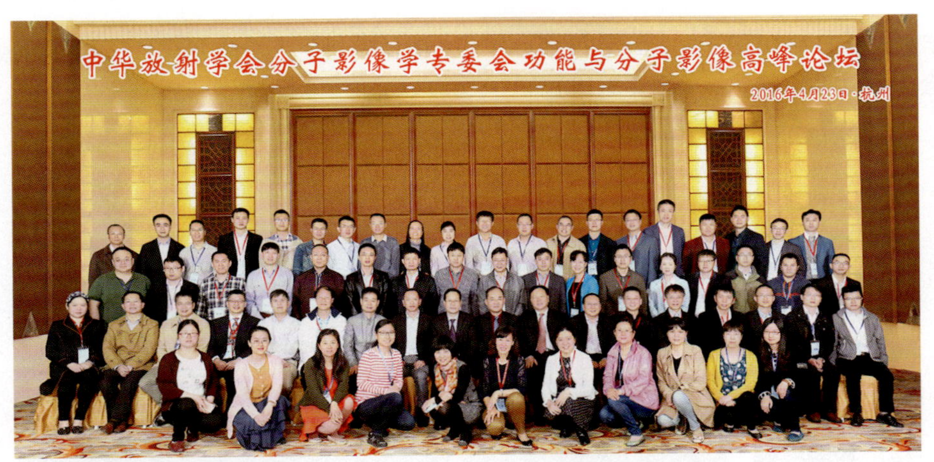

图 4-9-16　2016 年 4 月 21—23 日在浙江杭州举办了第四届全国分子影像学学术会议
第二排/右 4:容鹏飞,右 5:王良,右 7:程敬亮,右 8:部发宝,右 9:孔德兴,右 10:王培军
第二排/左 3:强金伟,左 4:陈峰,左 5:吴仁华,左 6,张贵祥,左 7:袁建华

(12) 2017 年 7 月 7—9 日在江苏镇江成功举办了全国分子与功能影像高峰论坛。参会人数达 230 余人。(图 4-9-17)

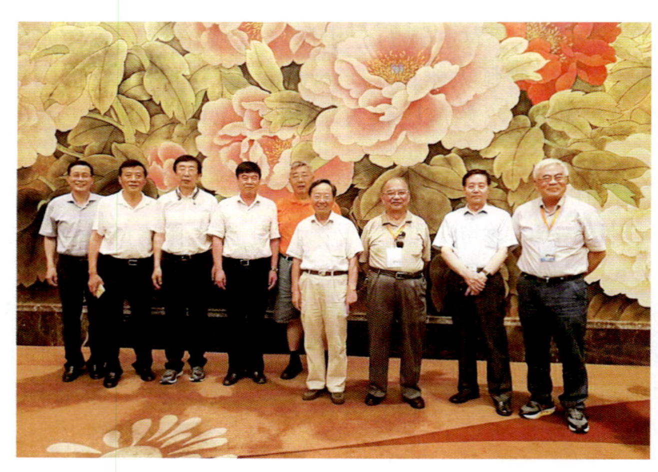

图 4-9-17　2017 年 7 月 7—9 日在江苏镇江成功举办了全国分子与功能影像高峰论坛
右 2:张玉奎院士,右 3:王威琪院士,右 4:叶朝辉院士,左 1:王培军,左 3:徐克,左 5:戴建平

(13) 积极开展多层次、多学科参与的继续教育项目及科研、管理培训工作。

1) 2015 年 5 月在上海举办了“分子影像学新进展”为主题的全国继续教育项目,参会人数达 180 余人。

2) 2015 年 9 月 5 日在上海光大会展中心举办了以科研论文写作、SCI 撰写为主题的“东方之星科研精英培训班”及“中层干部管理培训”专题讲座活动,参会人数达 130 余人。

3) 2015 年 10 月 25 日在上海举办了以基金申请为主旨的“迈向科研之巅”科研精英培训班,参会人数达 150 余人。(图 4-9-18)

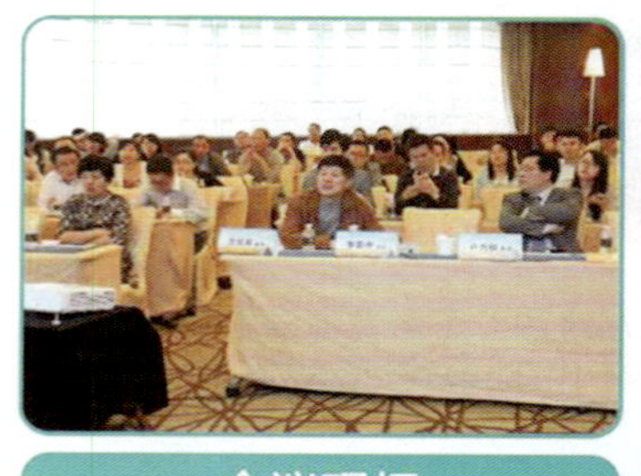

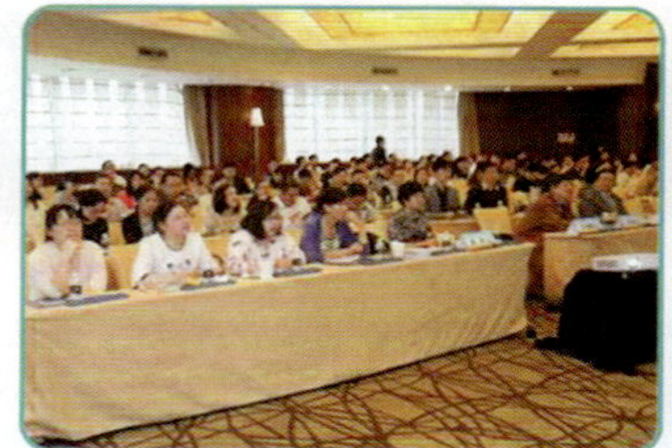

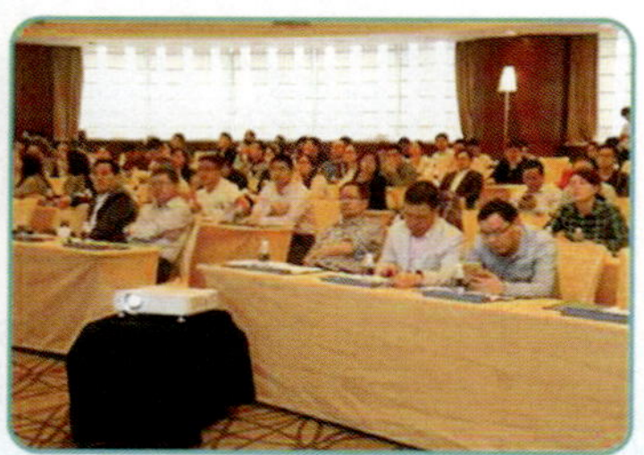

图 4-9-18　2015 年 10 月 25 日在上海举办了“迈向科研之巅”科研精英培训班

4) 2016 年 1 月 9 日—10 日,在上海举行举办了以“精益管理”、“团队领导“为主题的放射学精英领导力培训班。参会人数达 200 余人。(图 4-9-19)

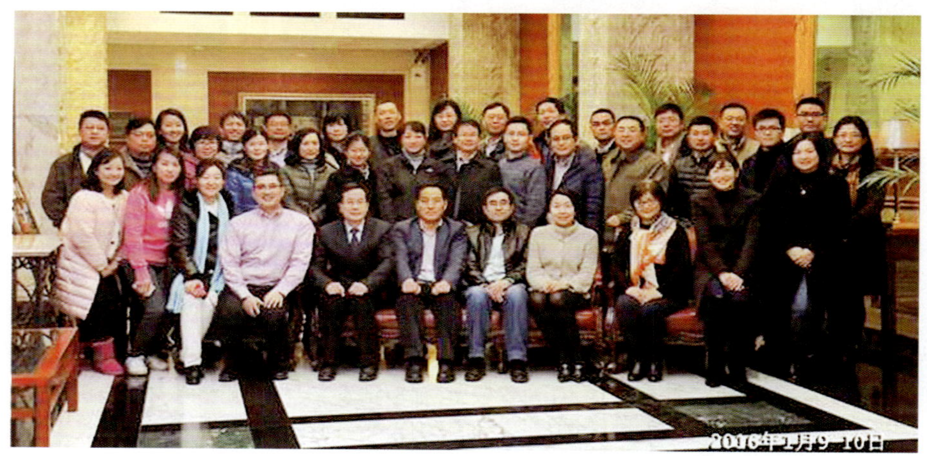

图 4-9-19　2016 年 1 月 9—10 日,在上海举行举办了放射学精英领导力培训班
坐/左 2:王培军,左 3:刘士远,左 4:张伟国,右 2:严福华

2. 对外交流情况

2015 年至 2017 年,组员在国际组织任职共 28 人次、参加国际科学计划共 27 项、促成科技合作项目共 6 项、参加国外科技活动共 68 人次、专科分会参加我国港澳台地区科技活动 9 人次、接待国外专家学者共 103 人次、接待我国港澳台地区专家学者共 48 人次。

同济大学附属同济医院王培军教授于 2016 年 9 月,率领中华放射学会专家团参加了第 72 届韩国放射学大会中韩放射学会专场高峰论坛,王培军教授和 Hyung-jin kim 教授担任该论坛的共同主席,一起主持了该论坛的学术讲座及交流活动,共有 200 余名中韩放射学专家参加了此次论坛。中国的王霄英教授、王霄英教授、孙希文教授和韩国的 3 名教授分别作专题学术讲座,每位教授都与台下的学者进行了热烈的交流互动。此次中韩放射学专场学术活动促进了中韩放射学界的学术交流。(图 4-9-20-1,图 4-9-20-2)

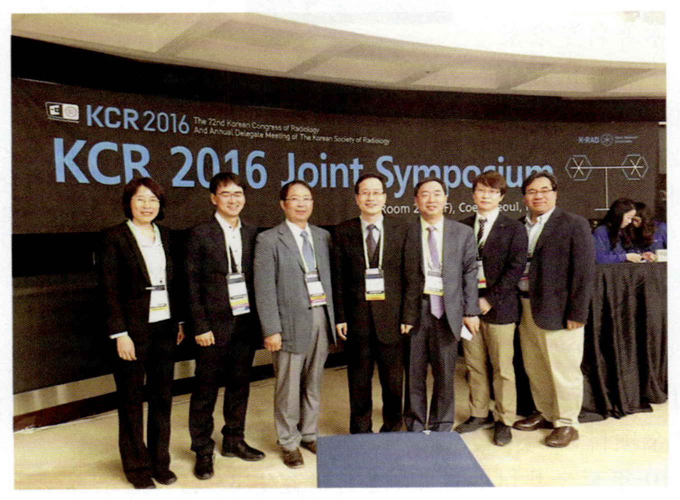

图 4-9-20-1　出席第 72 届韩国放射学大会部分专家合影
左 1:王霄英,中间:王培军,右 3:孙希文

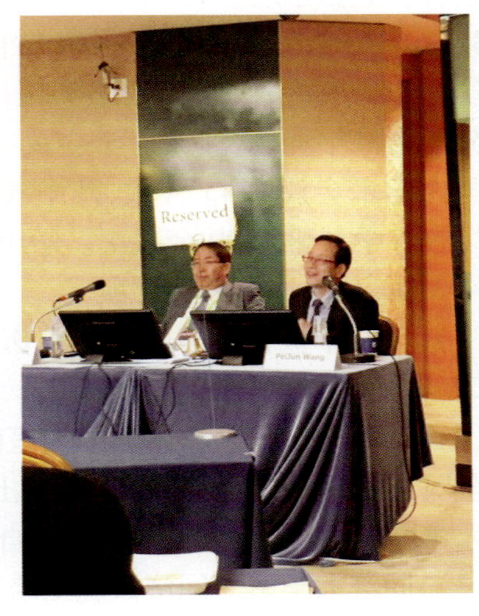

图 4-9-20-2　中韩放射学会专场交流高峰论坛中韩两位主席主持论坛
左:Hyng-jin kim、右:王培军

(2) 哈尔滨医科大学附属第四医院院长申宝忠教授于 2016 年参加北美放射学年会,并受邀访问美国斯隆凯特林肿瘤中心和美国斯坦福分子影像研究中心;申宝忠教授 2011 年参加世界分子影像大会,并访问美国斯坦福分子影像研究中心。

(3) 汕头大学医学院第二附属医院吴仁华教授先后参加了 2017 年加拿大维多利亚市 EMN 光电子学会议;2016 年日本栃木县第十届 ICME 国际会议,复杂医学工程(CME2016);2014 年土耳其伊斯坦布尔第××届神经放射联合研讨会;2013 年中国北京造影剂研究会议(CMR2013);2012 年加拿大和北京联合举办(NSFC—CIHR);2012 年加拿大蒙特利尔科学研讨会"基因组学和个性化健康";2012 年日本神户 ICME 国际会议,复杂医学工程分会场主持(CME2012);2011 年中国上海第四届国际 BMEI—CISP;2010 年意大利博洛尼亚 XIX 研讨会,神经放射联合研讨会,并担任大部分会议主持。

(4) 四川大学华西医院放射科郜发宝教授先后参加了 2015 年北美放射学年会、2017 年及 2016 年两届美国国际糖尿病大会、2016 年世界分子影像大会。(图 4-9-21)

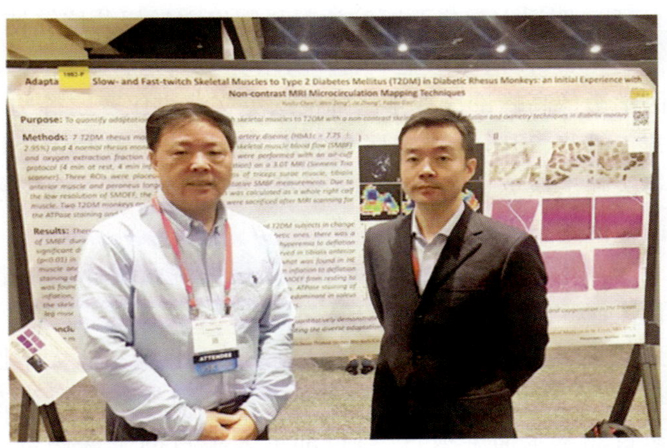

图 4-9-21　郜发宝教授参加在 2017 年美国国际糖尿病大会,左:郜发宝

(5) 上海交通大学附属第一人民医院张贵

祥教授分别与美国华盛顿大学 Xiaoming Yang 教授、与美国西北大学 Andrew C Larson、Zhuoli Zhang 教授和法国南希大学医学院 Picard 教授进行人才培养和项目合作。先后参加了北美放射学大会(RSNA)、欧洲放射学大会(ECR)和国际医学磁共振年会(ISMRM)。

(6) 武汉同济医院王良教授参加 2014 年德国慕尼黑全球辐射安全质量大会、华盛顿全球医学影像学质量和安全高峰会议并作报告、2017 年美国夏威夷州 ISMRM 年会并获得 JMRI 优秀审稿专家、作为亚洲唯一放射医师受邀参与第二版前列腺影像报告和数据系统(PI-RADS V2)的制定(图 4-9-22)。

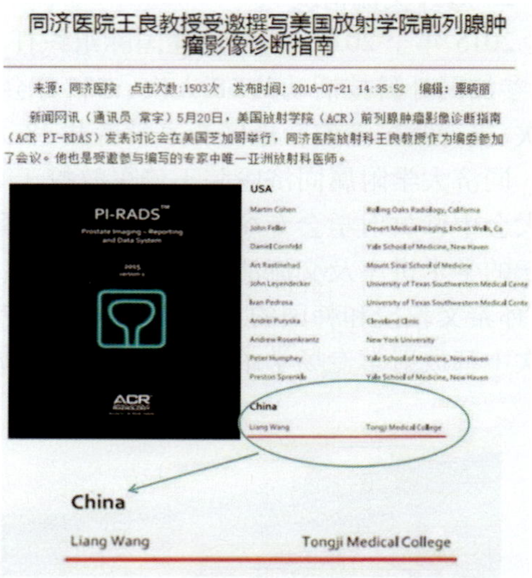

图 4-9-22　武汉同济医院王良教授参与第二版前列腺影像报告和数据系统(PI-RADS V2)的制定

3. 人才培养情况　2010—2017 年,邀请国际著名专家来华讲学共 247 人次;组织国内多家医院青年学者参加 RSNA、美国分子影像年会、欧洲放射学会议等国家会议 170 余人次;参加国内学术会议 2145 人次,其中放射学年会 1085 人次,国家继续教育学习班 1200 余人次。学组委员获国家自然科学基金共 443 项,其中重点项目 4 项。

(1) 美国华盛顿大学(西雅图)医学院杨晓明教授培养博士后 25 名,博士 4 名,硕士 4 名。

(2) 哈尔滨医科大学附属第四医院院长申宝忠教授至今培养博士后、博士及硕士研究生 170 余人。博士获全国百篇优博提名 1 人,学生中出国培训 1 年以上 22 人次,1 人获黑龙江省杰出青年,2 人获黑龙江省领军人才后备带头人,学生获得国家自然科学基金项目 25 项。

(3) 同济大学附属同济医院王培军教授 2010 年至今共培养硕士、博士研究生 33 名。所培养学生获得“全国临床技能大赛”三等奖 1 名,上海市优秀毕业生 1 名,同济大学优秀毕业生 2 名,同济大学优秀学生干部 2 名,医学院“启航杯”学术节论著类一等奖 1 名,出国培训资助 3 名。

(4) 汕头大学医学院第二附属医院吴仁华教授近五年培养博士生 10 名,硕士生 38 名,其中毕业博士生 6 名,硕士生 29 名,招收博士后 3 名,出站博士后 2 名。研究生先后参加 2010 年参加欧洲放射学会议(奥地利)、2011 年欧洲神经放射学会议(比利时)、2012 年国际医学工程复合会议(日本)、2015 年第 23 届国际医学磁共振学会年会(加拿大)、2016 年第 24 届国际医学磁共振学会年会(新加坡)、2015 年第 23 届国际医学磁共振学会年会(加拿大)、2016 年第 24 届国际医学磁共振学会年会(新加坡)、2016 年第 24 届国际医学磁共振学会年会(新加坡)、2012 年 9—12 月在英国诺丁汉大学学习培训、2017 年 5—11 月在加拿大多伦多大学学习培训。

(5) 四川大学华西医院放射科部发宝教授共培养博士后 3 名,毕业博士生 4 名,毕业硕士生 7 名,在读博士生 4 名,在读硕士生 8 名。所培养学生先后荣获 2015 年中放青年医师英文演讲比赛三等奖、2017 年首都医学影像高峰论坛青年医师论坛英文演讲比赛二等奖、2016 年中华医学会放射学会议青年医师英文演讲竞赛二等奖、2016 年第二届 SCMR 中国区委员会学术论坛优秀论文一等奖、2017 年首都医学影像高峰论坛青年医师论坛英文演讲比赛三等奖、2017 年国际心血管磁共振协会中国区第三届心血管磁共振学术会议优选论文比赛三等奖。

(6) 上海交通大学附属第一人民医院张贵祥教授指导硕士、博士、博士后 30 余人,其中 7 人出国学习 1 年以上。获选上海市浦江人才计划 A 类 2 人,D 类 2 人;北美放射学会 Trainee Research Prize 1 人;上海交通大学“晨星”青年学者计划 1 人;上海交通大学医学院“新百人”计划 1 人;上海市优秀学科带头人 1 人,上海市卫计委百人计划 1 人。国外获得科研基金 3 人,是实验室的主研人员。多名学生获得国家自然基金面上项目、科技部重大项目的子课题等。上海市银蛇奖提名奖 1 人;上海市高等学校优秀毕业生 2 人;上海市优秀住院医师 2 人;美国华盛顿大学医学院 1 人;美国西北大学医学院 3 人;美国 NIH 1 人。

(7) 举办分子影像青年博士论坛:2012 年 7 月 7 日在哈尔滨举办了主题为引领创新的青年博士论坛。多名青年学者在会上介绍研究成果,中华放射学会副主委滕皋军院长、国家自然科学基金委员会医学科学部李恩中处长等精彩点评。

(8) 分子影像学组委员王悍教授、王文教授、孟晓春教授及青年学组孙夕林教授获 2015 年中华国际医学交流基金会中国医师协会放射医师分会中青年影像医生“攀登计划”。分子影像学组专委蒋涛教授、刘屹教授、任静教授获 2017 年中华国际医学交流基金会中国医师协会放射医师分会中青年影像医生“攀登计划”。

(9) 江苏省人民医院影像科马占龙主任于 2011 年比利时鲁汶大学医院学习。

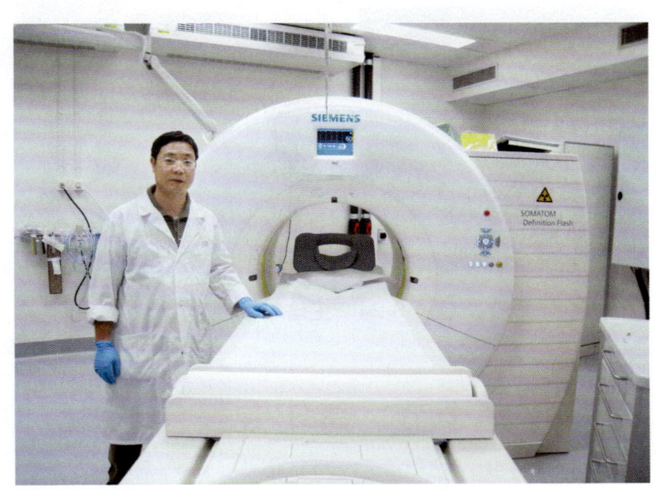

图 4-9-23　马占龙于 2011 年比利时鲁汶大学医院学习

(10) 推荐优秀青年学者会议发言:学组从 2010 年至今,已推荐 80 名青年学者在会上发言,已资助 280 余名青年学者参加学术会议。

二、专委会主任委员简介

一般情况:王培军(图 4-9-24),男,1960 年出生,医学博士。现任同济大学附属同济医院副院长、影像科主任、影像教研室主任。主任医师、教授,博士生导师。获全国“健康卫士”、上海市“劳动模范”、上海市“五一劳动奖章”、上海市“十佳医技工作者”、上海市“优秀学科带头人”、上海市“医务职工科技创新标兵”、上海市卫生系统“先进个人”、同济大学“教学名师”、同济医学院“十佳研究生导师”等荣誉称号。

工作业绩:对业务技术精益求精,近 10 余年来,经他审核的影像报告达 30 余万份,无一例差错,参与制定、审核和实施了上海市、全国影像诊疗质控标准、规范和指南。在国内外首先建立并报道了 4 项 CT 引导下治疗新技术,获教育部、上海市科技进步一等奖。建立全国首家“疑难疾病影像诊断劳模义诊工作室”,至今已为 5600 余位患各类疑难杂症的患者提供了准确的影像诊断意见,为 275 例原误诊的患者避免了不必要的手术治疗,还省却了巨额医疗费用。《健康报》、《新民晚报》、《文汇报》、《新闻坊》栏目等多家主流报纸和电视台对此进行报道。积极组织和参加送医到边疆、到基层活动。到新疆、云南及各西部省份讲课、培训、义诊每年共计 30 余次。到上海郊区讲课、培训、义诊每年共计 20 余次。每年积极参加上海市卫计委组织的大型劳模义诊活动。2015 年入选上海市卫计委组织的劳模先进事迹巡回宣讲项目。培养国内外硕士、博士研究生共 82 名,规培生、专培生等其他高级医学人才 1379 名。编写、出版国家级、同济大学《医学影像学》教材 3 部。获批上海市“精品课程”、“重点课程”等影像课程建设项目。近 10 年,共发表论文 352 篇(SCI 论文 73 篇),主编著作 4 部,副主编著作 3 部。获国家科技部重点研发专项、863 计划、国家自然科学基金重点项目等各级各类科研项目共 37 项,经费 3000 余万元,获中华医学奖、教育部、上海市科技进步一等奖等省部级以上科技成果奖项共 12 项。

学术任职: 教育部教育指导委员会委员,中华医学会放射学分会常务委员,分子影像专业委员会主任委员,上海市放射学会候任主任委员,中华医学杂志编委。

专业方向: "神经系统影像学新技术的临床应用和基础研究"、"肿瘤的功能分子影像学临床应用和相关基础研究",在肿瘤影像诊断和非血管介入治疗方面积累了丰富的经验,具有深厚的造诣。

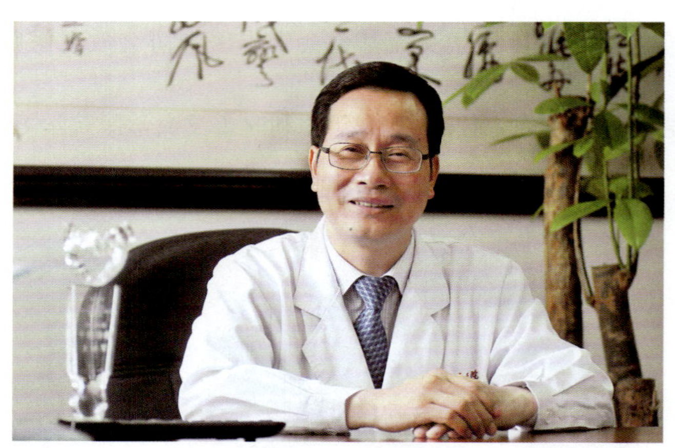

图 4-9-24 王培军教授

第十节 青年专委会

一、发展简史

(一) 背景

随着我国社会经济的快速发展,放射学科呈现出欣欣向荣的繁茂景象。放射学者们的学术科研能力和水平明显提高,专家们的学术生命也明显延长。同时,优秀的年轻学者大量涌现,如何培育和利用好青年学者成为学会工作的新任务和挑战。

早在 2005 年,中华医学会放射学分会第十一届委员会换届后,主任委员祁吉教授和副主任委员郭启勇教授十分重视放射学后备人才培养和磨炼,将专委会青年委员人数由原来的 10 名扩大至 15 名,增加了 50%。郭启勇教授负责青年委员工作,认为青年学者正处于学术思想和个人修养成长期,对科研工作充满热情和活力,青年委员需要有专门的学术交流平台,活跃放射学术交流气氛。在郭启勇教授的积极推动和《中华放射学杂志》编辑部高宏主任的大力支持下,2007 年 6 月在沈阳成功召开第一届中国放射青年医师学术研讨会暨第三届分子影像学学术会议。会议特色鲜明,组织青年学者学术交流发言 42 人次,英文论文比赛 20 人才,展板 50 余个,评选出优秀论文 6 篇,优秀论文英文交流 6 名,优秀展板 5 个。2008 年 6 月,学者们不辞辛劳与艰险,在汶川地震 1 个半月后便来到成都,在华西医院宋彬教授的精心组织下成功进行第二届全国放射青年医师论坛的学术交流。

(二) 创建与发展

第十一届中华医学会放射学分会委员会选举产生了 12 名青年委员,并于 2007 年和 2008 年分别在沈阳和成都成功举办了第一、二届的中国放射青年医师学术论坛,为全国放射青年医师搭建了学术交流的平台,展现出放射青年医师的风采,为后来成立青年委员会奠定了基础。

2008 年 10 月,中华医学会放射学分会第十二届委员会主任委员郭启勇教授根据当时放射学科发展形势,经分会常委会会议讨论,向中华医学会提出成立青年委员会的报告并获批准同意。在高标准的入选条件下,从全国推选的 45 岁以下学者 50 名被提名为青年委员。

经中华医学会组织部批准,2009 年 6 月,在杭州召开的第三届全国放射青年医师论坛上,中华医学会组织部宣布第十二届中华医学会放射学分会青年委员名单和新当选青年委员会副主任委员,吸纳了 50 名青年委员,由中华放射学会郭启勇主任委员兼任青年委员会主任委员,选举宋彬(常务)、冯逢、许茂盛、卢再鸣为副主任委员,同时根据青年委员会的特点和基于培养青年医师能力的目的,成立了继教培训、外事联络、杂志学术、网络宣传四个工作组,分别由4位副主委牵头负责,其中的"西部行"学术活动为推动我国西部省市医学影像学事业的发展贡献起到重要作用。此外,青委会还发挥其优势,组织翻译了中华放射学会官网上的部分内容,为中华放射学会走向世界打下了基础。

2012年6月在上海的第六届中国放射青年医师学术论坛上,成立了第十三届中华放射学会青年委员会。由中华放射学会冯晓源主任委员兼任青年委员会主任委员,选举卢再鸣(常务)、姚振威、居胜红、艾林为副主任委员。

第十四届中华放射学会青年委员会于2015年在沈阳成立,共产生47名委员,由中华放射学会徐克主任委员兼任青年委员会主任委员,选举王梅云(常务)、戴旭、薛华丹和张炜为副主任委员,分别负责学会国际交流、网站建设及委员管理、学会学术会议、学术培训和继续教育。本届青年委员会还成立了神经学组、头颈学组、心胸学组、乳腺学组、腹部学组、骨关节学组、介入学组、磁共振学组、分子影像学组和感染学组等10个学组,并在当年的第九届中国放射青年医师学术论坛将青年学组的成员扩展至近500人,壮大了青年委员的队伍,并与学会原有的各学组成功对接,为学会工作的开展奠定了基础。本届青委会成立了英文翻译小组和国际讲师团,增强了中华放射学会的国际交流,在2016年的中华放射学学术大会上,成功举办和协办了世界华人青年放射医师论坛、金砖五国学术论坛、ARRS-CSR会场等国际性专题版块。此外,本届青委会还发挥青委委员覆盖面广、有活力的优势,组织了全国的多中心影像组学研究,全面提升青年医师的科研能力。

(三) 工作与成就

成立后的青委会在中华放射学会的领导下开展工作,除了组织好每年1次的全国青年放射医师论坛和全国放射学术大会青年医师中英文论文比赛外,根据青年委员的特点和基于培养青年委员能力的目的,成立了继教培训、外事联络、杂志学术、网络宣传4个工作组,分别由4位副主委牵头负责,各方面均取得出色成绩。

宋彬教授在2009至2011年3年间组织实施"西部行"学术交流活动8次,足迹遍布四川泸州、贵州安顺、新疆乌鲁木齐、甘肃兰州、宁夏银川、青海西宁、云南昆明和重庆等。该活动为西部地区的放射科医师讲授医学影像学的新知识、新技术和新应用,帮助知识更新和实现共同发展。中放青年委员"西部行"的活动加强与各地方学会的学术联系和合作,为我国西部省市医学影像学事业的发展贡献力量,受到当地学者的欢迎与好评。

统计2009年青年委员们的学术工作,共发表科学论文167篇,其中32篇为SCI论文。新获准各级科研项目47项,其中国家级项目10项、部省级项目34项、市级项目1项、校级项目2项。青年委员中共有30人次参加各种国际学术交流活动,其中作为国际会议大会主持3人次,特邀专题讲座7人次,大会发言14人次,大会展板5人次。如今,第一届青年委员会的委员都已成长为各自所在单位的学科带头人或学术骨干,部分成为国际知名专家,有些成为全国知名学者,有些成为大学或三甲大医院管理和业务双肩挑人才。

在徐克主委和王梅云副主委的带领下,发展日益壮大。2016年青委会把美国伦琴放射学会ARRS病例分析课程引起中国,在国内引起强烈的反响,并在2016年苏州举行的中华放射学会第二十三届学术会议上成功举办了第三届世界华人青年放射医师论坛。本届青年委员会在北美放射学会(RSNA)上成功展示了我国青年医师的风采,于2015和2016年两次RSNA年会上设立中华放射学会展台并做宣传,并且在2016和2017年的ECR年会上设立中华放射学会展台并做宣传。在国际舞台上向全世界同行展现了我国青年医师的风采和实力,极大鼓舞了青委们的信心和决心,极力推动了青委会的发展。

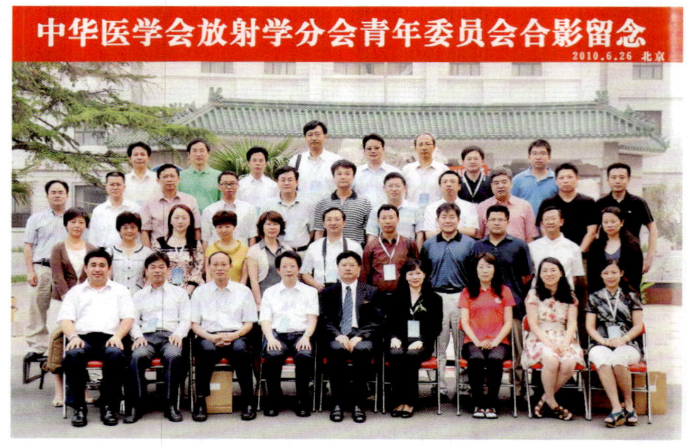

图 4-10-1　第十二届青委会合影

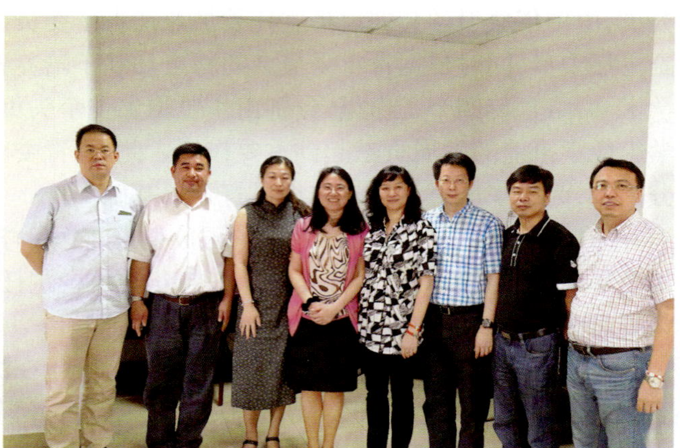

图 4-10-2　第十三届青委副主委合影

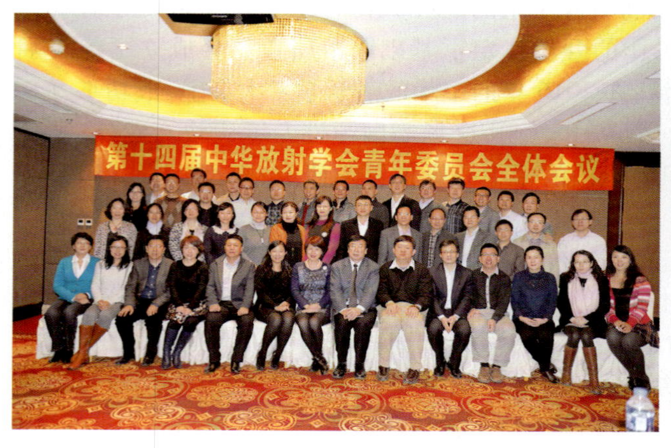

图 4-10-3　第十四届青委会合影

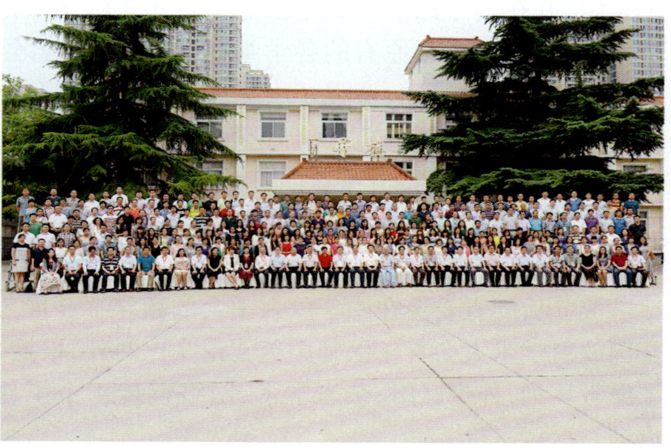

图 4-10-4　第十四届青委会及各学组青委合影

二、现任常务副主任委员简介

王梅云(图 4-10-5),女,1972 年 10 月出生,博士、主任医师、教授、博士生导师,美国哈佛大学医学院博士后。现任河南省人民医院影像科主任、河南省医学影像中心主任。国际磁共振学会认证讲师、首批中青年医师攀登计划美国放射学院培训人员、美国约翰霍普金斯医学院访问教授。获得全国优秀科技工作者、河南省学术技术带头人、河南省优秀青年科技专家、河南省优秀中青年科技创新人才、河南省政府特殊津贴专家等荣誉称号。

工作业绩:长期从事医学影像学临床、教学与科研工作。主持国家自然科学基金项目 3 项、省杰出人才等省部级项目 6 项;发表论文 50 余篇,其中在影像学顶级期刊 *Radiology*、*Cerebral Cortex* 等杂志发表 SCI 论文 30 余篇,被引用 600 余次;以第一名获省科技进步二等奖等 2 项并参与 4 项;多项新技术新业务获得省医学新技术引进一等奖等;主编《医学影像专业英语教程》1 部,参编专著 9 部。国际一流会议和国外知名大学做特邀英文讲座 10 多次。

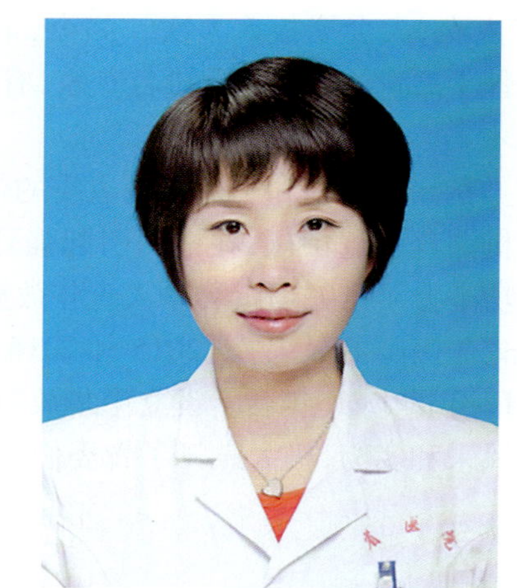

图 4-10-5　王梅云教授

学会任职:国际医学磁共振学会程序委员会(AMPC)委员、北美放射学会正式委员、国际神经血管疾病学会正式委员、国际医学磁共振学会女子委员会正式委员、中华放射学会青年委员会常务副主任委员、中华放射学会磁共振专业委员会国际交流秘书、河南省放射学会副主任委员、河南省放射学会神经学组组长、河南省抗肿瘤影像专业委员会副主任委员等，国际权威 SCI 期刊 *Scientific Reports* 杂志编委、*Radiology*、*AJNR*、《中华放射学杂志》等多家杂志审稿专家。

专业方向：从事全身疾病的影像诊断，擅长神经系统疾病影像诊断与鉴别诊断，主要从事神经影像学研究、磁共振新技术的应用。

三、青委会历届委员名单

届（起止时间）	主任委员	副主任委员	委员（以姓氏笔画为序）	秘书
第一届（2015—2017）	徐克	王梅云（常务），戴旭，薛华丹，张炜	丁忠祥，于德新，王云玲，史景云，冯对平，吕粟，朱力，朱海东，孙夕林，孙洪赞，杜祥颖，李宗芳，杨帆，杨健，余晖，宋焱，张冬，张权，张冰，张铎，张龙江，张红梅，张家文，郎宁，赵建，查云飞，钟红珊，饶圣祥，钱银锋，徐岩，徐浩文，郭子义，唐磊，容鹏飞，黄明声，萧毅，彭鹏，甄俊平，雷军强，满凤媛，薛蕴菁，魏新华	李东
第二届（2012—2014）	冯晓源	卢再鸣（常务），姚振威，居胜红，艾林	丁可，于红，于海鹏，马军，马明平，王红，王梅云，王锡明，王霄英，牛金亮，吕发金，伍兵，刘辉，孙浩然，杜祥颖，李文政，李传资，杨帆，杨坡，杨健，杨正汉，杨国财，杨春燕，吴飞云，余晖，汪登斌，沈君，张铎，张龙江，张红梅，张劲松，张俊祥，张瑞平，邵国良，周俊林，胡继红，查云飞，钟红珊，侯阳，姚伟武，耿左军，唐磊，崔立明，崔光彬，银武，曾献军，管生，鲜军舫，薛华丹	
第三届（2009—2011）	郭启勇	宋彬（常务），冯逢，许茂盛，卢再鸣	王梅云，王锡明，王霄英，牛金亮，尹建忠，艾林，吕发金，吕滨，朱文珍，刘再毅，刘爱连，孙浩然，严福华，杜祥颖，李文政，李传资，李洁，杨正汉，杨利霞，杨春燕，余深平，汪登斌，张永海，张明，张惠茅，郑传胜，居胜红，郝宏毅，胡春洪，胡继红，钟红珊，洪楠，姚振威，耿左军，顾雅佳，唐光才，曹代荣，龚向阳，银武，葛英辉，程晓光，程流泉，鲁宏，曾献军，管生，谭伟	

四、历届会议

会议名称	召开时间	会议地点	参会人数	大会主席	执行主席
第一届中国放射青年医师学术论坛	2007 年 6 月 14—16 日	沈阳	300 余人	祁吉	郭启勇，卢再鸣
第二届中国放射青年医师学术论坛	2008 年 6 月 27—30 日	成都	300 余人	祁吉	宋彬
第三届中国放射青年医师学术论坛	2009 年 6 月 26—29 日	杭州	300 余人	郭启勇	许茂盛
第四届中国放射青年医师学术论坛	2010 年 6 月 25—28 日	北京	300 余人	郭启勇	冯逢
第五届中国放射青年医师学术论坛	2011 年 7 月 1—3 日	南京	300 余人	郭启勇	居胜红
第六届中国放射青年医师学术论坛	2012 年 6 月 29 日—7 月 1 日	上海	300 余人	冯晓源	姚振威
第七届中国放射青年医师学术论坛	2013 年 7 月 12—14 日	武汉	300 余人	冯晓源	郑传胜
第八届中国放射青年医师学术论坛	2014 年 6 月 6—8 日	重庆	300 余人	冯晓源	吕发金
第九届中国放射青年医师学术论坛	2015 年 7 月 3—5 日	郑州	1000 余人	徐克，冯晓源，高宏	程敬亮，王梅云，史大鹏
第十届中国放射青年医师学术论坛	2016 年 10 月 19—23 日	苏州	1000 余人	徐克，高宏	王梅云
第十一届中国放射青年医师学术论坛	2017 年 6 月 23—25 日	西安	500 余人	徐克，高宏	王梅云，杨健

附：各届中国放射青年医师学术论坛的照片

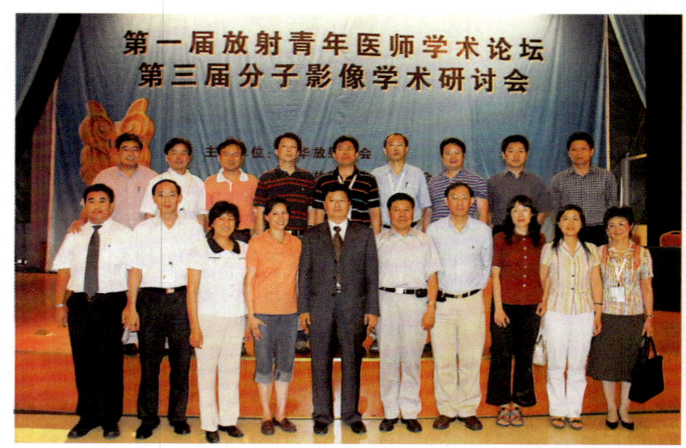

图 4-10-6　2007 年第一届放射青年医师学术论坛全体委员合影

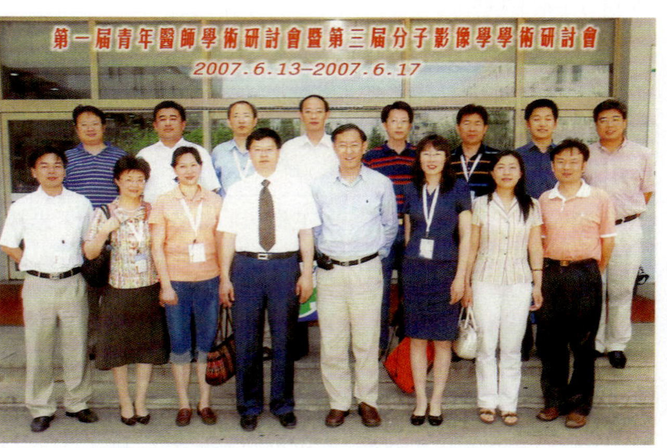

图 4-10-7　2007 年第一届放射青年医师学术论坛全体委员合影

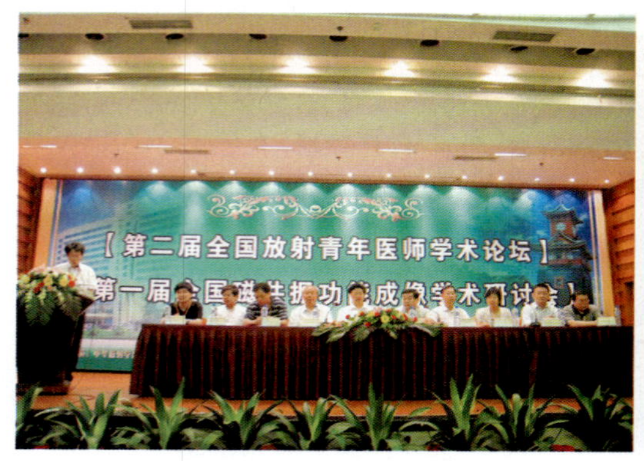

图 4-10-8　2008 年第二届放射青年医师学术论坛开幕式

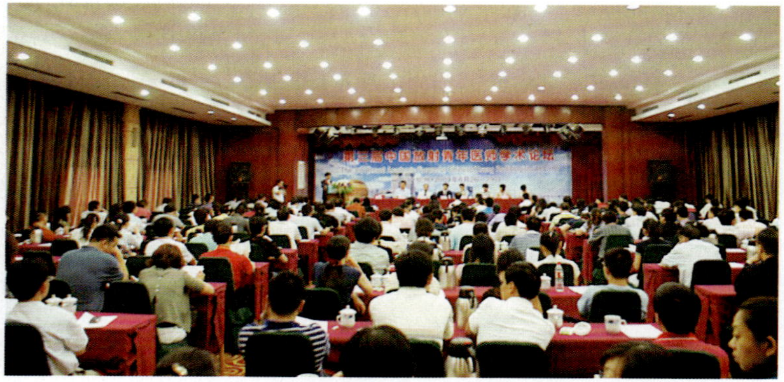

图 4-10-9　2009 年第三届放射青年医师学术论坛会场

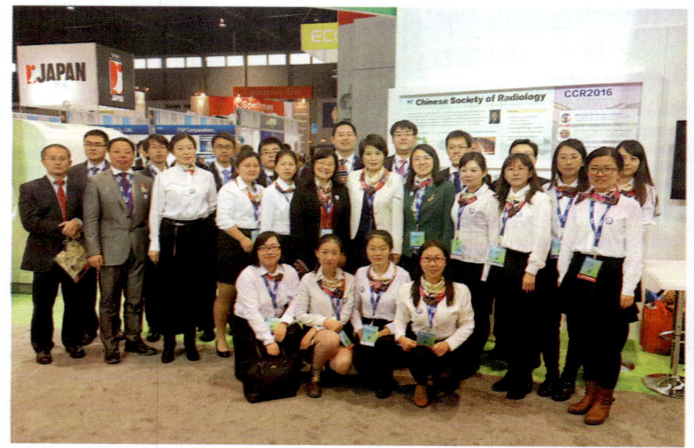

图 4-10-10　2015 年青委在 RSNA 设立展台，王梅云教授与志愿者合影

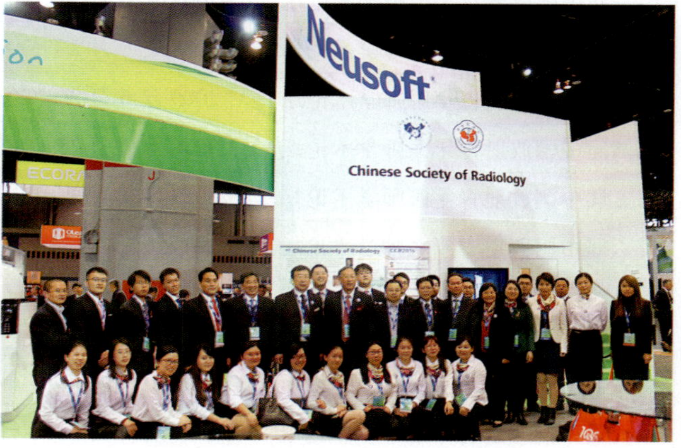

图 4-10-11　2015 年青委在 RSNA 设立展台，中华放射学会主委及副主委教授与志愿者合影

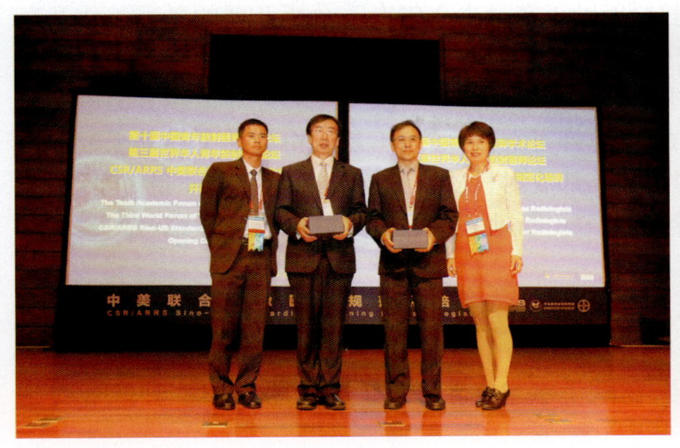

图 4-10-12　2016 年苏州第十届中国放射青年医师学术论坛暨第三届世界华人青年放射医师论坛

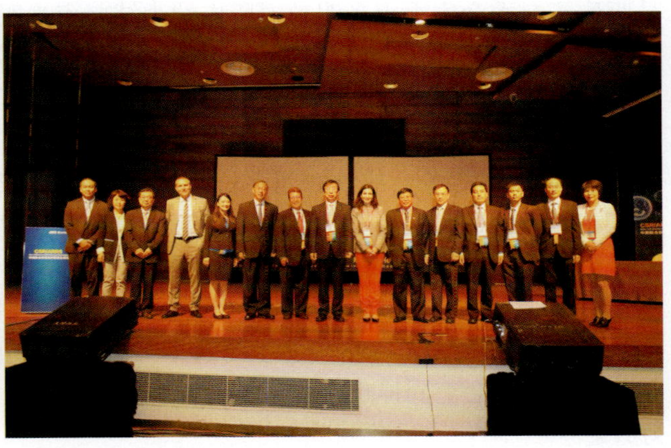

图 4-10-13　2016 年苏州第三届世界华人放射青年医师论坛美国伦琴放射学会(ARRS)病例分析课程授课专家合影

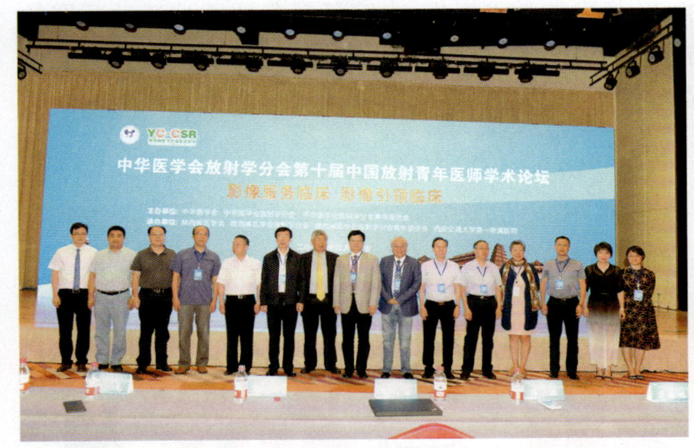

图 4-10-14　2017 年西安第十一届中国放射青年医师学术论坛开幕式嘉宾合影

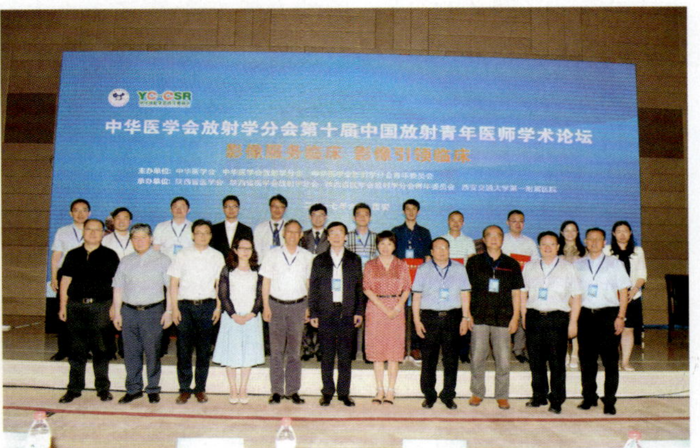

图 4-10-15　2017 年西安第十一届中国放射青年医师学术论坛闭幕式嘉宾合影

第十一节　质量与安全专委会

一、发展简史

放射科质控与管理是学科生存的基础和核心，随着社会经济和医疗设备的发展，医学影像学科的工作内容不断丰富，临床需求不断增加，对质控和管理也提出了更高、更新的要求。为此，中华医学会放射学分会决定筹建质量管理与安全管理学组。首届由刘士远教授任组长(2013—2015 年)，2015 年由卢光明教授任质量管理与安全管理专委会主委，副主委：周纯武、高培毅、韩萍、单鸿、严福华、刘文亚教授，委员共 48 人。由中放副主委刘士远教授、副秘书长胡道予教授分管。

(一) 充分利用每次学术年会举行委员工作会议

1. 2015 年 9 月 19 日，在哈尔滨华旗饭店进行了现届全体委员的第 1 次工作会议，参加人员有刘士远、卢光明、周纯武、高培毅、韩萍、严福华、刘文亚教授等共 39 名专委会委员。刘士远教授在会上谈到在国家层面上成立质量管理与安全管理专委会的重要性，希望各位委员就医学影像质量管理与安全管理进行广泛研究，多出相关的高质量论文及相关专著，以推动我国医学影像事业的全面发展。最后，刘士远教授给每位委员颁发聘书并合影留念。

2. 2017 年 6 月 3 日，利用在南京召开全国质控学术年会之际举行专委会委员工作会议，专委会 33 名委员听取了专委会主委卢光明教授所作的小结。卢光明教授回顾了在过去2年专委会所开展的各项工作及存在问题,指明了今后要努力和发展的方向。韩萍、刘文亚、崔进国、胡道予、宋法亮、白人驹教授依次作了发言,认为:专委会在中放刘士远副主委及专委会卢光明主委的带领下,在标准化、安全管理等诸多方面所做出的努力,包括专家共识的起草与修订,在短时间内极富成效、填补了空白,实属不易。中放副主委刘士远教授在总结时指出:专委会成立时间不长,产生了5个专家共识、首部放射科质控专著的撰写、5站质量万里行、年内将在10站以上,这些工作是开拓性的;同时,更希望各位专家不断地去做、去推广,把工作做细、做实,质量万里行不单是讲课,也可以讨论或现场解决问题等。

(二) 积极参与中放全国学术年会,进行质控宣讲

在2015年哈尔滨全国年会上举行了大数据背景下的质量控制2个专场、19位专家的专题报告。在2016年苏州万人大会上同样也进行了19位专家的学术报告,活跃了学术气氛,增加了同道的理论与知识,受到好评。

(三) 积极举办质量管理与安全管理专委会全国学术年会

2017年6月3日,由中华医学会放射学分会、江苏省医学会、江苏省医学会放射学分会主办,江苏省人民医院和解放军南京总医院共同承办的2017年中华医学会放射学分会质量管理与安全管理专委会学术年会在南京召开(图4-11-1)。质控专委会举行了3个专场的28场次的学术报告,内容涵盖各地质控活动开展的经验、科研的质量控制、科室及信息化管理、检查规范与质控标准的解读、安全性与低剂量、诊断报告与成像技术问题等,全方位、深层次展示了当今我国医学影像质量管理与安全管理的最新成果与内核。(图4-11-1,图4-11-2)

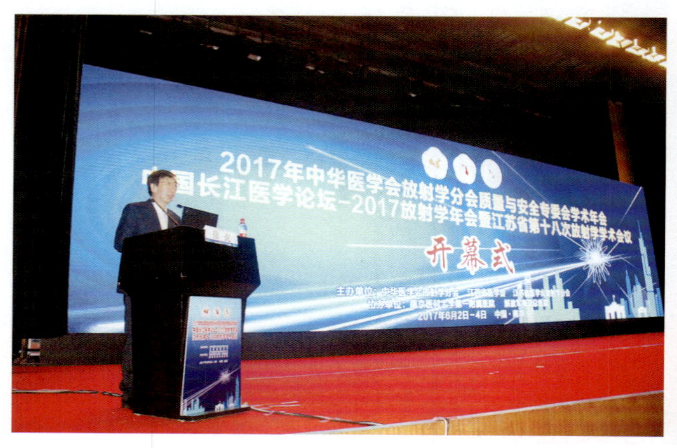

图4-11-1 中放主委徐克教授在2017年中华医学会放射学分会质量管理与安全管理专委会学术年会上致词

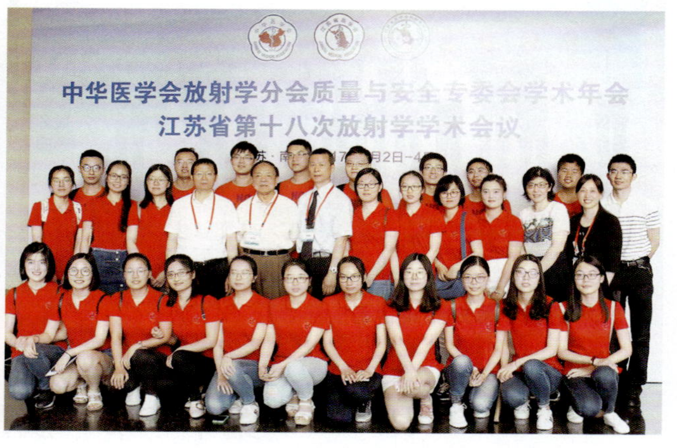

图4-11-2 2017年中华医学会放射学分会质量管理与安全管理专委会学术年会承办方卢光明教授、施海彬教授、李麟荪教授与志愿者合影

(四) 重要事件

1. 医学影像质量管理

(1)《放射科质控管理标准》的制定与宣讲:2015年10月24日,利用在南京国际会议中心大酒店举行中华医学会放射学分会质量管理与安全管理专委会首届高峰论坛之际(图4-11-3,图4-11-4),讨论了《放射科质控管理标准》专著编写与工作分工,制/修订管理办法。中放刘士远副主委、中华医学会继续教育部教材编写处左力主任、《中华放射学杂志》编辑部高宏主任在会上发言并全程参加了讨论。最后,专委会主委卢光明教授在谈到写作要求时指出:我们所制定的放射科质控管理标准是一种框架,必须具有前瞻性、可行性、可操作性;要有自信,这是一种责任,也是一种义务,要勇于承担,必须高标准、严要求、齐心协力把书写好。专委会委员利用全国学术年会、各高峰论坛及质量万里行进行了广泛宣讲。

中放刘士远副主委于2016年6月24—26日在上海专门主办召开了中华医学会继续医学教育教材《放射科质控标准与规范》研讨会(图4-11-5)。该书由中放领导徐克、冯晓源、金征宇教授任主编,中华医学会放

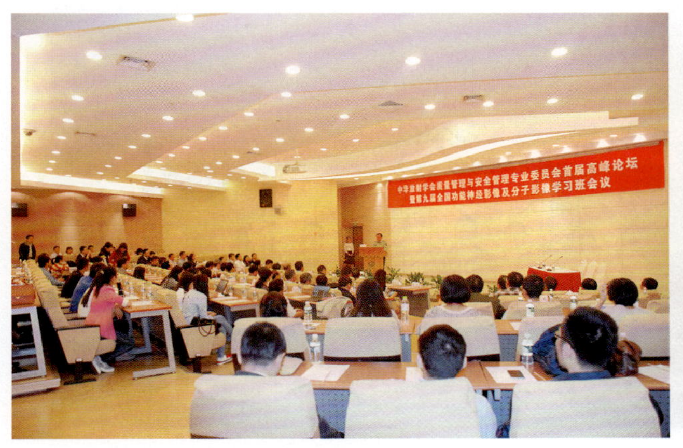

图 4-11-3　2015 年中华医学会放射学分会质量管理与安全管理专委会首届高峰论坛

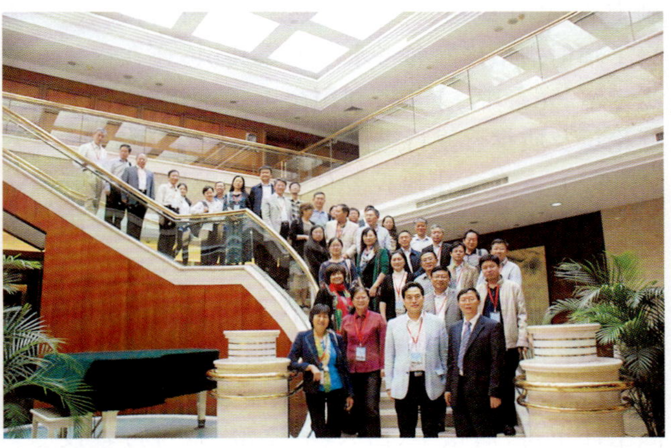

图 4-11-4　2015 年中华医学会放射学分会质量管理与安全管理专委会首届高峰论坛与会委员合影

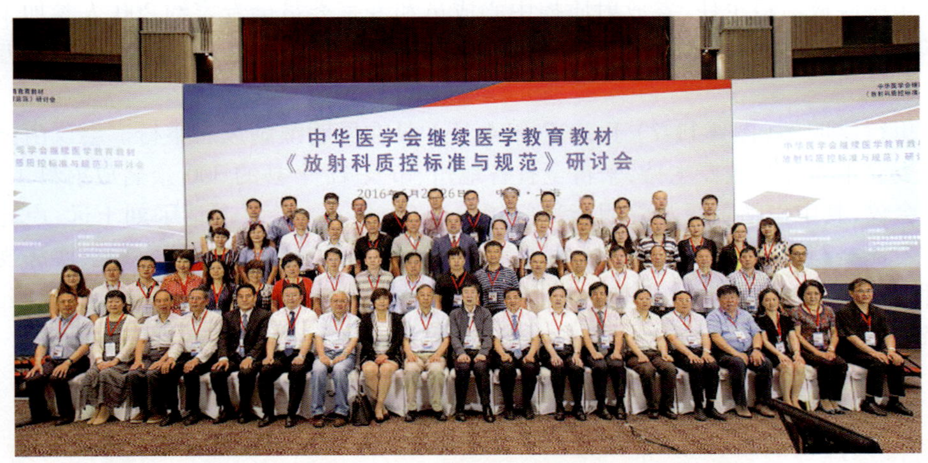

图 4-11-5　2016 年中华医学会继续医学教育教材《放射科质控标准与规范》研讨会

射学分会质量管理与安全管理专委会的各位专家在查阅大量国家有关卫生管理文件以及国内外文献的基础上，结合各单位的管理经验和中国的实际情况进行了《放射科质控标准与规范》的编写，并提交中放常委、技术专家审议、讨论、修改、完善。在 2016 年 3 月底初稿形成之后，经专委会委员之间传阅修改，汇总后为第 1 稿；在研讨会上对第 1 稿存在的问题进行广泛、深入、细致地讨论。大会邀请了中放现任主委徐克教授、前任主委冯晓源教授、候任主委金征宇教授、副主委刘士远教授、滕皋军教授、梁长虹教授、中华医学会影像技术分会现任主委余建明教授、前任主委石明国教授、候任主委付海鸿教授、中华医学会继续医学教育教材编辑部主任左力、《中华放射学杂志》编辑部主任高宏、中华医学会放射学分会全体常委及各专委会主委以及卢光明教授为主委的质量管理与安全管理专委会全体委员 200 余位专家教授，围绕《放射科质控标准与规范》第 1 稿进行讨论和修订。

（2）医学影像 5 个专家共识的制定与宣讲：2015 年 10 月 24 日，在南京国际会议中心大酒店举行中华医学会放射学分会质量管理与安全管理专委会首届高峰论坛之际，讨论了由张龙江撰写的《心血管 CT 成像辐射剂量优化中国专家共识》、严福华撰写的《MRI 应用安全专家共识》、张志强撰写的《癫痫磁共振成像诊断专家共识》，出席会议的专家有徐克、刘士远、左力、高宏、胡道予、周纯武、韩萍、严福华、刘文亚教授及专委会委员等 46 人。上海会议之际，讨论了由马林教授撰写的《动脉自旋标记脑灌注 MRI 技术规范化应用专家共识》。武汉、南京、新疆会议之际分别召开了 6 次《CT 辐射剂量诊断参考水平专家共识》。其中，《心血管 CT 成像辐射剂量优化中国专家共识》已在《中华医学杂志》上发表、《动脉自旋标记脑灌注 MRI 技术规范化应用专家共识》已在《中华放射学杂志》上发表，《癫痫磁共振成像诊断专家共识》以及与磁共振专委会共同讨论、制定的《MRI 应用安全专家共识》已修回待发表，《CT 辐射剂量诊断参考水平专家共识》还在进一步丰富、完善中。同时，利用全国学术年会、各高峰论坛及质量万里行进行广泛宣讲。

（3）与各省市质控委员会共同发展，积极开展质量万里行活动：影像质量万里行杭州首站（图 4-11-6）巡讲于 2017 年 3 月 24—25 日在杭州文源宾馆举行。李澄教授代表中放质量管理与安全管理专委会主委卢光明教授及“影像质量万里行”专家组讲话，浙江大学邵逸夫医院胡仁杰主任主持，詹松华、白人驹、李澄、董丹丹教授分别作了巡讲。浙江省各市、县放射质控中心主任、三级甲等和三级乙等医院放射科主任、部分民营医院和县区级医院放射科主任、省放射质控中心成员和专家委员会专家约 200 人参加了会议。台上演讲精彩纷呈，台下提供了浓厚的学术氛围，座无虚席，宣告中华医学会放射学分会影像质量万里行巡讲杭州首站告捷。

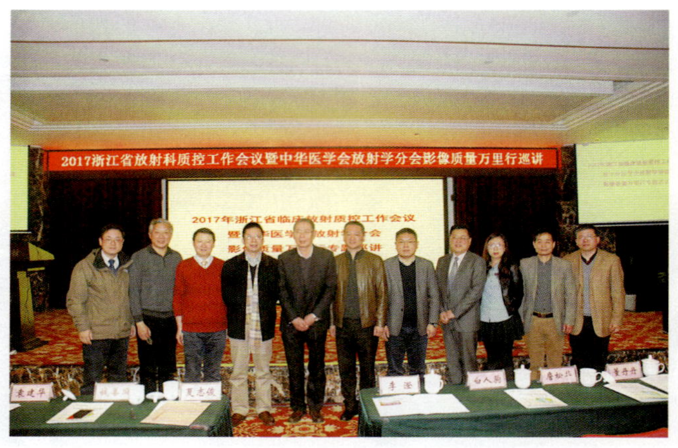

图 4-11-6　2017 年中放质量管理与安全管理专委会影像质量万里行杭州站巡讲

影像质量万里行昆明站（图 4-11-7）于 2017 年 4 月 1 日在昆明滨湖饭店举行。会议由云南省医院协会医学影像管理专委会主委韩丹教授主持，来自全省各地州、市及 47 个县的 300 余名放射科主任、质控组长及科室骨干参加了会议，其中包括院级及院职能部门领导近 20 余人。会议邀请了刘士远、卢光明教授为首的国内著名影像学专家一行 9 人，专题讲座 10 个。会议内容涵盖科室文化建设、质控法律法规、学科建设、科室及人力资源管理、各亚专业质控、重点专科申报与建设等多个热点话题。会场宾朋满座、座无虚席，专家讲座内容别具一格、深入浅出、精彩纷呈。

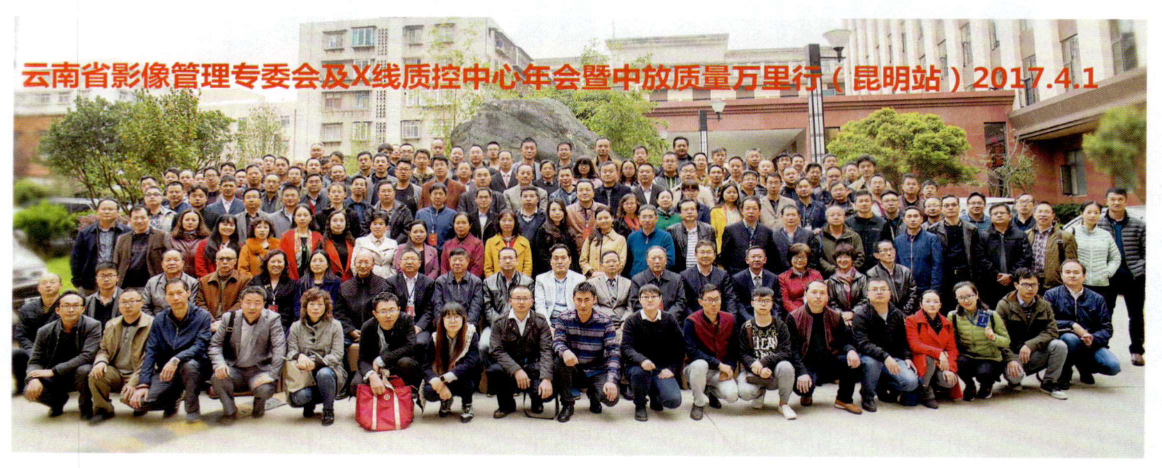

图 4-11-7　2017 年中放质量管理与安全管理专委会影像质量万里行昆明站巡讲

影像质量万里行湖南站于 2017 年 4 月 26—28 日在湖南省郴州市召开。中华放射学会质量控制专委会部分委员、特邀代表、湖南省放射诊断质量控制中心全体委员、湖南省各地州市放射诊断质量控制中心主任、秘书及湖南省放射届各位同道参加会议，参会注册人数 500 余人，会议实际代表 600 余人，创历届之最。梁长虹、李建军、刘含秋、薛华丹、沈新平、叶慧义、程流泉教授均带来了精彩专题讲座。为期 3 天的会议，内容精彩纷呈，与会代表受益匪浅。

影像质量万里行新疆站（图 4-11-8）于 2017 年 5 月 25—28 日在乌鲁木齐举行，专委会主委卢光明教授率队，在新疆开讲。与会代表聆听了卢光明、高培毅、李澄、王骏教授的专题报告，200 余位同仁领略了专家们的学术风范。其中，现场同仁强烈恳请高培毅教授加时，为全场同道多剖析几个病例，突显质量万里行的

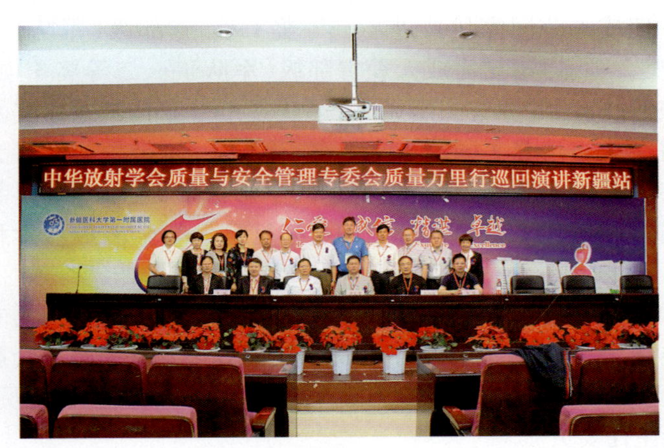

图 4-11-8 2017 年中放质量管理与安全管理专委会影像质量万里行新疆站巡讲

魅力。

2. 医学影像安全管理

(1) CT 低辐射剂量进行多中心研究,并形成《心血管 CT 成像辐射剂量优化中国专家共识》和《CT 辐射剂量诊断参考水平专家共识》。其中,《心血管 CT 成像辐射剂量优化中国专家共识》2015 年 10 月 24 日在南京举行中华医学会放射学分会质量管理与安全管理专委会首届高峰论坛,讨论、修改、完善,并已在《中华医学杂志》上发表。而《CT 辐射剂量诊断参考水平专家共识》分别在武汉、南京、新疆会议进行了多中心研讨、交流。如,2017 年 5 月 27 日在新疆举办了 CT 辐射剂量管理专家顾问会。会议由卢光明教授主持,张龙江教授作了"CT 辐射剂量管理新技术国际国内应用解读"、侯超教授作了"CT 辐射剂量管理国际国内现状分析",为"CT 辐射剂量诊断参考水平专家共识"作了铺垫。与会专家共同研讨 CT 辐射剂量诊断参考水平专家共识,高培毅、李澄、刘文亚、宋法亮、宋丹丹教授等分别就张龙江、侯超教授的阐述,从宏观及具体表述上分别发表了各自的建设性指导意见,为在南京召开的全国质控学术年会上研讨的专家共识奠定了基础,是一场很有必要的会前会,或是筹备会。2017 年 6 月 3 日在南京召开全国质控学术年会之际,张龙江、许乙凯教授就《CT 辐射剂量诊断参考水平专家共识》作了阐述。35 位专委会委员进行了广泛、深入的讨论,与会专家提出了诸多修改的建设性指导意见。同时,利用全国学术年会、各高峰论坛及质量万里行进行广泛宣讲。

(2) 磁共振安全形成《MRI 应用安全专家共识》,于 2015 年 10 月 24 日在南京举行中华医学会放射学分会质量管理与安全管理专委会首届高峰论坛时,讨论、修改、完善,并与磁共振专委会共同讨论、制定,已修回待发表。由专委会主委卢光明教授任总策划的《磁共振检查前安全流程》视频,2017 年 6 月 3 日在南京召开专委会工作会议上,质控专委会委员 35 人进行了认真审阅。同时,在全国学术年会、各高峰论坛及质量万里行进行广泛宣讲。

3. 网络平台的建设

网络平台在专委会副主委刘文亚教授的率领下,已形成具体的网络工作的框架,展示内容包括专委会制定的各种规范文件、PDF 版学习课件、质控活动动态(会议或者专家讲学动态)、专家解答观众问题栏目、优秀病例图像展示、疑难病例竞猜园地(增加浏览和关注动力)、放射同行摄影展示窗(活跃一下气氛)、试题库(接下来的那期给答案和链接知识)等,并进一步建立和落实手机 APP 功能,可以利用手机平台传播质控相关内容。委员兼学术秘书萧毅为专委会建立了微信群,以便日后方便、快捷地联系与交流。

总之,中华医学会放射学分会质量管理与安全管理专委会在成立时间短的情况下,全体委员齐心协力,积极参与各类学术活动,交流放射学领域多学科融合发展的最新成果,认真探索当前医学影像学科建设的热点问题,大力促进全国影像学质控的高水平发展,为培养我国医学影像人才发挥了积极作用。

二、专委会主任委员简介

一般情况:卢光明(图 4-11-9),男,1957 年出生,硕士。现任南京军区南京总医院(南京大学附属金陵医院)医学影像科主任。南京大学医学院临床综合教研室主任、博导。兼任南京航空航天大学、南京医科大学、南方医科大学的博士生导师。国家 973 项目首席科学家。

工作业绩:从事医学影像诊断 34 年余,学术造诣深厚。近年以首席科学家负责国家 973 计划项目 1 个,负责国家自然科学基金重点项目 2 个及重大国际合作项目 1 个。在心脑血管病、脑部疾病及肿瘤的影像诊断和研究等领域的某些方面取得了突破性成果。发表 SCI 论文 263 篇,其中以第一或通讯(含共同)作者发表 182 篇,总影响因子(IF)763. 7,IF>10 者 8 篇,高被引论文 4 篇,他引 100 次以上 3 篇。主编专

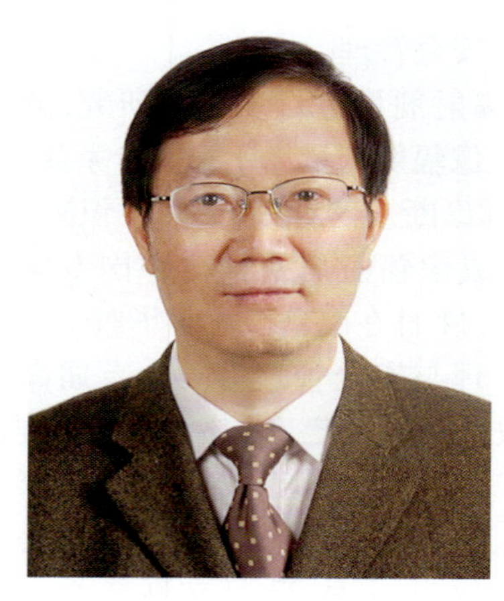
图 4-11-9　卢光明教授

著 9 部。以第一完成人获国家科技进步二等奖 1 项、省部级(军队)一等奖 3 项、二等奖 2 项;以第二完成人获省部级(军队)一、二等奖 3 项。获全国优秀科技工作者、江苏省杰出人才、军队杰出专业技术人才奖及政府特殊津贴等荣誉。培养了国家杰青 1 名,优青 2 名;带领的学科为国家临床重点专科首批军队建设单位、全军医学影像中心、十三五科教强卫工程江苏省临床医学中心。2015、2016 年复旦大学全国最佳学科排名第 9。

学会任职:国际医学磁共振学会中国分会主席,国家重大科学仪器专项专家委员会委员,中华放射学会常委,白求恩公益基金会专家委员会影像诊断专业委员会主任委员,质量控制与安全管理专业委员会主任委员,江苏省放射学会主任委员。

专业方向:擅长神经系统疾病、心血管系统疾病和肿瘤的影像学诊断与鉴别诊断,主要从事分子与功能影像学研究。

三、专委会委员名单

届(起止时间)	组长	前任组长	副组长	委员	秘书
2015 年—至今	卢光明	刘士远	周纯武,高培毅,韩萍,单鸿,严福华,刘文亚	马林,王晓明,王维,龙莉玲,史大鹏,白人驹,刘含秋,刘挨师,朱力,朱文珍,许乙凯,李明利,李建军,李澄,张永海,张明,张敏鸣,张辉,宋法亮,余永强,杨维竹,罗天友,周顺科,赵卫,赵振军,赵斌,洪楠,郭顺林,徐凯,袁建华,银武,崔进国,曹殿波,曾献军,焦俊,董丹丹,彭卫军,詹松华	萧毅,王骏

四、学组会议

会议名称	召开时间	会议地点	参会人数	大会主席	执行主席
专委会委员工作会议	2015 年 9 月 19 日	哈尔滨华旗饭店	39	卢光明	—
中国 CT 辐射剂量管理项目	2015 年 9 月 19 日	哈尔滨华旗饭店	20	卢光明	—
中华医学会放射学分会质量管理与安全管理专业委员会首届高峰论坛	2015 年 10 月 24 日	南京国际会议中心大酒店	200	卢光明	—
中华医学会继续医学教育教材《放射科质控标准与规范》研讨会	2016 年 6 月 24—26 日	上海	200	刘士远	—
中国 CT 辐射剂量管理项目	2016 年 7 月 5 日	南京	17	卢光明	—
质控万里行	2017 年 3 月 24—25 日	杭州文源宾馆	200	袁建华	—
中国 CT 辐射剂量管理项目	2017 年 3 月 10 日	南京	18	卢光明	—
质控万里行	2017 年 4 月 1 日	昆明	350	韩丹	—
质控万里行	2017 年 4 月 26—28 日	湖南	650	刘军	—
质控高峰论坛	2017 年 5 月 25—28 日	新疆	200	刘文亚	—
中国 CT 辐射剂量管理项目	2017 年 5 月 27 日	新疆	10	卢光明	—
全国质控学术年会	2017 年 6 月 3 日	南京	1200	卢光明	—
中国 CT 辐射剂量管理项目	2017 年 6 月 3 日	南京	35	卢光明	—

第十二节　传染病放射学专委会

一、发展简史

传染病放射学专委会由李宏军教授于2015年发起,学组筹备过程中得到了徐克教授、金征宇教授等教授的大力支持。在2015年召开的中华放射学分会常委扩大会议上,李宏军教授进行了书面申述及答辩,中华放射学分会常委会一致讨论通过成立中华放射学会传染病放射学专业委员会的决定,并由李宏军教授担任第一届中华放射学会传染病放射学专业委员会主任委员。2015年9月,中华放射学会传染病放射学专业委员会在郑州宣告成立,李宏军教授在中华放射学分会常委扩大会议上阐述了工作基础及学科发展的规划。在第十四届中华放射学会的直接领导下,中华放射学会传染病放射学专业委员会委员经过不懈努力,学科建设及科学研究得到了全面的提升和发展。在首届传染病放射学专业委员会主委李宏军教授的带领下,完成了国际化传染病放射学的学科建设,形成了一支覆盖全球的临床与基础研究团队,推动了医学影像学的学术进步和学科建设,并制订了传染病影像学诊断指南和规范,为规范、提高传染病放射学检查、诊断水平发挥着积极的推动作用。同时,与国际放射学组织(RSNA、ESR)及著名出版集团(Springer、Elsevier)建立了长期稳定的合作伙伴关系,积极将我国传染病放射学研究成果推向世界舞台,让我们探索世界的同时,也让世界了解我们。

中华放射学会传染病放射学专业委员会承秉承"共建、共享、共联、共赢"的理念,快速成长,顺利完成传染病放射学国际化学科建设(国际化专业团队、国际英文杂志创刊、国际英文网站上线、传染病放射学大数据共享平台、国际化科学研究成果发布推广取得了诸多成绩)。

(一) 重要事件

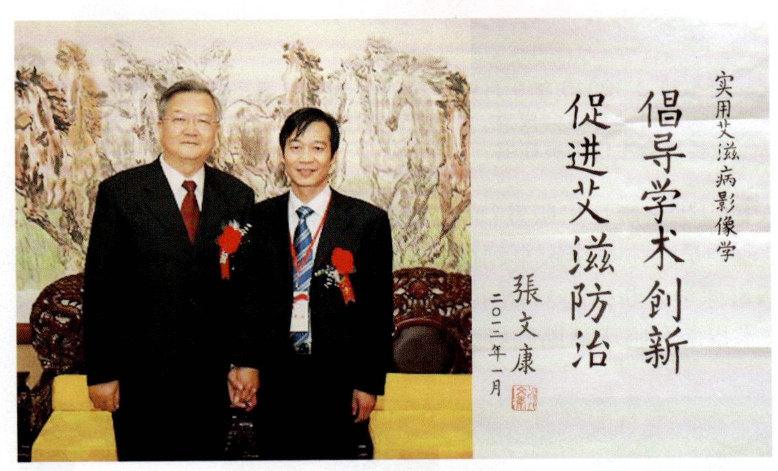

图4-12-1　2012年原卫生部部长张文康教授为《实用艾滋病影像学》题词

1. 国际上首次确定传染病放射学的概念。

李宏军教授主编的 *Radiology of infectious diseases* 由 Springer PG 出版,2016年10月由李宏军教授提出,并由中华放射学会传染病放射学专委会讨论正式确定传染病放射学的概念:由于传染病不同病原体导致机体所发生的相关性疾病,基于其临床分期与病理为基础的影像学表现特征和规律的科学。

据 Springer 出版集团反馈,李宏军教授主编的 *Radiology of infectious diseases* 及 *Radiology of HIV/AIDS* 是近年来国际医学领域最受关注,下载量最大的两部专著,下载量大于10万章节;其丰富和发展了医学影像学的系统理论体系,填补了医学影像学该领域的缺项。系列研究专著中文版本由人民卫生出版社立项出版,并被列为国家蓝本著作出版,连续2年(2014、2015年)获得国家出版总局的版权输出优秀图书奖(第十四、十五届),增加了中国放射学同道走向世界、融入世界、话语世界、引领世界该领域的自信心。

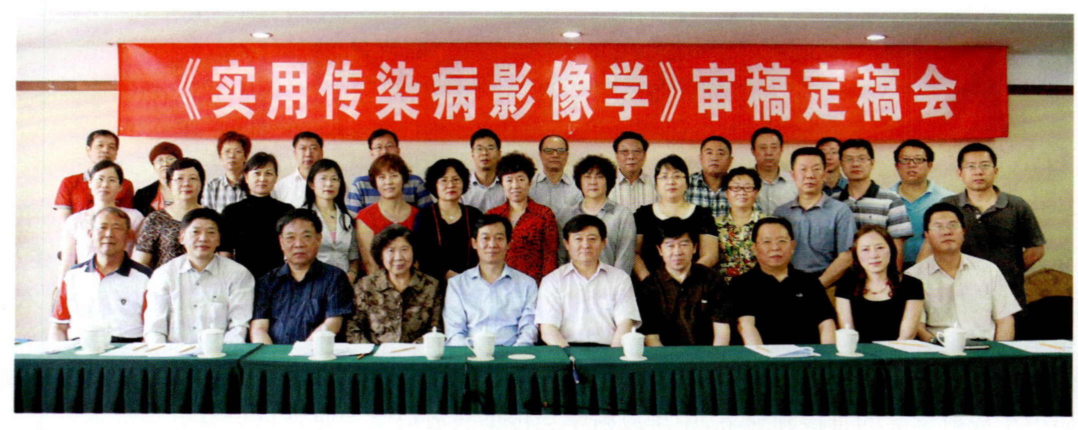

图 4-12-2　2013 年《实用传染病影像学》审稿定稿会在北京举行

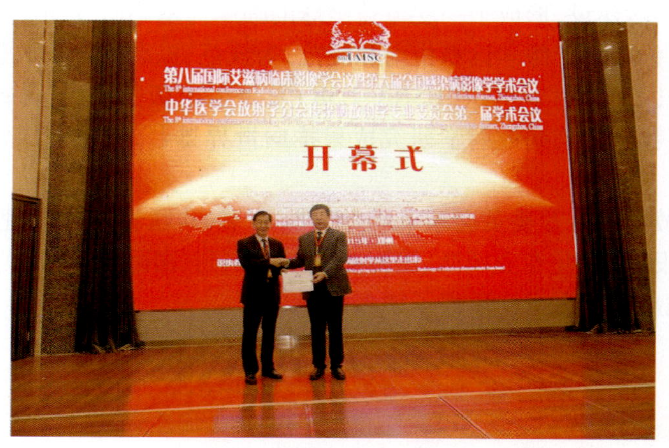

图 4-12-3　2015 年 9 月中华放射学会主任委员徐克教授宣布传染病放射学专委会成立，为李宏军教授颁发中放传染病放射学专业委员会主任委员证书

2. 国际上首次由人民卫生出版社出版发行《传染病影像学诊断指南》《艾滋病影像学诊断指南》。

由传染病放射学专业委员会主委李宏军领衔，副主委陆普选、施裕新协助带领团队撰写的《传染病影像学诊断指南》和《艾滋病影像学诊断指南》(图 4-12-4)在人民卫生出版社出版发行。2 本指南总结了艾滋病及传染病影像诊断的技术指南和临床诊断路径，对传染病防控具有重要指导价值。

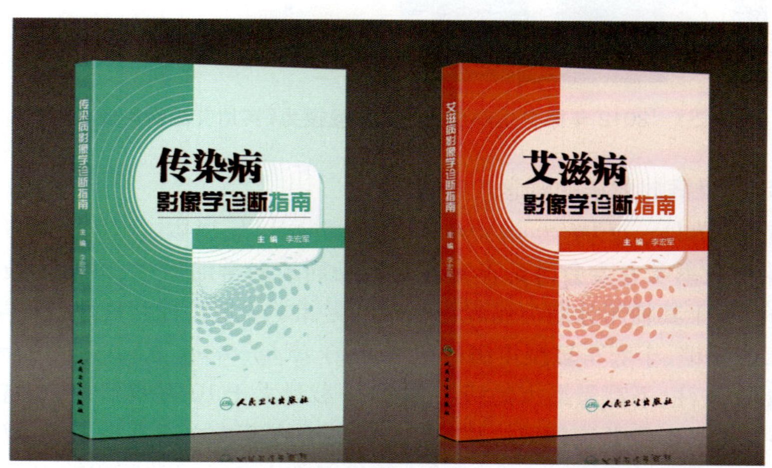

图 4-12-4　《传染病影像学诊断指南》《艾滋病影像学诊断指南》

3. *Radiology of Influenza*、*Radiology of parasitic diseases* 直接与 Springer PG 签订海外出版协议国际出版发行。

2017 年 4 月由传染病放射学专业委员会主委李宏军教授领衔进行编写大纲策划及顶层设计，组织团队进行病例数据征集及编写；直接与 Springer PG 签订出版协议，在国际上首次出版 *Radiology of Influenza*、*Radiology of parasitic diseases* 系统建立了流感系列疾病及寄生虫系列疾病的影像学理论体系，技术规范及诊断指南。

4. 国际首次创建 Journal：*Radiology of infectious diseases* 国际英文杂志(hosting by Elsevier)(图 4-12-5)

Radiology of infectious diseases 国际英文杂志(hosting by Elsevier)由李宏军教授提出申请创刊意愿，经 Elsevier 出版集团审议通过达成长期合作办刊意向。国际上首次建立感染疾病领域放射学英文版杂志并与 Elsevier 出版集团合作，签订了长期办刊共享国际平台合作协议。*Radiology of Infectious Diseases*(JRID)是目前国内外唯一感染放射学专业杂志，开辟了国际放射学的新领域，国际影响力与日俱增。JRID 杂志是按照国际标准创立并遵照 SCI 标准管理要求的国际化学术期刊，历时两年努力，来自全球的通讯编委及审稿专家国际化团队逐步形成，学术成果在国际放射学领域内的高效传播对医学影像学的发展产生重要推动作用。2016 年 8 月 18 日 JRID 主编李宏军教授应北美放射学会(RSNA)的邀请参加了全球放射学杂志主编论坛，本次会议共邀请 53 位国际著名的放射学杂志主编讨论了放射学的资源共享的现状及经验介绍以及未来的发展趋势，这是我国第一次以主编身份参与国际放射专业最高层次的论坛，感受到国际放射学专业发展的脉搏，知己知彼，结合自身发展强大自身。2016 年 JRID 被纳入国际放射学杂志俱乐部会员。JMRI 主编 Mark E. Schweitzer 教授、国际医学磁共振学会(ISMRM)主席 Garry Gold 教授等国际知名专家高度赞誉 JRID 是一项国际化创新(no one's best)，标志着 JRID 杂志跻身于国际放射学杂志行列，正引领着国际传染病放射学学术的发展。JRID 已经被专业医学数据库 DOAJ、EMbase、ScienceDirect 收录。(图 4-12-6)

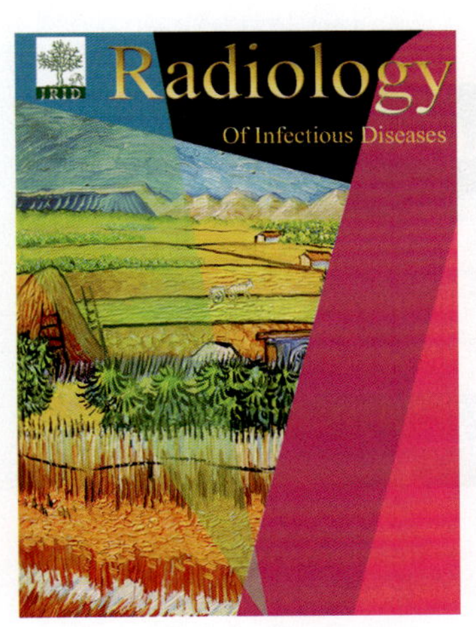

图 4-12-5 *Radiology of Infectious Diseases* 国际英文杂志

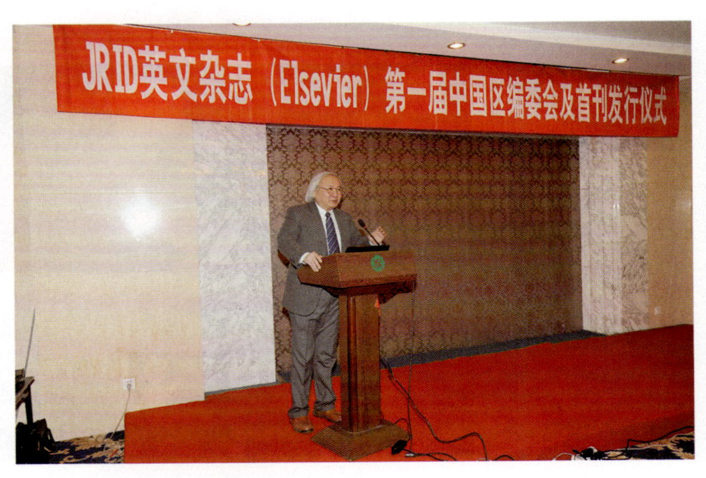

图 4-12-6 2015 年 4 月，金征宇教授在 *Radiology of Infectious Diseases* 国际英文杂志首发仪式上致辞

5. 国内外首次创建了 39 种传染病放射学样本资源大数据库共享平台

2016 年 4 月传染病放射学专业委员会李宏军教授牵头申请筹资创建了法定 39 种传染病放射学样本资源大数据库平台(图 4-12-7)。该平台整合了全国的临床资源及人才资源，优势互补，以艾滋病、病毒性肝炎等重大传染病数据为核心，覆盖 39 种法定传染病；以历史疫情大数据、传染病放射影像数据为基础，建立敏感特异、科学实用的传染病爆发、流行的预警体系；以大数据技术为支撑，提供异源异构的海量数据采集平台，提供严格的数据审核校验，数据质量管理体系，提供基于数据挖掘、数据可视化等技术的分析应用功能。建立基于大数据背景下的专家技术规范及诊断指南，从而最大化保障临床科研工作质量，持续为我国传染病防控工作提供基础信息，进而提高传染病疫情监测的预警能力，提高我国艾滋病、病毒性肝炎等重大传染病的精确诊疗水平。最终，消除疾病困扰，实现“人人享有健康”的目标，促进医疗卫生保健事业的发展。

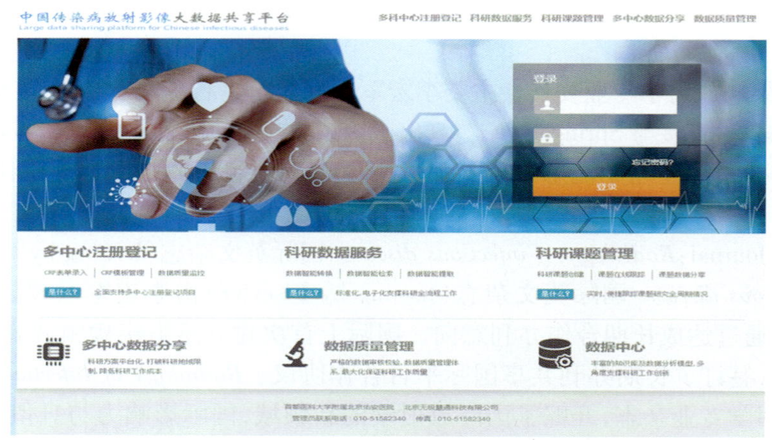

图 4-12-7　39 种传染病放射学样本资源大数据库共享平台

6. 国内外首次创建了传染病放射学双语门户网站

2016 年 5 月传染病放射学专业委员会李宏军教授牵头申请筹资创建了传染病放射学双语门户网站(www. infection-radiology. com)(图 4-12-8),通过国际化的顶层设计可以实现实时信息互通,实时学术交流,在线/离线传染病疑难病例会诊及规范化传染病数据源采集等,成为链接全球同道进行学术交流及医患沟通的互联互通的免费咨询平台。让传染病放射学离世界更近,也让世界更好地了解传染病放射学的学术发展。

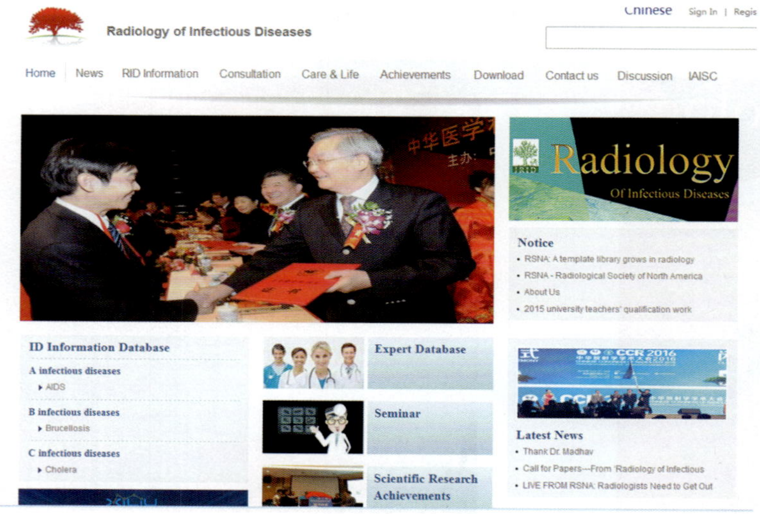

图 4-12-8　39 种传染病放射学双语门户网站

7. 创办中放传染病放射学专委会微信公众号、中华传染与感染影像微信公众号

2016 年 6 月传染病放射学专业委员会李宏军教授牵头申请创立了中放传染病放射学专委会微信公众号和中华传染与感染影像微信公众号,实时发送与传染病影像学有关的学术动态的简报、传染病放射学诊断的学术交流、病例讨论等,极大地扩大了传染病放射学的影响力,全面提高传染病放射学的诊断水平。目前关注人数 1000 余人,主办 100 余期。

(二) 参加与承办国际重要会议

2016 年 6 月 JMRI 主编 Mark E. Schweitzer 教授参加第九届国际艾滋病影像学术会议。

2016 年 12 月及 3 月专著 *Radiology of infectious diseases* 登录 RSNA 及 ECR 放射年会学术展区,主编李宏军教授应 Springer PG 邀请参加国际著名作者讨论会。

2016 年 12 月在 RSNA 国际会议设立中国传染病放射学展区,中国的传染影像人广泛与国际学术同道密切交流,在学习交流经验的基础上,让国际同道了解我们,互通有无,共同发展。

2016 年 10 月国际医学磁共振学会(ISMRM)主席 Garry Gold 教授等国际知名专家高度赞誉 JRID 是一项国际化创新(no one's best),标志着 JRID 杂志跻身于国际放射学杂志行列,正引领着国际传染病放射学的学术发展。

(三) 历史背景

自 1998 年开始,李宏军教授就针对艾滋病影像学与解剖、病理进行系统对照研究,取得了初步研究成果。在李宏军教授的倡导下,在中国性病艾滋病防治协会领导原卫生部部长张文康会长和戴志澄司长的支持下,2009 年 4 月成立了中国性病艾滋病防治协会艾滋病影像学学组(图 4-12-10,图 4-12-11),李宏军任组长,委员 28 人。成立仪式上邀请了戴志澄司长、戴建平院长、金征宇主任、北京佑安医院李玉梅书记等领导莅临现场指导;2008—2017 年连续成功举办了 10 届全国(国际)艾滋病临床影像学会议及 8 届全国感染与传染病临床影像学组学术会议。

2008 年 11 月 9 日在北京大观园酒店召开第一届全国艾滋病影像学学术会议暨培训班,2008 年第一届北京(图 4-12-9),260 余人参会;第二届北京(560 人次)(图 4-12-12);第三届广州(360 人次)(图 4-12-13);第四届北京(1050 人次)(图 4-12-14);第五届郑州(440 人次)(图 4-12-15);第六届上海(390 人次)(图 4-12-16);第七届南宁(490 人次)(图 4-12-17);第八届郑州(550 人次)(图 4-12-18);第九届大连(1500 人次)(图 4-12-19)。参加培训的人员达 6 千余人次,来自于全国 31 个省市区的影像学专家、骨干及临床相关科室的医务人员。通过研讨会、学习班培训学习,使我国的传染病放射学整体水平大大提高。

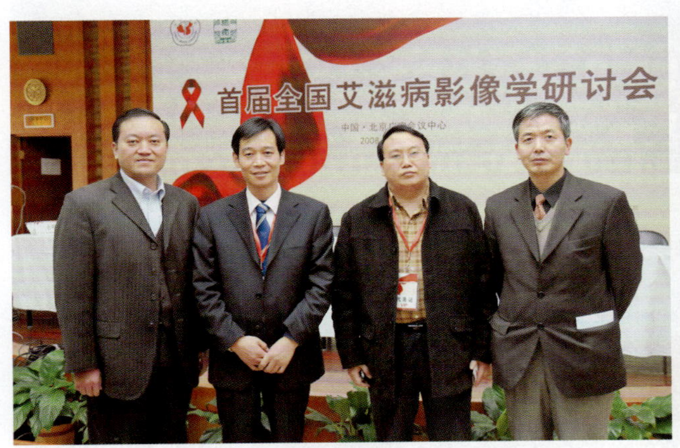

图 4-12-9　2008 年第一届全国艾滋病临床影像学学术会议暨培训班

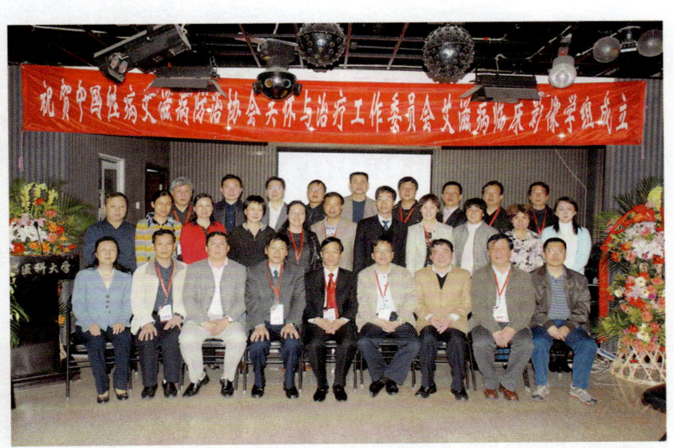

图 4-12-10　2009 年 4 月中国性病艾滋病防治协会艾滋病影像学学组全体委员合影留念

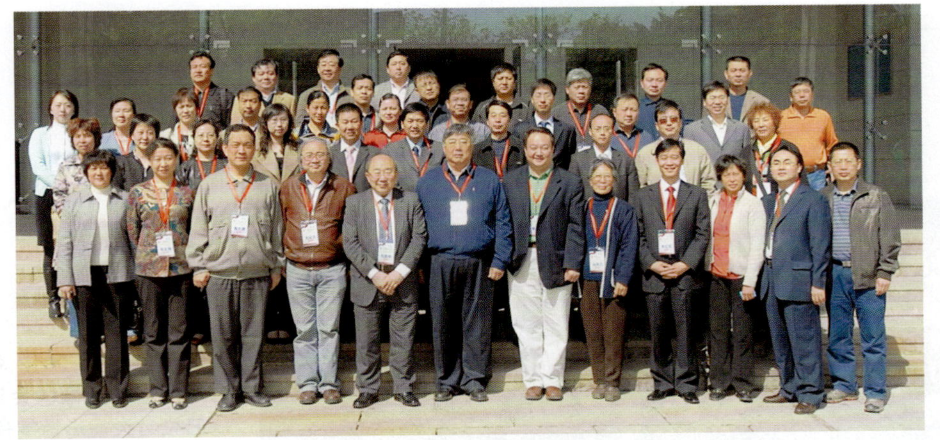

图 4-12-11　2009 年 4 月中国性病艾滋病防治协会艾滋病影像学学组在北京成立,戴建平教授及金征宇教授莅临指导

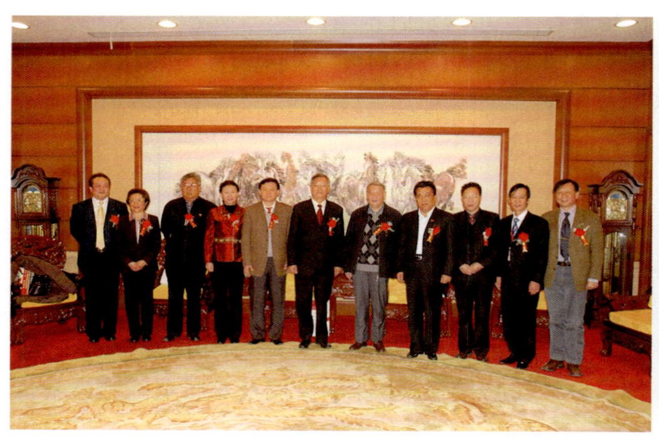

图 4-12-12 张文康部长莅临第二届全国艾滋病临床影像学会议暨培训班并致词

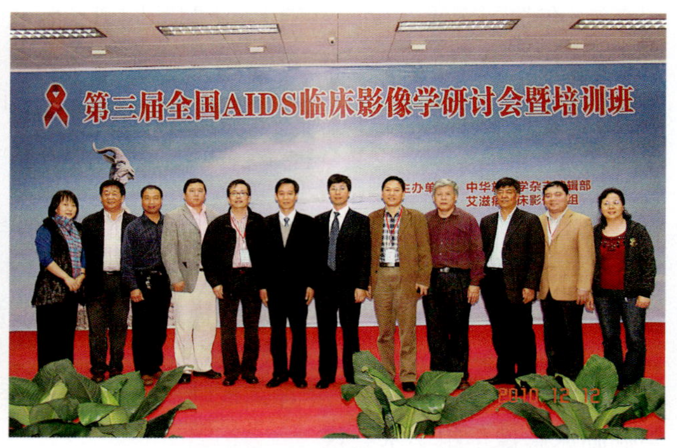

图 4-12-13 2010 年第三届全国艾滋病临床影像学会议暨培训班(广州)

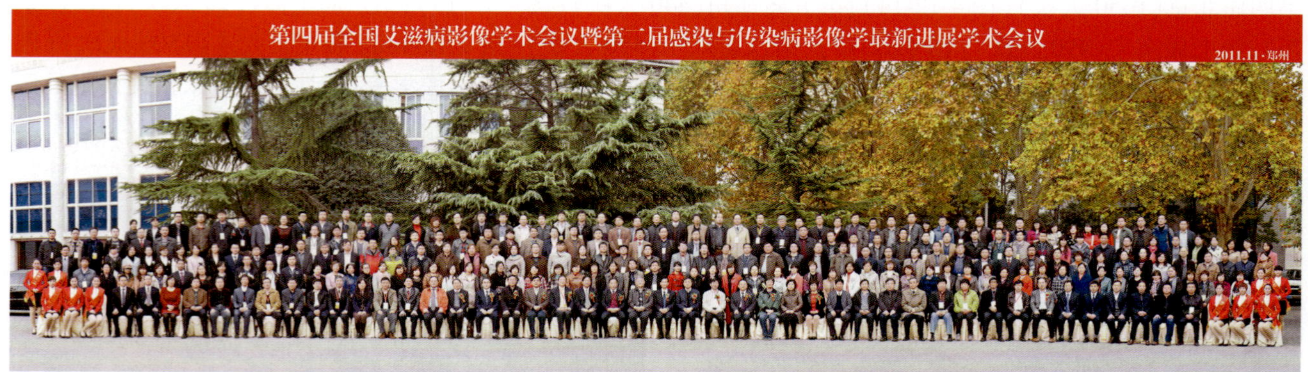

图 4-12-14 2011 年第四届全国艾滋病临床影像学会议暨第二届全国感染与炎症影像学会议(郑州)

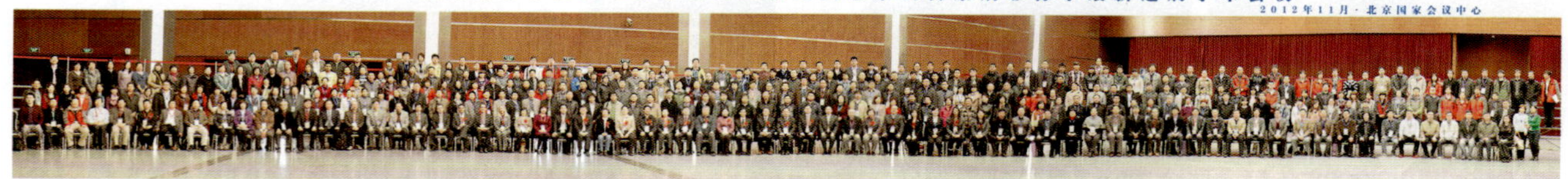

图 4-12-15 2012 年第五届全国艾滋病临床影像学会议暨第三届全国感染与炎症影像学会议(北京)

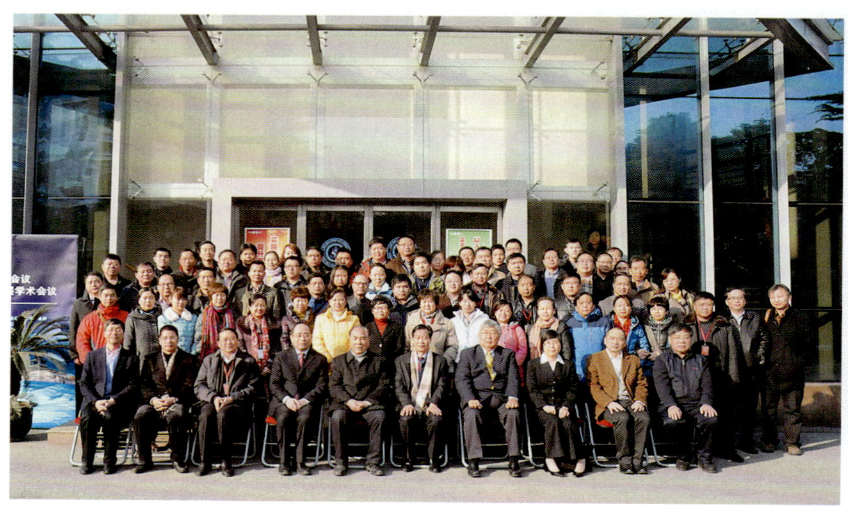

图 4-12-16 2013 年第六届全国艾滋病临床影像学会议暨第四届全国感染与炎症影像学会议(上海)

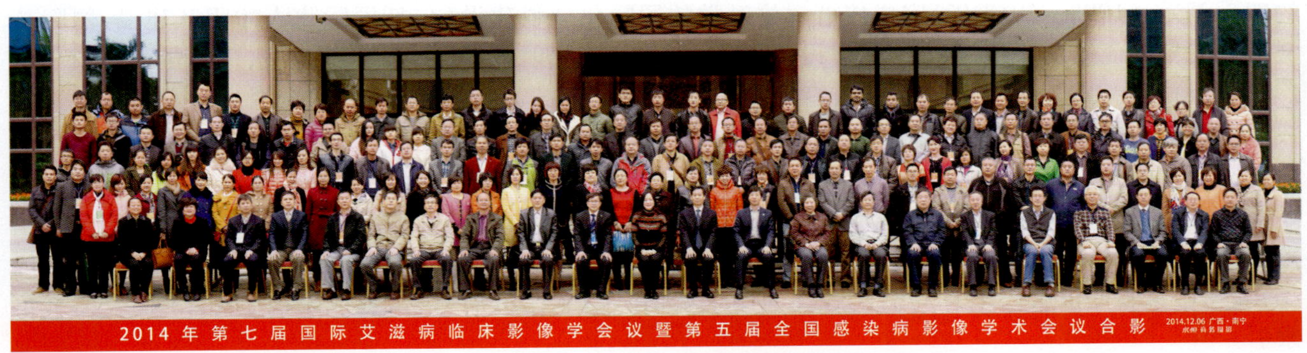

图 4-12-17　2014 年第七届全国艾滋病临床影像学会议暨第五届全国感染与炎症影像学会议(广西)

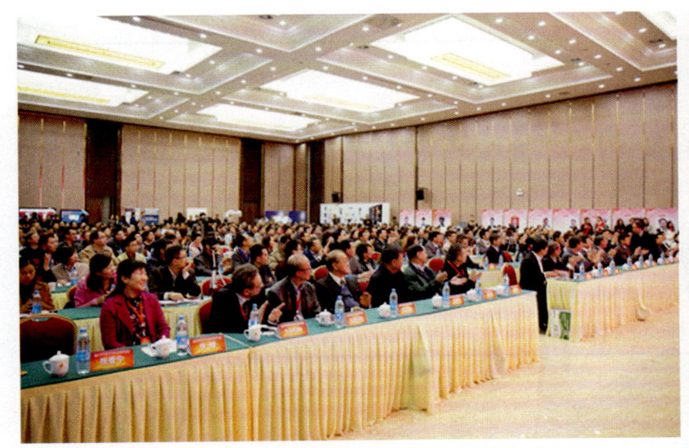

图 4-12-18　2015 年第八届全国艾滋病临床影像学会议暨第六届全国感染与炎症放射学学术会议(郑州)

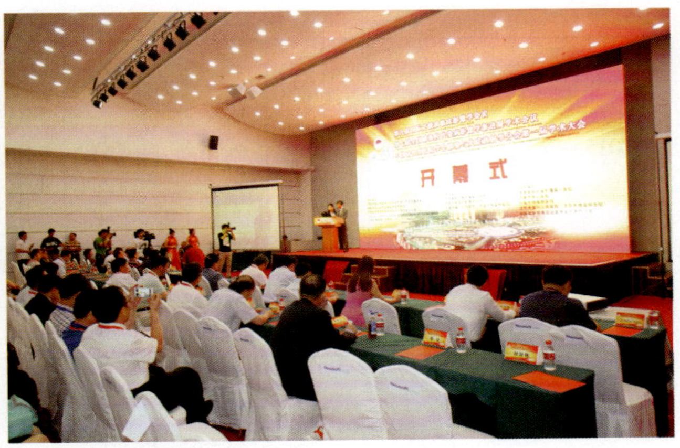

图 4-12-19　2016 年第九届全国艾滋病临床影像学会议暨第七届全国感染与炎症影像学会议(大连)

二、专委会主任委员简介

李宏军(图 4-12-20),医学博士,主任医师,教授,博士生导师,海外归国引进人才。享受国务院政府特殊津贴专家,突出贡献专家。北京市十百千卫生人才。北京市首批 215 高层次卫生人才学科(骨干)带头人。国家科技部重大专项研发首席专家;国际传染病放射学学科奠基者,主要创始人。

现任第十四届中华放射学会传染病放射学专业委员会主任委员;中华医学会放射学分会腹部专委会委员;北京市医学会放射学分会常务委员;中国科技创新与战略发展研究中心医药科技工作委员会精准医疗创新模式研究中心主任;中国研究型医院学会感染与炎症放射学分会主任委员;中国艾滋病性病防治协会感染放射学分会主任委员;中国医院协会传染病管理分会传染病影像管理学组组长;全国卫生企业管理协会互联网移动医疗专委会副会长;国家重大专项评审专家委员会委员;2016 年 12 月 5 日艾滋病重大专项结题评审组组长;国家自然科学基金委项目专家评审委员会委员;中华医学科技奖专家评审委员会委员;国家留学基金委资助项目专家评审委员会委员;国家及北京市自然科学基金委评审委员会委员;国家医药科技工作委员会专家库委员;中国医学装备学会普通放射专委会常委;韩国放射学会委员;北京市影像质量控制中心委员;北京市丰台区影像质量控制中心主任;北京市职业病诊断鉴定专家库专家;*Chinese medical journal*(CMJ)等 12 家专业杂志编委。

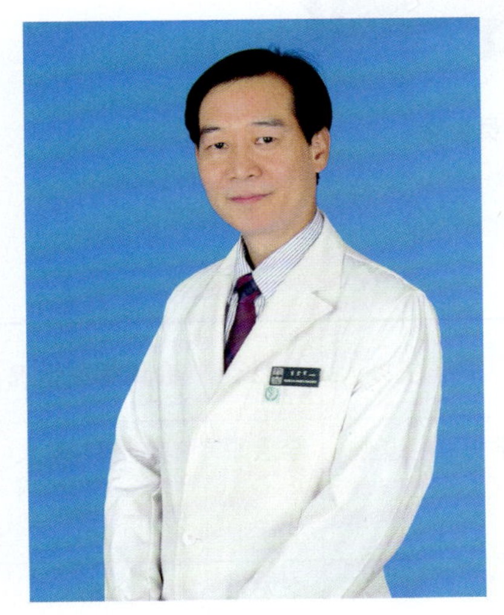

图 4-12-20　李宏军教授

主持国家、省部级科研项目及国际合作项目,累计资助科研经费约四千万元;(1998—2017 年)完成传染病放射学的国际化学科建设(包括国际化人才团队建设,国际英文杂志交流平台建设,国际英文网站建设,39 种法定传染病放射学影像共享平台建设,国际学术会议平台广泛交流)。在 CMJ 等 12 家专业杂志编委。在国家十二、三五重大研发专项、国家自然基金等支持下完成了法定传染病放射学的国际化学科建设,获中华医学科技奖及国家发明专利及知识产权登记 16 项;发表论文 186 篇,研究著作 21 部,其中英文版专著 *Radiology of Infectious Diseases*、*Radiology of HIV/AIDS*、*Radiology of Influenza A/H1N1*、*Radiology of parasitic diseases* 等 6 部由德国 Springer 出版集团出版发行,华盛顿大学知名教授 Masa Narita 发表书评在国际知名杂志 *clinic infection* 上(IF9. 146)。连续 2 年(2016、2017 年)获得国家新闻出版广电总局输出版优秀图书奖(第十四、十五届)。研究成果被全球 1345 个图书馆索引。

三、专委会历届委员名单

届(起止时间)	组长	前任组长	副组长	委员	秘书
2015—至今	李宏军	—	施裕新,陆普选	白红利,边杰,蔡磊,陈雷,陈亮,陈洋,高艳,纪凤颖,李佩玲,李飒英,李咏梅,梁志会,廖锦元,刘白鹭,刘斌,刘进康,刘晋新,刘强,鲁植艳,罗琳,乔英,曲金荣,任莹,孙艳秋,孙勇,覃杰,童娟,汪丽娅,王刚,王红,王建卫,王敏君,王晓华,王颖,徐秋贞,许建荣,杨州,俞哲锋,张惠娟,张劲松,周燚	曲金荣

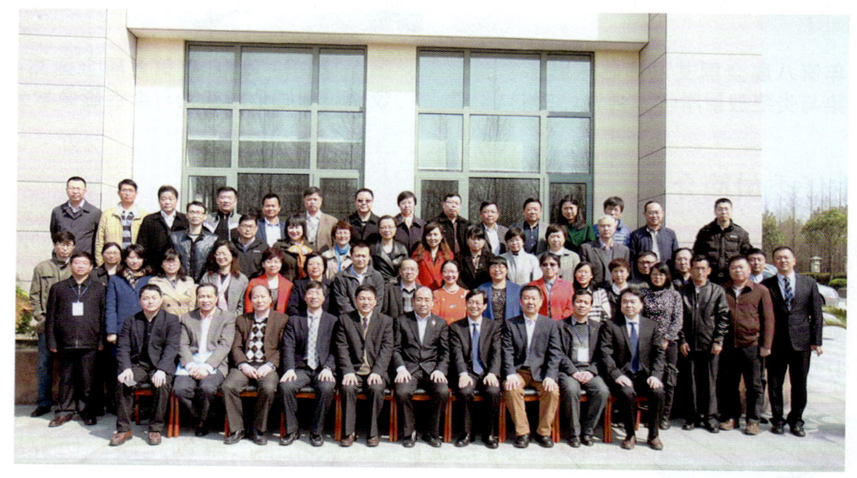

图 4-12-21 第一届传染病放射学专业委员会委员合影

四、历届会议

举办时间	会议名称	地点	举办方	主办人	组长	会议相关情况
2016 年	第九届国际艾滋病临床影像学会议暨第七届全国感染及传染病影像学新进展学术会议(年会)	辽宁省大连市	大连医科大学附属第二医院	边杰	李宏军	参会 1142 人
2017 年	新发传染病临床影像诊断与鉴别诊断新进展学习班(扶贫会议)	江西省赣州市	赣州市中心医院	彭吉东	李宏军	参会 373 人

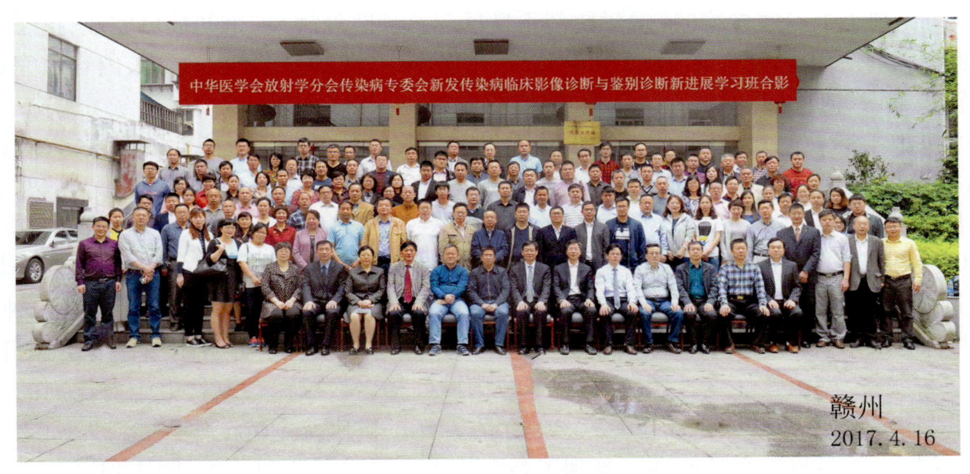

图 4-12-22　2017 年新发传染病临床影像诊断与鉴别诊断新进展学习班合影

第十三节　对比剂安全使用工作组

一、发展简史

中华放射学会对比剂安全使用工作组(筹)于 2012 年 10 月 18 日在第十九次全国放射学大会期间宣布成立。由中华放射学分会副主任委员梁长虹教授出任第一届组长,任克教授、陈卫霞教授和许乙凯教授分别担任副组长,中华放射学分会主任委员冯晓源教授、前任主任委员郭启勇教授、候任主任委员徐克教授、北京医院放射科主任周诚教授、《中华放射学杂志》编辑部主任高宏教授担任顾问。在学组成立时,出席会议代表有 34 人。与此同时,还邀请了 7 位有关对比剂有关公司的代表作为成员参加学组工作。

学组成立后,针对在前期积极准备和广泛征询意见的基础上,各位专家就对比剂安全使用工作组的工作宗旨及工作目标、碘对比剂使用指南(第二版)内容及问题解读;钆对比剂使用指南(第二版)的编写工作、建立我国对比剂安全使用及不良反应的数据库及相关多中心研究等问题进行了热烈讨论,并达成一致共识(图 4-13-1)。

2013 年 7 月 20 日在山东青岛市八大关锦绣园酒店召开了小组内工作会议。出席人员:中华放射学会对比剂安全使用工作组 30 多人出席了会议(图 4-13-2)。

本次会议由对比剂安全使用工作组组长、中华放射学分会副主任委员梁长虹教授主持。梁长虹教授强调要致力于对比剂指南的制定和推广;加强对比剂工作组的国际化交流。已经完成的工作包括:①由冯晓源

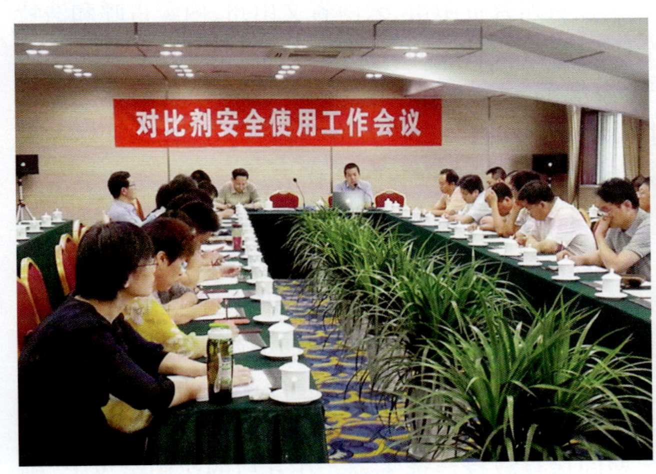

图 4-13-1　2012 年对比剂工作组(筹)成立会议

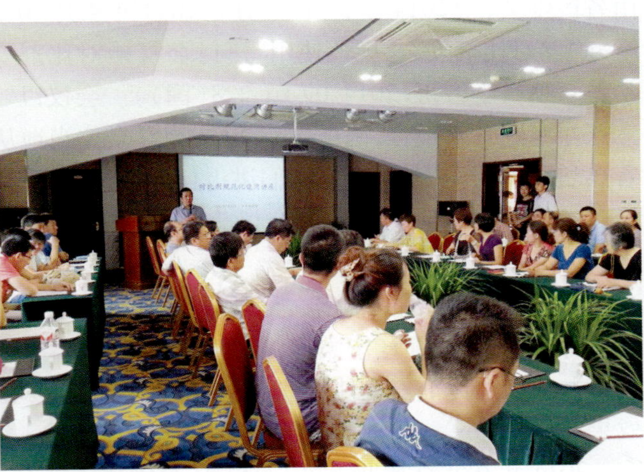

图 4-13-2　2013 年对比剂学组(筹)青岛会议

校长主编,部分对比剂小组专家参编的《碘对比剂不良反应及预防处理》一书初稿已完成,拟于人民军医出版社出版。②《碘对比剂使用指南》(第2版)本着实用、适用、有一定的科学性的原则,内容已完成,在2013年《中华放射学杂志》第10期刊出。

对比剂小组工作会议之后,由青岛大学医学院附属医院放射科副主任隋庆兰教授主持,对比剂安全工作组副组长任克教授、委员赵卫教授及青岛市立医院放射科郁万江主任为青岛市当地医生举办了一场对比剂规范化使用讲座,受到与会代表的一致欢迎和好评(图4-13-3)。

2013年10月19日,在陕西省西安市第二十次全国放射学学术会议中,设立了对比剂安全与规范化使用专场。由对比剂安全使用工作组承担一个会场的全天会议内容,包括继续教育讲座(约40分钟)和专家讲座(约20分钟)两种会议形式。包括欧洲放射学会Morcos教授、中华放射学分会副主任委员、对比剂安全使用工作组组长梁长虹教授、副组长任克教授在内的19位国内外知名教授在会上就关于对比剂的多方面内容进行了精彩讲座,对比剂工作小组共有23位专家参与了本专场的讲座及主持工作,内容涉及CT、MR对比剂使用前、使用中及使用后的各种安全性问题。受到了与会代表的热烈好评和关注(图4-13-4)。

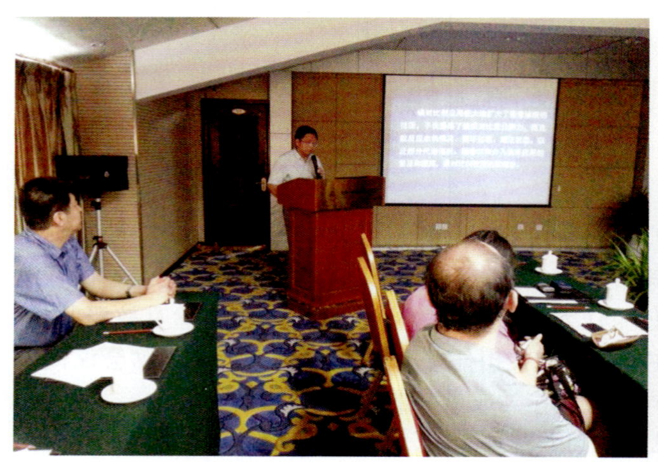

图4-13-3　2013年对比剂学组(筹)青岛会议,昆明医学院赵卫教授做讲座

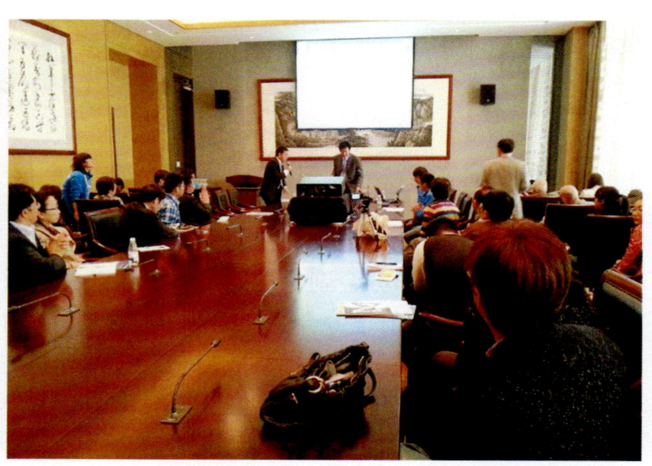

图4-13-4　2013年西安第二十届全国放射学大会对比剂学组会议会场

2013年11月2—5日,对比剂工作组委派组内5位专家参与在北京举行的国际对比剂高端论坛,并在会议上发言,促进了我国对比剂使用的对外学术交流。

为了加强碘对比剂安全、规范使用,指导临床医疗工作中合理使用碘对比剂,获得期望的诊断疾病的信息的同时,又不会造成对患者的伤害。中华医学会放射学分会对比剂安全使用工作组联合贵州省医学会、云南省医学会,于2014年3月30日和2014年4月20日分别在贵州省贵阳市、云南省文山州、内蒙古呼和浩特举办“碘对比剂安全、规范使用”研讨会、《碘对比剂安全使用策略及对比剂肾病的研究进展》国家级继续医学教育项目学习班(2014-09-01-228(国))。会议以“安全与规范”为主题,邀请了多位国内知名医学影像学专家作专题学术报告,两地均有700~800余位当地从事医学影像及相关专业人员参会。会议自始至终充满着热烈浓郁的学术气氛,专家们讲得仔细,代表们听得认真。会后讲座专家与参会代表进行了广泛的学术交流。本次会议达到了以学术会议为依托,进行继续教育的目的,为对比剂的安全规范使用起到积极推动作用。

本着“建立规范和指南,合理使用对比剂”的工作宗旨,工作组委派专家积极参与针对二、三线城市的继续教育活动,包括在辽宁大连、湖北武汉、河南许昌、西安等地举办的中放-北陆影像加油站,在厦门、深圳等地举办的碘对比剂安全使用研讨会等。在会议上就对比剂安全、规范化使用问题进行宣讲,取得了满意的效果。

2014年在北京举办了第二十一届全国放射学大会。期间徐克教授当选主委。在其后的沈阳会议上,确定了第二届对比剂工作组(改为对比剂安全使用专业委员会)成员组成。主管对比剂安全使用专委会的学会领导是副主委梁长虹教授。专委会的主任委员为郭佑民教授，副主任委员包括：申宝忠教授、徐文坚教授、朱铭教授、李子平教授、张惠茅教授、任克教授、陈卫霞教授。专委会成员共46名(包括对比剂厂家代表和秘书)。

2015年在哈尔滨举办了第二十二届全国放射学大会，期间对比剂专业委员针对对比剂的使用，设计了各个脏器的对比剂使用的系列专题讲座。其中张惠茅教授、任克教授、余日胜教授、朱铭教授等精彩讲座收到与会代表的欢迎。

2016年在苏州举办了第二十二届全国放射学大会，期间对比剂专业委员针对对比剂的使用，设计了肿瘤性疾病和非肿瘤性疾病对比剂使用规范的系列讲座。讲座内容受到专家一致好评。

2017年在重庆永川举办碘对比剂临床应用风险分层评估与干预国家继续教育项目学习班(图4-13-5)。

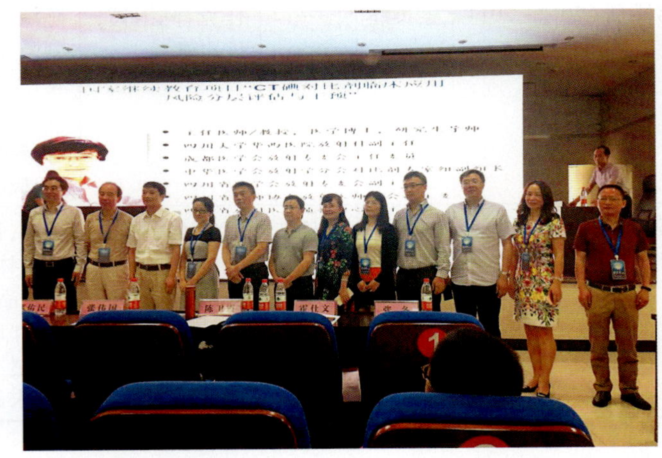

图4-13-5　2017重庆永川举办国家级继续教育项目"CT碘对比剂临床应用、风险分层评估与干预"学习班

在第二届专委会期间，除了年会开展学术活动以外，在其他各地也举办了一些小规模的对比剂安全使用的小型研讨会。按照原来计划，拟采取四期临床试验方法，开展①"CT用对比剂肾病-中国数据"的多中心研究。②"低对比剂浓度、低对比剂使用剂量、低辐射剂量诊断价值"的多中心研究。后来因为其他原因尚未展开该系列研究，是本届专委会的遗憾。

二、专委会主任委员简介

一般情况：郭佑民(图4-13-6)，男，1955年生，1999年获博士学位，西安交通大学、新疆医科大学博士生导师，西安交通大学第一附属医院学科建设专家指导委员会主任、影像科医生，一级主任医师/二级教授，陕西省三秦人才。兼任新疆医学影像研究所名誉所长，新疆结核病防控中心名誉主任，延安大学附属医院特聘教授。

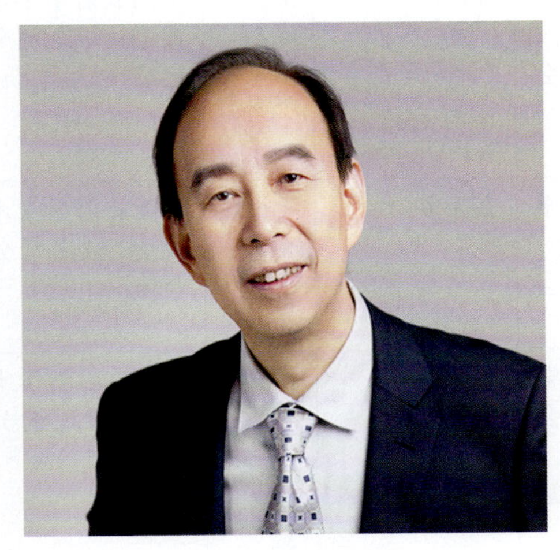

图4-13-6　郭佑民教授

工作业绩：2010年以来发表包括SCI收录论文和统计源期刊论文超过100篇，主编、主译，参编、参译专著10余部，获国家、省部级金10余项，获国家、省部级奖励3项。

学术任职：中华放射学会常务委员，第十三届中华放射学会心胸学组组长，第十四届中华放射学会对比剂安全使用专业委员会主任委员，陕西省医学会放射学会主任委员，中华放射学杂志编委。此外，还兼任国家医学继续教育委员会影像专家组成员，中国医师协会放射专业住规培委员会委员，国家呼吸病临床研究中心学委会委员，中华预防医学会呼吸病预防与控制专业委员会常委，中国老年学会放射学分会副会长，中国装备协会CT应用专业委员会副主任委员，中国医疗保健国际交流促进会影像专业委员会副主任委员，实用放射学杂志主编、中国医学影像技术杂志副主编、中国防痨杂志副主编等。

研究方向：①重大疾病的影像学基础与临床；②影像学技术与工程。

专业方向：擅长胸部疾病的影像学诊断与鉴别

三、专委会历届委员名单

届(起止时间)	组长	前任组长	副组长	委员	秘书
第一届(2012—2014年)	梁长虹	—	任克,陈卫霞,许乙凯	陈峰,陈汉威,邓钢,李彩英,刘玉林,刘兆玉,刘爱连,刘凤永,孟晓春,孙应实,王红,王培军,王荣品,徐卓东,薛华丹,杨健,叶斌,余日胜,翟仁友,张勇,张伟国,赵卫,周顺科,朱友志,戴旭,于世平,薛蕴菁,张瑞平,张晓琴,杨戟,应凌岩,王飚,王冰,魏东,谷可军,毛宏亮	王秋实
第二届(2015—2017年)	郭佑民	梁长虹	申宝忠,徐文坚,朱铭,李子平,张惠茅,任克,陈卫霞	陈峰,张振军,曾庆思,孟晓春,赵丽琴,邓刚,刘玉林,刘兆玉,刘爱连,王红,栾立,王培军,王荣品,蒋中灿,徐卓东,薛华丹,杨健,杨全新,郭顺林,周晟,叶斌,余日胜,张勇,张伟国,赵卫,周顺科,朱友志,戴旭,于世平,张瑞平,朱剑鹰,王飚,魏东,谷可军,周尚文	刘红军,黄明刚

四、历届会议

举办时间	会议名称	地点	举办方	主办人	组长	会议相关情况
2012年10月18日	第十九届全国放射学大会	成都市	中华医学会放射学分会四川省医学四川省放射学分会华西医院	大会主席宋彬	梁长虹	全国放射学学术大会,对比剂分会场,对比剂安全使用学组(筹)成立
2013年07月20日	学组工作会议	青岛市	青岛医学院	徐文坚	梁长虹	对比剂安全使用高峰论坛
2013年10月18日	第二十届全国放射学大会	西安市	中华医学会放射学分会陕西省医学会陕西省放射学分会西安交通大学第一附属医院	郭佑民	梁长虹	全国放射学学术大会,对比剂分会场
2014年10月16日	第二十一届全国放射学大会	北京市	中华医学会放射学分会北京市医学会北京市放射学分会北京协和医院	金征宇	梁长虹	全国放射学学术大会,对比剂分会场
2015年9月17日	第二十二届全国放射学大会	哈尔滨市	中华医学会放射学分会黑龙江医学会黑龙江放射学分会哈尔滨医科大学第四附属医院	申宝忠	郭佑民	全国放射学学术大会,对比剂分会场
2016年10月13日	第二十三届全国放射学大会	哈尔滨市	中华医学会放射学分会黑龙江医学会黑龙江放射学分会哈尔滨医科大学第四附属医院	滕皋军、卢光明	郭佑民	全国放射学学术大会,对比剂分会场

第十四节　放射护理专业委员会

一、发展简史

(一) 组建概况

中华医学会放射学分会放射护理专业委员会的组建起源于介入学组下设的介入护理专业委员会，最先是在2013年1月举行的2014中国介入放射学学术大会(CSIR)筹备会(三亚)上发出的倡议，到2014CSIR大会(长沙)、2015CSIR大会(大连)的推进。2015年9月，在哈尔滨举行的中华医学会放射学分会放射护理专业委员会成立筹备会(图4-14-1)上推荐产生了44名候选委员，其中饱含了学会领导的高瞻远瞩和鼎力支持，也有介入放射同仁们的共同期盼与执着追求以及筹备团队强大的执行力。在徐克教授、滕皋军教授等领导的指导下，候选委员们继续积极筹备组建青年和亚专业学组。短短2个月时间，专委会的候任委员们团结协作，积极参与，按照学会章程在256名推荐人中筛选符合要求的学组候任委员，上报学会主管领导确定了129名。

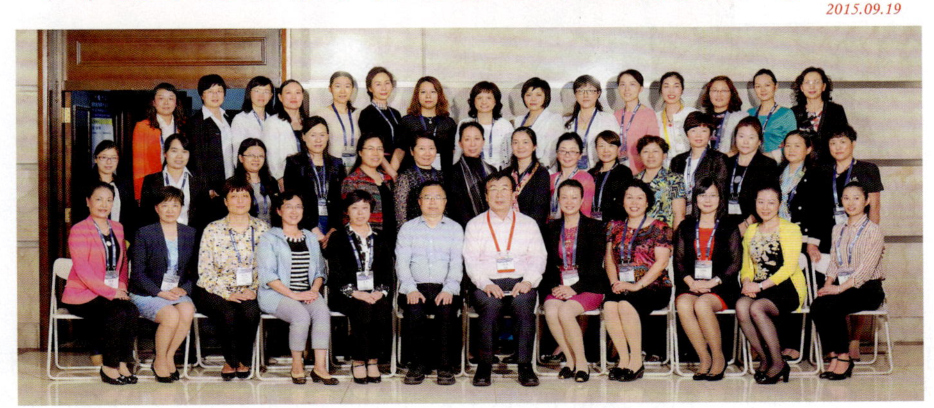

图4-14-1　放射护理专业委员会筹备会合影

在学会领导的鼎力支持下，2015年12月17—19日，中华放射学会第一届放射护理学术大会在长沙隆重举行，宣布正式成立中华放射学会放射护理专业委员会，下设青年学组、放射诊断护理学组、介入病房护理学组和介入手术护理学组四个亚专业学组。湖南省人民医院秦月兰副院长担任主任委员。自此，放射护理专委会在秦月兰主委的领导下，开展了一系列学术工作，并取得一定成绩。

(二) 重要工作

1. 学术交流

在徐克教授、滕皋军教授等领导的正确指引下，秦月兰主委现已带领专委会举行了学组年会3次：

2015年12月17—19日，中华放射学会第一届放射护理学术大会暨全国首届介入专科护理规范化高峰论坛(图4-14-2)在长沙华天大酒店成功举办。会议由中华医学会放射学分会主办，湖南省医学会、湖南省人民医院承办，中国医科大学附属第一医院、东南大学附属中大医院、第二军医大学第一附属医院、山东省医学影像学研究所协办。包括主题演讲和介入专科护理论坛、影像诊断护理论坛共计44个议题。参加本次大会的有来自全国各地的代表近2000人。大会征文收到投稿132篇，收录论文126篇，通过专家两轮盲审，10篇优秀论文获奖并在会上交流。

2016中华放射学会第二届放射护理学术大会(图4-14-3)于10月12—16日在苏州举行。大会征文共计852篇，通过两轮盲审评选出优秀论文55篇。本次大会通过“磁性文化与职业发展”、“循证实践与学科发展”、“医护合作与病人安全”、“百花齐放”等4大版块，加上亚专业学组的分会场讲座，完成共计39个专题

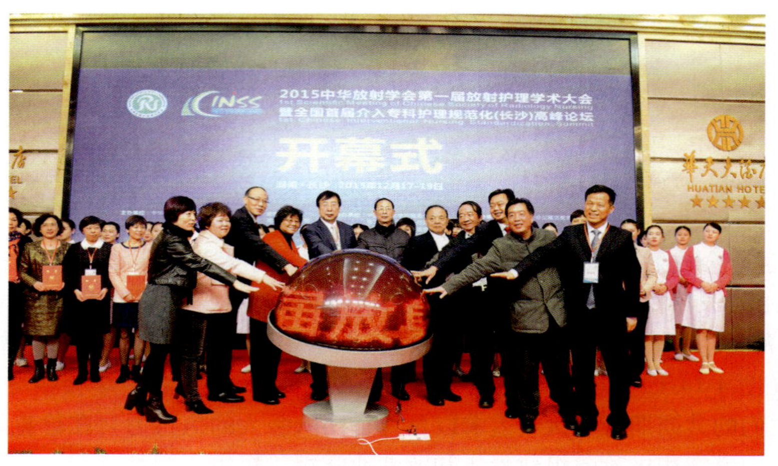

图 4-14-2　2015 中华放射学会第一届放射护理学术大会开幕式

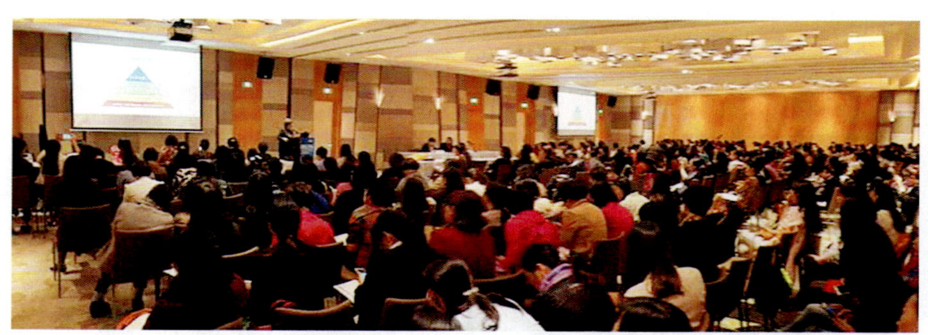

图 4-14-3　2016 中华放射学会第二届放射护理学术大会会议现场

讲座和 44 篇论文发言，及一场放射介入护理专业知识竞赛。

2017 年 6 月 16—18 日，第三届中国放射护理大会(图 4-14-4)在郑州国际会展中心隆重召开，来自海内外 2000 余名护理同仁参加此次盛会。本次大会由中华医学会、中华医学会放射学分会、中华医学会放射学分会放射护理专业委员会主办，河南省人民医院、河南省肿瘤医院、郑州大学第一附属医院、河南省护理学会介入护理专科分会共同承办，以“凝聚共识，创新发展”为主题，来自国内外护理专家 80 余名，分别就护理管理高层论坛、规范共识标准、循证护理、品质管理、人文护理以及护理创新等相关热点作了精彩专题讲座，举行了一场关于介

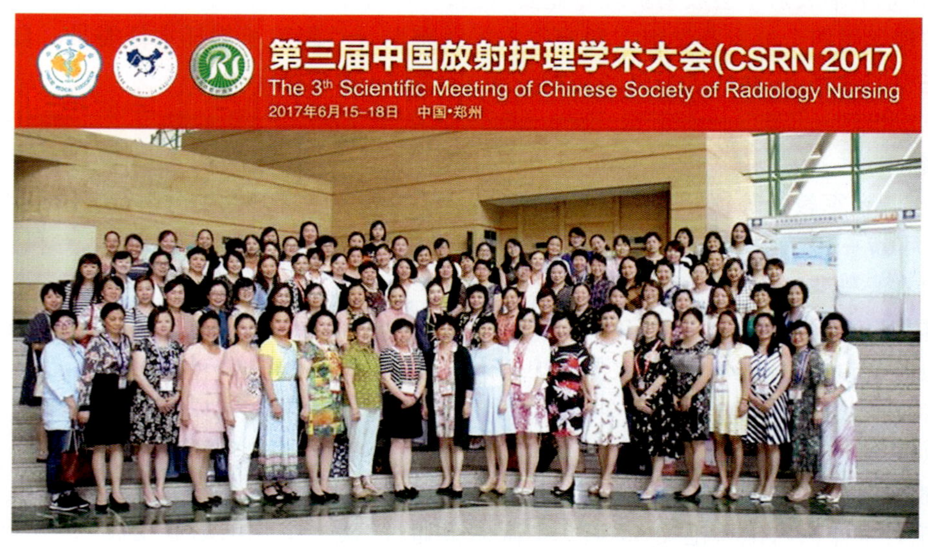

图 4-14-4　2017 年第三届中国放射护理学术大会部分委员合影

入护士专业能力的辩论赛；通过两轮盲审评选出的6篇优秀论文和6项护理专利在大会发言交流。

国际交流：2016年4月21—24日第十二届亚太心血管介入放射学大会（2016APCCVIR）在苏州举行。本次大会邀请了120多位来自全球的介入顶级专家，开设了300多场次学术报告，六大国际介入学会（ISET、WCIO、CIRSE、SIR、SGI、GEST）官方加盟本次大会。本专委会负责其中的护理论坛，这是专委会与国际相关专业专家第一次正式学术交流活动。同年10月的第二届放射护理学术大会，也邀请到了新加坡、香港等地的外籍护理专家进行讲座交流。

其他学术交流：2017年6月2日，专委会举行了首次影像护理循证培训，会议以长沙为主会场，在北京、沈阳、苏州、重庆、广州设立5个分会场，通过网络直播的形式进行同步授课和互动问答，为本专业同行提供了一场无缝交流、畅通合作的学术盛宴。此外，自本专委会成立至今，各学组委员牵头举办的学术会议、学术沙龙、继续教育与下基层活动达50余次。

2. 职业文化

委员们群策群力，设计了本行业学术大会的会徽：中国放射护理学术大会会徽（Scientific Meeting of Chinese Society of Radiology Nursing）（图4-14-5）：会徽采用黑、白、绿三种颜色，其中黑色和白色代表了影像检查的基本色调；白色还代表了护士的纯洁；绿色及放射状线条代表低剂量辐射和维护健康，也寓意放射护理的春天到来了。中间看似只有一个字母R，实际是CSRN4个字母的组合，代表中国放射护理学会；突出的字母R有两层意思："放射"的单词首字母；也是"人"的拼音首字母，表达放射护理"以人为本"的护理理念。

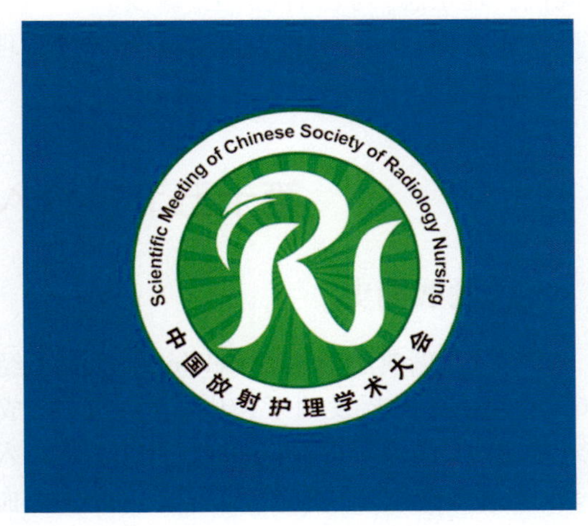

图4-14-5　中国放射护理学术大会会徽

会歌：放射护理学术大会会歌《铅衣玫瑰》及MV，由主委单位湖南省人民医院策划、作词、演唱，介入护士及家属本色演出，反映介入放射护理工作者无私奉献的精神，在第一届放射护理学术大会首播时，引起与会人员内心的强烈共鸣，现场千人同哭同唱，场面感人。同期网络推出后，24小时点击量及评论数过百万，"铅衣玫瑰"舍己为人的职业精神得到升华和传播。在广泛宣传放射学科的同时也点燃了全国放射护理工作者的激情！

3. 科研工作

放射护理专委会在放射分会领导徐克教授、滕皋军教授等的殷切期望下，在秦月兰主委的领导下，依托分布全国各地的委员网络，完成了影像护士工作问卷调查807份，已形成并发布了《临床影像检查对比剂输注标准流程》专家共识；完成了826份介入病房问卷调查，形成并发布了《介入治疗围术期一般护理常规》专家共识。

筹备成立以来，专业委员会委员在国内外核心期刊和统计源期刊上发表专业学术论文近200篇，主持科研课题26项，获国家专利21项；主编完成《介入护理学》、《外周血管疾病介入护理学》、《影像护理学》、《中华医学影像案例解析宝典：护理分册》等7本著作，由人民卫生出版社出版。

二、专业委员会成员

届（起止时间）	组长	副组长	委员	秘书
第一届（2015.12—至今）	秦月兰	徐阳，李国宏，黄杰，毛燕君	刘咸英，李玉梅，刘云娥，纪雪莲，李丽卿，张亚萍，李新云，刘雪莲，林芝，梁俊丽，平秀琴，许琴，范玉红，张红梅，李素兰，郑玉婷，郑淑梅，岳同云，肖书萍，高小玲，莫伟，秦月兰，王晓彬，李国宏，曾小红，赵丽，徐阳，高振华，来颖，刘素萍，付军桦，程俊卿，黄杰，魏臻，王嵘，袁网，毛燕君，张华，李晓蓉，李伟，赵雷，宣姝姝，李雪	莫伟

三、专业委员会主任委员简介

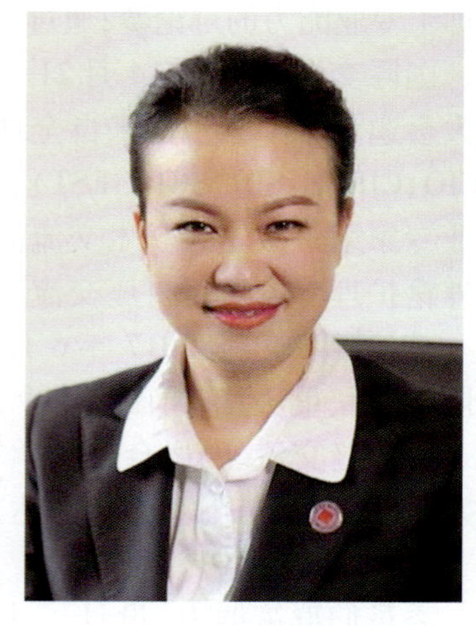

图 4-14-6　秦月兰主任

一般情况:秦月兰(图 4-14-6),女,1969 年 1 月 30 日出生,现任湖南省人民医院副院长,主任护师,硕士生导师。

工作业绩:长期从事临床护理、教学和科研工作,及护理管理及医院综合管理工作。先后主持、参与完成 9 项省级、厅级及院级课题。发表论文 49 篇(SCI2 篇),主编参编专著 12 部,荣获中华护理学会/省医学科技奖各 1 项。

学会任职:中华医学会放射学分会放射护理专业委员会主任委员,中国研究型医院学会护理分会理事,中华护理学会行政管理专家库成员与人力资源管理学组副组长,中华医学会医学伦理学分会护理学组委员,湖南省护理学会副理事长,湖南省护理学会护理管理专业委员会主任委员,《中华现代护理杂志》与《当代护士》编委。

专业方向:曾赴新加坡、美国进修护理管理,获加拿大皇家大学 MBA,主要研究方向为护理管理与慢病管理、影像护理。

第十五节　介入放射学组:介入放射专委会

一、发展简史

1953 年,瑞典放射医师 Seldinger 发明了经皮股动脉穿刺置管,为介入医学的诞生和发展做出巨大贡献。1964 年,Dotter 教授发明了经皮血管成形术,成为介入放射学的奠基人之一。1976 年,Wallace 在 *Cancer* 杂志正式提出 *Interventional Radiology*(IR),即:介入放射学。它是融医学影像学和临床治疗于一体的新兴边缘学科,涉及人体消化、呼吸、骨科、泌尿、神经、心血管等多个系统疾病的诊治。

1981 年为中国介入放射学元年,突出标志是荣独山教授、林贵教授和陈星荣教授在《中华放射学杂志》上发表了"手术放射学概况"综述,首次将"*Interventional Radiology*"译成手术放射学或介入放射学。1982 年,受国家卫生部委托,刘子江教授举办了国内最早的介入学习班,他们培养了一大批介入精英,把介入医学推广到全国。

1986 年,刘子江教授、林贵教授率先开创了由放射科管理的介入放射学病房,开启了介入放射学全面发展的历史征程。

1986 年 9 月 23—26 日,首届全国介入放射学学术会议在山东潍坊召开,大会共收集论文 160 余篇,分血管性和非血管性介入治疗两大组活动,刘玉清院士、吴恩惠教授、陈炽贤教授、王云钊教授、张雪哲教授等分别主持小组会议。还邀请了美国、日本、德国等多位放射专家讲学。这次大会,对我国介入放射学发展起到了很大的推动作用。大会决定 4 年举办一次会议。大会主持人刘玉清院士、刘赓年、王云钊、吴恩惠等教授与部分外宾(山田龙作、山襄、打田日出夫、Sclafani 等)合影(图 4-15-1)。

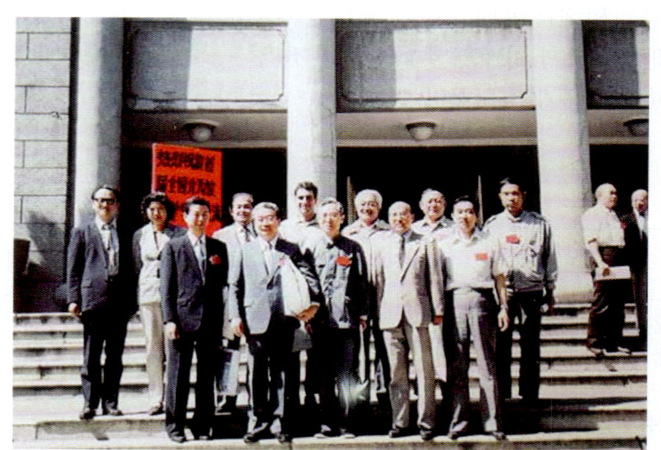

图 4-15-1　首届全国介入放射学学术会议合影

1990 年,由刘子江主持的第二届全国介入放射学学术大会在浙江杭州召开,首届介入学组 12 位教授正式亮相:组长林贵教授,副组长刘子江教授和戴汝平教授,马自新、夏宝枢、许绍雄、陈丽英、李麟荪、张金山、王执民、罗鹏飞、胡国栋为委员(图 4-15-2)。

首届介入放射学组(1990)

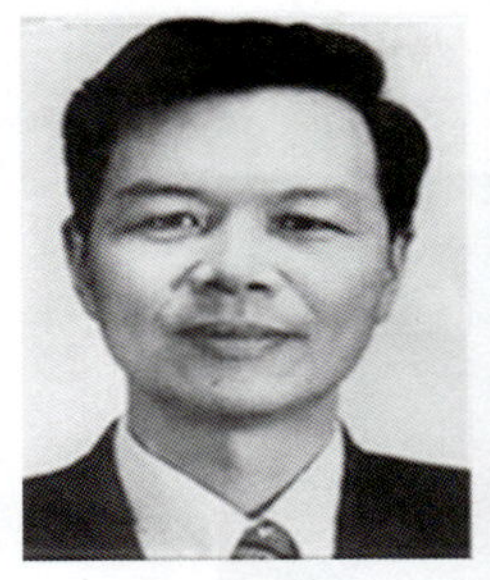

组长：林贵

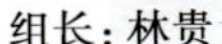

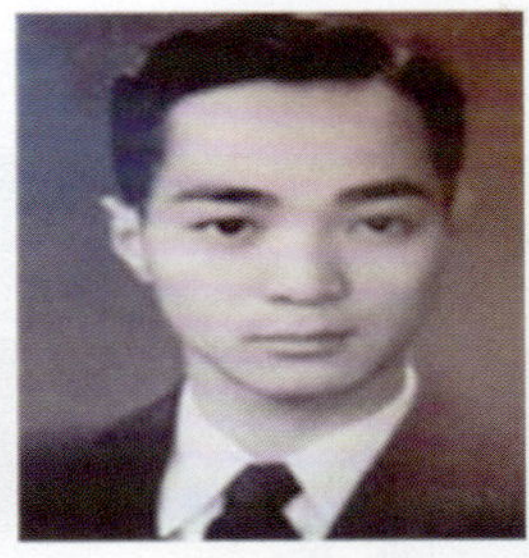

副组长：刘子江

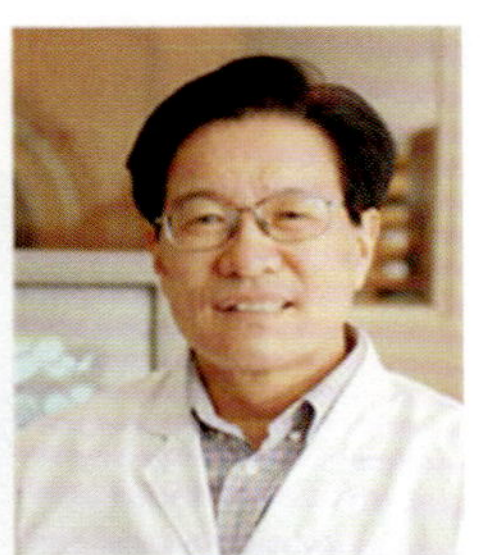

副组长：戴汝平

图 4-15-2 首届介入放射学组组长和副组长

本届会议刘玉清院士亲临祝贺，从左往右分别是戴汝平教授、刘子江教授、林贵教授、刘玉清院士和李麟荪教授(图 4-15-3)

经林贵教授一年多的努力，1992 年 8 月《介入放射学杂志》创刊面世，这是我国介入同道自己的首个专业期刊，提供了专业性的介入学术分享与交流平台。

1994 年 6 月，在王执民教授努力下，经总后卫生部批准，第四军医大学唐都医院正式挂牌成立了独立的介入科。随后，国内介入同道陆续建立了独立的介入放射或医学科室。

1994 年 10 月 19—22 日，由李麟荪教授主持的第三届全国介入放射学学术大会在江苏南京召开(图 4-15-4)，换届产生了第二届介入学组(图 4-15-5)。

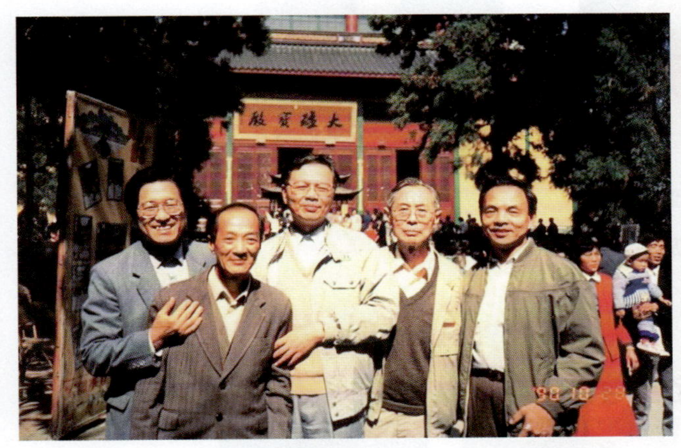

图 4-15-3 第二届全国介入放射学学术会议合影

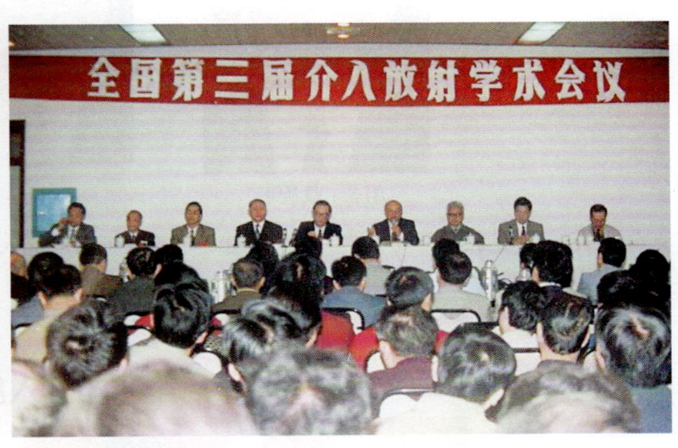

图 4-15-4 第三届全国介入放射学学术会议合影

第二届介入放射学组(1994)

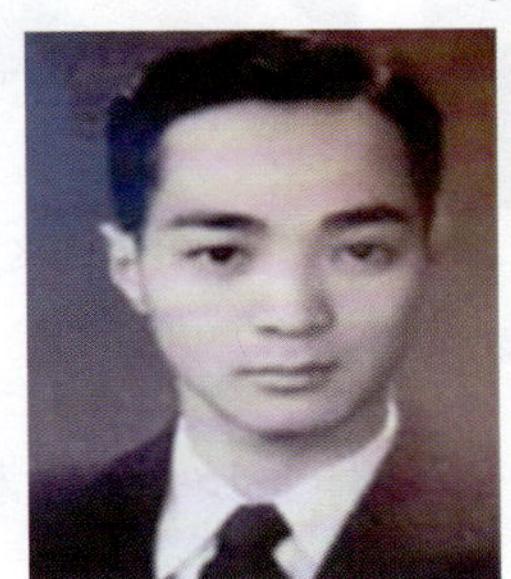

组长：刘子江

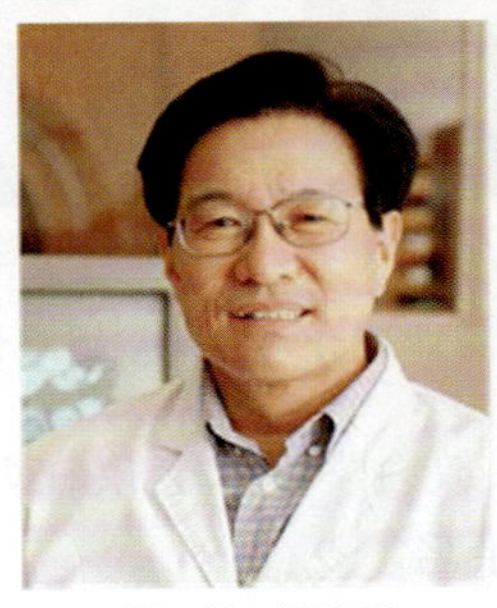

副组长：戴汝平

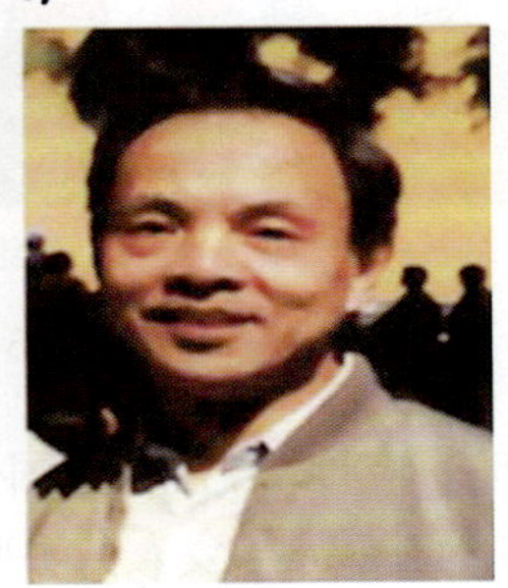

副组长：李麟荪

图 4-15-5 第二届介入放射学组组长和副组长

1997 年 11 月 2—8 日，第四届全国介入放射学学术大会在广州举行，由罗鹏飞教授、李彦豪教授和单鸿教授主持会议，参会人数达到 1000 人（图 4-15-6）。刘玉清院士亲临现场，换届产生了第三届介入学组（图 4-15-7），并成立了由翟仁友、邹英华、王建华、袁建华、郭启勇、杨建勇、单鸿、滕皋军、黄连军、范占明 10 位专家组成的青年介入学组。

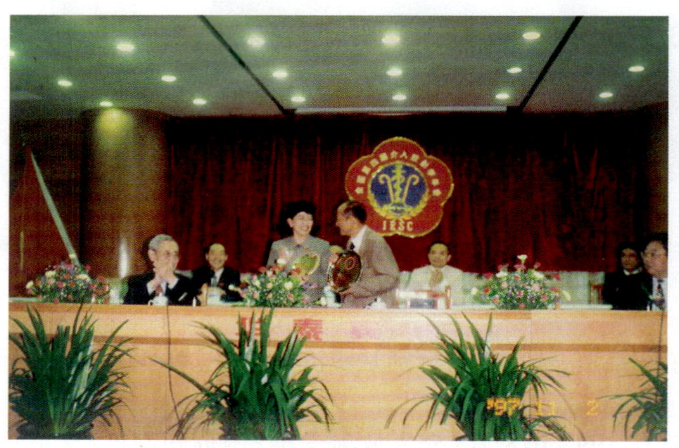

图 4-15-6　第四届全国介入放射学学术会议合影

第三届介入放射学组(1997)

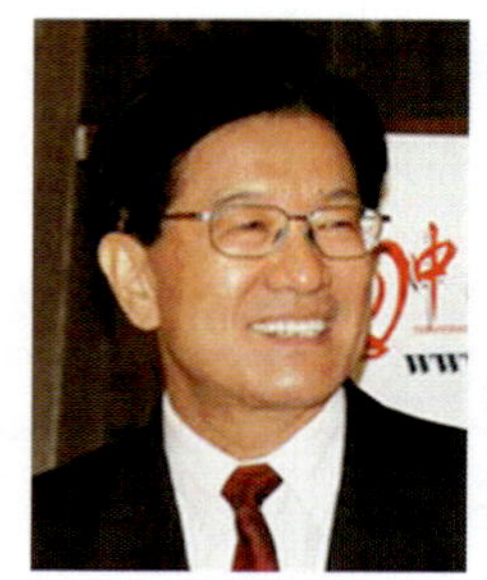

组长：戴汝平

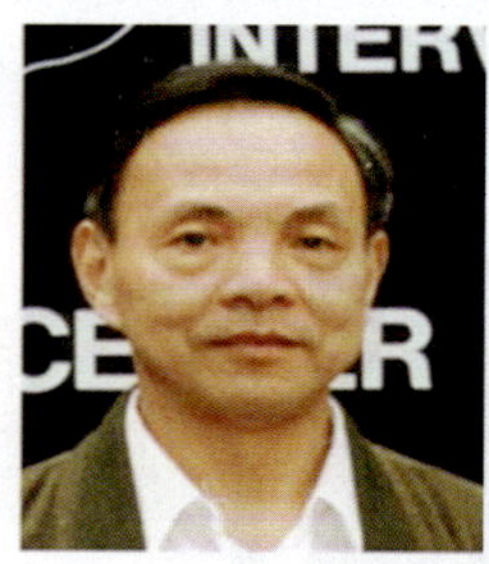

副组长：李麟荪

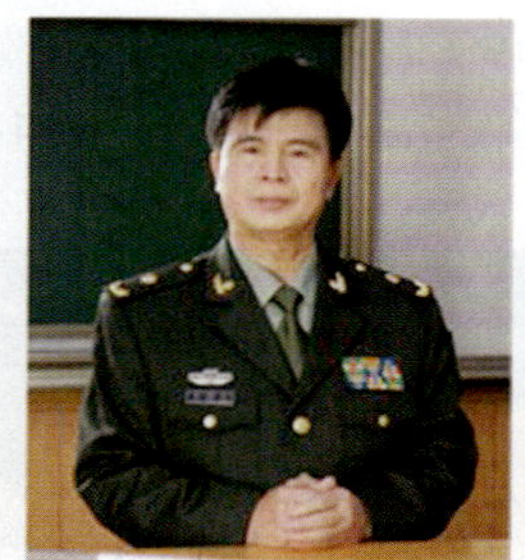

副组长：肖湘生

图 4-15-7　第三届介入放射学组组长和副组长

2001 年，换届产生了第四届介入学组（图 4-15-8）

第四届介入放射学组(2001)

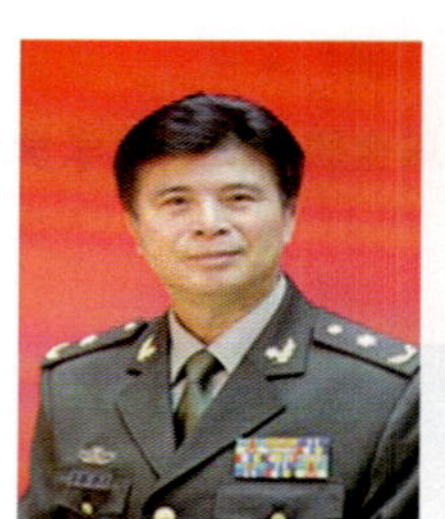

组长：肖湘生

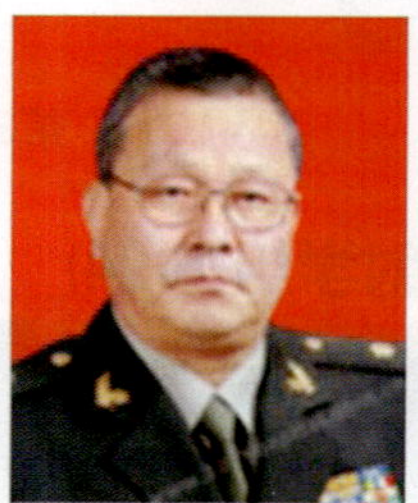

副组长：张金山

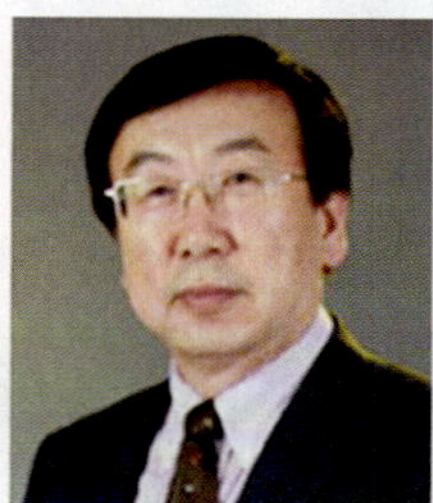

副组长：徐克

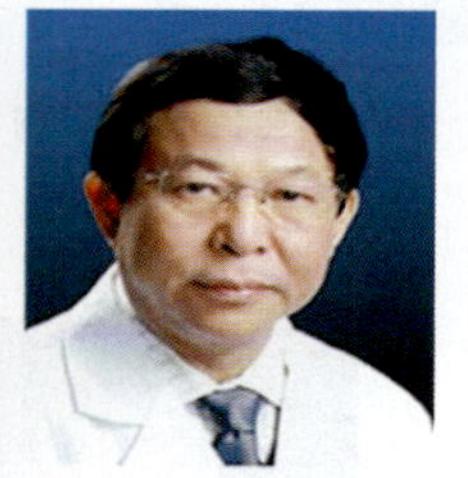

副组长：罗鹏飞

图 4-15-8　第四届介入放射学组组长和副组长

2002 年 5 月 19—23 日，第五届中国介入放射学学术会议在西安举行（图 4-15-9），肖湘生教授为大会主席、王执民教授为执行主席，参会人数 1000 余名。

2004 年 7 月 6—9 日，第六届全国介入放射学学术会议于在上海举行（图 4-15-10），大会主席肖湘生教授，大会副主席为张金山、罗鹏飞、徐克教授，参会人数 1200 余名，100 多位海外及我国港澳台地区及内

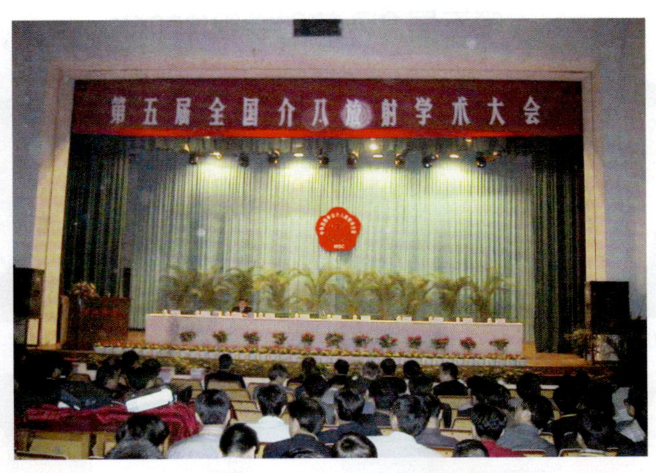

图 4-15-9　第五届中国介入放射学学术会议留影

地知名专家进行了授课以及学术交流，刘玉清院士、中华医学会刘海林副会长，中华放射学分会会主任委员戴建平院长也莅临现场。7 月 7 日上午的开幕式在上海国际会议中心举行，随后会议移至当时亚洲最大购物娱乐中心-正大广场。会议设四个分会场：血管介入、非血管介入、肿瘤介入及优秀中青年或博士论坛，是当时中国介入放射学领域规模最大、学术水平最高的学术会议。第六届会议确定了每 2 年召开一次全国介入年会事宜。

2006 年 7 月 13—15 日，第七届全国介入放射学学术会议于在沈阳举行(图 4-15-11)，大会主席肖湘生教授和徐克教授。参会人数近 2000 人，其中正式注册代表就达 1170 人，为过去历届介入放射学年会之最。换届产生了第五届介入学组(图 4-15-12)

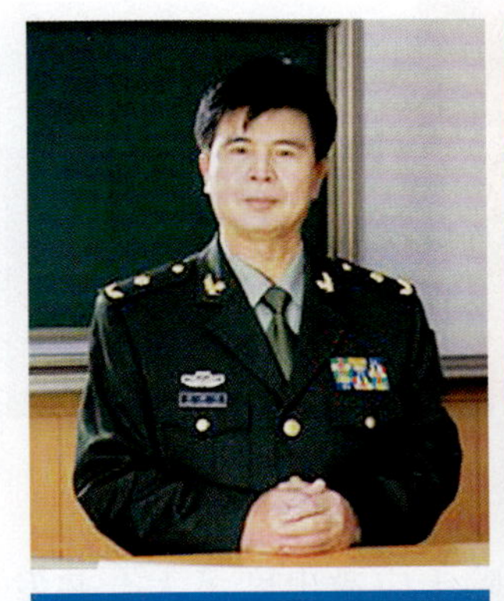
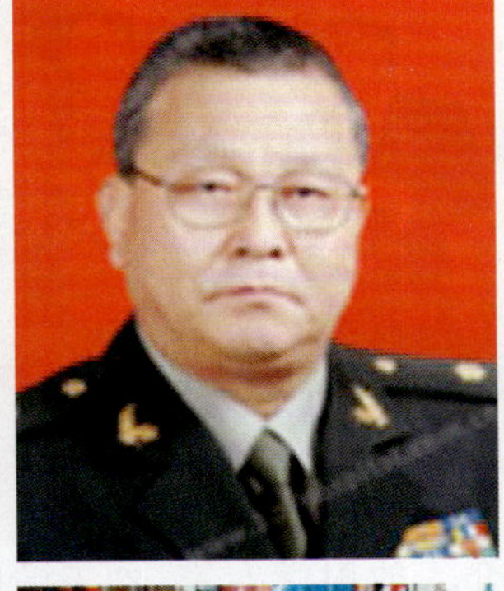
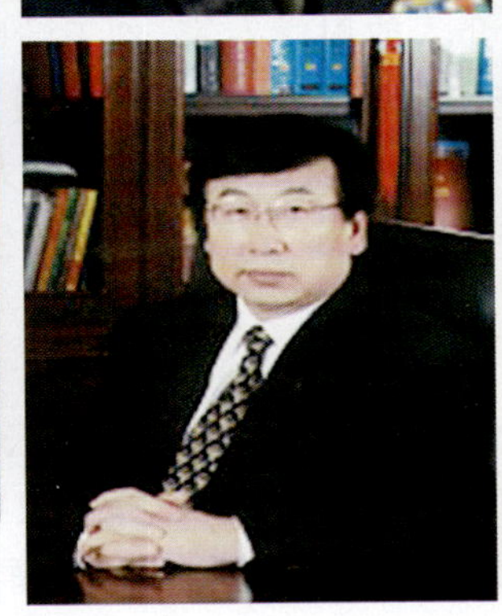

图 4-15-10　第六届全国介入放射学学术会议组长、副组长照片

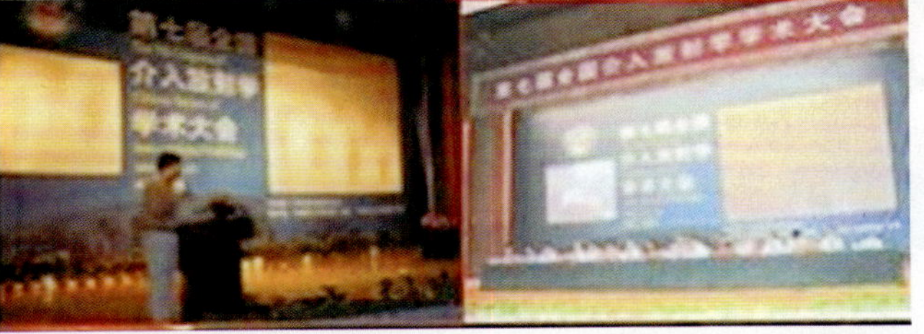
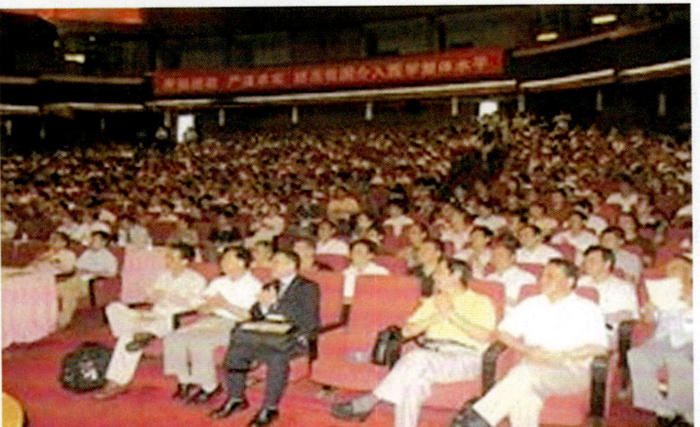

图 4-15-11　第七届全国介入放射学学术会议留影

2008 年 8 月 20—24 日，第八届中国介入放射学学术大会(CSIR2008)在北京举行(图 4-15-13)，大会主席徐克教授，执行主席翟仁友、邹英华、李选教授，来自全国的 1400 余位介入医学专家参加了大会。会议还

第五届介入放射学组(2006)

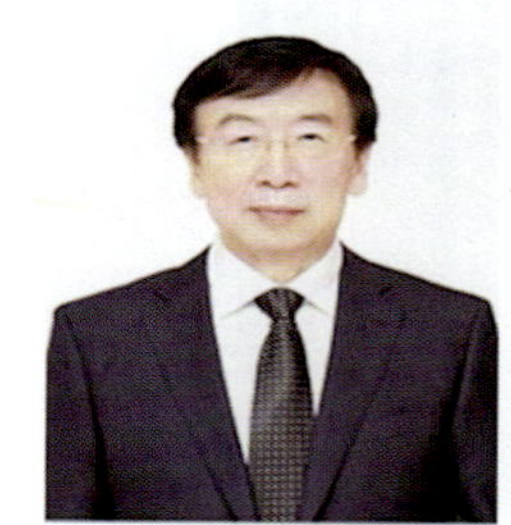
组长：徐克

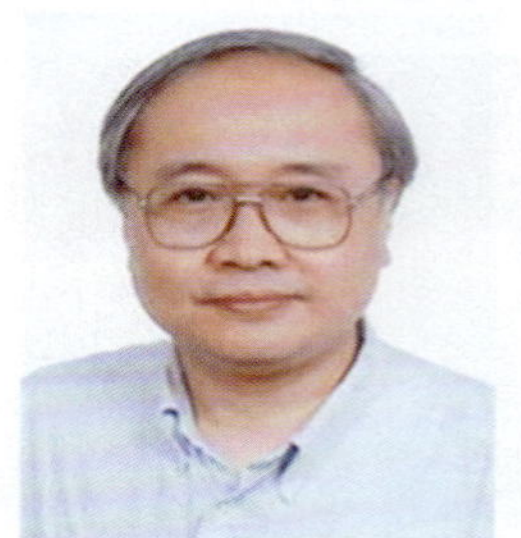
副组长：金征宇

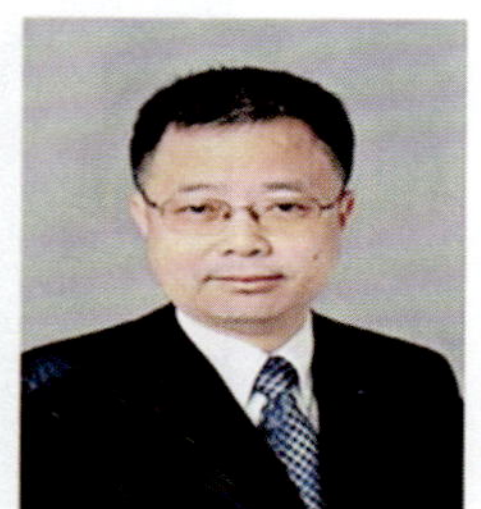
副组长：滕皋军

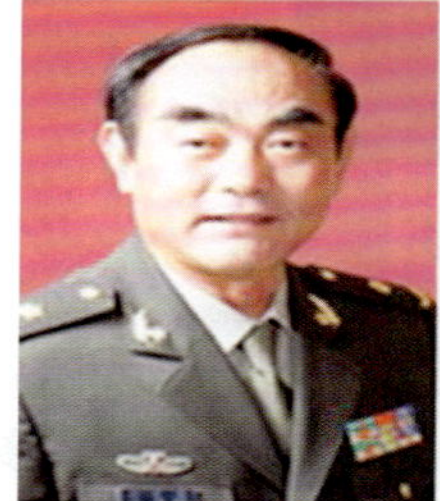
副组长：田建明

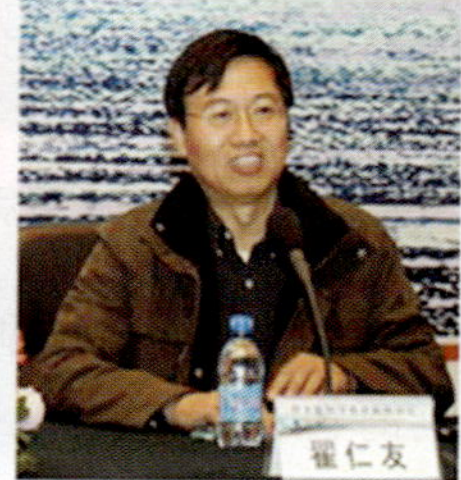

副组长：翟仁友

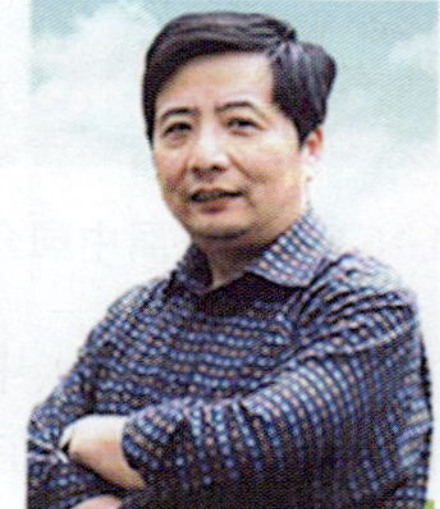
副组长：杨建勇

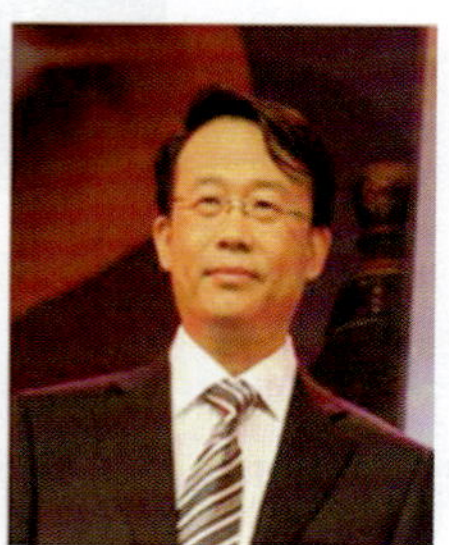
副组长：邹英华

图 4-15-12 第五届介入放射学组组长和副组长

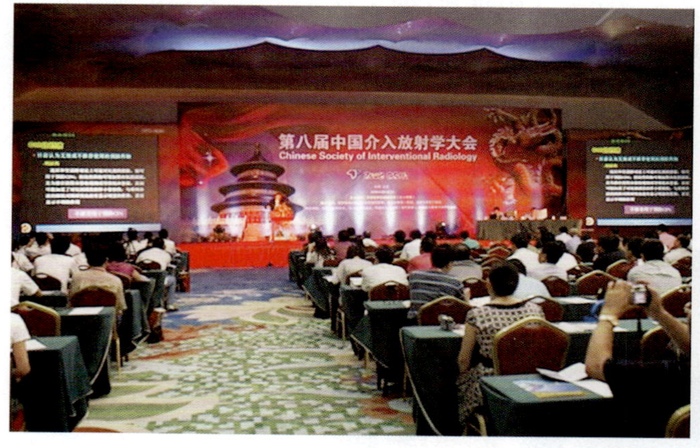

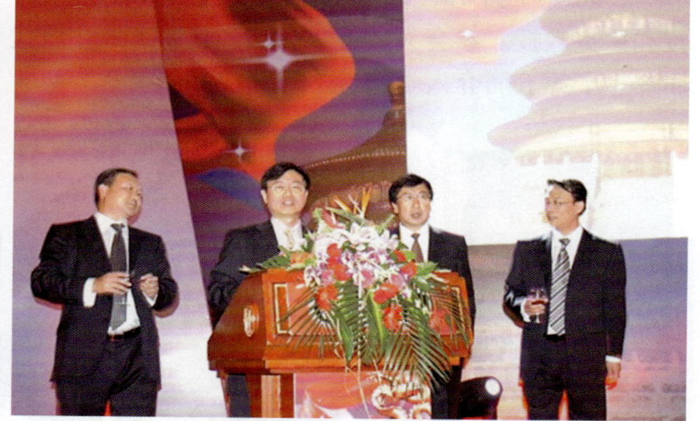

图 4-15-13 第八届中国介入放射学学术会议留影

邀请了美国及欧洲介入放射学会等组织及日本、韩国的介入放射学专家，刘玉清院士应邀出席了大会并发言；会议分为血管性疾病、非血管性疾病、肿瘤、神经系统疾病、介入医学学科建设与发展论坛及介入护理等专题组，充分展示介入放射学领域前沿知识，最新动态和规范化的诊疗经验；本次大会交流渠道有：大会学术交流、论文报告、中英文论文展示、手术视频演示等；并为李麟荪、夏宝枢、肖湘生和戴汝平颁发了杰出成就奖。

2009 年，换届产生了第六届介入学组(图 4-15-14)。

2010 年 9 月 8—12 日，第九届中国介入放射学大会(CSIR2010)在广州白云国际会议中心召开，大会主席徐克、滕皋军教授，执行主席单鸿教授，与会代表 2000 人。会议展示介入放射学的最新技术与研究热点，在血管腔内治疗、神经介入、肿瘤介入以及分子影像和分子靶向药物在肿瘤、神经及周围血管性疾病中的应用等热点领域进行深入讨论。国内著名的介入放射学、影像学、外周血管病、心血管病、护理学、肿瘤学和神经病学专家受邀参加会议，美国和欧洲的 SIR 和 CIRSE 两大介入放射学协会派专家团参会交流，同时大会邀请日本、韩国等国的著名专家作学术报告，让与会代表在了解近两年来介入相关领域的新概念、新技术和新研究成果的同时，亲身领略中外专家的精彩演讲和风采，同时也为国际间合作搭建良好

第六届介入放射学组(2009)

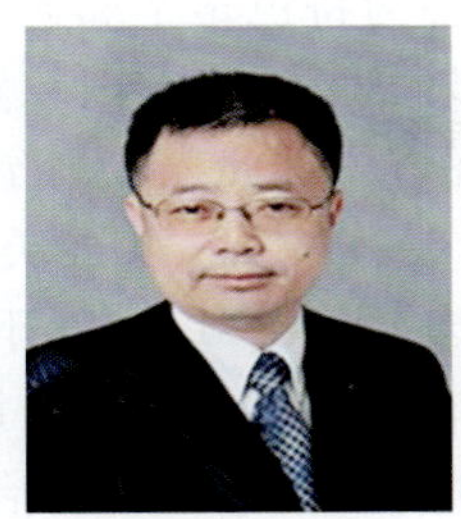
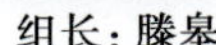

组长：滕皋军

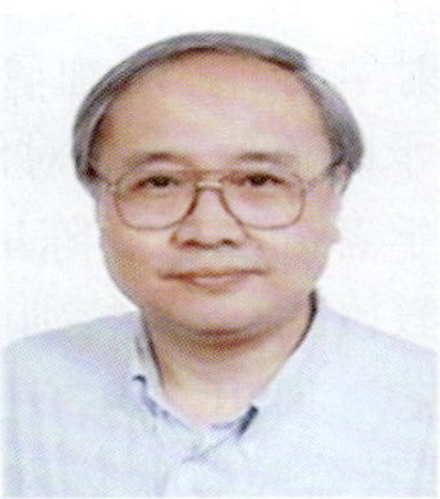

副组长：金征宇

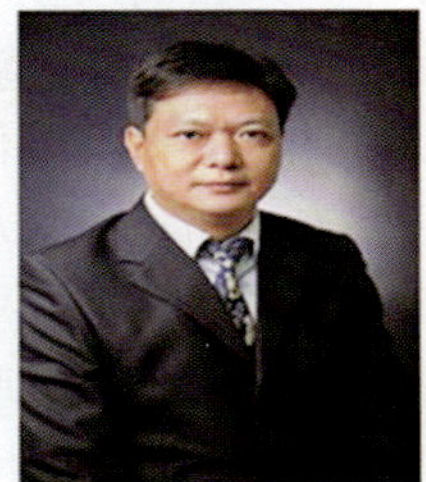

副组长：单鸿

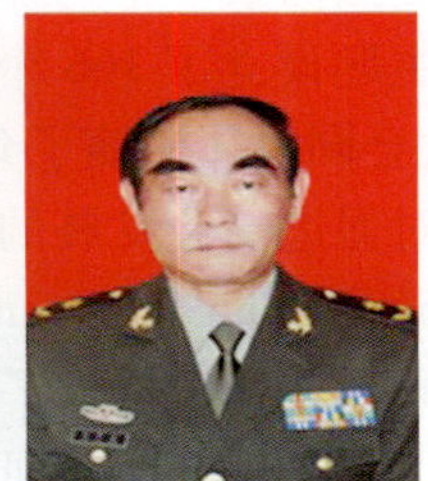

副组长：田建明

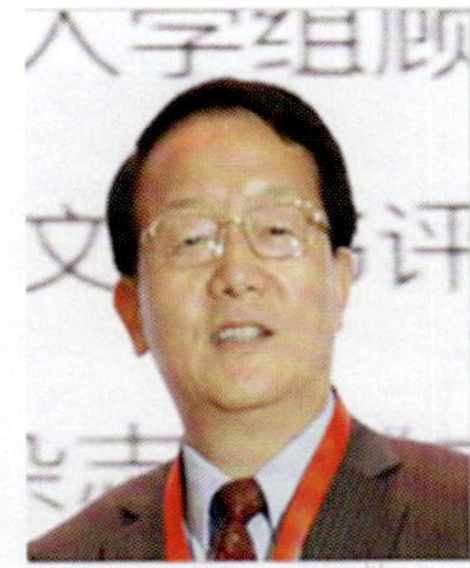

副组长：王建华

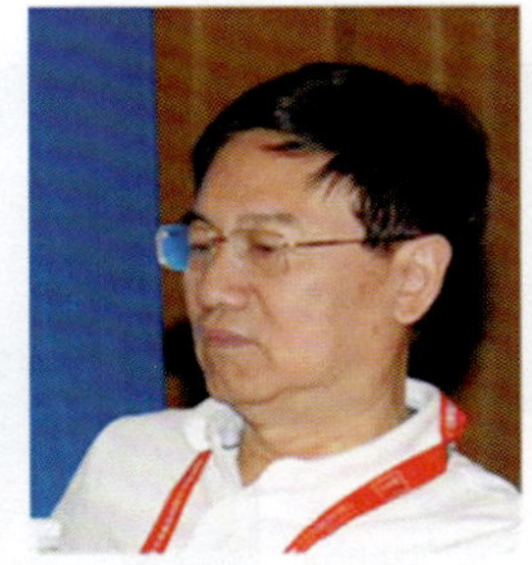

副组长：翟仁友

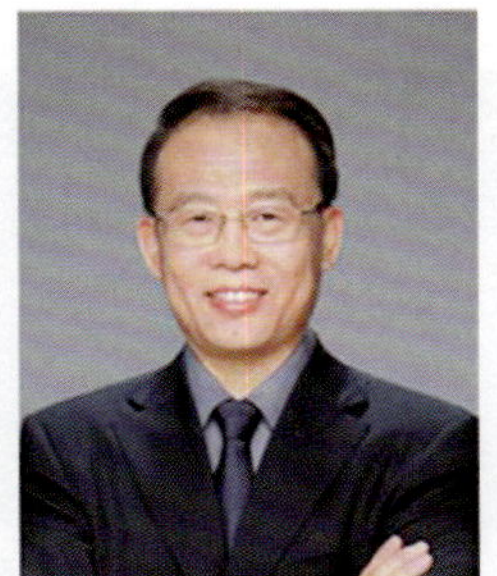

副组长：邹英华

图 4-15-14 第六届介入放射学组组长和副组长

的交流平台。授予刘玉清院士终生成就奖，郭俊渊、贺能树教授杰出贡献奖，David Kumpe 教授国际合作奖(图 4-15-15)。

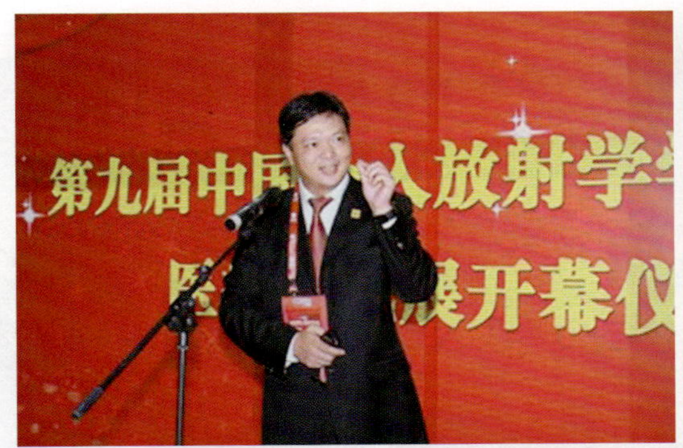

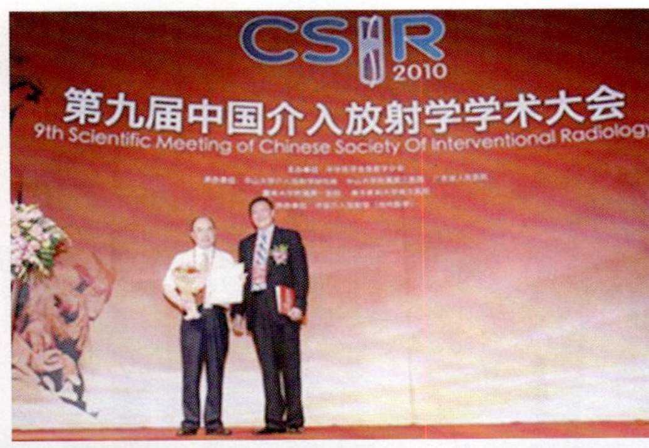

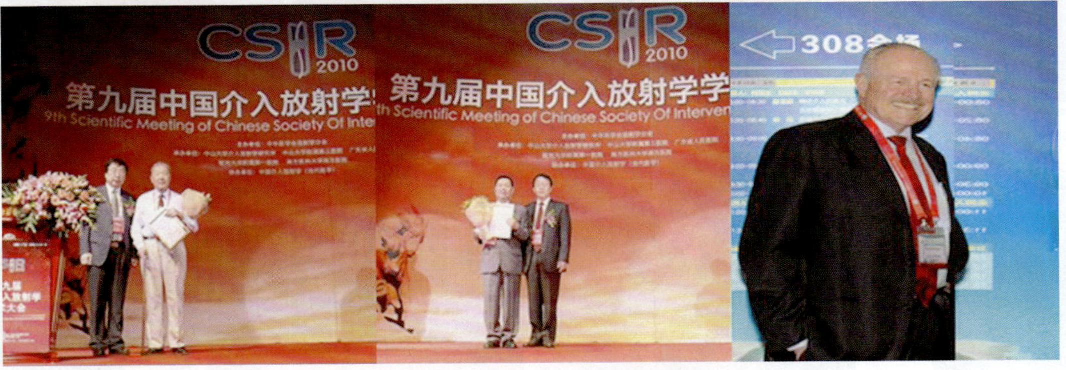

图 4-15-15 第九届中国介入放射学学术会议留影

2012 年 10 月 31—11 月 3 日，第十届中国介入放射学大会(CSIR 2012)在六朝古都南京圆满落下帷幕。大会主席徐克、滕皋军、单鸿教授，执行主席滕皋军教授，大会汇集了来自海内外介入学界的数十位知名专家学者,共有2300余名代表参会(图4-15-16)。讲课专题覆盖面之广从侧面印证了中国的介入放射学走过的由小到大,由弱变强的数十年光辉历程。大会高度重视学术性、以专题内容为特色是本届大会的特色之一。大会围绕28个主题设立了166个专题讲座,涵盖了放射学、影像学、血管外科、神经内外科、肿瘤学、护理学等六大领域。大会同时还扮演了介入文化、学术沉淀传承的角色,大会对促进中国介入放射学做出杰出贡献的老一辈专家、对促进学会发展的国外专家、海外华人学者分别授予陈星荣、戴建平、陈丽英教授杰出贡献奖,Kerian Murphy 和 John Kaufman 荣誉会员奖,王维平教授获 CSIR 特别奖(图4-15-17);对于取得显著进步的优秀青年医师,大会择优授予了"优秀介入青年医师奖"。CSIR 2012 还首次与国际栓塞会议(GEST)同步举行,为与会医生带来了有关前列腺肥大、精索静脉曲张及盆腔静脉炎淤血综合征等最新的治疗手段。换届产生了第七届介入学组(图4-15-18)。

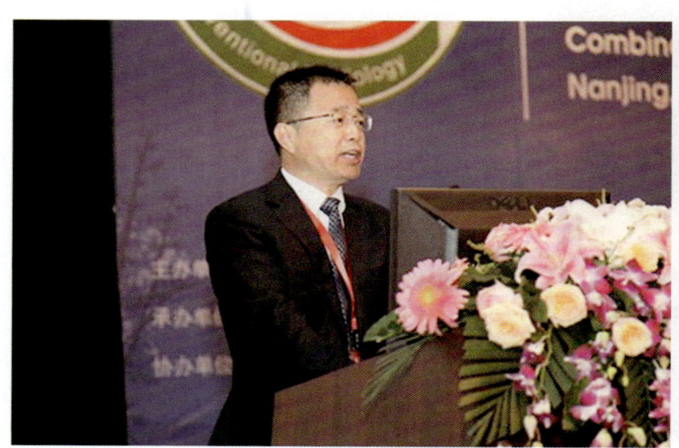

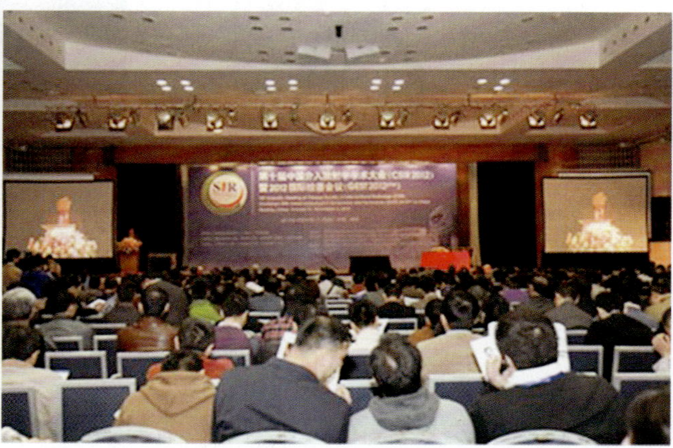

图4-15-16　第十届中国介入放射学学术会议留影

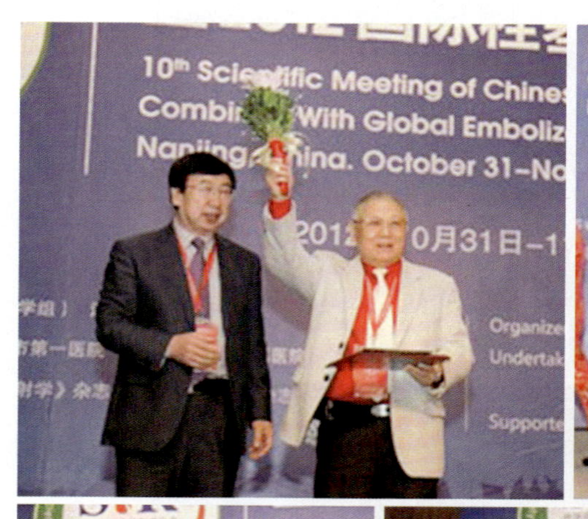

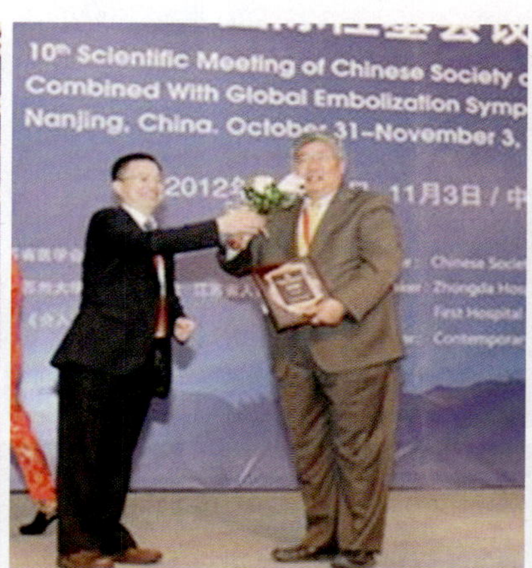

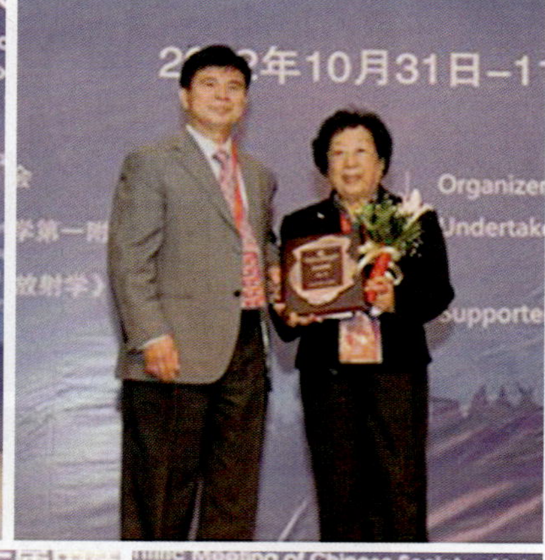

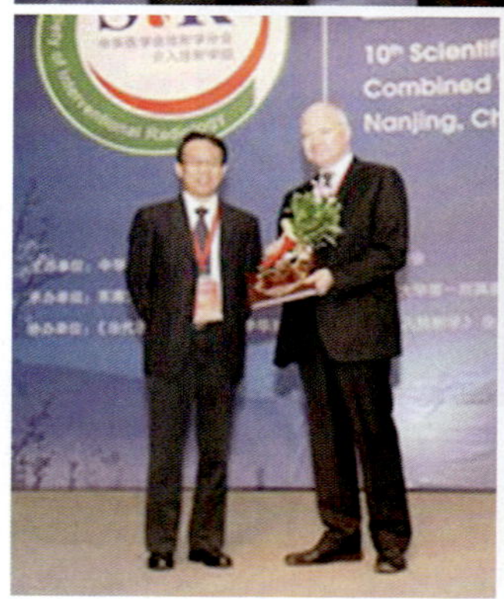

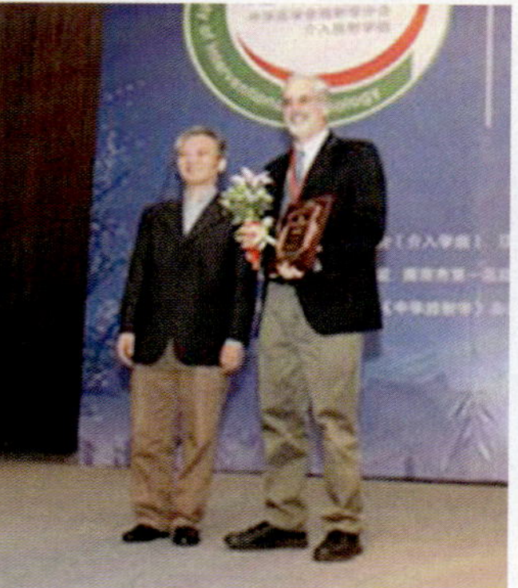

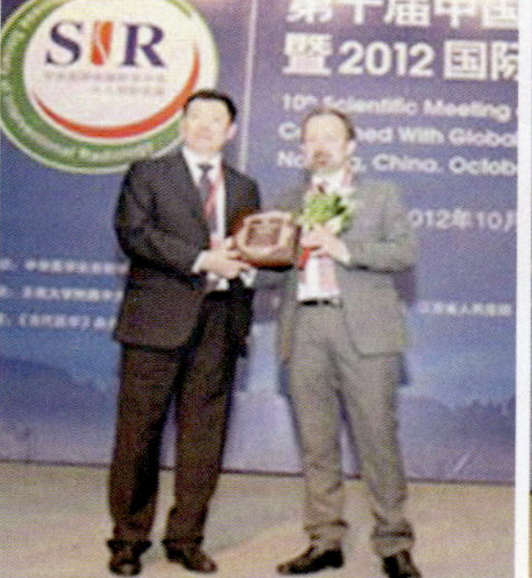

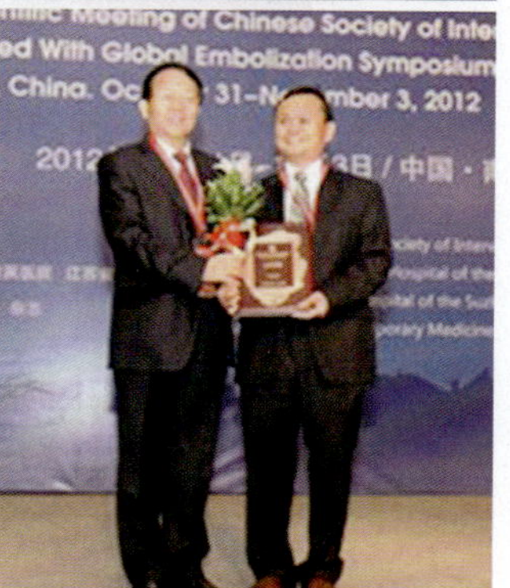

图4-15-17　国外专家、海外华人学者分别授予了"杰出贡献奖"、"CSIR 荣誉会员"以及"特别贡献奖"

第七届介入放射学组(2012)

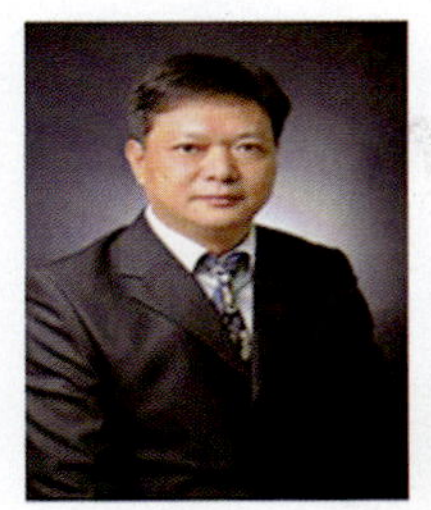
组长：单鸿

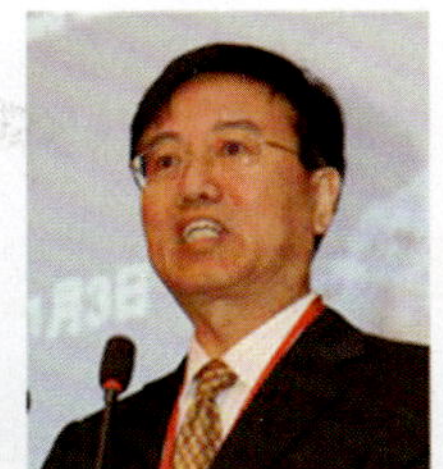
副组长：翟仁友

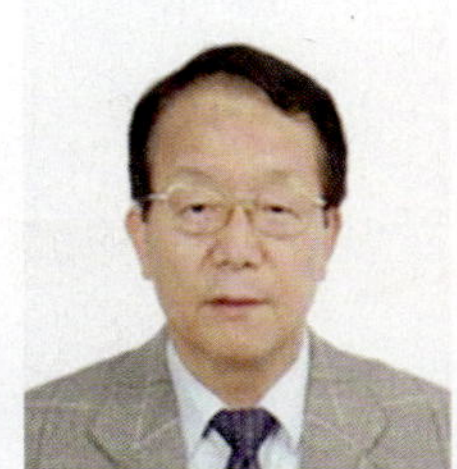
副组长：王建华

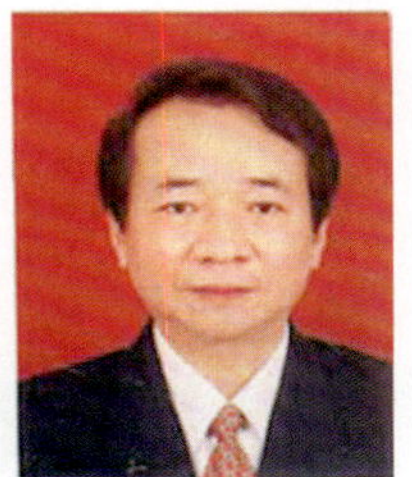
副组长：顾建平

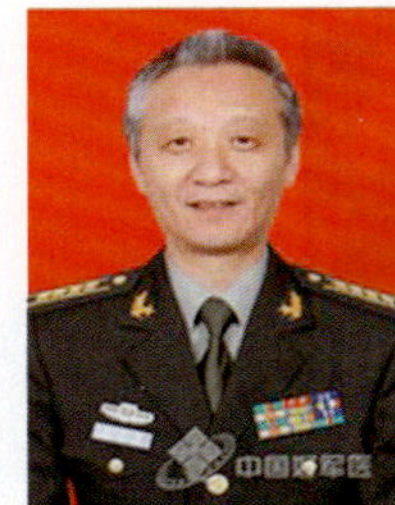
副组长：姜卫剑

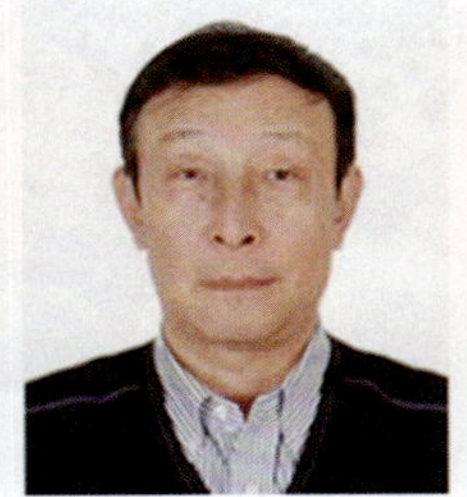
副组长：郭志

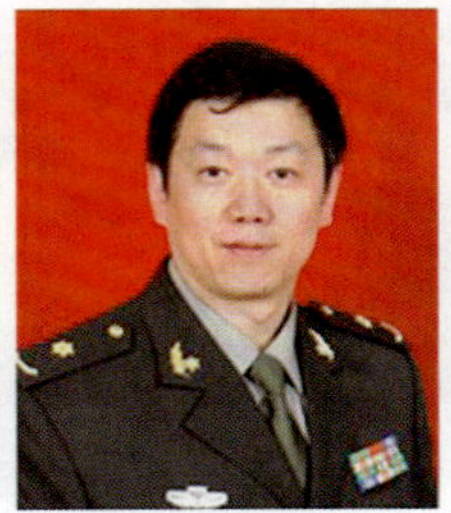
副组长：韩国宏

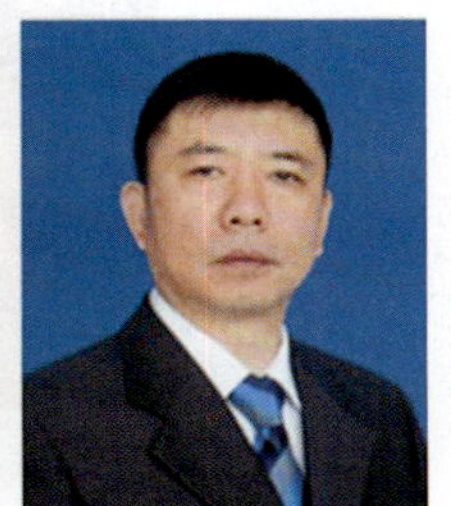
副组长：李天晓

图 4-15-18 第七届介入放射学组组长和副组长

2014 年 6 月 12—15 日，第十一届中国介入放射学学术大会(2014CSIR)在湖南长沙顺利召开，大会主席徐克、滕皋军、单鸿教授，执行主席向华教授，本次大会邀请国外专家 23 名、国内嘉宾及专家 300 余名，参会代表近 3500 人(图 4-15-19)。6 月 12 日的新闻发布会上发布了大会宣传片及会歌《铅衣》，开幕式上为获得杰出贡献奖的程永德、欧阳墉、胡国栋教授颁奖，Brian Stainken 和 Osamu Matsui 教授荣誉会员奖(图 4-15-20)。本次大会共设 1 个主会场、7 个分会场、30 个分专题，共计有 265 个学术演讲。大会学术内容涵括神经血管介入、外周血管介入、肿瘤介入、小儿介入、骨关节介入等非血管介入全部门类。大会还特设了介入医学发展论坛，邀请了 100 余名二甲及三级医院院长参会，就介入医学发展的趋势做了深入而热烈的探讨。6 月 14 日本次大会专设了介入护理论坛，近 300 名国内介入护理专家齐聚一堂探讨介入护理的进展与规范。6 月 15 日大会举行了青年医师英文论文报告大奖赛决赛。换届产生了第八届介入学组、改为介入诊疗专委会(图 4-15-21)，新一届专委会涵盖了一个青委会和六个亚专科学组(肿瘤介入学组、血管介入学组、神经介入学组、复合手术学组、妇儿介入学组以及非血管介入学组)，极大提升了近年来中国介入放射学学术大会的规模和水平，推动了我国介入医学的快速发展。

2014 年李麟荪教授获亚太心血管介入放射学会(APSCVIR)金奖。

2015 年 6 月 12—15 日第十二届中国介入放射学学术大会(2015CSIR)在大连国际会议中心隆重启幕，大会主席徐克、滕皋军、姜卫剑、单鸿教授，执行主席王峰教授，来自美国、英国、韩国、日本、新加坡和我国台湾、香港等地区的 300 多位介入放射学专家云集滨城，4000 余人的参会者创下历届介入会议新高(图 4-15-22)。授予冯敢生、周康荣、蒋学祥教授杰出贡献奖，Ziv Haskal、Sanjiv Sharma 和 Kyu-Bo Sung 教授荣誉会员奖，孙士良教授海外华人介入医师杰出贡献奖，Rosemarie 教授中国介入医师国际友谊奖(图 4-15-23)。专题围绕涵盖所有介入医学领域的临床与基础研究展开讨论：包括传统领域：血管介入、神经介入、肿瘤介入、非血管介入等；包括疼痛、粒子植入等边缘交叉领域医学；还包括分子影像、纳米医学及分子靶向药物治疗、新材料开发、新介入器械研发与推广等前沿热点领域。介入放射学从小众发展到大众，从诊断辅助学科发展为当今集理论、技术、学科、研发、创新五位一体的第三大临床诊疗体系，涵盖了从头到脚的脏器疾病，涉及了令人瞩目的医疗器械和设备，渗透到传统临床学科的各个专科。应广大介入医师的要求，经中华医学会放射学分会批准，从本届大会开始，由原来的每两年一届更改为每一年一届，让更多的介入医师了解最新的介入动态。

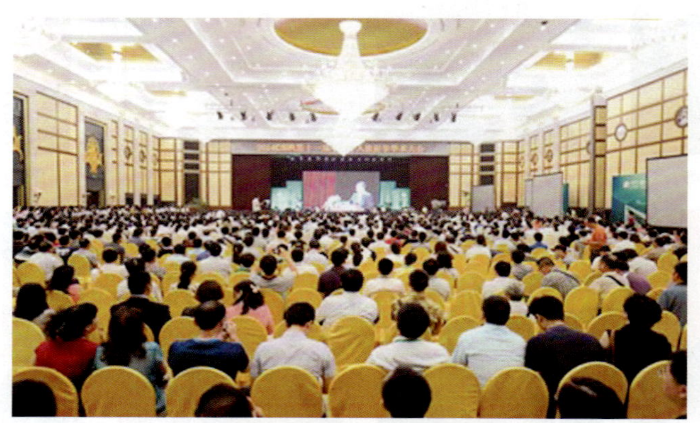

图 4-15-19　第十一届中国介入放射学学术会议留影

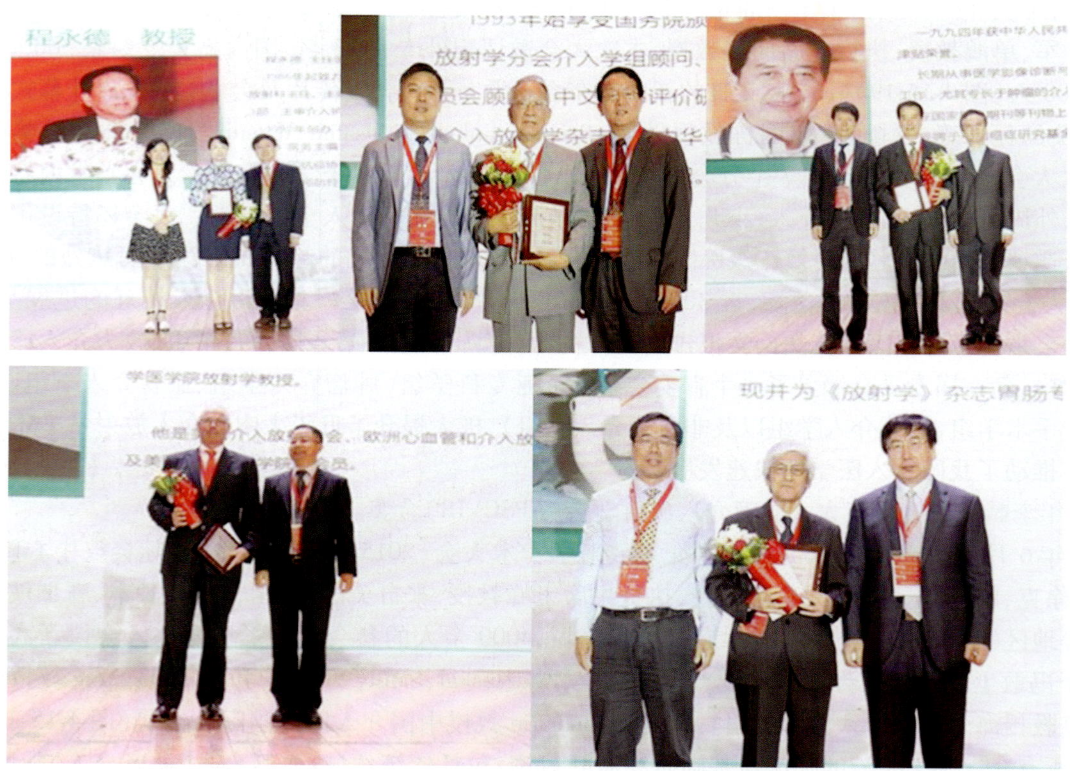

图 4-15-20　开幕式上为获得杰出贡献奖的程永德、欧阳墉、胡国栋教授颁奖，Brian Stainken 和 Osamu Matsui 教授荣誉会员奖

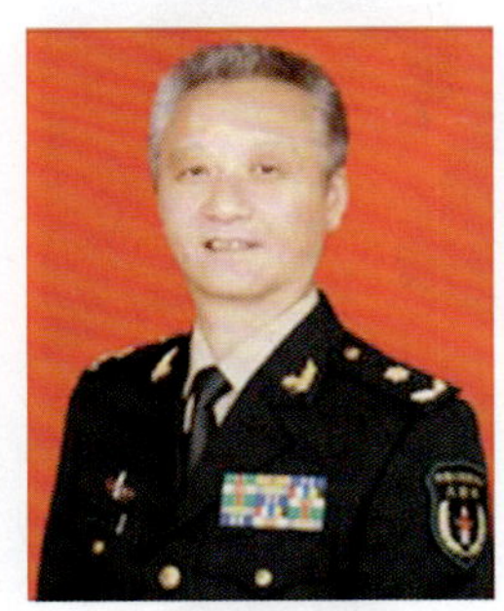
组长、主任委员：姜卫剑

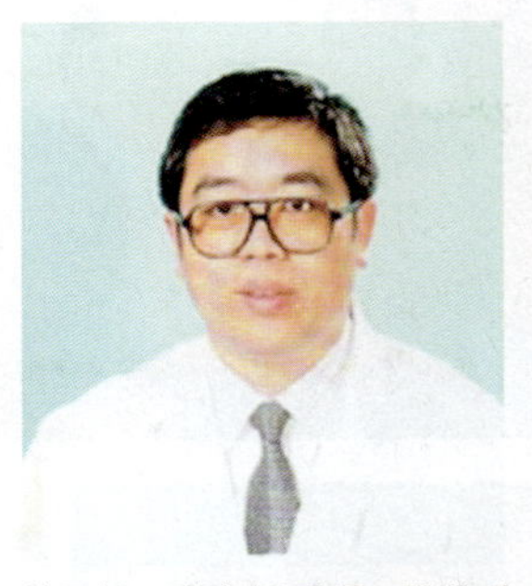
副组长、副主任委员：程英升

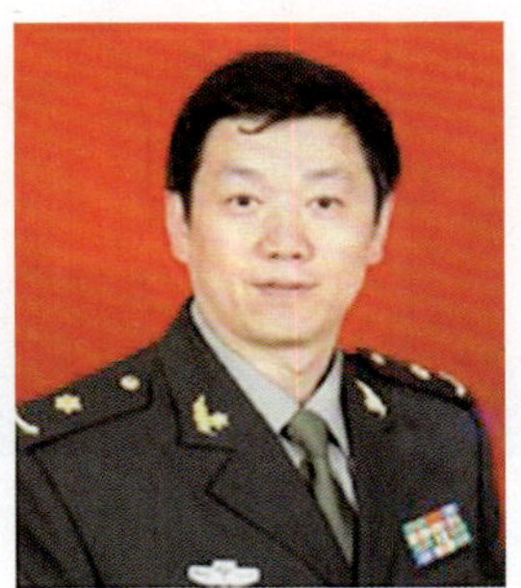
副组长、副主任委员：韩国宏

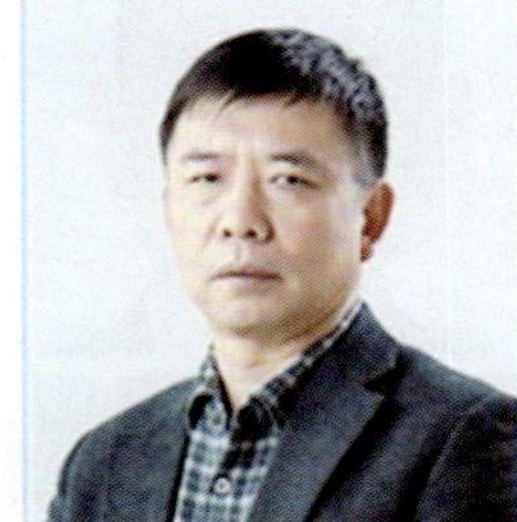
副组长、副主任委员：李天晓

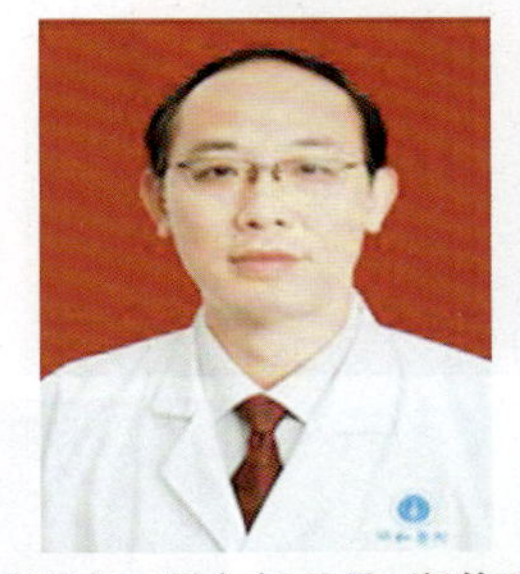
副组长、副主任委员：郑传胜

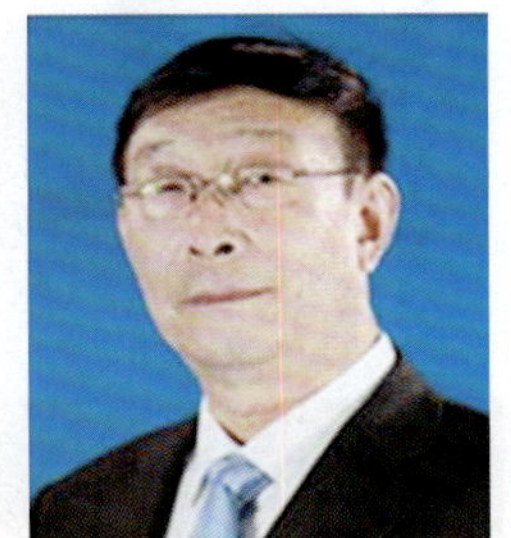
副主任委员：郭志

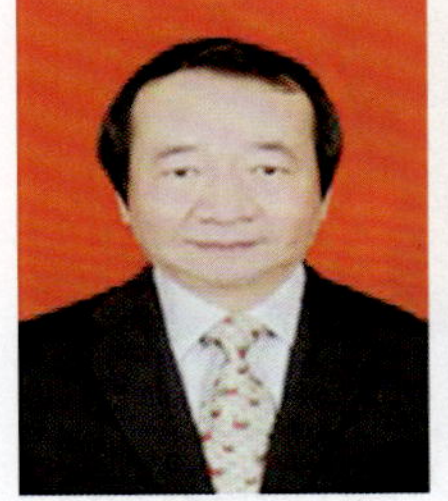
副主任委员：顾建平

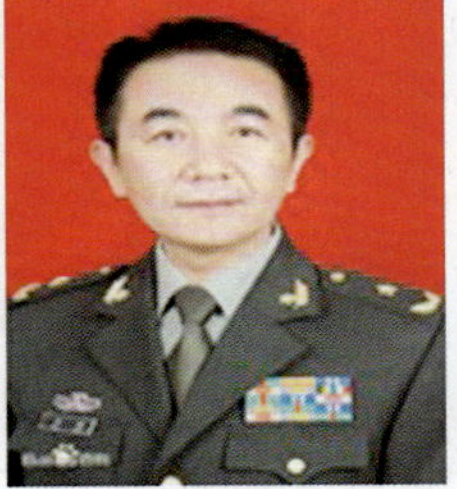
副主任委员：孙钢

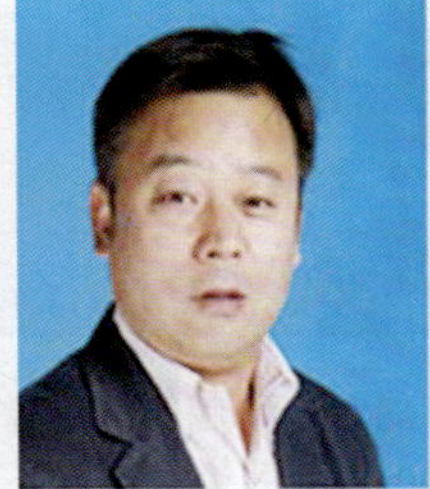
副主任委员：王峰

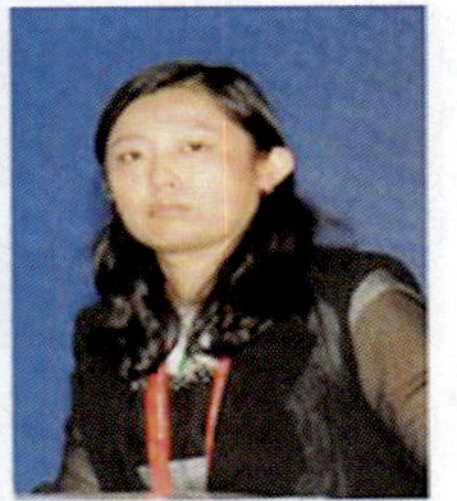
副主任委员：钟红珊

图 4-15-21　第八届介入放射学组(介入放射专业委员会)组长(主任委员)、副组长(副主任委员)

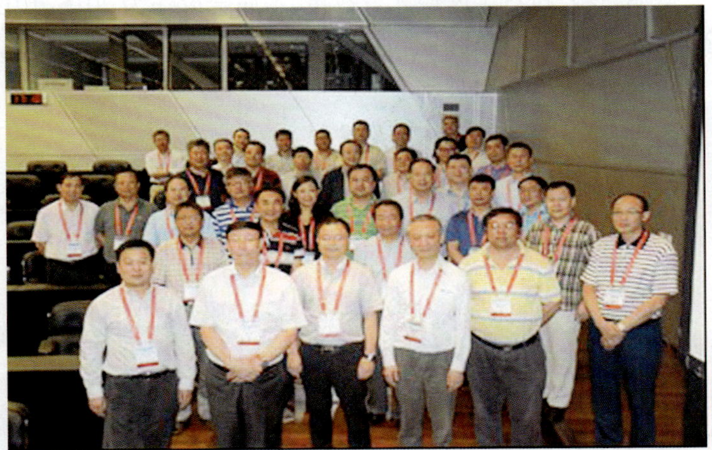

图 4-15-22　第十二届中国介入放射学学术会议留影第八届介入专委会主委姜卫剑(右三)和全体委员

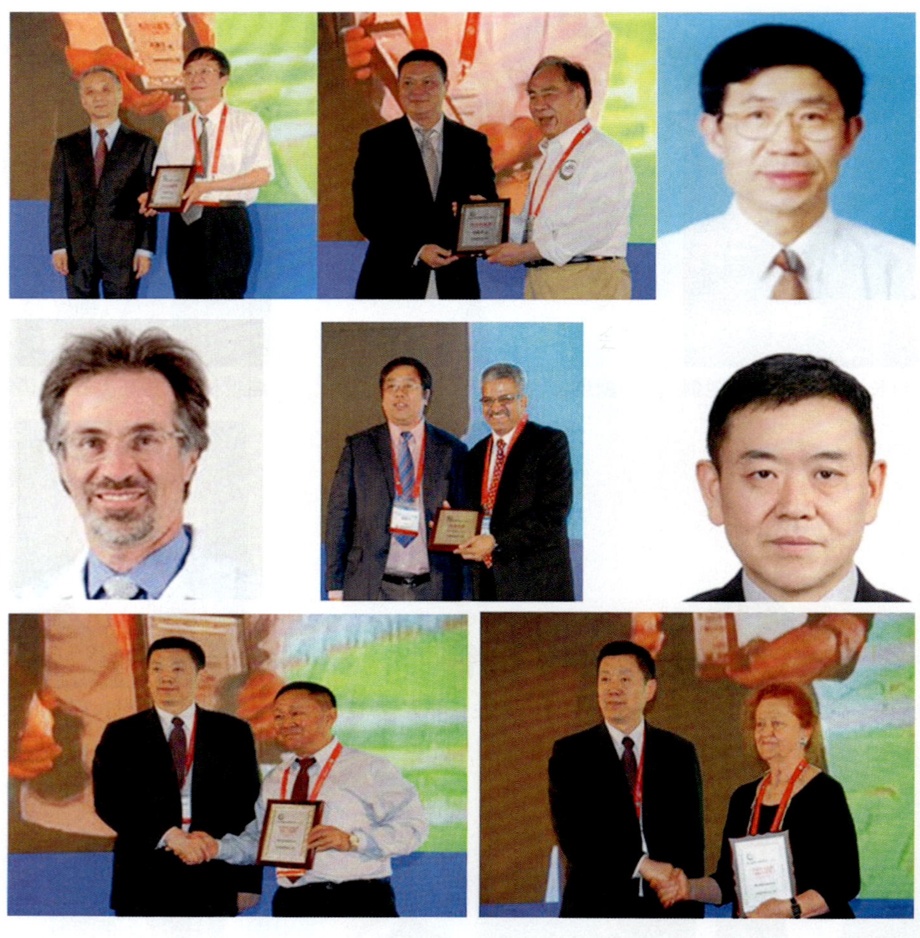

图 4-15-23　大会授予冯敢生、周康荣、蒋学祥教授杰出贡献奖，Ziv Haskal、Sanjiv Sharma 和 Kyu-Bo Sung 教授荣誉会员奖，孙士良教授海外华人介入医师杰出贡献奖，Rosemarie 教授中国介入医师国际友谊奖

2015 年滕皋军教授获欧洲介入学会年会杰出贡献奖。

2016 年 10 月 12—16 日，第十三届中国介入放射学学术大会（CSIR2017）在苏州举行（图 4-15-24），大会主席徐克、滕皋军、姜卫剑、单鸿教授，执行主席倪才方教授，本届会议作为 2016 年中华放射学学术大会的会议之一，参会人员 6000 余人，创下历届中华放射学学术大会介入医师参会人数之最。

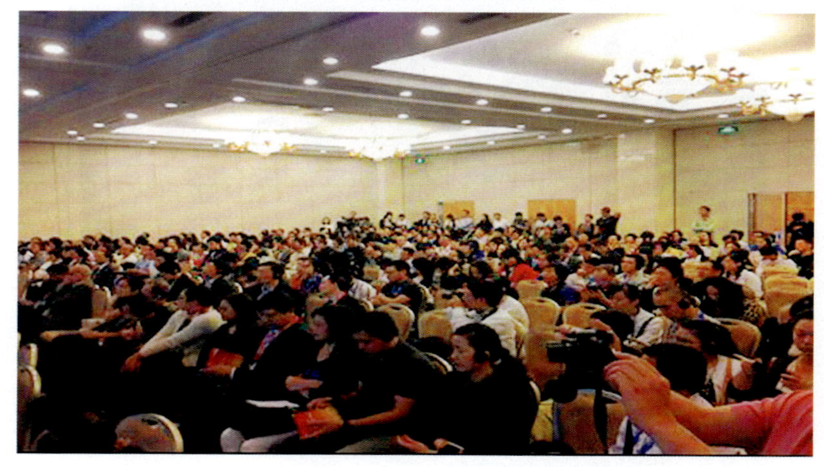

图 4-15-24　第十三届中国介入放射学学术会议留影

2016 年徐克教授获亚太心血管介入放射学会(APSCVIR)金奖。

2016 年滕皋军教授获美国介入放射学会金奖。

2017 年 6 月 15—18 日,第十四届中国介入放射学学术大会(CSIR2017)在中国郑州国际会展中心举行(图 4-15-25)。大会主席徐克、滕皋军、姜卫剑、单鸿教授,执行主席李天晓、黎海亮、韩新巍教授,大会交流论文 2382 篇,邀请国内外专家 716 位,其中来自欧美及亚太区域专家 51 位,参会代表 6700 余名,注册代表 4000 余名,再次创下历届介入会议新高,成为国际上规模最大的介入会议。授予李树新、贾雨辰、杨海山教授杰出贡献奖(图 4-15-26),Barry T. Katzen 教授和 Daniel Waigl 荣誉会员奖,杨晓明教授海外华人介入医师杰出贡献奖(图 4-15-27)。会议内容涵盖神经、外周血管、肿瘤、综合及护理等有关介入领域的影像、临床与基础研究。在全球介入领域最大的学术盛会 CSIR2017 中相互渗透、吸收和融合,共同推动中国介入医学的学术进步,共同促进世界介入医学事业的发展和繁荣。

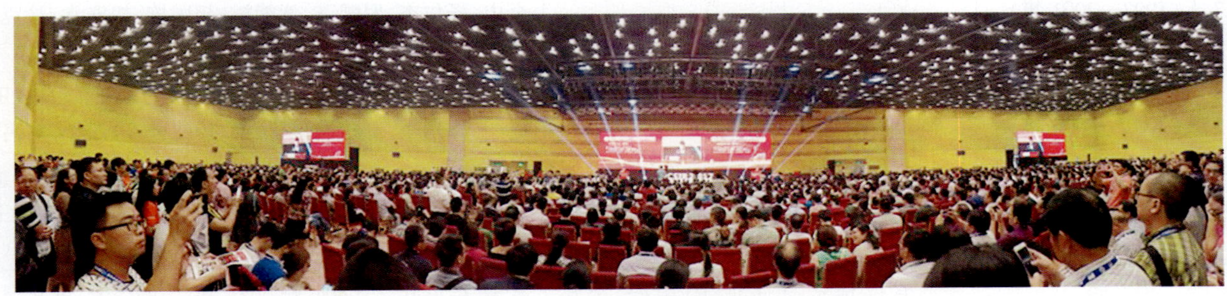

图 4-15-25 第十四届中国介入放射学学术会议留影

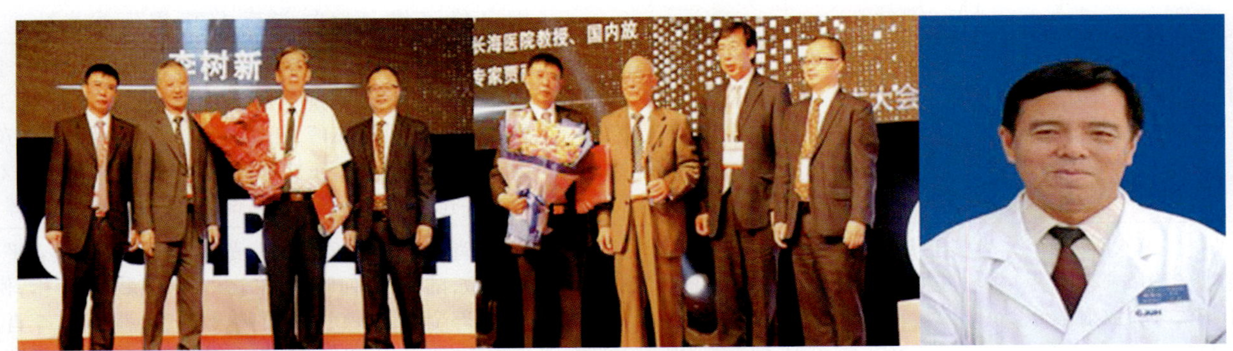

图 4-15-26 大会授予李树新、贾雨辰、杨海山教授杰出贡献奖

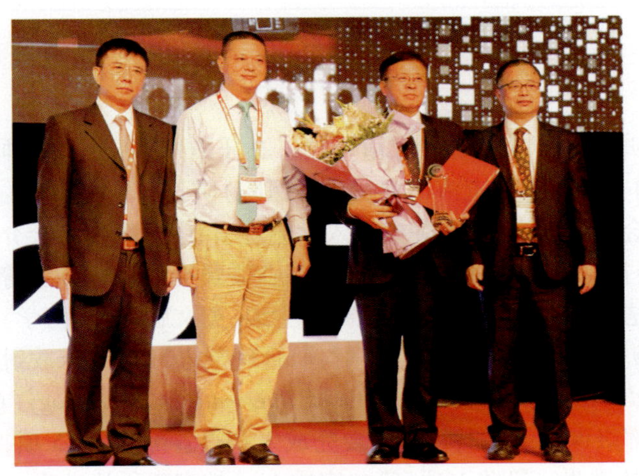

图 4-15-27 大会授予杨晓明教授海外华人介入医师杰出贡献奖

二、专委会历届委员名单

届数	组长	前任组长	副组长	委员
第一届 12 人（1990—1994 年）	林贵	—	刘子江，戴汝平	马自新，夏宝枢，许绍雄，陈丽英，李麟荪，张金山，王执民，罗鹏飞，胡国栋
第二届 21 人（1994—1997 年）	刘子江	林贵	李麟荪	王小林，王执民，冯敢生，许绍雄，陈丽英，程永德，肖湘生，李彦豪，杨仁杰，张金山，孟祥文，彭勃，欧阳墉，罗鹏飞，胡安常，胡国栋，贺能树，徐克
第三届 17 人（1997—2001 年）	戴汝平	刘子江	李麟荪，肖湘生	王执民，王小林，冯敢生，李彦豪，孟祥文，欧阳墉，张金山，杨仁杰，罗鹏飞，贺能树，胡国栋，胡安常，徐克，程永德
第四届 17 人（2001—2006 年）	肖湘生	戴汝平	张金山，徐克，罗鹏飞	金征宇，邹英华，翟仁友，杨仁杰，蒋世良，王建华，田建明，滕皋军，王执民，李彦豪，杨建勇，冯敢生，单鸿
第五届 24 人（2006—2009 年）	徐克	肖湘生	金征宇，滕皋军，田建明，杨建勇，翟仁友，邹英华	崔进国，顾建平，韩国宏，李选，李天晓，李彦豪，梁惠民，刘亚民，刘兆玉，刘作勤，欧阳强，任伟新，单鸿，王峰，王维，王建华，祖茂衡
第六届 35 人（2009—2012 年）	滕皋军	徐克	金征宇，单鸿，田建明，王建华，翟仁友，邹英华	常钢，程英升，崔进国，顾建平，郭志，韩国宏，韩新巍，李槐，李天晓，李选，李彦豪，梁惠民，刘兆玉，刘作勤，茅爱武，倪才方，欧阳强，任伟新，施海彬，苏洪英，孙钢，王峰，王维，王晓白，游箭，赵卫，周石，祖茂衡
第七届 43 人（2012—2015 年）	单鸿	滕皋军	翟仁友，王建华，顾建平，姜卫剑，郭志，韩国宏，李天晓	杨宁，杨建勇，邹英华，李选，崔进国，孙钢，韩新巍，李槐，刘兆玉，茅爱武，倪才方，施海彬，赵卫，程英升，王维，王晓白，周石，王峰，任伟新，张曦彤，欧阳强，王茂强，郑传胜，陆骊工，王文辉，黎海亮，苏洪英，李肖，刘瑞宝，何晓峰，董伟华，向华，邵国良，吕维富，许国辉
第八届 51 人（2015—2018 年） 中华医学会放射学分会成立介入放射专委会	姜卫剑（主委）	单鸿	副组长兼副主委：程英升，韩国宏，李天晓，郑传胜 副主委：郭志，孙钢，顾建平，钟红珊，王峰	杨宁，肖越勇，黄连军，朱旭，董伟华，张晓龙，颜志平，王忠敏，陆骊工，何晓峰，王晓白，朱康顺，施海彬，倪才方，郭金和，张曦彤，卢再鸣，黎海亮，韩新巍，李肖，许国辉，谢晓东，向华，范勇，任伟新，刘瑞宝，吕维富，邵国良，王文辉，赵卫，周石，杨维竹，黄学全，于经瀛，唐军，李家平，徐浩，张跃伟，陈德基，王大伟，周顺科

三、现任组长简介

程英升，男，1966 年 12 月出生于安徽省合肥市，教授，主任医师，博士生导师，现任上海交通大学附属第六人民医院东院党委常务副书记、南院（上海市奉贤中心医院）院长（图 4-15-28）。担任中华医学会放射学分会委员、亚太介入放射学分会执行委员、亚太肿瘤介入学会理事、中国医师协会介入医师分会常委、上海中西医结合学会介入医学分会会长、上海抗癌协会肿瘤介入专业委员会副主任委员等 10 余个学会或社会重要职务。担任《世界华人消化杂志》主编、《介入放射学杂志》主编、英文版《介入医学》共同主编、《中华医学杂志》英文版和《世界放射学杂志》英文版编委、《中华医学科研管理杂志》和《临床放射学杂志》编委；*Acta Biomaterialia*、*Chinese Medical Journal*（*CMJ*）、*CardioVascular and Interventional Radiology*（*CVIR*）等审稿人。作为负责人承担国家级课题 7 项、市部级课题 15 项；作为主要完成人获得省部级奖 15 项，其中国家科技进步二等奖 1 项（第二完成人）、上海市科技进步一等奖 1 项（第二完成人）、教育部科技进步一等奖（第三完成人）、中华医学科技二等奖 1 项（第一完成人）。获得授权“贲门支架”欧盟发明专利 1 项、澳大利亚发明专利 1 项、中国发明专利2项和实用新型专利1项，申请国家发明专利3项；发表第一作者或通讯作者论文130篇，其中SCI收录38篇，最高影响因子21.675；主编专著3部，参编专著10部。作为负责人承担国家级继续医学教育项目学习班多项。毕业博士和硕士研究生25名，在读博士和硕士研究生10名。2011年入选上海市优秀学科带头人称号，2014年享受国务院特殊津贴，2015年获得上海医学领军人才称号。

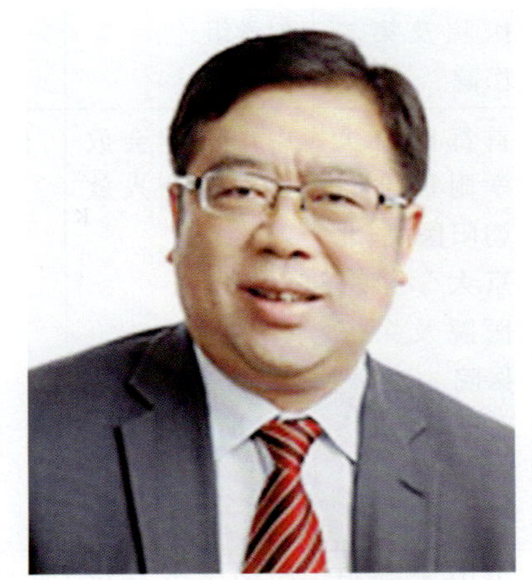

图4-15-28　程英升教授

四、学组会议

举办时间	会议名称	地点	举办方	主办人	组长	会议相关情况
1984年9月	第一届	山东省潍坊市	—	中华医学会放射学会	—	共收集论文160余篇，分血管性和非血管性介入治疗两大组活动，刘玉清院士、吴恩惠、陈炽贤、王云钊、张雪哲教授等分别主持小组会议。
1990年9月	第二届	浙江省杭州市	—	中华医学会放射学会介入放射学组	林贵	首届介入学组12位教授正式亮相：组长林贵，副组长刘子江和戴汝平。
1994年10月	第三届	江苏省南京市	—	中华医学会放射学会介入放射学组	刘子江	大会收集论文574篇。介入学组换届，第二届介入学组由21人组成，组长刘子江，副组长戴汝平和李麟荪。
1997年11月	第四届	广东省广州市	—	中华医学会放射学会介入放射学组	戴汝平	参会人数达到1000人，换届产生第三届介入学组，设立了由翟仁友、邹英华、王建华、袁建华、郭启勇、杨建勇、单鸿、滕皋军、黄连军、范占明10位专家组成的青年介入学组。
2002年5月	第五届	陕西省西安市	第四军医大学唐都医院	中华医学会放射学会介入放射学组	肖湘生	参会人数1000余名。
2004年7月	第六届	上海市	第二军医大学上海长征医院	中华医学会放射学会介入放射学组	肖湘生	参会人数1200余名，100多位海外及我国知名专家进行了授课以及学术交流。会议设四个分会场：血管介入、非血管介入、肿瘤介入及优秀中青年或博士论坛。确定了每2年召开一次全国介入年会。

续表

举办时间	会议名称	地点	举办方	主办人	组长	会议相关情况
2006 年 7 月	第七届	黑龙江省沈阳市	中国医科大学附属第一医院及第二医院	中华医学会放射学会介入放射学组	徐克	参会人数近 2000 人,其中正式注册代表就达 1170 人。换届产生了第五届介入学组。
2008 年 8 月	第八届	北京市	首都医科大学附属北京朝阳医院、北京大学第一医院及第三医院	中华医学会放射学会介入放射学组	徐克	全国的 1400 余位介入医学专家参加了大会。会议还邀请了美国及欧洲介入放射学会等组织及日本、韩国的介入放射学专家。会议分为血管性疾病、非血管性疾病、肿瘤、神经系统疾病、介入医学学科建设与发展论坛及介入护理等专题组。为李麟荪、夏宝枢、肖湘生和戴汝平颁发了杰出成就奖。
2010 年 9 月	第九届	广东省广州市	中山大学附属第三医院、广东省人民医院、暨南大学附属第一医院和南方医科大学南方医院	中华医学会放射学会介入放射学组	滕皋军	与会代表 2000 人,血管腔内治疗、神经介入、肿瘤介入以及分子影像和分子靶向药物在肿瘤、神经及周围血管性疾病中的应用等热点领域进行深入讨论。美国和欧洲的 SIR 和 CIRSE 两大介入放射学协会派专家团参会交流,同时大会邀请日本、韩国等国的著名专家作学术报告。授予刘玉清院士终生成就奖,郭俊渊、贺能树教授杰出贡献奖,David Kumpe 教授国际合作奖。
2012 年 10 月	第十届	江苏省南京市	东南大学医学院附属中大医院、南京市第一人民医院	中华医学会放射学会介入放射学组	滕皋军	共有 2300 余名代表参会。大会围绕 28 个主题设立了 166 个专题讲座,涵盖了放射学、影像学、血管外科、神经内外科、肿瘤学、护理学等六大领域。授予陈星荣、戴建平、陈丽英教授杰出贡献奖,Kerian Murphy 和 John Kaufman 荣誉会员奖,王维平教授获 CSIR 特别奖。换届产生了第七届介入学组。
2014 年 6 月	第十一届	湖南省长沙市	湖南省人民医院	中华医学会放射学会介入放射学组	单鸿	大会邀请国外专家 23 名、国内嘉宾及专家 300 余名,参会代表近 3500 人。发布了大会宣传片及会歌《铅衣》,开幕式上为获得杰出贡献奖的程永德、欧阳墉、胡国栋教授颁奖,Brian Stainken 和 Osamu Matsui 教授荣誉会员奖。共设 1 个主会场、7 个分会场、30 个分专题,共计有 265 个学术演讲。举行了青年医师英文论文报告大奖赛决赛。

续表

举办时间	会议名称	地点	举办方	主办人	组长	会议相关情况
2015年6月	第十二届	辽宁省大连市	大连医科大学附属第一医院和中国医科大学附属第一医院	中华医学会放射学分会介入放射学组	姜卫剑	300多位介入放射学专家云集滨城,4000余人的参会者创下历届介入会议新高。授予冯敢生、周康荣、蒋学祥教授杰出贡献奖,Ziv Haskal、Sanjiv Sharma 和 Kyu-Bo Sung 教授荣誉会员奖,孙士良教授海外华人介入医师杰出贡献奖,Rosemarie 教授中国介入医师国际友谊奖。大会由原来的每两年一届更改为每一年一届。
2016年10月	第十三届	江苏省苏州市	苏州大学附属第一人民医院	中华医学会放射学分会介入放射学组	姜卫剑	参会人员6000余人,创下历届中华放射学学术大会介入医师参会人数之最。
2017年6月	第十四届	河南省郑州市	河南省人民医院、河南省肿瘤医院及郑州大学第一附属医院	中华医学会放射学分会介入放射学组、中华医学会放射学分会介入放射专业委员会	姜卫剑	收集大会交流论文2382篇,邀请国内外专家716位,其中来自欧美及亚太区域专家51位,参会代表6700余名,注册代表4000余名。授予李树新、贾雨辰、杨海山教授杰出贡献奖(Barry T. Katzen 教授和 Daniel Waigl 荣誉会员奖),杨晓明教授海外华人介入医师杰出贡献奖。

组稿:陶晓峰,撰稿:程英升,审校:金征宇

第五篇

中华放射学会重要科研业绩

第一章 期刊论著

第一节 引　文

主要展示我国放射学科众专家学者在国际舞台上重要成果。首先，罗列出发表于本专业顶级期刊：*Radiology*（2016 年度影响因子为 7.296）的论文著作。收录于该杂志的著作体现出我国放射学科领域的最高、最新研究成果。根据 Web of Science 搜索结果（1945 年—2017 年 8 月），以通讯地址显示为我国大陆境内地址为筛选条件，将论文按照出版年限先后顺序排列如下。早些年我国学者在 *Radiology* 期刊发表的著作多以第一作者或共同通讯作者为主，多数论著的通讯单位均为国外知名研究机构，而近年来，由我国本土专家学者组成的高水平研究团队所发表的、真正属于我国放射学者的高水平著作越来越多。例如，2016 年被 *Radiology* 杂志收录文章为 14 篇，而 2017 年仅上半年就已有 8 篇被收录。由此可见，在各位放射届同仁的共同努力下，我国放射学科将从在国际舞台上崭露头角到向占有举足轻重的地位不断奋进。

第二节 发表于 *Radiology* 的论文著作

序号	通讯作者	通讯单位	论　著
1	龚启勇	四川大学华西医院	Magnetization Transfer Imaging of Treatment-resistant Depression. 2017 Aug;284(2):521-529. PMID:28318404
2	滕皋军	东南大学附属中大医院	Early Sorafenib-related Biomarkers for the Combination Treatment of TACE and Sorafenib in HCC Patients. 2017 Aug;284(2):583-592. PMID:28263701
3	于春水	天津医科大学总医院	Structural alterations in chronic capsular versus pontine stroke. 2017 Oct;285(1):214-225. PMID:28777703
4	张欢	上海交通大学医学院附属瑞金医院	Diffusion Kurtosis Imaging Study of Rectal Adenocarcinoma Associated with Histopathologic Prognostic Factors:Preliminary Findings. 2017 Jul;284(1):66-76. PMID:27929929
5	贺毅	首都医科大学附属北京安贞医院	Diagnostic Performance of Self-navigated Whole-Heart Contrast-enhanced Coronary 3-T MR Angiography. 2017 Jun;283(3):923. PMID:28514211

续表

序号	通讯作者	通讯单位	论 著
6	龚启勇	四川大学华西医院	Anatomic Insights into Disrupted Small-World Networks in Pediatric Posttraumatic Stress Disorder. 2017 Mar;282(3):826-834. PMID:27779449
7	汤光宇	上海第十人民医院	Reduction of Longitudinal Vertebral Blood Perfusion and Its Likely Causes:A Quantitative Dynamic Contrast-enhanced MR Imaging Study of a Rat Osteoporosis Model. 2017 Feb;282(2):369-380. PMID:27541685
8	袁小东	中国人民解放军第309医院	Determination of Glomerular Filtration Rate with CT Measurement of Renal Clearance of Iodinated Contrast Material versus Tc-99m-DTPA Dynamic Imaging "Gates" Method:A Validation Study in Asymmetrical Renal Disease. 2017 Feb;282(2):552-560. PMID:27556274
9	梁长虹	广东省人民医院	Radiomics Signature:A Potential Biomarker for the Prediction of Disease-Free Survival in Early-Stage(I or II) Non-Small Cell Lung Cancer. 2016 Dec;281(3):947-957. PMID:27347764
10	龚启勇	四川大学华西医院	Psychoradiology:The Frontier of Neuroimaging in Psychiatry. 2016 Nov;281(2):357-372. PMID:27755933
11	伍路(介入放射科1)	上海东方肝胆外科医院	Small Intrahepatic Cholangiocarcinoma and Hepatocellular Carcinoma in Cirrhotic Livers May Share Similar Enhancement Patterns at Multiphase Dynamic MR Imaging. 2016 Oct; 281(1): 150-7. PMID: 27077381
12	王祁(介入放射学)	苏州大学附属第三医院	Cerebral Aneurysms:Accuracy of 320-Detector Row Nonsubtracted and Subtracted Volumetric CT Angiography for Diagnosis. 2016 Oct; 281(1):326. PMID:27643778
13	刘士远	中国人民解放军第二军医大学附属上海长征医院	How to Define and Display Solid Components within Ground-Glass Nodules and Differentiate Pure Ground-Glass Nodules from Mixed Ground-Glass Nodules? 2016 Oct;281(1):325-6. PMID:27643776
14	龚启勇	四川大学华西医院	Posttraumatic Stress Disorder:Structural Characterization with 3-T MR Imaging. 2016 Aug;280(2):537-44. PMID:26928229
15	王建华	复旦大学附属中山医院	Prospective Study of Transcatheter Arterial Chemoembolization(TACE) with Ginsenoside Rg3 versus TACE Alone for the Treatment of Patients with Advanced Hepatocellular Carcinoma. 2016 Aug; 280(2):630-9. PMID:26885681
16	叶兆祥	天津医科大学肿瘤医院	CT Features Associated with Epidermal Growth Factor Receptor Mutation Status in Patients with Lung Adenocarcinoma. 2016 Jul;280(1):271-80. PMID:26937803
17	刘再毅	广东省人民医院	Nomogram for Predicting Pulmonary Hypertension in Patients without Pulmonary Embolism. 2016 Jul;280(1):327-8. PMID:27322982
18	龚启勇	四川大学华西医院	Longitudinal Changes in Resting-State Cerebral Activity in Patients with First-Episode Schizophrenia:A 1-Year Follow-up Functional MR Imaging Study. 2016 Jun;279(3):867-75. PMID:27007945
19	敖国昆	中国人民解放军第309医院	A Simplified Whole-Organ CT Perfusion Technique with Biphasic Acquisition:Preliminary Investigation of Accuracy and Protocol Feasibility in Kidneys. 2016 Apr;279(1):254-61. PMID:26536310

续表

序号	通讯作者	通讯单位	论 著
20	张龙江	中国人民解放军南京军区南京总医院	Brain Default Mode Network Changes after Renal Transplantation: A Diffusion-Tensor Imaging and Resting-State Functional MR Imaging Study. 2016 Feb;278(2):485-95. PMID:26200603
21	王梅云	河南省人民医院	Grading of Gliomas by Using Monoexponential, Biexponential, and Stretched Exponential Diffusion-weighted MR Imaging and Diffusion Kurtosis MR Imaging. 2016 Feb;278(2):496-504. PMID:26230975
22	张龙江	中国人民解放军南京军区南京总医院	Abnormal Intrinsic Brain Activity Patterns in Patients with End-Stage Renal Disease Undergoing Peritoneal Dialysis: A Resting-State Functional MR Imaging Study. 2016 Jan;278(1):181-9. PMID:26053309
23	严福华	上海交通大学医学院附属瑞金医院	Breast Cancer: Diffusion Kurtosis MR Imaging-Diagnostic Accuracy and Correlation with Clinical-Pathologic Factors. 2015 Oct;277(1): 46-55. PMID:25938679
24	严福华	上海交通大学医学院附属瑞金医院	Dual-Energy CT for Patients Suspected of Having Liver Iron Overload: Can Virtual Iron Content Imaging Accurately Quantify Liver Iron Content? 2015 Oct;277(1):95-103. PMID:25880263
25	龚启勇	四川大学华西医院	Disrupted Functional Brain Connectome in Patients with Posttraumatic Stress Disorder. 2015 Sep;276(3):818-27. PMID:25848901
26	吕滨	中国医学科学院阜外医院	Coronary In-Stent Restenosis: Assessment with Corrected Coronary Opacification Difference across Coronary Stents Measured with CT Angiography. 2015 May;275(2):403-12. PMID:25521667
27	李坤成	首都医科大学宣武医院	Pontine Infarction: Diffusion-Tensor Imaging of Motor Pathways-A Longitudinal Study. 2015 Mar;274(3):841-50. PMID:25356962
28	许建荣	上海交通大学医学院附属仁济医院	Assessment of Carotid Artery Atherosclerotic Disease by Using Three-dimensional Fast Black-Blood MR Imaging: Comparison with DSA. 2015 Feb;274(2):508-16. PMID:25286322
29	张龙江	中国人民解放军南京军区南京总医院	Pulmonary Embolism and Renal Vein Thrombosis in Patients with Nephrotic Syndrome: Prospective Evaluation of Prevalence and Risk Factors with CT. 2014 Dec;273(3):897-906. PMID:25072187
30	郭启勇	中国医科大学附属盛京医院	MR Elastography for the Assessment of Hepatic Fibrosis in Patients with Chronic Hepatitis B Infection: Does Histologic Necroinflammation Influence the Measurement of Hepatic Stiffness? 2014 Oct;273(1): 88-98. PMID:24893048
31	龚启勇	四川大学华西医院	Intrinsic Brain Abnormalities in Attention Deficit Hyperactivity Disorder: A Resting-State Functional MR Imaging Study. 2014 Aug;272(2):514-23. PMID:24785156
32	单鸿	中山大学附属第三医院	Hepatocellular Carcinoma with Portal Vein Tumor Thrombus: Treatment with Transarterial Chemoembolization Combined with Sorafenib-A Retrospective Controlled Study. 2014 Jul;272(1):284-93. PMID: 24708192
33	胡道予	华中科技大学同济医学院附属同济医院	Depiction of Transplant Renal Vascular Anatomy and Complications: Unenhanced MR Angiography by Using Spatial Labeling with Multiple Inversion Pulses. 2014 Jun;271(3):879-87. PMID:24592960

续表

序号	通讯作者	通讯单位	论　　著
34	陶晓峰	上海交通大学医学院附属第九人民医院	Inflammatory Bowel Disease:MR-and SPECT/CT-based Macrophage Imaging for Monitoring and Evaluating Disease Activity in Experimental Mouse Model-Pilot Study. 2014 May;271(2):400-7. PMID:24475849
35	王毅	中国人民解放军第三军医大学大坪医院	Benign Prostatic Hyperplasia:Prostatic Arterial Embolization versus Transurethral Resection of the Prostate-A Prospective, Randomized, and Controlled Clinical Trial. 2014 Mar;270(3):920-8. PMID:4475799
36	卢光明	中国人民解放军南京军区南京总医院	Aberrant default-mode functional connectivity in patients with end-stage renal disease:A resting-state functional MR imaging study. 2014 May;271(2):543-52. PMID:24484062
37	刘再毅	广东省人民医院	Liver Diffusion-weighted MR Imaging:Reproducibility Comparison of ADC Measurements Obtained with Multiple Breath-hold, Free-breathing, Respiratory-triggered, and Navigator-triggered Techniques. 2014 Apr;271(1):113-25. PMID:24475860
38	王霄英	北京大学第一医院	Effect of Iodinated Contrast Media on Renal Function Evaluated with Dynamic Three-dimensional MR Renography. 2014 Feb;270(2):409-15. PMID:24091357
39	李跃华	上海交通大学附属第六人民医院	Collateral Vessel Opacification with CT in Patients with Coronary Total Occlusion and Its Relationship with Downstream Myocardial Infarction. 2014 Jun;271(3):703-10. PMID:24555634
40	居胜红	东南大学附属中大医院	Renal Lipids and Oxygenation in Diabetic Mice:Noninvasive Quantification with MR Imaging. 2013 Dec;269(3):748-57. PMID:23901127
41	张志勇	复旦大学附属公共卫生临床中心	Emerging H7N9 Influenza A(Novel Reassortant Avian-Origin) Pneumonia:Radiologic Findings. 2013 Sep;268(3):882-9. PMID:23821754
42	陈天武	川北医学院附属医院	Tumor Volume of Resectable Adenocarcinoma of the Esophagogastric Junction at Multidetector CT:Association with Regional Lymph Node Metastasis and N Stage. 2013 Oct;269(1):130-8. PMID:23657894
43	滕皋军	东南大学附属中大医院	Brain dysfunction primarily related to previous overt hepatic encephalopathy compared with minimal hepatic encephalopathy:resting-state functional MR imaging demonstration. 2013 Jan;266(1):261-70. PMID:23047839
44	张龙江	中国人民解放军南京军区南京总医院	Altered brain functional connectivity in patients with cirrhosis and minimal hepatic encephalopathy:A functional magnetic resonance imaging study. 2012 Nov;265(2):528-36. PMID:22996745
45	张龙江	中国人民解放军南京军区南京总医院	Altered resting state brain activity in functional MRI during the progression of hepatic encephalopathy. 2012 Jul;264(1):187-95. PMID:22509052
46	王建华	复旦大学附属中山医院	Liver Cancer:Effects, Safety, and Cost-effectiveness of Controlled-Release Oxycodone for Pain Control after TACE. 2012 Mar;262(3):1014-21. PMID:22357901

续表

序号	通讯作者	通讯单位	论　著
47	卢光明	中国人民解放军南京军区南京总医院	Digital Subtraction CT Angiography for Detection of Intracranial Aneurysms: Comparison with Three-dimensional Digital Subtraction Angiography. 2012 Feb;262(2):605-12. PMID:22143927
48	沈君	中山大学附属第二医院	Peripheral Nerve Repair: Monitoring by Using Gadofluorine M-enhanced MR Imaging with Chitosan Nerve Conduits with Cultured Mesenchymal Stem Cells in Rat Model of Neurotmesis. 2012 Jan; 262(1):161-71. PMID:22056686
49	李坤成	首都医科大学宣武医院	Amnestic Mild Cognitive Impairment: Functional MR Imaging Study of Response in Posterior Cingulate Cortex and Adjacent Precuneus during Problem-solving Tasks. 2011 Nov; 261 (2): 525-33. PMID: 21788526
50	龚启勇	四川大学华西医院	Microstructural Brain Abnormalities in Patients with Obsessive-Compulsive Disorder: Diffusion-Tensor MR Imaging Study at 3.0 T. 2011 Jul;260(1):216-23. PMID:21474704
51	张晓鹏	北京大学肿瘤医院	Gastrointestinal Stromal Tumors Treated with Imatinib Mesylate: Apparent Diffusion Coefficient in the Evaluation of Therapy Response in Patients. 2011 Mar;258(3):729-38. PMID:21193597
52	陈克敏	上海交通大学医学院附属瑞金医院	Differentiation of Small Hepatic Hemangioma from Small Hepatocellular Carcinoma: Recently Introduced Spectral CT Method. 2011 Jun; 259(3):720-9. PMID:21357524
53	叶慧义	中国人民解放军总医院301医院	Renal Cell Carcinoma: Diffusion-weighted MR Imaging for Subtype Differentiation at 3.0 T. 2010 Oct;257(1):135-43. PMID:20713607
54	滕皋军	东南大学附属中大医院	Resting Brain Connectivity: Changes during the Progress of Alzheimer Disease. 2010 Aug;256(2):598-606. PMID:20656843
55	沈君	中山大学附属第二医院	MR Neurography: T1 and T2 Measurements in Acute Peripheral Nerve Traction Injury in Rabbits. 2010 Mar; 254 (3): 729-38. PMID: 20177088
56	张晓鹏	北京大学肿瘤医院	Locally Advanced Rectal Carcinoma Treated with Preoperative Chemotherapy and Radiation Therapy: Preliminary Analysis of Diffusion-weighted MR Imaging for Early Detection of Tumor Histopathologic Downstaging. 2010 Jan;254(1):170-8. PMID:20019139
57	杨志刚	四川大学华西医院	Crush Thoracic Trauma in the Massive Sichuan Earthquake: Evaluation with Multidetector CT of 215 Cases. 2010 Jan;254(1):285-91. PMID:20019132
58	梁长虹	广东省人民医院	In Vitro Labeling of Mesenchymal Stem Cells with Superparamagnetic Iron Oxide by Means of Microbubble-enhanced US Exposure: Initial Experience. 2009 Oct;253(1):153-9. PMID:19710004
59	杨志刚	四川大学华西医院	Isolated Mitral Regurgitation: Quantitative Assessment with 64-Section Multidetector CT-Comparison with MR Imaging and Echocardiography. 2009 Aug;252(2):369-76. PMID:19451543
60	卢光明	中国人民解放军南京军区南京总医院	Pulmonary Embolism Detection with Dual-Energy CT: Experimental Study of Dual-Source CT in Rabbits. 2009 Jul;252(1):61-70. PMID: 19561250

续表

序号	通讯作者	通讯单位	论　著
61	龚启勇	四川大学华西医院	Depressive Disorders: Focally Altered Cerebral Perfusion Measured with Arterial Spin-labeling MR Imaging. 2009 May;251(2):476-84. PMID:19401575
62	张晓鹏	北京大学肿瘤医院	Apparent diffusion coefficient: Potential imaging biomarker for prediction and early detection of response to chemotherapy in hepatic metastases. 2008 Sep;248(3):894-900. PMID:18710982
63	滕皋军	东南大学附属中大医院	Self-expandable esophageal stent loaded with I-125 seeds: Initial experience in patients with advanced esophageal cancer. 2008 May;247(2):574-81. PMID:18349316
64	李坤成	首都医科大学宣武医院	Pathogenesis of normal-appearing white matter damage in neuromyelitis optica: Diffusion-tensor MR imaging. 2008 Jan;246(1):222-8. PMID:18033757
65	滕皋军	东南大学附属中大医院	In vivo MR tracking of mesenchymal stem cells in rat liver after intrasplenic transplantation. 2007 Oct; 245 (1): 206-15. PMID: 17717324
66	李坤成	首都医科大学宣武医院	Relapsing neuromyelitis optica and relapsing-remitting multiple sclerosis: Differentiation at diffusion-tensor MR imaging of corpus callosum. 2007 Jul;244(1):249-56. PMID:17522347
67	滕皋军	东南大学附属中大医院	Bile leakage during transjugular intrahepatic portosystemic shunt creation: In vitro effect of bile on growth and function of human umbilical vein endothelium. 2005 Jun;235(3):867-71. PMID:15860677
68	吕滨	中国医学科学院阜外医院	Baseline heart rate-adjusted electrocardiographic triggering for coronary artery electron-beam CT angiography. 2004 Nov;233(2):590-5. PMID:15459327

第三节　近十年来在 IF>10 的高水平杂志上所发表的论著及部分内容简介

近十年来，我国放射学者在高影响因子（IF）SCI 期刊上所发表的论著也越来越多，研究成果已达到国际领先地位。现选取在 IF>10 的高水平杂志上所发表的、通讯作者地址为我国大陆境内地址的论著，按照出版时间顺序罗列如下，其中两篇 IF>20 的文章并附上内容简介。

序号	通讯作者	通讯单位	影响因子（2016 年度）	论　著
1	孙少凯	天津医科大学总医院	11.382	Mimicking drug-substrate interaction: A smart bioinspired technology for the fabrication of theranostic nanoprobes. Adv Funct Mater. 2017 Jan;27(93)
2	卢光明	中国人民解放军南京军区南京总医院	13.334	Selectively Sensitizing Malignant Cells to Photothermal Therapy Using a CD44-Targeting Heat Shock Protein 72 Depletion Nanosystem. ACS Nano. 2016 Sep 27;10(9):8578-90. PMID:27576159

续表

序号	通讯作者	通讯单位	影响因子（2016年度）	论　著
3	滕皋军	东南大学附属中大医院	17.759	Endovascular Repair Compared With Medical Management of Patients With Uncomplicated Type B Acute Aortic Dissection. J Am Coll Cardiol. 2016 Jun 21;67(24):2835-42. PMID:27311522
4	刘再毅	广东省人民医院	20.982	Development and Validation of a Radiomics Nomogram for Preoperative Prediction of Lymph Node Metastasis in Colorectal Cancer. J Clin Oncol. 2016 Jun 20;34(18):2157-64. PMID:27138577
5	龚启勇	四川大学华西医院	13.505	A Selective Review of Cerebral Abnormalities in Patients With First-Episode Schizophrenia Before and After Treatment. Am J Psychiatry. 2016 Mar; 173(3):232-43. PMID:26621570
6	吕粟	四川大学华西医院	13.505	Brain structural abnormalities in group of long-term never-medicated patients with schizophrenia. Am J Psychiatry. 2015 Oct; 172(10): 995-1003. PMID: 26085040
7	于春水	天津医科大学总医院	10.545	Cross-modal activation of auditory regions during visuo-spatial working memory in early deafness. Brain. 2015 Sep; 138(Pt 9): 2750-65. PMID: 26070981
8	张惠茅	吉林大学第一医院	12.124	Gram-scale synthesis of coordination polymer nanodots with renal clearance properties for cancer theranostic applications. Nat Commun. 2015 Aug; 6: 8003. PMID:26245151
9	龚启勇	四川大学华西医院	14.417	Two pattern of white matter abnormolities in medication-naïve patients with first-episode schizophrenia revealed by diffusion tensor imaging and cluster analysis. JAMA Psychiatry. 2015 Jul; 72(7): 678-86. PMID:25993492
10	卢光明	中国人民解放军南京军区南京总医院	13.0	A Facile Multi-interface Transformation Approach to Monodisperse Multiple-Shelled Periodic Mesoporous Organosilica Hollow Spheres. J Am Chem Soc. 2015 Jun;137(24):7935-44. PMID:26030506
11	龚启勇	四川大学华西医院	11.212	Depression, Neuroimaging and Connectomics: A Selective Overview. Biol Psychiatry. 2015 Feb; 77(3):223-235. PMID:25444171
12	卢光明	中国人民解放军南京军区南京总医院	18.9	Facile synthesis of yolk-shell structured inorganic-organic hybrid spheres with ordered radialmesochannels. Adv Mater. 2014 Jun;26(22):3741-7. PMID: 24638273
13	滕皋军	东南大学附属中大医院	26.509	Conventional stents versus stents loaded with (125) iodine seeds for the treatment of unresectable oesophageal cancer: a multicentre, randomised phase 3 trial. Lancet Oncol. 2014 May; 15(6): 612-9. PMID:24742740

续表

序号	通讯作者	通讯单位	影响因子（2016 年度）	论　　著
14	王维	中南大学湘雅三医院	11.709	In vivo chemoembolization and magnetic resonance imaging of liver tumors by using iron oxide nanoshell/doxorubicin/poly (vinyl alcohol) hybrid composites. Angew Chem Int Ed Engl. 2014 May;53(19):4812-5. PMID:24668846
15	居胜红	东南大学附属中大医院	13.334	Overcoming the Blood Brain Barrier for Delivering Drugs into the Brain by Using Adenosine Receptor Nanoagonist. ACS Nano. 2014 Apr;8(4):3678-89. PMID:24673594
16	龚启勇	四川大学华西医院	13.505	Anatomical and Functional Brain Abnormalities in Drug-Naive First-Episode Schizophrenia. Am J Psychiatry. 2013 Nov; 170 (11): 1308-16. PMID: 23732942
17	卢光明	中国人民解放军南京军区南京总医院	18.9	Single continuous wave laser induced photodynamic/plasmonicphotothermal therapy using photosensitizer-functionalized gold nanostars. Adv Mater. 2013 Jun;25(22):3055-61. PMID:23404693
18	滕皋军	东南大学附属中大医院	10.59	A novel biliary stent loaded with (125) I seeds in patients with malignant biliary obstruction: preliminary results versus a conventional biliary stent. J Hepatol. 2012 May; 56 (5): 1104-11. PMID: 22266605
19	卢光明	中国人民解放军南京军区南京总医院	10.1	Altered functional-structural coupling of large-scale brain networks in idiopathic generalized epilepsy. Brain. 2011 Oct; 134 (Pt 10): 2912-28. PMID: 21975588
20	龚启勇	四川大学华西医院	11.212	Disrupted Brain Connectivity Networks in Drug-Naive, First-Episode Major Depressive Disorder. Biol Psychiatry. 2011 Aug; 70 (4): 334-42. PMID: 21791259
21	龚启勇	四川大学华西医院	13.505	Resting-state functional connectivity in treatment resistant depression. Am J Psychiatry. 2011 Jun;168(6):642-8. PMID:21362744
22	曾蒙苏	复旦大学附属中山医院	10.545	Decreased serum ceruloplasmin levels characteristically aggravate nigral iron deposition in Parkinson's disease. Brain. 2011 Jan;134(Pt 1):50-8.
23	龚启勇	四川大学华西医院	13.505	High-field Magnetic Resonance Imaging of Suicidality in Patients with Major Depressive Disorder. Am J Psychiatry. 2010 Nov; 167 (11): 1381-90. PMID: 20843871
24	龚启勇	四川大学华西医院	14.48	Short-term effects of antipsychotic treatment on cerebral function in drug-naive first-episode schizophrenia revealed by "resting state" functional magnetic resonance imaging. Arch Gen Psychiatry. 2010 Aug;67(8):783-92. PMID:20679586

续表

序号	通讯作者	通讯单位	影响因子（2016 年度）	论　著
25	王建华	复旦大学附属中山医院	13.246	Targeting cadherin-17 inactivates Wnt signaling and inhibits tumor growth in liver carcinoma. Hepatology. 2009 Nov;50(5):1453-63. PMID:19676131
26	李坤成	首都医科大学宣武医院	19.895	Contrast-Enhanced Whole-Heart Coronary MRA at 3.0T:A Comparative Study with X-ray Angiography in a Single Center. J Am Coll Cardiol. 2009 Jun;54(1):69-76. PMID:19555843
27	龚启勇	四川大学华西医院	13.505	Association of cerebral deficits with clinical symptoms in antipsychotic-naive first-episode schizophrenia: an optimized voxel-based morphometry and resting state functional connectivity study. Am J Psychiatry. 2009 Feb;166(2):196-205. PMID:18981063

一、文章标题：Development and Validation of a Radiomics Nomogram for Preoperative Prediction of Lymph Node Metastasis in Colorectal Cancer.

文章作者：Yan-qi Huang, Chang-hong Liang, Lan He, Jie Tian, Cui-shan Liang, Xin Chen, Ze-lan Ma, Zai-yi Liu*

内容简介：淋巴结转移状态是结直肠癌预后评价及治疗决策的重要依据，术前对淋巴结转移进行评价可辅助患者诊疗临床决策。目前，明确淋巴结是否转移的手段主要依靠术后组织病理学检查，而术前传统影像学检查难以判断淋巴结是否转移。影像组学（Radiomics）通过高通量定量特征的提取可将医学图像转化为高维数据，用于临床信息的解析。课题组回顾分析了广东省人民医院 2007—2011 年的 526 例结直肠癌病例资料，通过医工结合，基于术前肿瘤 CT 图像提取并筛选影像组学特征，建立了能术前预测结直肠癌患者淋巴结转移状况的影像组学标签；该研究还融合影像组学标签、传统 CT 淋巴结评估和临床危险因素，建立了预测模型，可实现个体化精准预测；同时，将该预测模型以列线图的方式可视化（图 5-1-1），便于临床医师使用，为结直肠癌患者的预后评估及治疗决策提供辅助信息。

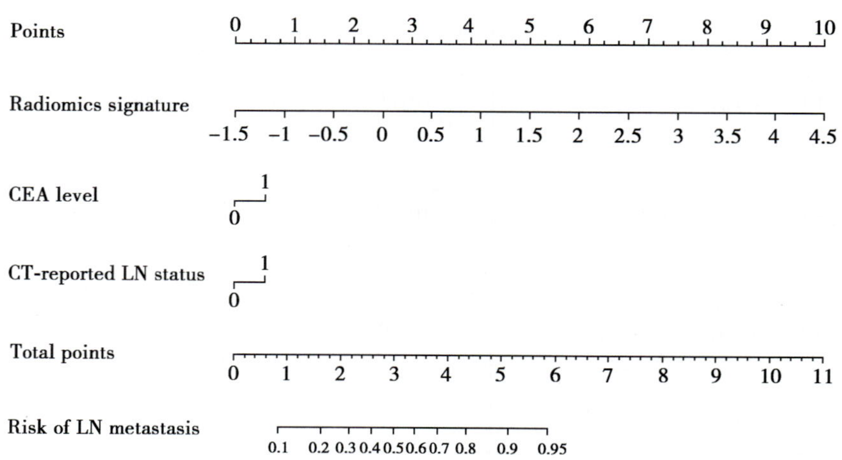

图 5-1-1　基于影像组学构建的预测模型。融合影像组学特征标签（signature，通过统计学方法或机器学方法筛选出与淋巴结转移相关的影像组学特征的集合）、CEA 水平和 CT 判定是否有淋巴结转移（CT 图像上通过淋巴结大小判定），构建的淋巴结转移预测模型，以列线图的形式展现（比如一个结直肠癌患者的影像组学标签评分为 3 分、CEA 不正常评 1 分、CT 图像报告有转移评 1 分，患者总分为 5 分，对应淋巴结转移的风险约 89%）

二、文章标题：Conventional stents versus stents loaded with(125) iodine seeds for the treatment of unresectable oesophageal cancer：a multicentre，randomised phase 3 trial.

文章作者：Hai-Dong Zhu，Jin-He Guo，Ai-Wu Mao，Wei-Fu Lv，Jian-Song Ji，Wen-Hui Wang，Bin Lv，Rui-Min Yang，Wei Wu，Cai-Fang Ni，Jie Min，Guang-Yu Zhu，Li Chen，Mei-Ling Zhu，Zhen-Yu Dai，Peng-Fei Liu，Jian-Ping Gu，Wei-Xin Ren，Rui-Hua Shi，Gao-Feng Xu，Shi-Cheng He，Gang Deng，Gao-Jun Teng*

内容简介：放射性^{125}I 粒子食管支架为具有全部自主知识产权的新型支架系统，解决放射性粒子难以植入空腔脏器的世界性难题。本文通过一项多中心、单盲、3 期、随机对照临床试验，证实了内照射支架较自膨式金属覆膜支架在快速解除无法手术切除的食管癌性梗阻的同时，抑制局部肿瘤的生长（图 5-1-2），从而延长支架长期通畅率，延缓患者生存期，持久而显著改善吞咽困难症状，而并未增加并发症发生率，并获 2011 年国家科学技术进步二等奖（排名第一）。

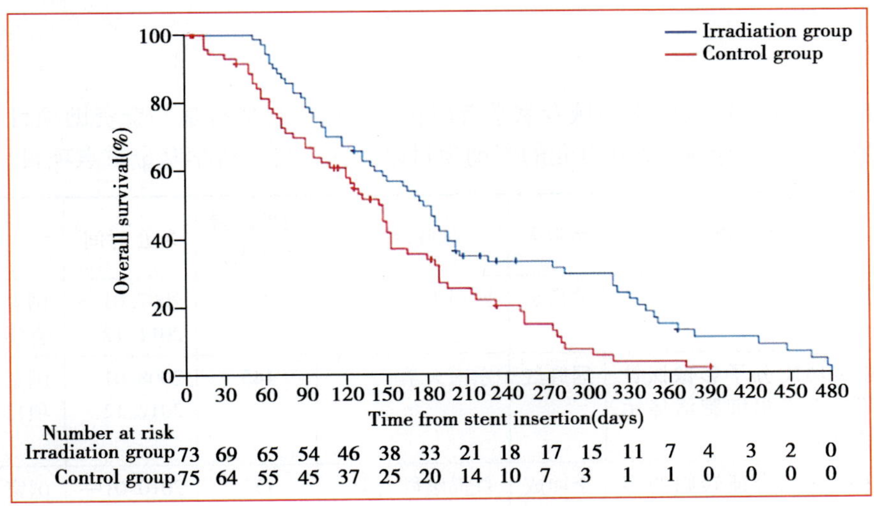

图 5-1-2 粒子支架 vs. 普通支架植入后患者的 Kaplan-Meier 生存曲线

第二章　科研基金

首先，此处列出近十年我国放射学领域专家学者所获得的国家自然科学基金资助项目，按照获得资助的起始时间排序，仅罗列出资助金额≥200 万元的资助项目以及国家自然科学基金重点项目。

项目批准号	项目名称	负责人	依托单位	资助经费（万元）	起止时间	项目类别
30625024	放射诊断学	龚启勇	四川大学	200	2007.01—2011.12	国家自然科学基金杰出青年项目
30830039	构建多功能分子影像探针及其在内皮祖细胞活体示踪中的应用	居胜红	东南大学	145	2008.01—2012.12	国家自然科学基金重点项目
30930029	临床孤立综合征转归的多模态 MR 早期预测研究	李坤成	首都医科大学	175	2010.01—2014.12	国家自然科学基金重点项目
30930028	结合多模态分子成像技术研究 Tie2 介导肿瘤转移的时相与机制	卢光明	南京大学	187	2010.01—2014.12	国家自然科学基金重点项目
U1032002	骨髓间充质干细胞肝内移植后定向分化的活体多模态成像研究	单鸿	中山大学	200	2011.01—2014.12	NSFC-广东联合基金
81030027	基于多模神经影像与海量数据的抑郁症诊断模型及病理机制研究	龚启勇	四川大学	245	2011.01—2014.12	国家自然科学基金重点项目
81120108013	多模态分子成像研究新型纳米药物及联合抗血管新生药物对乳腺癌的疗效	卢光明	中国人民解放军南京军区南京总医院	280	2012.01—2016.12	国际（地区）合作与交流项目
81130028	突变 EGFR 高选择探针的分子成像：分子靶向治疗敏感性判定及治疗疗效监测	申宝忠	哈尔滨医科大学	260	2012.01—2016.12	国家自然科学基金重点项目
81227002	基于实时反馈的脑功能磁共振视觉刺激与眼动分析系统	龚启勇	四川大学	290	2013.01—2016.12	专项基金项目
81229001	基于 3.0T 磁共振心脏“一站式”检查关键技术	李德彪	首都医科大学	200	2013.01—2016.12	国家自然基金海外合作项目

续表

项目批准号	项目名称	负责人	依托单位	资助经费（万元）	起止时间	项目类别
81230030	高靶向 PET/MRI 双模态分子显像探针的构建及其在肺癌早期诊断中的应用研究	刘士远	中国人民解放军第二军医大学	280	2013.01—2017.12	国家自然科学基金重点项目
81230034	缺血性脑卒中半暗带演变过程多模态分子影像学研究	滕皋军	东南大学	280	2013.01—2017.12	国家自然科学基金重点项目
31210103913	缝隙连接重构的 Cx43 靶向性活体分子成像研究	申宝忠	哈尔滨医科大学	284	2013.01—2017.12	国际（地区）合作与交流项目
81220108011	胰腺导管癌相关基因及膜蛋白的双功能、多模态分子探针的构建及其超早期诊治效果的研究	宦怡	中国人民解放军第四军医大学	290	2013.01—2017.12	国家自然科学基金重点项目
81220108013	情感障碍疗效评估与治疗方案优化的高场磁共振成像研究	龚启勇	四川大学	300	2013.01—2017.12	国际（地区）合作与交流项目
81230032	基于分子与功能影像的肝性脑病早期诊断及病理生理学机制研究	张龙江	中国人民解放军南京军区南京总医院	280	2013.01—2017.12	国家自然科学基金重点项目
U1301258	磁共振热成像引导射频消融术精准治疗肝癌的关键问题研究	梁长虹	广东省人民医院	270	2014.01—2017.12	联合基金项目
81361120392	脑卒中成像的中美合作研究	陈敏	北京医院	200	2014.01—2017.12	国际（地区）合作与交流项目
81430041	以肝癌干细胞为靶标的多模态成像导航在肝癌介入治疗的研究	单鸿	中山大学	320	2015.01—2019.12	国家自然科学基金重点项目
81425013	磁共振脑功能成像	于春水	天津医科大学	400	2015.01—2019.12	国家自然科学基金杰出青年项目
81530054	胶质瘤 EphA2 靶向治疗分子机制及精准诊疗一体化分子影像学研究	卢光明	中国人民解放军南京军区南京总医院	250	2016.01—2020.12	国家自然科学基金重点项目
81520108015	听觉障碍疾病的多模态磁共振成像研究	滕皋军	东南大学	282	2016.01—2020.12	国际（地区）合作与交流项目
81525014	分子影像和功能影像	居胜红	东南大学	350	2016.01—2020.12	国家自然科学基金杰出青年项目
81530054	胶质瘤 EphA2 靶向治疗分子影像学研究	卢光明	中国人民解放军南京军区南京总医院	250	2016.01—2020.12	国家自然科学基金重点项目
61527807	低剂量、超高分辨力颞骨专用锥形束 CT(CBCT)研制	王振常	首都医科大学	710	2016.01—2020.12	重大科研仪器研制项目
81630053	基于纳米二氧化锆药物控释系统的肝癌靶向介入治疗及其治疗响应的多模态影像学监测研究	徐克	中国医科大学	275	2017.01—2021.12	国家自然科学基金重点项目

续表

项目批准号	项目名称	负责人	依托单位	资助经费（万元）	起止时间	项目类别
81620108017	酸性微环境靶向的交联多层脂质体清除肝癌细胞和癌干细胞的研究	单鸿	中山大学	236	2017.01—2021.12	国际（地区）合作与交流项目
81761128023	早期精神分裂症患者神经生物机制的纵向研究	龚启勇	四川大学	167	2017.01—2021.12	中美（NSFC-NIH）生物医学合作研究项目
81627901	多核素同步一体化肿瘤分子成像仪器研制	申宝忠	哈尔滨医科大学	7134	2017.01—2021.12	重大科研仪器研制项目
81621003	医学影像学	龚启勇	四川大学	1050	2017.01—2022.12	创新研究群体项目

在以上罗列出的各项目中，哈尔滨医科大学申宝忠教授团队获得的国家自然科学基金重大科研仪器研制项目资助金额高达7000万元以上，是目前国自然基金委资助力度最大的科研项目之一。该项目在多频多核多共振原理基础上，提出四核素同步一体化成像理论，开发多频多通道电子与时序控制技术、多核射频激发及信号采集技术，研制多核素同步一体化肿瘤分子成像仪，突破内、外源多核素信号同步采集技术瓶颈，同时获取肿瘤分子靶点、能量代谢、离子紊乱、结构功能等多分子事件信息。在体定性定量揭示肿瘤多分子事件动态变化规律及相关影响因素，解决肿瘤分子机制在体研究重大科学问题，为肿瘤多分子事件在体精准解析提供革新性工具（图5-2-1）。

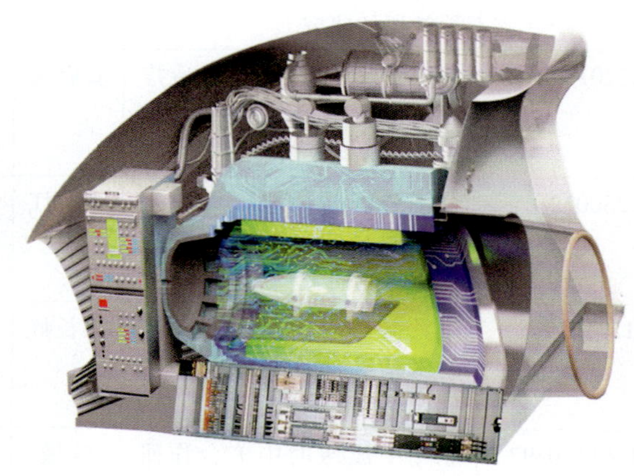

图5-2-1　多核素同步一体化肿瘤分子成像仪器研制

由首都医科大学王振常教授团队牵头，联合清华大学和北京朗视仪器有限公司共同获得国家自然科学基金重大科研仪器研制项目资助，拟研制一种国际首创的基于锥形束CT原理的低剂量、超高分辨力颞骨专用CT系统，突破小视野病态数据重建、散射校正、运动伪影校正等高精度CT重建关键技术问题，研制专用小焦点X射线发生器、高精度机电扫描装置和CT系统整机，并进行图像质量和剂量最优化研究。该系统的研制，将为颞骨精细解剖学研究、耳科疾病成因研究、临床诊疗方法创新研究提供前所未有的研究手段，并最终对耳科疾病的诊断和治疗做出重大贡献（图5-2-2）。

总体研究思路:核心超高分辨力,实现三高一低

1
X射线发生系统
高稳定
智能控制系统
2
数据采集系统
高精确
排除非自主运动
超高分辨力
协同
4
剂量管理系统
低剂量
综合优化策略
数据补偿及降噪
图像重建系统
高清晰
3

图5-2-2　项目研究思路展示

截至目前，在我国放射学界共有15位专家分别获得国家高技术研究发展计划(863计划)、国家重点基础研究发展计划(973计划)、国家重点研发计划的项目(各项目均除外子课题项目)。为此，按照获得资助的时间顺序分别展示如下。

一、项目名称:肿瘤血管生成MR纳米分子成像及其肿瘤早期诊断研究

项目类别及项目批准号:国家高技术研究发展计划(863计划),2006AA02Z485

项目负责人及依托单位:张敏鸣,浙江大学

资助经费(万元):97

起止时间:2006.12—2010.12

内容简介:随着恶性肿瘤发病率的逐渐上升，国内外学者都在探索肿瘤早期诊断与治疗的新方法，但对于能反映肿瘤生物学活性与判断预后的肿瘤血管生成研究一直缺乏高效特异的评价手段。本项目旨在研发合成具有靶向标记整合素αvβ3受体的磁性纳米对比剂—USPIO-PEG-甲硅烷-RGD肽复合物，并建立兔VX2恶性肿瘤动物模型；此外，本项目利用MR纳米分子成像对肿瘤血管生成过程进行定量评估和动态监测，并确定其在肿瘤血管生成直接定量评估和肿瘤早期诊断中的应用价值（图5-2-3）。

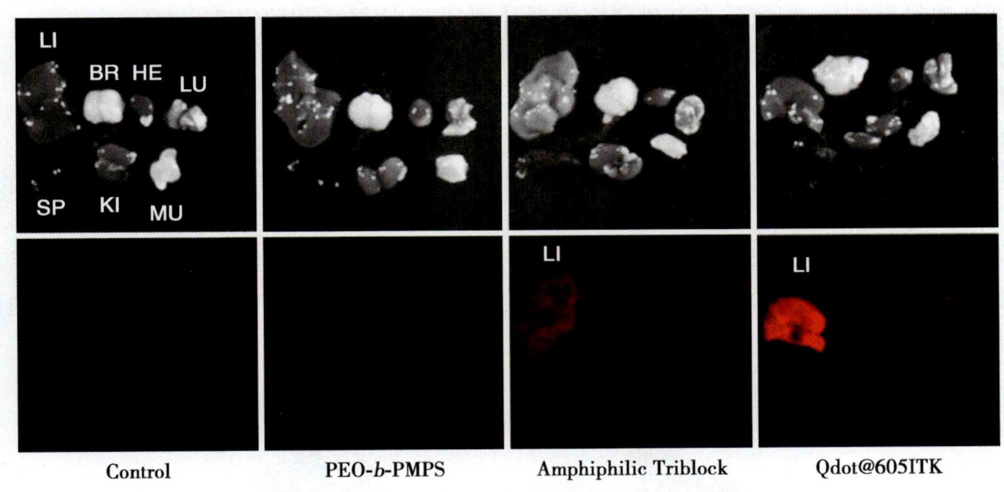

图5-2-3 小鼠不同器官注射纳米粒子后的荧光显像图

二、项目名称:肿瘤治疗新技术及产品的研发与应用研究

项目类别及项目批准号:国家高技术研究发展计划(863计划),2012AA022700

项目负责人及依托单位:徐克,中国医科大学

资助经费(万元):2548

起止时间:2013.01—2016.12

内容简介:本课题针对肿瘤微创治疗领域出现的问题,通过肿瘤微创治疗新技术的临床试验,制定临床指南和技术规范,为提高我国肿瘤防治水平,为保障我国人民健康提供新的治疗技术和治疗手段。临床试验结果为制定肿瘤微创治疗的行业技术标准、指南和专家共识提供了重要的依据。完成多项技术创新、新产品研发和转化,创造可观的社会和经济效益。完成多项肿瘤微创治疗相关的临床应用基础研究,为相关新技术、新材料和新产品的临床转化提供重要的科学依据(图5-2-4)。

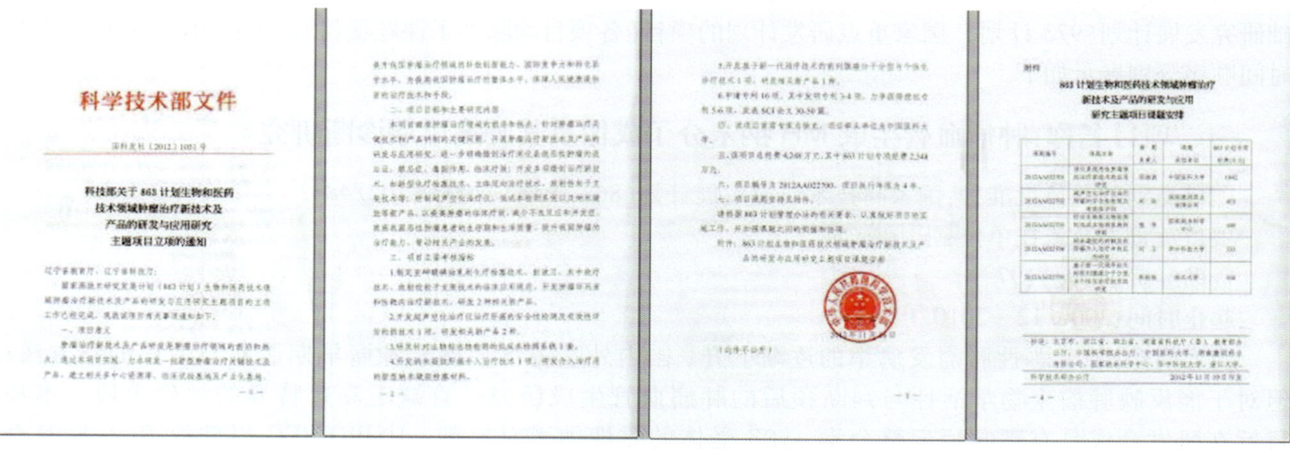

科学技术部文件

科技部关于 863 计划生物和医药技术领域肿瘤治疗新技术及产品的研发与应用研究主题项目立项的通知

图 5-2-4　国家高技术研究发展计划批件

三、项目名称:基于多模态影像的缺血性脑卒中诊治新技术的关键科学问题研究

项目类别及项目批准号:国家重点基础研究发展计划(973 计划),2013CB733800

项目负责人及依托单位:滕皋军,东南大学

资助经费(万元):3800

起止时间:2014. 01—2017. 12

内容简介:缺血性脑卒中是我国心脑血管疾病中“头号杀手”,缺血半暗带(将死未死部分的神经组织)是患者神经功能快速恢复的理论依据。现行以发病时间为指导的再通治疗难以实现缺血性脑卒中治疗的个体化和精准化,该项目以提高临床疗效为导向,紧密围绕半暗带,通过医工结合、多学科交叉,系统研究半暗带的动态演变机制、结构和功能的变化以及血管再通的新方法,最终对半暗带影像指导下的缺血脑卒中再通治疗进行评价(图 5-2-5)。

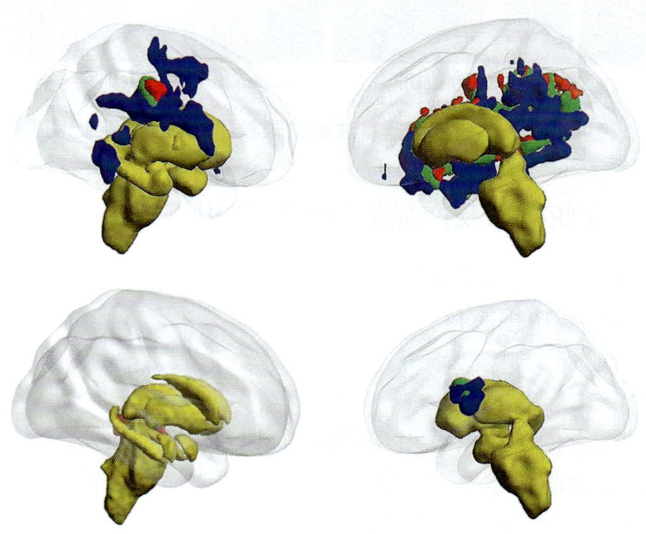

图 5-2-5　缺血性脑卒中半暗带三维重建。图中蓝色部分为患者半暗带区域,绿色和红色为梗死区

四、项目名称:生物相容性纳米组织修复材料研制及应用

项目类别及项目批准号:国家高技术研究发展计划(863 计划),2013AA032203

项目负责人及依托单位:孙钢,中国人民解放军济南军区总医院

资助经费(万元):1100

起止时间:2014. 01—2017. 12

内容简介:本项目课题主要是针对骨质疏松症、慢性骨感染等慢性病和动脉粥样硬化等心血管突发病,通过一系列的研发创新,如通过纳米载药材料的研发,开发出拥有自主知识产权的新型纳米载药椎体成形材料、载药内固定物、抗菌复合骨修复材料和制品及相关配套手术器械,便于纳米载药材料应用于临床,改善骨质疏松症和慢性骨感染的治疗方法;通过纳米纤维人造血管的研发,解决了目前小口径人造血管存在的缺陷,使国产人造血管应用临床成为可能(图 5-2-6)。

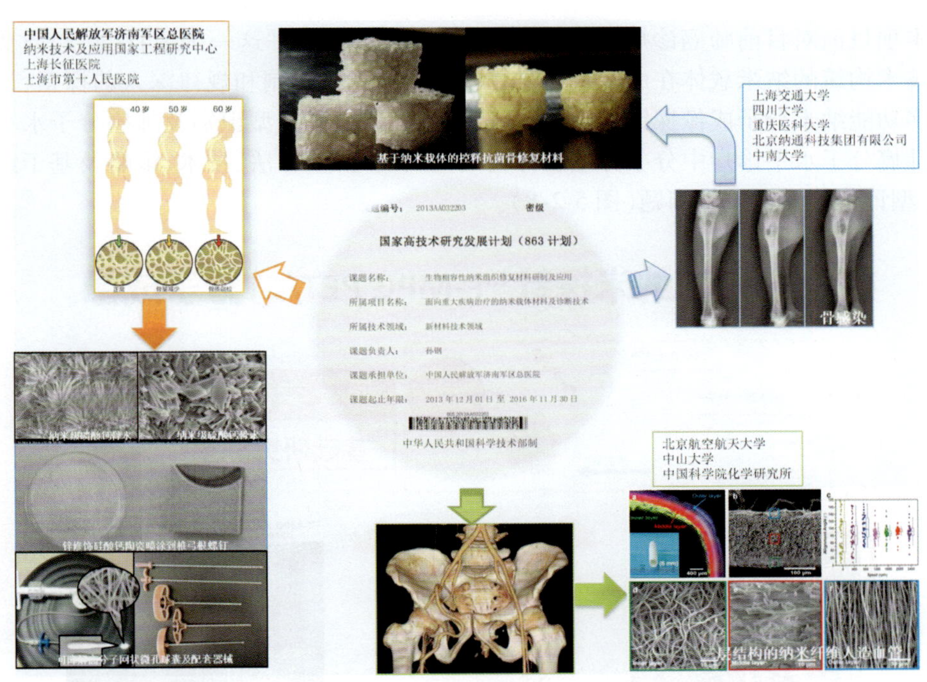

图 5-2-6 项目计划简介展示

五、项目名称:基于影像实时动态多元分子分型的乳腺癌精准诊疗关键技术研究

项目类别及项目批准号:国家重点基础研究发展计划(973 计划),2014CB744500

项目负责人及依托单位:卢光明,中国人民解放军南京军区南京总医院

资助经费(万元):2600

起止时间:2014. 01—2018. 12

内容简介:该项目围绕乳腺癌分子分型关键科学问题开展以下研究:①筛选并验证中国人群乳腺癌分子分型、诊断与风险评估相关的特异性分子标志物。②构建以光学/光声成像为核心的三模态多元分子分型探针和诊疗一体化探针,研究光学/光声、核素、磁共振成像定量分析新方法,研发可临床转化的新型光声成像系统,搭建影像多元分子分型平台。③使用多元分子分型探针和光学/光声成像为核心的分子成像技术,对乳腺癌实质细胞、脉管及其他间质成分相关的标志物进行定量分析,制定影像分子分型诊断标准,开展乳腺癌精准治疗疗效评估及诊疗一体化研究,最终建立并优化影像实时动态多元分子分型新模式。预期将

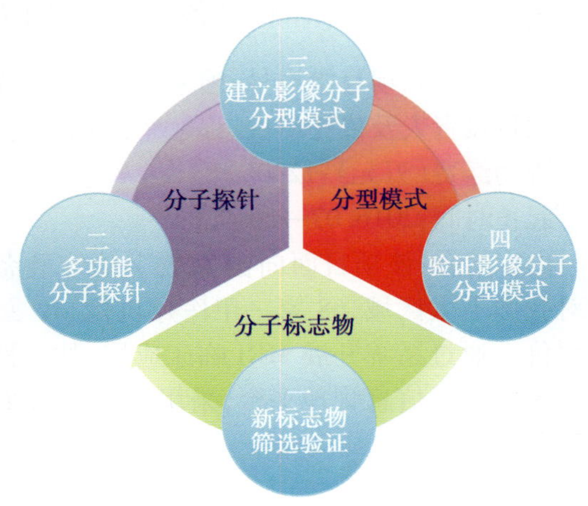

图 5-2-7 影像分子分型模式

在乳腺癌新分子标志物筛选、多功能分子探针构建、新型分子成像技术研发及多元分子分型新模式研究等方面取得一系列具有自主知识产权的创新性成果，显著提高我国乳腺癌基础研究及临床诊疗水平。（图5-2-7）。

六、项目名称：肺癌在体分子分型的新型纳米分子成像探针基础研究

项目类别及项目批准号：国家重点基础研究发展计划（973 计划），2015CB931800

项目负责人及依托单位：申宝忠，哈尔滨医科大学

资助经费（万元）：2385

起止时间：2015. 01—2019. 12

内容简介：本项目面对目前肺癌诊疗形势严峻，急待提高诊疗水平这一国家社会、经济及科技的重大需求，通过对纳米技术构筑的纳米载体在成像递送过程中分子生物学机制和规律深入的探索，设计及构建针对肺癌的多途径、多功能纳米分子成像探针，开展分子成像的在体分子分型识别及肺癌分子水平诊疗应用转化基础研究，解决肺癌分子水平诊疗中分子分型在体精确检测的理论、方法、技术、策略及基于纳米技术的肺癌在体精确分子分型评价体系的重大问题（图 5-2-8）。

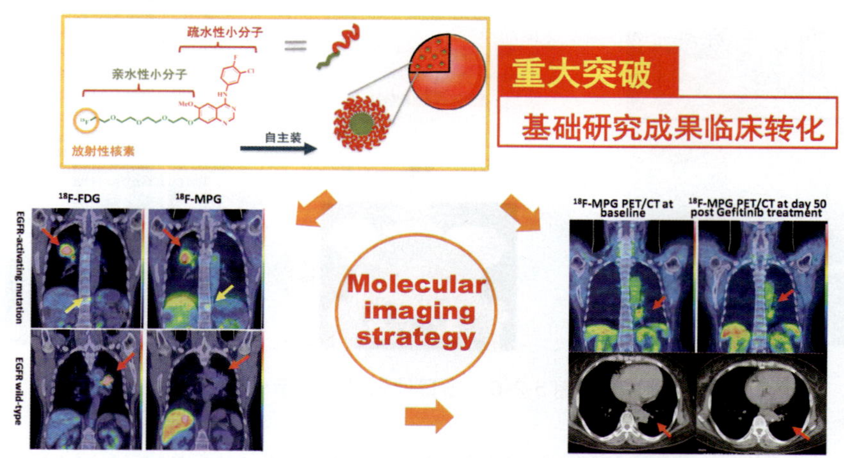

图 5-2-8　肺癌在体分子分型的新型纳米分子成像探针基础研究

七、项目名称：MRI 设备及其临床应用评价研究

项目类别及项目批准号：国家重点研发计划数字诊疗装备研发专项，2016YFC0106900

项目负责人及依托单位：程敬亮，郑州大学第一附属医院

资助经费（万元）：1200

起止时间：2016. 07—2019. 06

内容简介：该项目面向国家数字诊疗装备发展与需求，围绕我国 MRI 产业核心竞争力不强的问题。针对我国七大区域，68 家三甲医疗机构、42 家基层医疗机构，开展 3 种不同场强、21 种型号 MRI 设备的综合评价。通过系统开展 MRI 临床应用、技术性能、可靠性及服务体系的现况调查，搭建 MRI 设备及其临床应用评价体系信息管理平台，采用卫生技术评估的方法对我国 MRI 设备进行示范应用评价研究和协同创新（图 5-2-9）。

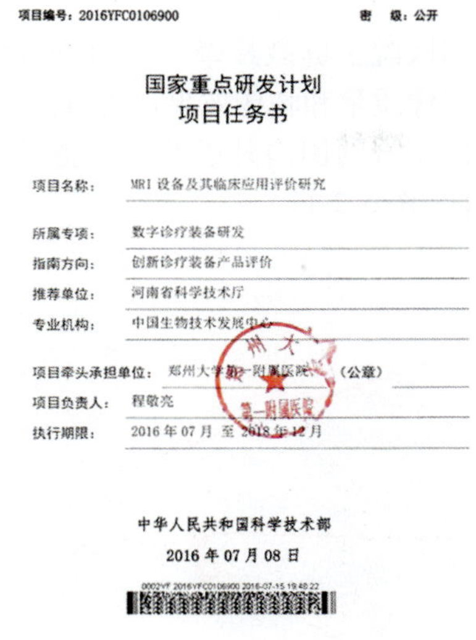

项目编号：2016YFC0106900　　密　级：公开

国家重点研发计划
项目任务书

项目名称：MRI 设备及其临床应用评价研究

所属专项：数字诊疗装备研发

指南方向：创新诊疗装备产品评价

推荐单位：河南省科学技术厅

专业机构：中国生物技术发展中心

项目牵头承担单位：郑州大学第一附属医院　（公章）

项目负责人：程敬亮

执行期限：2016 年 07 月 至 2018 年 12 月

中华人民共和国科学技术部

2016 年 07 月 08 日

0002YF 2016YFC0106900 2016-07-15 19:48:22

图 5-2-9　项目计划书展示

八、项目名称:医用磁共振产品综合评价研究

项目类别及项目批准号:国家重点研发计划数字诊疗装备研发专项,2016YFC0106800

项目负责人及依托单位:严福华,上海交通大学医学院附属瑞金医院

资助经费(万元):1200

起止时间:2016.07—2019.06

内容简介:该项目由上海交通大学医学院附属瑞金医院牵头,放射科主任严福华任项目负责人,联合上海市第六人民医院、中国医科大学附属盛京医院等多家专业机构以及全国 24 个省的 70 多家医疗单位,对百余台在用 MRI 设备展开评价和分析,拟形成和发表国内首个 MRI 应用评价指南,具有重要的现实意义(图 5-2-10)。

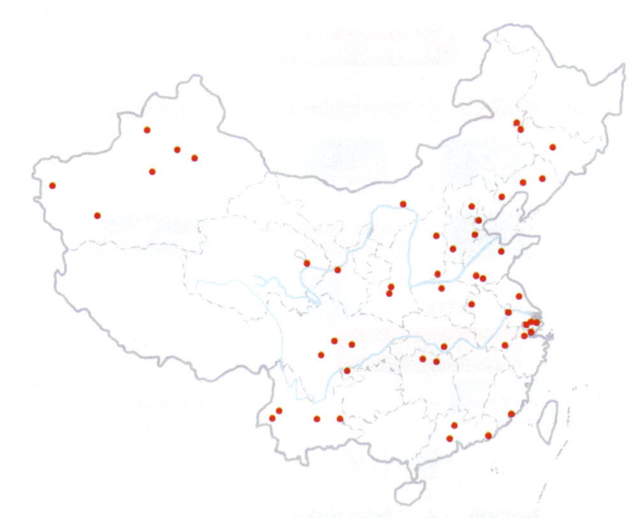

图 5-2-10　《医用磁共振产品综合评价研究》项目参与单位地理分布

九、项目名称:多中心协作磁共振机产品临床应用及评价研究

项目类别及项目批准号:国家重点研发计划数字诊疗装备研发专项,2016YFC0107100

项目负责人及依托单位:王健,中国人民解放军第三军医大学

资助经费(万元):1150

起止时间:2016.07—2019.06

内容简介:由第三军医大学第一附属医院王健教授牵头,项目通过整合磁共振生产厂家、医疗单位和检验机构的优势力量,建立统一的磁共振图像质量和临床效果评价方法,并选择全国六大区域和军队系统的七家代表性医院形成临床评价中心,对不同型号的国内外磁共振设备进行临床应用评价。该项目将为磁共振技术革新、市场推广和产品采购指明方向(图5-2-11)

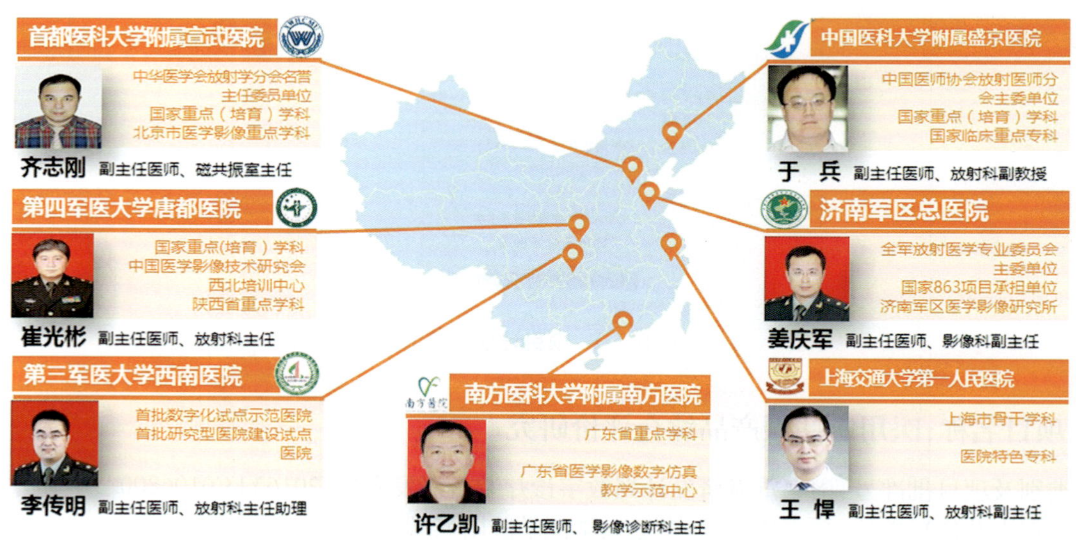

图5-2-11 多中心协作展示

十、项目名称:帕金森病早期诊断生物标记及综合诊断指标体系研发

项目类别及项目批准号:国家重点研发计划"重大慢性非传染性疾病防控研究"重点专项,2016YFC1306600

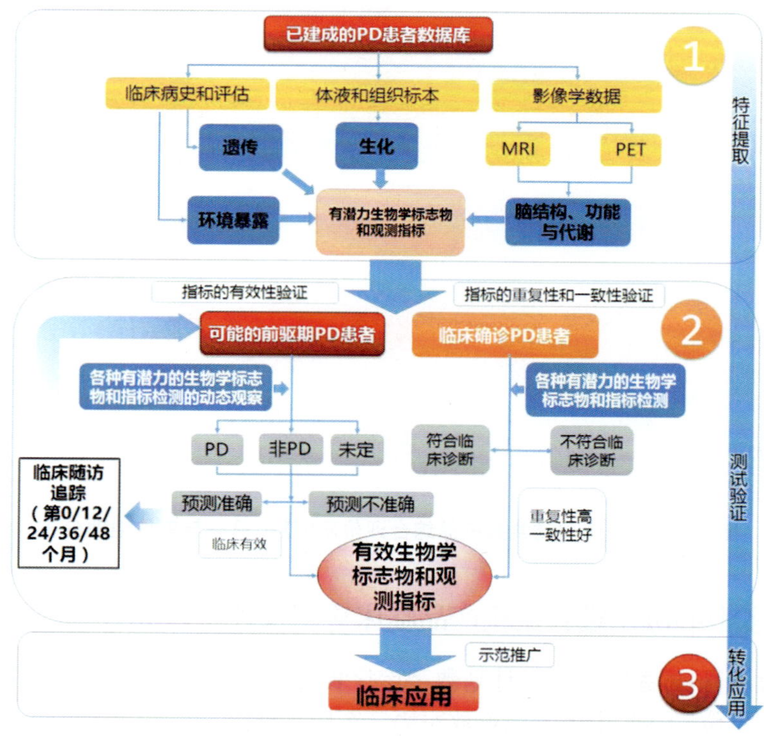

图5-2-12 项目设计路线图

项目负责人及依托单位:张敏鸣,浙江大学

资助经费(万元):603

起止时间:2016. 09—2021. 03

内容简介:帕金森病(PD)起病隐匿,从神经元变性到出现典型运动障碍长达数十年,如何实现 PD 早期诊断,是临床面临的挑战。本项目致力于建设完整规范的前驱期 PD 的临床、实验室和影像数据库;发现和验证具临床意义的 PD 早期诊断标志物,尤其是高敏感、高特异的影像学标志;并确定中国人罹患 PD 的遗传学及环境风险因素,建立中国人 PD 发病的风险预测模型。该项目旨在基于风险预测和生物标记,研发出个体化的 PD 早期诊断决策系统(图 5-2-12)。

十一、项目名称:超低剂量胸部 CT 对肺癌、心血管疾病和 COPD 的筛查

项目类别及项目批准号:国家重点研发计划“政府间国际科技创新合作”重大专项,2016YFE0103000

项目负责人及依托单位:刘士远,中国人民解放军第二军医大学附属上海长征医院

资助经费(万元):1998

起止时间:2017. 01—2020. 12

内容简介:三大疾病(肺癌、心血管疾病和 COPD)是造成世界范围内人群致病和死亡的主要原因,早期诊断和治疗可以延缓或控制病情发展。本项目拟开展跨国多中心随机研究,使用超低剂量 CT 在 45 岁以上无症状人群中开展一站式三大疾病筛查和量化评估,并与高危因素、实验室检查对照,构建三大疾病高危模型,建立三大疾病早期影像学预警指标,提出早期诊断和预防措施;开发基于“云”环境的移动互联网 APP,实现 Web+医疗架构的三大疾病综合筛查平台,提高对三大疾病的早期检出和诊断能力(图 5-2-13)。

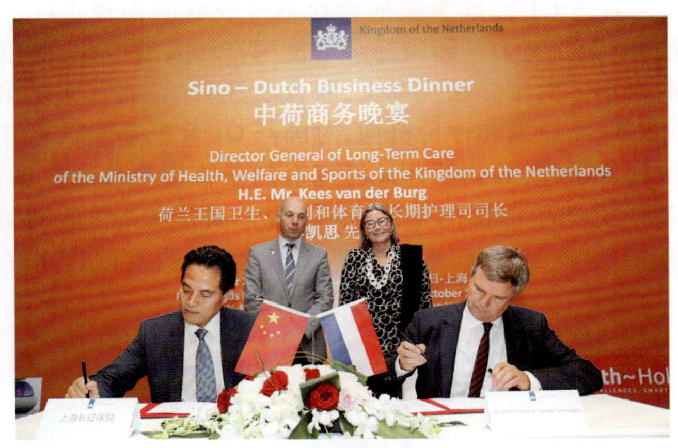

图 5-2-13 刘士远教授与荷方 Oudkerk 教授签署合作协议

十二、项目名称:基于分子影像和影像组学的乳腺癌早诊、疗效评价与预后预测新技术研发

项目类别及项目批准号:国家重点研发计划“重大慢性非传染性疾病防控研究”重点专项,2017YFC1309100

项目负责人及依托单位:梁长虹,广东省人民医院

资助经费(万元):1575

起止时间:2011. 06—2017. 07

内容简介:该项目针对乳腺癌诊疗过程中存在的“早期诊断难”及“定量精确评估疗效及预后预测难”的两大重大临床问题,首先利用多模态分子影像技术,构建高灵敏度、高特异性多模态分子影像探针,研究组织特异性的多模态成像方法,实现乳腺癌微小病灶的早期诊断。其次,利用影像组学方法,基于乳腺癌大样本数据,融合影像组学特征、基因和临床信息,构建基于影像组学的多组学融合模型,实现乳腺癌的定量精确评估疗效及预后预测,建立乳腺癌诊疗评估新体系(图 5-2-14)。

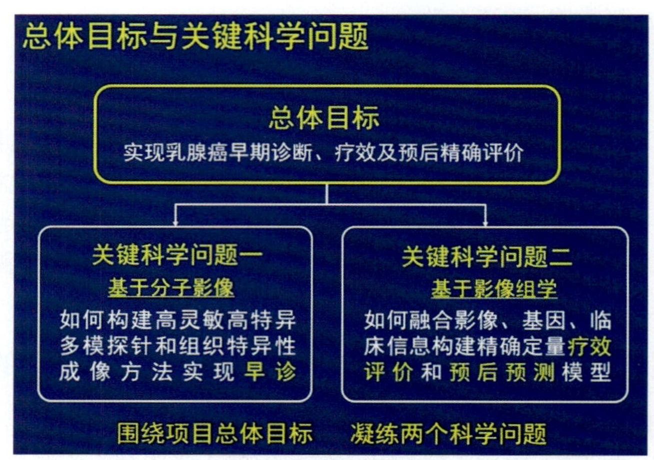

图 5-2-14　项目的总体目标及关键科学问题

十三、项目名称:医用 CT 及低剂量 X 线机综合评价体系研究

项目类别及项目批准号:国家重点研发计划数字诊疗装备研发专项,2017YFC0113400

项目负责人及依托单位:张龙江,中国人民解放军南京军区南京总医院

资助经费(万元):1152

起止时间:2017. 07—2020. 06

内容简介:影像学检查,尤其是 CT 已成为疾病诊疗不可或缺的检查手段。开展国产 CT 和低剂量 X 线机产品临床评价研究,寻找差距并努力赶超国际水平使国产设备跻身国际主流产品行列,已势在必行。本项目由中国人民解放军南京军区南京总医院牵头,联合浙江大学、北京大学第三医院、复旦大学附属华山医院共 10 家国内著名医院、产品研发和评价机构,对国产 CT 和低剂量 X 线机产品国内发展需求、技术性能和临床功能等进行系统评价研究,并创新性地将辐射剂量管理及影像数据管理纳入评价系统中。预期建立国产 CT 和低剂量 X 线机产品评价的中国标准,规范我国 CT 和低剂量 X 线机产品的临床使用和评价方法,对规范我国国产 CT 产品市场、保证医疗服务质量、提高医疗水平将起到较大推动作用(图 5-2-15)。

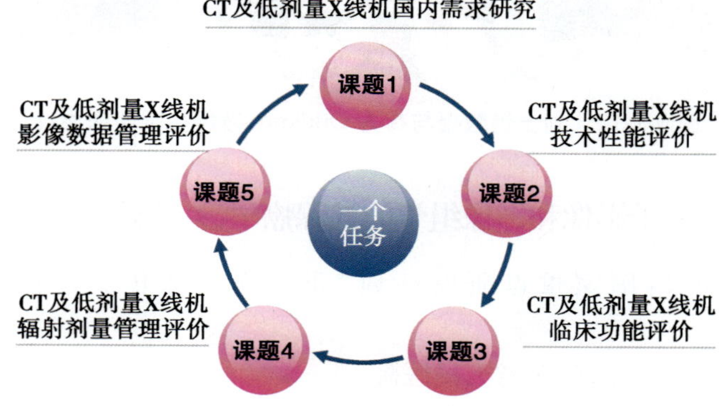

图 5-2-15　本项目的总技术路线图

十四、项目名称:基于新型国产化锥光束乳腺 CT 的乳腺癌诊疗技术临床解决方案

项目类别及项目批准号:国家重点研发计划数字诊疗装备研发专项,2017YFC0112600

项目负责人及依托单位:叶兆祥,天津医科大学

资助经费(万元):1041

起止时间:2017.07—2020.06

内容简介:由天津医科大学肿瘤医院叶兆祥教授团队作为项目负责人牵头并与郑州大学第一附属医院、广西医科大学、中国人民解放军总医院、中山大学肿瘤防治中心等合作申报的国家重点研发计划“数字诊疗装备研发”重点专项“基于新型国产化锥光束乳腺 CT 的乳腺癌诊疗技术临床解决方案”项目,旨在建立基于国产新型锥光束乳腺 CT 的乳腺疾病诊疗的临床解决方案,将对提高乳腺癌诊治水平发挥重要作用(图 5-2-16)。

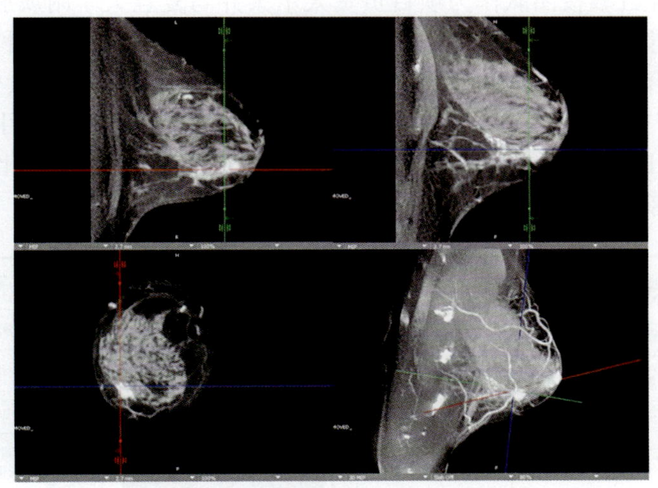

图 5-2-16 MR 显示乳腺癌肿及其血供

十五、项目名称:第三方医学影像中心新型服务模式解决方案

项目类别及项目批准号:国家重点研发计划数字诊疗装备研发专项,2017YFC0112800

项目负责人及依托单位:王培军,伦琴(上海)医疗科技有限公司

资助经费(万元):655

起止时间:2017.07—2020.06

内容简介:第三方医学影像中心新型服务模式解决方案是 2017 年国家重点研发计划项目,该项目研究内容包括:研究医学影像标准化、智能化获取技术,研发基于“云端+专网+全数据链安全”深度融合的新型影像云构架技术,构建基于新型影像云构架的高效三级诊疗服务协同技术,创建基于深度学习的影像智能诊断

“第三方医学影像中心新型服务模式解决方案”的整体构架及课题分解情况如下图所示,课题主要分为五个任务:

课题 1. 医学影像标准化、智能化获取技术研究

课题 2. 基于“云端+专网+全数据链安全”深度融合的新型影像云构架技术研究

课题 3. 基于新型影像云构架的高效三级诊疗服务协同技术研究

课题 4. 基于深度学习的影像智能诊断和智能报告系统研发

课题 5. 五位一体的第三方影像诊断中心的创建

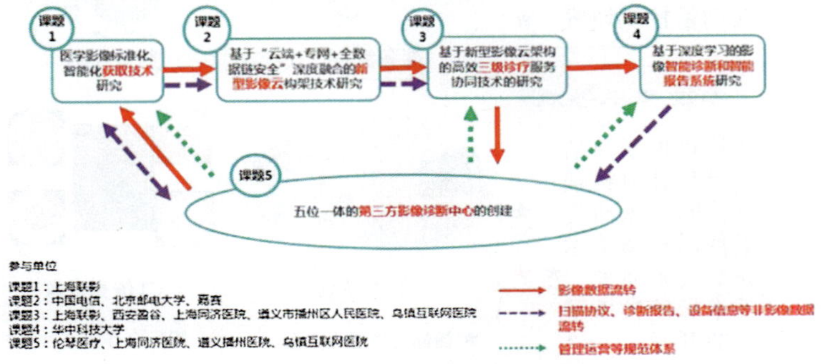

图 5-2-17 项目的整体构架及课题分解情况

和智能报告系统，创立五位一体的第三方影像诊断中心。最终实现创建第三方医学影像新型服务模式的管理运营、设备协同、分级服务、质量监控、队伍建设等五大规范体系；创建影像设备信息智能提取、扫描协议协同共享、影像云网深度融合、全链数据安全流转、影像诊断智能实现、影像报告自动生成等四大关键技术，为第三方医学影像服务新型模式提供技术支撑和体系保障（图 5-2-17）。

另外，共有 2 名放射专家先后获得由科技部资助的专项项目经费，分列如下：

由辽宁省肿瘤医院罗娅红教授团队作为项目负责人牵头并与复旦大学附属肿瘤医院、天津医科大学附属肿瘤医院、中国医科大学附属第一医院、中国医科大学附属盛京医院、吉林省肿瘤医院、湖北省肿瘤医院、北京大学附属肿瘤医院等合作申报的国家公益性行业科研专项“分子影像学在女性常见恶性肿瘤（乳腺癌、宫颈癌）早期诊断、治疗疗效及预后评估中的应用研究”项目，于 2014 年 6 月获批立项（项目批准号：201402020），获得科技部资助经费 859 万元。该项目旨在建立对我国女性常见恶性肿瘤进行早期诊断、治疗疗效和预后评价的分子影像学技术规范（图 5-2-18）。

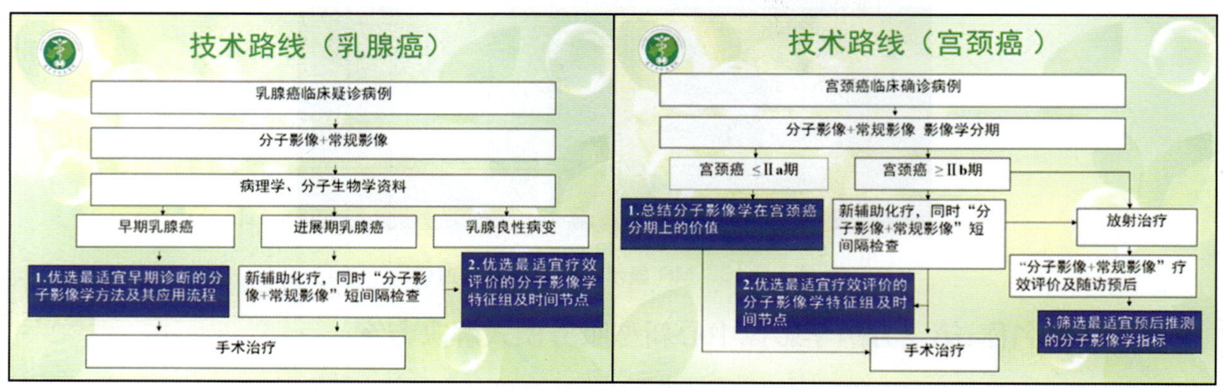

图 5-2-18　乳腺癌（左图）及宫颈癌（右图）分子影像学研究技术路线

由吉林大学第一医院放射科张惠茅教授率领的团队申报的“CT 仿真内窥镜的低剂量控制与柔性手术导航技术”项目，于 2015 年获得科技部国家国际科技合作专项项目资助 360 万元（项目批准号：2015DFA11180）。在我国，CT 仿真内窥镜柔性导航在内镜手术治疗的应用中存在：检查流程不规范、CT 辐射剂量大、手术导航过程中图像不匹配等问题，其中如何避免高辐射剂量造成的放射损伤和大肠自身形变造成的导航误差是制约该技术临床应用的关键瓶颈。本项目将产学研交叉合作、协同创新围绕“CT 仿真内窥镜的低剂量控制与柔性手术导航技术”展开联合攻关（图 5-2-19）。

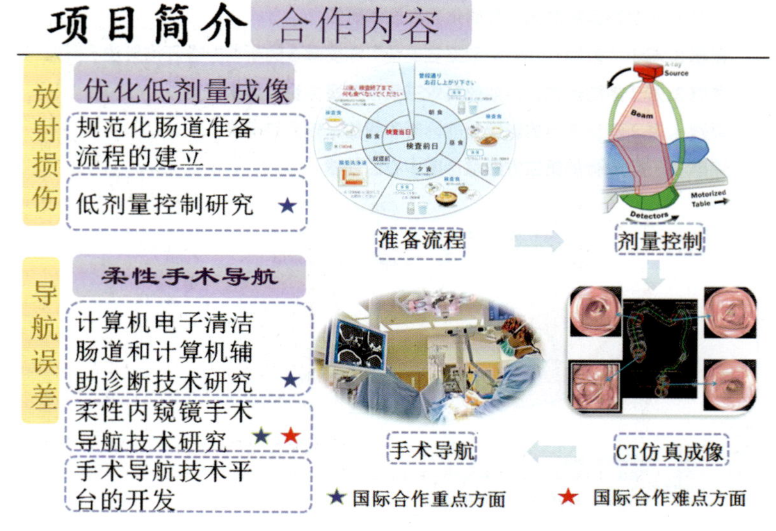

图 5-2-19　项目内容简介

第三章 重要科研奖项

截至目前，我国放射界共有 11 位专家作为第一顺位完成者得到国家科技进步奖或国家自然科学奖表彰共 13 次，其中国家级三等奖 2 次，国家级二等奖 11 次。按照获奖年限先后顺序罗列如下。

一、奖项名称：左侧肝周区域腹膜反折的放射解剖学研究

奖项等级及年度：国家科技进步三等奖，(1996 年)

第一顺位完成者及所在单位：闵鹏秋，四川大学华西医院

奖项简介：既往在左肝、膈间肝左三角韧带的解剖实质尚存争议，但都认为该韧带短，肝、膈之间是单一间隙。闵鹏秋及其团队设计用较大样本量尸体标本研究，结果发现：该韧带很长并将左侧肝、膈间有效地分成上前、上后两个间隙；一定程度修正了解剖学的这一传统概念。该成果除有利于准确的认识该区域炎症、肿瘤性病变局部及其扩散途径放射学表现和诊断，还有助于术前准确定位、手术策略、甚至入路选择，因而具有一定理论意义和较大临床应用价值(图 5-3-1)。

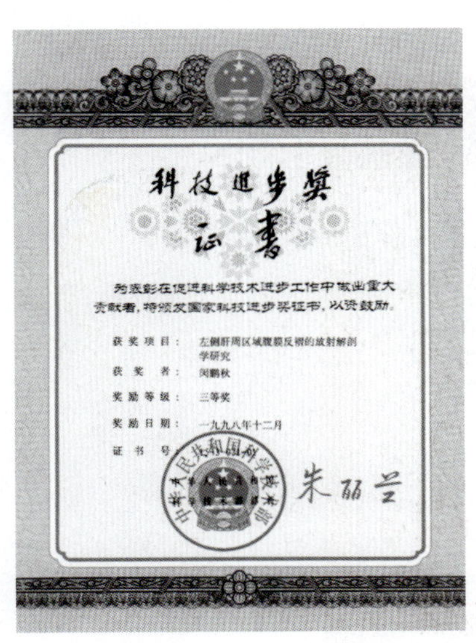
科技进步奖

证书

为表彰在促进科学技术进步工作中做出重大贡献者，特颁发国家科技进步奖证书，以资鼓励。

获奖项目：左侧肝周区域腹膜反折的放射解剖学研究

获奖者：闵鹏秋

奖励等级：三等奖

奖励日期：一九九八年十二月

证书号：

朱丽兰

图 5-3-1 国家科技进步奖获奖证书

二、奖项名称：心血管病介入性技术及临床应用

奖项等级及年度：国家科技进步二等奖(1997 年)

第一顺位完成者及所在单位：戴汝平，中国医学科学院阜外医院

奖项简介：中国医学科学院阜外医院放射科戴汝平教授，于 1982 年在国内率先系统地开展心血管放射

介入治疗工作。如较早开展冠状动脉造影和溶栓术、外周血管球囊扩张和支架术、肺动脉瓣和二尖瓣球囊扩张术、动脉导管未闭封堵术、房、室间隔缺损封堵术等，共计 30 余项技术。总技术成功率达 98%，严重并发症和死亡率低，达到国际领先水平，在国内外产生重要影响，并在 90 年代负责组建了全国心血管介入放射学组，为组长单位。“心血管病介入性技术及临床应用”获 1996 年卫生部科技进步一等奖，获得 1997 年“国家科技进步二等奖”，是国内心血管病介入治疗领域最早的代表性事件（图 5-3-2）。

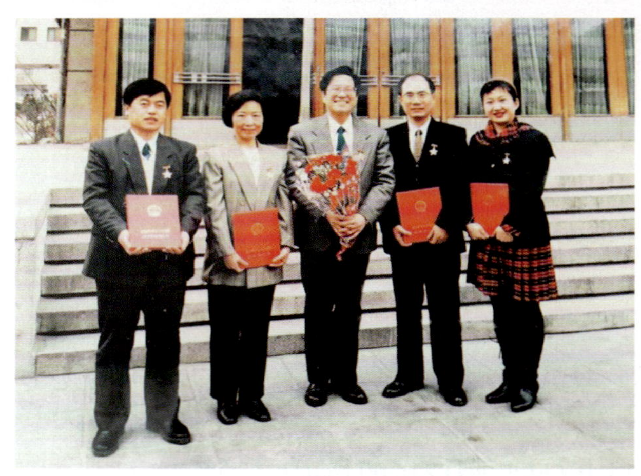

图 5-3-2　国家科技进步奖获奖

三、奖项名称：布-加氏综合征介入治疗新技术及临床应用

奖项等级及年度：国家科技进步三等奖（1999 年）

第一顺位完成者及所在单位：徐克，中国医科大学附属第一医院

其他获奖人：徐林、张曦彤、韩铭钧、苏洪英

奖项简介：本项目旨在探索 BCS 的非手术治疗新途径，通过采用多种介入放射学新技术对各类 BCS 进行综合治疗和大宗病例的临床观察，找一种专门用于治疗 BCS 的安全有效的介入治疗方法。使我国 BCS 治疗工作跻身于国际领先行列（图 5-3-3）。

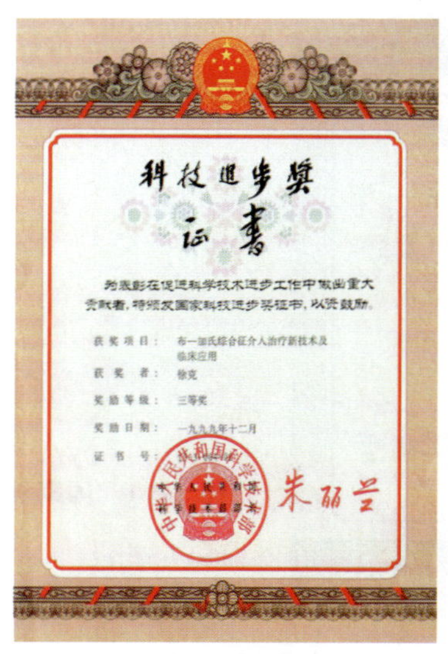

科技進步獎

証書

为表彰在促进科学技术进步工作中做出重大贡献者，特颁发国家科技进步奖证书，以资鼓励。

获奖项目：　布一加氏综合征介入治疗新技术及临床应用

获奖者：　徐克

奖励等级：　三等奖

奖励日期：　一九九九年十二月

证书号：

中华人民共和国科学技术部

朱丽兰

图 5-3-3　国家科技进步奖获奖证书

四、奖项名称：影像学与介入放射学新技术在肝癌诊断和治疗中的系列研究

奖项等级及年度：国家科技进步二等奖（2004 年）

第一顺位完成者及所在单位：周康荣，复旦大学附属中山医院

其他获奖人：王建华、严福华、田建明、丁红、王文平、刘嵘、颜志平、汪登斌、赵虹

奖项简介：该项目通过优化 CT 和 MRI 检查方案研究，对小肝癌及微小肝癌的检出率分别达到 96.7% 及 86.4%，改变我国肝癌过去主要由中晚期肝癌构成的局面，对提高生存率具有极大的实效性。同时综合介入治疗明显提高了中晚期肝癌的疗效，使中晚期肝癌患者 5 年生存率达到 26%，小肝癌介入性肝段切除 5 年生存率为 51%，使小肝癌疗效达到国内的外科手术切除水平。首次制定出肝癌综合性介入治疗的规范化方案，并在全国的推广和应用，提高和推动全国肝癌的介入治疗水平（图 5-3-4）。

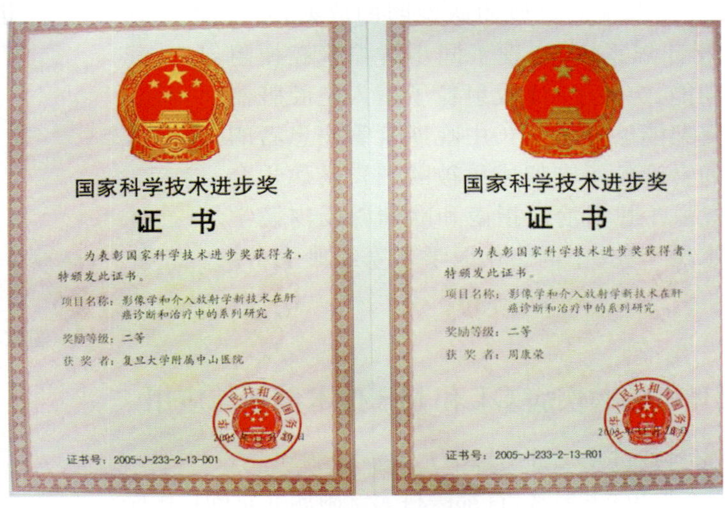

图 5-3-4　国家科技进步奖获奖证书

五、奖项名称：静脉系统梗阻-高压性疾病（VOH）综合性介入治疗的应用研究

奖项等级及年度：国家科技进步二等奖（2008 年）

第一顺位完成者及所在单位：徐克，中国医科大学附属第一医院

其他获奖人：滕皋军、祖茂衡、张曦彤、徐浩、苏洪英、肖亮、李红、钟红珊、卢勤

奖项简介：静脉系统梗阻-高压性疾病（VOH）是一类严重危害人类健康的常见病。我国是 VOH 的高发国家。在本研究立项之前，因多种原因仍有许多 VOH 病人不能得到经济及时且安全有效的介入治疗。另一方面，如何进一步提高临床中远期疗效，也依然是我们所面临的重要课题。本项目创用多项介入治疗新方法对上述疾病进行治疗与观察，并开展了预防相关并发症和提高中远期疗效方面的研究，最终取得三大方面的

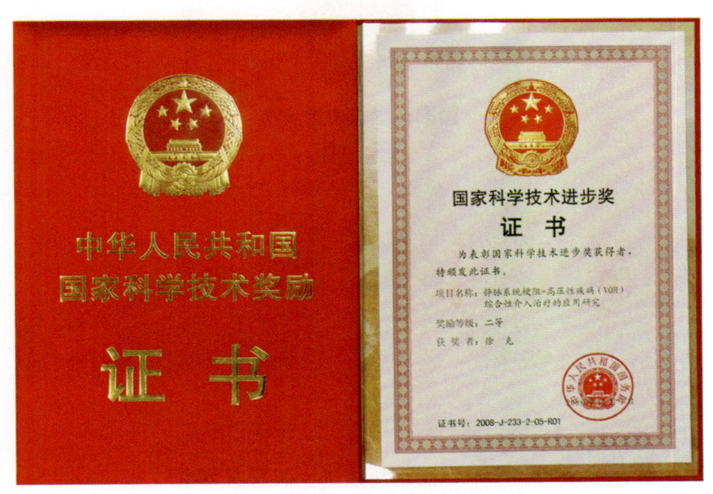

图 5-3-5　国家科技进步奖获奖证书

重大创新和突破：布加氏综合征（Budd-Chiari Syndrome，BCS）的影像学分型与介入治疗研究，TIPS 的临床应用及其分流道再狭窄的防治研究，下肢深静脉血栓形成及肺栓塞的防治研究（图 5-3-5）。

六、奖项名称：新型消化道支架的研发与应用

奖项等级及年度：国家科技进步二等奖（2011 年）

第一顺位完成者及所在单位：滕皋军，东南大学附属中大医院

其他获奖人：郭金和、郭圣荣、茅爱武、冷德嵘、王忠敏、刘春俊、朱光宇、刘诗义、何仕诚

奖项简介：由滕皋军教授率领的科研团队发明的放射性 ^{125}I 粒子食管支架及放射治疗计划系统，实现了同步解除管腔梗阻和治疗恶性肿瘤的双重功能，突破了 ^{125}I 放射粒子植入空腔脏器的禁区。研究显示粒子支架能够显著延长中晚期食管癌患者的生存期。该系列研究中的食管粒子支架成果被欧洲胃肠病学会纳入 2011 版食管癌胃癌恶性肿瘤治疗指南和欧洲胃肠内镜学会 2016 版临床指南，手术操作被《中国当代医学名家经典手术》收录（图 5-3-6）。

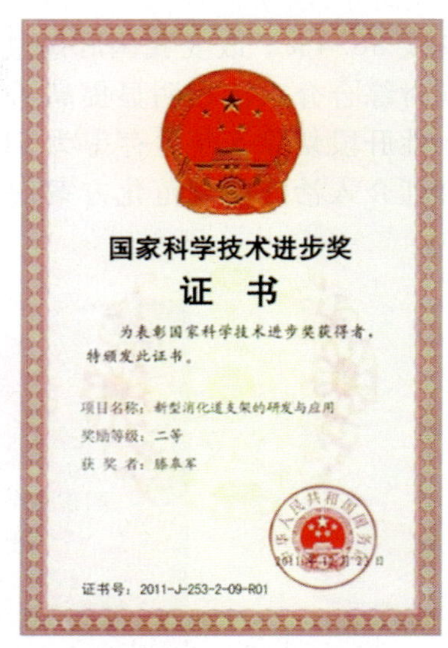

图 5-3-6 国家科技进步奖获奖证书

七、奖项名称：眼耳鼻咽喉疾病 CT 和 MR 技术创新与应用

奖项等级及年度：国家科技进步二等奖（2011 年）

第一顺位完成者及所在单位：王振常，首都医科大学附属北京同仁医院

其他获奖人：鲜军舫、罗德红、余强、杨本涛、刘中林、满凤媛、王平仲、周纯武、燕飞

奖项简介：CT 和磁共振成像（MR）在眼耳鼻咽喉疾病诊断中的价值越来越大。但已有的 CT 和 MR 技术不能准确显示该区域精细结构与病变，缺乏基于 CT 和 MR 的解剖变异判断标准及疾病的诊断评估体系，也无统一的检查规范，导致误漏诊率较高。王振常教授带领项目组从检查技术创新入手，系统研究了眼耳鼻咽喉解剖与生理、变异与临床以及疾病与征象之间的关系，建立 CT 和 MR 检查体系，以构建眼耳鼻咽喉疾病 CT 和 MR 数据库为基础，创建影像诊断评估体系，揭示常见病变特征和规律及发生机制，全面提升眼耳鼻咽喉疾病的诊治和科学认知水平（图 5-3-7）。

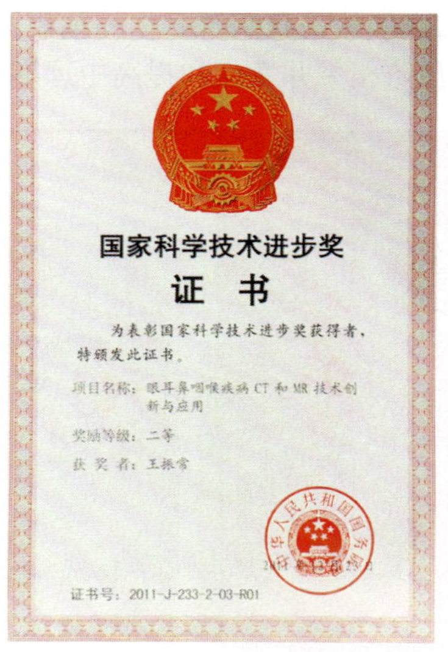

图 5-3-7 国家科技进步奖获奖证书

八、奖项名称:心脑血管病关键 CT 技术的应用与创新

奖项等级及年度:国家科技进步二等奖(2013 年)

第一顺位完成者及所在单位:卢光明,中国人民解放军南京军区南京总医院

其他获奖人:金征宇、张兆琪、张龙江、徐磊、薛华丹、郑玲、于薇、王怡宁、黄伟

奖项简介:卢教授课题组自 1997 年进行系列攻关，取得的科技成就如下：①研发应用心血管病防治关口前移的 CT 关键技术，构建了 CT 冠状动脉成像（CTCA）规范体系。②研发应用双能量 CT 技术，提高小病变检出敏感性，实现心脑血管病精准诊断。③大幅度降低了 CT 检查的辐射剂量，提高了 CT 检查的安全性，使 CTCA 辐射剂量降低了 15 倍（从平均 15.4mSv 降至平均 0.94mSv）。研究结果共纳入 6 份国内外专业指南（图 5-3-8）。

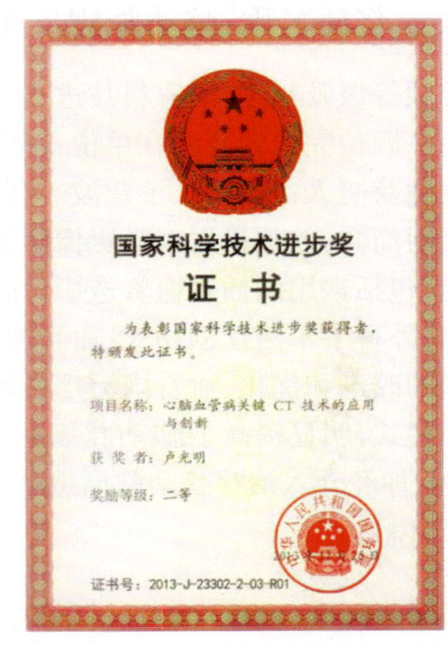

国家科学技术进步奖

证　书

为表彰国家科学技术进步奖获得者，特颁发此证书。

项目名称：心脑血管病关键 CT 技术的应用与创新

获 奖 者：卢光明

奖励等级：二等

证书号：2013-J-23302-2-03-R01

图 5-3-8　国家科技进步奖获奖证书

九、奖项名称:多功能分子成像肿瘤诊疗关键技术及应用

奖项等级及年度:国家科技进步二等奖(2014 年)

第一顺位完成者及所在单位:申宝忠,哈尔滨医科大学附属第四医院

其他获奖人:崔大祥、鞠佃文、倪健、孙夕林、徐万海、吴丽娜、黄涛、王凯、王可铮

奖项简介:肿瘤分子水平诊疗是未来医学的发展方向和新模式,而在体分子靶点的特异性识别及靶向干预是实现肿瘤分子水平诊疗的技术关键。本项目在国家及省部委课题支持下,围绕着肿瘤分子水平诊疗的关键问题展开了多功能系统性分子成像技术及其应用研究。项目首次提出了“肿瘤系统分子成像”新理念,创建了一系列肿瘤诊疗多功能分子成像新技术新方法,并研发了一系列肿瘤分子诊疗新产品。研究成果有力推动了肿瘤诊断及治疗技术进步与发展,产生重大的社会效益(图 5-3-9)。

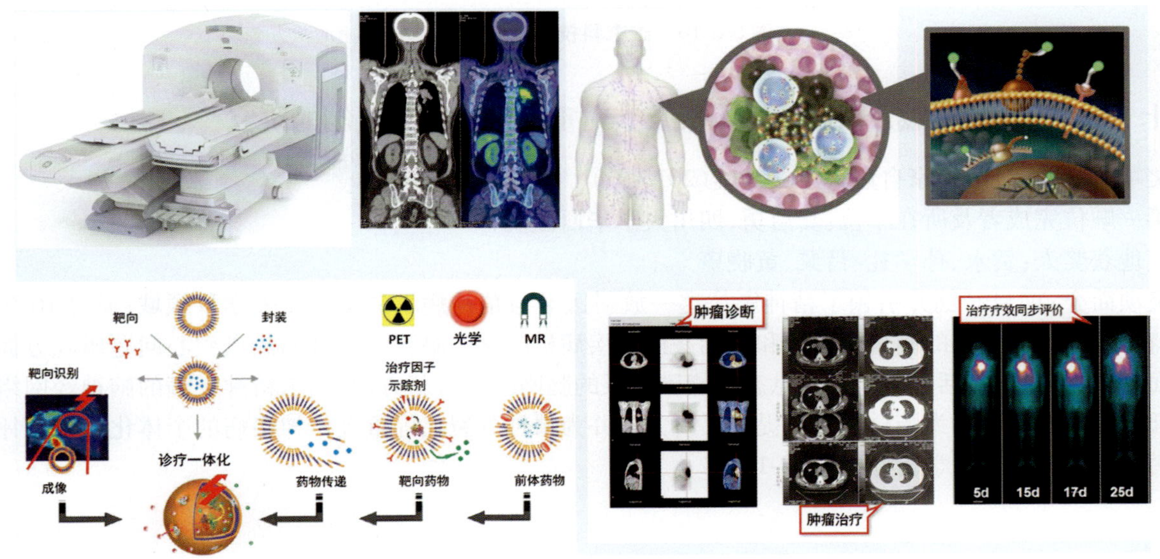

图 5-3-9　多功能分子成像肿瘤诊疗关键技术及应用

十、奖项名称：脑动脉瘤及相关血管无创成像和微创治疗新技术的研究及其临床应用

奖项等级及年度：国家科技进步二等奖（2014 年）

第一顺位完成者及所在单位：李明华，上海交通大学附属第六人民医院

其他获奖人：程英升、王建波、李跃华、朱悦琦、谢志永、顾斌贤、李永东、李文彬、王武

奖项简介：该项目属医学影像学领域。脑动脉瘤是常见病，破裂后病死率高。传统的诊治方法存在着诸多不足，包括常用的插管血管造影（DSA）为有创检查、既有 CT 血管造影（CTA）和 MR 血管造影（MRA）敏感性不高、外科手术治疗创伤大、血管内弹簧圈栓塞治疗治愈率低等。项目组从对脑动脉瘤及相关血管无创成像技术的改进和优化、血管内治疗机理研究和材料研制着手，创建了脑动脉瘤无创成像和微创治疗新技术及其应用模式，明显提高了脑动脉瘤的诊断准确率和治愈率。项目施行 3D—TOF—MRA 诊断脑动脉瘤患者 2538 例，神经介入治疗脑动脉瘤患者 1536 例，先后在国内 18 家医疗机构推广应用，获得了显著的社会效益（图 5-3-10）。

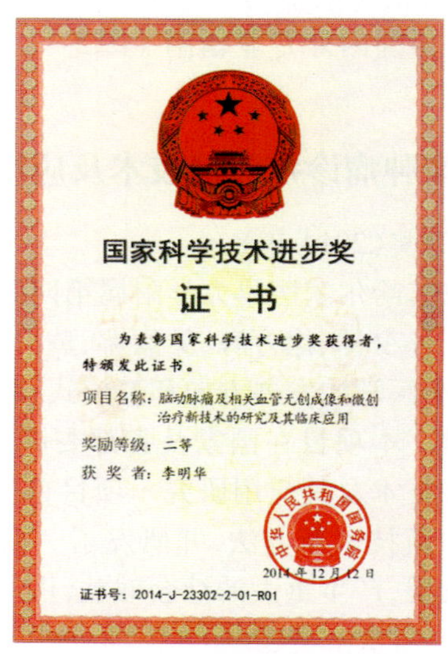

国家科学技术进步奖

证　书

为表彰国家科学技术进步奖获得者，特颁发此证书。

项目名称：脑动脉瘤及相关血管无创成像和微创治疗新技术的研究及其临床应用

奖励等级：二等

获 奖 者：李明华

2014 年 12 月 12 日

证书号：2014-J-23302-2-01-R01

图 5-3-10　国家科技进步奖获奖证书

十一、奖项名称：磁共振影像学分析及其对重大精神疾病机制的研究

奖项等级及年度：国家自然科学二等奖（2015 年）

第一顺位完成者及所在单位：龚启勇，四川大学华西医院

其他获奖人：贺永、孙学礼、吕粟、黄晓琦

奖项简介：项目开创并引领了精神影像这一放射医学与精神病学的新兴交叉学科领域；通过 10 年系统研究，在如何准确、无创的测量脑结构和功能并揭示疾病机制这一脑科学领域的热点核心问题研究方面取得两方面突破性成果，包括建立基于静息态功能磁共振的脑网络评价新方法，揭示精神疾病的脑神经网络的变化特征及其机理。成果为脑科学研究提供了新方法并为精神分裂症等重大精神疾病的个体化诊治和评估提供了潜在客观精神影像学指标（图 5-3-11）。

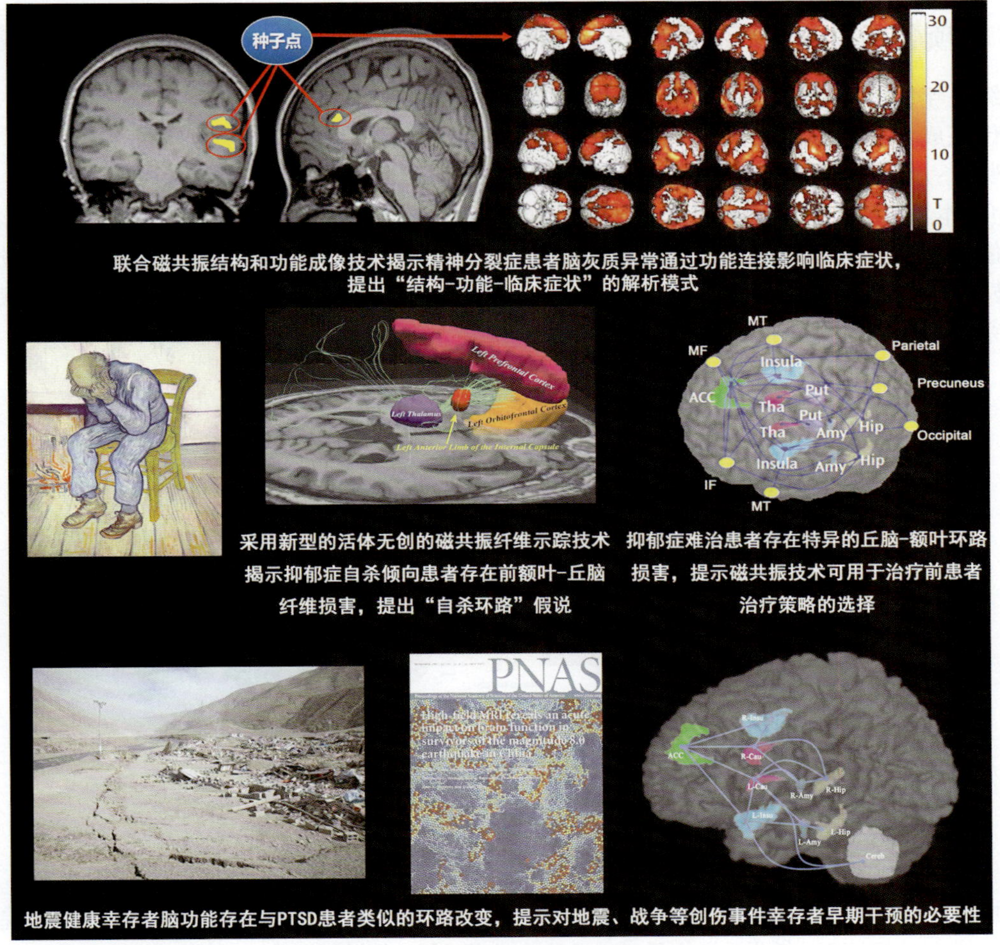

图 5-3-11 联合磁共振和功能成像技术

十二、奖项名称:中枢神经系统重大疾病 CT/MRI 关键技术的创新与临床应用

奖项等级及年度:国家科技进步二等奖(2015 年)

第一顺位完成者及所在单位:耿道颖,复旦大学附属华山医院

其他获奖人:李聪、董强、张军、顾宇翔、李郁欣、尹波、吴毅、崔梅、熊佶

奖项简介:本项目创建了头颈动脉 CT 血管造影联合全脑 CT 灌注成像一体化的脑血管病预警技术,提高了脑血管病早期精确诊断率和溶栓率,同时降低了患者曝光射线剂量。创立了一套融合多种影像技术的功能 MRI 成像立体定向体系,成为脑肿瘤术前定界分级、术中切除定位的精确导航,全面评估肿瘤对脑功能区破坏情况(图 5-3-12)。

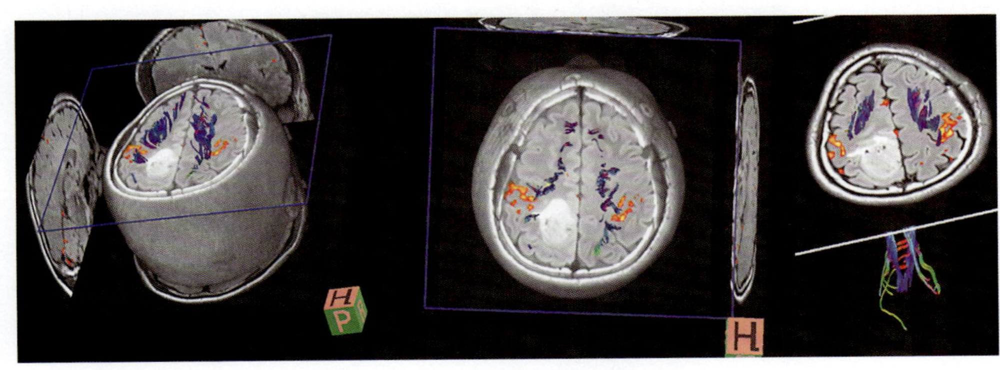

图 5-3-12 功能 MRI 成像立体定向体系

十三、奖项名称:基于MR的分子与功能影像技术的研究与应用

奖项等级及年度:国家科技进步二等奖(2016年)

第一顺位完成者及所在单位:滕皋军,东南大学附属中大医院

其他获奖人:居胜红、王毅翔、陈小元、顾宁、焦蕴、刘刚、张洪英、张宇、柳东芳

奖项简介:本项目针对MR多模态分子影像和功能影像的瓶颈问题,应用新材料、新设计和新方法,成功研制具有高敏感性、特异性和稳定性的分子探针,实现干细胞标记和在体示踪,并应用于肿瘤、动脉粥样硬化中,取得突破性成果;开发MR功能影像关键技术,构建基于临床疾病的功能影像大数据库,为疾病的早期诊断和评价体系提供新的客观依据(图5-3-13)。

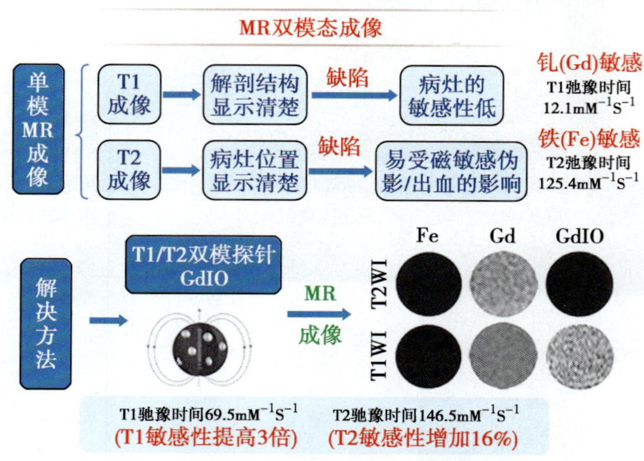

图5-3-13　MR双模态成像

此外,中国人民解放军南京军区南京总医院放射科的卢光明教授团队连同中国医学科学院北京协和医院放射科的金征宇教授团队,凭借"双能量CT的临床应用与技术创新"项目,于2014年获得中华医学科技奖一等奖的荣誉。该项目对双源双能量CT技术进行了系列创新研究,主要创新点如下:①研发了双能量CT系列新技术,推动了腹部双能量CT的创新应用,提高了小病变诊断能力。②基础与临床研究相结合,拓展了双能量CT在心脑血管病的应用,实现肺栓塞和冠心病的血管狭窄与灌注缺损诊断一体化,提高了心脑血管病精准诊断水平。③开发了单能谱CT技术在骨肌疾病的应用,减少了金属植入物伪影,改善了骨病变细节显示。通过系列研究,与国际同步推动双能量CT转化为临床应用,明显提高了CT诊断重大疑难病的能力与效率,拓展了适应证,大幅降低了病人接受的辐射剂量,意义重大(图5-3-14)。

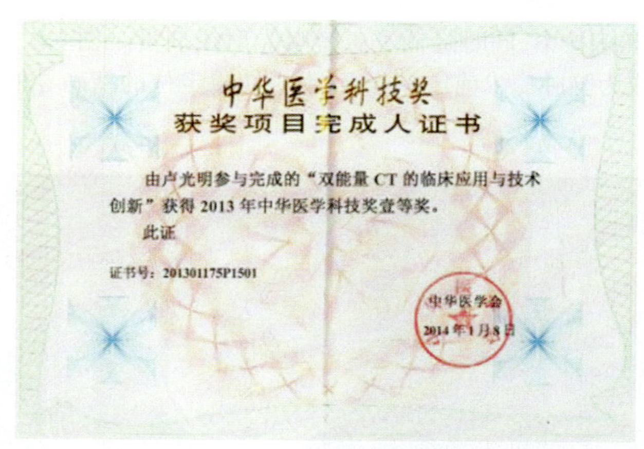
中华医学科技奖
获奖项目完成人证书

由卢光明参与完成的"双能量CT的临床应用与技术创新"获得2013年中华医学科技奖壹等奖。

此证

证书号:201301175P1501

中华医学会
2014年1月8日

图5-3-14　中华医学科技奖一等奖获奖证书

撰稿:居胜红,审校:滕皋军

第六篇
中华医学会放射学分会对外交流

1956 年，荣独山教授、汪绍训教授、胡懋华教授代表中华医学会放射学分会出席在瑞典斯德哥尔摩召开的国际放射学会议。

1978 年，刘玉清教授出任世界卫生组织（WHO）放射—影像学专家咨询委员会委员（1978—1994 年），连续四届应邀赴日内瓦出席 WHO 的放射—影像学学术研讨会，作学术报告，是首位在 WHO 任职的中国影像学专家（图 6-1）。

1982 年 11 月，刘赓年教授出席第 68 届北美放射学会（RSNA）年会，并以“中国放射诊断学的现状”为题，代表中国首次在 RSNA 年会上报告中国放射学发展情况（图 6-2）。

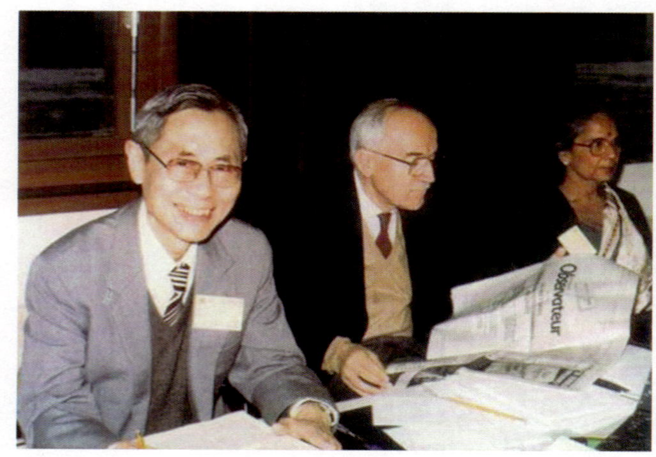

图 6-1 刘玉清教授出席 WHO 研讨影像学存在问题的会议

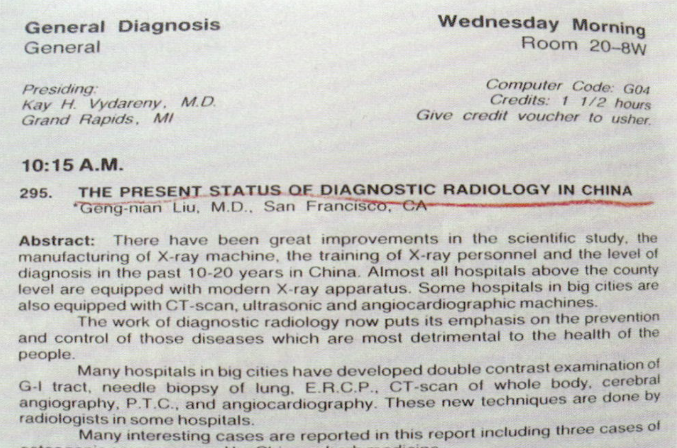

General Diagnosis
General

Wednesday Morning
Room 20–8W

Presiding:
Kay H. Vydareny, M.D.
Grand Rapids, MI

Computer Code: G04
Credits: 1 1/2 hours
Give credit voucher to usher.

10:15 A.M.

295. THE PRESENT STATUS OF DIAGNOSTIC RADIOLOGY IN CHINA
Geng-nian Liu, M.D., San Francisco, CA

Abstract: There have been great improvements in the scientific study, the manufacturing of X-ray machine, the training of X-ray personnel and the level of diagnosis in the past 10-20 years in China. Almost all hospitals above the county level are equipped with modern X-ray apparatus. Some hospitals in big cities are also equipped with CT-scan, ultrasonic and angiocardiographic machines.

The work of diagnostic radiology now puts its emphasis on the prevention and control of those diseases which are most detrimental to the health of the people.

Many hospitals in big cities have developed double contrast examination of G-I tract, needle biopsy of lung, E.R.C.P., CT-scan of whole body, cerebral angiography, P.T.C., and angiocardiography. These new techniques are done by radiologists in some hospitals.

Many interesting cases are reported in this report including three cases of osteogenic sarcoma cured by Chinese herb medicine.

图 6-2 在 RSNA 年会上报告中国放射学发展情况

1983 年，中国医学科学院暨阜外心血管病医院放射科在刘玉清教授主持下，邀请美国哈佛大学放射学专家组来我国进行学术交流，并举办一次全国性专题研讨会，应邀外宾是美国著名放射学家 H. L. Abrams，S. Paulin，S. Baum，D. Levin。来自全国的 200 余位专业人员出席研讨会（图 6-3）。

1983 年，刘玉清教授担任 *Cardio Vascular and Interventional Radiology* 杂志编委（连任 17 年），是首位担任国际医学杂志编委的中国放射学专家。

1984 年 6 月，刘玉清教授应邀赴美，于哈佛医学院 Brigham & Women's Hospital 作专题学术报告，并被聘任为美国哈佛大学放射学客座教授（Harvard University Visiting Professor of Radiology），是第一位获此殊荣的中国放射学家（图 6-4）。

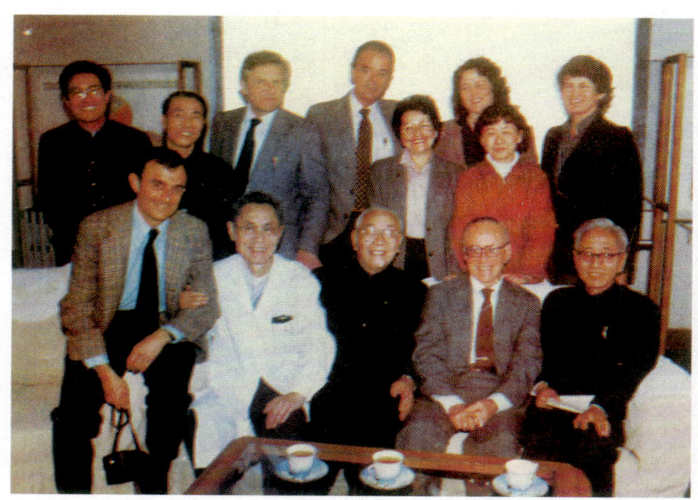

图 6-3 美国哈佛大学心血管放射专家应邀来华讲学

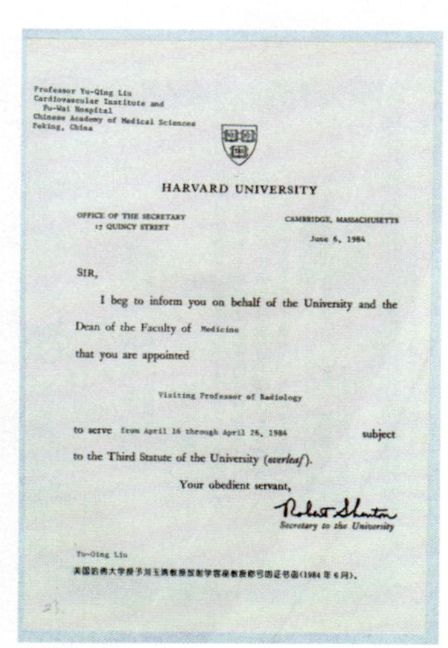

Professor Yu-Qing Liu
Cardiovascular Institute and
Fu-Wai Hospital
Chinese Academy of Medical Sciences
Peking, China

HARVARD UNIVERSITY

OFFICE OF THE SECRETARY
17 QUINCY STREET

CAMBRIDGE, MASSACHUSETTS

June 6, 1984

SIR,

I beg to inform you on behalf of the University and the Dean of the Faculty of Medicine that you are appointed

Visiting Professor of Radiology

to serve from April 16 through April 26, 1984 subject to the Third Statute of the University (*overleaf*).

Your obedient servant,

Robert Shenton
Secretary to the University

Yu-Qing Liu

图 6-4 刘玉清被聘任为美国哈佛大学放射学客座教授

1986 年 10 月，由中华医学会放射学分会主办、江苏省放射学会承办的中美放射学讨论会在江苏省南京市召开。会议由中华医学会总会与美国“人民使者（People to People）”联合举办。美方有著名放射学专家 H. Jacobson 和 B. Felson 等不同专业十几位学者，中方出席作讲座者有李果珍（主席）、刘玉清、吴恩惠、王云钊、郭俊渊、韦嘉瑚、郑国樑、朱大成、陈星荣、闵鹏秋、曹来宾、林贵、陈炽贤、李铁一、徐赛英。另外，刘庚年、高元桂、戴建平也积极参加发言、讨论。刘赓年教授代表放射学分会授予 H. Jacobson 中华医学会放射学分会名誉会员称号（图 6-5）。

1987 年，中国放射学界与北美放射学会（RSNA）开始正式联系，应北美放射学会的邀请，我国派出吴恩惠教授、王云钊教授等参加了第 73 届北美放射学会年会。

1988 年 4 月 1 日，逢中国日本建交 15 周年，中日合办刊物《影像医学》杂志在天津正式创刊。《影像医学》杂志由天津第二医学院和日本放射线技师会联合在天津出版发行，该刊出版 5 卷 10 期后，于 1992 年停刊。

1988 年 11 月，刘玉清教授应邀参加 WHO 在瑞士日内瓦举办的临床影像诊断学专题研讨会。研讨会主席是美国学者 Palmer，刘玉清教授担任副主席（图 6-6）。出席研讨会的有来自世界各国的代表。

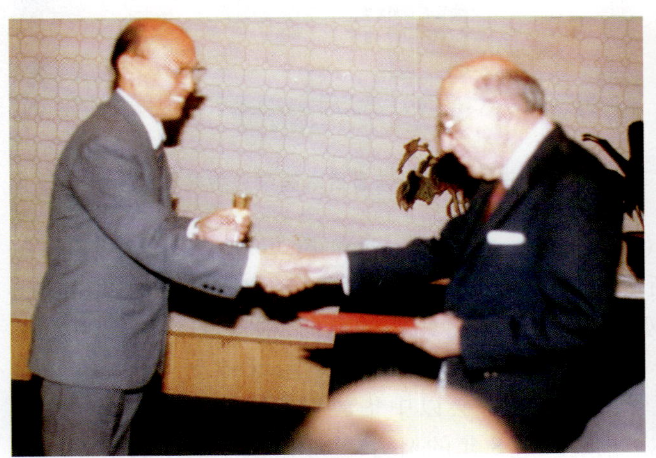

图 6-5　刘赓年代表放射学分会授予美国著名骨放射学专家 H. Jacobson 名誉会员称号

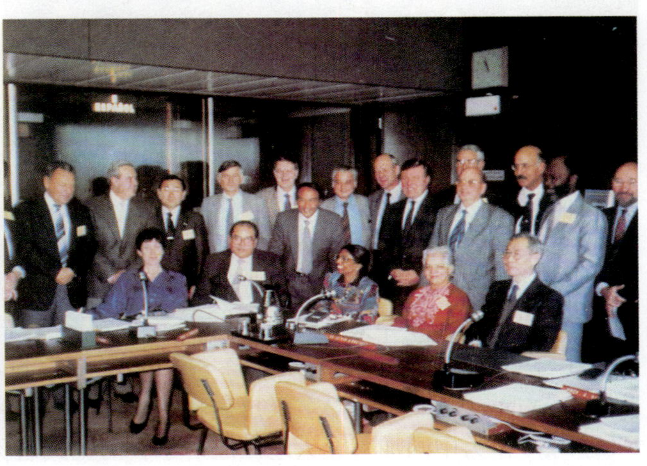

图 6-6　刘玉清教授（前右一）在 WHO 日内瓦研讨会上担任副主席

1988 年 11 月，北美放射学会在第 74 届年会授予吴恩惠教授荣誉会员称号，这是为我国首位获此荣誉者（图 6-7）。

1989 年 11 月，卫生部首次以组团方式组织放射学专家参加北美放射学会年会（图 6-8）。

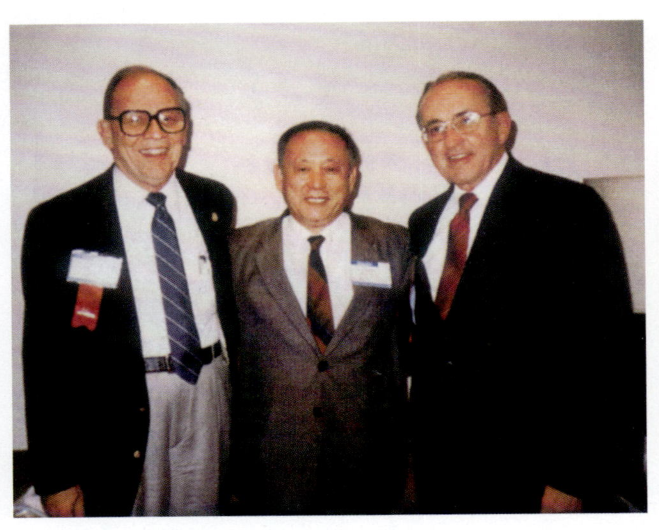

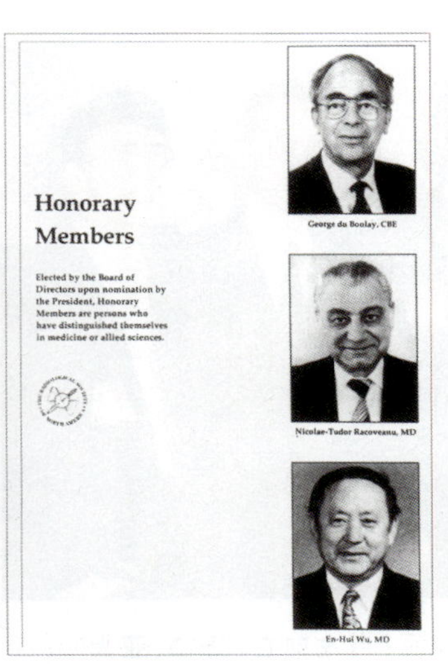

Honorary Members

Elected by the Board of Directors upon nomination by the President, Honorary Members are persons who have distinguished themselves in medicine or allied sciences.

George du Boulay, CBE

Nicolae-Tudor Racoveanu, MD

En-Hui Wu, MD

第74届北美放射学会（RSNA）科学大会，吴恩惠教授与大会主席Jones教授（左一）、理事Heitzman教授（右一）合影

同时遴选为北美放射学会荣誉会员的du Boulay教授（上）英国
Racoveanu（中）瑞士
吴恩惠（下）中国
刊于1988年第74届RSNA会议汇编上

图 6-7　吴恩惠教授与 RSNA 大会主席等合影

1990 年 1 月，刘玉清教授和戴建平教授等赴印度首都新德里出席亚洲大洋洲地区放射学会（Asian Oceania Society of Radiology，AOSR）第六届年会筹备会。

1991 年 4 月，刘玉清教授应邀出席在日本京都召开的第 50 届日本医学放射学会，并当选为日本医学放射线学会名誉会员（图 6-9），是首位获此荣誉的中国放射学家。

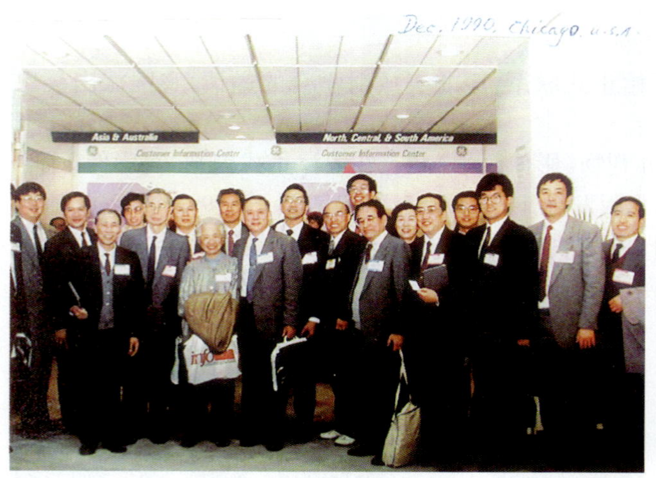

图 6-8　卫生部首次组团出席 RSNA 年会

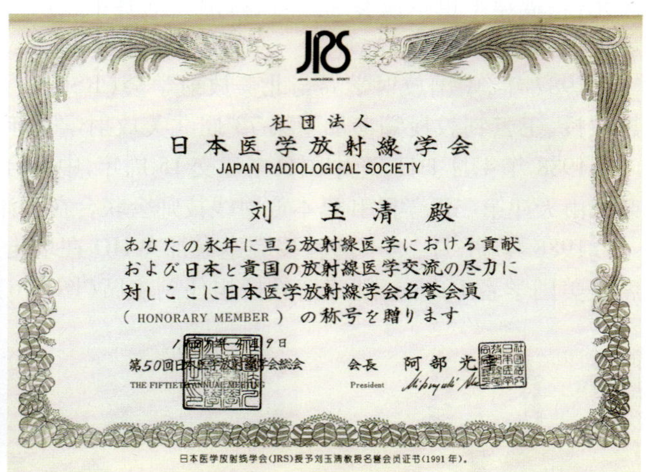

JRS

社団法人
日本医学放射線学会
JAPAN RADIOLOGICAL SOCIETY

刘　玉　清　殿

あなたの永年に亘る放射線医学における貢献
および日本と貴国の放射線医学交流の尽力に
対しここに日本医学放射線学会名誉会員
(HONORARY MEMBER) の称号を贈ります

第50回日本医学放射線学会総会　　会長　阿部光幸
THE FIFTIETH ANNUAL MEETING　　President

日本医学放射线学会(JRS)授予刘玉清教授名誉会员证书(1991 年)。

图 6-9　刘玉清教授当选为日本医学放射线学会名誉会员

1991 年 12 月，第六届亚洲大洋洲地区放射学大会（Asian Oceanian Congress of Radiology，AOCR）期间，在美籍放射学教授丘清亮（Lee Chiu）的协助下，在印度新德里刘玉清教授再次与我国台湾地区同行张遵教授见面，两岸放射界领导人经达成一致协议，草签了关于双方共同加入国际组织的意向，根据这个协议，将原中华民国放射线医学会（Radiological Sociaty of Republic of China RSROC）改以中华台北放射学会（Chinese Taibei Sociaty of Radiology）名义出席国际会议，中华医学会放射学分会以中华放射学会（Chinese Sociaty of Radiology）作为中国加入亚大地区放射学会的正式名称。前后经过 8 年的努力，终于解决了两岸放射界同时加入国际放射组织的名称问题（图 6-10）。

印度新德里 AOCR 会议期间，刘玉清教授会晤国际放射学会（International Society of Radiology，ISR）秘书长 Fuchs，商榷中华医学会放射学分会加入国际放射学会事宜。

1992 年 11 月 1—5 日，为纪念中日邦交正常化 20 周年，中华医学会、日本医学会和日本齿科医学会联袂在北京市举行首届中日医学大会，刘玉清教授任放射学学术会议中方主席，与日方主席大阪大学小塚隆弘共同主持会议（图 6-11）。

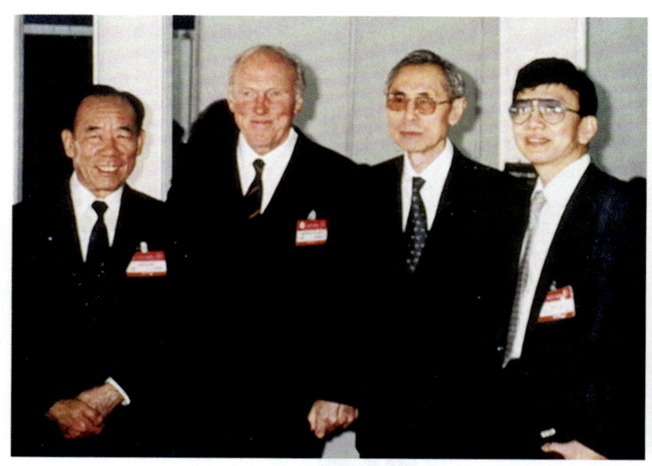

图 6-10　协议书签署后（自左向右）张遵、亚大放射学会秘书长、刘玉清、邱清亮合影留念

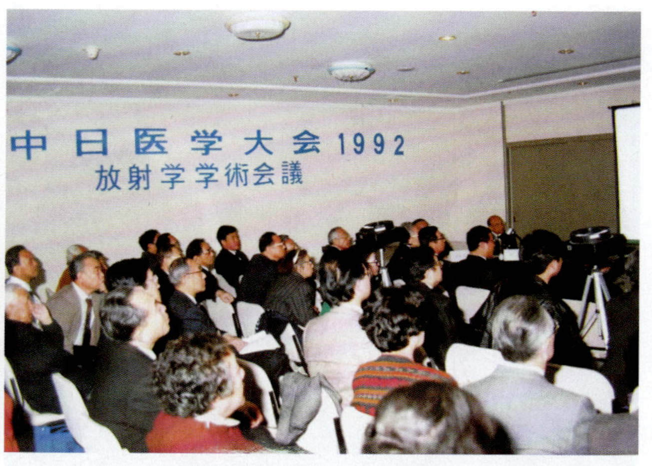

图 6-11　首届中日医学大会放射学学术会议会场

1992 年,刘玉清教授应邀出席第二届新加坡介入放射学培训班,并作了“中国介入放射学的现状与展望”的专题讲座。

同年,刘玉清教授还出席了亚太地区心血管和介入放射学会(APSCIVIR)筹委会会议,APSCIVIR 筹委会委托韩国举办首届亚太心血管和介入放射学大会(Asia Pacific Congress of Cardiovascular and Interventional Radiology,APCCVIR)。

1993 年 5 月 24—27 日,在韩国汉城召开第一届亚太心血管和介入放射学大会(APCCVIR),亚太地区十余个国家和地区的 400 多名学者参加了此次盛会,我国大陆派出 15 名代表赴会并在会上作学术交流,我国台湾地区放射学界也有 7 位代表出席该会(图 6-12)。

同年,中华医学会放射学分会在北京与韩国放射学同行举行了中韩放射学学术交流会(图 6-13)。

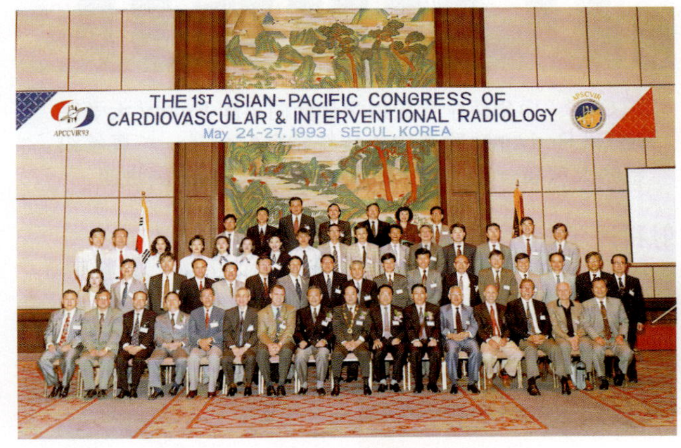

图 6-12　刘玉清教授与 APCCVIR 组委会、学委会和工作人员集体合影(于汉城会场前厅)

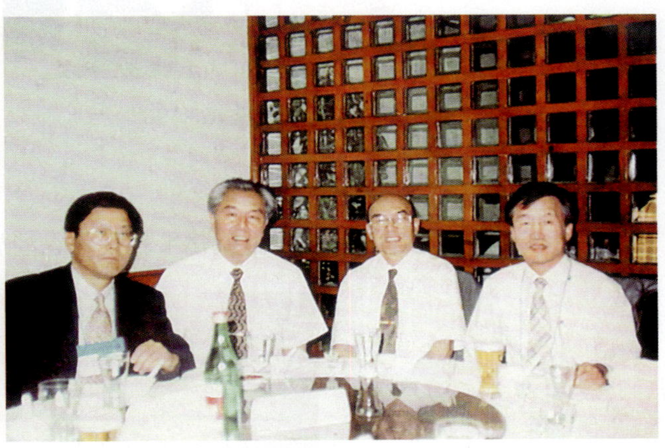

图 6-13　刘赓年教授(左三)、闵鹏秋教授(左二)与韩国学者会晤

1993 年,中华医学会放射学分会经过多次与国际放射学会(ISR)秘书长 Nordenstam 联系,终于解决了会籍问题,成为正式会员国。中华医学会放射学分会提出申办国际放射学大会(International Congress of Radiology,ICR),经 ISR 常务理事会讨论,决定 1996 年 ICR 在中国北京召开。

1994 年,中华医学会放射学分会组团出席欧洲放射学会年会(ECR)。

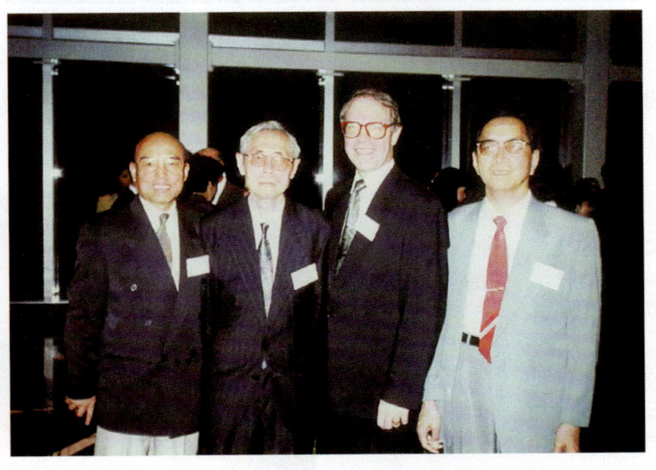

图 6-14　放射学分会主要成员刘赓年、刘玉清、徐家兴与 ECR 主席 Patterson 会谈时合影

1996 年 6 月 9—13 日,中华医学会、中华医学会放射学分会、中国卫生部国际交流中心联合举办了第十九届国际放射学大会(ICR’96)(图 6-15)。大会在北京国贸中心举行,参加大会的国内外放射学代表超过 5000 人。

1998 年 5 月 22—29 日,中华医学会放射学分会和香港放射科医学院联合主办的学术研讨会在广东珠海

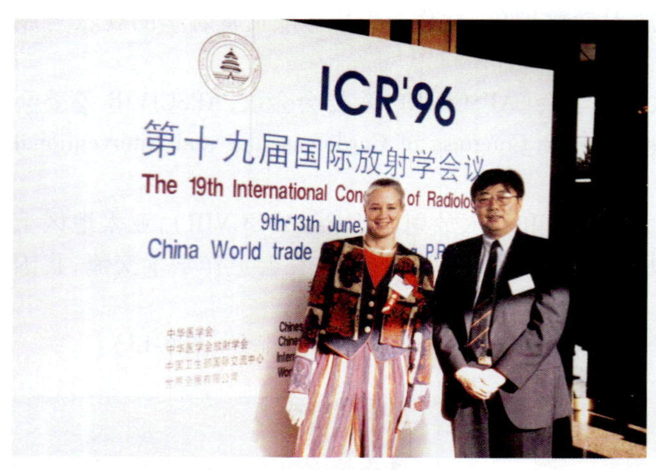

图 6-15　戴建平教授出席 ICR'96

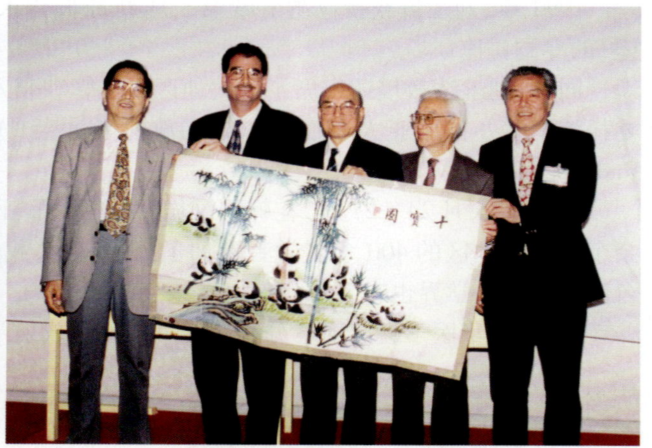

图 6-16　中华医学会放射学分会向美国 Emory 大学医院 Dr. Redvanly 赠送中华传统特色纪念品——真丝织锦绣大熊猫一幅。感谢在腹部年会上作新进展讲座

市和香港特别行政区两地召开，由戴建平教授和香港放射科医学院梁冯令仪教授主持会议（图 6-17）。

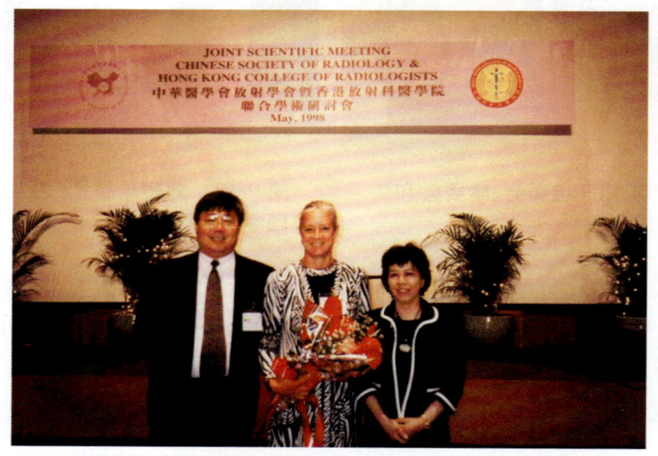

图 6-17　戴建平（左）与梁冯令仪（右）合影

1998 年 12 月，北美放射学会（RSNA）授予李果珍教授荣誉会员称号，这是我国放射界第二位北美放射学会荣誉会员（图 6-18，图 6-19）。

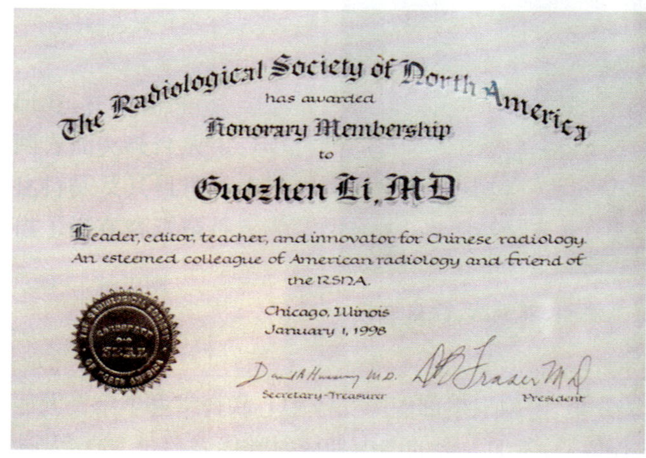
The Radiological Society of North America
has awarded
Honorary Membership
to
Guozhen Li, MD
Leader, editor, teacher, and innovator for Chinese radiology.
An esteemed colleague of American radiology and friend of the RSNA.
Chicago, Illinois
January 1, 1998
Secretary-Treasurer　　President

图 6-18　李果珍教授 RSNA 荣誉会员证书

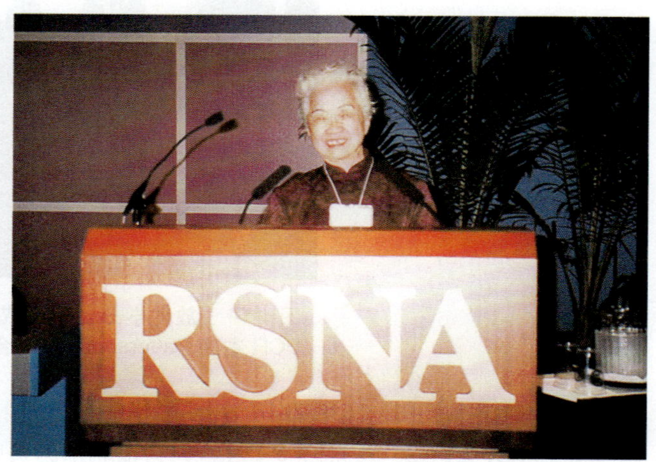

图 6-19　李果珍教授获 RSNA 荣誉会员证书后即席发言

2001 年，卫生部组织国内各专业人员组成中国医学代表团赴美国与哈佛大学医学院联合举办医学前沿论坛，中国代表团放射学专业成员有戴建平、祁吉、周诚、冯晓源、闵鹏秋、赵斌。期间，中国代表团放射学专业成员访问了哈佛大学医学院和麻省总医院相关科室。

2001 年 1 月，李果珍教授荣获欧洲放射学会（European Society of Radiology，ESR）荣誉会员称号，是获得这一称号的第一位中国人（图 6-20，图 6-21）。

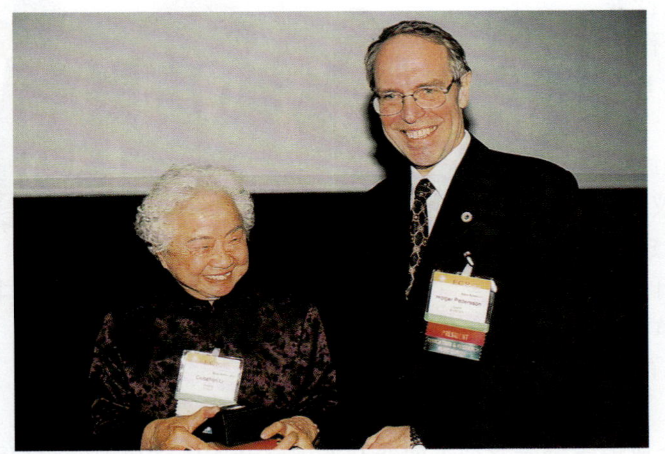

图 6-20　ESR 授予李果珍教授欧洲放射学会荣誉会员称号

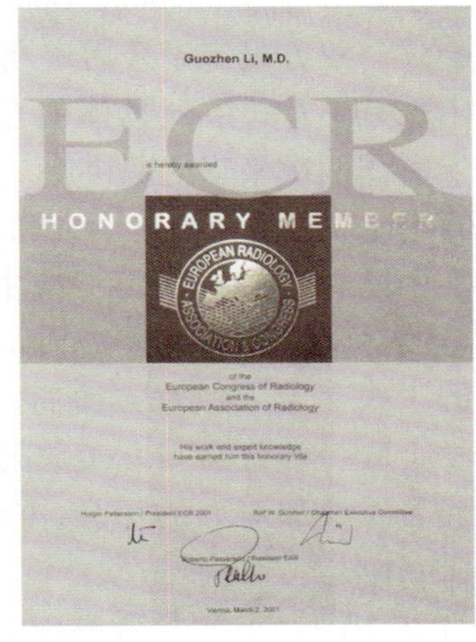

图 6-21　欧洲放射学会荣誉会员证书

2001 年 4 月，第六届全国腹部放射学学术会议及亚洲大洋洲放射诊断与介入放射讲习班（ASDIR）在四川省成都市举行，邀请了亚洲大洋洲区域包括中国、日本、韩国、新加坡等著名放射学家作专题讲座，代表包括来自亚洲其他国家的 40 余名青年放射学者（图 6-22）。会议还特别邀请了荷兰 Groningen 大学医院放射科主任 M. Oudkerk 教授作有关 MRI 及 CT 新技术方面的专题演讲。

2001 年 7 月，戴建平教授率团参加在新加坡举行的第九届亚洲大洋洲放射学大会（Asian Oceanian Congress of Radiology，AOCR）（图 6-23）。

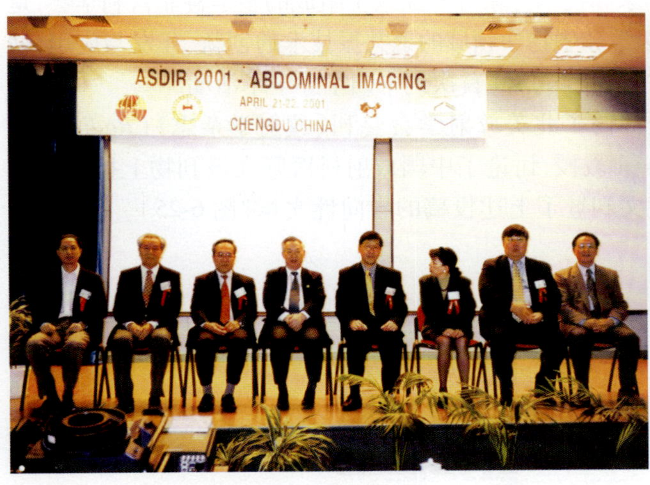

图 6-22　参加 ASDIR 的中华医学会、中华医学会放射学分会领导及部分讲课专家合影

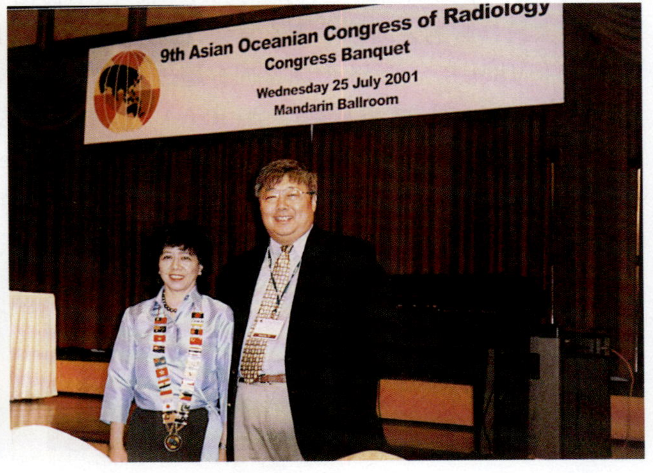

图 6-23　戴建平教授与参加第九届亚大地区放射学大会的香港放射科医学院梁冯令仪教授合影

2002 年 10 月，第五届亚太心血管和介入放射学大会（APCCVIR）在北京市召开。这是我国首次承办这一亚太地区介入放射领域的顶级学术会议。

2002 年 11 月 3—6 日，在纪念中日两国邦交正常化 30 周年之际，由中华医学会、日本医学会和日本齿科医学会联袂举办的中日医学大会，在北京国际会议中心召开。这是继 1992 年第一届“中日医学大会”之后，第二次中日医学界交流的盛会。放射学分会参与对口分会场学术交流。

2003 年，复旦大学附属华山医院承办了中华医学会放射学分会-美国纽约大学医学院医学影像学术交流会，中华医学会放射学分会主任委员戴建平教授等国内专家和纽约大学专家发表主题演讲，400 余人参加此次大会。

2004 年 3 月，中华医学会放射学分会（CSR）代表团应欧洲放射学会（ESR）邀请访问 ESR 总部（图 6-24），时任 ESR 主席 Nicholas Gourtsoyiannis 教授等参加了会议。双方确定了今后定期的交流与合作关系，并相继发展了一系列具体的合作项目，如 ESR 每年派专家团两次来华巡回讲座。

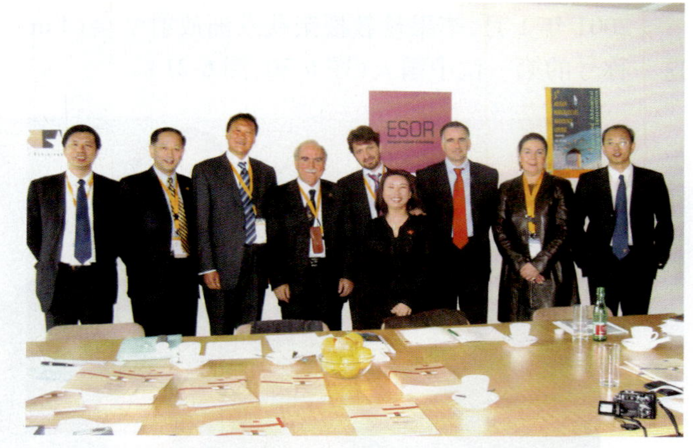

图 6-24　CSR 代表团访问 ESR 总部

2004 年 8 月，北美放射学会和中华医学会放射学分会在中国香港举行了第一次主席工作会议，中华医学会放射学分会与北美放射学会（RSNA）建立学会间的正式交流。经双方协商，自 2007 年开始，中华医学会放射学分会与北美放射学会（RSNA）互派高级代表团参加对方的年会，并借各种机会召开主席工作会议。

2004 年 10 月，由祁吉教授代表中华医学会放射学分会参加了南非开普敦召开的国际放射学会（ISR）执委会会议，并为中国成功申请了 2010 年国际放射学大会（ICR）承办权。

2004 年 10 月 8—11 日，受中华医学会放射学分会委托，上海放射学会和复旦大学附属华山医院承办的第五届亚洲和大洋洲神经和头颈部放射学术大会（Asian and Oceanian Congress of Neuroradiology and Head and Neck Radiology，AOCNHNR）暨第八届中华医学会放射学分会神经放射专科学术大会在上海举行。邀请来自美国、欧洲、大洋洲和亚洲各国的专家和国内著名专家发表主题演讲，与会代表超过 500 人。冯晓源教授在此次大会上被选为 AOCNHNR 的秘书长。同年，冯晓源教授牵头在上海举办了国际医学磁共振学会（International Society of Magnetic Resonance Imaging in Medicine，ISMRM）专题讲座（workshop）。国际医学磁共振学会（ISMRM）成立于 1994 年，是一个由临床医生、物理学家、工程师、生物化学家和技术专家等专业人士组成的多学科非营利学会，是全球最大最具影响力的医学 MR 学会，旨在促进全世界医学和生物学领域的磁共振技术的创新、开发与应用，截至目前 ISMRM 在全球 58 个国家拥有超过 8000 名会员。这是 ISMRM 首次到中国举办学术活动。

2004 年 11 月，北美放射学会（RSNA）上，祁吉教授拜访了北美放射学会会刊《放射学杂志》（*Radiology*）的前、继任总编 Anthony V. Proto 教授和 Herbert Y. Kressel 教授，讨论了中国放射科医师在该刊物上投稿的问题。其后，两任总编联名在 RSNA News 上专门用中、英文刊登了上述投稿的导向性文章（图 6-25）。

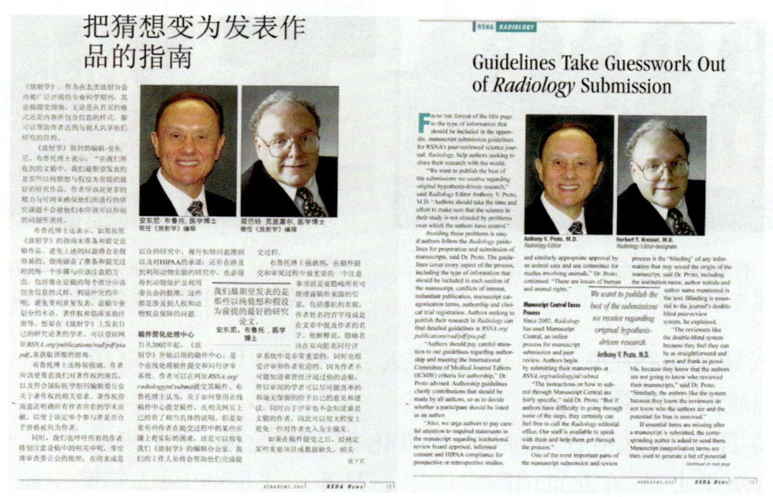

把猜想变为发表作品的指南

RSNA RADIOLOGY

Guidelines Take Guesswork Out of *Radiology* Submission

Anthony V. Proto, M.D.
Radiology Editor

Herbert Y. Kressel, M.D.
Radiology Editor-designate

We want to publish the best of the submissions we receive regarding original hypothesis-driven research.
Anthony V. Proto, M.D.

图 6-25　RSNA News 上专门用中、英文刊登了上述投稿的导向性文章

2007 年 1 月，中国与韩国放射学会常委会在广州举行了首届两国学会委员的座谈会暨学术研讨会（图 6-26）。

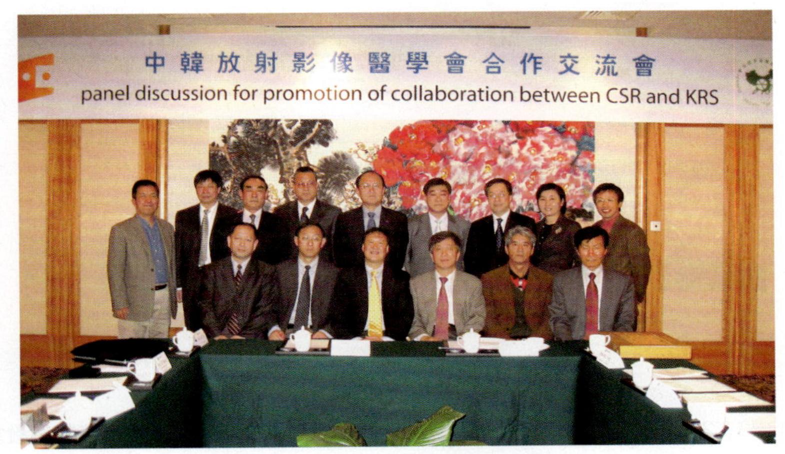

图 6-26　中韩放射影像医学合作交流会

2007 年 2 月，在中华医学会的领导下组建了 2010 年国际放射学大会（ICR）组委会。

2007 年，芬兰放射学会授予祁吉教授荣誉会员称号（图 6-27，图 6-28）。

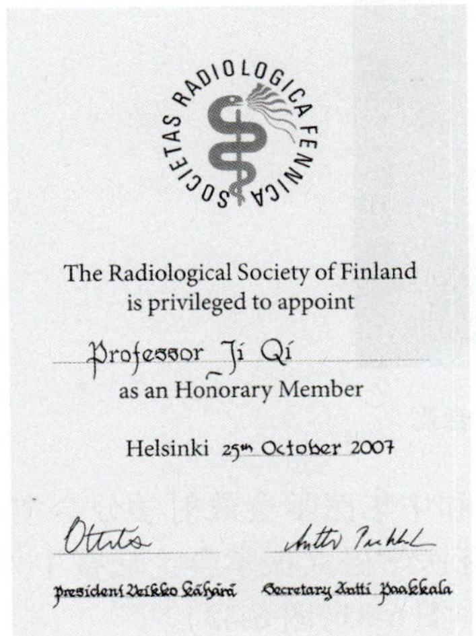
SOCIETAS RADIOLOGICA FENNICA

The Radiological Society of Finland
is privileged to appoint
Professor Ji Qi
as an Honorary Member

Helsinki 25th October 2007

President Veikko Kähärä　Secretary Antti Paakkala

图 6-27　芬兰放射学会荣誉会员证书

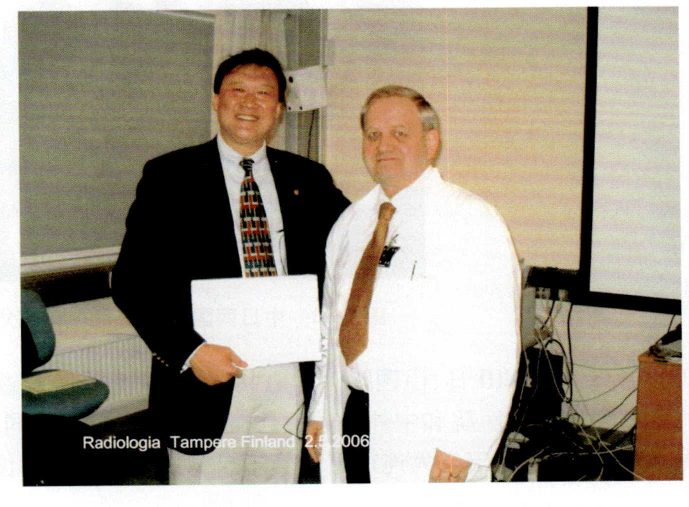

图 6-28　祁吉教授与 Seppo Soimakallio 教授合影

2007 年 3 月，欧洲放射学会年会（ECR）上（图 6-29），设立了"ECR MEETS CHINA"专题会场，4 位中国专家作了学术报告，由祁吉教授与欧洲放射学会（ESR）时任主席 Christain Herold 教授共同主持，600 多位世界各地的放射学家出席。

欧洲放射学会年会期间，中国印度双方放射医学组织确定建立友好的合作与交流关系，中印双方主席祁吉教授与 S S Doda 教授在维也纳进行了非正式会谈，双方确定建立友好的合作与交流关系。

2007 年 3 月 23—28 日，先后在北京、青岛、南京举办了欧洲放射学会（ESR/ESOR）主导的 AIMS（Advanced Imaging Multimodality Seminars）继续教育课程。

2007 年 4 月，中华医学会放射学分会由祁吉教授、郭启勇教授与周诚教授组团参加了日本第 66 届医学放射学会年会（JCR）。JCR 期间召开了中华医学会放射学分会和日本放射学会的第一次主席工作会，决定自本年度开始扩大交流（图 6-30）。

2007 年 7 月 23—27 日，上海、广州、北京三地学会先后举办欧洲放射学会（ESR）AIMS 课程。

Women in radiology in Asia

By Mélisande Rouger, ESR Office

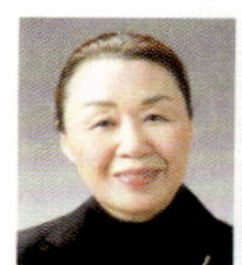

Dr. Atsuko Heshiki, 69, is President of the Medical Women's International Association (MWIA) and former Chair of the Department of Radiology at Saitama Medical School, Japan. Her subspecialty was MRI in bone marrow.

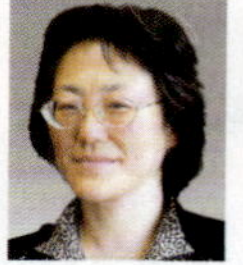

Prof. Kaori Togashi, 53, is Chair of the Department of Radiology at Kyoto University Medical School, Japan. Her subspecialty is diagnostic imaging, especially abdominal imaging, including both CT and MR of the abdomen and pelvis.

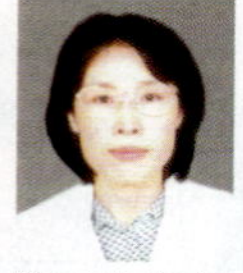

Prof. Xiaowing Wang, 37, is Director of the Department of Radiology at Peking University First Hospital, China. Her subspecialty is body MRI.

To report on 'Women in radiology in Asia' is something of a challenge. With 4 billion inhabitants, 61 countries, and boundaries constantly called into question by geographers, the continent or region of Asia is as diverse as the myths born in its cradle.

From a European point of view, it definitely seems to be another world. The question is: in radiology, to what extent?

Let us start with some general facts regarding the situation of female professionals in our giant neighbour, which contains more than 60% of the world population.

According to the Organisation of Economic Co-operation and Development (OECD) GID Database, in South Asia 16.9% of all wages are earned by women[1], the lowest of all OECD countries, which have an average of 44%. With 34.7%, the distribution is fairer in East Asia and Pacific[2], but the region is not clearly defined since it includes Australia and New Zealand.

Women are particularly underrepresented in managerial positions, remarks the organisation. In South Asia, only 6.6% of all legislators, senior officials and managers are female. "The situation is slightly better in South East Asia, though women in higher positions remain far below the OECD average of 26.5%," notes OECD analyst Denis Drechsler.

which 51 are female, while the Malaysia College of Radiology counts 118 male and 99 female diagnostic radiologists among its members.

"The glass ceiling situation certainly exists in Asia," reacts Dr. Atsuko Heshiki, President of the Medical Women's International Association (MWIA)[3], and first woman to have ever chaired a radiology department in Japan[4]. "But this is true all around the world," she instantly points out. "Even at Johns Hopkins, there is no female Chair at all," insists the 69 year-old, who worked as an assistant professor at the Johns Hopkins Hospital, Baltimore, USA, before she took the head of the radiology department at Saitama Medical School in Japan.

"I think women always have an advantage over men at the beginning of their careers," argues Prof. Jianzhong Yin, President of the CSR. During medical college, women usually get higher scores than men, so they have the priority when choosing the hospital and department they want to work in. Chinese women tend to prefer radiology over surgery, so you can easily find more female radiologists than male in each hospital, says Yin. "But at the higher level, such as the chief of the department or the committee of our society, there are few women. This may reflect the fact that the female doctors usually should take care of the baby and family after getting married," he adds carefully.

图 6-29　2007 年 ECR 的日报上刊登的特写照片，右三为北大一院的王霄英教授

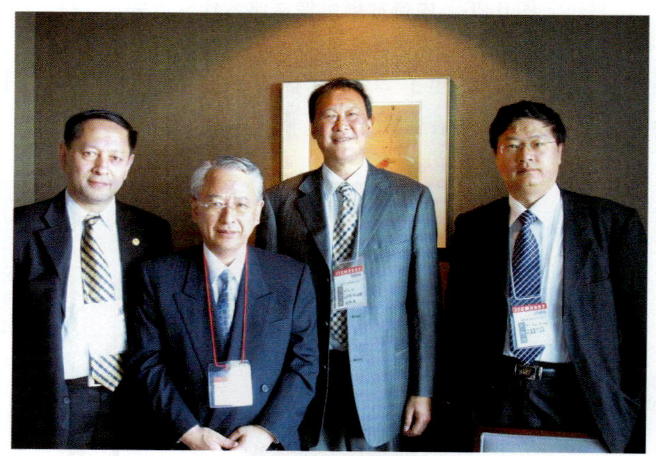

图 6-30　中日两国放射学会的第一次主席工作会合影

2007 年 8 月 8—10 日，由国际医学磁共振学会、美国华人磁共振学会和中华医学会放射学分会主办，大连医科大学附属第一医院和中外医学磁共振学术交流平台共同承办的国际医学磁共振学会论坛暨中外华人磁共振 2007 年会在辽宁省大连市召开。来自国内外的 230 多位专家参会（图 6-31，图 6-32）。

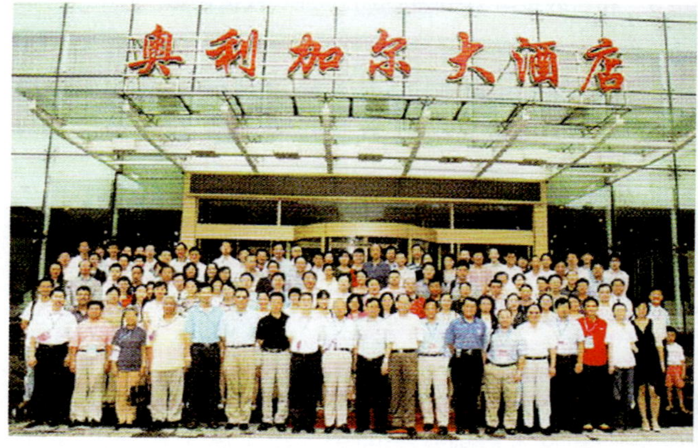

图 6-31　国际医学磁共振学会论坛暨中外华人磁共振 2007 年会代表合影

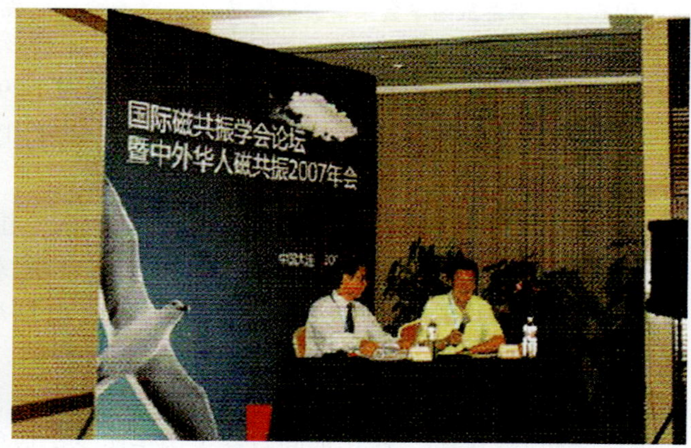

图 6-32　国际医学磁共振学会论坛暨中外华人磁共振 2007 年会会场

2007 年 8 月 29 日—9 月 2 日，先后在上海、昆明、广州三地举办欧洲放射学会（ESR）AIMS 课程。每站参加继续教育的医生人数均超过 100 人，为了让没有参加 AIMS 的医生也能了解授课内容，由“医教在线”为 AIMS 现场录像并在线播放（图 6-33，图 6-34）。

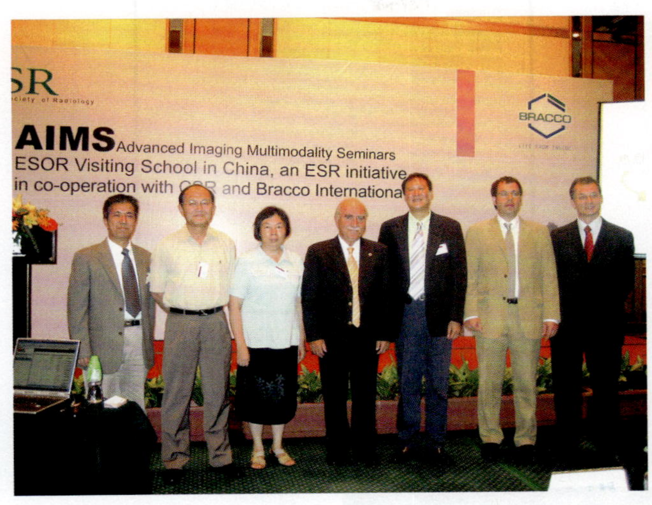

图 6-33　AIMS 课程专家合影

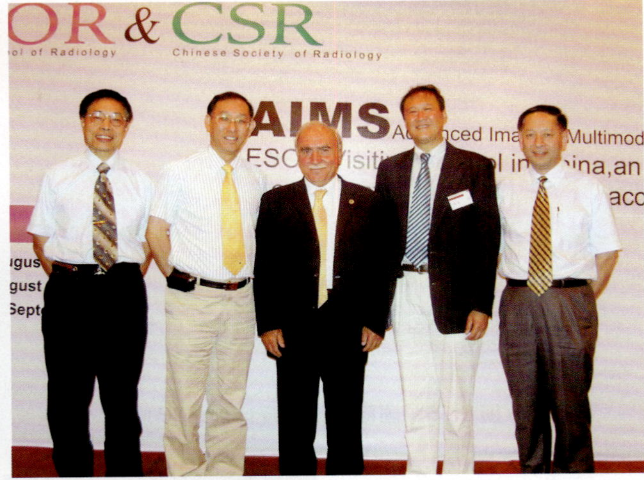

图 6-34　AIMS 课程专家合影

2007 年 9 月 6—8 日，中华医学会放射学分会和美国斯坦福大学医学院联合举办的第一届多层螺旋 CT 国际研讨会在上海市举行（图 6-35）。中华医学会放射学分会主任委员祁吉和斯坦福大学医学院放射科主任 Glazer 教授共同主持，亚太地区主讲教授有中国香港邵逸夫医院心脏中心 C. M. Wong、协和医院金征宇、解放军总医院杨立、宣武医院李坤成、中山大学附属二院梁碧玲和山东省医学影像学研究所柳澄；斯坦福大学主讲教授有 Dr. Glazer，Dr. Desser，Dr. Fleischmann 与 Dr. Chan。全国各地 300 余人参加了这次会议。

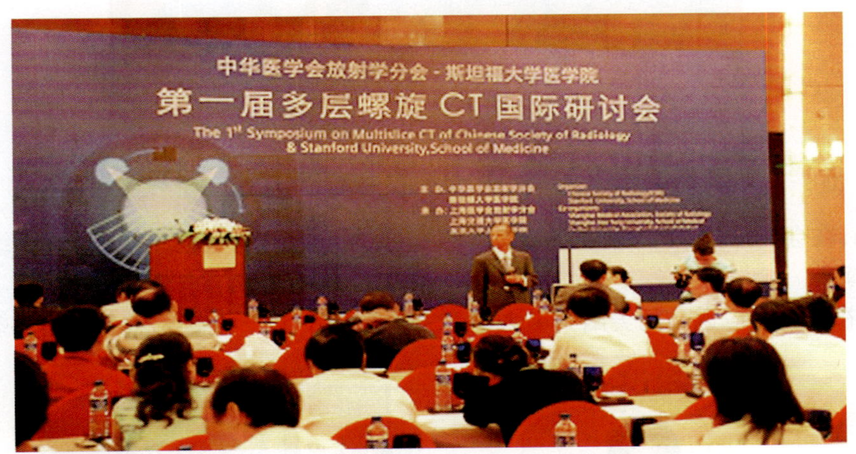

图 6-35　第一届多层螺旋 CT 国际研讨会会场

2007 年 11 月，北美放射学会（RSNA）与中华医学会放射学分会（CSR）商定，2008 年向中国派遣两个专家小组实施“国际访问教授计划（VIP）”（图 6-36），该计划是派遣国际专家到中国医院的放射科参加工作和交流。两个小组分别到了广州中山医科大学一附院和北京天坛医院，在年末的 RSNA 年会的专题工作会上，计划的执行结果得到了很高的评价。

2007 年 11 月，在美国芝加哥的 RSNA 会议期间，中华医学会放射学分会与国际放射学会（ISR）关于在中国举办 2010 年国际放射学大会（ICR）的协议正式签字。

2007 年，中华医学会放射学分会介入放射学组组团出席在希腊雅典举行的欧洲心血管和介入放射学会（Cardiovascular and Interventional Radiological Society of Europe，CIRSE）年会（图 6-38），会上特别安排了一场

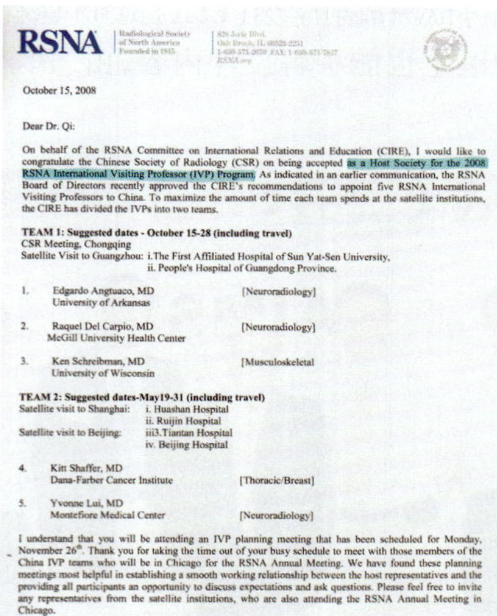

RSNA Radiological Society of North America Founded in 1915

October 15, 2008

Dear Dr. Qi:

On behalf of the RSNA Committee on International Relations and Education (CIRE), I would like to congratulate the Chinese Society of Radiology (CSR) on being accepted as a Host Society for the 2008 RSNA International Visiting Professor (IVP) Program. As indicated in an earlier communication, the RSNA Board of Directors recently approved the CIRE's recommendations to appoint five RSNA International Visiting Professors to China. To maximize the amount of time each team spends at the satellite institutions, the CIRE has divided the IVPs into two teams.

TEAM 1: Suggested dates - October 15-28 (including travel)
CSR Meeting, Chongqing
Satellite Visit to Guangzhou: i.The First Affiliated Hospital of Sun Yat-Sen University,
ii. People's Hospital of Guangdong Province.

1. Edgardo Angtuaco, MD [Neuroradiology]
University of Arkansas

2. Raquel Del Carpio, MD [Neuroradiology]
McGill University Health Center

3. Ken Schreibman, MD [Musculoskeletal
University of Wisconsin

TEAM 2: Suggested dates-May19-31 (including travel)
Satellite visit to Shanghai: i. Huashan Hospital
ii. Ruijin Hospital
Satellite visit to Beijing: iii3.Tiantan Hospital
iv. Beijing Hospital

4. Kitt Shaffer, MD
Dana-Farber Cancer Institute [Thoracic/Breast]

5. Yvonne Lui, MD
Montefiore Medical Center [Neuroradiology]

I understand that you will be attending an IVP planning meeting that has been scheduled for Monday, November 26th. Thank you for taking the time out of your busy schedule to meet with those members of the China IVP teams who will be in Chicago for the RSNA Annual Meeting. We have found these planning meetings most helpful in establishing a smooth working relationship between the host representatives and the providing all participants an opportunity to discuss expectations and ask questions. Please feel free to invite any representatives from the satellite institutions, who are also attending the RSNA Annual Meeting in Chicago.

图 6-36 国际访问教授计划(VIP)

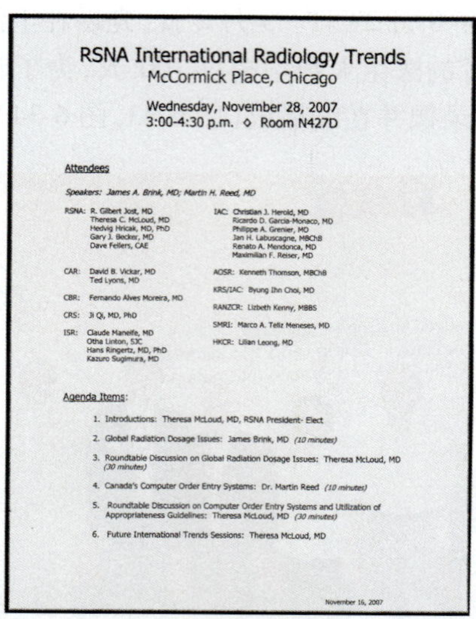

RSNA International Radiology Trends
McCormick Place, Chicago

Wednesday, November 28, 2007
3:00-4:30 p.m. ◇ Room N427D

Attendees

Speakers: James A. Brink, MD; Martin H. Reed, MD

RSNA: R. Gilbert Jost, MD
Theresa C. McLoud, MD
Hedvig Hricak, MD, PhD
Gary J. Becker, MD
Dave Fellers, CAE

CAR: David B. Vickar, MD
Ted Lyons, MD

CBR: Fernando Alves Moreira, MD

CRS: Ji Qi, MD, PhD

ISR: Claude Manelfe, MD
Otha Linton, SJC
Hans Ringertz, MD, PhD
Kazuro Sugimura, MD

IAC: Christian J. Herold, MD
Ricardo D. Garcia-Monaco, MD
Philippe A. Grenier, MD
Jan H. Labuscagne, MBChB
Renato A. Mendonca, MD
Maximilian F. Reiser, MD

AOSR: Kenneth Thomson, MBChB

KRS/IAC: Byung Ihn Choi, MD

RANZCR: Lizbeth Kenny, MBBS

SMRI: Marco A. Telliz Meneses, MD

HKCR: Lilian Leong, MD

Agenda Items:

1. Introductions: Theresa McLoud, MD, RSNA President- Elect
2. Global Radiation Dosage Issues: James Brink, MD *(10 minutes)*
3. Roundtable Discussion on Global Radiation Dosage Issues: Theresa McLoud, MD *(30 minutes)*
4. Canada's Computer Order Entry Systems: Dr. Martin Reed *(10 minutes)*
5. Roundtable Discussion on Computer Order Entry Systems and Utilization of Appropriateness Guidelines: Theresa McLoud, MD *(30 minutes)*
6. Future International Trends Sessions: Theresa McLoud, MD

November 16, 2007

图 6-37 RSNA 国际咨询委员会工作会议议程

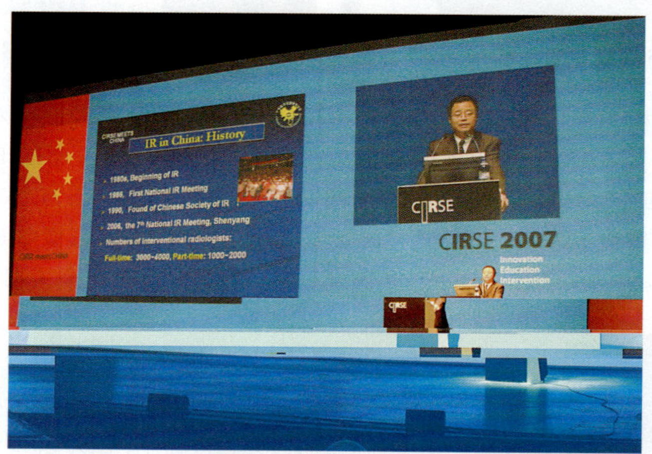

图 6-38 欧洲心血管和介入放射学会(CIRSE)年会设中国会场

CIRSE Meets China,在会场悬挂了中国五星红旗,由欧中双方共同主持会议,中方代表介绍了中国介入放射学的发展,并作了演讲。

2008 年 9 月,祁吉教授应邀访问美国宾夕法尼亚大学医院并作学术报告,被授予客座教授(图 6-39)。

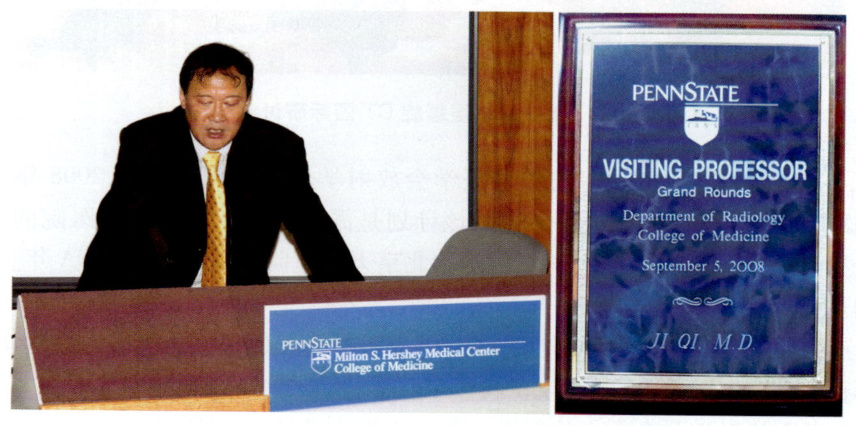

图 6-39 祁吉教授被美国宾夕法尼亚大学授予客座教授及证书

2008年11月底，在第94届北美放射学会年会期间，中华医学会放射学分会第十二届委员会主任委员郭启勇教授代表中华医学会放射学分会与欧洲放射学院（European School of Radiology, ESOR）主席Gourtsoyiannis教授签署合作交流协议（图6-40）。候任主任委员冯晓源教授、副主任委员周诚教授、学会秘书长金征宇以及学会青年委员宋彬和欧洲放射学院秘书Lindlbauer女士、欧洲放射学会（ESR）主席MaCall教授参与会谈活动。

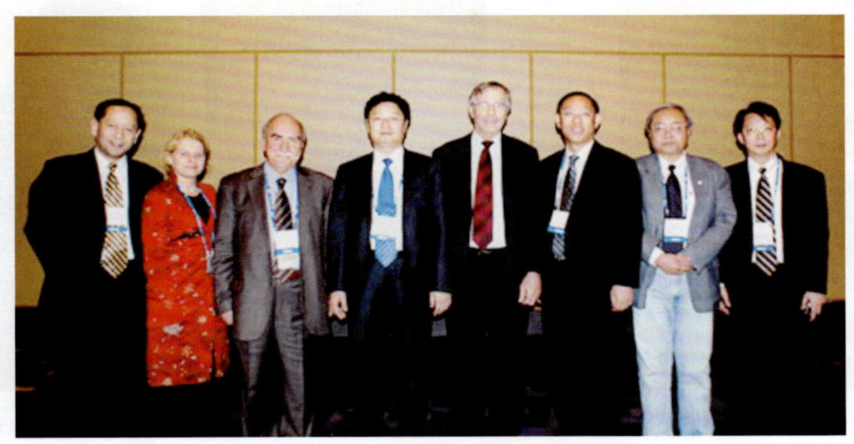

图6-40　中华医学会放射学分会与欧洲放射学院签署合作交流协议现场合影

2008年12月1日下午，中华医学会放射学分会第十二届委员会主任委员郭启勇教授、前任主任委员祁吉教授、候任主任委员冯晓源教授、学会秘书长金征宇教授以及学会青年委员宋彬教授一行，在Hyatt Regency会议中心和美国斯坦福大学（Stanford University）放射科主任Gary M. Glazer教授等就中华医学会放射学分会与斯坦福大学放射科之间的学术合作问题进行了讨论（图6-41）。

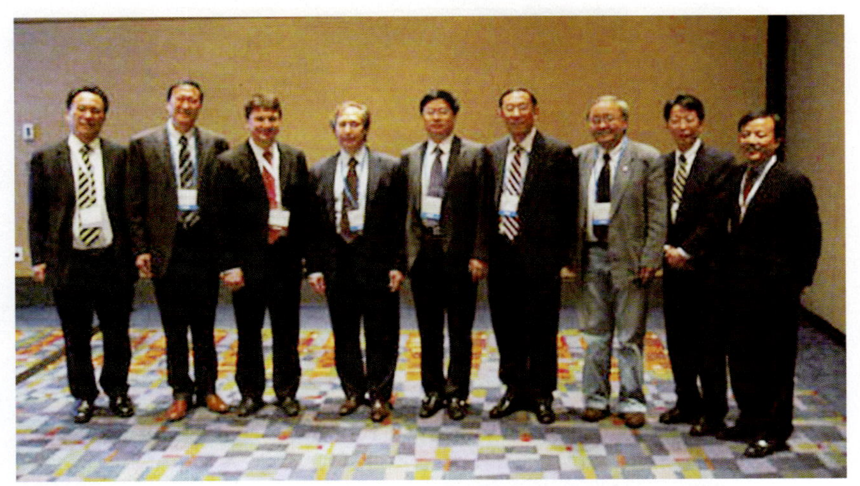

图6-41　中华医学会放射学分会与美国斯坦福大学签署合作协议现场合影

2008年12月1日，北美放射学会授予戴建平教授荣誉会员称号（图6-42）。

2009年2月，郭启勇教授、祁吉教授、孟俊非教授及卢再鸣教授在日本宫崎参加首届中日韩放射合作峰会（Asian Radiology Table Symposium）。

2009年6月，亚洲腹部放射学会（Asian Society of Abdominal Radiology, ASAR）第二届学术大会（Asian Congress of Abdominal Radiology, ACAR）在韩国首尔召开，郭启勇教授与周诚教授参加，并当选为2010年ASAR轮值主席。

2009年9月12—18日，应俄罗斯放射学会的邀请，由主任委员郭启勇教授带队，中华医学会放射学分会组织包括前任主任委员戴建平教授等专家在内的一行 22 人对俄罗斯进行了为期 5 天的友好访问。俄方授予郭启勇教授圣彼得堡放射学会荣誉会员称号(图 6-43)。本次访问是改革开放以来中俄放射学界之间的第一次学术交流活动。

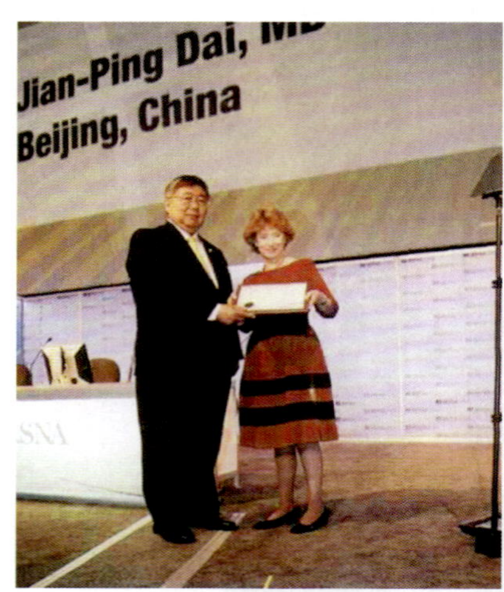

图 6-42　戴建平教授被授予北美放射学会荣誉会员

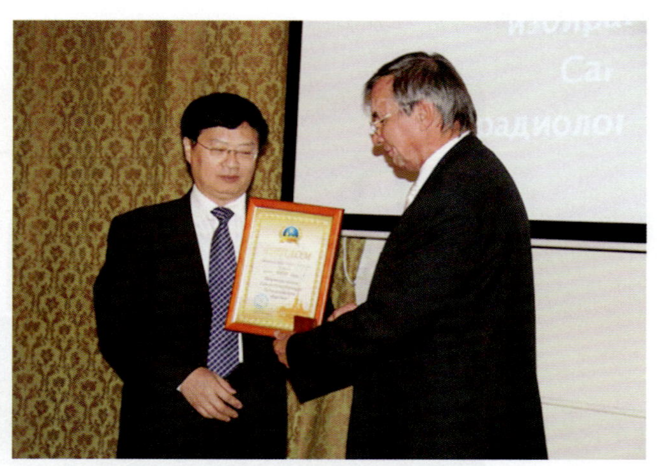

图 6-43　俄方授予郭启勇教授圣彼得堡放射学会荣誉会员称号

2009 年 11 月 30 日,第 95 届北美放射学年会召开期间,中华医学会放射学分会主任委员郭启勇教授和美国斯坦福大学放射科主任 Gary M. Glazer 教授就中华医学会放射学分会和斯坦福大学放射科之间的学术交流活动进行了讨论。中华医学会放射学分会和斯坦福大学放射科一致认为,双方在 2009 年的学术合作是非常成功的,达到了预期的目标和效果(图 6-44)。

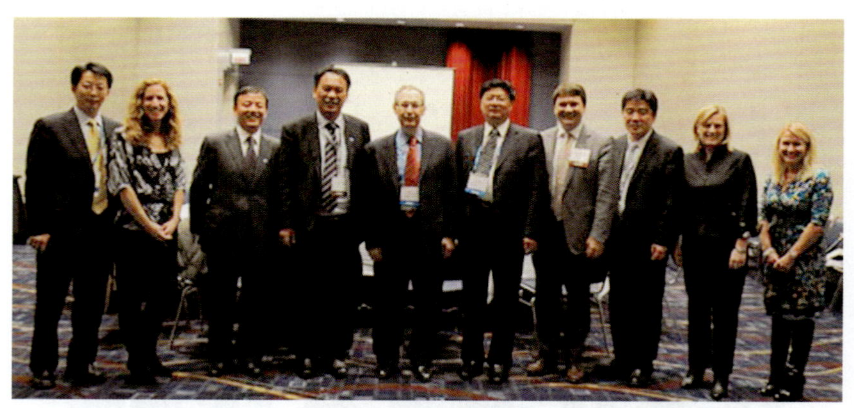

图 6-44　中美双方代表合影

2010 年 1 月 23—26 日,印度放射学和医学成像协会(IRIA)第 63 届年会在印度南部城市 Ahmedabad 举行。中华医学会放射学分会委托前任主任委员祁吉教授和胸部学组组长刘士远教授参会。

2010 年 3 月 1—2 日,受中华医学会放射学分会主任委员郭启勇教授的指派,章士正教授和宋彬教授代表中华医学会放射学分会参加在瑞士日内瓦世界卫生组织(WHO)总部举行的有关辐射防护的国际专家工作讨论会(图 6-45,图 6-46)。

2010 年 3 月 3—7 日的欧洲放射学会年会上,祁吉教授被授予欧洲放射学会(ESR)荣誉会员称号(图 6-47)。

2010 年 4 月 8—12 日,在上海市举办了第 26 届国际放射学大会(International Congress of Radiology, ICR),祁吉教授和冯晓源教授任大会主席(图 6-48,图 6-49)。此次大会由国际放射学会(ISR)主导,中华医

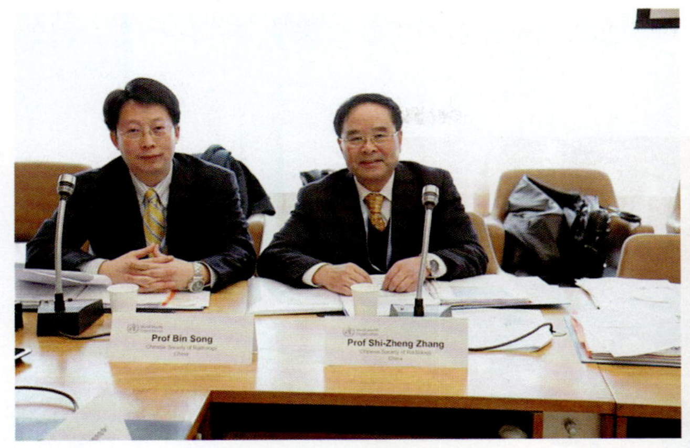

图 6-45　章士正教授、宋彬教授在 WHO 总部会场

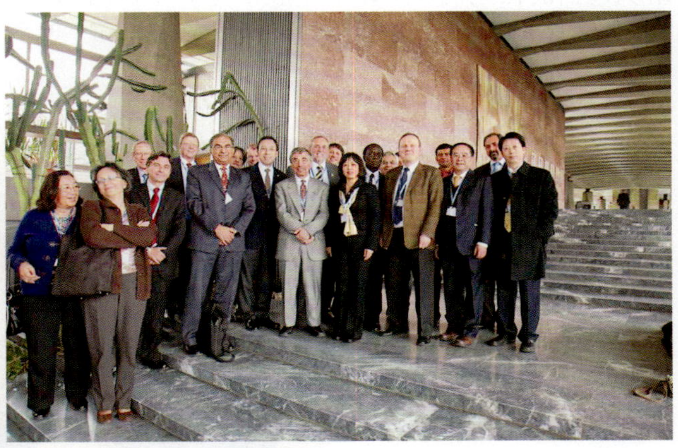

图 6-46　WHO 辐射防护专家工作组合影

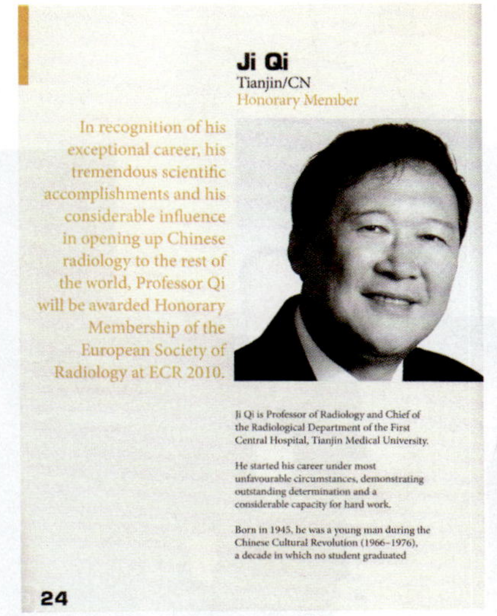

Ji Qi
Tianjin/CN
Honorary Member

In recognition of his exceptional career, his tremendous scientific accomplishments and his considerable influence in opening up Chinese radiology to the rest of the world, Professor Qi will be awarded Honorary Membership of the European Society of Radiology at ECR 2010.

Ji Qi is Professor of Radiology and Chief of the Radiological Department of the First Central Hospital, Tianjin Medical University.

He started his career under most unfavourable circumstances, demonstrating outstanding determination and a considerable capacity for hard work.

Born in 1945, he was a young man during the Chinese Cultural Revolution (1966–1976), a decade in which no student graduated

24

图 6-47　祁吉教授被授予 ESR 荣誉会员

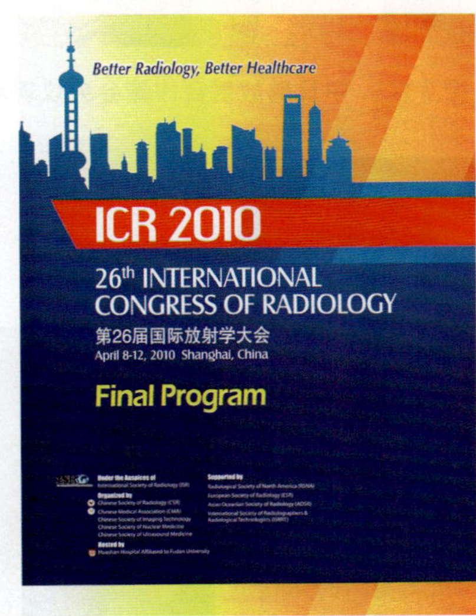

图 6-48　第 26 届国际放射学大会

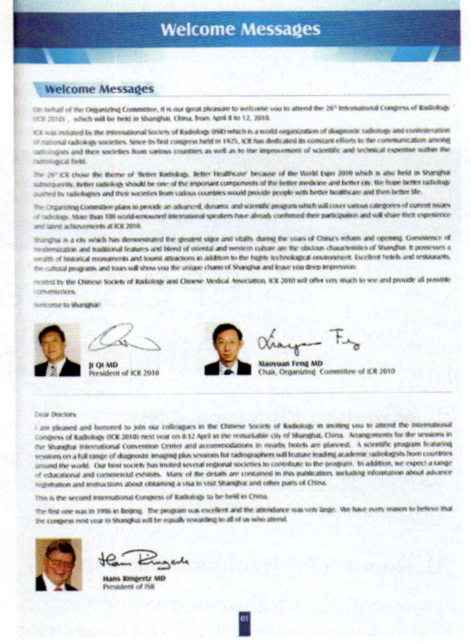

图 6-49　冯晓源教授在 ICR 2010 致欢迎辞

学会、中华医学会放射学分会、中华影像技术学会、中华核医学会、中华超声医学会等主办，复旦大学附属华山医院承办，得到了北美放射学会（RSNA）、欧洲放射学会（ESR）、亚洲和大洋洲放射学会（AOSR）、国际放射线摄影师与放射技术员协会（ISRRT）等学会的支持。大会主题是“放射学，让医疗卫生保健更好”，冯晓源教授在此次大会上当选为 ISR 执行委员会委员。

2010 年 8 月，中日韩放射合作峰会在韩国济州举行。郭启勇教授、戴建平教授、周诚教授、孟俊非教授及学会工作秘书卢再鸣参加（图 6-50）。

2010 年 10 月 2—6 日，在西班牙瓦伦西亚举行的欧洲心血管和介入放射学会（CIRSE，Europe）年会上，上海同济大学第十人民医院李茂全教授荣获 2010 年度优秀论文奖（图 6-51，图 6-52）。

2011 年 3 月 4 日，欧洲放射学会年会（ECR）上，戴建平教授荣获欧洲放射学会荣誉会员（图 6-53）。期间应法国放射学会（France Society of Radiology，FSR）邀请，中华医学会放射学分会名誉主任委员戴建平教授、主任委员郭启勇教授和青年委员会常务副主任委员宋彬教授和 FSR 的 Guy Frija、Jean-Pierre Pruvo、Philippe Devred 等 3 位代表就开展中法双方的学术交流活动进行了讨论，初步确定了下一阶段的合作框架。

2011 年 5 月，郭启勇教授组织中华医学会放射学分会部分领导与专家参加德国放射学会年会，并签署学术交流协议（图 6-54）。

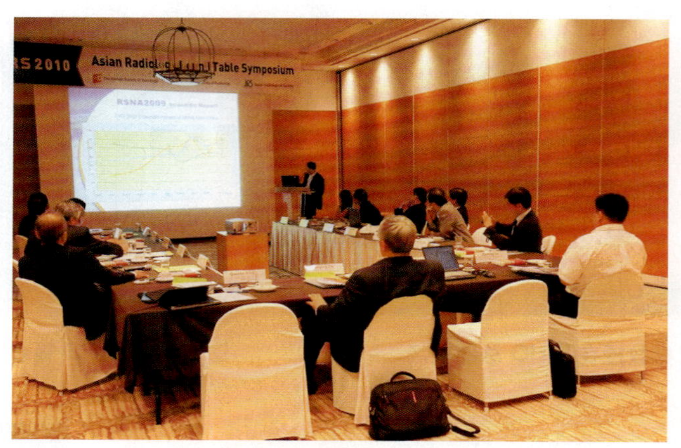

图 6-50　中日韩放射合作峰会会议现场

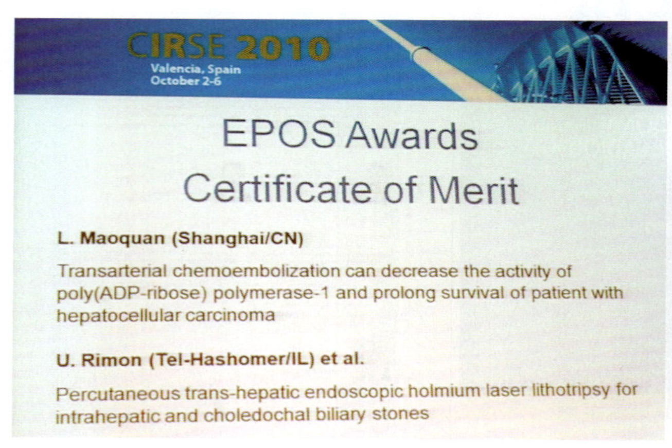

图 6-51　CIRSE 获奖名单

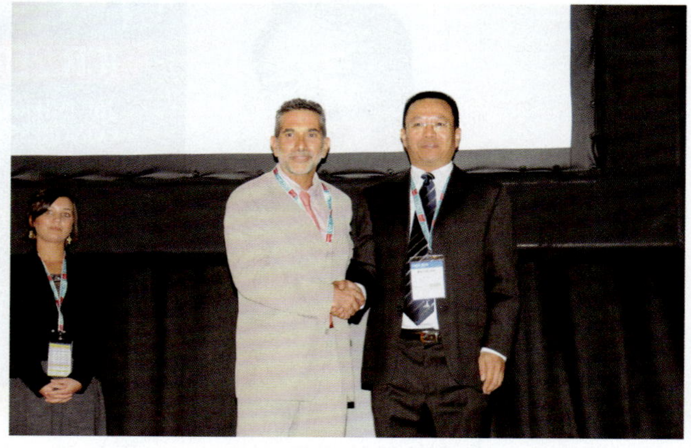

图 6-52　CIRSE 颁奖照片

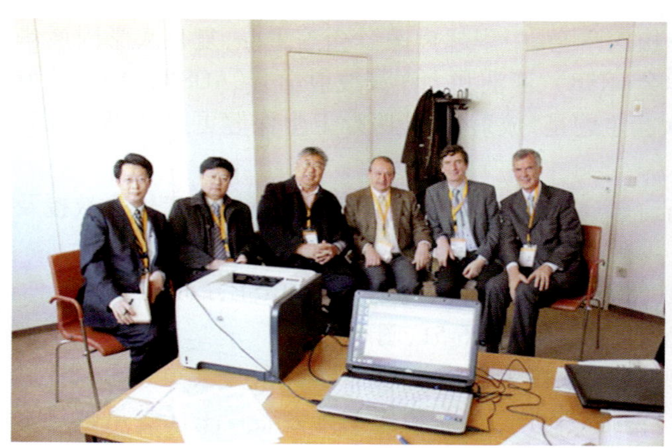

图 6-53　中法放射学会领导在 2011ECR 期间的会谈合影

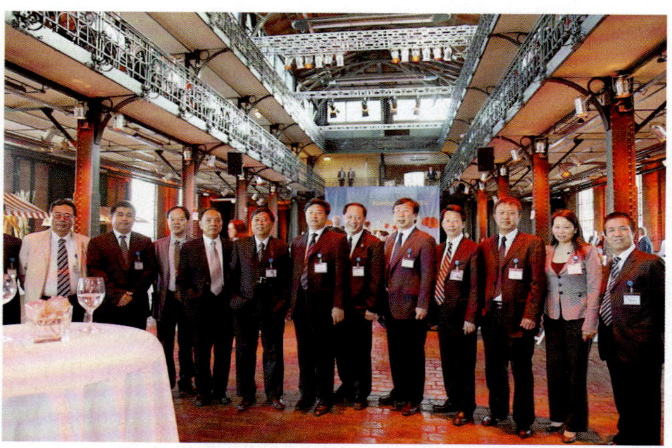

图 6-54　中华医学会放射学分会部分领导与专家参加德国放射学会年会

2011年5月12—14日，卫生部北京医院协办的第十四届全国腹部影像学学术会议在北京市举行，同期召开第三届亚洲腹部放射学术会议（ACAR'2011），闵鹏秋教授荣获第三届亚洲腹部放射学大会金奖（图6-55）。

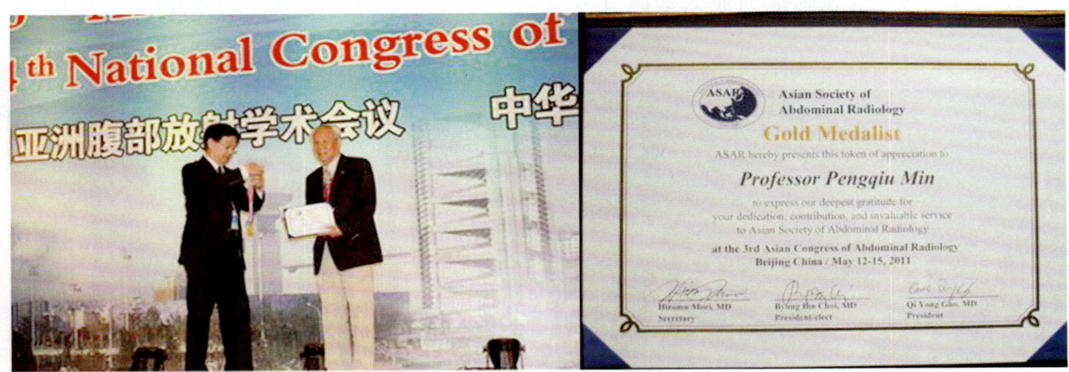

图6-55　闵鹏秋教授荣获第三届亚洲腹部放射学大会金奖

同年，印度放射与影像协会（IRIA）授予祁吉教授荣誉会员称号（图6-56）。

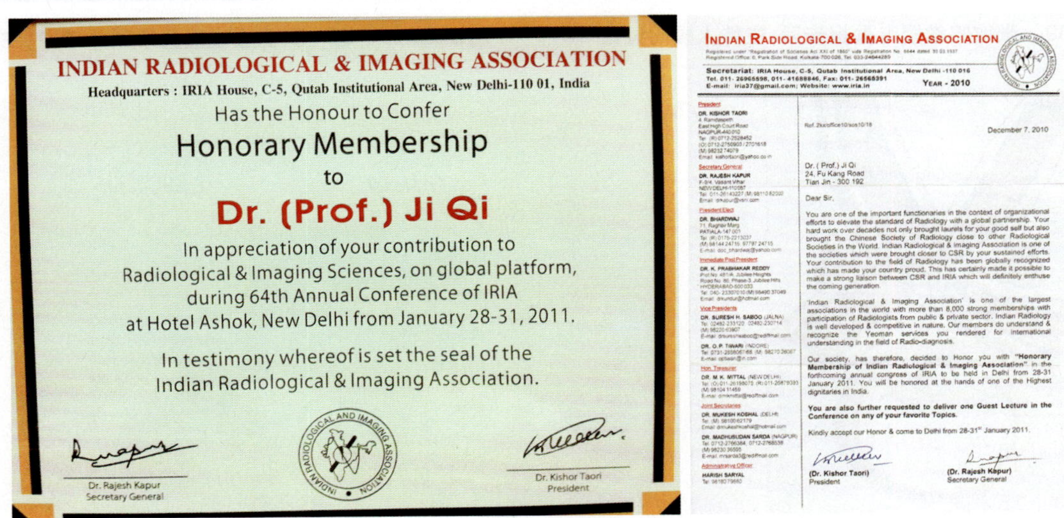
INDIAN RADIOLOGICAL & IMAGING ASSOCIATION
Headquarters : IRIA House, C-5, Qutab Institutional Area, New Delhi-110 01, India
Has the Honour to Confer
Honorary Membership
to
Dr. (Prof.) Ji Qi
In appreciation of your contribution to
Radiological & Imaging Sciences, on global platform,
during 64th Annual Conference of IRIA
at Hotel Ashok, New Delhi from January 28-31, 2011.
In testimony whereof is set the seal of the
Indian Radiological & Imaging Association.

Dr. Rajesh Kapur
Secretary General

Dr. Kishor Taori
President

INDIAN RADIOLOGICAL & IMAGING ASSOCIATION
Secretariat: IRIA House, C-5, Qutab Institutional Area, New Delhi -110 016
YEAR - 2010

December 7, 2010

Dr. (Prof.) Ji Qi
24, Fu Kang Road
Tian Jin - 300 192

Dear Sir,

You are one of the important functionaries in the context of organizational efforts to elevate the standard of Radiology with a global partnership. Your hard work over decades not only brought laurels for your good self but also brought the Chinese Society of Radiology close to other Radiological Societies in the World. Indian Radiological & Imaging Association is one of the societies which were brought closer to CSR by your sustained efforts. Your contribution to the field of Radiology has been globally recognized which has made your country proud. This has certainly made it possible to make a strong liaison between CSR and IRIA which will definitely enthuse the coming generation.

'Indian Radiological & Imaging Association' is one of the largest associations in the world with more than 8,000 strong memberships with participation of Radiologists from public & private sector. Indian Radiology is well developed & competitive in nature. Our members do understand & recognize the Yeoman services you rendered for international understanding in the field of Radio-diagnosis.

Our society, has therefore, decided to Honor you with **"Honorary Membership of Indian Radiological & Imaging Association"** in the forthcoming annual congress of IRIA to be held in Delhi from 28-31 January 2011. You will be honored at the hands of one of the Highest dignitaries in India.

You are also further requested to deliver one Guest Lecture in the Conference on any of your favorite Topics.

Kindly accept our Honor & come to Delhi from 28-31st January 2011.

(Dr. Kishor Taori)
President

(Dr. Rajesh Kapur)
Secretary General

图6-56　祁吉教授被IRIA授予荣誉会员

2011年10月22—25日，法国放射学会邀请戴建平教授带队的CSR专家团参加法国放射学年会（图6-57，图6-58），并在会上举办"中国专场"，介绍中国的放射学研究现状和技术进展。陈敏教授和张敏鸣教授

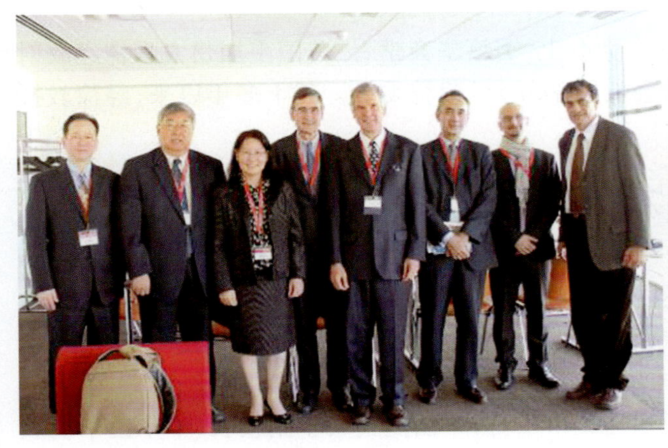

图6-57　戴建平教授、陈敏教授和张敏鸣教授与法放领导合影

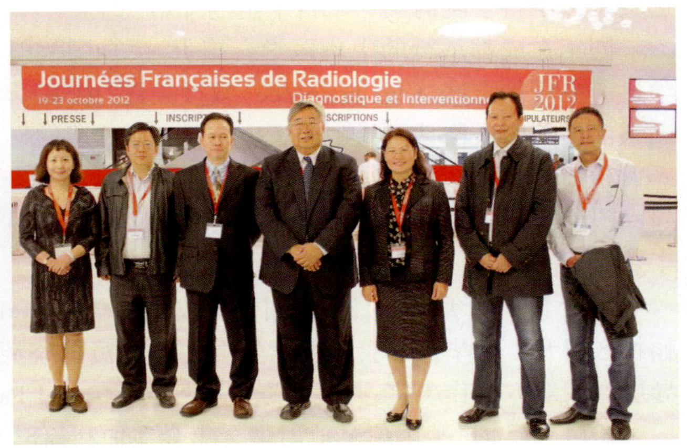

图6-58　中华放射学会代表团合影

在会上作了专题报告(图 6-59)。

2012 年 5 月 30 日—6 月 2 日,第十届亚太心血管和介入放射学大会(APCCVIR)在日本神户召开。会议期间,李麟荪教授获金奖,以表彰他为亚太地区介入放射学事业做出杰出贡献(图 6-60 ~ 图 6-62)。

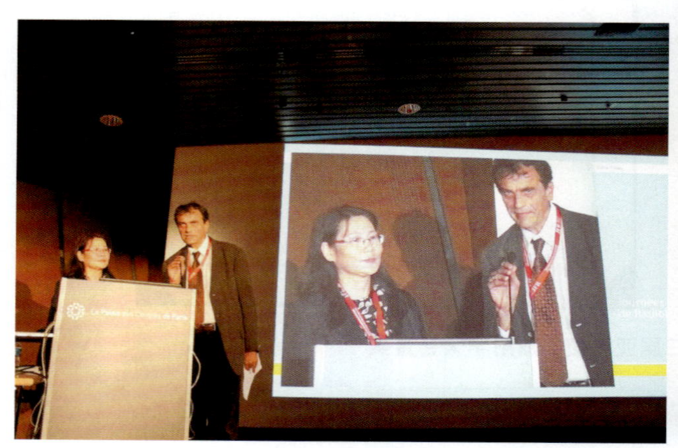

图 6-59　张敏鸣教授专题报告后,主持人提问讨论

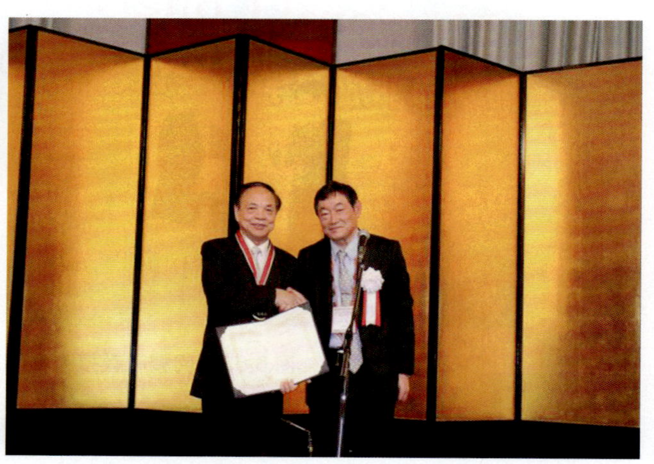

图 6-60　APCCVIR 大会主席为李麟荪教授(左)颁奖

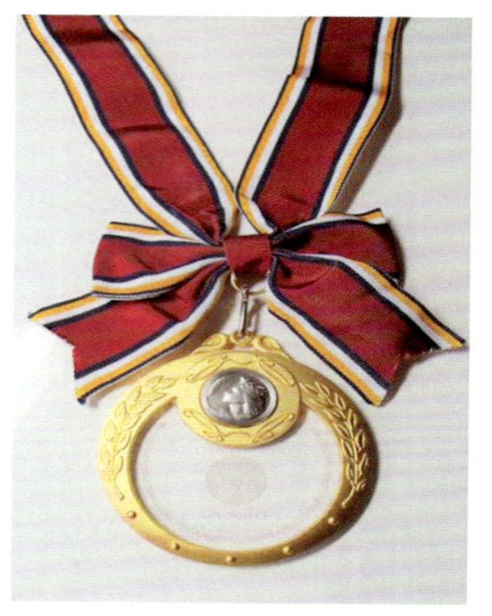

图 6-61　APCCVIR 金牌奖章

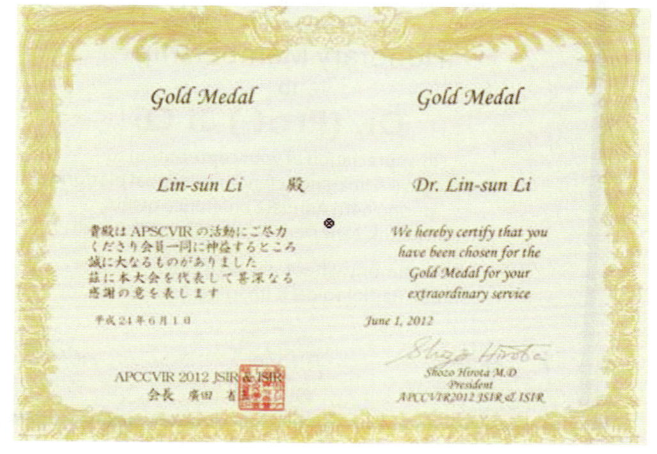

Gold Medal

Lin-sun Li　殿

貴殿は APSCVIR の活動にご尽力
くださり会員一同に裨益するところ
誠に大なるものがありました
茲に本大会を代表して甚深なる
感謝の意を表します

平成 24 年 6 月 1 日

APCCVIR 2012 JSIR & ISIR
会長　廣田　省

Gold Medal

Dr. Lin-sun Li

We hereby certify that you
have been chosen for the
Gold Medal for your
extraordinary service

June 1, 2012

Shozo Hirota M.D
President
APCCVIR2012 JSIR & ISIR

图 6-62　APCCVIR 获奖证书

2012 年 10 月 15 日,美国医学科学院在华盛顿宣布新增 70 名院士和 10 名外籍院士,其中,戴建平教授入选新一批外籍院士,成为继巴德年(1999 年)、陈竺(2007 年)、刘德培(2008 年)、韩启德(2011 年)之后入选美国医学科学院的又一来自中国的外籍院士。

同年在成都举行的中华医学会第 19 次全国放射学术大会上,美籍华裔学者、美国南加州大学神经放射学科前主任徐志诚(Chi-sheng Zee)教授荣任"中华医学会放射学分会"荣誉委员。三十多年以来,经徐教授联系前往美国进修学习的中国医生超过 200 多人。

2013 年 3 月 22—24 日,第四届亚洲腹部放射学会学术大会(The 4th Asian Congress of Abdominal Radiology,ACAR2013)在中国台湾地区台北市及高雄市召开(图 6-63)。中华医学会放射学分会腹部学组组团参加了这次大会(图 6-64,图 6-65)。

2013 年 4 月 12—16 日,美国伦琴放射学会(American Roentgen Ray Society,ARRS)年会在美国首都华盛顿特区召开。中华医学会放射学分会主任委员冯晓源教授和副秘书长宋彬教授应邀参加会议,与 ARRS 领导层商谈双方合作事宜,并签署"全球伙伴"(Global Partnership)协议(图 6-66,图 6-67)。

2014 年 5 月,美国伦琴放射学会年会在加利福尼亚州迭戈市举行,中国复旦大学副校长、中华医学会放射学分会主任委员冯晓源教授在会上被该学会授予荣誉会员称号(图 6-68)。

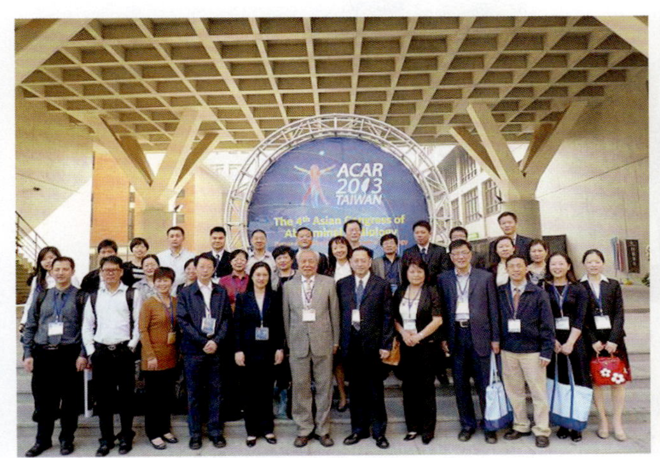

图 6-63　参加 ACAR 2013 的中华医学会放射学分会腹部学组专家合影

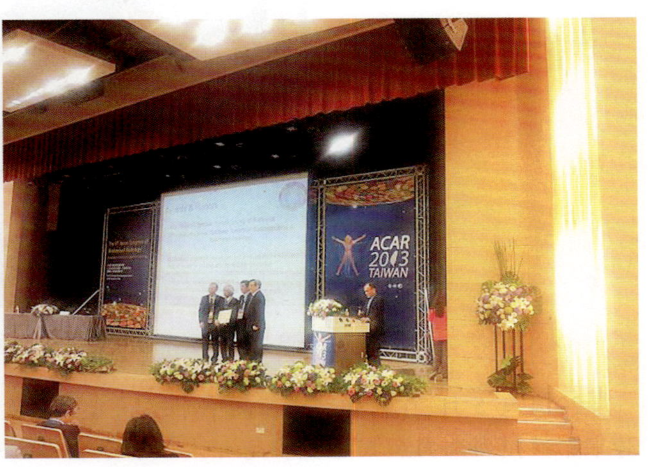

图 6-64　第四届亚洲腹部放射学会学术大会开幕式

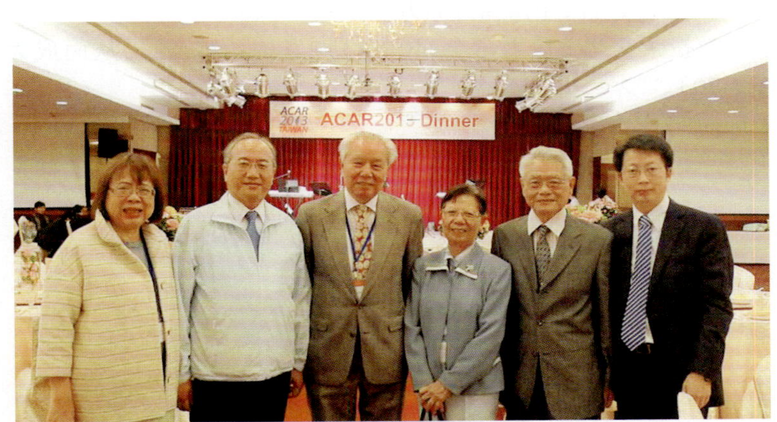

图 6-65　中华医学会放射学分会腹部放射老专家闵鹏秋教授与我国台湾地区专家合影

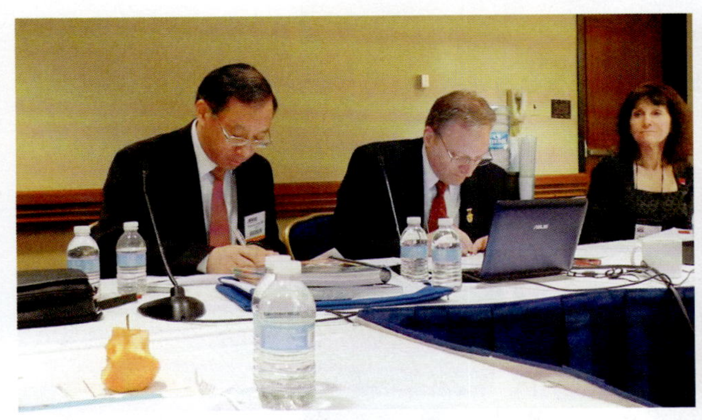

图 6-66　中华医学会放射学分会主任委员冯晓源教授与 ARRS 时任主席签署协议

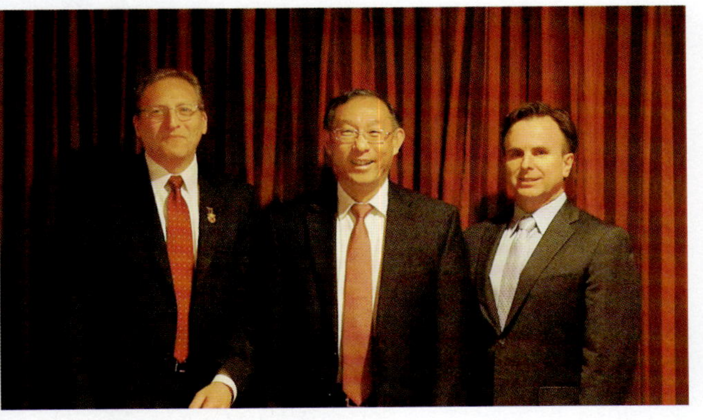

图 6-67　中华医学会放射学分会主任委员冯晓源教授与 ARRS 两任主席合影留念

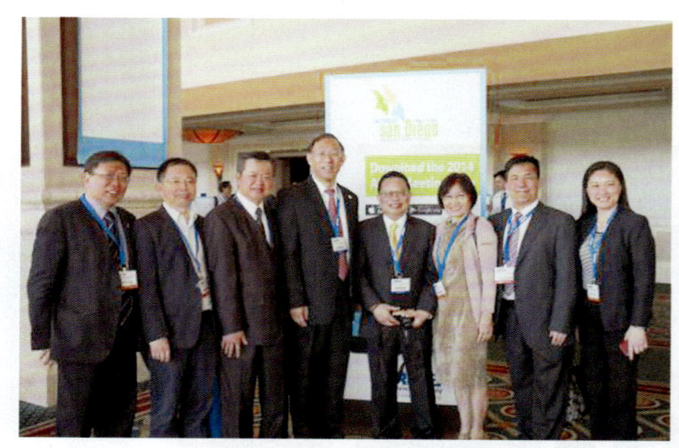

图 6-68　中华医学会放射学分会参加美国伦琴放射学会年会代表合影

2014 年 5 月，在新加坡举行的第十一届亚太心血管和介入放射学大会（APCCVIR）上，东南大学医学院滕皋军教授当选为亚太心血管与介入放射学会（APSCVIR）候任主席（President-Elect），并代表中国获得了 2016 年第十二届亚太心血管和介入放射学大会（APCCVIR）的承办权。APSCVIR 是亚太地区唯一的国际性介入放射学术组织，也是国际三大介入放射学术组织之一，包括中国、日本、韩国、新加坡、澳大利亚、新西兰等国在内的 20 多个成员国和地区，每两年换届并召开一次学术大会。

2014 年 11 月，金征宇教授荣获北美放射学会（RSNA）颁发的荣誉会员，从而成为中国第四位获此殊荣的放射专家（图 6-69，图 6-70）。

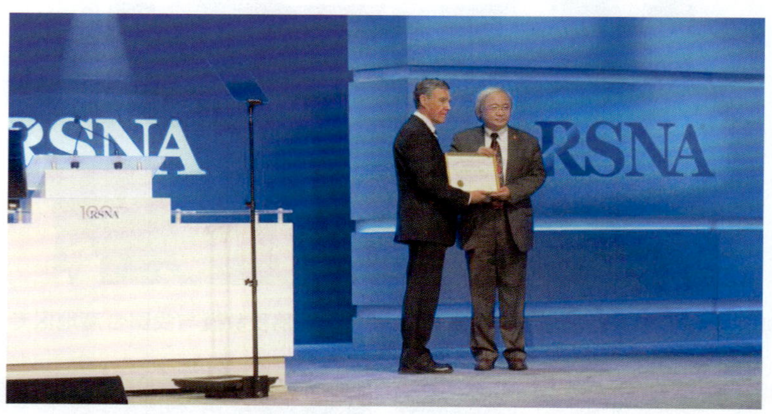

图 6-69　金征宇教授获颁 RSNA 荣誉会员证书

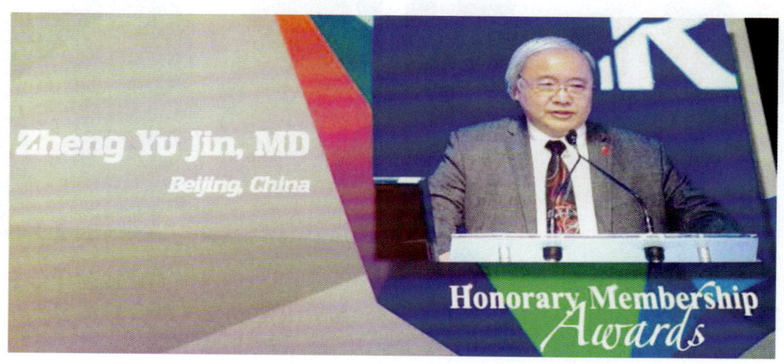

图 6-70　金征宇教授在 RSNA 年会上致答谢辞

2015 年，中华医学会放射学分会与韩国医学磁共振学会（KSMRM）签订平等合作协议，双方同意每年互邀讲者参加年会，增进交流。

2015 年 6 月 19—21 日，在日本滨松举行的第五届亚洲腹部放射学会学术大会（ACAR 2015）上，中华医学会放射学分会前任主任委员郭启勇教授荣获 ASAR 金奖（Gold Medalist）（图 6-71）。

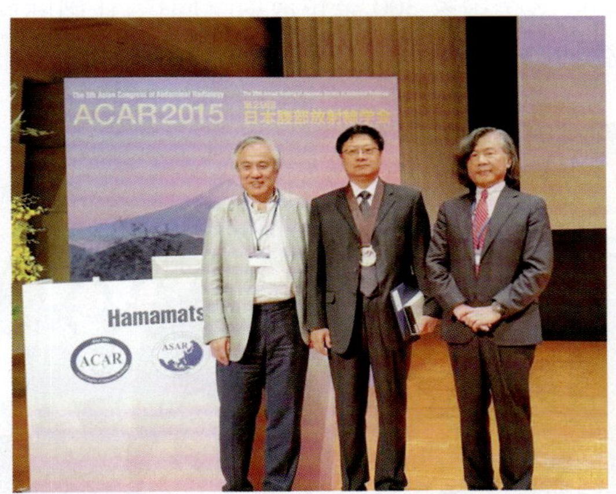

图 6-71　中华医学会放射学分会前任主任委员郭启勇教授荣获 ASAR 金奖

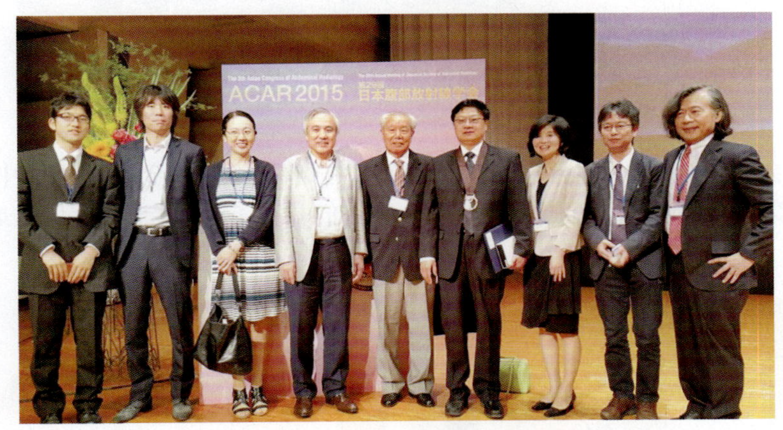

图 6-72　ACAR 2015 期间郭启勇教授、闵鹏秋教授与国际专家合影

2015 年 9 月，韩国放射学会年会（KSR）上，李坤成教授代表中华医学会放射学分会组团参加了首届亚洲论坛（图 6-73）。

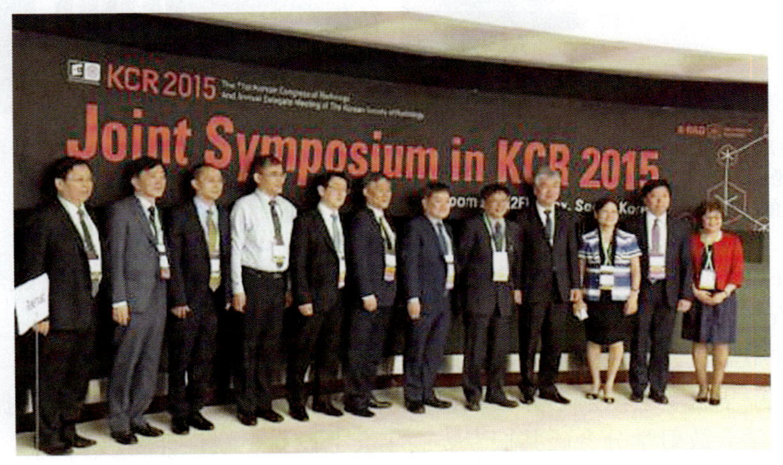

图 6-73　参加首届亚洲论坛的中华医学会放射学分会代表团合影

2015年11月，北美放射学年会(RSNA)迎来百年盛典，中华医学会放射学分会新一届领导班子以“承前启后，创新发展，团结合作，面向国际”作为宗旨，主任委员徐克教授指示在当年的RSNA展厅第一次设立中华医学会放射学分会展台，期间播放了张敏鸣教授团队制作的中华医学会放射学分会和2016苏州年会宣传片。来自全国各大医院放射科的25位青年才俊们加入了志愿者团队，先后接待了来自美国、加拿大、以色列、阿根廷、刚果、尼泊尔、日本等60多个国家300余位放射学同仁，让国际同行全面地了解了中华医学会放射学分会的辉煌历史和当前的发展(图6-74)。

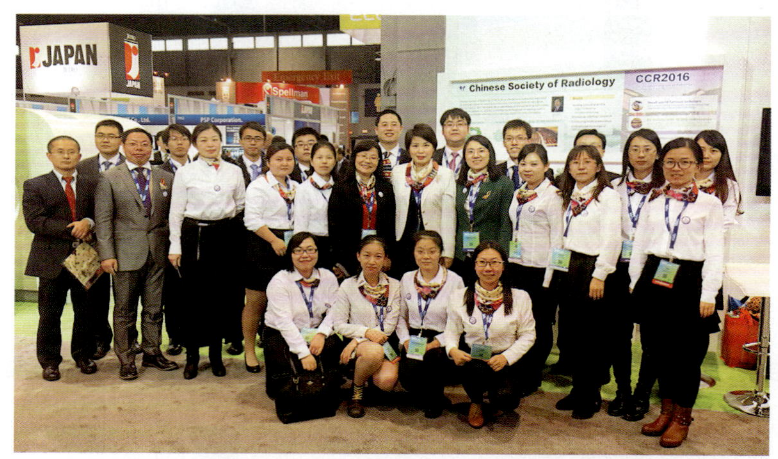

图6-74　在RSNA年会现场张敏鸣教授和王梅云教授带领的中国放射学界志愿者宣传队伍

2015年RSNA年会期间，中华医学会放射学分会徐克主委倡议建立“金砖五国”(中国、俄罗斯、印度、巴西、南非)放射学国际交流组织。金砖五国的放射学会主委们举行了首次会晤，会议达成多项共识(图6-75，图6-76)。

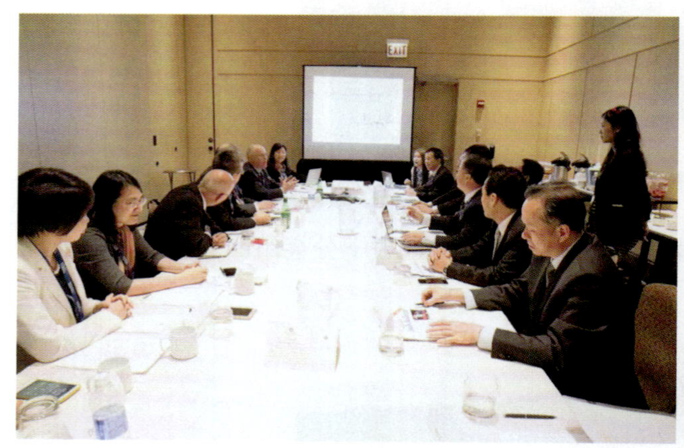

图6-75　中华医学会放射学分会徐克主委和副主委兼秘书长陈敏教授、副秘书长张敏鸣教授以及对外联络工作组成员与金砖五国的放射学会领导首次会晤

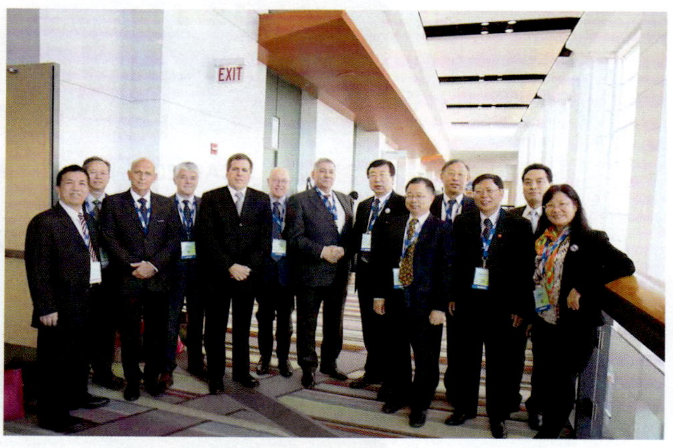

图6-76　中华医学会放射学分会徐克主委等与金砖五国放射学会主委合影

2015—2016年，在中华医学会放射学分会磁共振专委会年会上与国际医学磁共振学会(ISMRM)联合举办ISMRM Outreach Workshop。

2015—2016年，在中华医学会放射学分会磁共振专委会年会上设立中韩会场。

2015—2016年，在中华医学会放射学分会磁共振专委会年会上设立海外华人磁共振学会专场。

2016年，在中华医学会放射学分会磁共振专委会年会上设立中欧日会场。

2016年，中华医学会放射学分会与日本医学磁共振学会(JSMRM)签订平等合作协议，双方同意每年互邀讲者参加年会，增进交流。

2016 年 4 月 21—24 日，第十二届亚太心血管和介入放射学大会（APCCVIR）在中国苏州举行，本次会议由亚太心血管与介入放射学会主办；东南大学附属中大医院、苏州大学附属第一医院、南京市第一医院、江苏省人民医院共同承办，中华医学会放射学分会介入专业委员会（CSIR）协办。这是继北京后，亚太介入放射学学术盛会第二次在中国举办，吸引了来自全球介入及相关学科专家学者 4000 余人参会。120 余位海外顶级介入专家、300 多位国内顶级介入专家带来 300 余场次学术报告，几乎涵盖了所有介入相关领域。中华医学会放射学分会主任委员徐克教授荣获会议最高荣誉：APSCVIR 金奖。该奖项是用于表彰对全球影像引导下微创治疗的发展做出杰出贡献的专家学者，获奖者由 APSCVIR 委员会提名并由成员国的代表团评选而出。

2016 年 4 月，中华医学会放射学分会代表团参加美国伦琴放射学会年会。19 日上午，本届中华医学会放射学分会（CSR）与美国伦琴放射学会（ARRS）继上一次 RSNA 会晤后进行第二次会晤，中华医学会放射学分会代表团由李坤成副主委带领（图 6-77），与 ARRS 主席 Castillo 教授共同签署了三年合作协议，这是中华医学会放射学分会国际交流合作的又一重要举措。

2016 年，金征宇教授被日本放射学会（JCR）授予终身荣誉会员称号（图 6-78）。

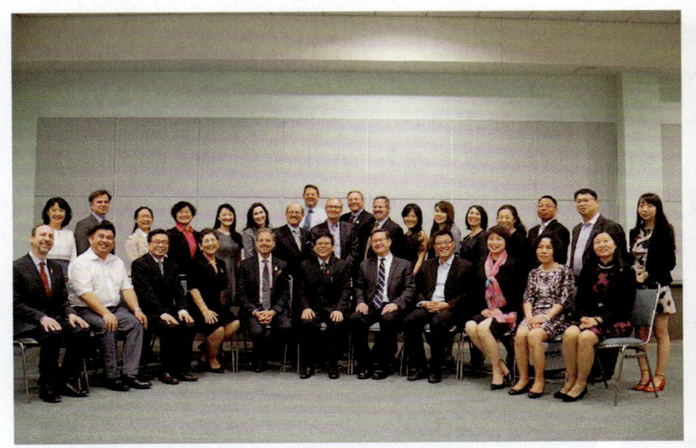

图 6-77　李坤成副主委带领的中华医学会放射学分会代表团与 ARRS 主席 Castillo 教授等合影

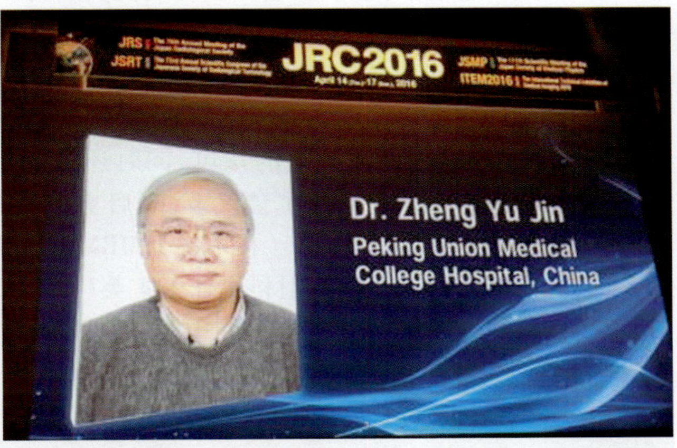

图 6-78　金征宇教授被日本放射学会（JCR）授予终身荣誉会员称号

2016 年，金砖五国放射学组织领导在 ECR2016 再次相聚（图 6-79）。巴西，南非，印度，俄罗斯相关放射学会分别派了主委及副主委以上级别人员参加会议，本次会晤继上次 RSNA 首次会晤之后又取得了显著的进展。

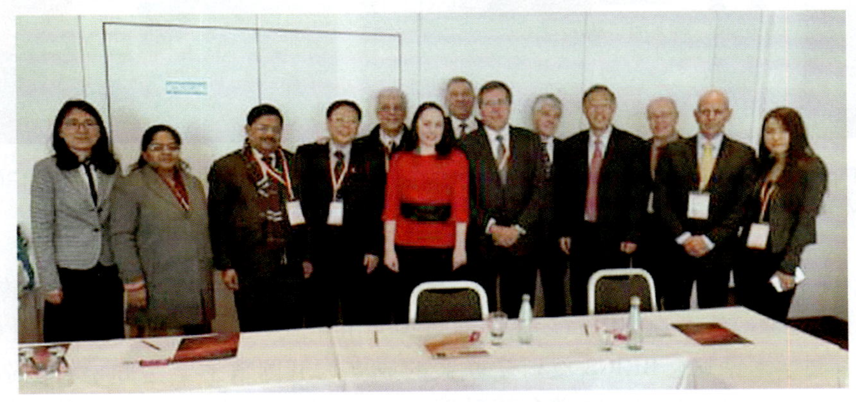

图 6-79　金砖五国放射学会代表 ECR 2016 会晤合影

2016 年，中华医学会放射学分会候任主委金征宇教授带领 12 位专家和青年委员在德国莱比锡参加了 2016 年德国放射学年会国际课程，这是已迈入第六个年头的中放年度国际交流重点活动之一中德交流项目。其中，来自北京阜外医院的吕滨教授被邀请作为国际讲者，发表了心血管影像未来的演讲。中方代表团还参访了柏林夏洛特医院——欧洲最大的高校医院之一，并且得到了其影像部主席，欧洲放射学会候任主席 Prof. Hamm 的热情接待。（图 6-80）

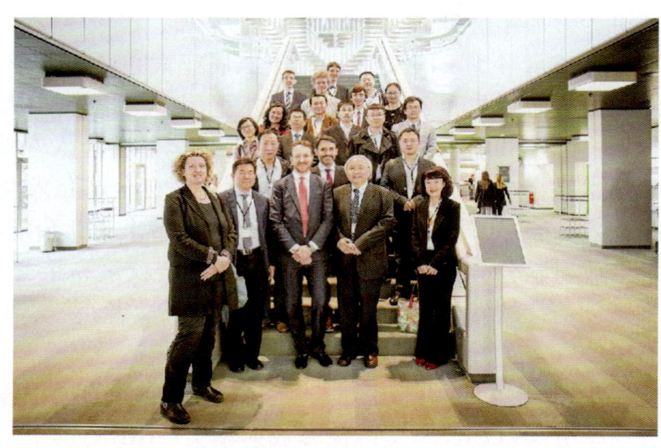

图 6-80　金征宇教授率领的中放代表团与德国放射学同行合影

2016 年 5 月，第 24 届国际医学磁共振学会（ISMRM）年会在新加坡召开。来自世界上 100 多个国家的近万名从事磁共振技术的专业人士欢聚一堂，越来越多的中国学者站在了主会场，向全世界发出了来自中国的声音。在大会开幕式上，大会主席 James Pipe 教授宣布来自四川大学华西医院的中华医学会放射学分会磁共振专业委员会副主任委员龚启勇教授当选为 ISMRM 的 Senior Fellow（图 6-81），成为第一个获得此 ISMRM 殊荣的中国本土学者，这在我国医学磁共振的发展史中具有里程碑意义。同时，继 2015 年在 ISMRM 年会上作为首位华人学者受邀成为 NIBIB NewHorizons 荣誉冠名主题演讲专家之后，龚启勇教授在本次 ISMRM 年会上受邀为 ISMRM Educational Course 做专题讲座并主持讨论，说明我国学者医学磁共振的研究成果不仅得到国际同行的认可，同时还被纳入 ISMRM 教育课程。此外，在由海外华人磁共振学会（OCSMRM）组织的 China Night 会议上，龚启勇教授被提名为 OCSMRM 的 2016—2017 年秘书长和 2018—2019 年主席（Future President）。在本次 ISMRM 年会开幕上，中华医学会放射学分会磁共振专业委员会副主任委员、北京大学第一医院放射科主任王霄英（图 6-82）教授作为首位女性学者受邀做 Mansfield 大会主题演讲，以自己科室的发展为例，介绍了中国磁共振技术和应用近 20 年来的发展与变化，向世界充分展示了中国女性学者的学识和风范。

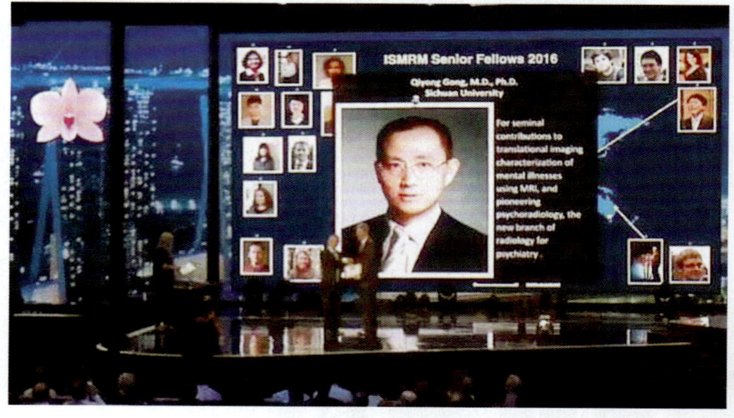

图 6-81　James Pipe 主席在 ISMRM 2016 年会开幕式上向龚启勇教授颁发 ISMRM Fellow 证书

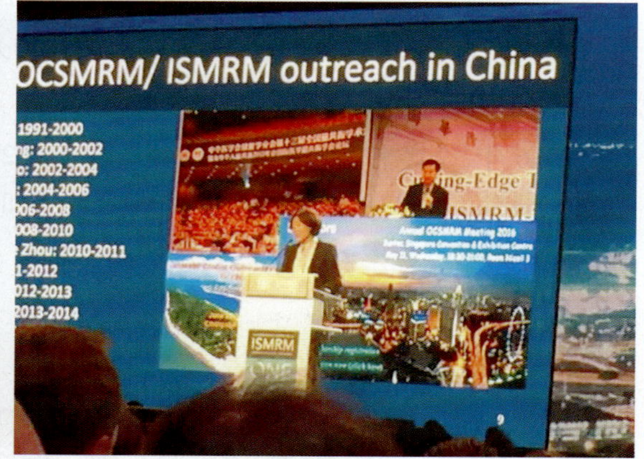

图 6-82　王霄英教授在 ISMRM 2016 年会开幕式上做主题演讲

2016 年 10 月，经过了之前的多次协商讨论，在五国放射学组织的一致赞成下，金砖国家放射学联盟（BRICS alliance of Radiology）终于在 2016 年 CCR 苏州年会上正式宣布成立（图 6-83，图 6-84）！同时举办 BRICS 放射学联盟首届学术论坛。BRICS 放射学联盟的成立为五国放射学会和学者创造了全新的交流舞台，打开了国际交流的一个窗口，为中华医学会放射学分会走向国际、提高学术水平和国际影响力奠定了重要的基础。

2017 年 4 月 20—23 日，第六届亚洲腹部放射学会学术大会（ACAR2017）在韩国釜山举行。中华医学会

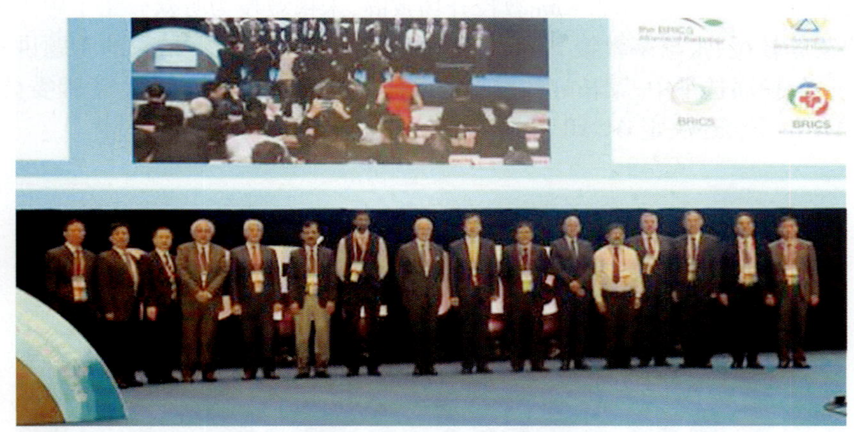

图 6-83　金砖国家放射学联盟正式成立仪式上成员国放射学会相关负责人上台合影

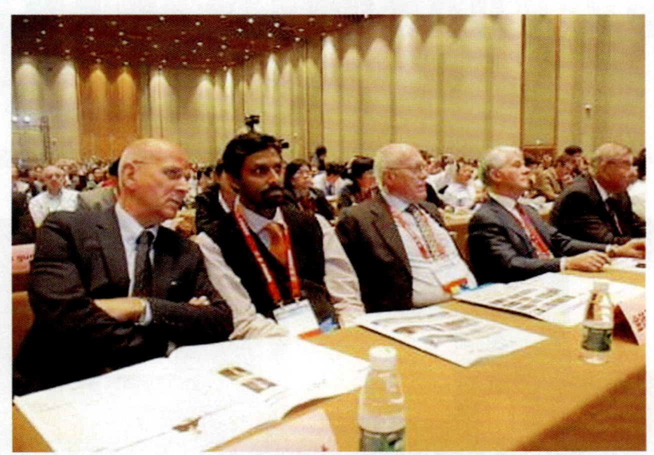

图 6-84　BRICS 放射学联盟首届学术论坛会场

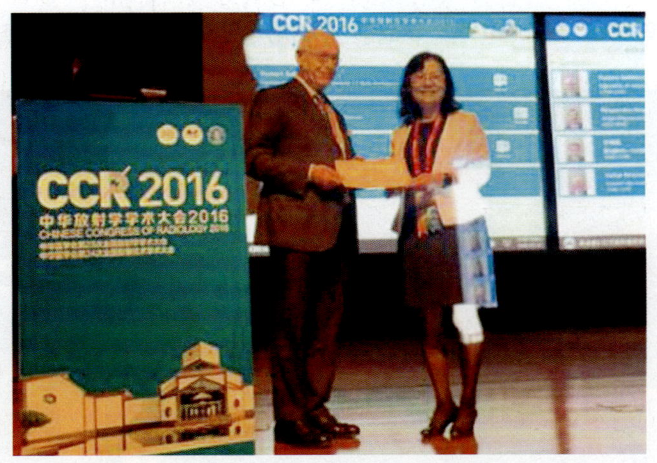

图 6-85　张敏鸣教授向参加金砖国家放射学联盟首届学术论坛代表颁发讲座证书

放射学分会副主任委员梁长虹教授、前任副主任委员会周诚教授和腹部影像专业委员会宋彬主任委员率中放代表团参会(图6-86)。会上设立了“中国篇章”(China Chapter)(图6-87)专场学术交流,由梁长虹教授和周诚教授担任主席,ACAR大会主席M. J. Kim教授开场致辞,宋彬教授为听众介绍了中国腹部影像的发展历史和取得的成就,曾蒙苏教授、张惠茅教授、居胜红教授和刘再毅教授做了精彩的专题讲座。在ASAR执委会(Executive Counsel)的换届选举中,梁长虹教授当选候任主席,宋彬教授当选为章程委员会主席,居胜红教授当选为执委。ASAR执委会还决定ACAR 2019年会在中国成都举行。

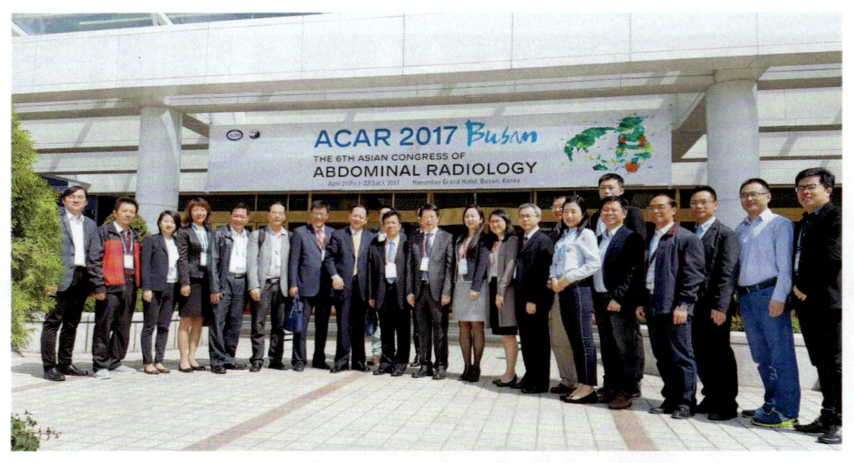

图6-86 中华医学会放射学分会腹部影像专业委员会代表团主要专家合影

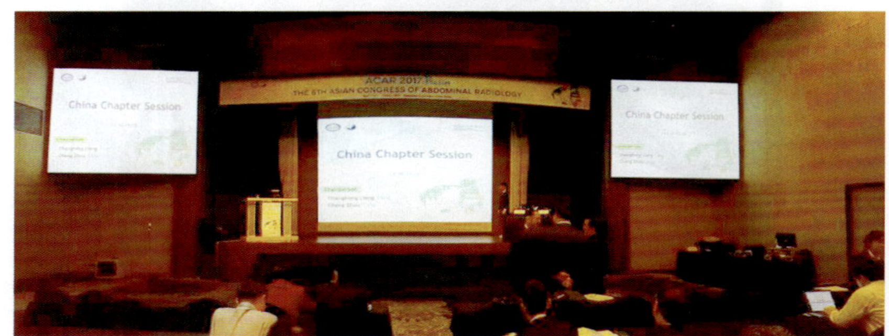

图6-87 ACAR 2107设立的“中国篇章”(China Chapter)专场

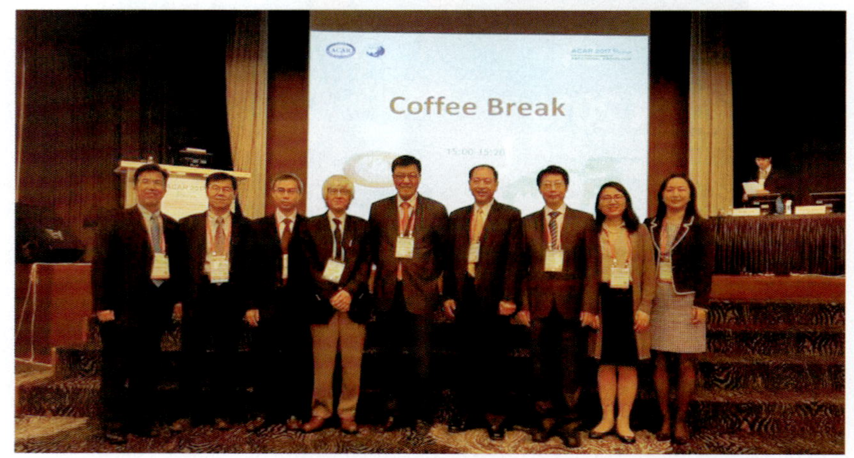

图6-88 中华医学会放射学分会腹部影像专业委员会代表团主要专家与日韩专家合影

2017 年 5 月，第 25 届国际医学磁共振学会（ISMRM）年会在美国夏威夷檀香山召开，会上张敏鸣教授受邀做了 ISMRM Educational Course 专题讲座（图 6-89）。

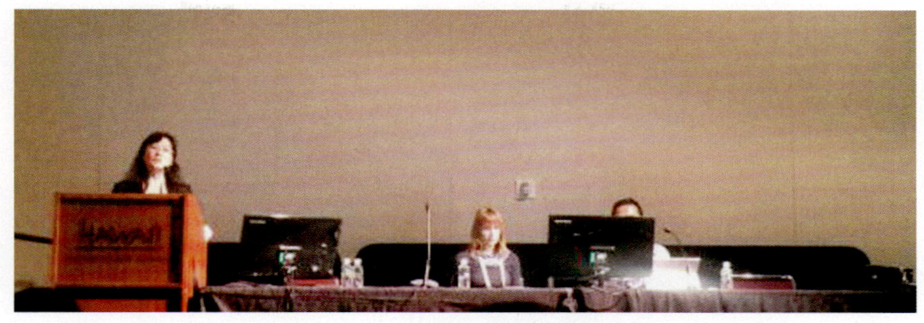

图 6-89　张敏鸣教授在第 25 届国际医学磁共振学会（ISMRM）年会做专题讲座

组稿：张敏鸣，审校：李坤成

第七篇
中国放射影像学期刊

我国医学放射学相关期刊，作为记载和推动放射学事业发展的信息载体；特别是《中华放射学杂志》，作为中华医学会放射学分会的会刊，与放射学分会的发展密不可分。由于近年我国医学放射学发展迅速，新创刊的相关期刊较多，经编委会讨论决议，入选的期刊为截至2017年与放射影像相关的统计源期刊，不包括核医学和超声相关期刊。为契合发展史的概念，介绍的期刊根据创刊的时间先后排序。

第一章 《中华放射学杂志》发展史

第一节 创刊情况

《中华放射学杂志》是在我国老一辈放射学家谢志光、汪绍训、荣独山等教授的倡议下，在中华医学会的鼎力支持下，经中华放射学分会有关专家的积极筹备，于1953年9月正式创刊，为我国医学影像学领域创刊最早的一本专业期刊。

1952年12月，在中华医学会第十七届全国会员代表大会的同期，放射学分会举行了第二届年会，改选了全国委员，并决定创办《中华放射学杂志》，作为放射学分会的会刊，随即成立《中华放射学杂志》编辑委员会。事实上，创办会刊的缘起可以追溯到1950年，当时刚刚恢复学术活动的放射学分会根据中华医学会指示的精神，已开始考虑和着手筹备创刊事宜。以汪绍训教授为首的在京委员与在上海的荣独山、丁德泮教授，广州的谢志光教授等曾多次就办刊方针、内容和编委会人选等问题进行磋商，取得了一致意见。

《中华放射学杂志》第一届编委会的成立，正式拉开了会刊发展的序幕，至此一代又一代的放射学家为中国的影像学事业和《中华放射学杂志》的发展呕心沥血、无私奉献，在引领学科发展、传播专业知识、培养影像人才方面发挥了巨大作用；真实地记载了我国医学影像学发展的历史，反映了放射人在医学影像领域努力探索、不断发展壮大的历程和取得的巨大成就。在历史的进程中，《中华放射学杂志》凝聚了我国最优秀的放射学专家和编辑队伍，谱写了辉煌历史。

第二节 发展与变迁

（一）编委会沿革

第一届编委会（1953—1981年）：编委会组成见附表。谢志光教授任名誉总编辑，汪绍训教授任总编辑，梁铎、胡懋华教授任副总编辑，张益英教授任总干事。杂志于1953年9月正式出版，刊名由当时的卫生部长傅连璋所题，谢志光教授撰写发刊词，创刊号的第一篇论文《右中叶肺不张》由总编辑汪绍训教授亲自选定（图7-1-1，图7-1-2）。创刊时定为季刊，当年出版两期，由人民卫生出版社出版。第一届编委会任期较长，其间1954年、1955年和1958年曾有三次调整。第一届编委会在创刊筹备、制定办刊方针、征集稿件和确定报道重点等诸多方面，做了很多开创性工作。在编委会的共同努力下，1958年杂志改为双月刊。1960年8月—1963年12月，杂志由于经费和纸张困难而停刊，1964年经济情况好转，杂志复刊，当年出5期，仍为双月刊。为了顺应杂志工作的需要，学会指派富有临床经验的陈英杰同志专职负责杂志的编辑工作，并为杂志配备了专职编务人员。但不久"文化大革命"开始，杂志于1966年8月（1966年第3期后）再次停刊。在周恩来总理关怀下，中华系列杂志先后在70年代中后期复刊，《中华放射学杂志》也于停刊后12年后的1978年8月再次复刊，为季刊。

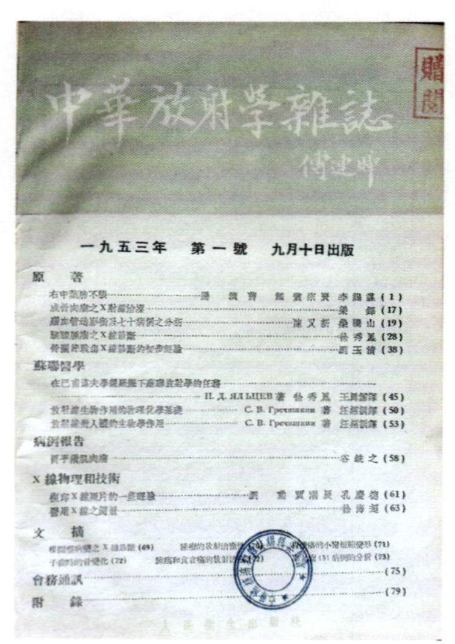

图 7-1-1　《中华放射学杂志》创刊封面

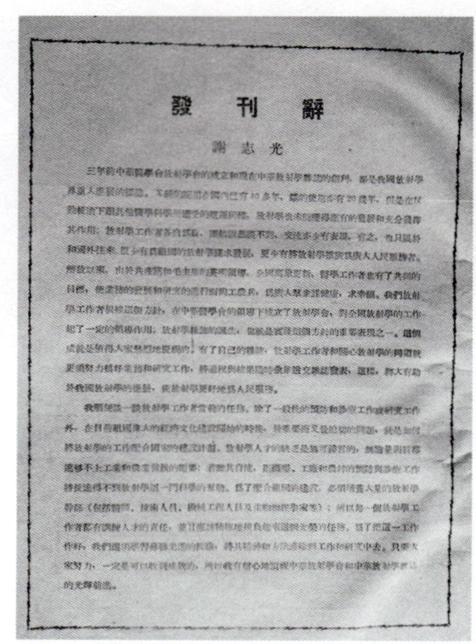
發刊辭

謝志光

图 7-1-2　发刊词

第二届编委会（1981—1985 年）：1981 年 11 月 2 日，放射学分会于河南郑州召开第三届年会的同时成立了第二届编委会（组成见附表），同时举行了第二届编委会第一次会议。第二届编委会仍由汪绍训教授任总编辑，陈英杰编审为编辑部主任。根据编委会的决定，杂志于 1985 年恢复为双月刊，并增设了论著文章的英文摘要。

第三届编委会（1985—1988 年）：1985 年 11 月放射学分会在浙江杭州召开年会，与年会同步举行了编委会会议并对编委会进行了调整，即为第三届编委会（人员组成见附表）。汪绍训教授为总编辑，赵玉铨编审为编辑部主任。1986 年 6 月 4 日汪绍训教授不幸因病逝世。经放射学分会推荐、中华医学会批准，由副总编辑李果珍教授继任总编辑。

1986 年 6 月底，放射学分会举行“全国 CT 经验交流会”之际，编委会在济南召开了编委会扩大会议。会后，结合讨论内容整理成文，以“致读者——关于本刊今后工作的改进措施”刊登在 1986 年第 5 期。自 1986 年第 4 期开始采用法定计量单位；1988 年开始论著类文章设关键词。

第四届编委会（1988—1994 年）：1988 年 9 月 5—6 日在辽宁鞍山成立了第四届编委会（组成见附表），同时举行第四届编委会第一次会议。会议推举李果珍教授为名誉总编辑，徐家兴教授为总编辑，赵玉铨编审为编辑部主任。会议决定建立编审小组（胸部、中枢神经与五官、腹部、骨与关节和放射技术），以健全和强化审稿程序。1990 年 4 月 7 日召开了第四届编委会第二次会议。会议再次提出并完全赞同李果珍教授在全国政协会议上“关于将中华放射学杂志由双月刊改为月刊”的提案，要求编委会和编辑部为促其实现而竭尽全力。

1990 年《中华放射学杂志》卷终分类索引改为主题词索引。1992 年实现了由双月刊改为月刊的任务，成为中华医学会继中华医学杂志、中华医学杂志英文版、中华内科和外科杂志之后第五个月刊杂志（图 7-1-3）。1993 年 7 月 15 日，中华医学会影像技术协会在北京成立，标志着我国影像技术事业踏上了新的发展征程，掀开了我国放射技术学发展的新篇章。中华医学会影像技术协会同时将《中华放射学杂志》作为其会刊。

第五届编委会（1994—1998 年）：第五届编委会于 1994 年 4 月 5—7 日在四川重庆成立（组成见附表）。同时召开了第一次全体会议，李果珍教授为名誉总编辑，徐家兴教授仍为总编辑，薛爱华编审为编辑部主任。57 位编委和编辑部 4 位同志参加了会议。

第六届编委会（1998—2002 年）：第六届编委会于 1998 年 6 月 11—13 日在北京成立（组成见附表），高玉洁教授为总编辑，薛爱华编审为编辑部主任。参加会议的编委共 68 人。

第七届编委会（2002—2006 年）：第七届编委会第一次会议于 2002 年 11 月 7—11 日在广东广州成立（组成见附表）。总编辑为戴建平教授，薛爱华编审为编辑部主任（图 7-1-4）。

第八届编委会（2006—2010 年）：第八届编委会于 2006 年 5 月 17 日在江苏省扬州成立（组成见附表），同时召开第一次全体会议。总编辑为祁吉教授，高宏编审为编辑部主任（图 7-1-5）。从 2006 年 11 月起正式实行网络投稿，为中华医学会最早一批实现网上投稿的杂志。

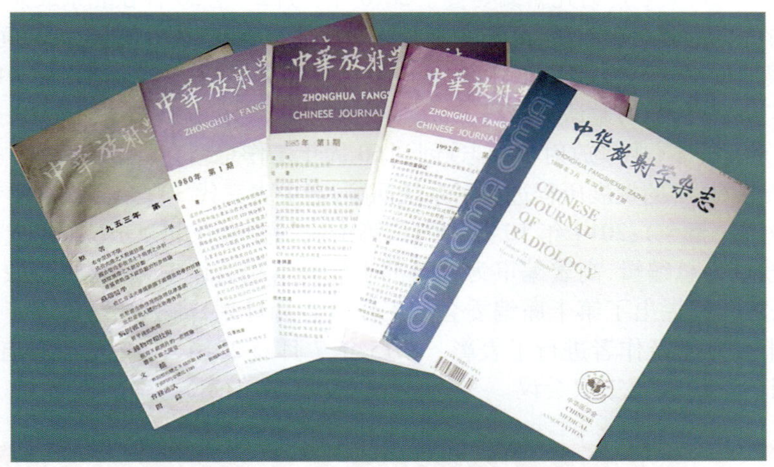

图 7-1-3 不同时期《中华放射学杂志》封面照片

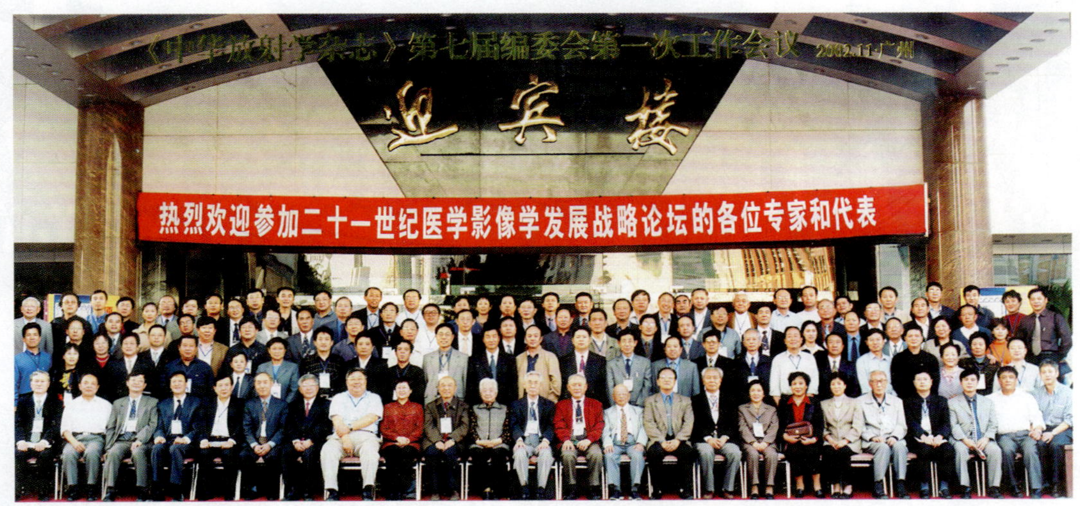

图 7-1-4 《中华放射学杂志》第七届编委会第一次会议合影

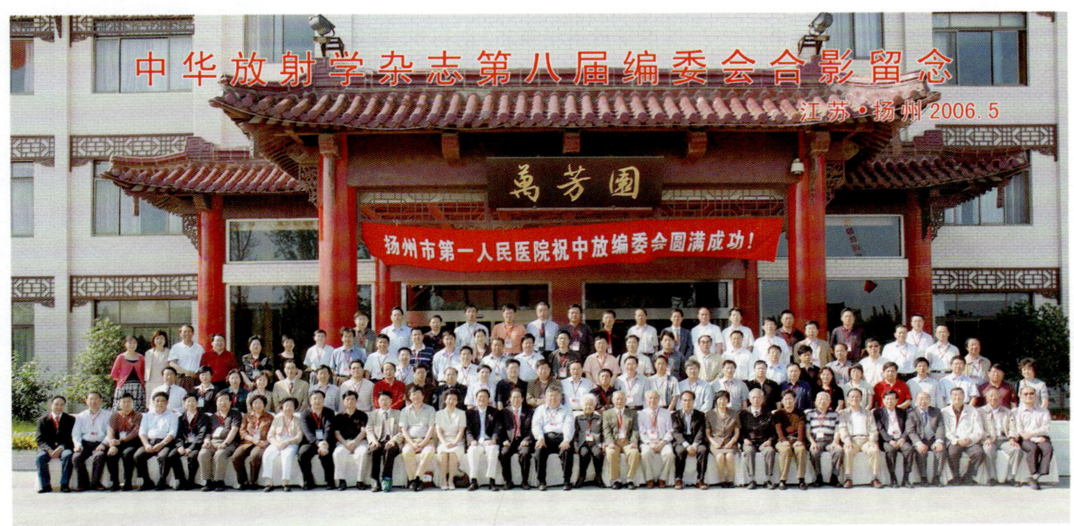

图 7-1-5 《中华放射学杂志》第八届编委会第一次会议合影

第九届编委会(2010—2014 年):第九届编委会于2010 年3 月25 至26 日在北京成立(组成见附表),同期召开第一次全体会议。总编辑为郭启勇教授,高宏编审为编辑部主任(图 7-1-6)。会议期间对优秀编委进行了表彰,评出了金梭奖(审稿速度最快)、金穗奖(审稿数量最多)、金笔奖(发表文章最多)。2011 年 6 月 26 日第九届编委会第二次会议在广州召开,会议邀请了美国 *Radiology* 杂志总编 Herbert Y. Kressel 来杂志社进行交流访问。2013 年 3 月 15 日在北京召开了《中华放射学杂志》创刊 60 周年工作总结会(图 7-1-7)。本次会议以“薪火相传 共铸辉煌”为主题,对杂志 60 年的发展历程进行了系统回顾,老中青三代 300 余名放射学专家共聚一堂。

第十届编委会(2014—至今):2014 年 10 月 16 日,第十届编委会在北京成立(组成见附表),同时召开了第一次会议。冯晓源教授为总编辑,高宏编审为编辑部主任。本次会议中,郭启勇教授对第九届编委会工作进行了系统总结;冯晓源教授提出了第十届编委会的工作设想和计划;高宏主任重申了中华放射学杂志的审稿要求;对优秀编委、审稿专家及作者进行了表彰。2015 年 7 月及 2016 年 12 月在河南郑州先后举行了第十届编委会的第二次(图 7-1-8)和第三次会议。

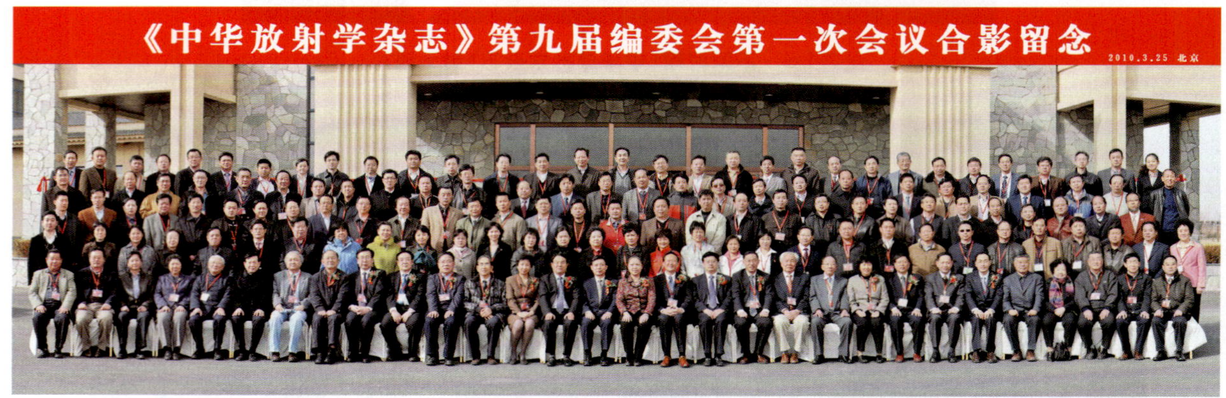

图 7-1-6　《中华放射学杂志》第九届编委会第一次会议合影

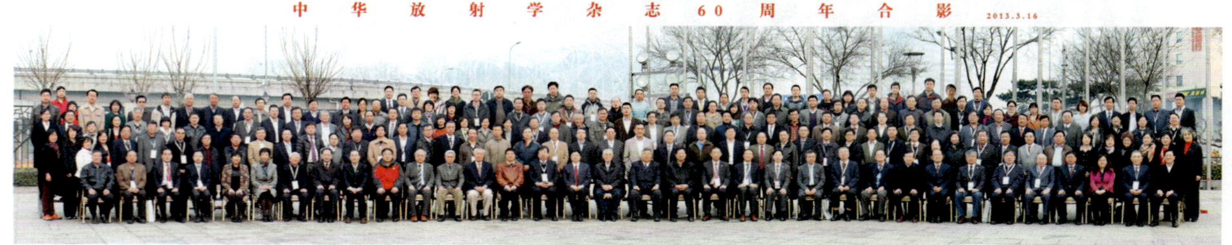

图 7-1-7　《中华放射学杂志》创刊 60 周年合影

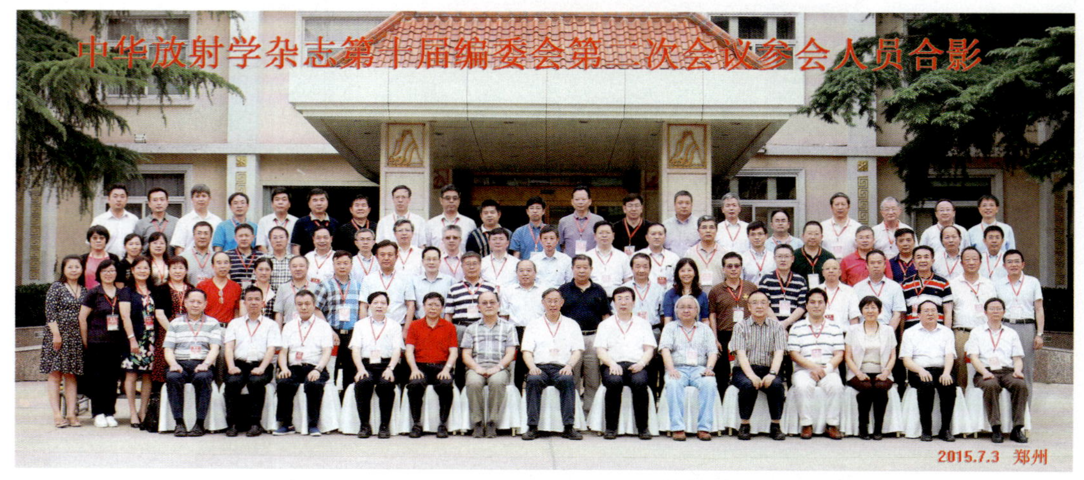

图 7-1-8　《中华放射学杂志》第十届编委会第二次会议合影

（二）学术成就

作为国内创刊时间最早、影响力最大的影像学期刊，《中华放射学杂志》一直引领我国放射学发展的方向，成为我国医学影像事业的忠实记录者和见证者。杂志创刊初期，刊登了一系列普通 X 线在临床应用的文章。1978 年我国引进了第一台 CT，同年《中华放射学杂志》复刊后的第一期就及时刊登了吴恩惠教授的《电子计算机横断层扫描的临床应用》一文，是我国最早刊登在正式杂志上的有关 CT 的文章。随后在 CT 影像设备不断发展的过程中，从非螺旋到螺旋、从单排到多排、从混合能量的常规 CT 到单能量的能谱 CT 及双源 CT，在每个时期编委会都及时组织了相应的专刊。1979 年杂志刊出了由我国介入放射学的先行者林贵教授撰写的放射介入的论文：《选择性血管造影诊断原发性肝癌》。20 世纪 90 年代初，中国医科大学附属第一医院徐克教授在《中华放射学杂志》首先报道了应用支架技术成功治疗 Budd-Chiari 综合征（BCS）、节段性狭窄下腔静脉的开通以及肝硬化门静脉高压患者经颈静脉肝内门腔内支架分流术的成果。随后杂志刊登了一系列实用性高、创新性强的介入治疗新技术和新方法的论文。1985 年国内第一台 MR 设备在广州第一军医大学南方医院装机，第一篇关于 MRI 的文章为 1988 年刘玉清教授发表的《主动脉疾患磁共振成像诊断 10 例初步分析》。随着 MR 设备的发展及在我国装机量的增加，编委会不失时机地组织并在杂志刊出了一系列具有重要指导意义的临床应用和实验研究论文。《中华放射学杂志》对推动新设备和新技术在我国的临床应用和科学研究方面发挥了重要作用。

经历数代放射学人、编委会和编辑部同仁的辛勤耕耘，杂志收获了累累硕果，在历次中华医学会的期刊评奖活动中，都榜上有名；在中国科协和国家期刊评审活动中，荣获 1997 年中国科协优秀科技期刊二等奖、2002 年第三届中国科协优秀科技期刊二等奖、2005 年第三届国家期刊奖百种重点期刊、2001—2009 年、2012—2016 年百种中国杰出学术期刊、2011—2016 年中国精品科技期刊；连续获得中国科协精品科技期刊工程资助，2006—2011 年中国科协精品科技期刊工程项目 C 类资助、2012—2014 年中国科协精品科技期刊工程：期刊出版质量提升项目示范项目、2015—2017 年中国科协精品科技期刊工程 T50 项目（图 7-1-9，7-1-10）。

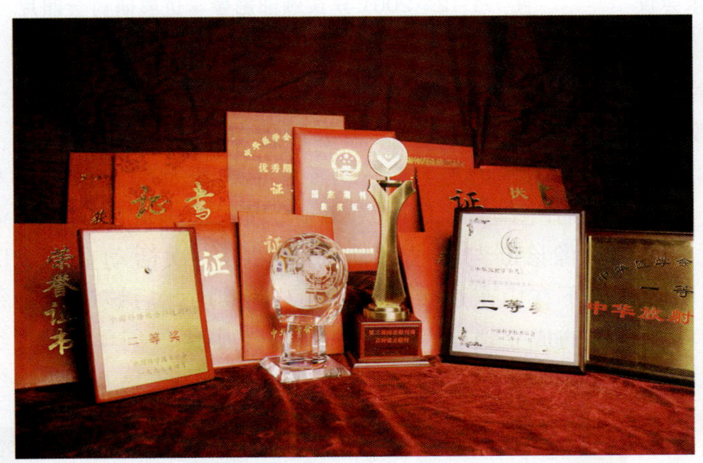

图 7-1-9 《中华放射学杂志》获得各种荣誉

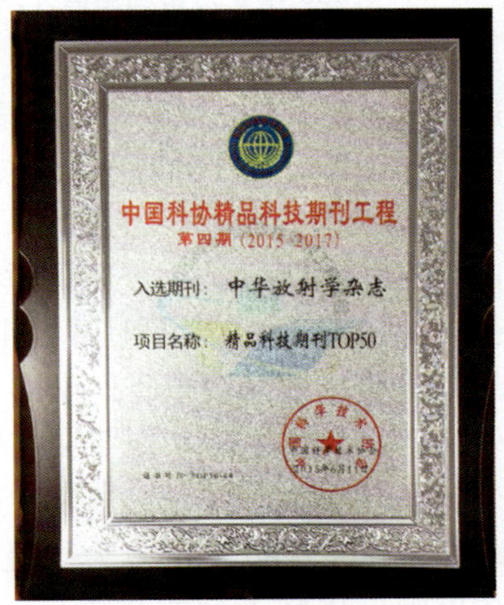

图 7-1-10 《中华放射学杂志》荣获中国科协精品科技期刊工程 T50 项目证书

杂志先后被国内外众多知名数据库收录，包括国际哥白尼索引、俄罗斯《文摘杂志》、荷兰《医学文摘》、美国《化学文摘》，国内“中国科技论文统计源期刊”“中国科学引文数据库统计源期刊”，《中国期刊全文数据库（CJFD）》、《中国学术期刊综合评价数据库（CAJCED）》、中国生物医学数据库（CBM）、《中国学术期刊文摘》、《中国医学文摘》、《中国生物学文摘》、万方数据医药期刊数据库、中国生物医学期刊引文查询系统（CMCI），中国学术期刊光盘版（CNKI）、《中文核心期刊要目总览》、《中国科技论文统计与分析》、中国生物医学文献分析和检索系统（CBMDISC）、中国科学引文索引（CSCD）等。

（三）会议交流

《中华放射学杂志》作为放射学分会的会刊，除了出版刊物外，还组织、举办了多个品牌性学术活动，这些活动对于杂志获取优秀论文、发现和培养专业青年人才、充实审稿专家队伍，推动学科发展起到了极大的作用。

1983 年 11 月在福建厦门召开的“全国消化道肿瘤早期放射诊断专题座谈会”，是《中华放射学杂志》编委会主办的第一个学术会议，随后由编委会主办的各类影像学术专题研讨会相继召开，1986 年 9 月在山东潍坊召开了首届全国介入放射学学术会议（图 7-1-11）、1988 年 5 月在福建福州召开的“全国骨关节病放射诊断专题研讨会”、1990 年 4 月和 10 月编委会分别在四川重庆和山西大同召开了“肝胆胰脾影像学诊断专题研讨会”和“放射学新技术专题座谈会”。从 1994 年开始，《中华放射学杂志》编委会连续 3 年举办了“国产对比剂临床应用研讨会”，对推动国产对比剂的使用、降低患者的经济负担起到至关重要的作用。

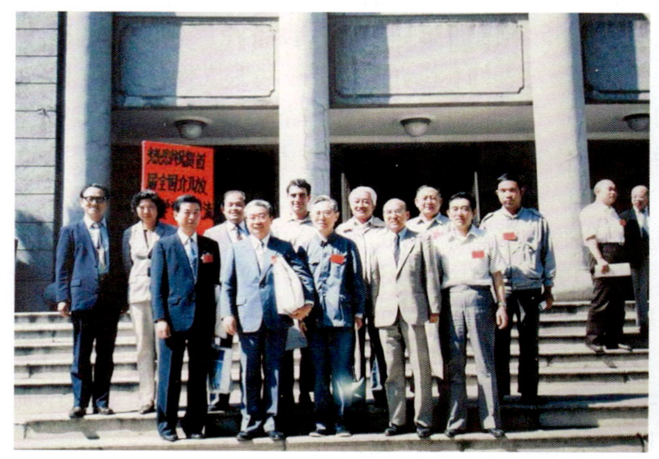

图 7-1-11　1986 年 9 月首届全国介入放射学学术会议部分专家合影

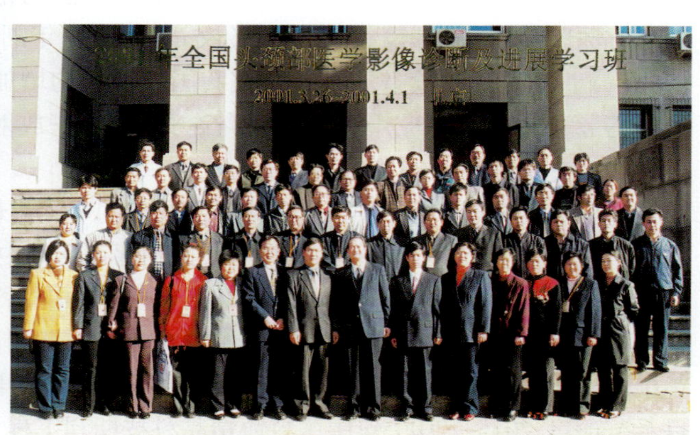

图 7-1-12　2001 年头颈部影像学进展研讨会照片

进入 21 世纪，《中华放射学杂志》连续举办了一系列对于推动学科发展具有重要意义的学术会议。2001 年始，与北京同仁医院王振常、鲜军舫教授合作每年举办一次“头颈部影像学进展研讨会”（图 7-1-12），依托同仁医院放射科雄厚的头颈影像诊断和技术实力，推动全国头颈影像学的普及和影像诊断水平的提高，为 2012 年放射学分会头颈学组成立奠定了基础（图 7-1-13）。2006 年，根据我国乳腺疾病发病率不断提高的现状，编委会及时筹划了“全国乳腺疾病影像诊断与新技术研讨会”，第一次活动在中华医学会放射学分会胸组和山东省医学影像学研究所的支持下在山东烟台举行（图 7-1-14），此后该研讨会每年举办一次，为 2009 年中华医学会放射学分会乳腺学组的成立奠定了基础。同样，《中华放射学杂志》编委会举办的专题学术研讨会也是分子影像学组成立的基础，这项活动中申宝忠、卢光明、滕皋军、吴仁华等众多教授都做了大量工作。为了提供适合放射科青年医师发展特点的交流平台，2007 年编委会与放射学会青年委员会（当时的副主任委员郭启勇教授负责）共同主办了首届“中国放射青年医师学术论坛”（图 7-1-15）。此活动至今已举办十届，对于活跃青年医师的学术氛围、培养和发现优秀青年人才起到了重要作用（图 7-1-16）。2002 年，杂志社举办了以刘玉清院士命名的“刘玉清院士优秀论文”评选活动，旨在鼓励和表彰发表在本刊的国内优秀论文的作者，至今此活动已举办五届（图 7-1-17，7-1-18），对于激励放射科医师刻苦钻研、永攀科学高峰的精神起到了积极

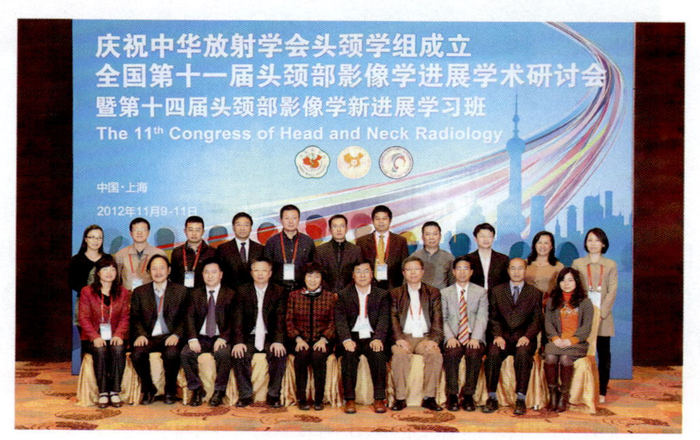

图 7-1-13　2012 年中华放射学分会头颈学组成立暨头颈部影像学进展学术研讨会

的推动作用。自2010年至今，在高培毅教授的倡导下编委会还举办了4届全国心脑血管病影像学研讨会（图7-1-19）。为提高审稿专家对论文学术质量把关水平和作者的写作水平，从2006年起编委会在全国各地举办了多期审稿专家和论文写作学习班（图7-1-20），大大提高了国内放射科医生的论文写作和科研设计能力。

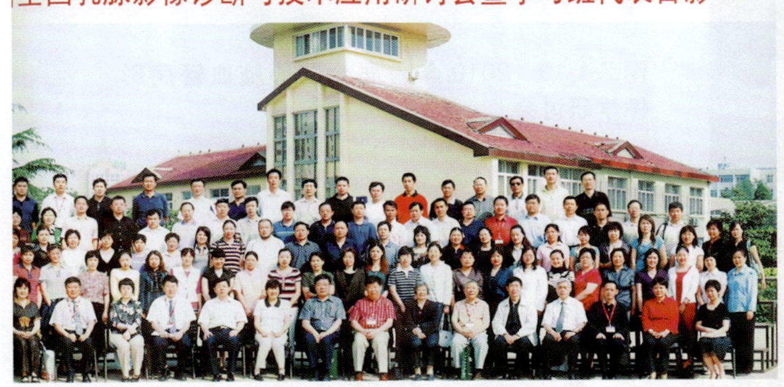

图7-1-14 2006年全国乳腺影像诊断与技术应用研讨会合影

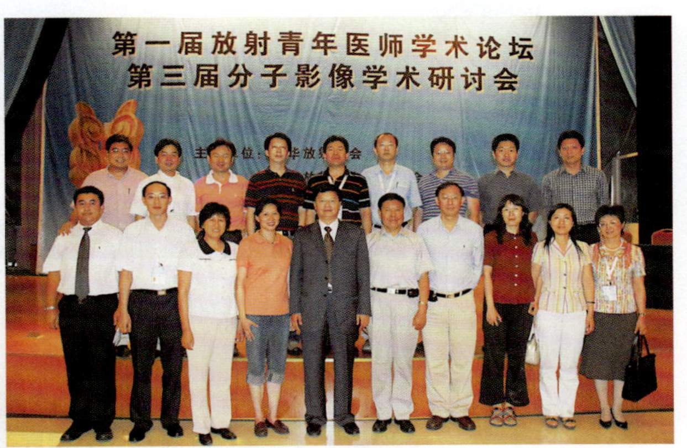

图7-1-15 2007年第一届全国放射青年医师学术论坛青年委员合影

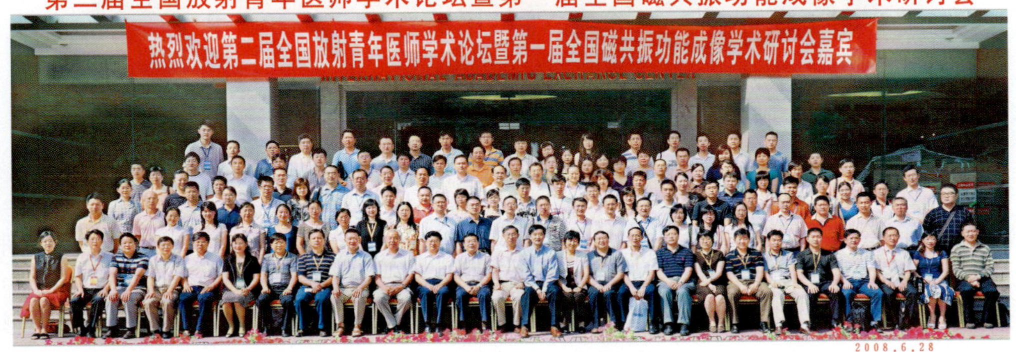

图7-1-16 2008年第二届全国放射青年医师学术论坛合影

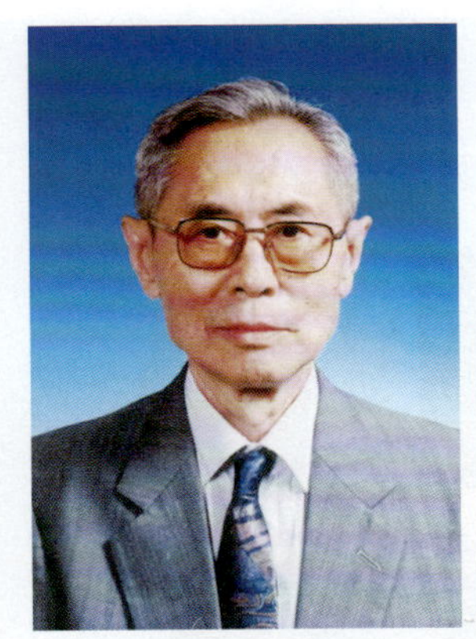

图7-1-17 中国工程院院士刘玉清教授

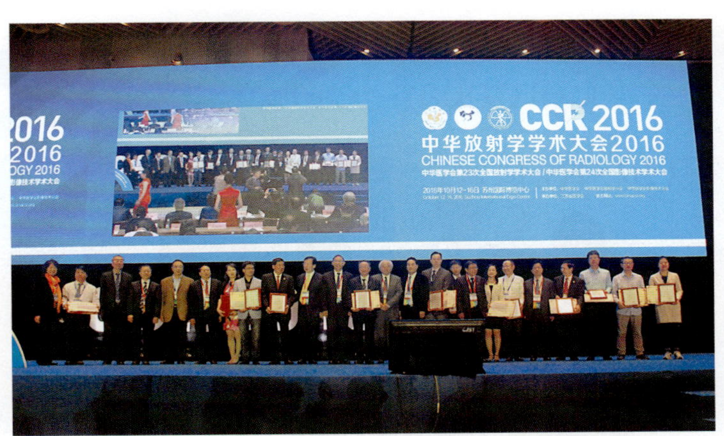

图7-1-18 2016年刘玉清院士优秀论文颁奖照片

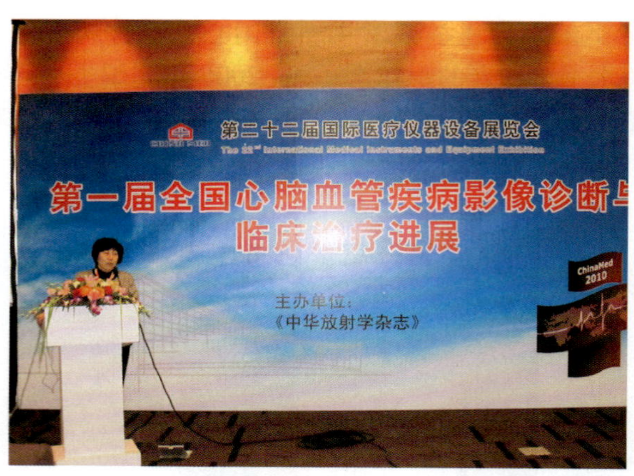

图 7-1-19　2010 年首届全国心脑血管病影像学研讨会

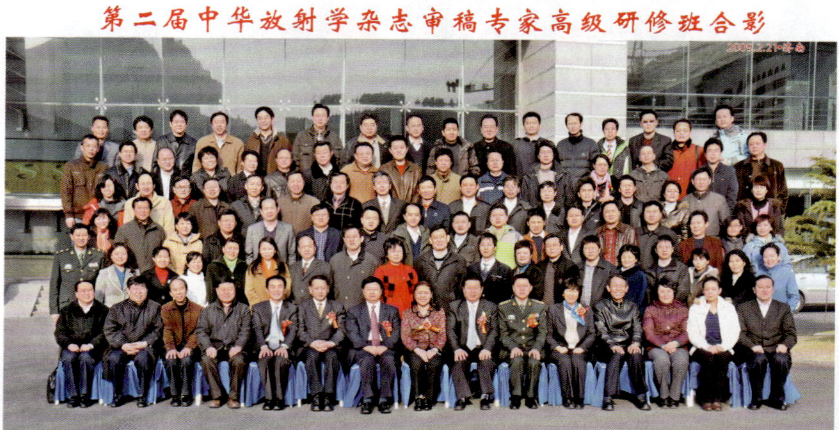

图 7-1-20　2009 年《中华放射学杂志》审稿专家高级研修班合影

《中华放射学杂志》还非常重视与国内外知名影像学期刊之间的交流。2008 年,选派优秀编辑张晓冬到《欧洲放射学杂志》进行交流学习(图 7-1-21);2011 年,邀请 *Radiology* 总编 Herbert Y. Kressel 出席了《中华放射学杂志》编委会会议(图 7-1-22,7-1-23),杂志社也于 2012 年回访了 *Radiology* 杂志。同时,为扩大国内影像期刊间的交流,推动我国放射影像期刊行业的创新发展,由《中华放射学杂志》牵头,国内二十余种影像期刊积极参与,成立了中国放射影像期刊联盟。2015 年 9 月 24 日在河南郑州举行了成立大会(图 7-1-24),2016 年 12 月 10 日在河南郑州举行了联盟第二次会议(图 7-1-25),2017 年 6 月 19 日在河南开封举行了联盟第三次会议(图 7-1-26)。

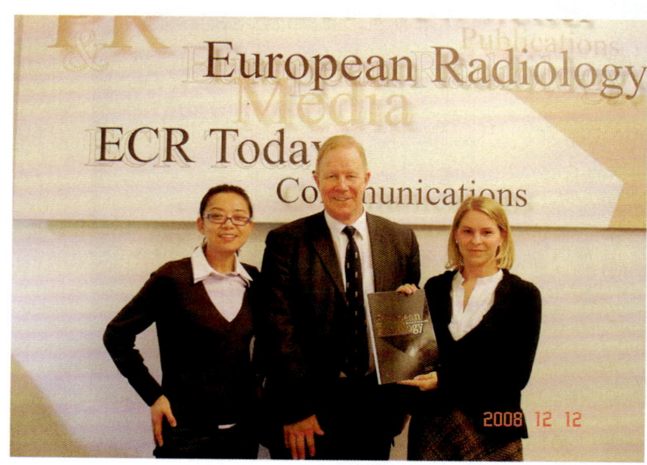

图 7-1-21　2008 年张晓冬编辑与欧洲放射学杂志总编 Adrian K. Dixon 合影

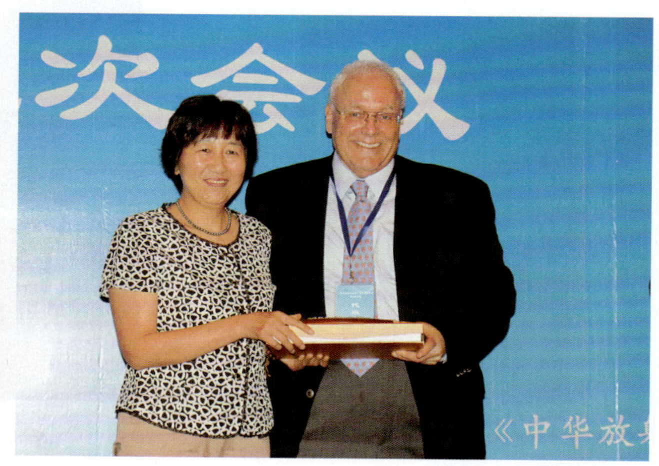

图 7-1-22　2011 年编辑部主任高宏编审与 *Radiology* 杂志总编 Herbert Y. Kressel 合影

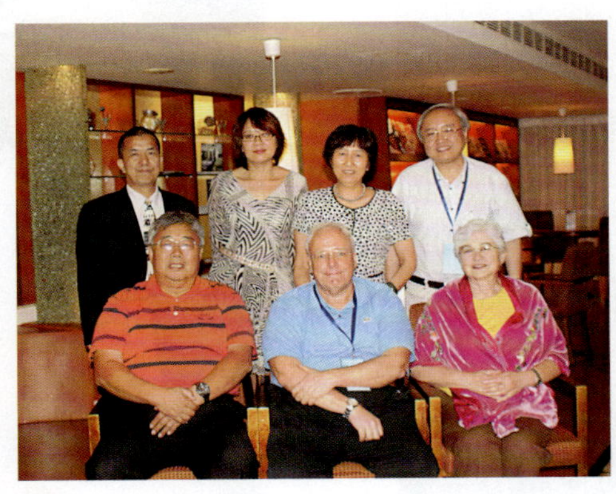

图 7-1-23 2011 年名誉总编辑戴建平教授，副总编金征宇教授、梁长虹教授，编辑部高宏主任、张晓冬编辑与 *Radiology* 杂志总编 Herbert Y. Kressel 合影

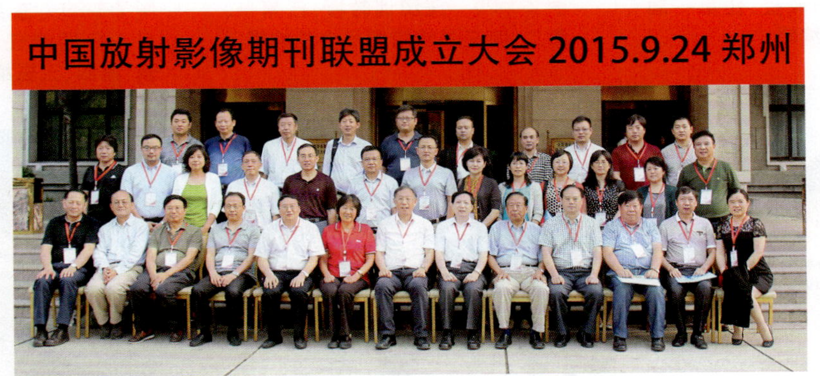

图 7-1-24 2015 年中国放射影像期刊联盟成立大会

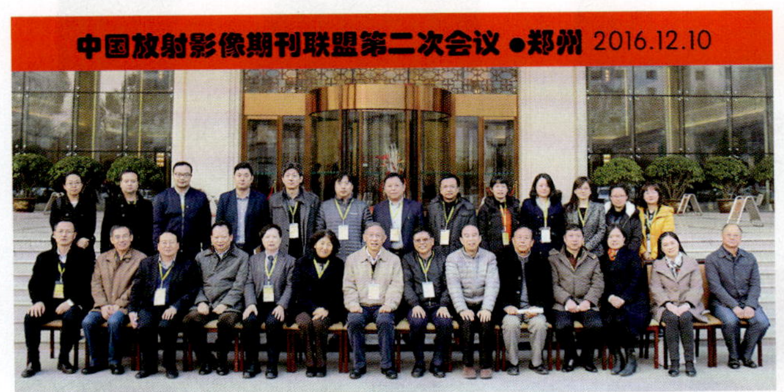

图 7-1-25 2016 年中国放射影像期刊联盟第二次会议

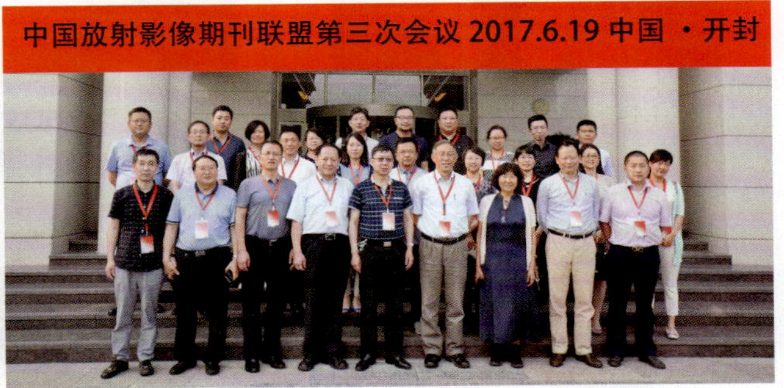

图 7-1-26 2017 年中国放射影像期刊联盟第三次会议

第三节 历届总编辑和编辑部组成人员

《中华放射学杂志》从呱呱落地到成长为影像期刊界的翘楚，是几代放射学家历尽了艰辛困苦铸就的辉煌。其中以历届总编辑为首的编委会和编辑部主任为首的编辑部成员，更是其中的杰出代表。

历届总编辑

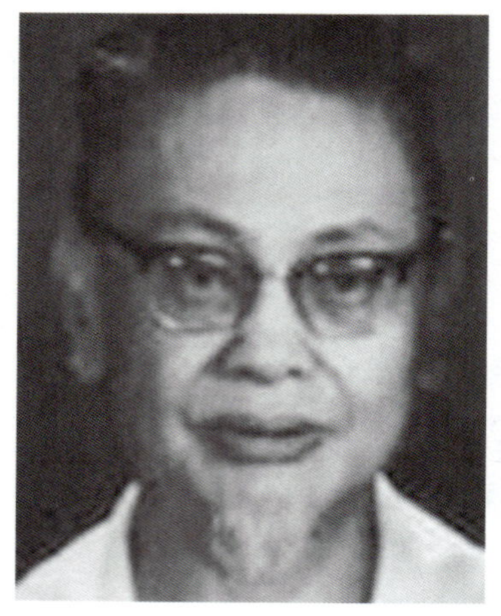

图 7-1-27　谢志光教授：任第一届编辑委员会名誉总编辑

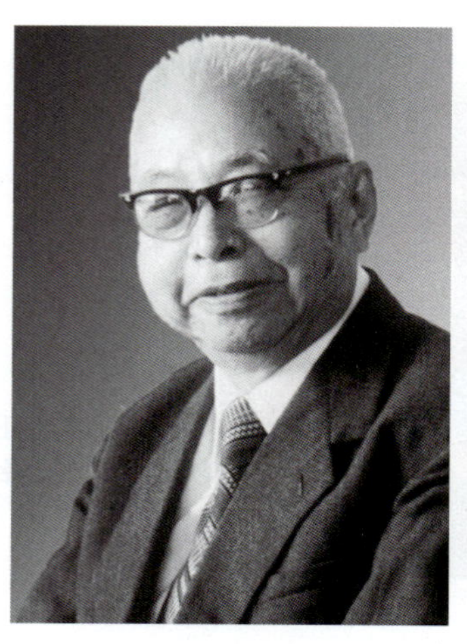

图 7-1-28　汪绍训教授：任第一、第二、第三届编辑委员会总编辑

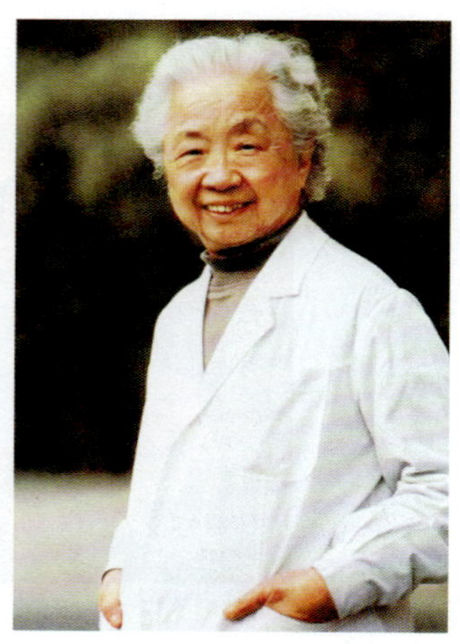

图 7-1-29　李果珍教授：1986 年 6 月 4 日期继任第三届编委会总编辑，第四、五届编辑委员会名誉总编

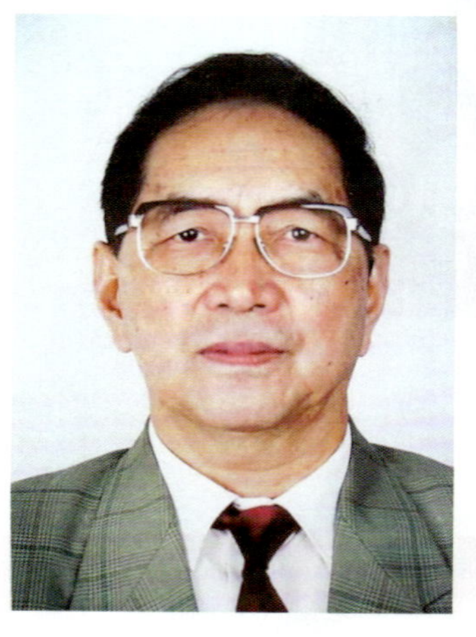

图 7-1-30　徐家兴教授：任第四、第五届编辑委员会总编辑，第六届编辑委员会名誉总编辑

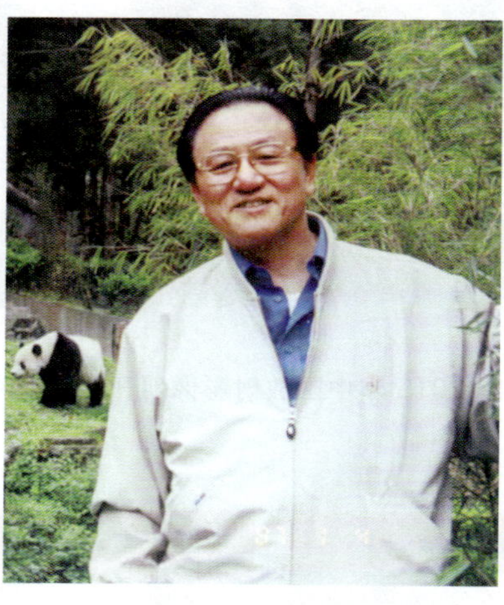

图 7-1-31　高玉洁教授：任第六届编辑委员会总编辑，第七届编辑委员会名誉总编辑

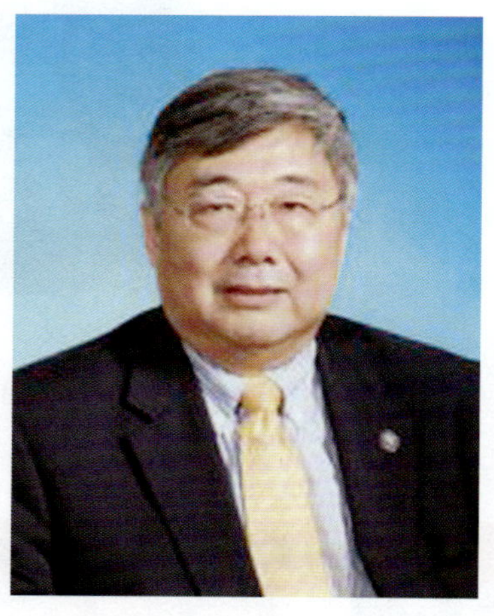

图 7-1-32　戴建平教授：任第七届编辑委员会总编辑，第八届编辑委员会名誉总编辑

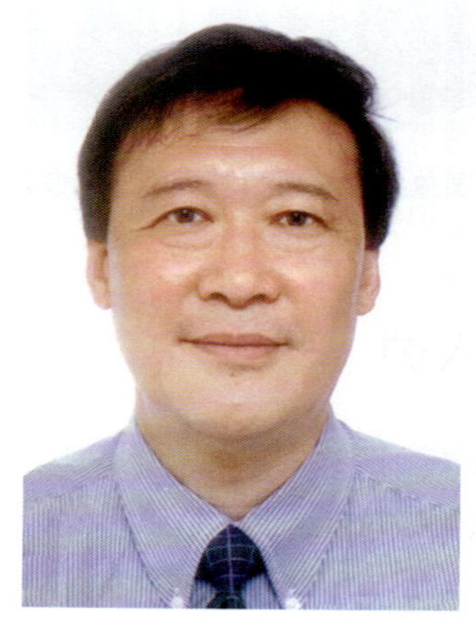

图 7-1-33　祁吉教授：任第八届编辑委员会总编辑，第九届编辑委员会名誉总编辑

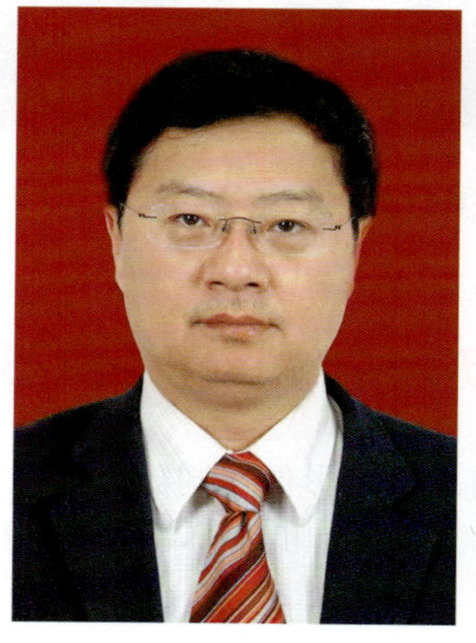

图 7-1-34　郭启勇教授：任第九届编辑委员会总编辑，第十届编辑委员会名誉总编辑

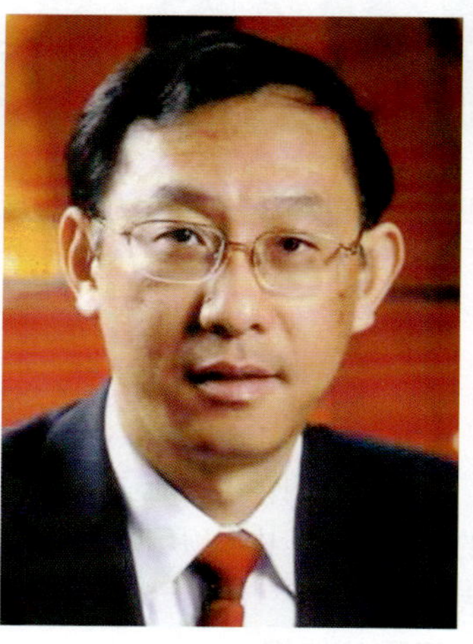

图 7-1-35　冯晓源教授：任第十届编辑委员会总编辑

（二）历届编辑部主任

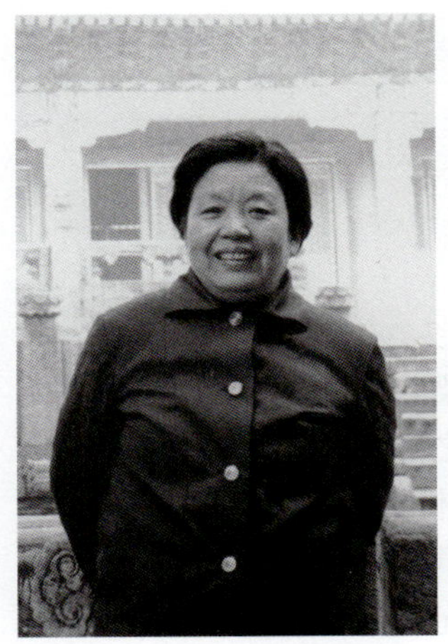

图 7-1-36 陈英杰编审：1978 至 1984 年担任编辑部主任

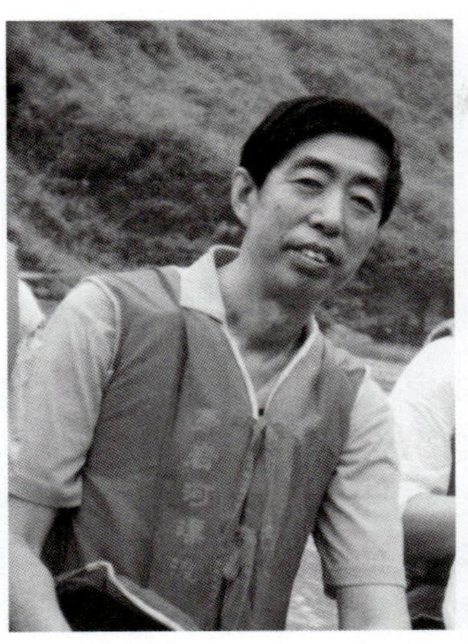

图 7-1-37 赵玉铨编审：1984 至 1992 年担任编辑部主任

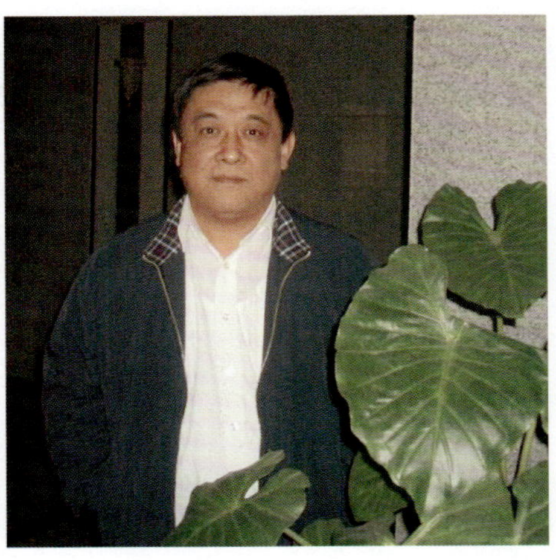

图 7-1-38 薛爱华编审：1992 至 2006 年担任编辑部主任

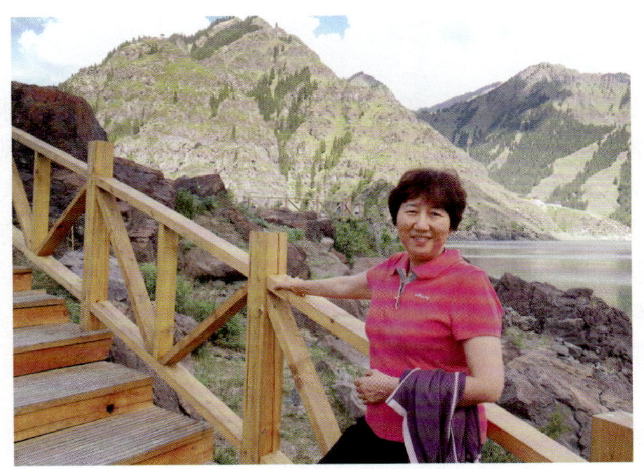

图 7-1-39 高宏编审：2006 年至今担任编辑部主任

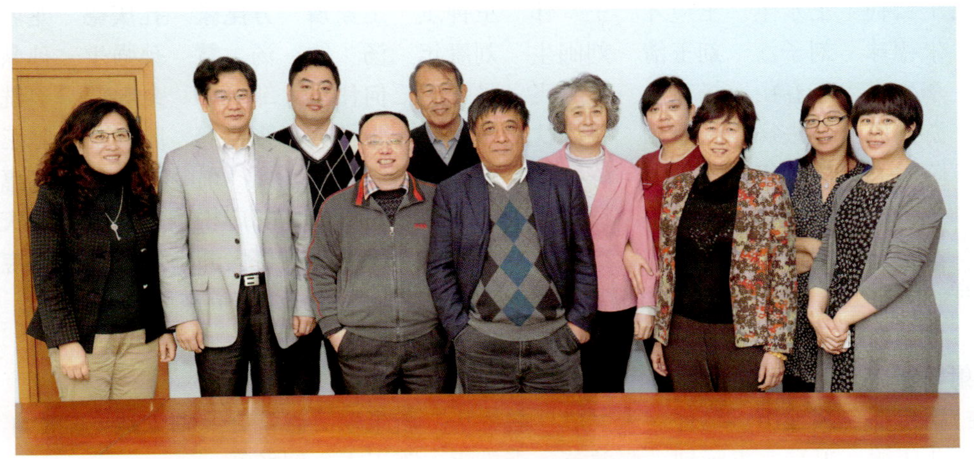

图 7-1-40 历届编辑部成员合影，从左至右依次为史红、姜永茂、张琳琳、王红剑、隋行芳、薛爱华、任晓黎、张晓冬、高宏、姬广茜、沈琳

附表：中华放射学杂志历届编委名单

《中华放射学杂志》第一届编辑委员会(1953 年)：

名誉总编辑：谢志光
总　编　辑：汪绍训
副 总 编 辑：梁　铎　胡懋华
编辑总干事：张益英
编 辑 委 员：丁德泮　孔庆德　尹崇斌　王家璘　王云钊　史元明　左立梁　余贻倜　朱德球
吴桓兴　周孝珍　李松年　李果珍　李春山　汪绍训　谷铣之　孟　炎　胡懋华
徐秀凤　徐汝芹　徐海超　徐宪明　梁　铎　高育璈　张秉彝　张益英　张发初
郭绍伦　陈又新　陈玉人　陈官玺　汤　浈　汤　慧　黄世章　解毓章　杨　济
荣独山　刘玉清　刘赓年　黎光煦　龙名扬　戴志升　谢志光　兰宝森　杜持礼

《中华放射学杂志》第一届编辑委员会 1954 年调整，调整后的委员会：

总　编　辑：汪绍训
副 总 编 辑：梁　铎　胡懋华
编辑部干事：张益英
总编辑助理：钟毓斌
编 辑 委 员：丁德泮　孔庆德　王家璘　王云钊　左立梁　余贻倜　朱德球　吴桓兴　周孝珍
李松年　李果珍　谷铣之　沈成武　杜持礼　徐汝芹　徐秀凤　徐海超　徐宪明
徐惊伯　高育璈　张秉彝　张发初　郭绍伦　陈又新　陈玉人　陈官玺　汤　浈
汤　慧　黄世章　解毓章　杨　济　荣独山　鲁宗铮　刘玉清　刘赓年　黎光煦
龙名扬　戴志升　谢志光　兰宝森

1955 年编委会再次调整，增补副总编辑：徐海超　兰宝森　张益英
1958 年副总编辑再次调整为：梁　铎　胡懋华　徐海超　张益英

《中华放射学杂志》第二届编辑委员会名单(1981 年)：

总 编 辑：汪绍训
副总编辑：李松年　李果珍　荣独山　胡懋华
编辑委员：王云钊　王永生　王应才　王　伟　王钟琪　王家璘　方昆豪　孔庆德　龙名扬　冯　亮
朱德球　刘子江　刘玉清　刘闽生　刘赓年　汤　钧　汤　慧　孙强生　孙鼎元　杜持礼
李生光　李春山　杨竞飞　吴腾飞　吴恩惠　何伟华　邹　仲　余贻倜　谷铣之　汪　源
游高原　张去病　张令瑚　张国忱　张铁梁　张益英　张慕骞　陈　凡　陈王善继
陈玉人　陈官玺　陈星荣　陈　种　范　焱　周立斋　周　前　周祥麟　赵惠扬　姜树铭
戴自桢　夏宝枢　钱致中　钱铭辉　徐惊伯　高育璈　郭广柏　郭绍伦　唐庆尧　唐　谨
曹来宾　常国钧　董季平　解毓章　蔡锡类　黎光煦　魏大藻　魏若林　魏宝清

同年 11 月《中华放射学杂志》第二届编委会第一次会议增补徐智章、陈英杰为编辑委员。

《中华放射学杂志》第三届编辑委员会名单(1985 年)：

咨询编委：汪绍训　荣独山　邹仲　朱大成　胡懋华　李果珍　谷铣之　刘玉清　刘赓年　徐惊伯
孔庆德　冯亮　王云钊　张益英　李松年　陈玉人　解毓章
总 编 辑：汪绍训
副总编辑：李果珍　徐家兴　吴恩惠　林　贵

编辑委员：王应才 王仪生 刘 仁 刘子江 刘闽生 齐忠政 汤 慧 肖官惠 孙鼎元 巫北海 李铭山 李树新 杨天恩 张铁梁 张国桢 陈 凡 陈 种 陈英杰 陈金城 陈星荣 尚克中 范 焱 洪应中 郁慕仪 闵鹏秋 陆荣庆 周 前 徐智章 郭德文 郭俊渊 胡为民 胡景钤 郎志谨 姜树铭 夏宝枢 贾振英 曹来宾 曹厚德 董季平 钱铭辉 俞纯麟 蔡锡类 谢敬霞 廉宗澂 鲍润贤 燕树林 戴汝平（在京编委为常务委员）

1986年6月4日，《中华放射学杂志》总编辑汪绍训因病逝世，经杂志编委会推荐，中华医学会批准，由副总编辑李果珍继任总编辑。

《中华放射学杂志》第四届编辑委员会名单（1988年）：

咨询编委：李果珍 刘玉清 刘赓年 王云钊 陈英杰 朱大成 李铁一 李松年 兰宝森 李景学

名誉总编辑：李果珍

总编辑：徐家兴

副总编辑：吴恩惠 林 贵 戴汝平

编辑委员：马大庆 王应才 王仪生 刘 仁 刘子江 刘闽生 齐忠政 卢 延 肖官惠 孙鼎元 巫北海 李 铁 李铭山 李树新 张国桢 张铁梁 陈 凡 陈 种 陈金城 陈星荣 陆荣庆 闵鹏秋 尚克中 范 焱 洪应中 郁慕仪 郎志谨 赵玉铨 姚庆华 胡为民 胡景钤 姜兆侯 姜树铭 高玉洁 郭俊渊 郭德文 夏宝枢 贾振英 钱铭辉 俞纯麟 曹来宾 曹厚德 董季平 谢敬霞 蔡锡类 廉宗澂 鲍润贤 燕树林 戴建平（在京编委为常务委员）

第四届编辑委员会第二次会议调整后的编委会名单（1990年）：

咨询编委：李果珍 刘玉清 刘赓年 王云钊 陈英杰 朱大成 李铁一 李松年 兰宝森 李景学

名誉总编辑：李果珍

总编辑：徐家兴

副总编辑：吴恩惠 林贵 戴汝平

编辑委员：马大庆 王应才 王仪生 王承缘 毛松寿 刘 仁 刘子江 刘闽生 齐忠政 卢 延 肖官惠 肖湘生 孙鼎元 巫北海 李 铁 李铭山 李树新 张国桢 张金山 张雪哲 张铁梁 陈 凡 陈 种 陈金城 陈星荣 陈君坤 陆荣庆 闵鹏秋 严洪珍 吴家昌 尚克中 范 焱 郁慕仪 洪应中 郎志谨 赵玉铨 姚庆华 胡为民 胡国栋 胡景钤 姜兆侯 姜树铭 俞纯麟 袁聿德 高玉洁 郭俊渊 郭德文 夏宝枢 贾振英 钱铭辉 曹来宾 曹厚德 董季平 谢敬霞 曾祥阶 蔡锡类 廉宗澂 鲍润贤 潘纪戍 燕树林 戴建平

《中华放射学杂志》第五届编辑委员会名单（1993年）：

名誉总编辑：李果珍

咨询编委：王云钊 兰宝森 孙鼎元 刘玉清 刘赓年 李铁一 李松年 李景学 陆荣庆

总编辑：徐家兴

副总编辑：吴恩惠 陈星荣 闵鹏秋 范 焱 戴汝平 戴建平

编辑委员：马大庆 于树江 王仪生 王承缘 王兆熊 卢 延 史无例 刘 仁 刘子江 刘振春 刘 晶 祁 吉 许达生 李 铁 李铭山 李树新 李胜云 肖湘生 巫北海 张国桢 张金山 张雪哲 张振荣 陈 凡 陈金城 陈君坤 陈丽英 严洪珍 吴家昌 吴育锦 尚克中 郁慕仪 郎志谨 杨广夫 杨海山 周康荣

赵玉铨　姚庆华　胡国栋　姜兆候　郭俊渊　贺能树　袁聿德　高玉洁　高培毅
陶　可　徐　克　曹来宾　曹厚德　黄其鎏　常剑虹　董季平　谢敬霞　曾祥阶
彭仁罗　廉宗澂　翟凌云　蔡锡类　潘纪戍　燕树林　薛爱华

中华放射学杂志第六届编辑委员会名单(1998 年):

名誉总编辑:徐家兴
顾　　　问:吴恩惠　范焱　戴汝平
总　编　辑:高玉洁
副 总 编 辑:闵鹏秋　陈星荣　张雪哲　燕树林　戴建平
编 辑 委 员:于树江　马大庆　王仪生　王兆熊　王承缘　王绍武　王鸣鹏　王溶泉　冯敢生
卢　延　刘　晶　孙立军　曲来泽　祁　吉　许达生　吴育锦　吴振华　李坤成
李彦豪　李树新　李　铁　李德泰　李麟荪　沈天真　肖湘生　闵鹏秋　巫北海
杨广夫　杨海山　张云亭　张国桢　张金山　张雪哲　陈克敏　陈君坤　陈星荣
周义成　周康荣　孟悛非　屈　辉　欧阳墉　罗鹏飞　金征宇　鱼博浪　姚庆华
贺能树　赵荣国　赵　斌　唐光健　徐　克　徐爱德　袁聿德　高玉洁　高培毅
郭启勇　崔进国　曹厚德　章士正　曾纪珍　曾祥阶　谢敬霞　蔡祖龙　翟凌云
滕皋军　潘纪戍　燕树林　薛爱华　戴建平
通 讯 编 委:李宏吉　程家文

中华放射学杂志第七届编辑委员会名单(2002 年):

名誉总编辑:高玉洁
顾　　　问:徐家兴　陈星荣　闵鹏秋
资 深 编 委:李果珍　刘玉清　吴恩惠　戴汝平　王承缘　曹厚德　蔡祖龙　卢　延　吴振华
张国桢　李麟荪　陈金城　欧阳墉　贺能树　袁聿德　潘纪戍
总　编　辑:戴建平
副 总 编 辑:张雪哲　沈天真　许达生　祁　吉　冯敢生　郭启勇
编 辑 委 员:马大庆　马　林　牛广明　王学建　王建华　王　武　王绍武　王鸣鹏　王振常
王　维　冯晓源　冯敢生　田　伟　田建明　申宝忠　白人驹　孙立军　孙　钢
祁　吉　许达生　余　卫　余永强　张云亭　张金山　张雪哲　李坤成　李建军
李明华　李彦豪　李荫太　李健丁　李　铁　杜湘珂　杨建勇　杨海山　沈天真
肖恩华　肖湘生　邹英华　陈克敏　陈君坤　陈富六　单　鸿　周义成　周纯武
周　诚　周康荣　周翔平　孟悛非　屈　辉　武乐斌　罗鹏飞　金征宇　鱼博浪
娄明武　赵荣国　赵　斌　唐光健　徐　克　徐坚民　徐爱德　郭佑民　郭启勇
高培毅　崔进国　梁长虹　梁碧玲　章士正　黄仲奎　滑炎卿　程敬亮　蒋世良
蒋学祥　谢敬霞　韩　萍　漆剑频　翟仁友　滕皋军　燕树林　薛爱华　戴建平
特 邀 编 委:王小林
通 讯 编 委:丁仕义　刘怀军　吴仁华　吴沛宏　罗敏　唐桂波　贾文霄　龚洪翰

中华放射学杂志第八届编辑委员会名单(2006 年):

顾　　　问:张雪哲　许达生　沈天真
名誉总编辑:戴建平
资 深 编 委:刘玉清　高玉洁　戴汝平　王承缘　曹厚德　卢　延　陈星荣　闵鹏秋　吴振华
张国桢　李麟荪　陈金城　欧阳墉　潘纪戍　李　铁　谢敬霞　周康荣　燕树林
徐爱德　蔡祖龙　吴恩惠

于春水　曾津津　张小明　张晓鹏　章伟敏　赵建农　赵绍宏　郑卓肇　朱　铭

中华放射学杂志第十届编委会名单(2014)：

顾　　问：戴建平　刘玉清　孟悛非　祁　吉

名誉总编辑：郭启勇

资 深 编 委：陈克敏　崔进国　杜湘珂　龚洪翰　胡道予　滑炎卿　黄　力　李健丁　梁碧玲　屈　辉　王德航　王　武　王小宜　武乐斌　杨海山　杨仁杰　张伟国　周　诚　祖茂衡

总　编　辑：冯晓源

副 总 编 辑：程敬亮　高　红　高培毅　金征宇　李坤成　刘士远　梁长虹　石明国　滕皋军　徐　克

编 辑 委 员：Chi-shing Zee　陈　敏　陈自谦　程敬亮　程晓光　冯晓源　高　宏　高剑波　高培毅　耿道颖　龚启勇　顾建平　顾雅佳　郭佑民　郭　志　韩　萍　洪　楠　胡春洪　宦　怡　黄仲奎　纪建松　贾文霄　江新青　金征宇　黎海亮　李　澄　李坤成　李天晓　李　欣　梁长虹　刘　泓　刘　筠　刘士远　刘兆玉　龙莉玲　卢光明　吕　滨　马　林　母其文　彭卫军　秦维昌　沙　炎　单　鸿　申宝忠　施海彬　石明国　史大鹏　孙　钢　唐光健　陶晓峰　滕皋军　田　捷　王光彬　王　健　王　良　王茂强　王鸣鹏　王绍武　王　维　王锡明　王晓明　王振常　吴　宁　吴仁华　伍建林　夏黎明　鲜军舫　肖恩华　肖江喜　肖越勇　邢　伟　徐　克　徐文坚　许建荣　严福华　杨建勇　杨　健　杨　立　杨正汉　叶慧义　余建明　余　卫　余永强　袁慧书　曾蒙苏　张敏鸣　张曦彤　张小明　张兆琪　张志勇　赵　斌　赵世华　周纯武　朱　斌　朱　铭　邹英华

通 讯 编 委：敖国昆　白荣杰　崔建岭　党少农　范占明　冯　逢　葛英辉　郭玉林　蒋　涛　李恒国　李晓光　林　江　刘挨师　刘爱连　刘建新

第二章 《国际医学放射学杂志》发展史

第一节 创刊情况

20 世纪 60 年代初，由天津市第三医院放射科鲁宗铮主任提出倡议，以文摘形式介绍国外有关放射学发展的动态，1962 年，在河北省医学科学院医学科学情报研究所的支持下出版《国外医学选刊》，为不定期内部刊物。1962 年出版 3 期，1963 年出版 7 期，主要选用美国、英国、德国、苏联和日本杂志上的文章。1964 年更名为《医学文摘（第十六分册）——放射学》，由河北省医学科学院、医学科学情报研究所负责出版发行，为季刊。1965 年改为双月刊。1966 年出版 3 期之后因当时政治形势被迫停刊。经过十几年，于 1978 年 7 月，在天津医科大学总医院吴恩惠教授等专家的呼吁下，并得到天津市医学科学技术信息研究所支持，《医学文摘——放射学》经主管部门批准得以复刊，并更名为《国外医学临床放射学分册》。

第二节 发展与变迁

（一）更名及主办单位变化

1986 年 3 月，《国外医学临床放射学分册》主办单位由天津市医学科技情报研究所变更为天津放射诊疗研究培训中心（天津医科大学总医院内），1991 年 7 月又改由天津市医学科学技术情报研究所主办。根据新闻出版总署新出报刊[2007]1562 号文件，2008 年 1 月，《国外医学临床放射学分册》更名为《国际医学放射学杂志》，刊号变更为 CN 12-1398/R，ISSN 1674-1897。2015 年起，《国际医学放射学杂志》由天津市医学科学技术信息研究所和天津市人民医院共同主办。

（二）封面变化

自 1978 年更名为《国外医学临床放射学分册》后，封面经历 4 次变化（图 7-2-1A ~ 图 7-2-1D）。

（三）期刊页码及刊期变化

页码变化：1978 年起，64 页；2006 年起，72 页；2008 年起，104 页。

刊期情况：保持双月刊。2003 年 7 月出版 1 期增刊（天津市报刊增刊特许准印证[2003]第 028 号）。

（四）加入数据库及获奖情况

从 1994 年起先后加入万方数据库、维普数据库、中国知网、超星等数据库。1992 年，被收录于《中文核心期刊要目总览》（1992 年版）；2010—2016 年进入《中国科技期刊引证报告（核心版）》（图 7-2-2）；1990 年，获卫生部“国外医学”系列期刊评比三等奖。

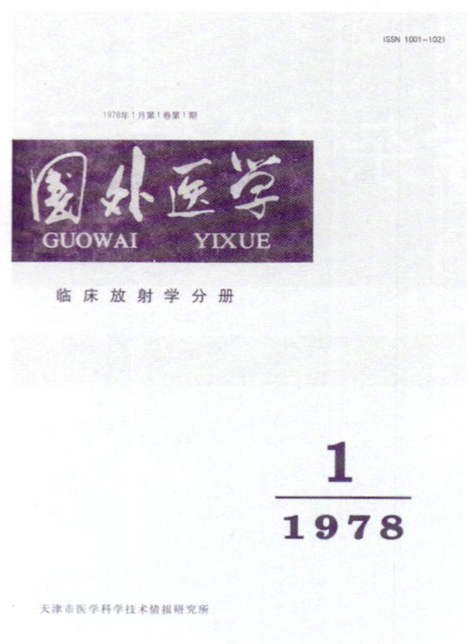

图 7-2-1A 1978—1994 年封面

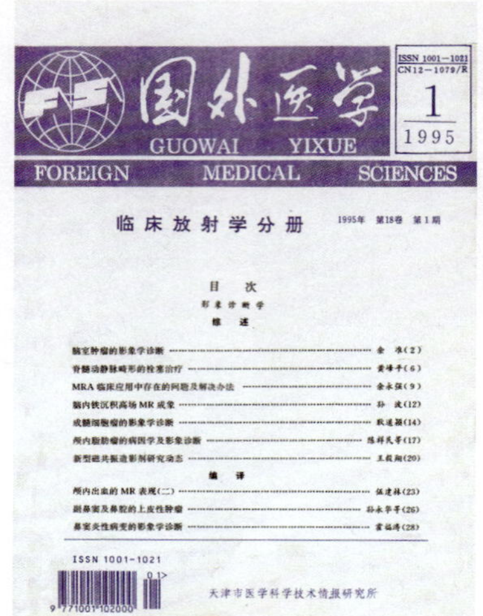

图 7-2-1B 1995—2001 年封面

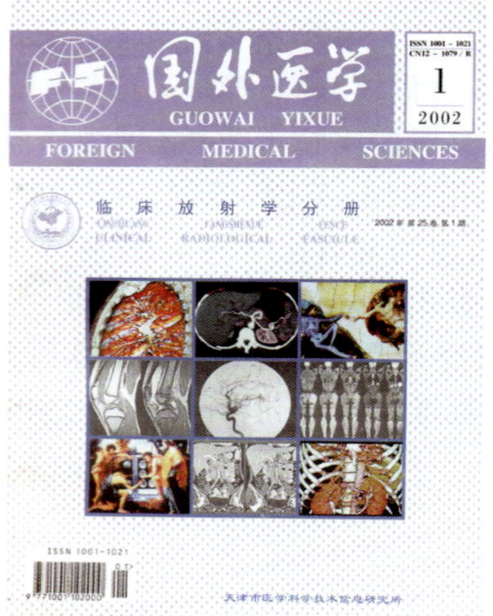

图 7-2-1C 2002—2007 年封面

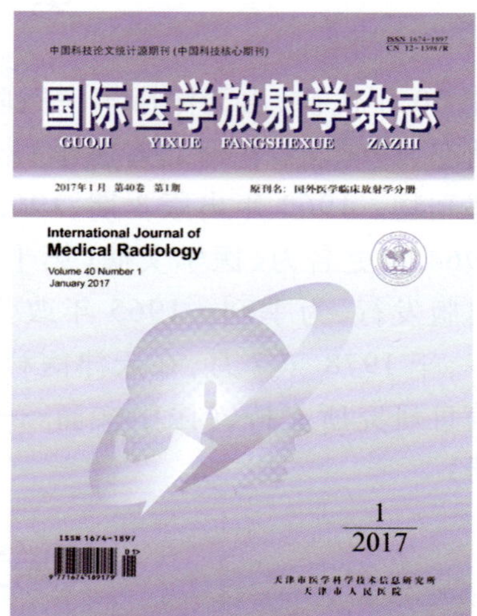

图 7-2-1D 2008—2017 年封面

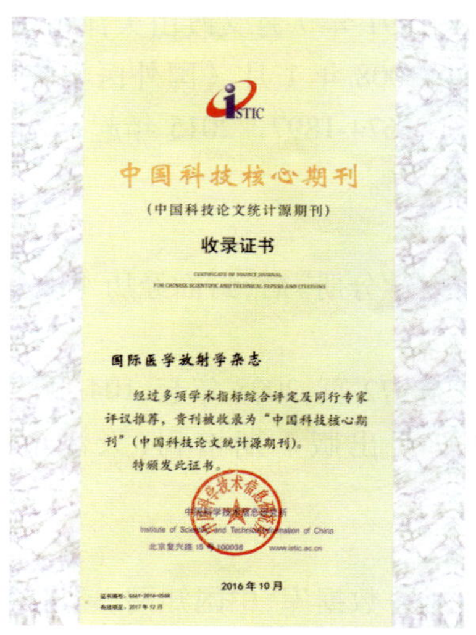

中国科技核心期刊

(中国科技论文统计源期刊)

收录证书

国际医学放射学杂志

经过多项学术指标综合评定及同行专家评议推荐，贵刊被收录为“中国科技核心期刊”(中国科技论文统计源期刊)。

特颁发此证书。

Institute of Scientific and Technical Information of China

www.istic.ac.cn

2016年10月

图 7-2-2 中国科技期刊引证报告(核心版)收录证书

（五）不同于其他影像期刊的独到之处

《国际医学放射学杂志》是我国放射学专业领域唯一一本以主要刊发综述性文章为特色的学术期刊，内容具有引领性，重在介绍国际上医学影像专业的最新技术、新理论及临床研究的最新进展。另外，经北美放射学会（RSNA）和欧洲放射学会（ESR）授权，期刊邀请国内一些知名放射学专家组织翻译 *Radiology* 和 *European Radiology* 上的科学论著摘要并发表于“国际期刊连线”栏目，在及时传递国际前沿放射学信息方面发挥着重要作用，获广大读者的喜爱。

（六）编委会及学术会议

“沽放共赏”疑难病例影像读片沙龙自2015年起举办，每年4期，每期均邀请业内有影响力的专家带来精彩病例与大家交流，还有论文写作培训。同时将每期沙龙上精选出的病例整理成文发表在“临床探究与评析”栏目中。每期沙龙形式活泼，专家讲解精彩，现场参会者互动踊跃。

《新影苑》学术论坛创办于2017年，每年2季，每季邀请7～10位专家进行讲座，重在突出“新”技术、“新”研究、“新”进展。编委换届时间和换届会议部分资料参见下图（图7-2-3～图7-2-7）。

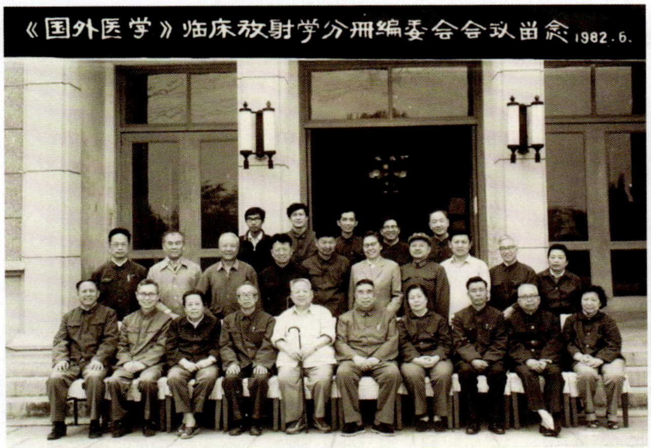

图7-2-3　1982年6月第一届编委会工作会议于河北北戴河召开

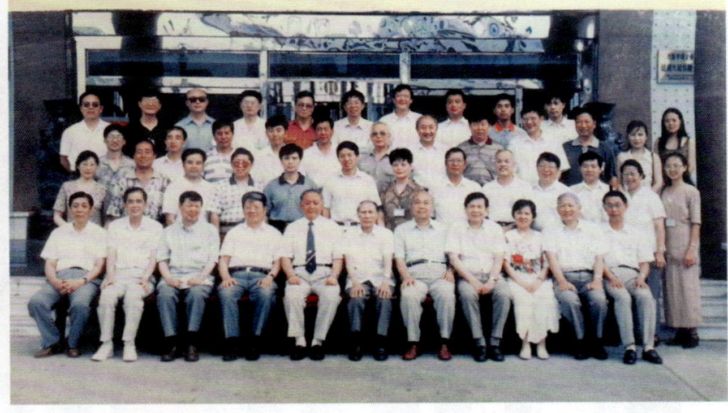

图7-2-4　1996年8月第四届编委会工作会议于山东威海召开

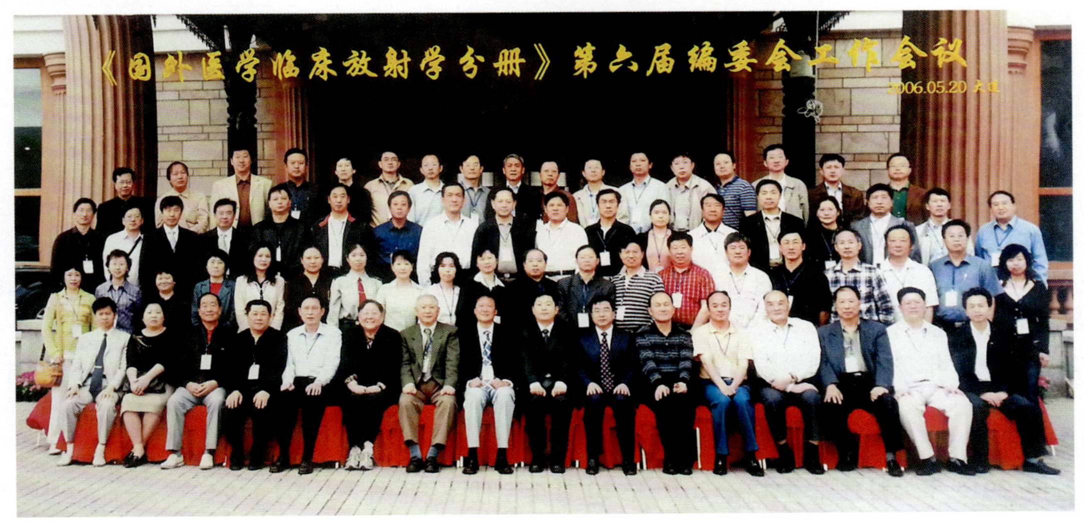

图7-2-5　2006年5月第六届编委会工作会议于辽宁大连召开并创刊28周年纪念活动

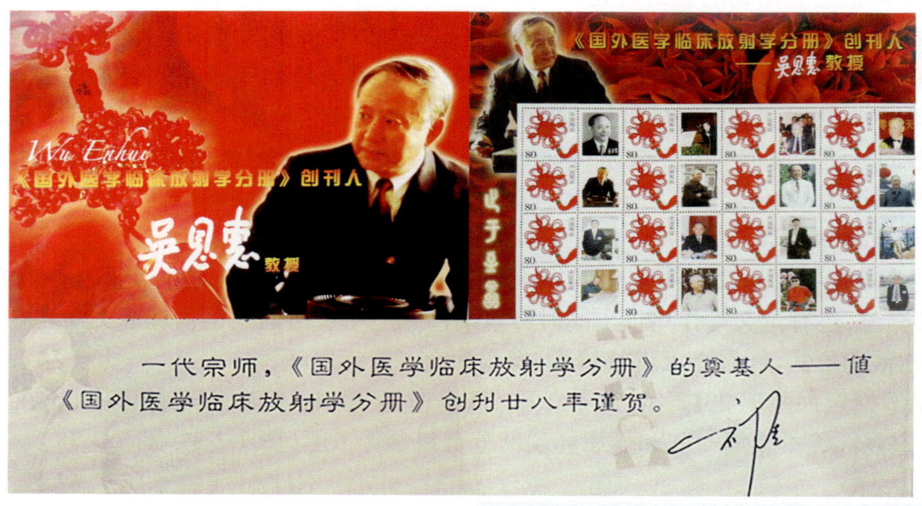

图 7-2-6　第六届编委会上，编辑部为杂志创刊人吴恩惠教授制作的纪念邮折

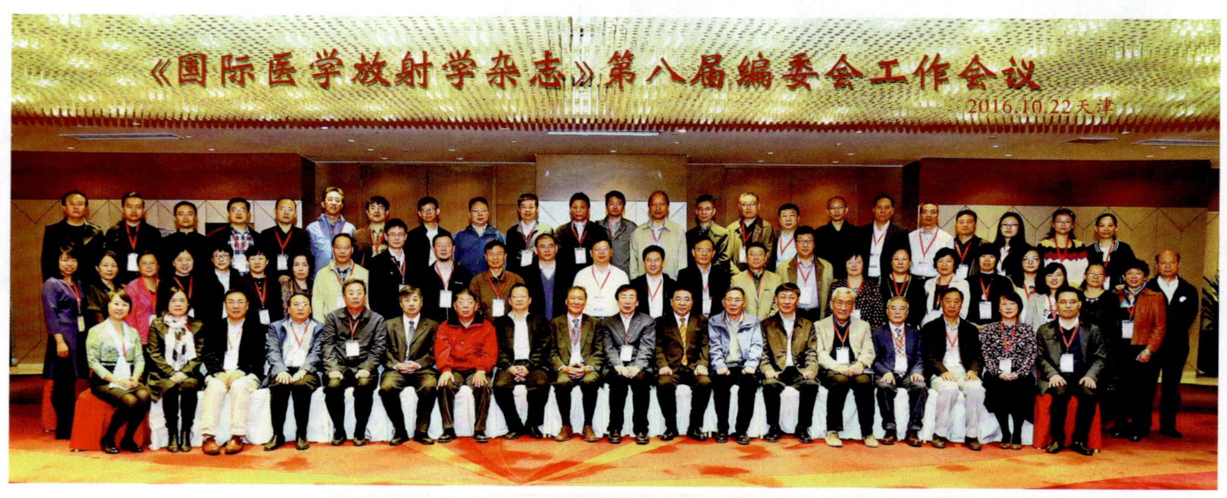

图 7-2-7　2016 年 10 月第八届编委会工作会议于天津召开

第三节　历任总编辑和编辑部主任

（一）历任主编

1. 一代宗师，办刊先驱

吴恩惠教授，1978 年 7 月—1998 年 1 月任主编；1998 年 1 月—2009 年 6 月任荣誉主编（图 7-2-8）。

2. 学术引领，承前启后

祁吉教授，1993 年 7 月任副主编；1998 年 1 月—2016 年 10 月任主编；2016 年 10 月至今任荣誉主编（图 7-2-9）。

3. 拓新发展，继往开来

刘筠教授，2015 年 1 月任常务主编；2016 年 10 月至今任主编（图 7-2-10）。

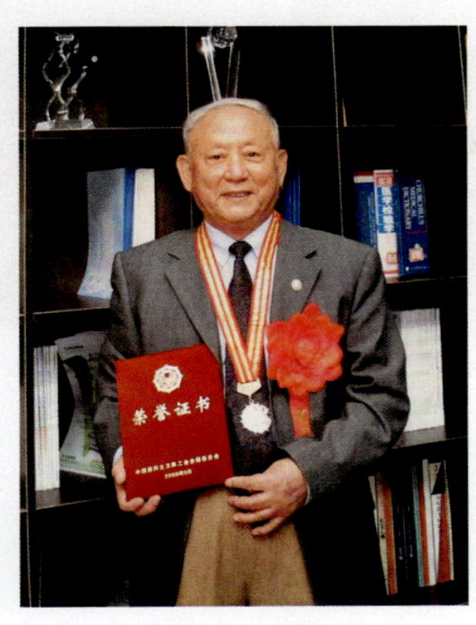

图 7-2-8 《国际医学放射学杂志》首任主编吴恩惠教授

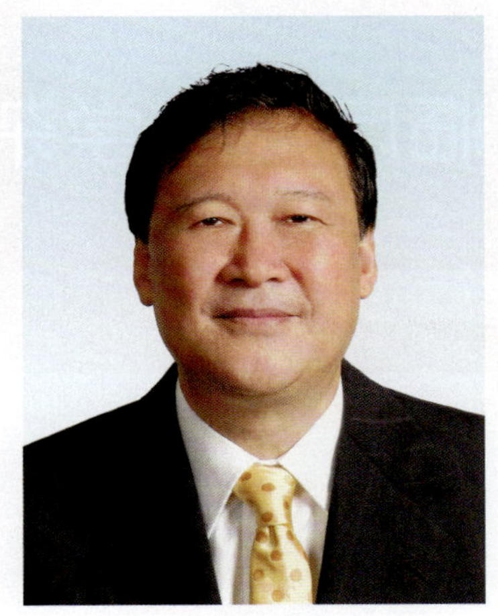

图 7-2-9 《国际医学放射学杂志》第二任主编祁吉教授

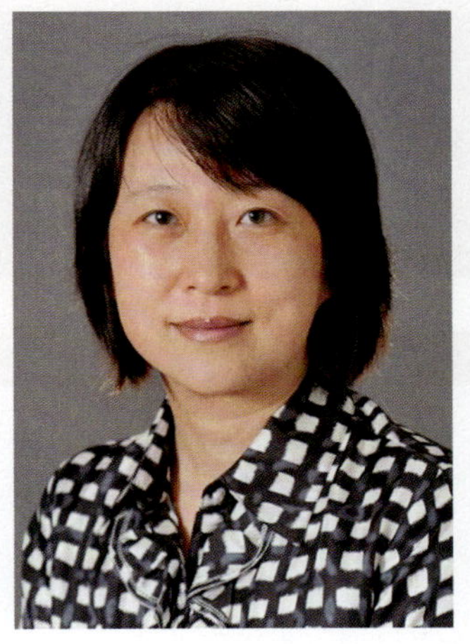

图 7-2-10 《国际医学放射学杂志》现任主编刘筠教授

（二）历任编辑部主任

祁吉,1982 年 1 月—1991 年 6 月;

李葆林,1991 年 7 月—2000 年 6 月;

刘英虹,2000 年 7 月—至今。

（撰稿:刘英虹）

第三章 《临床放射学杂志》发展史

第一节 创刊情况

《临床放射学杂志》是由时任中华医学会放射学分会主任委员、《中华放射学杂志》总编辑、我国著名放射学专家汪绍训教授倡议，经《中华放射学杂志》1981 年 11 月在河南郑州召开的复刊后第一次编委会上研究决定，并在《中华放射学杂志》编辑部直接指导和支持下于 1982 年在湖北省黄石市原有的《X 线诊断参考资料》(1980 年创刊的译文情报类杂志)基础上创办的我国第二份放射诊断学学术期刊。对创刊起关键作用的专业学科人员有汪绍训、陈英杰、陈凡、程家文和叶念祖五位教授和主任。汪绍训教授时任北京医学院第一医院放射科主任，亲自发起和实地考查，并主持《中华放射学杂志》编委会审定。陈英杰教授时任《中华放射学杂志》编辑部主任，参与创办策划和实地考查，为创刊初期的《临床放射学杂志》提供稿件和编辑指导工作。陈凡教授时任中国人民解放军武汉一六一医院放射科主任，《中华放射学杂志》编委，陈凡教授引荐汪绍训教授和陈英杰主任实地考查论证，为杂志的创办和对外交流起着主要纽带作用。程家文教授时任湖北省黄石市第二医院放射科主任，负责《X 线诊断参考资料》日常工作，是创办《临床放射学杂志》的当事人。叶念祖教授时任湖北省黄石大冶钢厂职工医院放射科主任，是《X 线诊断参考资料》的发起和把关人。

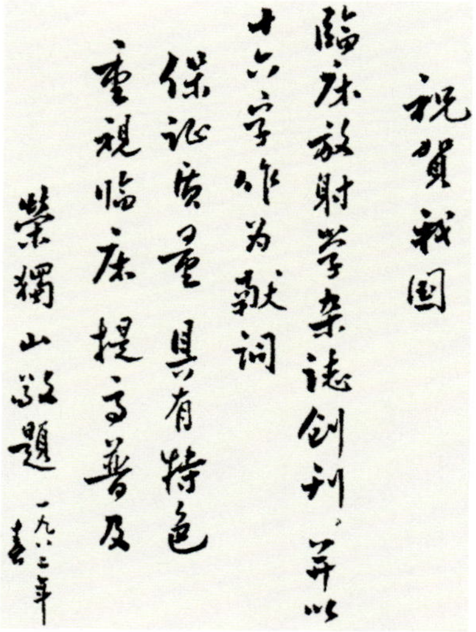

第一期杂志于 1982 年 4 月面世。我国著名放射学专家荣独山教授为创刊号题词(图 7-3-1)。创刊号刊发的文稿全部由《中华放射学杂志》编辑部提供。其中 7 篇论著和 1 篇讲座的第一作者均为全国知名专家，他们是(按发文顺序)汪绍训、陈星荣、刘玉清、甘兰丰、闵鹏秋、王春华、柳祥庭、邹仲。

图 7-3-1 时任中华放射学会副主任委员，上海第一医学院(现复旦大学上海医学院)荣独山教授为《临床放射学杂志》创刊号题词

杂志以荣独山教授创刊题词“保证质量，具有特色，重视临床，提高普及”为办刊宗旨；以临床研究为报道重点；以实用为特色。杂志创刊号问世后。汪绍训、吴恩惠、陈英杰等教授亲临杂志出版地——湖北黄石指导(图 7-3-2，图 7-3-3)。

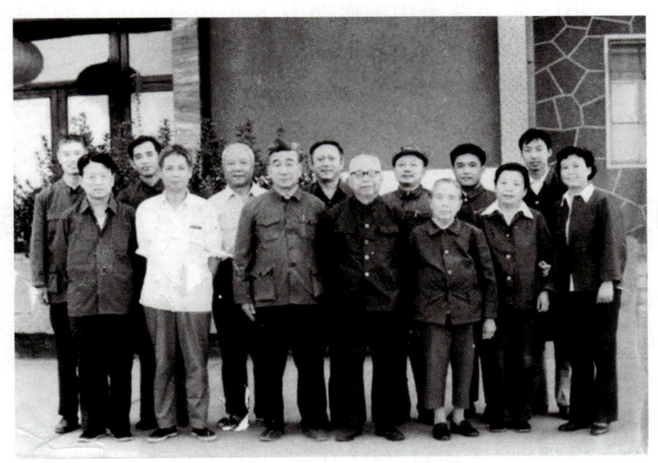

图 7-3-2 1982 年《临床放射学杂志》问世后，汪绍训教授（前排左四）、陈英杰主任（前排右二）、吴恩惠教授（后排右四）、陈凡主任（后排右三）、薛爱华编辑（后排右二）等专家前往湖北黄石指导工作。后排左一为本刊编辑部主任程家文，右一为本刊专职编辑袁德启

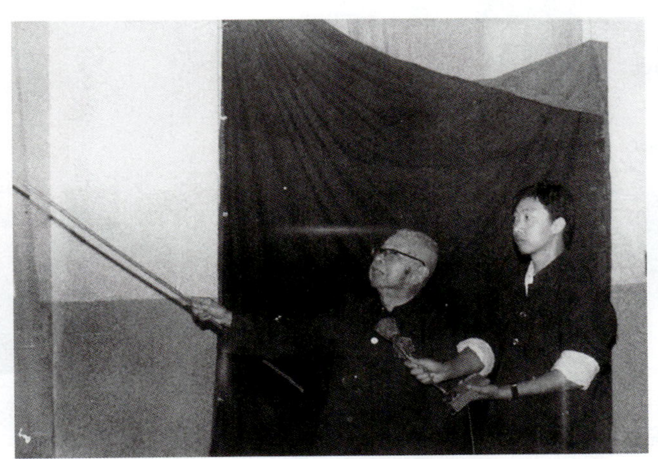

图 7-3-3 1982 年《临床放射学杂志》问世后，汪绍训教授亲临湖北黄石讲学。右边拿话筒者是《临床放射学杂志》第一位专职编辑、原杂志社社长、现任杂志社总编辑袁德启编审

第二节 发展与变迁

编辑部组建经历：1982 年初成立编辑部，隶属湖北省黄石市医学会。由黄石市第二医院放射科主任程家文兼任负责人，袁德启为专职编辑。1984 年，经黄石市编制委员会批准，脱离黄石市医学会，建成独立法人资质的事业单位，人员编制 5 人。程家文任编辑部主任。1992 年编辑部改名为杂志社。1995 年 3 月，黄石市卫生局党委任命袁德启为杂志社社长。2009 年 11 月，黄石市卫生局党委任命徐新前为杂志社社长，袁德启为杂志社总编辑，目前在职人员 10 人。

创刊 35 年来，杂志不断发展壮大，由季刊、56 页码、小 16 开本、凸版铅印，逐渐发展到现在的月刊、160 页码、国际标准 16 开本、亚光铜版纸胶印；由限国内发行到向国外公开发行；由普通期刊到稳居我国《中文核心期刊要目总览》、《中国科技期刊引证报告》、《中国科学引文数据库》三大版本核心期刊。连续十届被湖北省委宣传部、湖北省新闻出版局、湖北省科委等授予“湖北省优秀科技期刊”。2015 年被中国期刊博览会评为中国数字影响力100强期刊。2015年荣获由中国医药卫生期刊分会颁发的“中国医药卫生媒体最佳实践创新奖”。

在保证办刊质量的同时，杂志社先后组织和主办了10次全国大型学术会议，学有所获是与会代表的共同感受。

第三节　历任总编辑（主编）和编辑部主任（杂志社社长）

（一）历任总编辑（主编）

第一届编委会总编辑：龙名扬（1982.03—1991.02）（图7-3-4）；
第二届编委会总编辑：程家文（1991.02—1996.02）（图7-3-5）；
第三届编委会总编辑：程家文（1996.04—2002.02）；
第四届编委会主编：冯敢生、程家文（责任）（2002.02—2007.04）；
第五届编委会主编：冯敢生（2007.04—2015.01）（图7-3-6）；
第六届编委会主编：孔祥泉（2015.01—至今）（图7-3-7）。

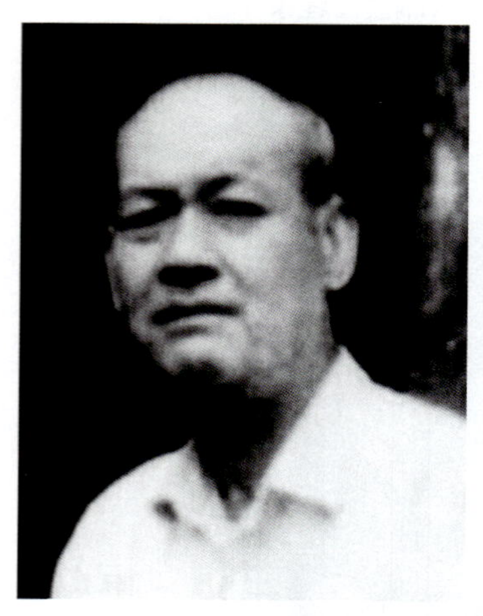

图7-3-4　龙名扬教授。第一届编委会总编辑。时任武汉同济医学院附属同济医院放射科主任

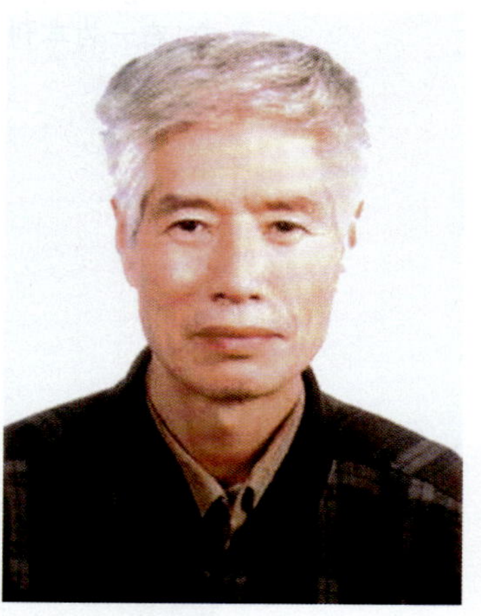

图7-3-5　程家文主任。第2～4届编委会总编辑。第一任编辑部主任

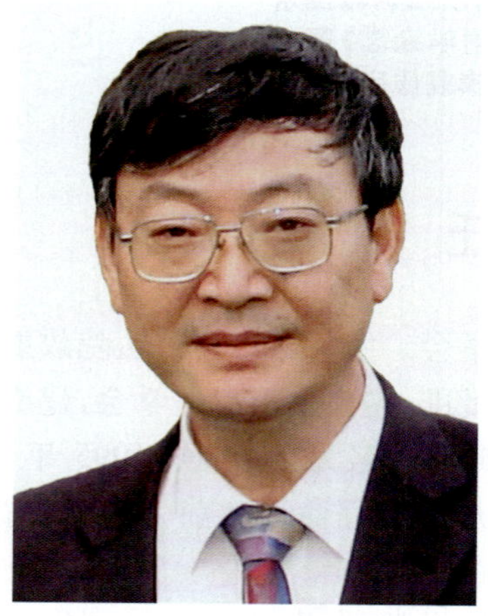

图7-3-6　冯敢生教授。第4、5届编委会主编。时任华中科技大学同济医学院附属协和医院放射科主任、副院长

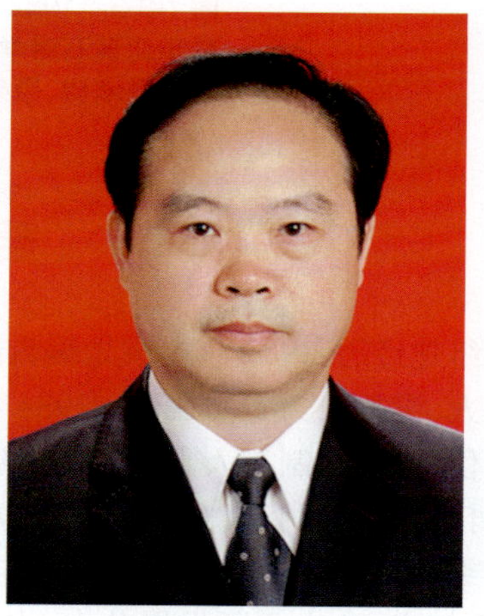

图7-3-7　第6届编委会主编孔祥泉，时任华中科技大学同济医学院附属协和医院放射科主任

（二）编辑部主任或杂志社社长

编辑部主任程家文（1984—1992 年）

杂志社社长袁德启（1995—2009 年）（图 7-3-8）

杂志社社长徐新前（2009—至今）（图 7-3-9）

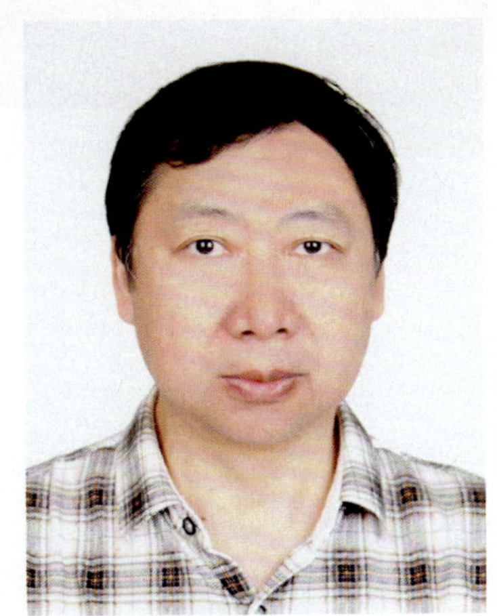

图 7-3-8 袁德启社长（任期 1995. 03—2009. 11）

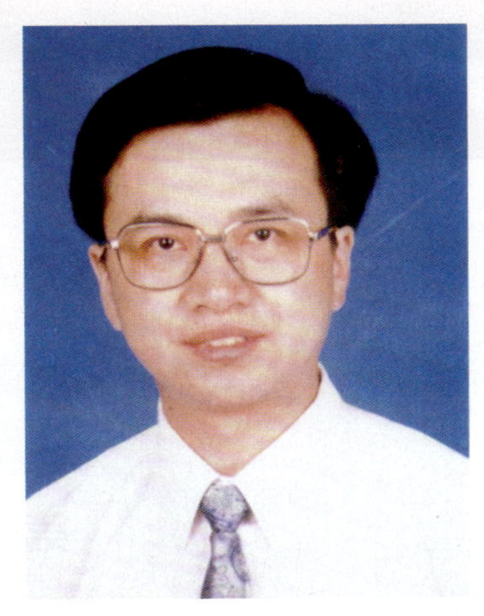

图 7-3-9 徐新前社长（任期 2009. 11 月—至今）

（撰稿：袁德启）

第四章 《实用放射学杂志》发展史

第一节 创刊情况

1984 年，由西北五省区(陕西、甘肃、宁夏、青海、新疆)放射学分会发起，决定创办一本放射学专业杂志。1985 年 3 月于陕西西安正式创刊，刊名《实用放射学杂志》。坚持以学术性为前提，注重理论与实践相结合，学术性与实践性相结合，面向基层，突出实用的办刊宗旨。

第二节 发展与变迁

创刊初期为季刊，图文分开。1991 年在全国同类期刊中率先改为图随文；1992 年改为双月刊；1993 年改为月刊。由创刊时的 64 页码，扩展到现在的 160 页码。由全国 200 余名专家组成编辑委员会，发行至全国省市自治区医学院校及国外多个医学科研机构，受到全国影像界同仁的支持和厚爱。

1. 第一届编委会(1985. 03—1989. 11)，主编：江海寿教授(第四军医大学西京医院)，编委 61 人。
2. 第二届编委会(1989. 11—1997. 06)，主编：杨文智教授(西安医科大学第二附属医院)，编委 75 人。
3. 第三届编委会(1997. 06—2002. 06)，主编：杨广夫教授(西安医科大学第一附属医院)，编委 97 人。
4. 第四届编委会(2002. 06—2006. 07)，主编：魏经国教授(第四军医大学唐都医院)，编委 127 人。
5. 第五届编委会(2006. 07—2012. 06)，主编：鱼博浪教授(西安交通大学第一附属医院)；宦怡教授(第四军医大学西京医院)，编委 141 人。
6. 第六届编委会(2012. 06—至今)，主编：宦怡教授(第四军医大学西京医院)；郭佑民教授(西安交通大学第一附属医院)。编委 209 人。

经过几届编委会成员的共同努力，《实用放射学杂志》被国内外多种数据库收录。即中国科技论文统计源期刊(中国科技核心期刊)；中国科学引文数据库收录期刊；《中文核心期刊要目总览》收录期刊；中国生物医学文献数据库收录期刊；中国科技精品数据库收录期刊；万方数据数字化期刊全文收录期刊；美国《剑桥科学文摘》收录期刊；波兰《哥白尼索引》收录期刊；WTO 西太平洋地区医学索引收录期刊；美国《乌利希期刊指南》收录期刊；美国《化学文摘》收录期刊；《日本科学技术振兴机构数据库》收录期刊。

第三节 历任主编和杂志社社长

(一) 主编

江海寿教授(1985. 03—1989. 11)(图 7-4-1)；

杨文智教授(1989. 11—1998. 6)(图 7-4-2);
杨广夫教授(1998. 6—2002. 6)(图 7-4-3);
魏经国教授(2002. 6—2006. 7)(图 7-4-4);
鱼博浪教授(2006. 7—2012. 6)(图 7-4-5);
宦怡教授(2006. 7—至今)(图 7-4-6);
郭佑民教授(2012. 6—至今)(图 7-4-7)。

(二) 社长

1. 李宏吉(1985—1998)(图 7-4-8);
2. 王士民(1999—2008)(图 7-4-9);
3. 马东洋(2009—2012)(图 7-4-10);
4. 冯关力(2013—2014)(图 7-4-11);
5. 杨军乐(2014. 10—至今)(图 7-4-12)。

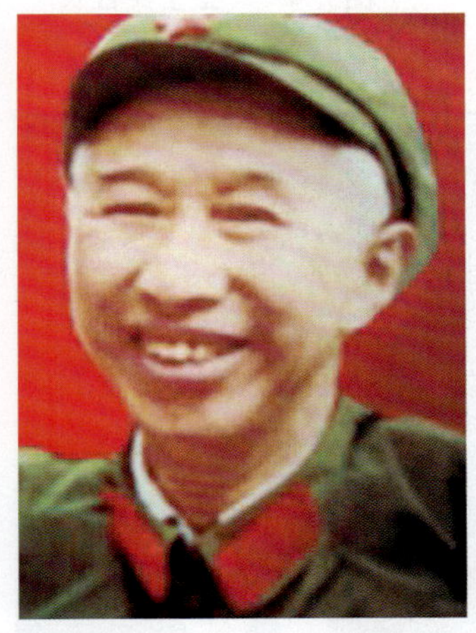

图 7-4-1 江海寿教授

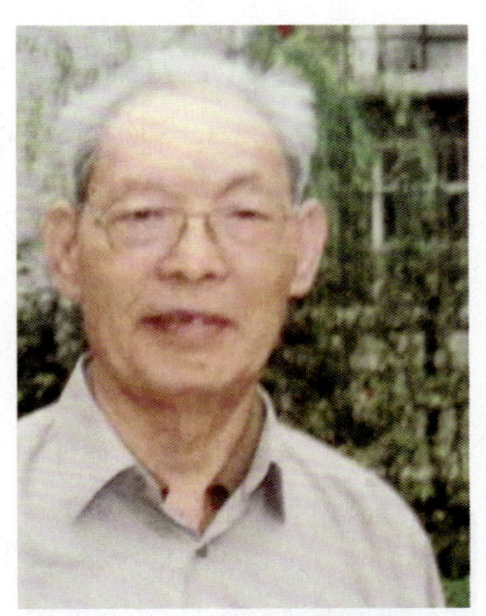

图 7-4-2 杨文智教授

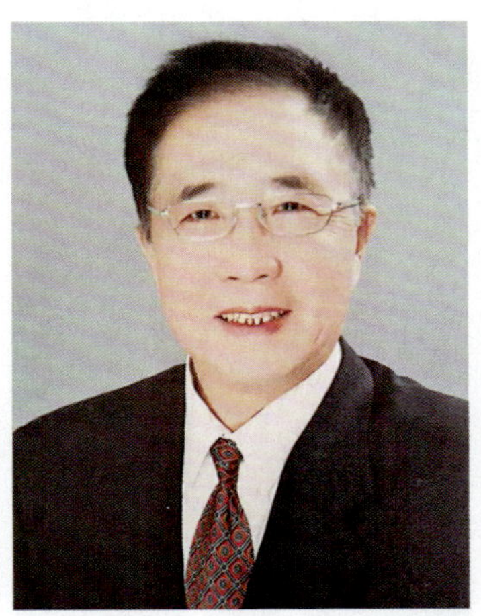

图 7-4-3 杨广夫教授

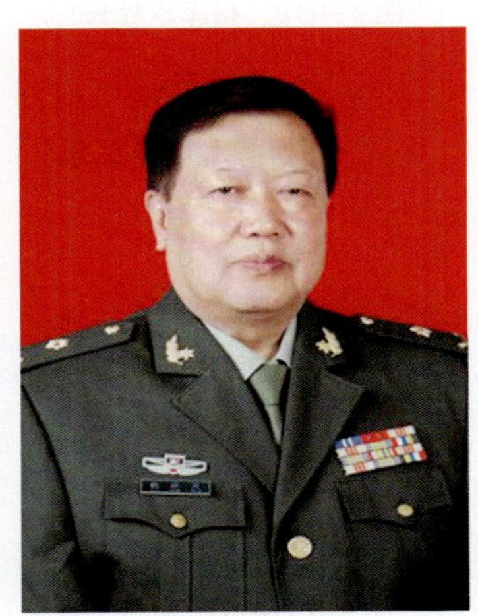

图 7-4-4 魏经国教授

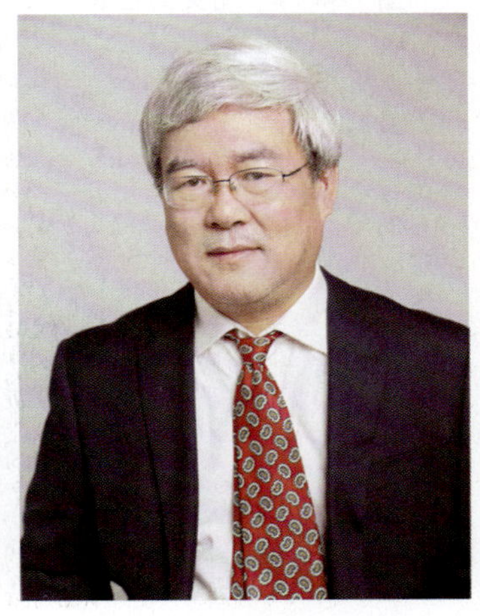

图 7-4-5 鱼博浪教授

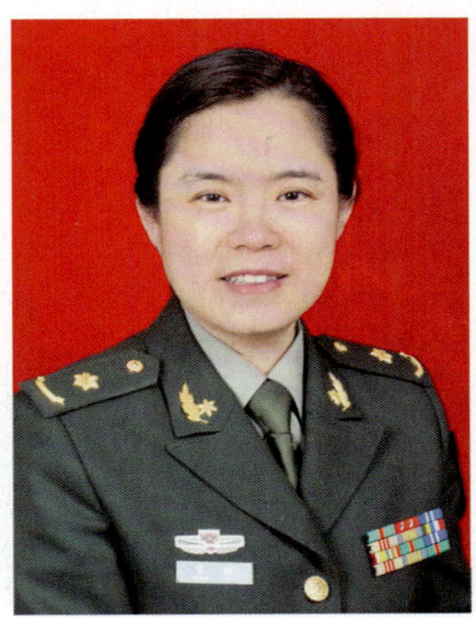

图 7-4-6 宦怡教授

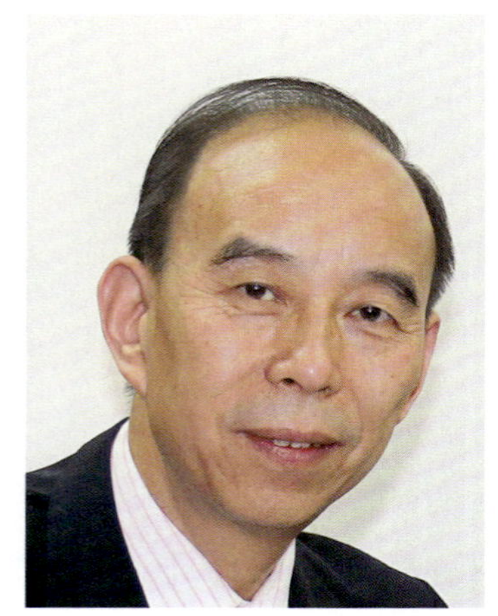

图 7-4-7　郭佑民教授

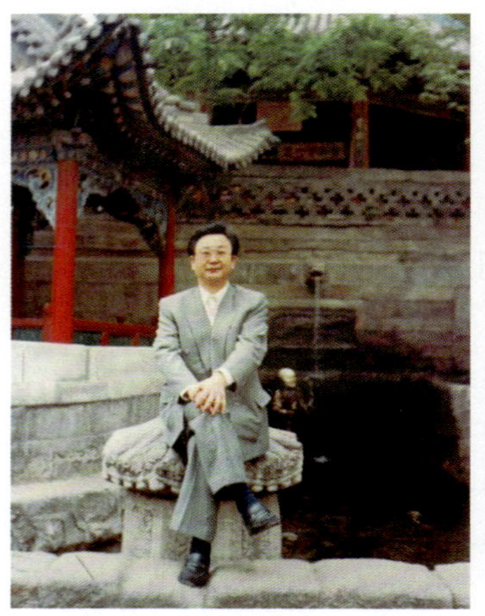

图 7-4-8　李宏吉社长

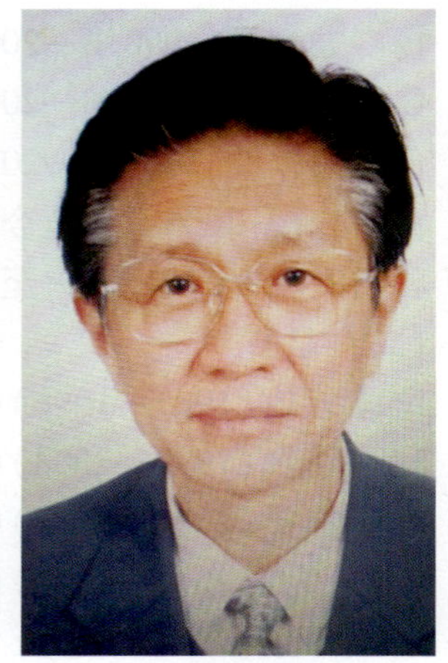

图 7-4-9　王士民社长

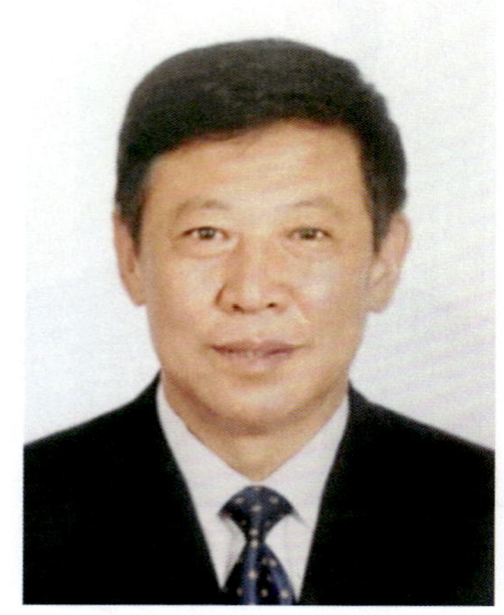

图 7-4-10　马东洋社长

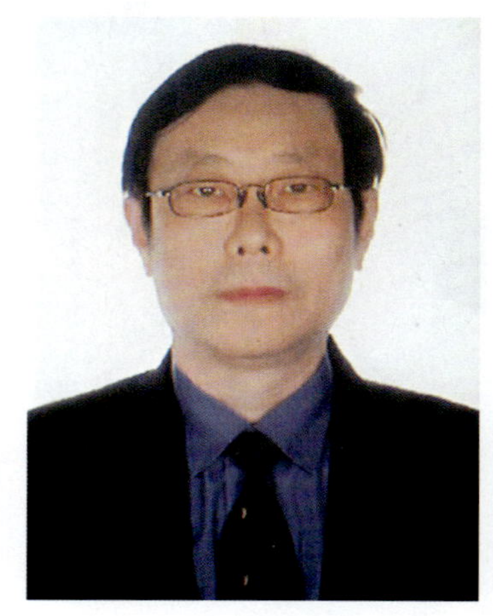

图 7-4-11　冯关力社长

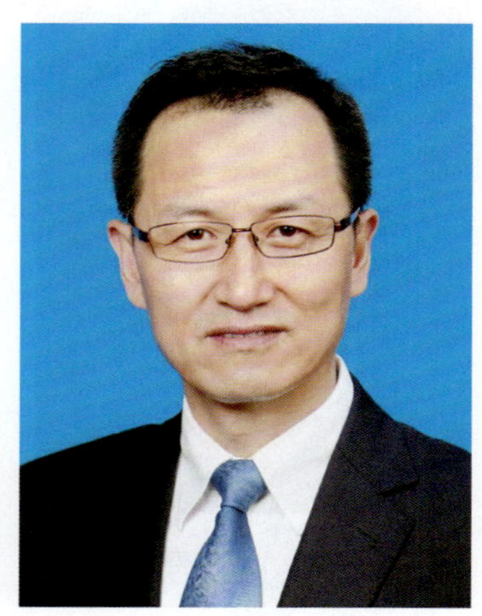

图 7-4-12　杨军乐社长

（撰稿：杨军乐）

第五章 《中国医学影像技术》杂志发展史

第一节 创刊情况

《中国医学影像技术》杂志由中国医学影像技术研究会(中国科学院新技术开发局主持下的全国医学影像技术工作者自愿结合的学术性群众团体)于 1985 年 5 月 5 日在北京创刊,提倡医、理、工相结合,以“影像学基础理论研究与临床实践相结合与工程技术相融合”为宗旨,于 1985 年第四季度出版第 1 期,卫生部部长陈敏章、中国科学院黄家驷院士、汪德昭院士和著名援华医学家马海德分别为创刊题词(图 7-5-1 ~ 图 7-5-4)。

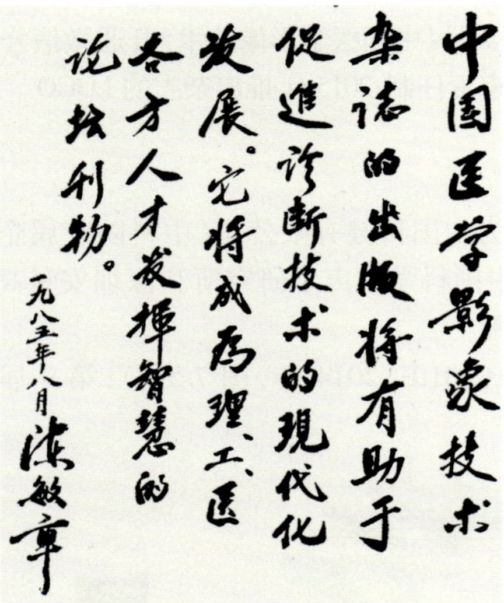

图 7-5-1　陈敏章题词

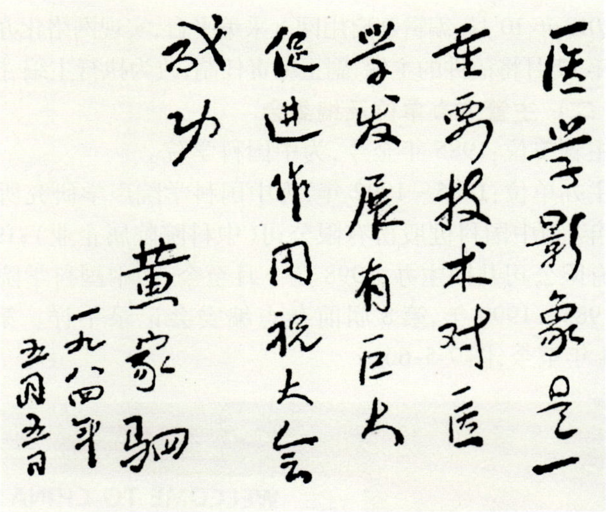

图 7-5-2　黄家驷题词

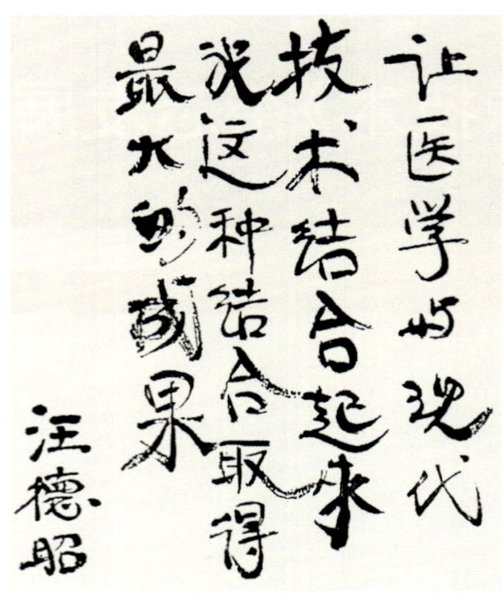

图 7-5-3　汪德昭题词

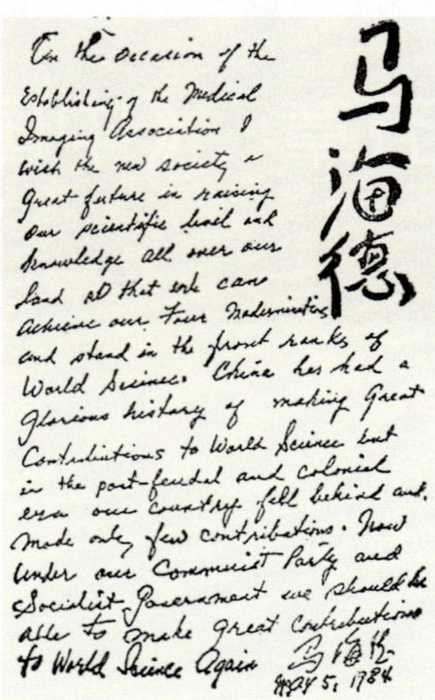
马海德

On the occasion of the Establishing of the Medical Imaging Association I wish the new society a great future in raising our scientific level and knowledge all over our land so that we can achieve our Four Modernizations and stand in the front ranks of World Science. China has had a Glorious history of making Great Contributions to World Science but in the post-feudal and colonial era our country fell behind and made only few contributions. Now under our Communist Party and Socialist Government we should be able to make great contributions to World Science Again 马海德

MAY 5, 1984

图 7-5-4　马海德题词

第二节　发展与变迁

（一）期刊页码和刊期的变化

1985 年后半年出版第 1 期，为季刊，每期 64 页；1991 年第 3 期，出版页码增加为 80 页；1995 年改为双月刊，每期 80 页；1997 年，每期页码增为 96 页；1998 年，改为月刊，每期 80 页；2001 年第 1 期始，页码为 96 页；2002 年第 1 期始，页码为 128 页；2003 年第 7 期，页码增为 160 页。

2010 年 10 月，编辑部启用网上采编平台，实现网络化办公；2013 年 7 月《中国医学影像技术》开通微信公众号；2014 年 12 月将稿件的主编、副主编责任制，改为执行主编、执行编委终审责任制；2015 年推出杂志的 LOGO。

（二）主管主办单位及编委会

主管单位：1985 年至今，为中国科学院。

主办单位：1985—1992 年，为中国科学院声学研究所；1993 年，为中国科健有限公司（中科院院属企业）；1996 年，为中国科健股份有限公司（中科院院属企业）；1997 年，由中国科学院声学研究所和深圳安科高技术股份有限公司共同主办；1998 年 8 月至今，为中国科学院声学研究所。

1985—1999 年，第 8 届前杂志编委会记录不详。第 8 届编委（2010—2014 年，图 7-5-5）；第 9 届编委（2014 年至今，图 7-5-6）。

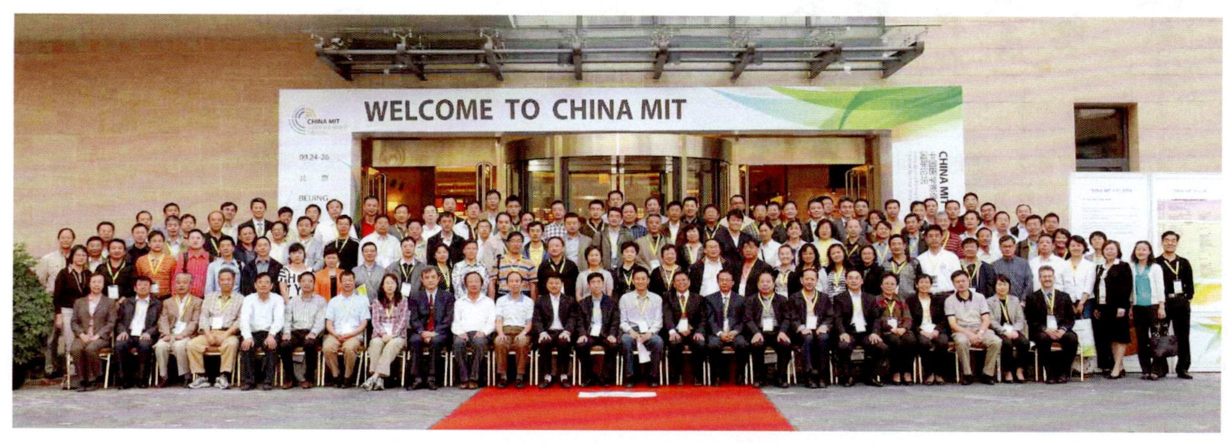

图 7-5-5　第 8 届编委换届会与会代表合影（2010 年 9 月）

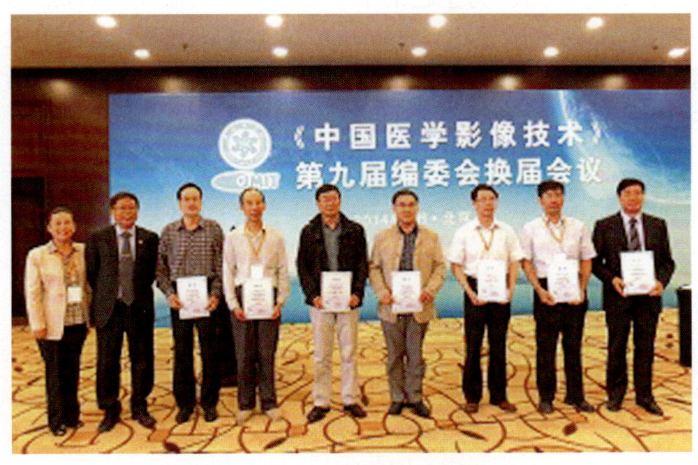

图 7-5-6 第 9 届编委换届会主编和副主编合影(2014 年 7 月;从左向右分别为田家玮主编、李坤成主编、王培军副主编、郭佑民副主编、任卫东副主编、何文副主编、伍建林副主编、钱林学副主编、王小民副主编)

(三) 载入重要的数据库及时间

时间	载入数据库名称
1998 年	国家科技论文统计源期刊、《中文核心期刊要目总览》
2000 年	中国科学引文数据库统计源期刊
2001 年 3 月	英国《科学文摘》(SA)即 INSPEC 数据库、中国生物医学期刊文献数据库(CMCC)
2003 年 4 月	俄罗斯《文摘杂志》
2006 年 2 月	荷兰《医学文摘》
2010 年	英国《物理学、电技术、计算机及控制信息社数据库》(INSPEC 数据库)
2011 年	日本《日本科学技术振兴机构中国文献数据库》(JSTChina)、荷兰《斯高帕斯数据库》(Scopus 数据库)
2015 年 9 月	世界卫生组织(WHO)西太区医学索引(WPRIM)

(四) 获得国家级奖项和基金

序号	获得国家级奖项及基金	备注
1	“百种中国杰出学术期刊”	2010、2011 年连续两届
2	“中国精品科技期刊”	2008、2011、2014 年连续三届
3	中科院出版基金择优支持	2010 年
4	“中国医药卫生媒体最佳实践创新奖”	2015 年

(五) 学术会议

1. “远程医学影像诊断与 internet”研讨会(1997 年 1 月 30 日,北京)。与会专家围绕国内外远程医学诊断 PACS 系统及其信息产业发展等方面进行了研讨,为推动我国医学影像技术向远程化、互联网化方向发展发挥了积极作用;在与会专家的支持和帮助下,《中国医学影像技术》于同年 8 月创办 internet 电子版刊物。

2. “首届国际医学影像学暨介入医学学术会议”(2005 年 6 月 17—20 日,北京)。为庆祝杂志创刊 20 周年,刘玉清院士为杂志创刊 20 周年撰文(图 7-5-7);编辑部主办了以“顺应大影像学科建设发展趋势,走理工医相结合的道路，鼓励学科交叉共同发展”为主题的学术会议。中科院副院长陈竺院士、工程院刘玉清院士、中华医学会副会长戴建平教授、美国密歇根大学 Jonathan M Rubin 教授、康乃尔大学 Claudia I Henschke 教授、中科院声学所所长田静研究员及杂志主编蒋学祥教授等出席会议并做重要讲话，刘玉清院士、李坤成、祁吉、王荣福等教授应邀做主题学术报告，展望了医学影像领域发展动态。

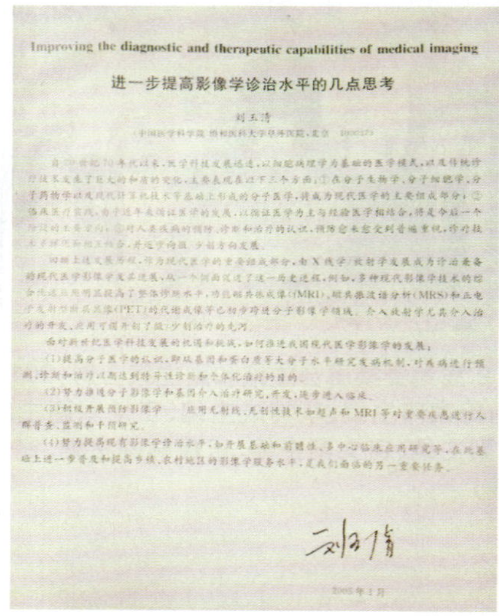
Improving the diagnostic and therapeutic capabilities of medical imaging

进一步提高影像学诊治水平的几点思考

刘玉清

图 7-5-7　刘玉清院士为杂志创刊 20 周年撰文

第三节　历任主编、总编辑和编辑部主任

（一）主编

张兴富（时任中国医学影像技术研究会顾问；1985—1994 年）

侯自强（时任中国科学院声学研究所所长；1995 年）

陶笃纯（时任深圳安科高技术有限公司总经理；1996—2006 年）

蒋学祥（2003—2006 年）

姜玉新（2003—2014 年）

戴建平（2007—2010 年）

李坤成（2010 年—至今）

田家玮（2014 年—至今）

（二）总编辑

雷亨朗（兼编辑部主任）：（1985—1993 年，2000—2006 年）

谭建辉（1994 年 1 月—1999 年）

王艳萍（2008—2014 年）

（三）编辑主任

谭建辉（2000—2006 年 4 月）

肖灵（2006 年 5 月—2007 年 10 月）

杨海（2007 年 11 月—2016 年 6 月）

杜艳霞（2016 年 7 月—至今）

（撰稿：杜艳霞）

第六章 《放射学实践》杂志发展史

1980 年，同济医科大学与联邦德国海德堡大学就建立校际学术交流达成协议（图 7-6-1）；1985 年 10 月，时任卫生部部长钱信忠为《放射学实践》（图 7-6-2）译文期刊题词（图 7-6-3）。次年 3 月，创刊号发行（季刊，48 页。图 7-6-4）。由海德堡大学放射学教授 Paul Gerhardt 和同济医科大学附属同济医院郭俊渊教授担任主编（图 7-6-5）。

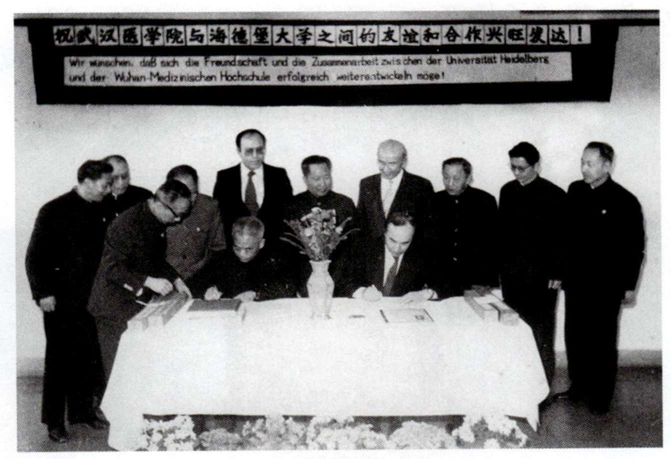

图 7-6-1 同济医科大学与联邦德国海德堡大学就建立校际学术交流达成协议

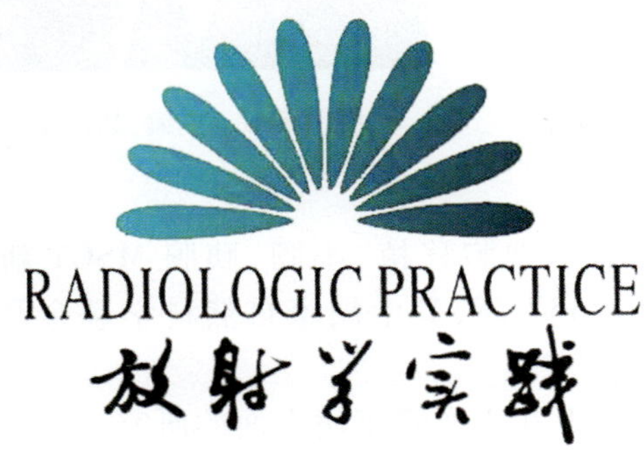

图 7-6-2 《放射学实践》LOGO

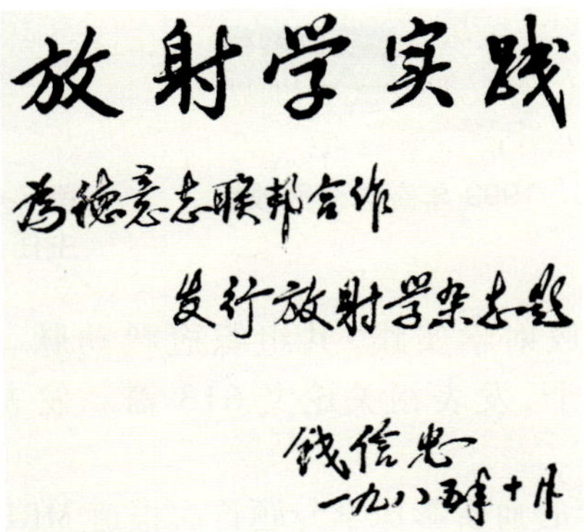

图 7-6-3 1985 年 10 月，时任卫生部部长钱信忠为《放射学实践》译文期刊题词

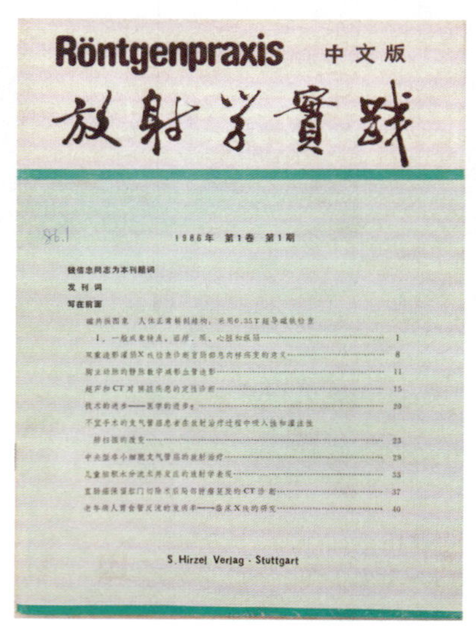

图 7-6-4 1986 年创刊号

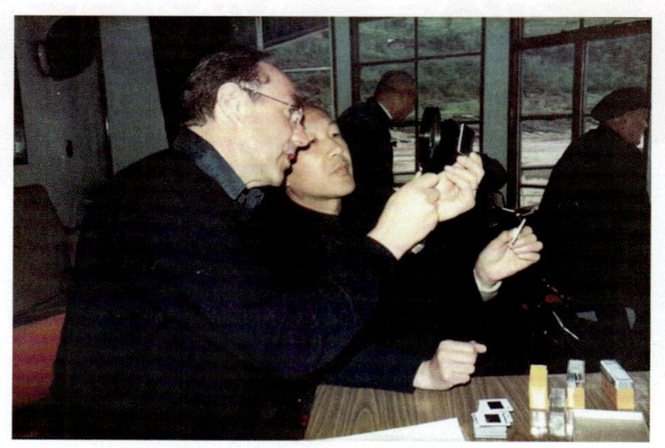

图 7-6-5 中德主编：郭俊渊和 Paul Gerhardt

1986—1995 年的 10 年间，《放射学实践》介绍了磁共振成像、螺旋 CT、低辐射剂量、对比剂等影像学新知识 800 余篇。1996 年始刊登国内学者文章。1999 年全新改版（图 7-6-6）。2000 年双月刊 80 页，2003 年月刊 80 页。2001 年入选中国科技核心期刊。2002 年，夏黎明任编辑部主任（图 7-6-7）、汪晓任编辑部副主任。2005 年，胡道予任第二主编（图 7-6-8）。1986—2014 年，主编由郭俊渊担任。2005—2007 年页码由 96、108、112 增加到 120 页。2015 年，胡道予任主编，夏黎明为常务副主编兼编辑部主任，汪晓编审。

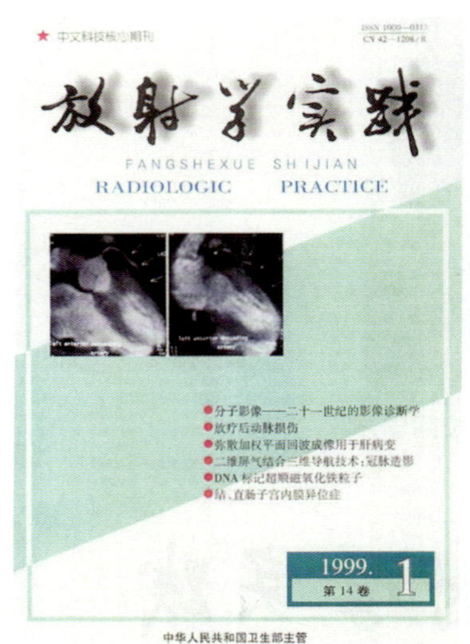

图 7-6-6 1999 年杂志全面改版

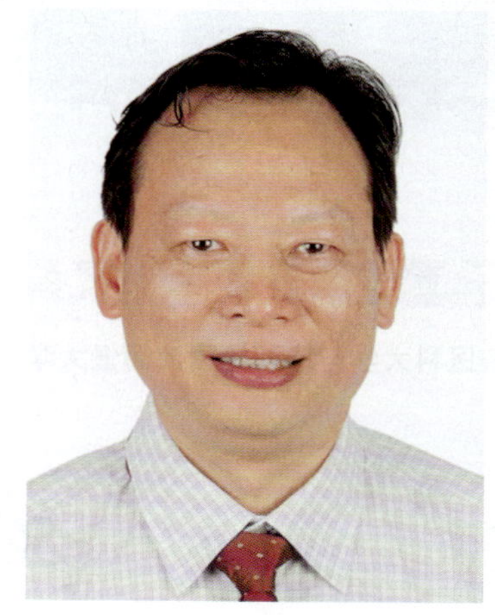

图 7-6-7 常务副主编兼编辑部主任：夏黎明

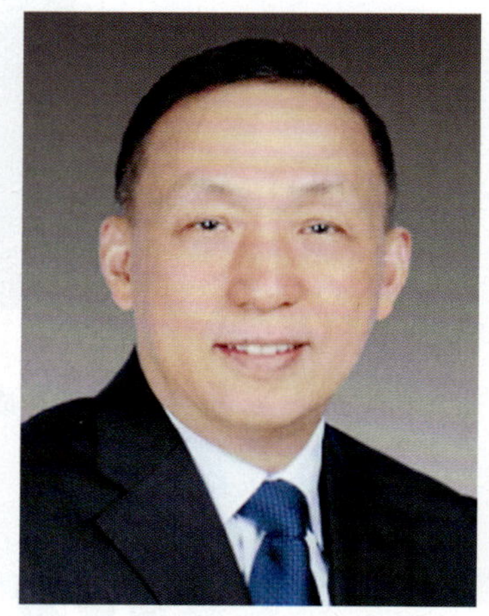

图 7-6-8 主编：胡道予

迄今《放射学实践》共组织冠状动脉、肺癌、CT 灌注成像、干细胞移植、小肠、胰腺 MSCT 新技术等专题 61 个，发表相关论文 613 篇。发表基金资助项目论文 657 篇，其中国家自然科学基金及省部级 366 篇。

2002 年心血管影像学专题首次报道 MRI 黑血、白血技术和 PET 在心血管疾病方面的研究。2003 年器官移植影像学专题首次集中报道 MRI 和 CT 对肝、肾等器官移植术后并发症的评估。2006 年胎儿 MRI 专题首次报道 MRI 在胎儿各系统的应用。2011 年初首次报道能谱 CT 临床应用。2012 年第一时间报道国家科技进步奖卢光明团队国内最早倡导低剂量 CT 冠状动脉成像理念，提出根据体质量指数制定 CT 冠状动脉成像个性化扫描方案。2014 年 7 月，《放射学实践》开创性举办放射科主任沙龙，出版“医学影像科室管理”专刊。同年组织了“H7N9 流感肺炎影像学专题”。

《放射学实践》共出版 11 本专刊。内容涉及 RSNA 专稿、精选病例报道 50 例、各系统肿瘤的最新分类和解读等。连续 10 年在全国放射年会公益免费赠阅（图 7-6-9）。2016 年 10 月苏州中华放射学学术大会赠 3000 册特约稿，包括《肺癌低剂量 CT 筛查中结节的分类与处理》《肝脏常见病变的影像诊断思路》《基于多学科协作的胰腺肿块影像诊断思路》等“影像诊断思路”专刊。

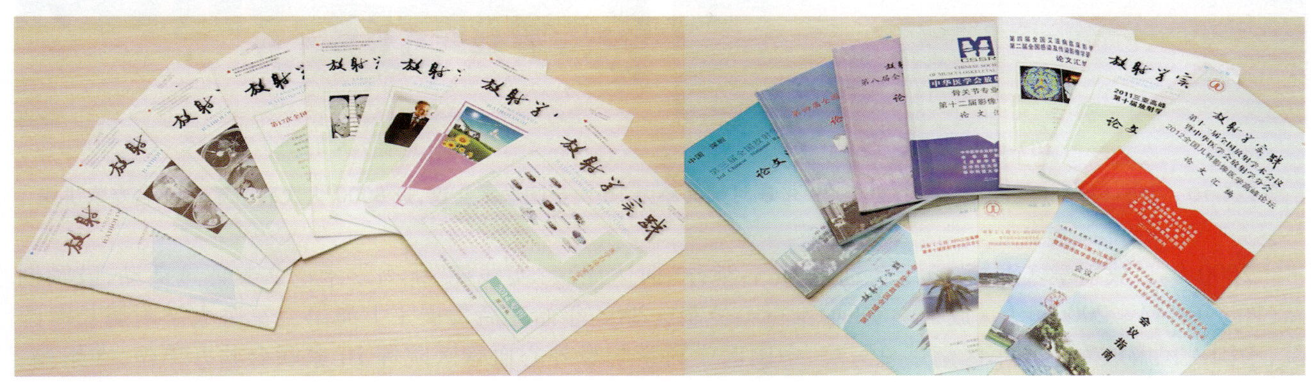

图 7-6-9 《放射学实践》出版发行的公益专刊和全国学术会议论文汇编

RSNA 年会聚焦、请您诊断、专家荐稿、图文讲座、传染病影像学、继续教育园地、国家自然科学基金专栏、研究生展版、影像动态等均是《放射学实践》特色栏目。

自 1998 年 6 月举办首届学术会议“全国肌骨放射介入治疗研讨会”，《放射学实践》曾先后举办了 15 次全国学术会议，近 8000 人次聆听了 300 名专家讲座（图 7-6-10 ~ 图 7-6-13）。与中华医学会放射学分会肌骨学组（2010 年）、儿科学组（2012 年）、心胸学组（2013 年）联合举办全国性的学术会议。2015 年 6 月，中华医学会放射学分会第十五届全国磁共振学术大会武汉论坛 190 位国内外著名磁共振和影像学专家作前沿知识讲座。参会代表 2000 余人。《放射学实践》出版 6 版彩色会议快报，图文并茂及时全面报道盛会资讯。2017 年 5 月与《中华放射学杂志》在恩施举办“影像专家走进恩施”医学影像核心期刊主编工作会议暨恩施州放射学 2017 年会。

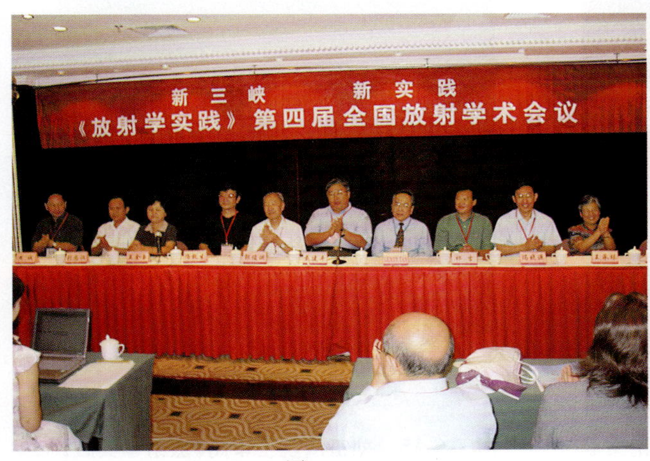

图7-6-10

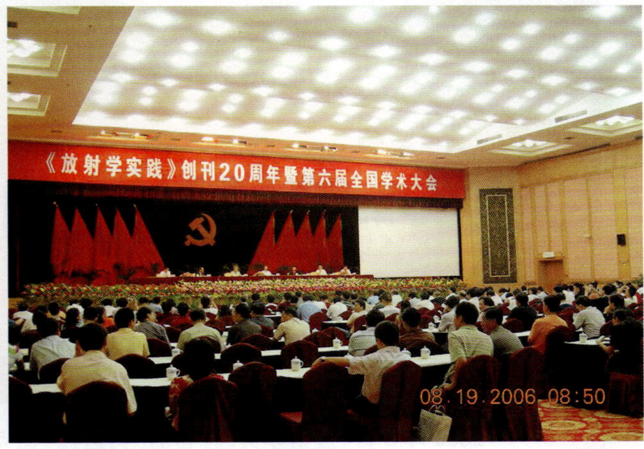

图7-6-11

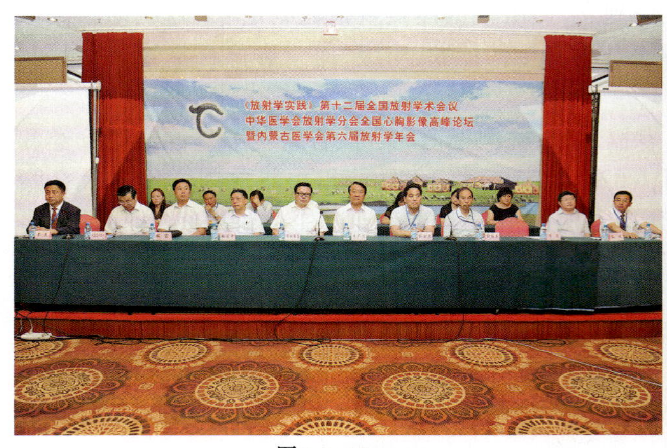

图7-6-12

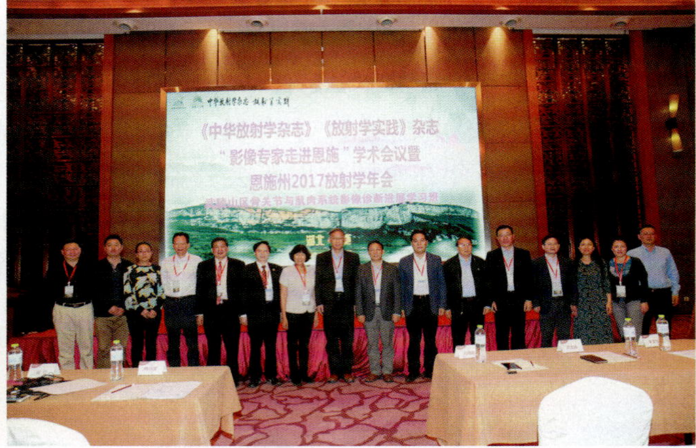

图7-6-13

图 7-6-10 ~ 图 7-6-13　《放射学实践》自 1998 年 6 月始共举办 15 次全国学术会议，近 8000 人次聆听了 300 名专家讲座

2000 年，《放射学实践》设立绿色通道，先后举办"柯达杯"、"实践杯"优秀学术论文奖评选活动，鼓励创新（图 7-6-14）。2006 年始《放射学实践》推行会员制。2008 年始先后发展了上海第二军医大学附属长海医院、中国人民解放军南京军区南京总医院、中国医学科学院阜外心血管医院等 10 家联合共办单位，在组稿、约稿和主持专题研究、促进学术交流、推动学科发展等方面达成共识和合作。放射学界老前辈刘玉清院士（图 7-6-15）、吴恩惠教授（图 7-6-16）等专家多次出席杂志的学术交流会，给予《放射学实践》杂志极大的鼓励和支持。

《放射学实践》两次获湖北省科技信息成果奖，6 次获湖北省优秀期刊奖。"请您诊断"和"专家荐稿"获得湖北期刊"特色栏目"奖。在编辑出版专业核心期刊《编辑学报》《中国科技期刊研究》《现代出版》等发表 36 篇编辑学专业论文；《客户关系管理在科技期刊经营中的应用》《栏目负责人制》《项目管理在科技期刊中的应用》《会员制营销方式在科技期刊经营中的应用》《开辟医学影像学期刊品牌专栏"图文讲座"、"请您诊断"》等。10 篇论文荣获湖北省优秀论文奖。

2009 年网站及稿件处理系统实现所有过刊浏览、下载及检索。2015 年 3 月《放射学实践》微信事业媒体类公众平台开通。总浏览量超过 271 万人次。

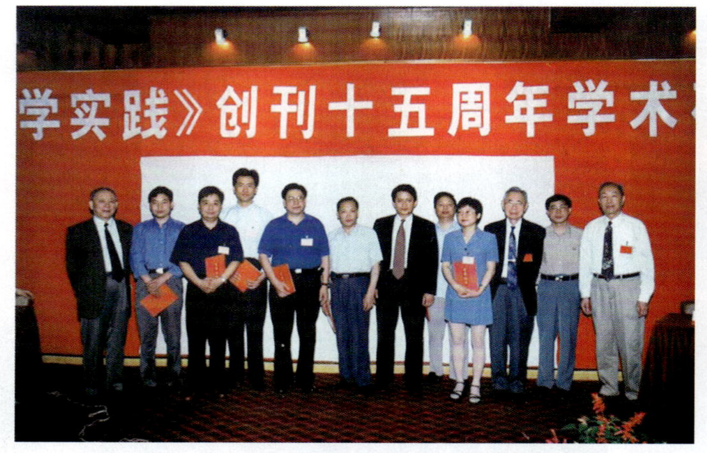

图 7-6-14　2000 年 5 月《放射学实践》首届"柯达杯"优秀论文获奖者合影

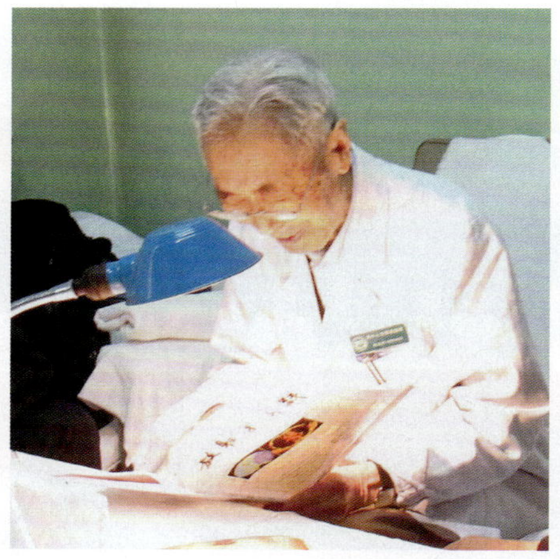

图 7-6-15　刘玉清院士审阅《放射学实践》

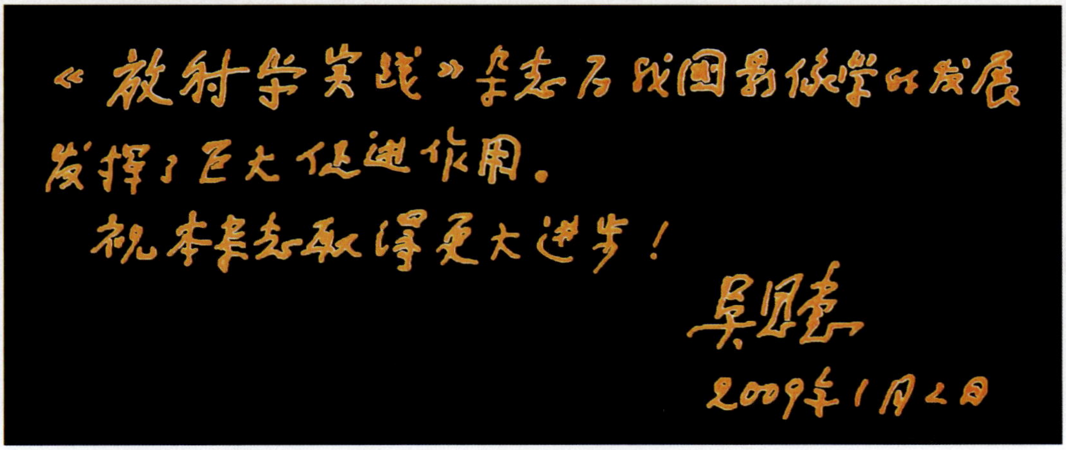

《放射学实践》杂志为我国影像学的发展
发挥了巨大促进作用。
祝本杂志取得更大进步！
吴恩惠
2009年1月2日

图 7-6-16 吴恩惠教授为《放射学实践》题词勉励

（撰稿：夏黎明）

第七章 《中国临床医学影像杂志》发展史

第一节 创刊情况

1989年辽宁医学影像学会成立，由中国医大附属二院功能科（超声科）王纯正任会长。在王纯正会长带领下，积极到国家和省级主管单位进行申请，1990年经国家新闻出版总署、辽宁省新闻出版局批准后，创立了《临床医学影像杂志》。

《临床医学影像杂志》于1990年5月15日创刊，内部发行，56页，季刊，中国医学影像技术研究会辽宁分会主办，编辑部有3名专职人员。杂志以沟通影像诊断医生和临床医生间的联系为宗旨，向临床医生介绍普及影像诊断技术，是集各种医学影像技术的综合性期刊。栏目：专家笔谈、论著与经验、综述与讲座、国际学术交流、临床影像诊断病例讨论、短篇报道、影像读片问答、影像学名词词汇集锦、影像学多选题、期刊摘要，消息报道。主编：王纯正；副主编：王善伯、王新房、王慧中、刘守君、刘振春、李允德、陈丽英、林祥通、林贵、吴恩惠、吴振华、杨洪兴、张青萍、张缙熙、赵国泉、徐智章、裴著国。

第二节 发展与变迁

1990年创刊的《临床医学影像杂志》，内部发行，56页，季刊。1992年经国家科委批准，改为公开发行，国内统一刊号CN 21-1294/R，根据国家教委有关领导的建议，开设“医学影像学专业建设”栏目。1997年，增页至80页；1998年6月22日，经中华人民共和国科学技术部批准更名为《中国临床医学影像杂志》（图7-7-1），由中华人民共和国卫生部主管，中国医科大学和辽宁省医学影像学会主办。ISSN 1007-1062，CN 21-1381/R。编辑部有5名专职人员。

1999年，改版为大16开本，铜版纸印刷，80页，双月刊。刘玉清院士为本刊更名、改版致贺，“迎接新的挑战，不断提高办刊水平”。《中国临床医学影像杂志》改版后编委会换届第一届编委会成立。主编郭启勇，常务副主编吴振华，副主编周旭、裴著果、徐克。2001年调整栏目：论著、论著摘要、病例报告、读片窗。2003年，第二届编委会成立。主编郭启勇，常务副主编吴振华，副主编徐智章、裴著果、徐克。2004年，期刊主办单位更改为中国医学影像技术研究会和中国医科大学，辽宁省医学影像学会和中国医科大学附属盛京医院联合承办。杂志扩版为月刊，64页。2007年，第三届编委会成立。主编郭启勇，常务副主编吴振华，副主编祁吉、姜玉新、匡安仁、徐克。2008年，杂志编辑部注册了自己的独立网站，作者投稿、专家审稿、编辑内部工作流程、网刊发布等全面实现办公网络化。2011年，第四届编委会成立。主编郭启勇，常务副主编吴振华，副主编姜玉新、田嘉禾。2015年，第五届编委会成立。主编郭启勇，常务副主编王晓明，副主编徐克、高培毅、李亚明、李坤成、田捷、田家玮、罗娅红、刘士远、任卫东。

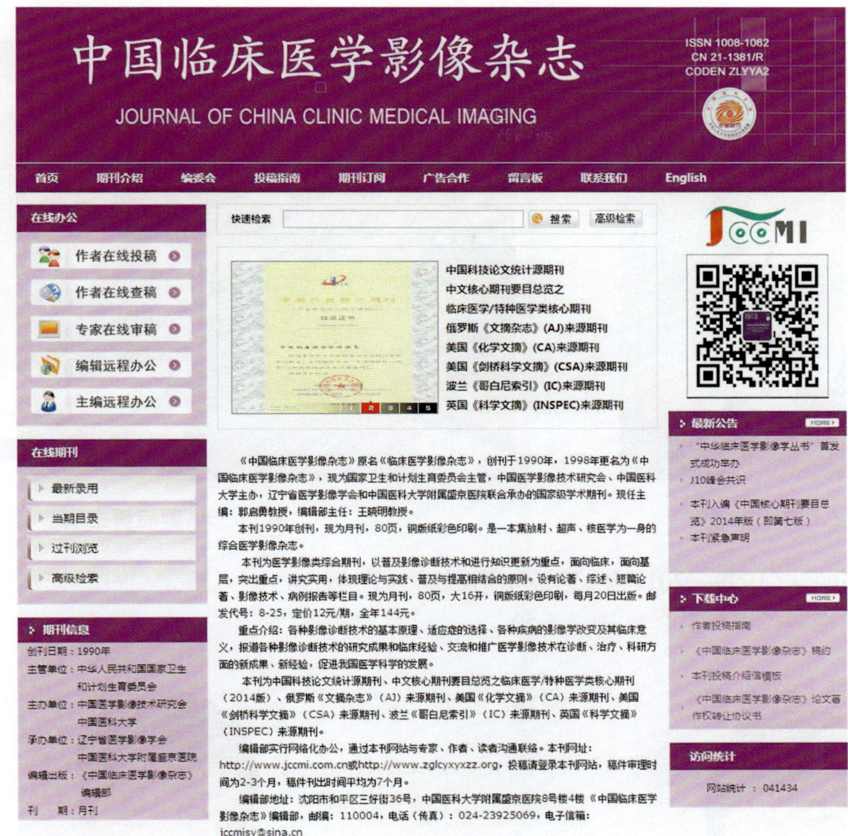

图 7-7-1　中国临床医学影像杂志网页

《中国临床医学影像杂志》为中国科技论文统计源期刊(2000 年版)、《中文核心期刊要目总览》确定为“临床医学类核心期刊”(2004 年版,2011 年版)、俄罗斯《文摘杂志》(AJ)来源期刊、美国《化学文摘》(CA)来源期刊、美国《剑桥科学文摘》(CSA)来源期刊、波兰《哥白尼索引》(IC)来源期刊、英国《科学文摘》(INSPEC)来源期刊。中国科技期刊精品数据库收录期刊、中国期刊全文数据库全文收录期刊、中国学术期刊综合评价数据库统计源期刊、万方数据:数字化期刊群收录期刊、中国生物医学文献数据库收录期刊。

1998 年至今,在辽宁省期刊等级评定中,连续被评为“一级期刊”。2002 年被国家新闻出版署评为“双效期刊”。首届《CAJ-CD 规范》执行优秀期刊。2003 年荣获首届《中国学术期刊(光盘版)检索与评价数据规范》执行优秀期刊奖。编辑部人员在辽宁省编辑知识竞赛中多次获奖。

1991—2008 年成功举办了十四届全国临床医学影像学术会议,2009 年始与国药励展合作举办中国医学影像学融合与发展论坛。2015 年在原来与国药励展合作的基础上全新升级,每年分别在春秋 2 季的展会上分别举办《中国临床医学影像高端论坛》、《中国临床医学影像高峰论坛》及“J10”峰会,积极推动我国医学影像事业及影像科技期刊的发展。

第三节　历任总编辑和编辑部主任

《临床医学影像杂志》(1990 年)
名誉主编:福田首道(日本)、C. Ravin(美国)
主编:王纯正(图 7-7-2)
《中国临床医学影像杂志》
第一届编委会(1999 年)
名誉主编:王纯正(1999—2008 年,第一、二届)
主编:郭启勇(1999—至今,第一至第五届)(图 7-7-3,图 7-7-6)

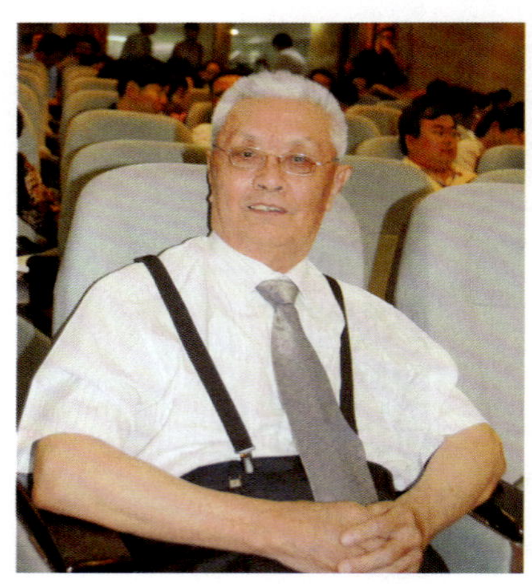

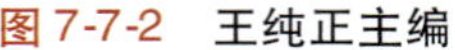

图 7-7-2　王纯正主编

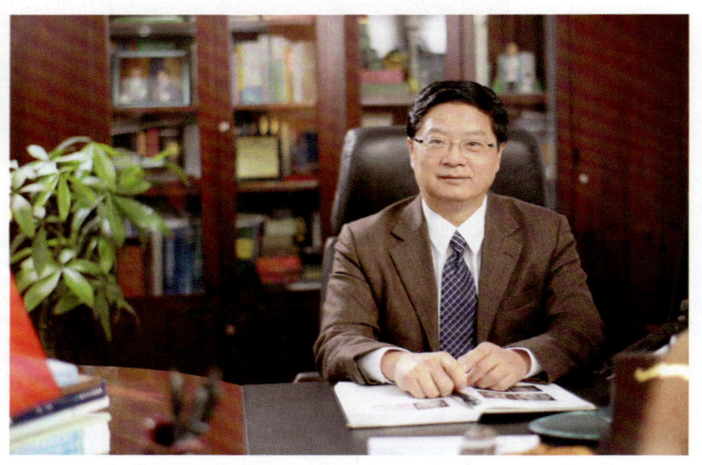

图 7-7-3　郭启勇主编

编辑部主任：邓丽洁（1999—2011 年，第一至第四届）（图 7-7-4）
编辑部主任：王晓明（2015 至今）（图 7-7-5）

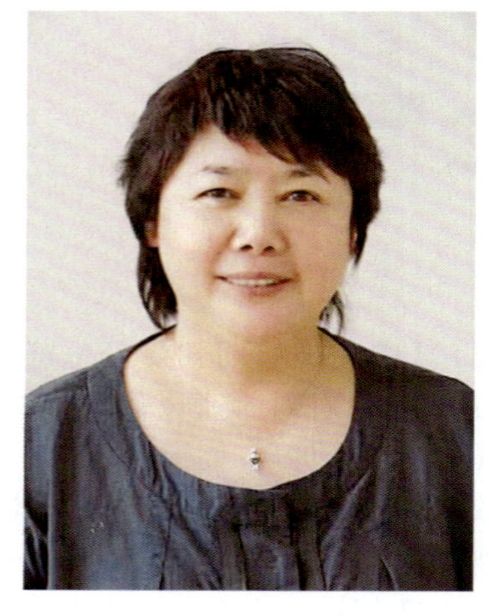

图 7-7-4　邓丽洁主任

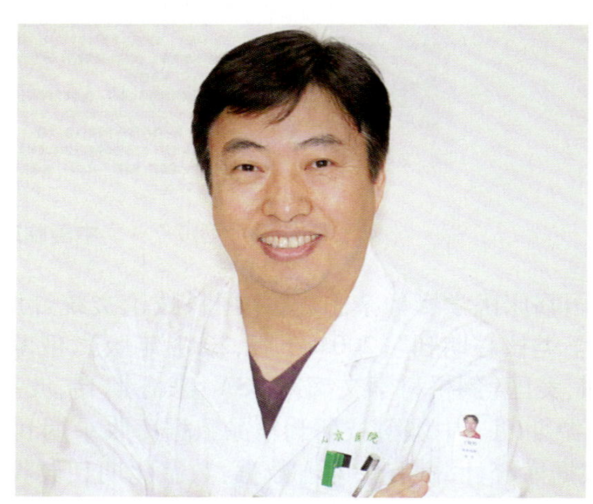

图 7-7-5　王晓明主任

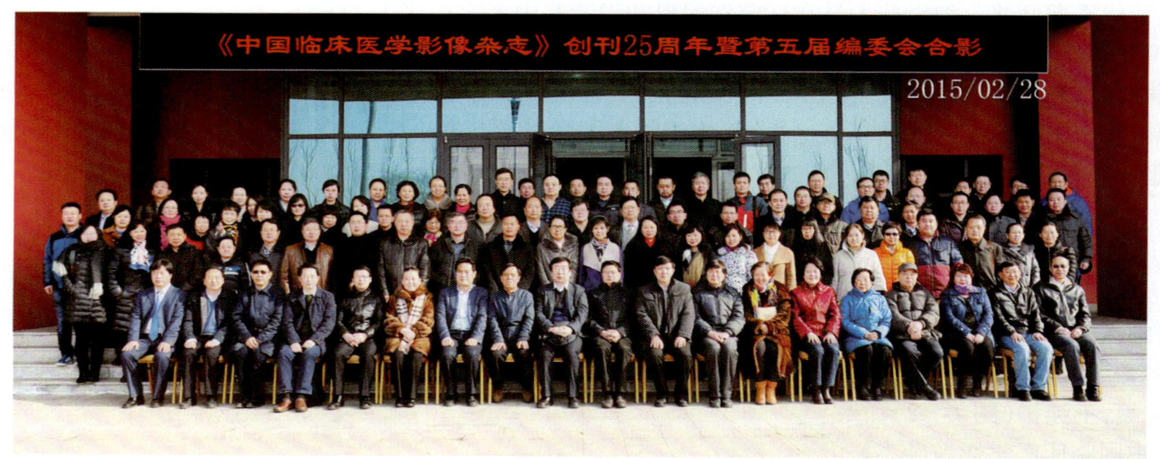

图 7-7-6　中国临床医学影像杂志第五届编委会合影

第八章 《医学影像学杂志》发展史

第一节 创刊情况

《医学影像学杂志》是在20世纪80年代初，我国放射界发生了翻天覆地改革，随着超声、CT、MRI、DSA设备的发明并应用到临床，传统的放射诊断设备逐渐被先进的影像设备所代替，传统的放射诊断技术也被先进的影像诊断技术逐步替代。大量的放射科医生急需更新自己的诊疗知识，山东省医学影像学研究所连世海所长高瞻远瞩地预见到了这种变革，在成立了我国唯一的一所以影像诊疗为主、独立法人的“山东省医学影像学研究所”基础上，大量引进先进的影像诊疗设备，为临床开展诊疗服务，并使临床医生重新认识了放射科。随着设备和新技术的引进，暴露出我们放射科医生影像知识的匮乏。为此，连世海所长（图7-8-1～图7-8-3）又联合我国放射界的老前辈李果珍教授、刘玉清院士、徐家兴教授、汪学仁，曹丹庆等一大批学者大量翻译国外的资料。在1984年5月创办了《CT译丛》，1984年10月改为《医学影像学译丛》（图7-8-4，图7-8-5）内部刊物，主要介绍超声、CT、MRI、DSA等新技术的文章，使我国放射界同仁们学习国外的先进诊疗技术知识，《医学影像学译丛》共出版17期。1990年10月在此基础上又创办《医学影像学杂志》，以山东省期刊特许证第146号正式出版了第一期《医学影像学杂志》（图7-8-6）。1995年6月获得国家正式出版刊号。中国标准刊号：CN 37-1266/TH ISSN 1006-9011，2004年后又变更为CN 37-1426/R ISSN 1006-9011；中华人民共和国政协原副主席，国家科委原主任宋健同志为《医学影像学杂志》题写刊名（图7-8-7）。办刊宗旨：“坚持普及与提高的方针”。

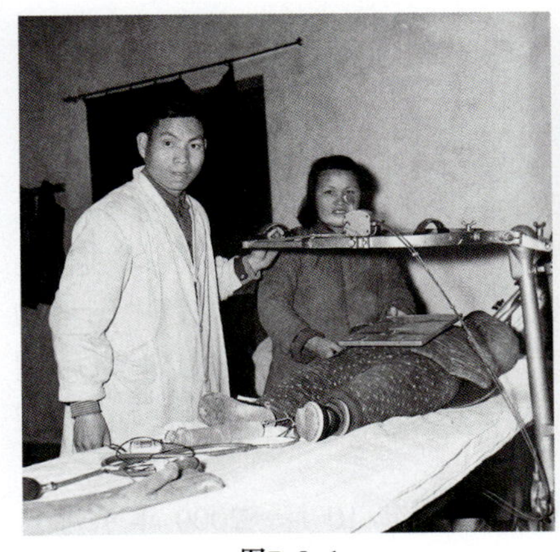

图7-8-1

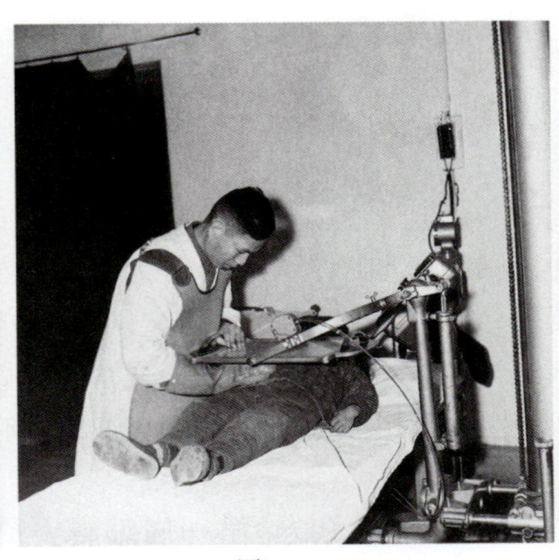

图7-8-2

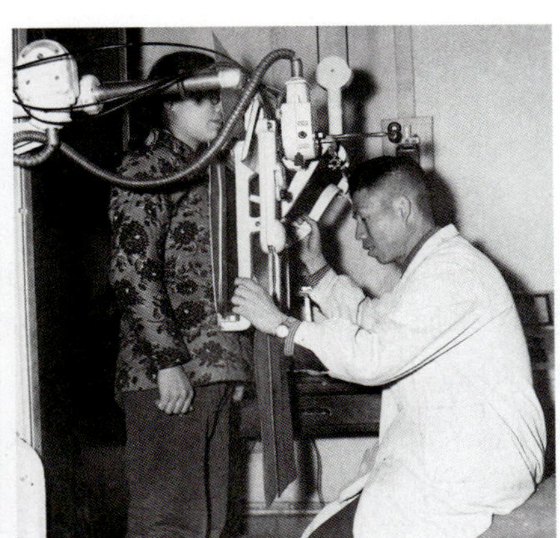

图7-8-3

图7-8-1～图7-8-3 连世海教授工作照

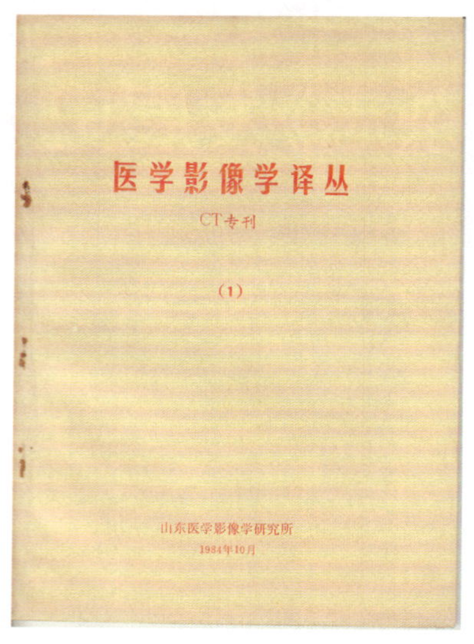

图 7-8-4　医学影像学译丛创刊号

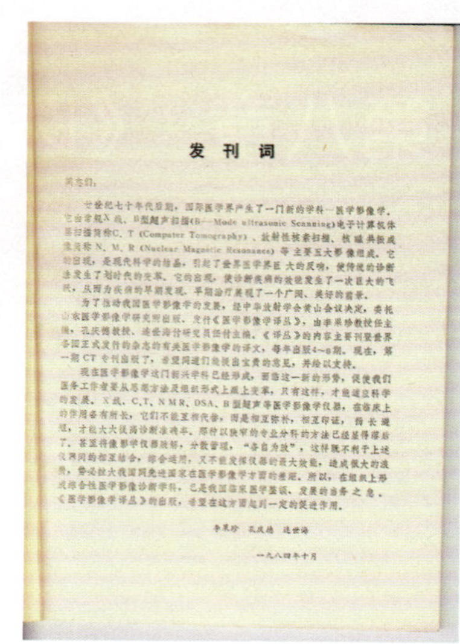

发 刊 词

同志们：

廿世纪七十年代后期，国际医学界产生了一门新的学科—医学影像学。它由常规X线、B型超声扫描(B—Mode ultrasonic Scanning)电子计算机体层扫描简称C、T (Computer Tomography)、放射性核素扫描、核磁共振成像简称N、M、R (Nuclear Magnetic Resonance) 等主要五大影像组成。它的出现，是现代科学的结晶，引起了世界医学界巨大的反响，使传统的诊断法发生了划时代的变革。它的出现，使诊断疾病的途径发生了一次巨大的飞跃，从而为疾病的早期发现、早期治疗展现了一个广阔、美好的前景。

为了推动我国医学影像学的发展，经中华放射学会黄山会议决定，委托山东医学影像学研究所出版、发行《医学影像学译丛》，由李果珍教授任主编，孔庆德教授、逯世海付研究员任付主编。《译丛》的内容主要刊登世界各国正式发行的杂志的有关医学影像学的译文，每年出版4～6期。现在，第一期CT专刊出版了，希望同道们能提出宝贵的意见，并给以支持。

现在医学影像学这门新兴学科已经形成，面临这一新的形势，促使我们医务工作者要从思想方法及组织形式上跟上变革，只有这样，才能适应科学的发展。X线、C.T、NMR、DSA、B型超声等医学影像学仪器，在临床上的作用各有所长，它们不能互相代替，而是相互弥补，相互印证，扬长避短，才能大大提高诊断准确率。那种以狭窄的专业分科的方法已经显得落后了，甚至将影像学仪器肢解，分散管理，“各自为政”，这样既不利于上述仪器间的相互结合，综合运用，又不能发挥仪器的最大效能，造成很大的浪费，势必拉大我国同先进国家在医学影像学方面的差距。所以，在组织上形成综合性医学影像诊断学科，已是我国临床医学[illegible]、发展的当务之急。《医学影像学译丛》的出版，希望在这方面起到一定的促进作用。

李果珍　孔庆德　逯世海

一九八四年十月

图 7-8-5　医学影像学译丛发刊词

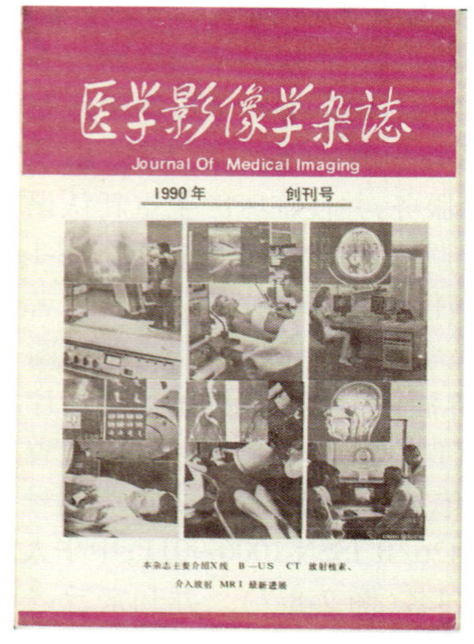

图 7-8-6　《医学影像学杂志》创刊号

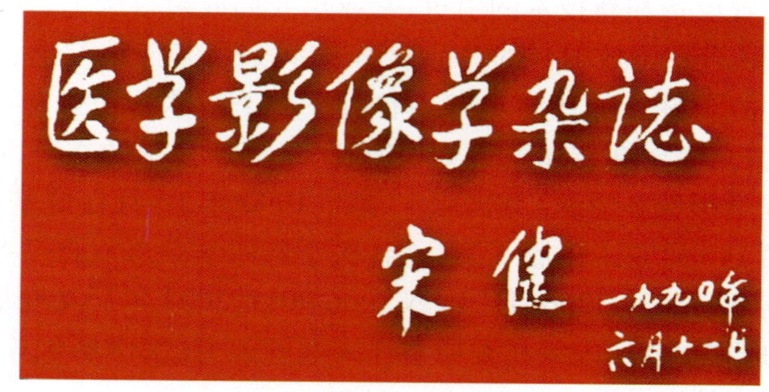

图 7-8-7　宋健题词

第二节　发展与变迁

1990 年 10 月出版《医学影像学杂志》创刊号，为季刊。2001 年 1 月改为双月刊，2003 年 1 月改为月刊。杂志页码从季刊 68 页，双月刊 80 页，发展到现在月刊 188 页。1999 年加入万方数据库，清华同方数据库。2003 年加入美国《剑桥科学文摘》，英国《科学文摘》，俄罗斯《文摘杂志》数据库。2002 年 6 月获评中国生物医学核心期刊，华东地区优秀期刊。《医学影像学杂志》刊登的文章内容涉及医学影像各个专业的内容，范围广，载文量大，实用性、可读性强。成功主办了 14 届在全国具有重大影响力的“医学影像山东国际论坛”大型学术会议（图 7-8-8 ~ 图 7-8-13）。

1990 年 10 月在山东济南市成立《医学影像学杂志》第一届编辑委员会（1990 年 10 月—2000 年 9 月）；2000 年 10 月在济南市举行《医学影像学杂志》第二届编辑委员会换届成立会议（2000 年 10 月—2002 年 12 月）；2003 年 1 月在济南市举行《医学影像学杂志》第三届编辑委员会换届成立会议（2003 年 1 月—2008 年 2 月）；2008 年 3 月在济南市举行《医学影像学杂志》第四届编辑委员会换届成立会议（2008 年 3 月—2011 年 5

月，图 7-8-14）；2011 年 6 月在山东淄博市举行《医学影像学杂志》第五届编辑委员会换届成立会议（2011 年 6 月—2014 年 3 月）；2014 年 4 月在济南市举行《医学影像学杂志》第六届编辑委员会换届成立会议（2014 年 4 月—至今）。

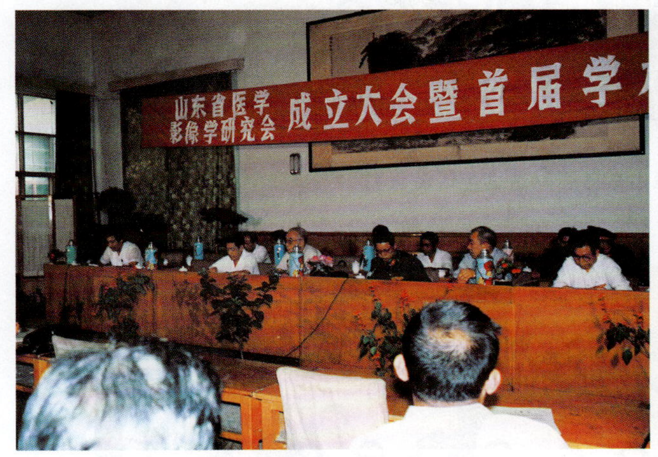

图 7-8-8　山东省医学影像学研究会成立大会

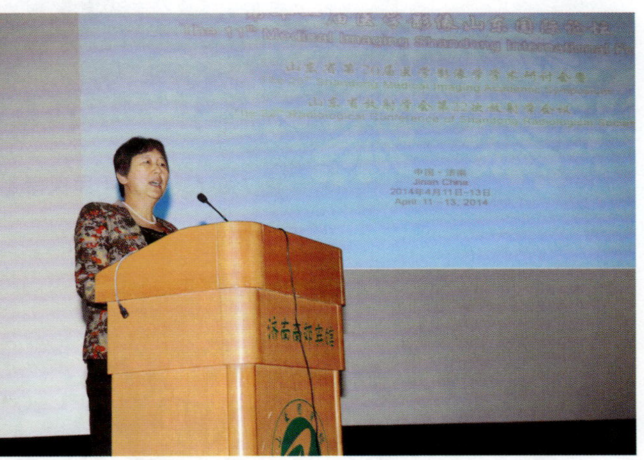

图 7-8-9　中华放射学杂志编辑部高宏主任在论坛会讲话

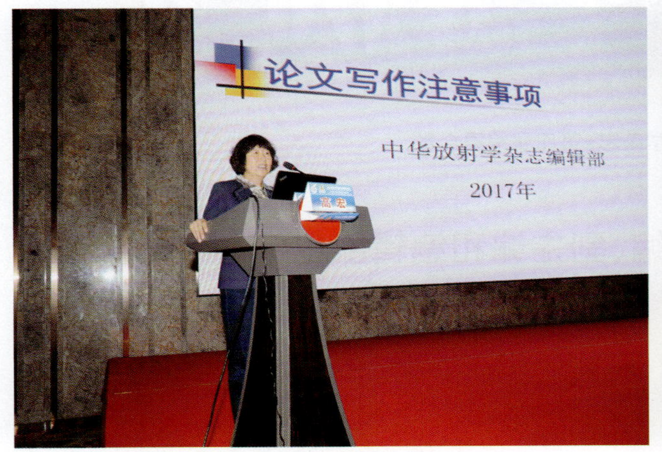

图 7-8-10　中华放射学杂志编辑部高宏主任在论坛会讲话

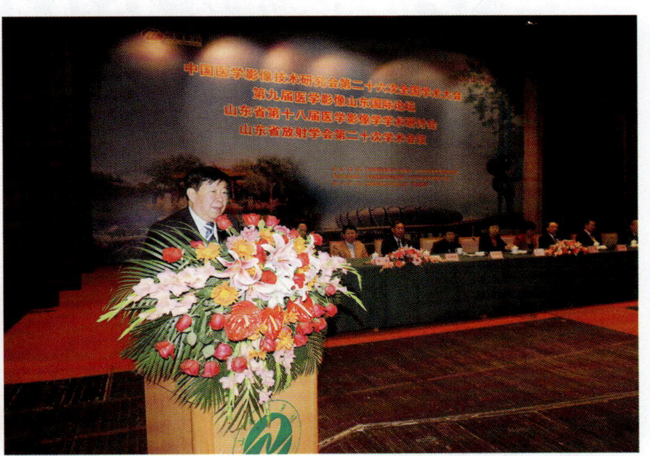

图 7-8-11　论坛大会主席赵斌教授讲话

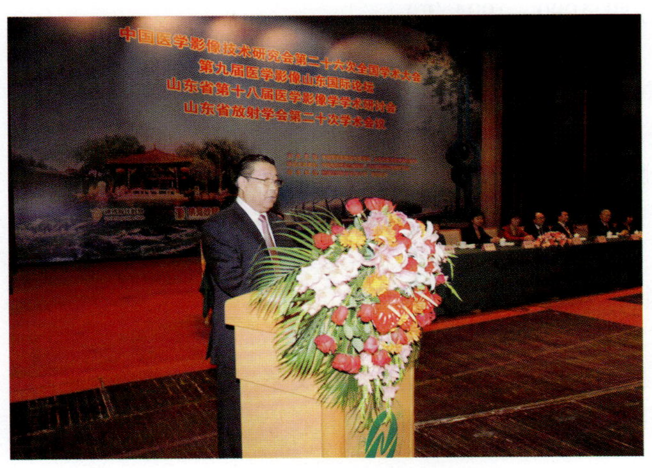

图 7-8-12　论坛会大会主席武乐斌教授讲话

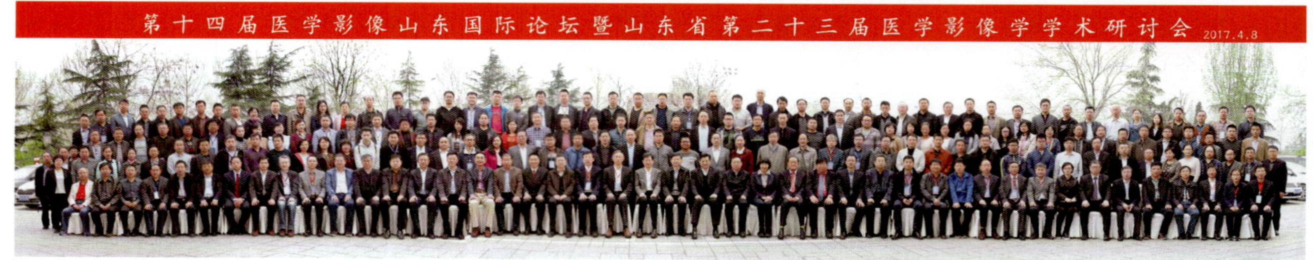

图 7-8-13　第 14 届医学影像山东省国际论坛会代表合影

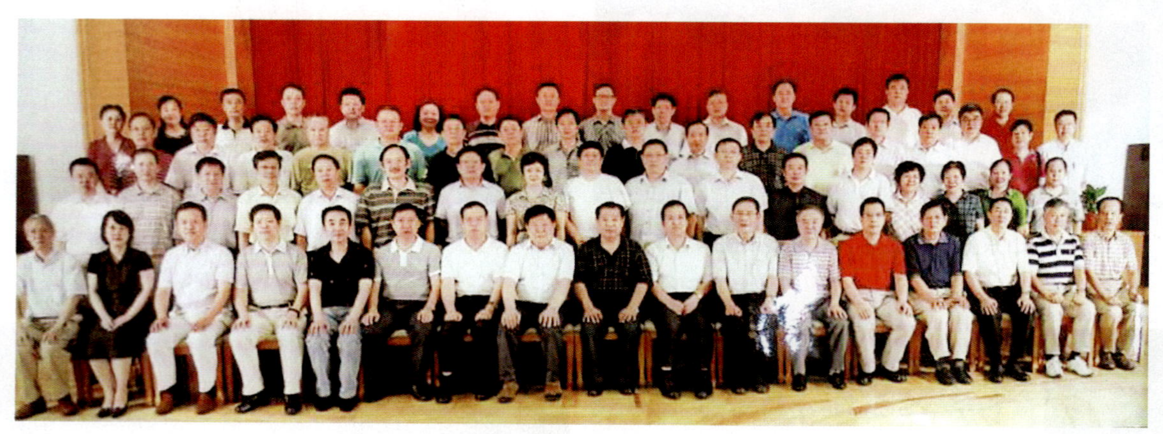

图 7-8-14　《医学影像学杂志》第四届编委合影

第三节　历届编委会主编、副主编和编辑部主任

第一届编辑委员会

名誉主编：郭普远（任职：1975—1990 年）

主编：连世海（任职：1975—1990 年）

第二届编辑委员会

主编：武乐斌，周存升（任职：1995—2004 年）

副主编：李传福、徐爱德、王世山、张运、赵斌

编辑部主任：侯家声（任职：1990—1994 年）

第三届编辑委员会

名誉主编：戴建平、于富华、康永军

主编：武乐斌、赵斌（任职：2003—2008 年）

副主编：张运、李传福、柳澄、孙钢

编辑部主任：孟凡禄（任职：1995—2000 年）

第四届编辑委员会

名誉主编：连世海、戴建平、祁吉、郭启勇、冯晓源、康永军

主编：武乐斌（图 7-8-15）、赵斌（任职：2008—2011 年）

副主编：张运、马祥兴、柳澄、孙钢、刘作勤、王滨、徐文坚、王涛

编辑部主任：时季成（任职：2000—2007 年）

第五届编辑委员会

名誉主编：连世海、戴建平、祁吉、郭启勇、冯晓源、康永军、武乐斌

主编：赵斌(图 7-8-16)(任职:2007—2014 年)
副主编：张运、马祥兴、柳澄、孙钢、刘作勤、王滨、徐文坚、王涛
编辑部主任：时季成(图 7-8-17)、崔国明、(图 7-8-18)、(任职:2007—2014 年)
第六届编辑委员会
主编：赵斌(任职:2014 年—至今)
副主编：张运、马祥兴、柳澄、孙钢、刘作勤、王滨、徐文坚、王涛
编辑部主任：崔国明(任职:2014—至今)

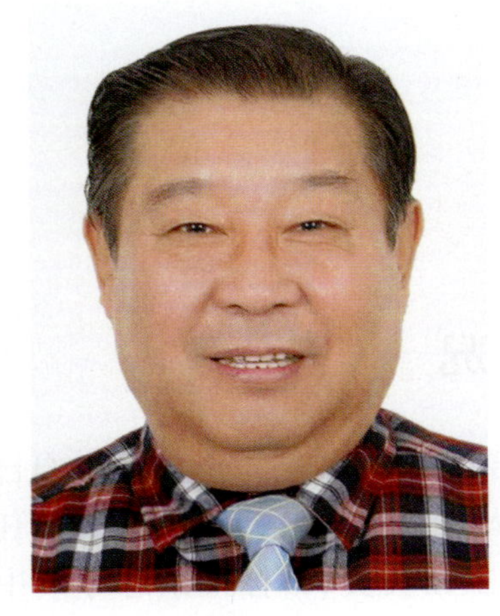

图 7-8-15 《医学影像学杂志》主编武乐斌

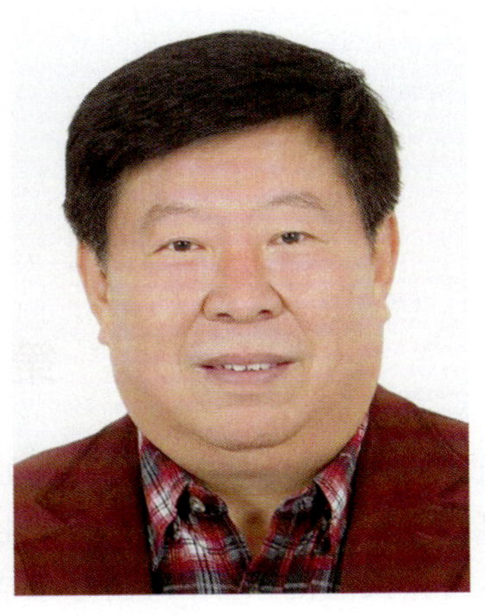

图 7-8-16 《医学影像学杂志》主编赵斌

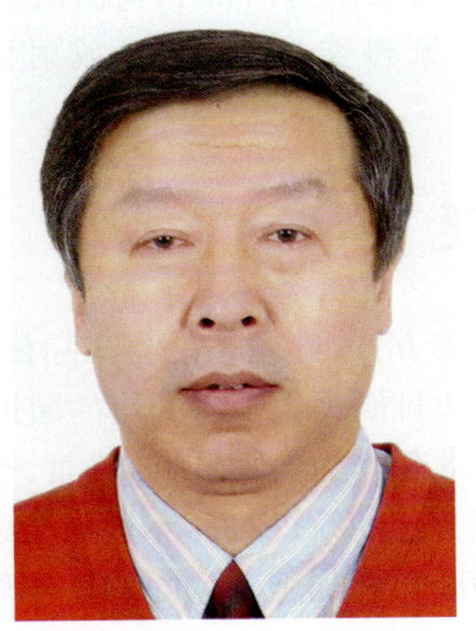

图 7-8-17 《医学影像学杂志》编辑部主任时季成

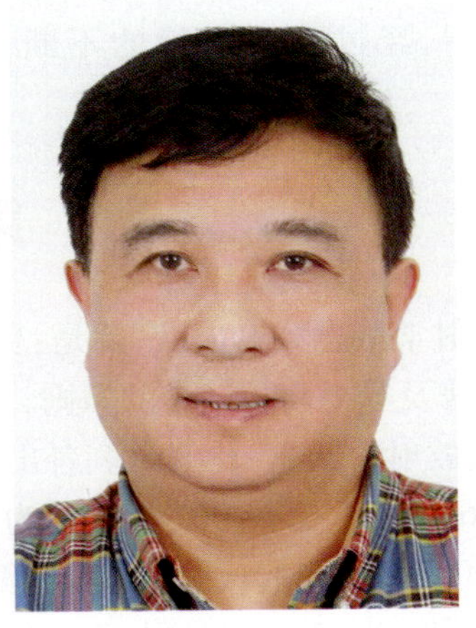

图 7-8-18 《医学影像学杂志》编辑部主任崔国明

(撰稿:崔国明)

第九章 《介入放射学杂志》发展史

第一节 创刊情况

《介入放射学杂志》是在我国介入放射学不断发展，大家感到需要一本杂志能够发表自己的学术见解，交流各自经验的情况下，1991年底由我国介入放射学奠基人之一林贵教授与程永德主任商讨创办的。由于林贵教授的健康原因，创办杂志的具体事务由程永德主任负责，目标把杂志办成中华医学会放射学分会介入放射学组的官方刊物。经过努力《介入放射学杂志》于1992年8月在上海创刊。《介入放射学杂志》的创刊是我国介入放射学发展史上的一个里程碑，标志着我国介入放射学的发展达到了一个新阶段。又经多方努力，于1994年底，上海市新闻出版局批准作为内部刊物出版。在主编陈星荣教授带领下，经过艰苦卓绝的不断争取，终于1998年底经国家科委批准《介入放射学杂志》公开发行。

第二节 发展与变迁

《介入放射学杂志》的办刊宗旨是：贯彻“百花齐放，百家争鸣”的方针，遵循理论与实际相结合，临床与基础相结合，普及与提高相结合的原则，为介入放射学的医疗、教学和科研提供学术交流的园地。1992年和1993年《介入放射学杂志》作为试刊各出一期，64页。1994年至1998年作为内刊出版，64页，季刊。1999年起公开发行，64页，季刊。2001年起改为双月刊，64页；2002年起增加至80页；2004年增加至96页；2005年增加至112页。2006年起改为月刊，64页；2007年增加至72页；2008年增加至76页；2009年增加至80页；2010年增加至84页；2012年增加至88页；2014年增加至92页；2017年增加至96页。杂志的信息量不断扩容。

1992年《介入放射学杂志》创刊，成立第一届编委会，林贵教授任主编（图7-9-1），由于林贵教授英年早逝，陈星荣教授出任第一届代主编（图7-9-2），程永德副主编兼任编辑部主任（图7-9-3）。1994年杂志被批准作内刊出版，成立第二届编辑委员会，陈星荣教授任第二届主编，程永德副主编兼任编辑部主任。经批准杂志于1999年起公开发行，成立第三届编辑委员会，由陈星荣教授担任第三届主编，程永德责任主编兼任编辑部主任。2003年换届成立第四届编辑委员会，程永德教授担任主编（图7-9-4），程英升处长担任编辑部主任。2006年换届成立第五届编辑委员会，程永德教授连任主编，程英升教授仍担任编辑部主任。2009年换届成立第六届编辑委员会，滕皋军教授担任主编（图7-9-5），程永德担任常务主编，程英升教授连任编辑部主任（图7-9-6）。2013年换届成立第七届编辑委员会，滕皋军连任主编，程永德连任常务主编，朱海云主任医师担任编辑部主任（图7-9-7）。

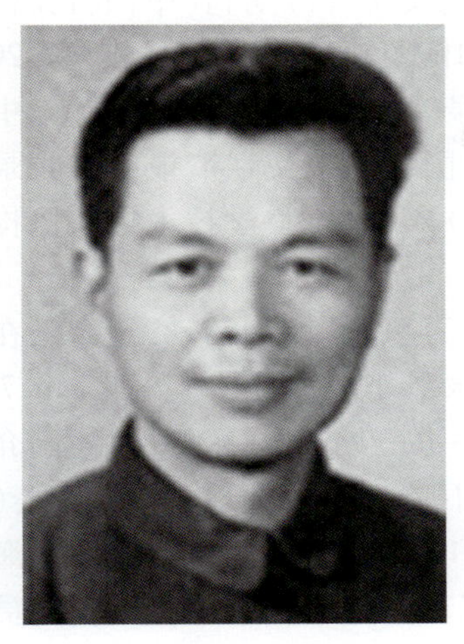

图 7-9-1 发起创办首任主编林贵教授

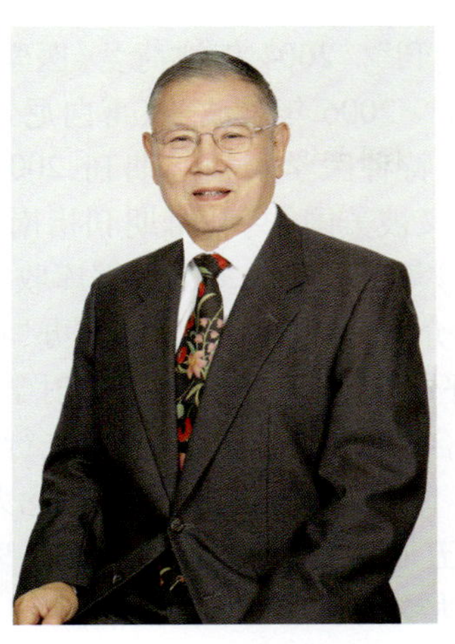

图 7-9-2 主编陈星荣教授

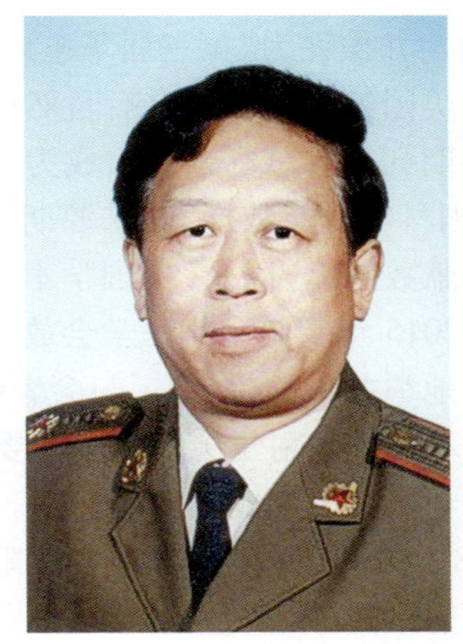

图 7-9-3 发起创办首任编辑部主任程永德教授

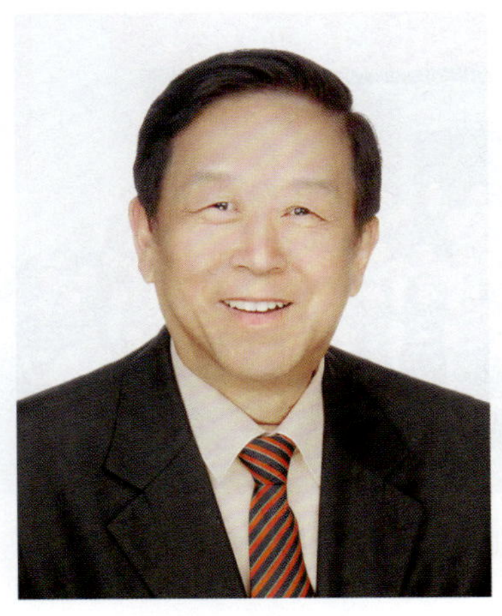

图 7-9-4 主编程永德教授

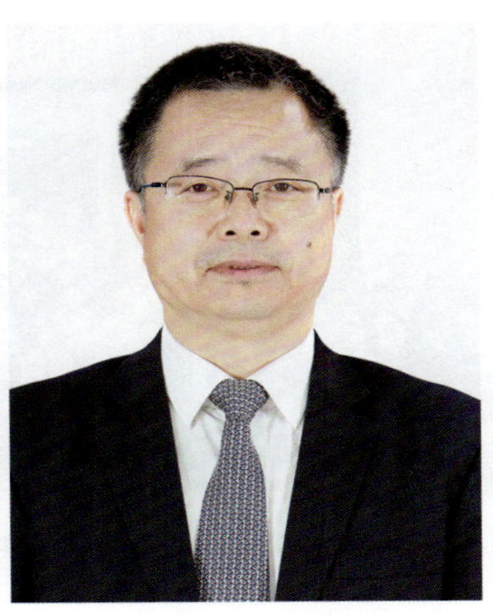

图 7-9-5 现任主编滕皋军教授

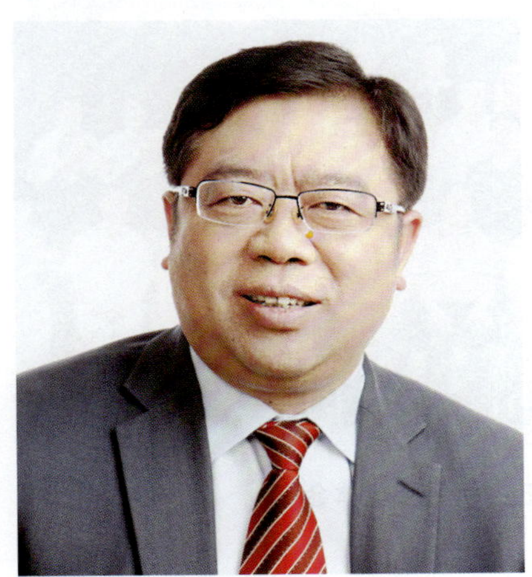

图 7-9-6 编辑部主任程英升教授

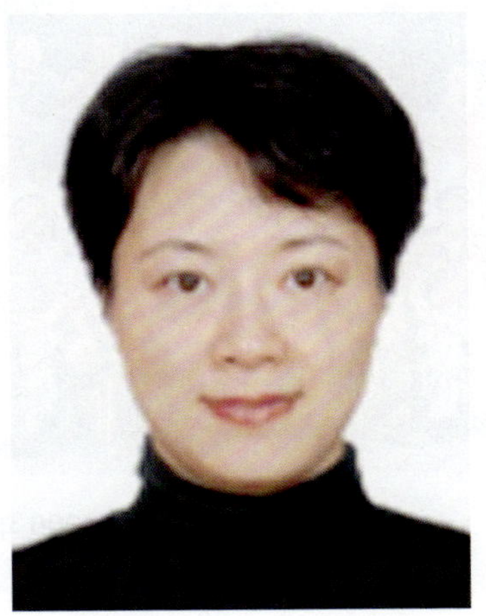

图 7-9-7 现任编辑部主任朱海云主任

2002 年经国家科技部科技信息所批准（用刊为 2001 年）列入中国科技论文统计源期刊（中国科技核心期刊），并被评为“第三届华东地区优秀期刊”。2004 年被荷兰《医学文摘》和俄罗斯《文摘杂志》收录。2005 年被美国《剑桥科学文摘：自然科学》收录。2006 年被波兰《哥白尼索引》收录。2008 年被北大图书馆《中文核心期刊要目总览》收录，成为临床医学/特种医学类核心期刊，2009 年被中国科学院文献情报中心收录为《中国科学引文数据库》来源期刊。后来又被美国《乌利希期刊指南（网络版）》、《日本科学技术振兴机构中国文献数据库》以及《中国学术期刊文摘》等国内外十多个数据库收录。

2015 年起与中华医学会放射学分会介入专业委员会联合主办“中国介入万里行”培训活动，至今已在全国各地举办十期，得到了与会者的高度评价，为提高我国介入放射学的学术水平作出了贡献。为此，2017 年起又和中华放射学会介入专业委员会联合主办“精准医学，介入先行”，已经举办三期，效果很好，对我国介入放射学的发展起到了促进作用。2002 年 10 月召开创刊十周年纪念大会暨中国东部介入放射学学术大会（图 7-9-8）。2006 年 7 月在辽宁沈阳召开第五届编委会全体会议（图 7-9-9）。2012 年 6 月上海召开首届上海介入放射学高峰论坛和创刊二十周年纪念大会（图 7-9-10）。2013 年 11 月在江苏苏州召开第七届编辑委员会全体会议（图 7-9-11）

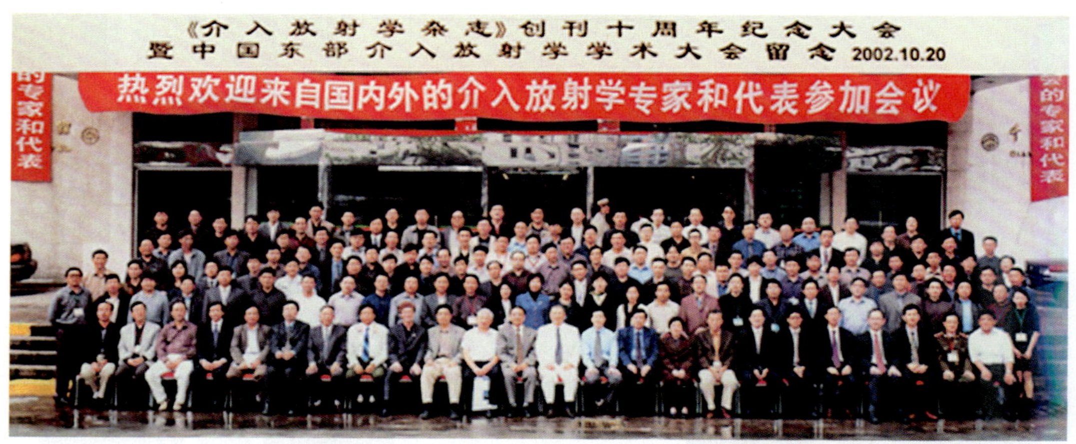

图 7-9-8　2002 年 10 月召开创刊十周年纪念大会暨中国东部介入放射学学术大会

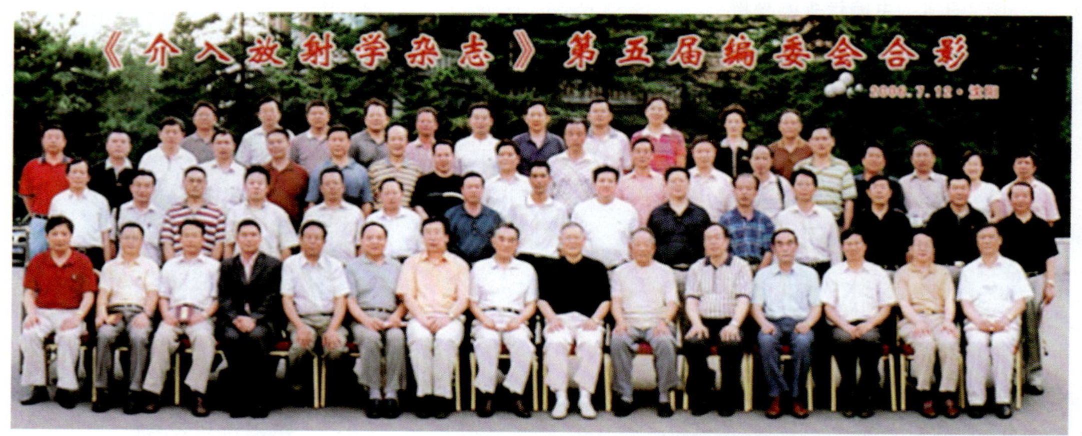

图 7-9-9　2006 年 7 月在辽宁沈阳召开第五届编委会全体会议

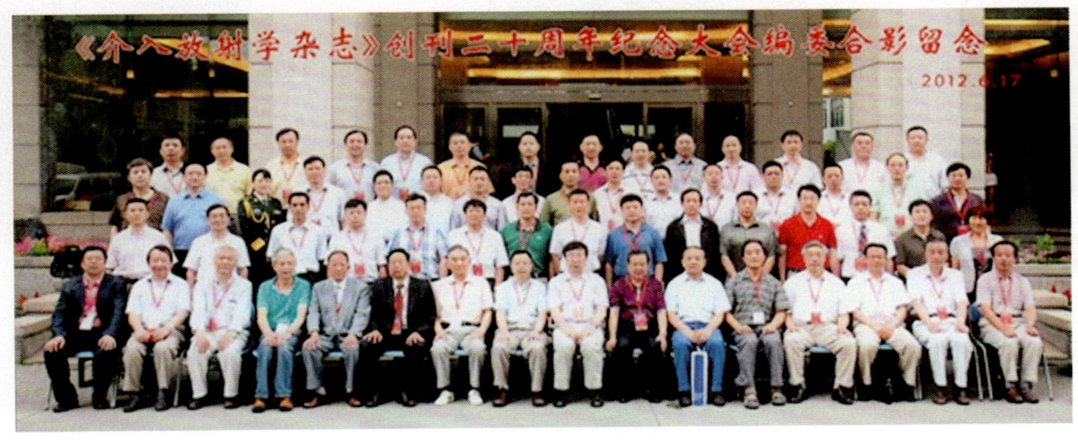

图 7-9-10 2012 年 6 月上海召开首届上海介入放射学高峰论坛和创刊二十周年纪念大会

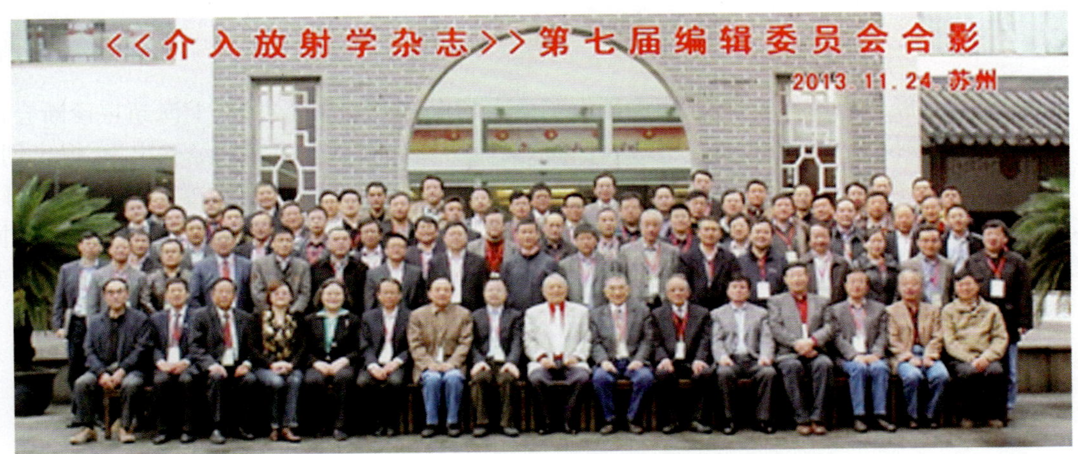

图 7-9-11 2013 年 11 月在江苏苏州召开第七届编辑委员会全体会议

第三节 历届主编和编辑部主任

主编
林贵教授(第一届)
陈星荣(第一至第三届)
程永德(第四至第七届)
滕皋军(第六至第七届)
编辑部主任
程永德(第一至第三届)
程英升(第四至第六届)
朱海云(第七届)

(撰稿:程永德)

第十章 《肿瘤影像学》杂志发展史

第一节 创刊情况

1991 年 9 月 10 日经上海市科委批准，由中国农工民主党上海市委员会主管、上海超声诊断会诊中心支持，组成“中国医学影像技术上海研究所”。该研究所从交流研发成果和临床实践经验出发，提出创办《上海医学影像》杂志，并经上海市科委和上海市新闻出版局批准出版。杂志由“中国医学影像技术上海研究所”主办，1992 年 9 月创刊。创刊号封面杂志名“上海医学影像”由卢嘉锡院士亲笔所题(图 7-10-1)。同时苏步青院士(图 7-10-2)及谢希德院士(图 7-10-3)，也为祝贺《上海医学影像》杂志创刊，亲笔书写贺词。并由陈灏珠院士为杂志撰写《创刊词》(图 7-10-4)。

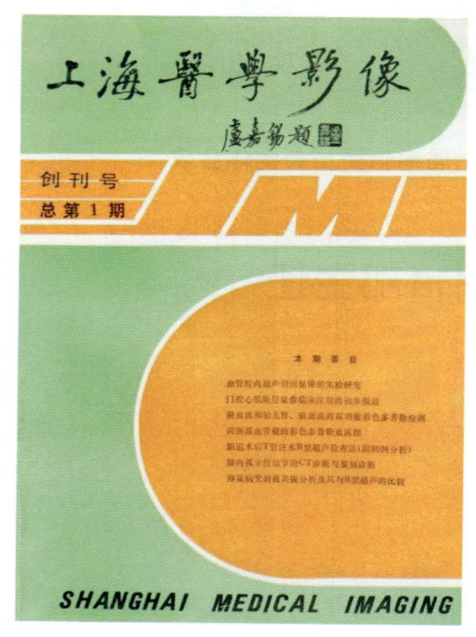

图 7-10-1 卢嘉锡院士题写刊名

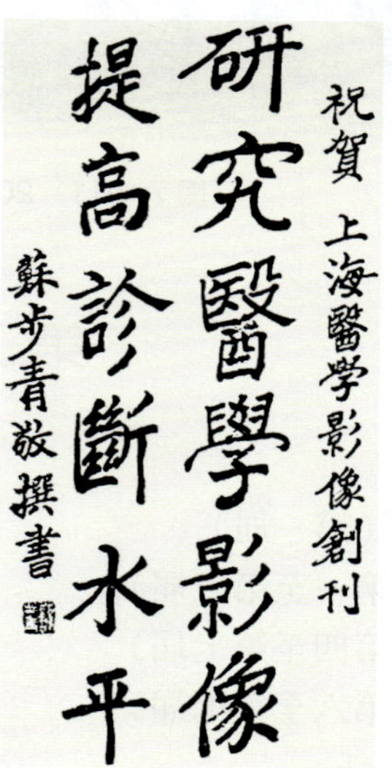

图 7-10-2 苏步青院士贺词

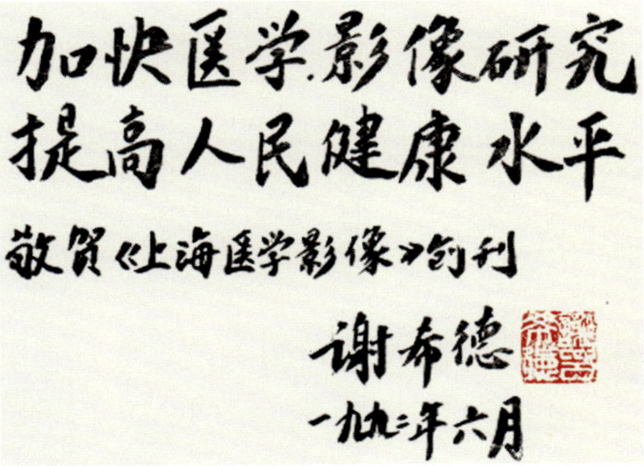

加快医学影像研究
提高人民健康水平
敬贺《上海医学影像》创刊
谢希德
一九九二年六月

图 7-10-3 谢希德院士贺词

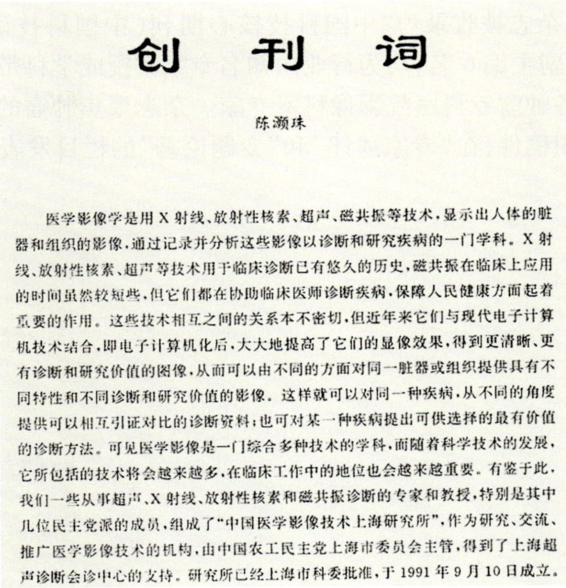

创 刊 词

陈灏珠

医学影像学是用X射线、放射性核素、超声、磁共振等技术，显示出人体的脏器和组织的影像，通过记录并分析这些影像以诊断和研究疾病的一门学科。X射线、放射性核素、超声等技术用于临床诊断已有悠久的历史，磁共振在临床上应用的时间虽然较短些，但它们都在协助临床医师诊断疾病，保障人民健康方面起着重要的作用。这些技术相互之间的关系本不密切，但近年来它们与现代电子计算机技术结合，即电子计算机化后，大大地提高了它们的显像效果，得到更清晰、更有诊断和研究价值的图像，从而可以由不同的方面对同一脏器或组织提供具有不同特性和不同诊断和研究价值的影像。这样就可以对同一种疾病，从不同的角度提供可以相互引证对比的诊断资料；也可对某一种疾病提出可供选择的最有价值的诊断方法。可见医学影像是一门综合多种技术的学科，而随着科学技术的发展，它所包括的技术将会越来越多，在临床工作中的地位也会越来越重要。有鉴于此，我们一些从事超声、X射线、放射性核素和磁共振诊断的专家和教授，特别是其中几位民主党派的成员，组成了“中国医学影像技术上海研究所”，作为研究、交流、推广医学影像技术的机构，由中国农工民主党上海市委员会主管，得到了上海超声诊断会诊中心的支持。研究所已经上海市科委批准，于1991年9月10日成立。

图 7-10-4 陈灏珠院士撰写《创刊词》

第二节 发展与变迁

1992年9月，杂志创刊。1998年，编辑部办公地址从斜土路2200弄5号迁至宛平南路723号上海中医药大学附属龙华医院。2011年，编辑部办公室迁至东安路270号复旦大学附属肿瘤医院。2011年，经编委会讨论后决定，将杂志主管、主办单位分别变更为复旦大学、复旦大学附属肿瘤医院。2011年9月，杂志召开了“2011年肿瘤影像学术论坛暨《上海医学影像》杂志新一届编委会成立大会”，为杂志加强了编委阵容，扩大了学术影响力。会上将冲击核心期刊定为杂志近期努力的目标(图7-10-5)。

2015年5月，杂志举办了“肿瘤影像学术论坛暨《肿瘤影像学》杂志第四届编委会成立大会”，并在会上宣布了新一届编委会名单，新一届编委会共163名编委，涵盖了全国各地肿瘤影像领域的顶级专家教授(图7-10-6)。

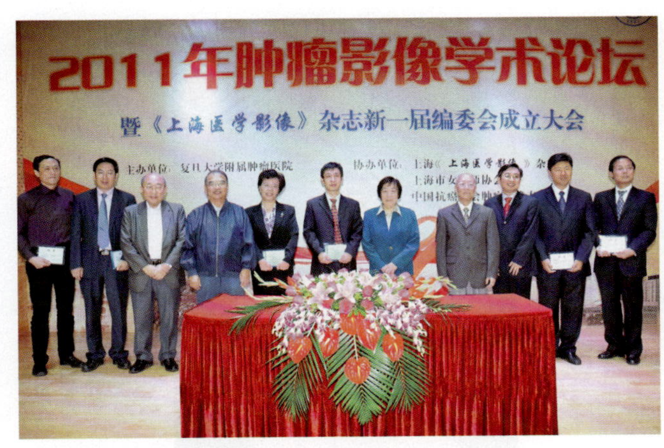

图 7-10-5 肿瘤影像学术论坛暨《上海医学影像》杂志新一届编委会成立大会

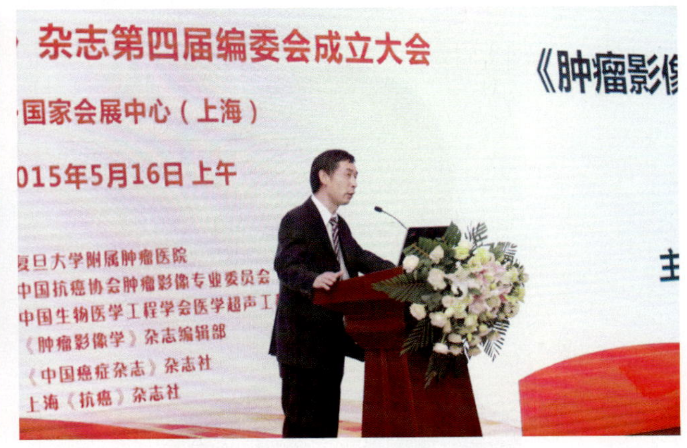

图 7-10-6 肿瘤影像学术论坛暨《肿瘤影像学》杂志第四届编委会成立大会

2016 年 10 月，经中国科学技术信息研究所对多项学术指标综合评定及同行专家评议推荐，《肿瘤影像学》杂志被收录为“中国科技核心期刊（中国科技论文统计源期刊）”（图 7-10-7）。杂志编委会共设主编 3 名，副主编 6 名，均为行业内知名专家教授或学科带头人。全体编委共计 163 名，均为高级职称，且涵盖了全国各肿瘤专科医院影像科室专家。杂志聚焦肿瘤的影像学诊断，每期以专刊形式出版，按照某一疾病或主题组织稿件，在“专家述评”和“专题论著”的栏目发表。办刊形式得到读者好评。

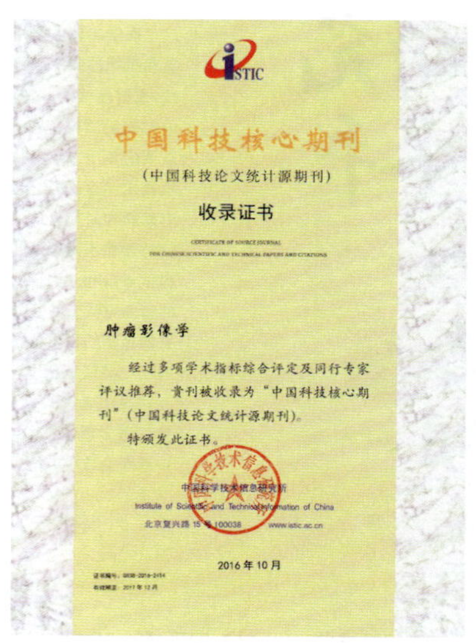
ISTIC

中国科技核心期刊

（中国科技论文统计源期刊）

收录证书

肿瘤影像学

经过多项学术指标综合评定及同行专家评议推荐，贵刊被收录为“中国科技核心期刊”（中国科技论文统计源期刊）。

特颁发此证书。

中国科学技术信息研究所

Institute of Scientific and Technical Information of China

北京复兴路 15 号 100038　www.istic.ac.cn

2016 年 10 月

图 7-10-7　被收录为“中国科技核心期刊（中国科技论文统计源期刊）”证书

第三节　历届主编和编辑部主任

（一）主编

徐智章（图 7-10-8）：第一、二届（1992—2011 年）

常才（图 7-10-9）：第三、四届（2011 年—至今）

刘士远（图 7-10-10）：第四届（2015 年—至今）

章英剑（图 7-10-11）：第四届（2015 年—至今）

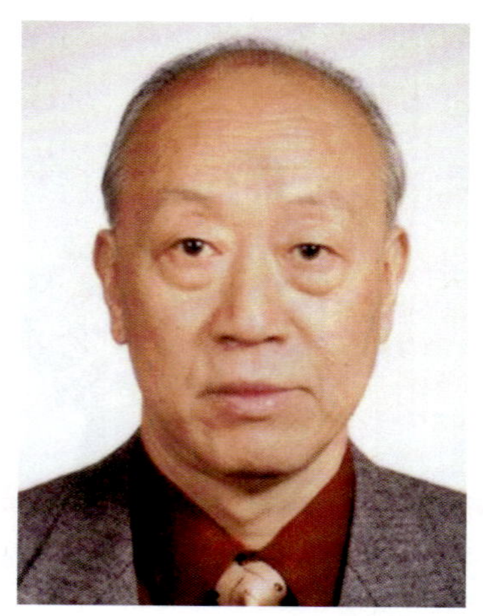

图 7-10-8　徐智章

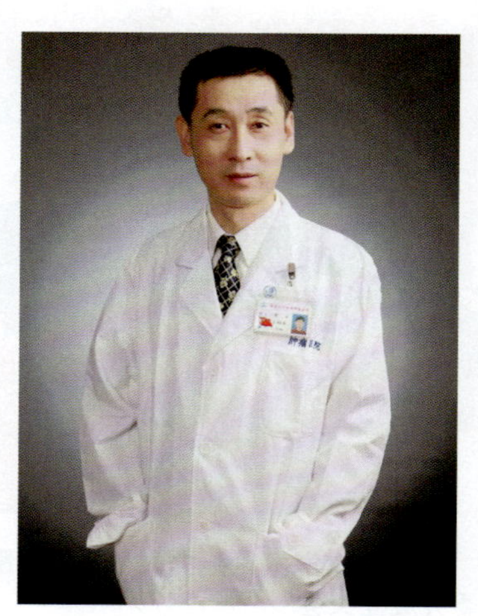

图 7-10-9　常才

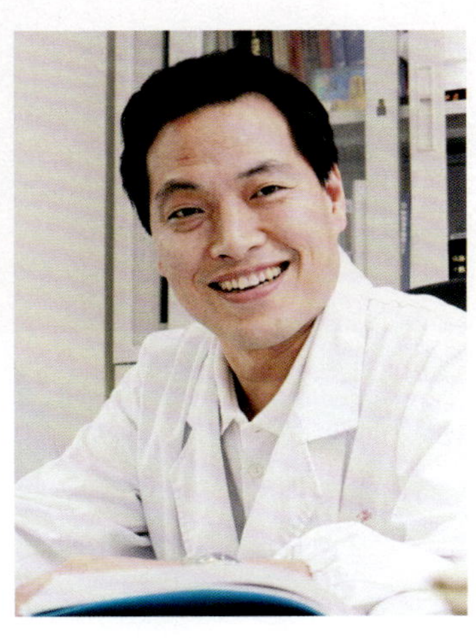

图 7-10-10 刘士远

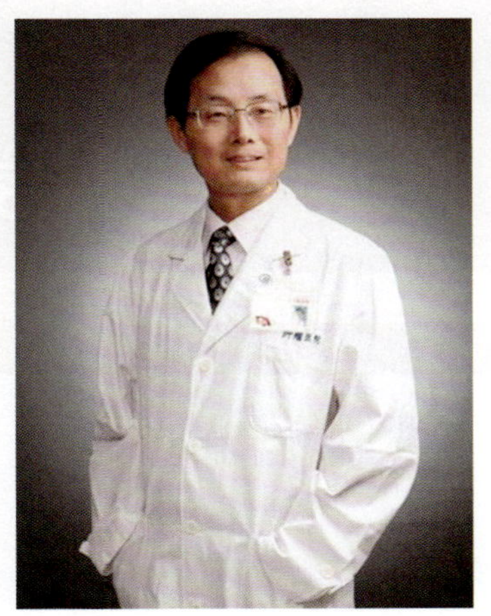

图 7-10-11 章英剑

（二）编辑部主任

徐智章：第一、二届（1992—2011 年）

秦娟（图 7-10-12）：第三届（2011—2015 年）

倪明（图 7-10-13）：第四届（2015 年—至今）

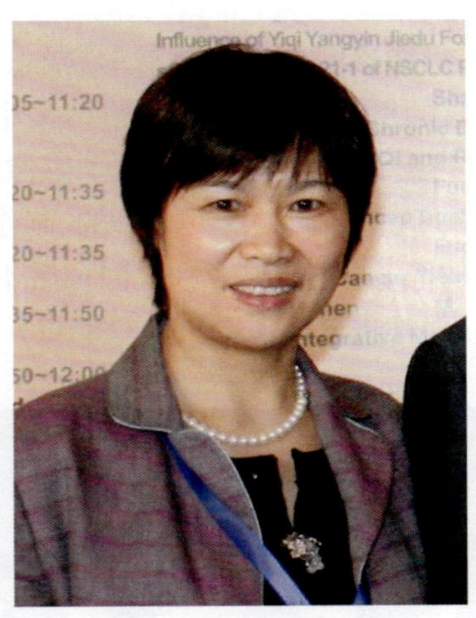

图 7-10-12 秦娟

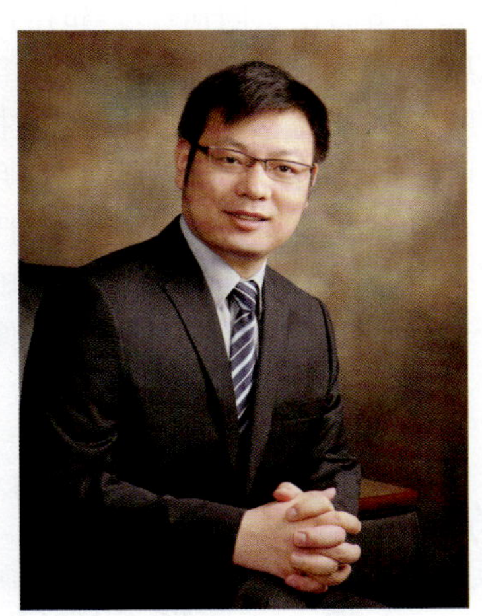

图 7-10-13 倪明

（撰稿：常才）

第十一章 《影像诊断与介入放射学》杂志发展史

第一节 创刊情况

20 世纪 90 年代之初，华南地区还没有一本属于放射医学的专业杂志，当时国内的相关期刊也寥寥可数。1992 年初，在广东省医学会的支持下，中山医科大学准备筹办一本全新的中文放射医学专业性杂志。《影像诊断与介入放射学》于 1992 年 8 月出版创刊号。当时的中华放射学分会主任委员刘玉清院士及国内著名的影像医学专家刘子江教授、吴恩惠教授、卢光启教授纷纷发来了贺词(图 7-11-1)。第一卷《影像诊断与介入放射学》杂志开设了论著、经验介绍、讲座、技术交流、病例报告、医学文摘、示教片、有奖阅片等丰富的栏目。尤其是示教片，采用铜版纸活页插图的形式刊登，并附有图片标注和详细说明，可根据需要撕下活页，自行装订，形式新颖、适应了影像医学的特点，便于记忆、复习和传播，也充分体现了专业期刊继续教育的特点；当我们今天再次回顾这些典型的、制作精良的示教片时，图片所表达内涵的不仅仅是影像医学知识本身，还有编撰者独有的匠心、辛勤的汗水。创刊后不久，利用《影像诊断与介入放射学》这个平台，举办了《影像诊断思维研讨会暨国际放射学进展演讲会》(图 7-11-2)。

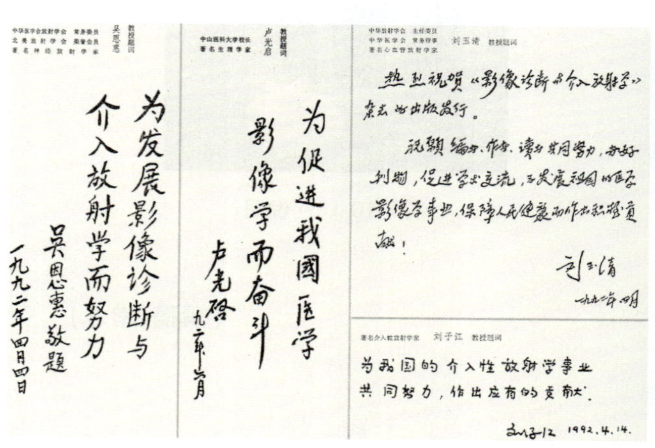

图 7-11-1 《影像诊断与介入放射学》创刊时国内知名影像学者的题词

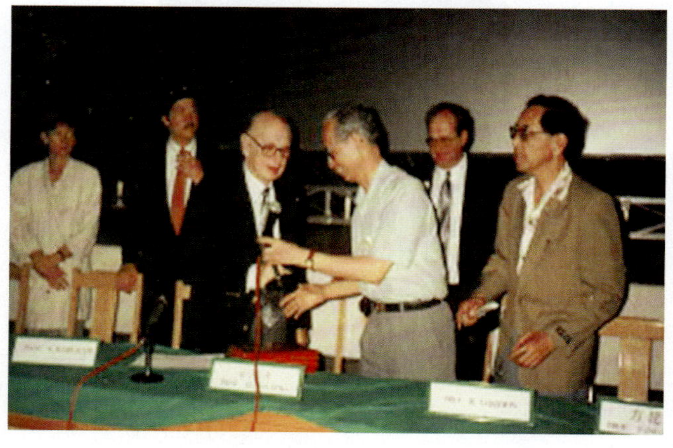

图 7-11-2 1993 年国际放射学进展演讲会闭幕式，除国外专家外，中方有徐家兴、方昆豪、黄其鎏和张承惠等教授参加

第二节 发展与变迁

在杂志创刊之初到 2000 年前，《影像诊断与介入放射学》为季刊，陆续增加了综述、经验介绍等新栏目。编辑人员主要由中山医科大学附属第一医院、广东省人民医院和第一军医大学附属南方医院的放射科医师

轮流担当。铅字印版、胶片修补、图片翻拍等这些现在已远离的技术，当时却是重要的日常工作。就是在这些重复、琐碎的工作中，大家怀着对期刊热爱和对理想的坚守，使得《影像诊断与介入放射学》日益成熟。

2000 年，新的世纪来临，杂志的外观由普通的 16 开本改为大 16 开本，更换了新的封面，采用铜版纸印刷，实现了图文混排。2001 年随着中山医科大学并入中山大学，《影像诊断与介入放射学》杂志的主管变更为教育部，也开始刊登了彩色的论文图片，充分展示多种后处理技术及病理学的图片，从平面的灰度影像进入到三维的彩色世界。2004 年杂志开始进入数据库和检索系统，为中国学术期刊综合评价数据库收录。2006 年，杂志也由季刊改为双月刊，并申请到国际期刊号，面向海外发行。目次系统的编排改为按系统分类排列。内页由最初的 48 页，逐渐增加到 2009 年的 56 页、2010 年的 64 页，2012 年起增加到 80 页，现为 88 页。临床指南、影像学院、图文讲座、影像英语阅读、港澳台之窗等广受好评的新栏目纷纷创建。封面也发生了一系列变化(图 7-11-3)。

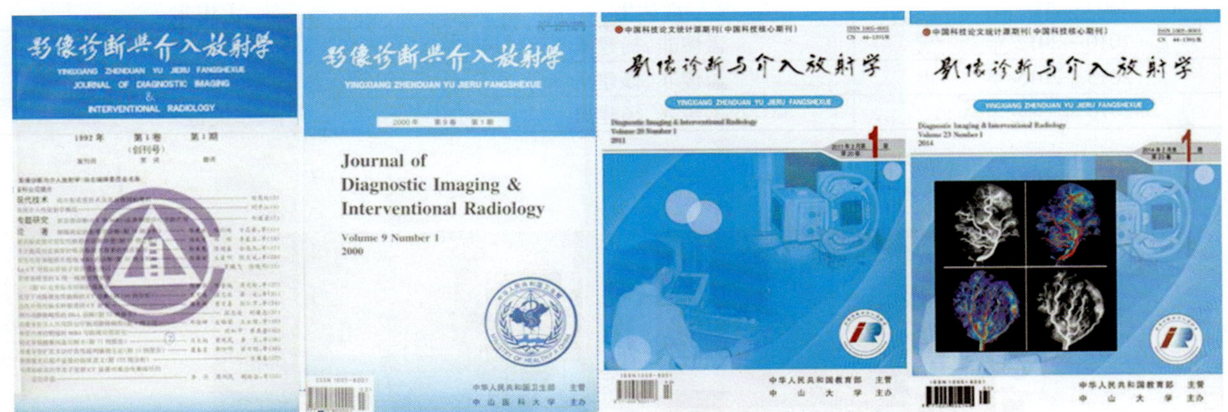

图 7-11-3 1992 年创刊号封面(16 开本)和 2000 年改版后的封面(大 16 开本并有条形码)；2009 年以后的新封面，上面有杂志的 IR 字母为主的 LOGO；以及 2012 年开始在杂志封面设立了封面文章图片

2009 年新春伊始，杂志编辑部确定了以继续教育、面向中基层、图文并茂的办刊方向，更新了的工作理念：建立快速稿件通道，对优秀稿件快速刊用，实现迅速传播；强化影像特色，优化图片，精致排版；增加作者服务，延伸继续教育：刊登全面的信息，跟踪报道欧洲放射学会、聚焦北美放射学会进展。同年，启用了新的杂志图标(LOGO)。2010 年《影像诊断与介入放射学》杂志进入了《中国科技论文统计源期刊》核心版。这一年，编辑部还精心策划本刊创刊以来的第一本专刊，集结了近 2 年来具有继续教育意义的文章，广受好评。其后杂志继续入选《中国科技论文统计源期刊》核心版，各项指标逐年提升。2012 年《影像诊断与介入放射学》杂志创刊二十周年庆典活动在广东东莞隆重举行(图 7-11-4)。

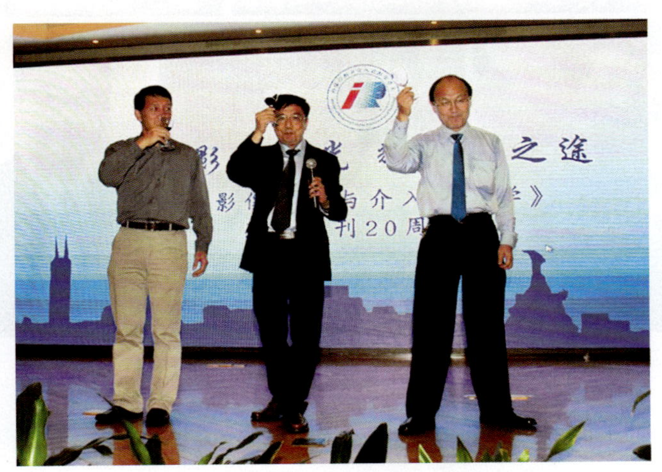

图 7-11-4 2012 年《影像诊断与介入放射学》杂志创刊二十周年庆典大会，陈伟、杨建勇和孟悛非教授

而今，我们承载着二十余年的荣耀和梦想，传承历史，创造辉煌。在这个收获的季节，我们怀着感激和热爱，和杂志一起不断进步和成长！

第三节　历任总编辑和编辑部主任

年份	总编辑	编辑部主任
1992—1996 年	方昆豪	陈剑魂
1997—2002 年	许达生	孟悛非
2003—2009 年	许达生	孟悛非
2010—2012 年	孟悛非，杨建勇	索建华
2013—2015 年	孟悛非，杨建勇	索建华
2016 年—至今	孟悛非，杨建勇	关键

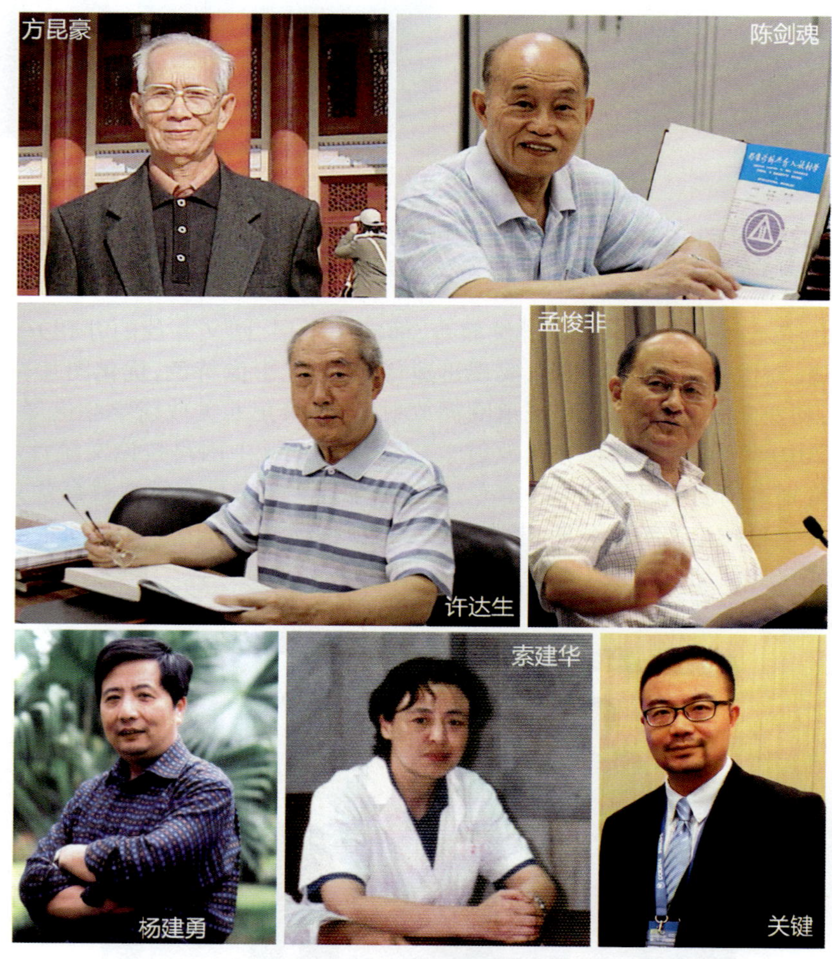

图 7-11-5　创刊至今历任编辑部主要工作人员

（撰稿：杨建勇）

第十二章 《中国医学计算机成像杂志》发展史

第一节 创刊情况

为纪念伦琴发现X线一百周年，由上海医科大学附属华山医院放射科陈星荣教授发起，上海医科大学附属华山医院放射科沈天真教授，核医学科林祥通教授，神经外科徐为民教授，首都医科大学附属天坛医院放射科戴建平教授，第二军医大学附属长征医院放射科施增儒教授，解放军八五医院放射科程永德教授共同参与决策，创办了《中国医学计算机成像杂志》。刊物宗旨是普及与提高相结合，理论与实践相结合，本土与国际相结合。第一期于1995年3月正式出版。

第二节 发展与变迁

1995年创刊之初为季刊，每刊72页。中华人民共和国卫生部主管，上海医科大学附属华山医院、上海伽玛刀医院、第二军医大学附属长征医院、中国人民解放军85医院、上海闸北区中心医院主办。同年第一届编委会成立。1998年列入国家科委中国科技论文统计源期刊。1999年开始，针对影像医学热点，每年出一到二期专刊，第一期专刊为中华放射学会第九届学术大会专刊，主题为“腹部影像学的进展”，该期专刊主编为华西医科大学附属第一医院放射科闽鹏秋教授。迄今已经连续出版16期专刊，其中“脑血管疾病的影像学”、“脑肿瘤影像学”、“功能影像新进展”、“数字化影像科：应用和展望”、“能量CT影像”和“影像质控与安全”等，受到业界一致好评。2000年期刊改为双月刊。2001年换届，成立第二届编委会（图7-12-1）。2003年换届，成立第三届编委会（图7-12-2）。

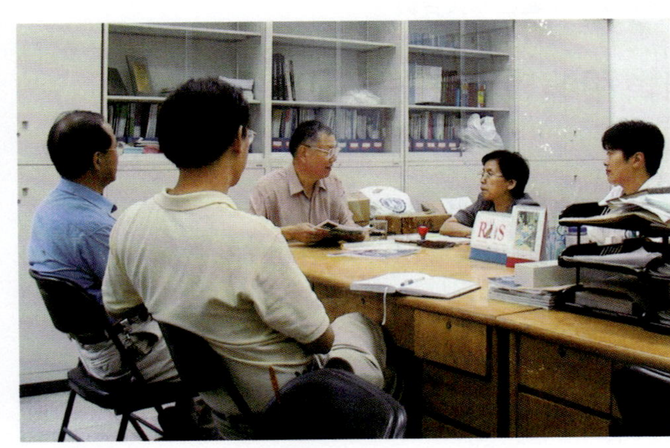

图7-12-1 2001年编委会

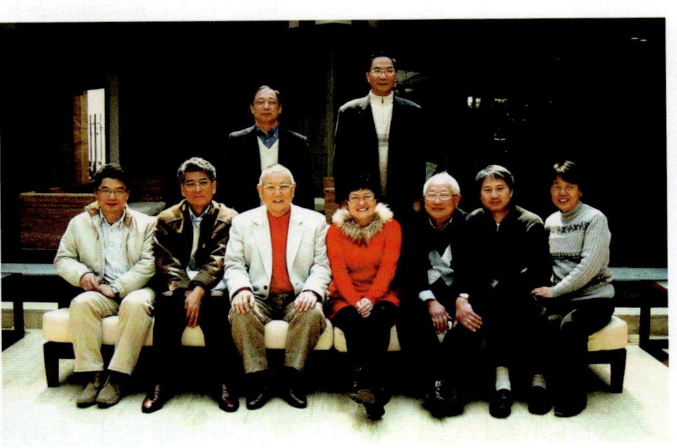

图7-12-2 2003年编委会

2004 年主办单位改为复旦大学上海医学院，复旦大学附属华山医院，第二军医大学附属长征医院。2006 年主管单位改为中华人民共和国教育部。2006 年列入复旦大学图书馆《中文核心期刊要目总览》。2007 年主办单位为复旦大学附属华山医院，协办单位为复旦大学上海医学院，第二军医大学附属长征医院。2008 年开始，每年主办上海磁共振新技术临床应用论坛（图 7-12-3），论坛特色是主题突出，现场互动，医研结合。2010 年成立"陈星荣优秀论文奖励基金"（图 7-12-4），奖励对象为在本杂志发表的优秀论文。2012 年列入北京大学图书馆《中文核心期刊要目总览》。

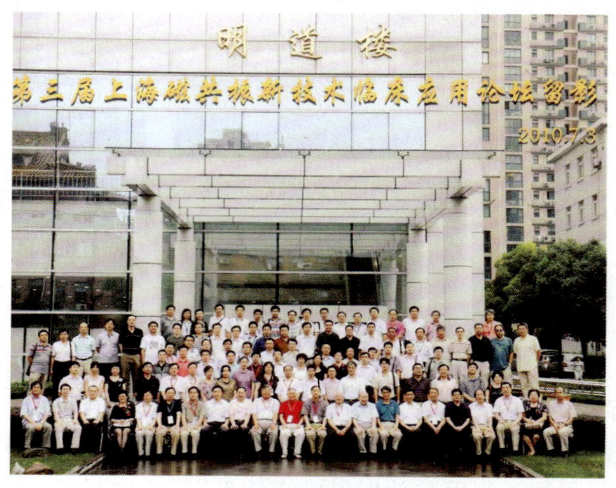

图 7-12-3　第三届上海磁共振新技术临床应用论坛合影

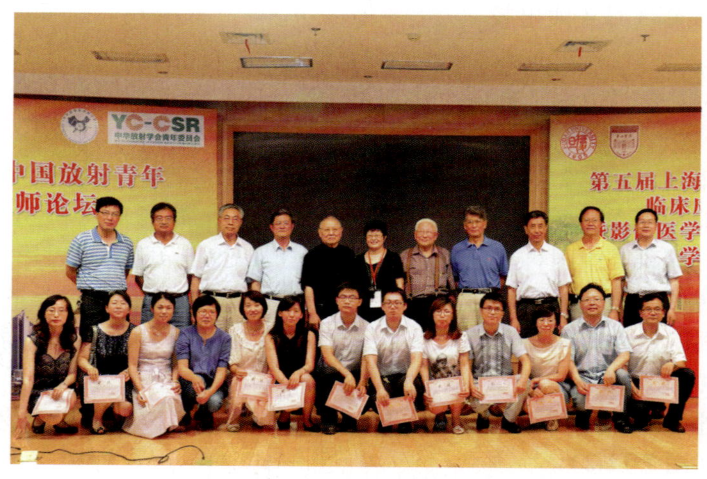

图 7-12-4　第三届陈星荣优秀论文奖励基金颁奖合影

第三节　历任总编辑和编辑部主任

（一）总编辑

陈星荣教授（图 7-12-5）：首任总编辑，上海医科大学附属华山医院（1995—2002 年）。

沈天真教授（图 7-12-6）：首任责任总编辑，上海医科大学附属华山医院（1995—2002 年）；第二任总编辑（2003 年—至今）。

冯晓源教授（图 7-12-7）：第二任责任总编辑，复旦大学附属华山医院（2003 年—至今）。

（二）编辑部主任

黄祥龙教授（图 7-12-8）：首任编辑部主任，上海医科大学附属华山医院（1995—2001 年）。

李克教授（图 7-12-9）：第二任编辑部主任，复旦大学附属华山医院（2001 年—至今）。

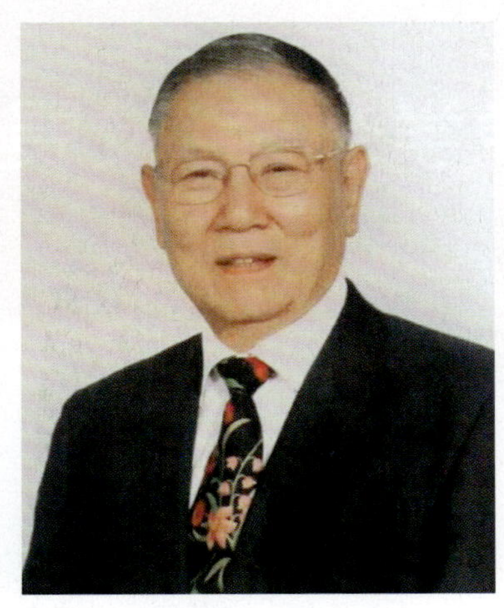

图 7-12-5 陈星荣

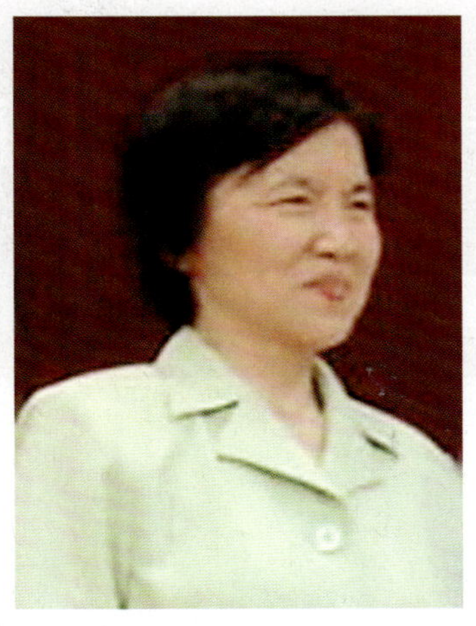

图 7-12-6 沈天真

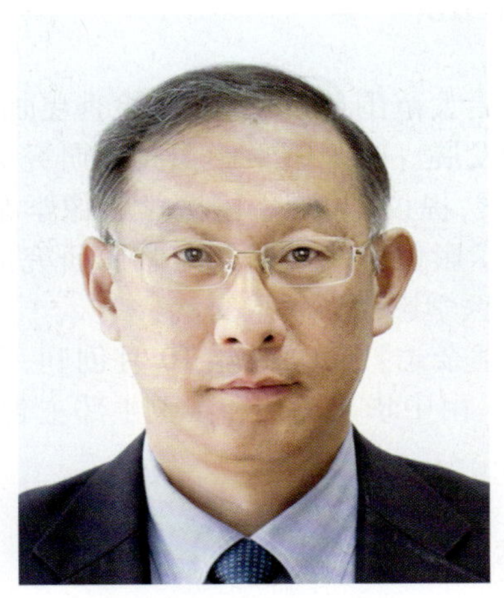

图 7-12-7 冯晓源

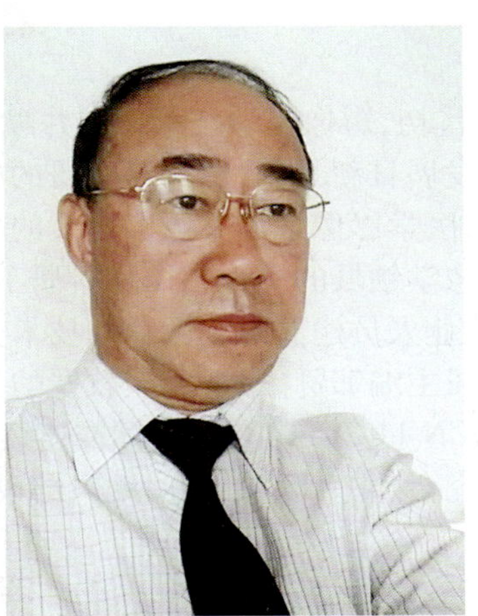

图 7-12-8 黄祥龙

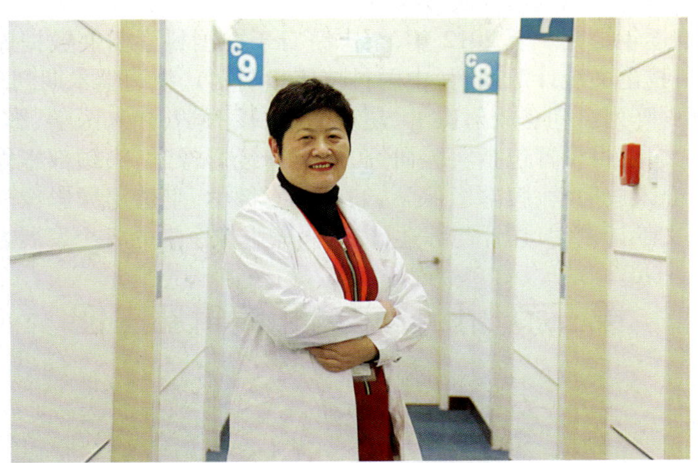

图 7-12-9 李克

（撰稿：李克）

第十三章 《中国医学影像学杂志》发展史

第一节 创刊情况

1990年代初，影像医学技术出现井喷式的发展，B超和CT开始大范围普及，核医学检查更加形式多样，磁共振成像发展日新月异，国家对科研的投入促使医学工程蓬勃发展。中国医学影像技术研究会的领导们深刻意识到，医学影像学需要更多更大的平台来承载和宣传其发展，提议创办《中国医学影像学杂志》，反映我国医学影像学领域的重大临床和科研工作进展，致力于各种医学影像技术的基础与临床研究成果的推广和传播，为从业人员建立继续教育和技术交流的平台，促进国内外医学影像学学术交流。

在第一届主编邹贤华、高元桂教授的努力下，《中国医学影像学杂志》于1993年10月创刊，国内统一连续出版物号CN 11-3154/R，国际标准连续出版物ISSN 1005-5185。由中华人民共和国卫生部主管，中国医学影像技术研究会、北京医院主办，编辑部设置在解放军总医院。

第二节 发展与变迁

中国医学影像技术研究会领导提供了人力、物力和财力的支持，使期刊一步步发展壮大。杂志紧随学科和技术发展的趋势，以国际一流的期刊为发展导向，由早期的季刊(1993—1999年)、双月刊(2000—2003年)发展到月刊，在国内的影响逐年提升。至2012年，杂志跻身于中国科学引文数据库(CSCD)核心期刊目录、中国中文核心期刊、中国科技论文统计源期刊(中国科技核心期刊)、中国学术期刊综合评价数据库统计源期刊等数据库收录的期刊第一阵列。刊登放射医学、超声医学、核医学、介入医学、影像技术学、医学影像工程学等相关学科的原创性论文，栏目设置包括实验研究、中枢神经影像学、头颈部影像学、乳腺影像学、心脏影像学、胸部影像学、血管与介入放射学、腹部影像学、妇产科影像学、生殖泌尿影像学、骨骼肌肉影像学、影像技术学、医学影像工程学、文献计量学、述评与综述，内容涵盖影像医学的各个发展方向。

第三节 历任主编和编辑部主任

(一) 主编

名誉主编

刘玉清、李果珍、高育璈、郭普远：第一届，1993—2003年

高元桂：第二届，2004—2008年

主编

邹贤华(图7-13-1)：第一届，1993—1995年

高元桂(图7-13-2)：第一届，1993—2003年

曹海根(图 7-13-3):第二届,2004—2008 年
蔡幼铨(图 7-13-4):第二、三届(常务),2004—2013 年
周诚(图 7-13-5):第三届,2009 年—至今
马林(图 7-13-6):第四届,2014 年—至今

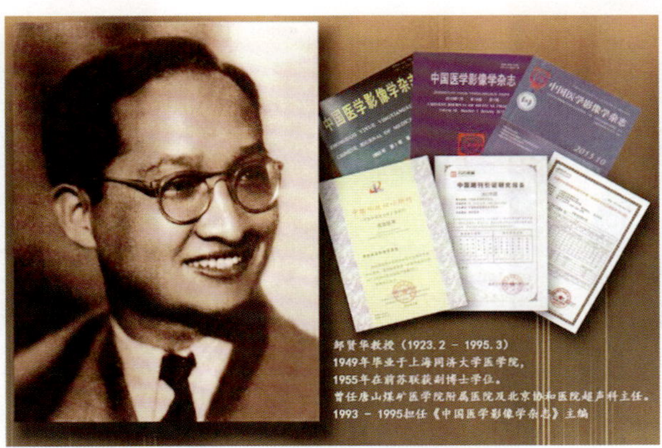

图 7-13-1 邹贤华

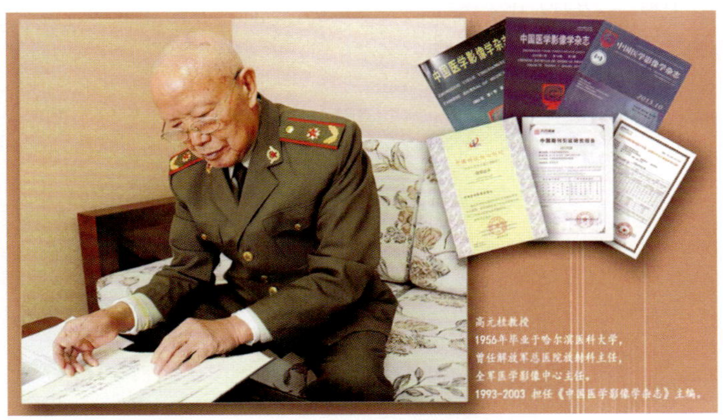

图 7-13-2 高元桂

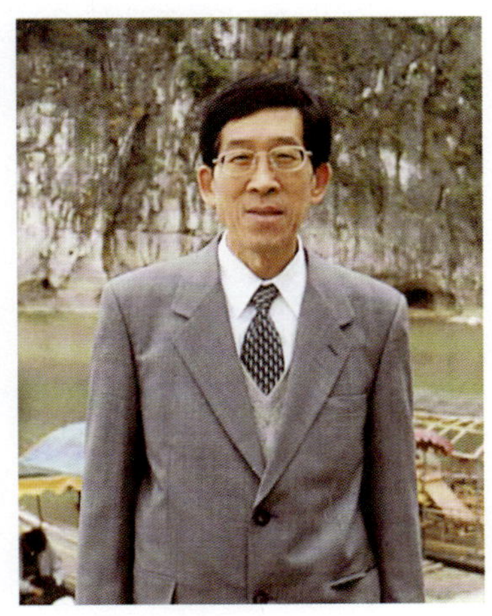

图 7-13-3 曹海根

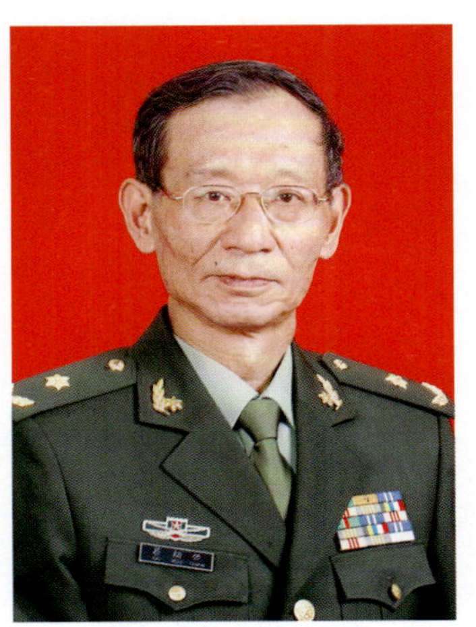

图 7-13-4 蔡幼铨

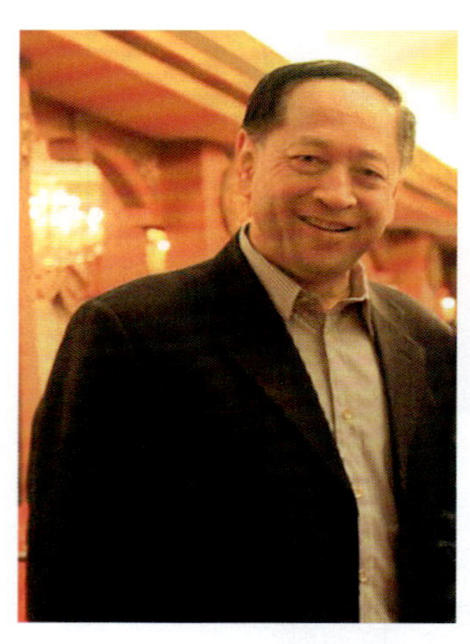

图 7-13-5 周诚

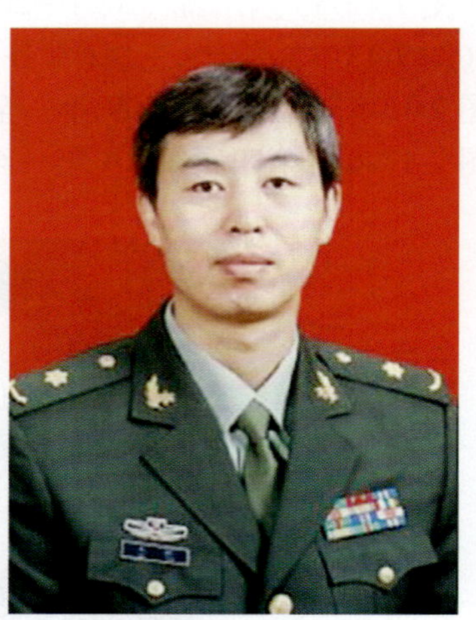

图 7-13-6 马林

（二）编辑部主任

杜洛山：第一届（1993—1995 年）
马林：第一届（1995—1997 年）
曹丽敏：第一、二、三届（1997—2009 年）
程流泉：第四届（2010 年—至今）

（撰稿：程流泉）

第十四章 《中国介入影像与治疗学》杂志发展史

第一节 创刊情况

《中国介入影像与治疗学》杂志首次筹备会议于2004年3月4日在北京解放军总医院文化活动中心召开，全国人大常委会副委员长韩启德院士（图7-14-1）和原卫生部部长朱庆生（图7-14-2）分别为杂志创刊题词；刘玉清院士出席会议并做重要讲话，中国科学院出版委员会郭志明主任、中国人民解放军总医院张金山教授、北京大学第一医院蒋学祥教授、第一军医大学南方医院李彦豪教授、首都医科大学附属北京朝阳医院翟仁友教授、中国医学科学院附属北京阜外心血管病医院蒋世良教授、北京大学第一医院邹英华教授、编辑部谭建辉主任等参加了会议（图7-14-3）。会议在刘玉清院士提倡的中国介入影像学科发展战略思想的指导下，以“求实、创新、开放、高品质”为办刊宗旨，于2004年9月创刊，同期成立《中国介入影像与治疗学》期刊社，并明确主办单位为中国科学院声学研究所，协办单位为中国工程院医药卫生工程学部，主管单位为中国科学院。

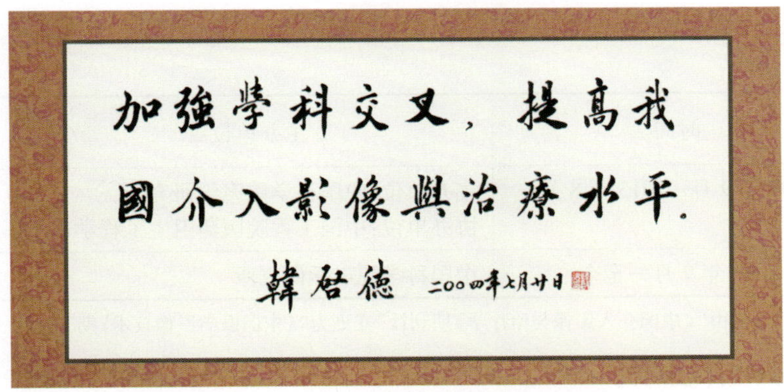

图7-14-1 全国人大常委会副委员长韩启德院士，应蒋学祥主编之邀，为《中国介入影像与治疗学》杂志创刊题词

努力提高办刊质量
不断加强学术交流
促进我国卫生事业发展

朱庆生

图 7-14-2　原卫生部部长朱庆生为《中国介入影像与治疗学》杂志创刊题词

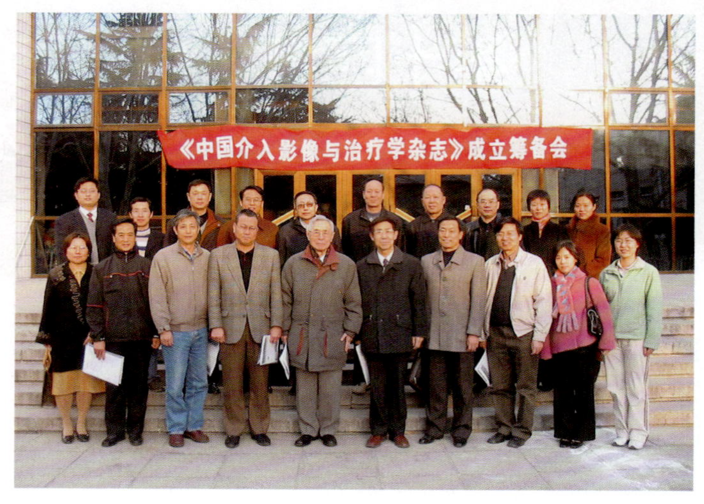

图 7-14-3　《中国介入影像与治疗学》杂志的创刊筹备会

第二节　发展与变迁

（一）期刊页码和刊期的变化

序号	时间	每期页码	刊期
1	2004 年 9 月(创刊第一期)	80	双月刊
2	2004 年 12 月—2011 年 12 月	80	双月刊
3	2012 年 1 月—至今	64	月刊

（二）主管主办单位

序号	时间	主办单位	主管单位
1	2004 年 9 月—2013 年 8 月	主办单位:中国科学院声学研究所 协办单位:中国工程院医药卫生工程学部	中国科学院
2	2013 年 9 月—至今	中国科学院声学研究所	中国科学院

注:2010 年,杂志出版编辑单位由“《中国介入影像与治疗学》期刊社”变更为“《中国医学影像技术》期刊社”

（三）加入重要的数据库及时间

序号	时间	载入数据库名称
1	2005 年	“中国核心期刊(遴选)数据库全文收录期刊” “中国科技论文与引文数据库统计源期刊” “中国期刊全文数据库全文收录期刊” 俄罗斯《文摘杂志》收录源期刊
2	2006 年	荷兰《医学文摘》
3	2009 年	中国科技核心期刊

续表

序号	时间	载入数据库名称
4	2010 年	英国《物理学、电技术、计算机及控制信息社数据库》(INSPEC 数据库)
5	2015 年 7 月	《中文核心期刊要目总览》
6	2015 年 9 月	世界卫生组织(WHO)西太区医学索引(WPRIM)

(四) 获得国家级奖项和基金

2011 年荣获中国精品科技期刊。

(五) 学术会议

《中国介入影像与治疗学》杂志编委会成立大会。成立大会于 2004 年 5 月 15 日在北京香山饭店召开,名誉主编中国工程院刘玉清院士、中国科学院出版委员会郭志明主任、中国科学院声学研究所副所长居琦研究员、中华医学会放射学分会主任委员(本刊顾问)戴建平教授、中华医学会放射学分会介入学组组长(本刊顾问)肖湘生教授出席开幕式并做重要讲话;杂志主编张金山、蒋学祥、李彦豪教授和来自全国各地的有关专家参加了本次会议。

第三节 历届主编、总编辑和编辑部主任

主编

张金山:第一届,2004 年 5 月—2009 年 10 月

蒋学祥:第一届,2004 年 5 月—2009 年 10 月

李彦豪:第一届,2004 年 5 月—2009 年 10 月

邹英华:第二届,2009 年 11 月—2013 年 12 月;第三届,2013 年 12 月至今

总编辑

王艳萍:第一、二届,2004 年 5 月—2014 年

编辑部主任

谭建辉:第一届,2004 年 1 月—2006 年 4 月

肖灵:第一届,2006 年 5 月—2007 年 10 月

杨海:第一届,2007 年 11 月—2009 年 10 月;第二、三届,2009 年 11 月—2016 年 6 月

杜艳霞:2016 年 7 月—至今

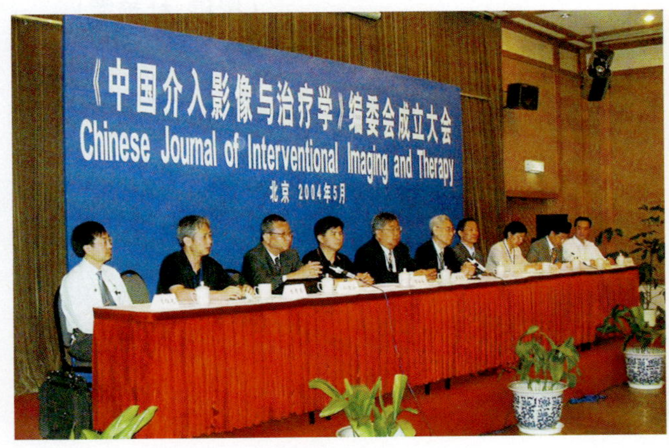

图 7-14-4 《中国介入影像与治疗学》杂志第一届编委会成立大会

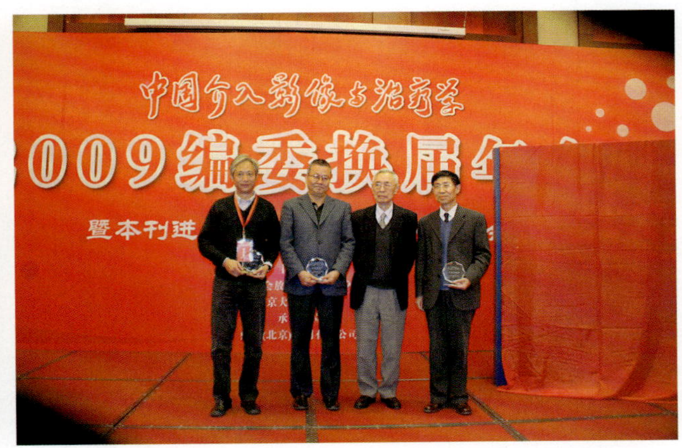

图 7-14-5 第一届编委会主编与刘玉清院士的合影,从左向右依次为主编李彦豪教授、主编张金山教授、刘玉清院士和主编蒋学祥教授

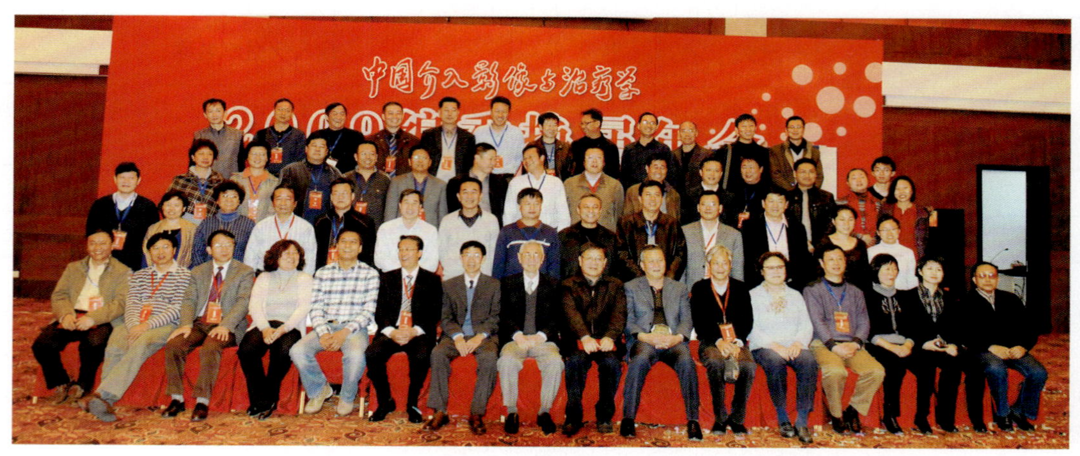

图 7-14-6　《中国介入影像与治疗学》杂志第二届编委换届会与会代表合影

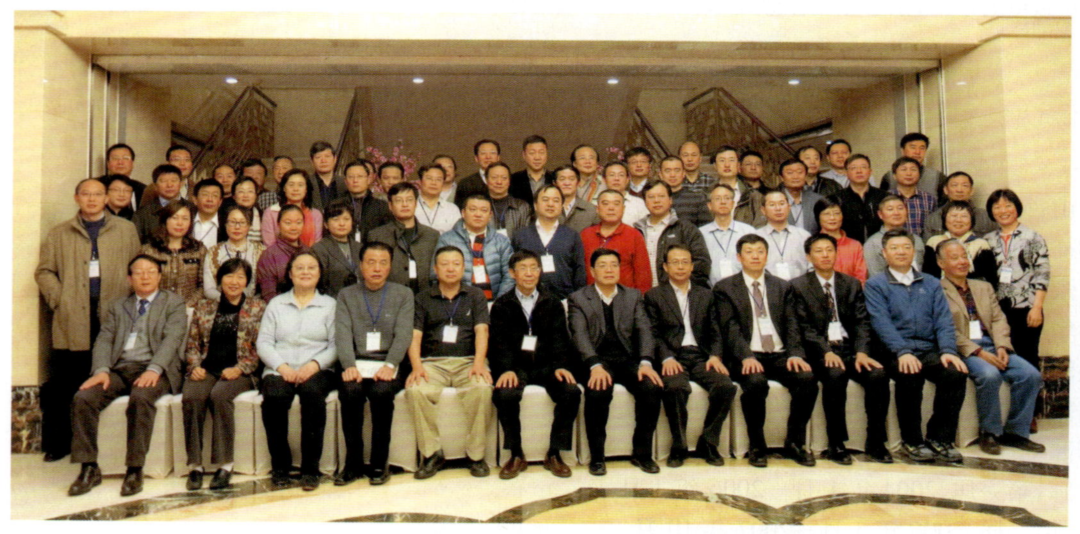

图 7-14-7　《中国介入影像与治疗学》杂志第三届编委换届会与会代表合影

（撰稿：杜艳霞）

第十五章 《磁共振成像》杂志发展史

第一节 创刊情况

随着磁共振成像技术在我国近30年的临床应用,我国磁共振诊疗水平得到了很大提高,亟需一本磁共振专业学术期刊进行学术交流。2006年初,戴建平教授提出创办一本与国际接轨的磁共振专业期刊,委托贺光军办理相关事宜。2009年9月,国家新闻出版总署批准创办《磁共振成像》杂志。创刊号于2010年1月20日出版,戴建平教授担任主编,贺光军担任社长。五个刚劲有力的毛笔字刊名由时任全国人大常委会副委员长韩启德院士亲笔题写(图7-15-1)。

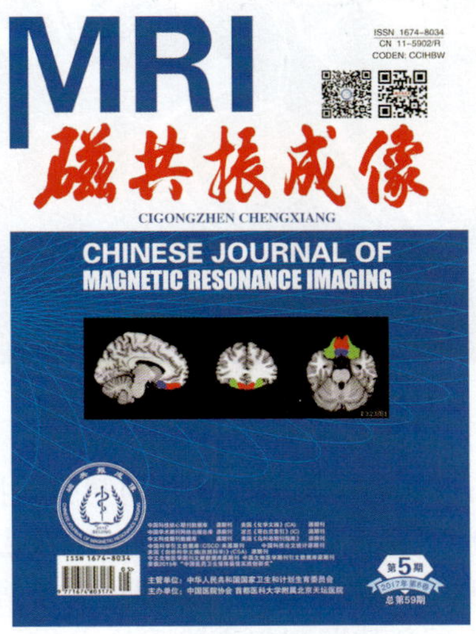

图7-15-1 磁共振成像杂志封面

《磁共振成像》杂志是国家卫生和计划生育委员会主管、中国医院协会和首都医科大学附属北京天坛医院主办的国家级学术期刊,是我国第一本也是目前唯一一本医学磁共振专业学术期刊。《磁共振成像》杂志社有限公司是在财政部办理产权登记的国家一级企业。

第二节　发展与变迁

2010 年 6 月起至今，被美国《化学文摘》（CA）、剑桥科学文摘（自然科学）（CSA）、《乌利希国际期刊指南》及波兰《哥白尼索引》（IC）等国际数据库持续收录；同期被中国学术期刊网络出版总库、中国知网（CNKI）、中国期刊全文数据库（CJFD）、中国学术期刊数据库（CSPD）、中文科技期刊数据库、中文科技期刊引文数据库收录。2013 年 6 月被评为中国科学引文数据库（CSCD）收录（至今），2013 年 9 月被评为中国科技核心期刊和中国科技论文统计源期刊（至今）。2014 至今被中文生物医学期刊文献数据库和中国生物医学期刊英文数据库收录。2014 年 10 月出版创刊 5 周年特刊。2015 年 9 月被评为“中国医药卫生媒体最佳实践创新奖”。2015 年 1 月起由创刊时的双月刊改为月刊，页码保持 80 页不变。2015 年 1 月起至今被中国科学评价研究中心（RCCSE）评为中国核心学术期刊（A）。杂志社与国际顶级杂志 *Science* 的出版商美国科学促进会（AAAS）合作于 2015 年 10 月 2 日出版了 *Science* 杂志第 350 卷第 6256 期特刊（图 7-15-2）。美国科学院院士 M Posner 亲自为该特刊撰写了序言。该特刊刊发了国际计算心理生理学前沿进展，突出展现了我国磁共振发展水平。该特刊与 *Science* 当期杂志同渠道全球发行 3 万册，在国际学界引起广泛关注。“磁共振成像杂志社”这 8 个汉字赫然印在封面上，第一次在 *Science* 展现了我国放射学界期刊的风采。

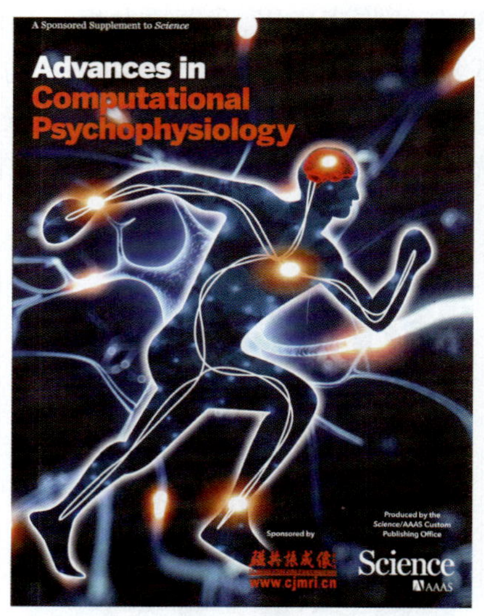

图 7-15-2　SCIENCE 特刊封面

2016 年 10 月中国科技信息研究所发布的中国科技核心期刊引证报告（核心版）显示该刊核心期刊影响因子 1.263，在临床医学诊断学类期刊中居第一名。《磁共振成像》杂志发表的论文“帕金森病静息态脑功能 MRI 研究”2014：321～327 页，作者：彭帅，陈敏，李春媚，马欣昕，娄宝辉，罗晓捷，王蕊，苏闻；作者单位：北京医院放射科，被中国科协评为 2016 年中国科技期刊年度优秀论文（系本次获奖论文中唯一一本医学影像学杂志论文）。该论文同时被中华医学会评为 2016 年度“中华医学百篇优秀论文”。杂志特色：①医、理、工结合，刊发医学磁共振相关的先进临床研究、基础研究、技术研究论文；②编委会国际化，成员学术影响力大。编委会成员包括 RSNA 前任主席 1 名、ISMRM 前任主席 5 名，中科院院士 1 名、中国工程院院士 1 名，李果珍教授等老一辈磁共振专家担任顾问，中华放射学分会前任、现任主委和候任主委担任副主编、资深编委，中放学会磁共振学组历任组长担任副主编。杂志社主办的“分子影像学齐鲁国际论坛”（2012 年至今已办 5 届）和“磁共振新技术应用与管理研讨会暨学习班”（已办 20 届）等学术活动推广了磁共振新技术，促进了我国放射学事业发展。

第三节 历任编委会主编、杂志社社长和编辑部主任

第一届编委会(2010 年 1 月至今),主编戴建平教授(图 7-15-3),编辑部主任贺光军(2010 年 1 月至 2014 年 12 月)(图 7-15-4)、马军教授(2015 年 1 月至今)(图 7-15-5),杂志社社长贺光军(创社至今)。

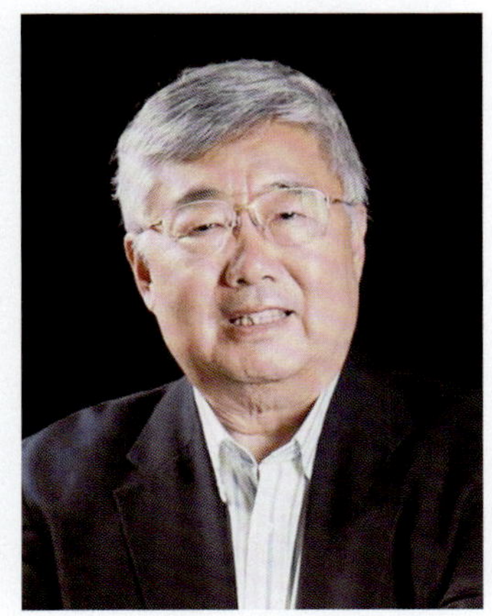

图 7-15-3 主编戴建平

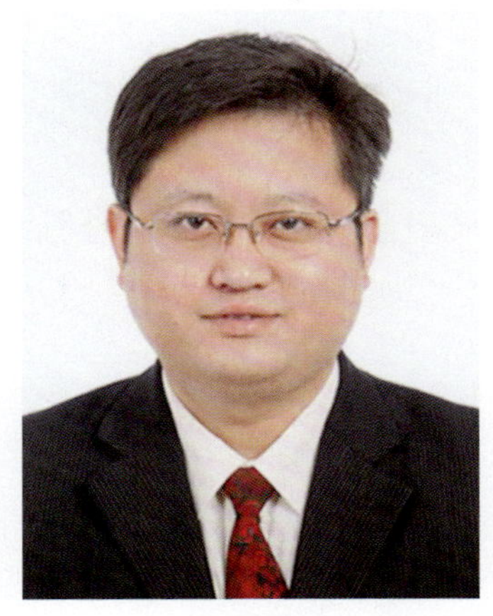

图 7-15-4 杂志社社长贺光军

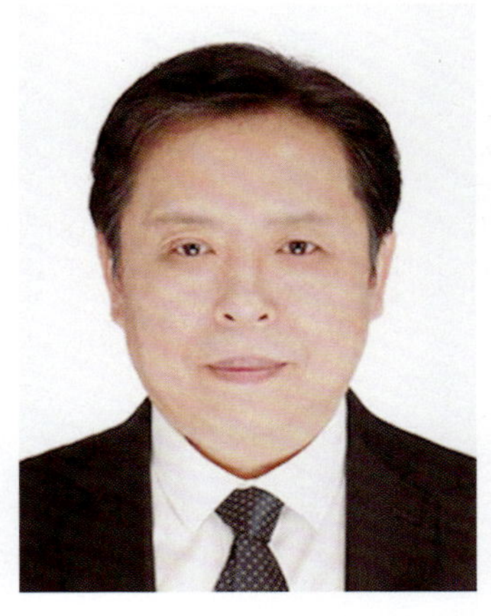

图 7-15-5 编辑部主任马军

(撰稿:贺光军)

第八篇

中国放射从业人员及设备现状概况

自 1895 年 11 月 8 日伦琴发现 X 射线以来，放射影像学从无到有，从单纯的 X 线诊断学到目前包含超声、CT、磁共振、DSA、PET-CT、PET-MR 等检查手段与介入治疗并存的现代医学影像学，尤其是近 10 年的发展更是日新月异，医学影像学从传统解剖结构影像学逐渐向解剖与功能、分子与代谢相融合的现代医学影像学转变。医学影像从业人员也从传统的 X 线技师和医师逐渐细化为大型放射设备操作、放射设备维护、影像诊断、介入诊疗以及物理师等多个亚专业方向，同时也拥有了专业护理队伍。

早在 1896 年，李鸿章环游列国（俄、德、荷、法、比、英、美、加），至德国柏林，因老宰相俾斯麦告知德国发明“X 线照骨术”并劝李鸿章检查，经柏林市医院院长亲自操作，清楚看到其左眼眶下骨内之遗留枪弹，李鸿章觉神奇，意欲购买此种机器，院长随即赠送 X 线机一部。故李鸿章实为中国第一人接受 X 线诊断者及中国引进 X 线机第一人。

苏州博习医院（现为苏州大学附属第一医院）是我国第一家拥有 X 线机的医院，1897 年 12 月从美国引进了一台 X 线机。之后，从 20 世纪初至 20 世纪中期，我国各地开始陆续引进 X 线机，自此，放射学事业的发展如雨后春笋，欣欣向荣。其中 1899 年，上海同济医院（上海长征医院前身）和武汉同济医院各装备德国产 X 线机一台；1901 年，广州博济医院（现为中山大学孙逸仙纪念医院）引进 X 线机一台；1906 年，福建医科大学附属第二医院永春分院引进 X 线摄影机一台；1911 年浙江广济医院（现为浙江大学医学院附属第二医院）引进 X 线机一台；1915 年，山东济南共和医院（现山东大学齐鲁医院）引进 X 线机一台；1952 年，西藏自治区人民医院也引进了一台 X 线机。

1945 年，我国开始引进新型 X 线机，其中广西医科大学第一附属医院购进一台带有影像增强器的 X 线机；上海市第五人民医院和四川华西医院各引进美国 picker10mA 床边摄像机一台。1948 年，辽宁省中国医大附属二院（盛京医院）购进一台遥控胃肠机。1958 年，黑龙江省哈尔滨医科大学附属第二医院率先引进 1000mA 大型 X 线机应用于血管造影检查，标志着我国介入放射学的兴起，使放射诊断学由单纯诊断走向了诊断与治疗并存的崭新局面。1972 年 4 月，英国电子工程师亨斯菲尔德在英国放射学年会上首次公布了 CT 的研制结果，正式宣告了 CT 的诞生。1979 年上海华山医院从日本进口一台颅脑 CT。同年，北京医院引进一台全身 CT 并于 1980 年投入临床应用。1982 年，四川华西医院引进一台 DSA（日本岛津），加快了我国血管造影和介入治疗技术的普及和发展。1985 年，广东省南方医科大学南方医院率先引进一台临床应用型磁共振设备（德国 Bruker 公司 0.28T 常导型），并首先应用于神经系统疾病的诊治，现该设备保存于南方医科大学生物医学工程系供教学使用。1986 年，中国医学科学院肿瘤医院引进一台美国超导型 MRI，这是我国第一台国家科委引进的超导型 MRI。1999 年，广州医科大学附属第一医院安装一台临床应用的 DR（中国珠海友通科技公司生产），也是全球第一台用于临床的基于 PC/Windows 的平板 DR 产品。同年，山东省章丘县人民医院也从美国引进 DR（瓦瑞安）一台。2007 年，东南大学附属中大医院引进一台 7T 动物 MR 设备（德国 Bruker 公司 7.0T PharmaScan），专用于小动物的 MRI 与分子影像学研究。1992 年，四川华西医院利用美国柯达 PACS 系统率先在全国实现了影像信息数字化，也象征着我国放射医学进入到了数字化信息时代。

改革开放后，随着经济社会的快速发展，我国放射设备的装机量也呈现井喷式增长。根据中国医师协会放射医师分会郭启勇与程敬亮教授牵头，各省（直辖市、自治区）参与完成的《2015 年全国二级以上医院放射人员及设备调查报告》的调查数据显示，截止 2015 年 12 月底，我国仅二级以上医院便拥有放射诊疗医用设备 60 463 台，包括 X 线机 13 200 台，CR3897 台，DR12 662 台，胃肠机 5676 台，乳腺钼靶 2460 台，CT12 888 台，MRI6762 台，DSA2918 台。其中东部地区设备拥有量最多，为 27 838 台，中部地区为 15 953 台，西部地区为 16 672 台。全国平均每万人口设备拥有量为 0.44 台，其中东部地区每万人口设备拥有量为 0.49 台，高于全国平均拥有量，中部地区每万人口设备拥有量为 0.37 台，低于全国平均拥有量，西部地区每万人口设备拥有量为 0.45 台，高于全国平均拥有量。全国大陆（不含港澳台）CT 的平均拥有量为每百万人口 9.40 台，MRI 为每百万人口 4.93 台，东部地区 CT 每百万人口拥有量为 9.33 台，MRI 每百万人口拥有量为 5.28 台；中部地区 CT 每百万人口拥有量为 9.06 台，MRI 每百万人口拥有量为 4.74 台；西部地区 CT 每百万人口拥有量为 9.91 台，MRI 每百万人口拥有量为 4.62 台。全国三级医院共拥有放射诊疗医用设备 24 234 台，二级医院拥有放射诊疗医用设备 36 229 台。全国综合医院共拥有放射诊疗医用设备 47 025 台，中医医院共拥有放射诊疗医用设备7252台，专科医院共拥有放射诊疗医用设备5471台。全国放射诊疗医用设备60 463台中，国产设备13 061台，进口设备47 402台，进口设备远远多于国产设备。进口设备中德国西门子数量最多，国产设备中北京万东所占比例最高。CT型号中，型号≤16排的数量最多，为9202台，MRI型号中，MRI≤1.5T的数量最多，为5695台。全国放射诊疗医用设备运行健康的为59 615台，故障494台，淘汰354台。

随着我国医学影像设备的发展与推广，放射从业人员需求也在不断增多，早在20世纪初，我国从事放射工作的医疗人员匮乏，且多为外籍人士。就是在设备简陋、防护差、人员、物资缺乏、工作量大等艰苦条件下，我国第一批放射从业人员克服了诸多困难，用自己的不懈努力和奋斗不息的精神为我国放射学事业的发展做出了重大贡献，常常是诊断与技术同时兼顾，他们成为了我国放射影像学的奠基人。

1917年，洛克菲勒基金会以美国霍普金斯大学医学院模式，于北京创办协和医学院8年制最高学府。我国放射科专业早年有蒋士焘教授、谢志光教授、荣独山教授、汪绍训教授等亲自授课，传授技术，为全国各地放射专业培养人才，指导放射学诊断和治疗工作，为我国放射学的提高和发展做出了巨大贡献。1921年，蒋士焘教授赴美学习放射学，1923年学成归国，是我国出国学习放射学的第一人。1922年北京协和医院的谢志光教授和国立北京医学专门学校（现北京大学医学部）的梁铎教授、1931年江苏省苏州博习医院（现苏州大学附属第一医院）的陈王善继教授、1934年重庆市第三人民医院的左立梁教授、1935年天津医科大学总医院的杨济教授、1936年河南大学医学院附属医院（现郑州大学第一附属医院）的侯圣福医生纷纷在其所在医院率先开展了X线的诊断工作。1932年山东齐鲁医院的李鸿恩医生、1935年山西医科大学第二医院的张维国医生、四川寺圣祠耳鼻喉医院的彭贯一医生在我国最早一批开始专门从事X线技术。1950年，湖南湘雅二医院的黄世章教授在国内最先开展了“脑室空气造影和脑血管造影”。1979年上海华山医院的陈星荣院长和北京医院的李果珍教授、1980年天津医科大学总医院的吴恩惠教授是我国第一批从事CT诊断的放射从业人员，其中吴恩惠教授主编并于1985年出版的《头部CT诊断学》，成为了我国第一部CT诊断学专著。1982年，中国医学科学院肿瘤研究所的苏学曾教授和北京大学物理系的冯义廉教授参与了由原国家科委组织的磁共振成像技术开发研究课题。1983年，苏学曾教授在《北京生物医学工程》杂志第4期上发表了题为“核磁共振成像在医学上应用”的论文，首次在国内媒体上介绍了MR的临床应用。1985年，广东南方医科大学南方医院的黄其鎏教授和昌仁民教授也在其医院开展了MR诊断和技术工作。

百年间我国放射学人才辈出，推动着我国放射医学事业从蹒跚起步到与国际最先进水平比肩甚至超越的崭新局面。根据中国医师协会放射医师分会《2015年全国二级以上医院放射人员及设备调查报告》的数据显示，截止到2015年底，我国仅二级以上医院放射从业人员就有158 072人，男性105 129人，女性52 943人。东部地区放射从业人员为66 439人，中部地区59 265人，西部地区32 368人。综合医院共有放射从业人员126 146人，其中男性82 872人，占65.7%；女性43 274人，占34.3%。中医医院共有放射从业人员18 699人，其中男性13 403人，占71.7%；女性5296人，占28.3%。专科医院共有放射从业人员11 975人，男性8032人，占67.1%；女性3943人，占32.9%。而放射从业人员中30～39岁的人数最多，为56 734人，占我国二级以上医院放射从业人员总数的35.9%；40～49岁的有38 934人，占比24.6%；<30岁的有35 770人，占比为22.6%。从不同从业年限放射人员的人数可知，工作年限在10年以下的人员数最多，为72 226人，占放射从业人员的45.7%；其次是工作年限在10～19年的人数为39 239人，占比为24.8%。从不同执业类别可知，全国二级以上医院放射医师86 303人，占放射专业人员总数54.6%，位居首位；技师其次，人数41 762人，占比26.4%。不同专业类别分布中，放射诊断人数最多，为67 183人，占我国二级以上放射从业人员总数的42.5%，放射技术人数47 099人，占比29.8%，其余专业类别占比较少，其中放射维修人员3116人，占比仅为2%。

100余年来，我国放射从业人员与设备从无到有，从少到多，经历了曲折艰难的发展过程，老一辈放射学工作者为我国放射学事业的发展做出了巨大成绩与贡献，他们勤勤恳恳、艰苦创业、不断进取、严谨治学的精神为后人树立了榜样，他们的光辉事迹将激励着我们每一位后辈，吾应时刻牢记前辈们的教诲，不忘初心，砥砺前行，为我国放射事业的发展添砖加瓦！

附：全国各省(直辖市、自治区)第一位从事放射影像工作人员情况调查表和第一台(套)放射影像设备使用情况调查表

北京市第一位从事放射影像工作人员情况调查表

人员	姓名	性别	出生年份(年)	单位名称	职称	职务	毕业院校及毕业时间(年)	开始从事相应专业时间(年)	目前健康状况
X线技术	Paul C. Hodges	男	1893	北京协和医学院及北京协和医院	教授	主任	华盛顿大学,1918	1919	去世
X线诊断及治疗	谢志光	男	1899	北京协和医院	教授	主任	湘雅医学院,1922	1922	去世
X线诊断及治疗	梁铎	男	1895	国立北京医学专门学校(现北京大学医学部)	教授	主任	国立北京医学专门学校(现北京大学医学部),1922	1922	去世
CT诊断	李果珍	女	1915	北京医院	主任医师	主任	北京协和医学院,1943	1979	健康
胃肠道造影	胡懋华	女	1912	北京协和医院	主任医师	主任	北京协和医学院,1941	1959	去世
介入诊断和治疗	张铁梁	男	1926	北京协和医院	主任医师	主任	北京协和医学院,1953	1981	去世
MRI诊断	苏学曾	男	1925	中国医学科学院肿瘤研究所	主任医师	主任	北京协和医学院,1953	1982	健康
MRI技术	冯义濂	男	1933	北京大学	教授	—	北京大学,1955	1982	健康

负责人:金征宇　填表人:金征宇

北京市第一台(套)放射影像设备使用情况调查表

设备	单位名称	安装使用时间(年)	产地和型号	生产厂家	目前运行状态
第一台X线摄影机	北京协和医院	1921	美国	不详	淘汰
第一台直线加速器	中国医学科学院肿瘤医院	1978	不详	不详	不详
第一台CT	北京医院	1979	不详	不详	不详
第一台MRI	中国医学科学院肿瘤医院	1986	美国,超导型MRI	不详	不详
第一套PACS	北京天坛医院	1999	中国	东软	正常

负责人:金征宇　填表人:金征宇

天津市第一位从事放射影像工作人员情况调查表

人员	姓名	性别	出生年份(年)	单位名称	职称	职务	毕业院校及毕业时间(年)	开始从事相应专业时间(年)	目前健康状况
X线诊断	杨济	男	1909	天津医科大学总医院	教授	科主任副院长	河北省立医院,1935	1935	去世
CT诊断	吴恩惠	男	1925	天津医科大学总医院	教授	科主任院长	沈阳医学院(现中国医科大学),1947	1980	去世
MRI诊断	廉宗澂	男	1932	天津医科大学第二医院	教授	科主任副院长	河北医学院,1954	1988	去世

负责人:李欣　填表人:张敬

天津市第一台(套)放射影像设备使用情况调查表

设备	单位名称	安装使用时间(年)	产地和型号	生产厂家	目前运行状态
第一台 CR	天津市一中心医院	1996	日本 FCR-3	富士	淘汰
第一台头部 CT	天津医科大学总医院	1980	日本 S-100N	岛津	淘汰
第一台超导 MR	天津医科大学第二医院	1988	德国 MAGNETOM 1.0T	西门子	淘汰

负责人:李欣　填表人:张敬

河北省第一台(套)放射影像设备使用情况调查表

设备	单位名称	安装使用时间(年)	产地和型号	生产厂家	目前运行状态
第一台 X 线摄影机	河北医科大学第二医院	1952	美国	匹克	淘汰
第一台遥控胃肠机	河北医科大学第二医院	1992	日本 TU-21	—	淘汰
第一台床边摄影机	河北医科大学第二医院	1976	上海	—	淘汰
第一台 CR/DR	河北医科大学第二医院	2002	日本	—	正常
第一台头部 CT	河北医科大学第二医院	1984	日本 CT-HSF	日立	淘汰
第一台全身 CT	河北医科大学第二医院	1984	日本 CT-W4-40	日立	淘汰
第一台 X 线血管造影机	河北医科大学第二医院	1981	日本 DH-1513	日立	淘汰
第一台 DSA	河北医科大学第二医院	1999	日本	—	正常
第一台永磁 MR	河北医科大学第二医院	1999	日本	—	淘汰

负责人:耿左军　填表人:高铎

辽宁省第一位从事放射影像工作人员情况调查表

人员	姓名	性别	出生年份(年)	单位名称	职称	职务	毕业院校及毕业时间(年)	开始从事相应专业时间(年)	目前健康状况
X 线诊断	王克仕	男	不详	中国医大附属二院(盛京医院)	教授	主任	中国医科大学	1948	不详
X 线技术	温玉邦	男	不详	中国医大附属二院(盛京医院)	技师	—	—	1948	去世
CT 诊断	王志荃	男	不详	辽宁省人民医院	教授	主任	中国医科大学	1983	去世
X 线非血管介入	陈炽贤	男	1922	中国医大附属二院(盛京医院)	教授	主任	中国医科大学	1981	去世
X 线血管造影和介入	陈丽英	女	1929	中国医大附属二院(盛京医院)	教授	主任	中国医科大学	1983	健康
MRI 诊断	陈丽英	女	1929	中国医大附属二院(盛京医院)	教授	主任	中国医科大学	1989	健康
MRI 技术	孙宝海	男	1962	中国医大附属二院(盛京医院)	主管技师	—	中国医科大学	1989	健康

负责人:郭启勇　填表人:陈丽英

辽宁省第一台(套)放射影像设备使用情况调查表

设备	单位名称	安装使用时间(年)	产地和型号	生产厂家	目前运行状态
第一台X线摄影机	中国医大附属二院(盛京医院)	1945	美国	不详	淘汰
第一台影像增强机	中国医大附属二院(盛京医院)	1948	美国	GE	淘汰
第一台遥控胃肠机	中国医大附属二院(盛京医院)	1948	美国	GE	淘汰
第一台床边摄影机	中国医大附属二院(盛京医院)	1990	不详	—	淘汰
第一台CR/DR	中国医大附属二院(盛京医院)	1993	日本	富士	淘汰
第一台全身CT	中国医大附属二院(盛京医院)	1991	日本	东芝	淘汰
第一台X线血管造影机	中国医大附属二院(盛京医院)	1970	日本	岛津	淘汰
第一台DSA	中国医大附属二院(盛京医院)	1993	日本	岛津	淘汰
第一台超导MR	中国医大附属二院(盛京医院)	1990	美国	不详	淘汰
第一套PACS	中国医大附属二院(盛京医院)	2001	中国	东软	正常

负责人:郭启勇　填表人:陈丽英

上海市第一位从事放射影像工作人员情况调查表

人员	姓名	性别	出生年份(年)	单位名称	职称	职务	毕业院校及毕业时间(年)	开始从事相应专业时间(年)	目前健康状况
X线诊断	Erich Paulun	男	1862	同济医院(长征医院前身)	教授	院长	德国柏林弗里德里希·威赫姆斯大学(1887)	1899	去世
CT诊断	陈星荣	男	1931	上海医科大学附属华山医院	教授	主任、院长	上海第一医学院(1966)	1979	健康
X线血管造影和介入	林贵	男	1938	上海医科大学附属中山医院	教授	主任、院长	上海第一医学院(1962)	1981	去世
MRI诊断	施增儒	男	1934	上海长征医院	教授	副主任	中国人民解放军南京军区军医学校(1954)	1988	去世
MRI诊断	冯晓源	男	1956	复旦大学附属华山医院	教授	副校长	上海医科大学(1989)	1988	健康

负责人:刘士远　填表人:孙琦

上海市第一台(套)放射影像设备使用情况调查表

设备	单位名称	安装使用时间(年)	产地和型号	生产厂家	目前运行状态
第一台X线摄影机	同济医院(长征医院前身)	1899	德国	西门子	淘汰
第一台影像增强机	仁济医院(上海交通大学医学院附属仁济医院前身)	1950	Philips200mAX	飞利浦	淘汰
第一台遥控胃肠机	仁济医院(上海交通大学医学院附属仁济医院前身)	1955	Siemens500mA	西门子	淘汰
第一台床边摄影机	上海市市立第五医院(复旦大学附属上海市第五人民医院前身)	1945	Picker	—	淘汰
第一台CR	上海长征医院	1991	富士CR	富士	淘汰
第一台头部CT	上海第一医学院附属华山医院	1979	日本日立CT-H2	日立	淘汰

续表

设备	单位名称	安装使用时间(年)	产地和型号	生产厂家	目前运行状态
第一台全身 CT	上海华东医院	1982	Technicare Deltascan 2060	—	淘汰
第一台 X 线血管造影机	上海第二医学院附属仁济医院	1979	Siemens 1250mA	西门子	淘汰
第一台 DSA	上海第六人民医院	1991	Shimadzu	—	淘汰
第一台永磁 MR	上海华东医院	1988	Magnetic 0.04T	芬兰	淘汰
第一台超导 MR	上海医科大学附属华山医院和上海长征医院	1988	Diasonics 0.38T	Diasonics	淘汰
第一套 PACS	上海第一人民医院	1998	ROGEN	—	—
第一台钼靶	上海第二医学院附属瑞金医院	1974	软 X 射线机 SOFT X-RAY APPARATUS DCX-3	上海新跃仪表厂(电子光学技术研究所)	淘汰

负责人:刘士远　填表人:孙琦

江苏省第一位从事放射影像工作人员情况调查表

人员	姓名	性别	出生年份(年)	单位名称	职称	职务	毕业院校及毕业时间(年)	开始从事相应专业时间(年)	目前健康状况
X 线诊断	陈王善继	男	1911	苏州大学附属第一医院(苏州博习医院)	主任医师	医学院院长、附属医院院长、科主任	上海同德医学院,1931	1931	去世
X 线技术	贺志浩	男	1920	东南大学附属中大医院	主任技师	主任技师	国民党军政内政部联合战时卫生训练所,1938	1939	去世
CT 诊断	冯亮	男	1916	南京军区南京总医院	主任医师	主任	原中正医学院,1943	1983	去世
CT 技术	郭立群	女	1925	中国人民解放军南京军区南京总医院	副主任技师	—	善后救济总署放射技术训练班	1983	去世
X 线血管造影和介入	李麟荪	男	1936	江苏省人民医院	主任医师 教授	科主任	南京医学院	1962.8	健康
MRI 诊断	卢光明	男	1957	中国人民解放军南京军区南京总医院	主任医师	主任	中国协和医科大学	1986	健康
MRI 诊断	高广如	女	1939	东南大学附属中大医院	主任医师 教授	—	南通医学院,1963	1990	健康
MRI 技术	张琳琴	女	1962	东南大学附属中大医院	主管技师	—	东南大学临床医学院,2004	1990	健康

负责人:卢光明　填表人:袁彩云

江苏省第一台(套)放射影像设备使用情况调查表

设备	单位名称	安装使用时间(年)	产地和型号	生产厂家	目前运行状态
第一台 X 线摄影机	苏州大学附属第一医院	1897	美国	不详	淘汰
第一台 CR	中国人民解放军南京军区南京总医院	2000	—	柯达	淘汰
第一台头部 CT	中国人民解放军南京军区南京总医院	1983	美国,△100	Technicare	淘汰
第一台全身 CT	中国人民解放军南京军区南京总医院	1983	美国,△2060	Technicare	淘汰
第一台 X 线血管造影机	南京鼓楼医院	1958	—	—	—
第一台 DSA	中国人民解放军南京军区南京总医院	1992	C-2000	飞利浦	淘汰
第一台永磁 MR	东南大学附属中大医院	1990	深圳 0. 15T ASP_015	安科公司	淘汰
第一台超导 MR	中国人民解放军南京军区南京总医院	1992	德国,IMPACT 1. 0	西门子	正常
第一台 7TMR	东南大学附属中大医院	2007	德国 Pharmascan	Bruker	正常

负责人:卢光明　填表人:袁彩云

浙江省第一位从事放射影像工作人员情况调查表

人员	姓名	性别	出生年份(年)	单位名称	职称	职务	毕业院校及毕业时间(年)	开始从事相应专业时间(年)	目前健康状况
X 线诊断	苏达立 Stephen. D. Sturton	男	1896	浙江大学医学院附属第二医院	医师	放射科主任	英国剑桥大学医科	1921	去世
X 线技术	苏达立 Stephen. D. Sturton	男	1896	浙江大学医学院附属第二医院	医师	放射科主任	英国剑桥大学医科	1921	去世
CT 诊断	谷文藻	男	1929	浙江大学医学院附属第二医院	主任医师	放射科主任	浙医大,1955	1983	健康
CT 技术	章伟敏	男	1953	浙江大学医学院附属第二医院	副主任技师	放射科副主任	绍兴卫校,1976	1983	健康
CT 技术	苗英	女	1958	浙江大学医学院附属第二医院	副主任技师	—	—	—	健康
X 线血管造影和介入	刘子江	男	1925	浙江省人民医院	教授	放射科主任	浙江大学医学院,1953	1954	去世
CT 工程师	陈坚平	男	1957	浙江大学医学院附属第二医院	高工	—	毕业于浙医大,1981	1981	健康
MRI 技术	龚小娅	女	1953	浙江大学医学院附属第二医院	副主任技师	—	绍兴卫校,1976	1990	健康
MRI 技术	何伟良	男	1951	浙江大学医学院附属第二医院	副主任技师	—	绍兴卫校,1976	1990	健康

负责人:袁建华　填表人:袁建华

浙江省第一台(套)放射影像设备使用情况调查表

设备	单位名称	安装使用时间(年)	产地和型号	生产厂家	目前运行状态
第一台 X 线摄影机	广济医院(现浙大医学院附属第二医院)	1911	不详	不详	淘汰
第一台影像增强机	浙江大学医学院附属第一医院	1984	日本	东芝	淘汰
第一台遥控胃肠机	浙江大学医学院附属第二医院	1975	飞利浦	飞利浦	淘汰
第一台 CR/DR	浙江大学医学院附属第二医院	1999	德国	爱克发	淘汰
第一台头部 CT	浙江省人民医院	1985	日本	岛津	淘汰
第一台全身 CT	浙江大学医学院附属第二医院	1983	德国	西门子	淘汰
第一台 DSA	浙江大学医学院附属第一医院	1985	日本	东芝	淘汰
第一台永磁 MR	浙江大学医学院附属第二医院	1990	深圳	安科	淘汰
第一台超导 MR	浙江大学医学院附属第二医院	1996	德国	西门子	淘汰
第一套 PACS	浙江大学医学院附属第一医院	2002	德国	爱克发	淘汰

负责人:袁建华　填表人:袁建华

福建省第一位从事放射影像工作人员情况调查表

人员	姓名	性别	出生年份(年)	单位名称	职称	职务	毕业院校及毕业时间(年)	开始从事相应专业时间(年)	目前健康状况
CT 诊断	周立斋	男	1908	福建省立医院	主任医师	主任	1940—1941 年在湖南湘雅医学院学习;1941—1943 年在贵阳卫训所荣独山教授 X 线专科班学习	1984	去世
X 线血管造影和介入	吴纪瑞	男	1937	福州总医院	主任医师	主任	福建医科大学,1963	1966	健康
MRI 诊断	李铭山	男	1938	福州总医院	主任医师	主任	安徽医学院医疗系,1962	1993	健康

负责人:曹代荣　填表人:邢振

福建省第一台(套)放射影像设备使用情况调查表

设备	单位名称	安装使用时间(年)	产地和型号	生产厂家	目前运行状态
第一台 X 线摄影机	福建医科大学附属第二医院永春分院	1906—1910	不详	不详	淘汰
	莆田县医院(莆田学院附属医院)	1925	德国	西门子	淘汰
第一台影像增强机	福州总医院	1974	德国/800mA	西门子	淘汰
第一台头部 CT	福建省立医院	1984	日本	岛津	淘汰
第一台全身 CT	福州总医院	1985	德国/DRIII	西门子	淘汰
第一台永磁 MR	福州总医院	1993	中国/常导型 0.04T	不详	淘汰
	宁德市医院	1999	美国/GE Signa 0.2T	GE	淘汰
第一台超导 MR	福建省立医院	1993	德国、1.0T	西门子	淘汰
第一套 PACS	福州总医院	2000	北京	天健	淘汰

负责人:曹代荣　填表人:邢振

山东省第一位从事放射影像工作人员情况调查表

人员	姓名	性别	出生年份	单位名称	职称	职务	毕业院校及毕业时间(年)	开始从事相应专业时间(年)	目前健康状况
X线诊断	J. S. EHiS(中文名艾礼士)	男	不详	共和医院(现齐鲁医院)	教授	主任	不详	1921	去世
X线技术	李鸿恩	男	不详	齐鲁医院	技师	—	不详	1932	去世
CT诊断	张遵瑛	女	1926	山东医学院附属医院(现齐鲁医院)	教授	主任	福建医学院,1952	1982	健康
CT技术	康笑水	男	1956	山东医学院附属医院(现齐鲁医院)	主管技师	—	山东医科大学	1982	健康
X线血管造影和介入	连世海	男	1925	山东省医学影像学研究所	教授	所长	山东医学院,1953	1958	去世
MRI诊断	赵斌	男	1956	山东省医学影像学研究所	教授	所长	山东中医学,1982	1992	健康
	柳澄	男	1949			主任			
MRI技术	赵斌	男	1956	山东省医学影像学研究所	教授	所长	山东中医学,1982	1992	健康
	柳澄	男	1949			主任			

负责人:马祥兴　填表人:于德新

山东省第一台(套)放射影像设备使用情况调查表

设备	单位名称	安装使用时间(年)	产地和型号	生产厂家	目前运行状态
第一台X线摄影机	济南共和医院(山东大学齐鲁医院前身)	1915	美国(型号不详)	GE	淘汰
第一台影像增强机	山东省立医院	1966	荷兰,Super-00	Philips	淘汰
第一台胃肠机	济南齐鲁医院(山东大学齐鲁医院)	1929	美国(型号不详)	GE	淘汰
第一台遥控胃肠机	山东省医学影像学研究所	1984	日本,VS-10	岛津	淘汰
第一台床边摄影机	济南齐鲁医院(山东大学齐鲁医院)	1946	美国(型号不详)	GE	淘汰
第一台CR/DR	CR:山东省医学影像学研究所 DR:章丘县人民医院	1997 1999	日本,FCR 美国(型号不详)	富士 瓦瑞安	淘汰 淘汰
第一台头部CT	山东医学院附属医院(山东大学齐鲁医院)	1982	日本,SN100	岛津	淘汰
第一台全身CT	山东省医学影像学研究所	1984	德国,DR3	Siemens	淘汰
第一台X线血管造影机	山东省医学影像学研究所	1966	荷兰,Super-00	Philips	淘汰
第一台DSA	山东省医学影像学研究所	1985	日本,HS-10	岛津	淘汰
第一台永磁MR	山东医科大学附属医院(山东大学齐鲁医院)	1992	深圳,ASP-015	安科	淘汰
第一台高场强超导MR	山东省医学影像学研究所	1992	德国(型号不详)	Siemens	淘汰
第一套PACS	山东省医学影像学研究所	1999	济南(型号不详)	浪潮通软公司	淘汰

负责人:马祥兴　填表人:于德新

广东省第一位从事放射影像工作人员情况调查表

人员	姓名	性别	出生年份(年)	单位名称	职称	职务	毕业院校及毕业时间(年)	开始从事相应专业时间(年)	目前健康状况
X线诊断	周倜	男	—	广州市工人医院(现广州医科大学附属第一医院)	医师	—	—	1951	去世
X线技术	梁君侠、李瑞莲、余淑君	—	—	同上	—	—	—	1951	去世
CT诊断	陈适存	女	1928	广州市河南医院(现广州医科大学附属第二医院)	教授	主任	广东省广州市岭南大学医学院,1951	1985	健康
CT技术	方振华	男	—	广州市河南医院(现广州医科大学附属第二医院)	技师	—	—	1985	健康
X线血管造影和介入	罗鹏飞	男	—	广东省人民医院	主任医师	主任	中山大学	1984	健康
MRI诊断	黄其鎏	男	1930	南方医科大学南方医院	主任医师	教授	中国协和医科大学,1957	1985	健康
MRI技术	昌仁民	男	1956	南方医科大学南方医院	主任技师	技师长	第一军医大学,1978	1985	健康

负责人:梁长虹　填表人:刘辉

广东省第一台(套)放射影像设备使用情况调查表

设备	单位名称	安装使用时间(年)	产地和型号	生产厂家	目前运行状态
第一台X线摄影机	广州博济医院(现为中山大学孙逸仙纪念医院)	1901	德国	—	淘汰
第一台影像增强机	广东省人民医院	1962	荷兰 Philips	荷兰 Philips	淘汰
第一台遥控胃肠机	中山大学孙逸仙纪念医院	1987	日本东芝500mA	东芝	淘汰
第一台CR/DR	广州医科大学附属第一医院	1999	中国珠海	中国珠海友通公司	正常
第一台头部CT	广州医科大学附属第二医院	1985	日本	岛津	淘汰
第一台全身CT	中山大学孙逸仙纪念医院	1989	美国GE8800	GE	淘汰
第一台X线血管造影机	中山大学孙逸仙纪念医院	1986	荷兰 Philips	Philips	淘汰
第一台DSA	广东省人民医院	1983	西门子血管机	西门子	淘汰
第一台永磁MR	南方医科大学南方医院	1985	德国 Bruker 0.28T 特斯拉常导型	Bruker	南方医科大学生物医学工程系供教学使用
第一台超导MR	中山大学孙逸仙纪念医院	1993	荷兰,Philips Gyroscan Intera 0.5T	Philips	淘汰

负责人:梁长虹　填表人:刘辉

海南省第一位从事放射影像工作人员情况调查表

人员	姓名	性别	出生年份(年)	单位名称	职称	职务	毕业院校及毕业时间(年)	开始从事相应专业时间(年)	目前健康状况
X 线诊断	吴淑志	男	1927	海南省人民医院	医师	科副主任	—	1947	健康
X 线技术	罗绪桐	男	1936	海南省人民医院	技师	—	海南卫生学校,1957	1957	健康
CT 诊断	王兆熊	男	1931	海南省人民医院	副主任医师	科主任	中山医学院,1961	1989	健康
CT 技术	赵应满	男	1965	海南省人民医院	技师	—	海南大学,1985	1989	健康
X 线血管造影和介入	吴宁	男	1962	海南省人民医院	医师	—	贵州医科大学,1985	1993	健康
MRI 诊断	李建军	男	1964	海南省人民医院	医师	—	中南大学,1987	1993	健康
MRI 技术	赵应满	男	1965	海南省人民医院	技师	—	海南大学,1985	1993	健康

负责人:李建军 填表人:赵应满

海南省第一台(套)放射影像设备使用情况调查表

设备	单位名称	安装使用时间(年)	产地和型号	生产厂家	目前运行状态
第一台 X 线摄影机	海南省人民医院	1947	美国,200mA	—	淘汰
第一台影像增强机	海南省人民医院	1986	日本,岛津 800mA	岛津公司	淘汰
第一台遥控胃肠机	海南省人民医院	1986	日本,岛津 800mA	岛津公司	淘汰
第一台床边摄影机	海南省人民医院	1991	日本,东芝 100mA	东芝公司	淘汰
第一台 CR/DR	海南省第三人民医院	2003	意大利,OPERA2000	GMM 公司	淘汰
第一台头部 CT	海南省干部疗养院	1995	日本,岛津头部第二代 CT	岛津公司	淘汰
第一台全身 CT	海南省人民医院	1989	美国,GE-9800	GE 公司	淘汰
第一台 X 线血管造影机	海南省人民医院	1986	日本,岛津 1000mA	岛津公司	淘汰
第一台 DSA	海南省人民医院	1993	德国,西门子 Multistra T. O. P	西门子公司	淘汰
第一台永磁 MR	海南省第三人民医院	2004	中国,西门子 MAGNETOM C! syngo MR0. 35T	西门子中国深圳麦迪特公司	淘汰
第一台超导 MR	海南省人民医院	1993	美国,GE-Vectra 0. 5T	GE 公司	淘汰
第一套 PACS	海南省第三人民医院	2003	中国,天健军卫 PACS V1. 0	北京天健源达公司	淘汰

负责人:李建军 填表人:赵应满

山西省第一位从事放射影像工作人员情况调查表

人员	姓名	性别	出生年份(年)	单位名称	职称	职务	毕业院校及毕业时间(年)	开始从事相应专业时间(年)	目前健康状况
X 线诊断	马自新	男	1923	山西医科大学第二医院	教授	科副主任	山西大学医学院,1949	1949	去世
X 线技术	张维国	男	1910	山西医科大学第二医院	主任技师	科主任	山东齐鲁大学医院	1935	去世
CT 诊断	宋大庆	男	1935	山西省肿瘤医院	主任医师	科主任	山西医学院,1963	1985	健康
CT 技术	杨继虎	男	1957	山西省肿瘤医院	主任医师	—	山西职工医学院,1985	1985	健康
X 线血管造影和介入	马自新	男	1923	山西医科大学第二医院	教授	科副主任	山西大学医学院,1949	1968	去世
MRI 诊断	张明	女	1935	太原市中心医院	主任医师	科主任	华北卫校,1954	1991	健康
MRI 技术	李惠英	女	1961	太原市中心医院	技师	—	太原市卫生学校,1981	1991	健康

负责人:张辉　填表人:谭艳

山西省第一台(套)放射影像设备使用情况调查表

设备	单位名称	安装使用时间(年)	产地和型号	生产厂家	目前运行状态
第一台 X 线摄影机	山西医科大学第二医院	1935	日本,岛津	岛津	淘汰
第一台影像增强机	山西医科大学第二医院	80 年代中期	日本,日立	日立	淘汰
第一台遥控胃肠机	山西医科大学第二医院	80 年代中期	日本,日立	日立	淘汰
第一台床边摄影机	山西医科大学第二医院	40 年代初期	日本,岛津	岛津	淘汰
第一台 CR/DR	山西医科大学第二医院	90 年代后期	日本,岛津	岛津	淘汰
第一台头部 CT	兴安化工厂	1985	日本,岛津	岛津	淘汰
第一台全身 CT	山西省肿瘤医院	1985	日本,TCT-80A 第三代全身 CT	东芝	淘汰
第一台 X 线血管造影机	山西医科大学第一医院	1968	荷兰,1000mA 大型 X 线机	飞利浦	淘汰
第一台 DSA	山西医科大学第一医院	1986	日本 DAR-100 型,1000mA	岛津	淘汰
第一台永磁 MR	太原市中心医院	1991	深圳,0. 15T	安科	淘汰
第一台超导 MR	山西医科大学第二医院	1992	日本 TOSHIBA,MRT35A	东芝	淘汰
第一套 PACS	山西省人民医院	2000	上海超位	超位	停用

负责人:张辉　填表人:谭艳

吉林省第一位从事放射影像工作人员情况调查表

人员	姓名	性别	出生年份(年)	单位名称	职称	职务	毕业院校及毕业时间(年)	开始从事相应专业时间(年)	目前健康状况
X 线诊断	黄克显	男	—	—	—	—	—	—	—
CT 诊断	汪一	男	1930	—	—	—	—	—	去世
CT 技术	陈东	男	1946	白求恩医科大学第一临床学院	主任技师	技师长	吉林医科大学,1964	1964	健康
X 线血管造影和介入	王世田	男	1929	白求恩医科大学第三临床学院	教授、主任医师	放射科主任	1958	1958	去世
MRI 诊断	汪一	男	1930	—	—	—	—	—	—

负责人:张惠茅　填表人:徐丹

吉林省第一台(套)放射影像设备使用情况调查表

设备	单位名称	安装使用时间(年)	产地和型号	生产厂家	目前运行状态
第一台 X 线摄影机	吉林大学第一医院	2003	荷兰	飞利浦	淘汰
第一台遥控胃肠机	吉林大学第一医院	1985	日本	岛津	淘汰
第一台全身 CT	吉林大学第一医院	1982	美国 GE8800	GE	淘汰
第一台 X 线血管造影机	吉林大学第一医院	2003	瑞典	—	淘汰
第一台超导 MR	吉林大学第一医院	1991	荷兰,MR(0.5T)	飞利浦	淘汰

负责人:张惠茅　填表人:徐丹

黑龙江省第一位从事放射影像工作人员情况调查表

人员	姓名	性别	出生年份(年)	单位名称	职称	职务	毕业院校及毕业时间(年)	开始从事相应专业时间(年)	目前健康状况
X 线诊断	张慕骞	男	1926	哈尔滨市第一医院	主任医师	科主任	长春大学医学院,1944	1944	健康
CT 诊断	于树江	男	1940	哈尔滨医科大学附属第三医院	主任医师、教授	科主任	第一军医大,1964	1983	健康
X 线血管造影和介入	申宝忠	男	1961	哈尔滨医科大学附属第四医院	主任医师、教授	院长	哈尔滨医科大学,1984	1984	健康
MRI 诊断	王丹	女	1954	哈尔滨医科大学附属第四医院	主任医师、教授	科主任	哈尔滨医科大学,1975	1987	健康
MRI 技术	高雄伟	男	1942	哈尔滨市第一医院	主任技师	技师长	哈尔滨医科大学,1977	1987	健康

负责人:申宝忠　填表人:董丹丹

黑龙江省第一台(套)放射影像设备使用情况调查表

设备	单位名称	安装使用时间(年)	产地和型号	生产厂家	目前运行状态
第一台 X 线摄影机	哈尔滨市第一医院	1926	无	无	淘汰
第一台影像增强机	哈尔滨医科大学第一附属医院	1953	德国 Muller 400mA X 线诊断机	德国,Muller 公司	淘汰
第一台头部 CT	哈尔滨市第一医院	1983	日本头颅电子计算机断层扫描仪	日立公司	淘汰
第一台全身 CT	哈尔滨市第一医院	1985	德国电子计算机断层扫描仪	西门子	淘汰
第一台 X 线血管造影机	哈尔滨医科大学附属第二医院	1958	1000mA 大型 X 线诊断机	无	淘汰
第一台 DSA	黑龙江中医药大学	1996	—	东芝	淘汰
第一台常导磁 MR	哈尔滨市第一医院	1987	德国 0.28T MR	Bruke 公司	淘汰
第一台超导 MR	哈尔滨医科大学附属第一医院	1990	0.5T MR	西门子	淘汰
第一套 PACS	哈尔滨医科大学附属第四医院	2005	PACS 系统	岱嘉公司	正常
第一台 PET/MR/CT	哈尔滨医科大学附属第四医院	2015	TOF-PET/CT/MR	美国,GE 公司	正常

负责人:申宝忠　填表人:董丹丹

安徽省第一位从事放射影像工作人员情况调查表

人员	姓名	性别	出生年份(年)	单位名称	职称	职务	毕业院校及毕业时间(年)	开始从事相应专业时间(年)	目前健康状况
X线诊断	陈世荣	男	不详	安徽医科大学第一附属医院	主任医师	科室主任	天津医科大学	1945	去世
X线技术	梁囧才	男	不详	安徽医科大学第一附属医院	主任技师	技师长	复旦大学	1950	去世
CT诊断	于自强	男	1928	安徽医科大学第一附属医院	主任医师	科主任	安徽医学院	1984	去世
CT技术	李仁民	男	1962	安徽医科大学第一附属医院	副主任技师	技师长	阜阳医专	1984	健康
X线血管造影和介入	李章均	男	1939	安徽医科大学第一附属医院	主任医师	科主任	安徽医学院	1988	去世
MRI诊断	孟晓梅	女	1956	安徽医科大学第一附属医院	主任医师	科室副主任	安徽医学院	1992	去世
MRI技术	张诚	男	1962	安徽医科大学第一附属医院	副主任技师	副技师长	安徽医学院	1992	健康

负责人:余永强　填表人:李小虎

安徽省第一台(套)放射影像设备使用情况调查表

设备	单位名称	安装使用时间(年)	产地和型号	生产厂家	目前运行状态
第一台X线摄影机	安徽医科大学第一附属医院	1953	英国,华生	华生	淘汰
第一台影像增强机	安徽医科大学第一附属医院	1977	南京,不详	不详	淘汰
第一台床边摄影机	安徽医科大学第一附属医院	1950	美国,匹克	匹克	淘汰
第一台遥控胃肠机	安徽医科大学第一附属医院	1980	日本,艾克玛	艾克玛	淘汰
第一台CR	安徽医科大学第一附属医院	2000	德国,AGFA	AGFA	淘汰
第一台DR	安徽医科大学第一附属医院	2005	美国,GE	GE	淘汰
第一台头部CT	安徽省立医院	1987	日本,MX-640	岛津	淘汰
第一台全身CT	安徽医科大学第一附属医院	1984	GE,8800	GE	淘汰
第一台X线血管造影机	安徽医科大学第一附属医院	1980	日本,1250	岛津	淘汰
第一台DSA	安徽医科大学第一附属医院	2000	LCV,plus	GE	淘汰
第一台永磁MR	安徽医科大学第一附属医院	1992	中国,0.15T	安科公司	淘汰
第一台超导MR	安徽省立医院	1999	德国,1.5T	西门子	淘汰
第一套PACS	安徽医科大学第一附属医院	2013	中国	东华软件	淘汰

负责人:余永强　填表人:李小虎

江西省第一台(套)放射影像设备使用情况调查表

设备		单位名称	安装使用时间(年)	产地和型号	生产厂家	目前运行状态
第一台 CR/DR		南昌大学第二附属医院	2002	—	AGTA 公司	—
第一台全身 CT		南昌大学第二附属医院	1986	美国 GE 8800 型	美国,GE	淘汰
第一台 DSA		江西省人民医院	1999	影像增强大 C 臂 DSA	美国,GE	—
第一台永磁 MR		南昌大学第二附属医院	1992	中国,0. 15T	安科公司	—
第一台超导 MR		江西省人民医院	1993	德国,1. 0T	西门子	—
第一套 PACS		江西省肿瘤医院	2003	—	—	—
其他	钼靶乳腺	南昌市第三医院	1985	—	—	—
	螺旋 CT	南昌大学第一附属医院	1997	德国	西门子	—
	双源 CT	江西省人民医院	2009	德国,DEFINITION	西门子	—
	1. 5T MR	南昌大学第一附属医院	1999	德国	西门子	—
其他	16 层 CT	南昌大学第一附属医院	2002	—	—	—
	双能减影 DR	南昌大学第二附属医院	2003	美国	GE	—
	64 排 128 层 CT	南昌大学第二附属医院	2007	美国	GE	—
	3. 0T MR	南昌大学第一附属医院	2008	德国	西门子	—

负责人:曾献军　填表人:曾献军

河南省第一位从事放射影像工作人员情况调查表

人员	姓名	性别	出生年份(年)	单位名称	职称	职务	毕业院校及毕业时间(年)	开始从事相应专业时间(年)	目前健康状况
X 线诊断	侯圣福	女	1912	河南大学医学院附属医院(现郑州大学第一附属医院)	医师	—	河南大学医学院,1934	1936	去世
X 线技术	吴新都	男	—	郑州华美医院(现郑州市第三人民医院)	技师	—	—	1945	去世
CT 诊断	苏济豪	男	1926	河南省肿瘤医院	医师	—	中山医学院,1954	1982	去世
CT 技术	孙浩	女	1960	河南省肿瘤医院	—	—	—	1982	健康
X 线血管造影和介入	李树新	男	1930	河南大学医学院附属医院(现郑州大学第一附属医院)	主任医师	主任	北京大学医学院,1955	1964	健康
MRI 技术	李树新	男	1930	河南大学医学院附属医院(现郑州大学第一附属医院)	主任医师	主任	北京大学医学院,1955	1991	健康

负责人:程敬亮　填表人:李树新

河南省第一台(套)放射影像设备使用情况调查表

设备	单位名称	安装使用时间(年)	产地和型号	生产厂家	目前运行状态
第一台 X 线摄影机	商丘圣保罗医院(现商丘市第一人民医院)	1931	德国,150mA	宜达斯	淘汰
第一台遥控胃肠机	河南大学医学院附属医院(现郑州大学第一附属医院)	1985	日本	岛津	淘汰
第一台床边摄影机	河南大学医学院附属医院(现郑州大学第一附属医院)	1965	—	—	—
第一台头部 CT	河南大学医学院附属医院(现郑州大学第一附属医院)	1985	日本	岛津	淘汰
第一台全身 CT	河南省肿瘤医院	1982	美国,7800	GE	淘汰
第一台 X 线血管造影机	河南大学医学院附属医院(现郑州大学第一附属医院)	1964	荷兰,1000mA	飞利浦	淘汰
第一台 DSA	河南大学医学院附属医院(现郑州大学第一附属医院)	1990	日本	岛津	淘汰
第一台永磁 MR	河南省电力医院	1991	深圳,0. 25T	安科	淘汰
第一台超导 MR	河南大学医学院附属医院(现郑州大学第一附属医院)	1992	德国,1. 0T	西门子	淘汰

负责人:程敬亮　填表人:李树新

湖北省第一位从事放射影像工作人员情况调查表

人员	姓名	性别	出生年份(年)	单位名称	职称	职务	毕业院校及毕业时间(年)	开始从事相应专业时间(年)	目前健康状况
X 线诊断	蒋士焘	男	1890	武昌同仁医院	不详	不详	上海哈佛医学院,1916	1921	去世
X 线技术	罗冰玉	女	1923	武汉协和医院	主任技师	技师长	普仁高级护校,1945	1947	去世
CT 诊断	郭俊渊	男	1925	武汉同济医院	教授	主任	同济大学医学院,1949	1988	健康
CT 技术	石秀梅	女	1929	武汉同济医院	主任技师	技师长	不详	不详	健康
X 线血管造影和介入	冯敢生	男	1953	武汉协和医院	教授	主任	武汉医学院,1976	1976	健康
MRI 诊断	罗汉超	男	1935	武汉协和医院	教授	主任	武汉医学院,1960	1991	健康
MRI 技术	刘定西	男	1962	武汉协和医院	副主任技师	无	襄阳卫校	1992	健康

负责人:孔祥泉　填表人:孔祥泉

湖北省第一台(套)放射影像设备使用情况调查表

设备	单位名称	安装使用时间(年)	产地和型号	生产厂家	目前运行状态
第一台 X 线摄影机	武汉同济医院	1899	德国	西门子	淘汰
第一台影像增强机	武汉市第一医院	1986	上海,850mA 多功能 X 线机	上海	淘汰
第一台遥控胃肠机	武汉同济医院	不详	不详	不详	淘汰
第一台床边摄影机	武汉协和医院	1948	上海	华生	淘汰
第一台头部 CT	武汉同济医院	1988	日本	日立	淘汰

续表

设备	单位名称	安装使用时间(年)	产地和型号	生产厂家	目前运行状态
第一台全身 CT	武汉协和医院	1988	日本	日立	淘汰
第一台 X 线血管造影机	武汉协和医院	1978	日本	日立	淘汰
第一台 DSA	武汉协和医院	1986	德国,Angiotrom DSA	西门子	淘汰
第一台永磁 MR	武汉中心医院	1991	中国	安科	淘汰
第一台超导 MR	武汉协和医院	1992	荷兰	飞利浦	淘汰
第一套 PACS	武汉大学人民医院	2006	南京,GWPACS	长城	淘汰

负责人:孔祥泉　填表人:孔祥泉

湖南省第一位从事放射影像工作人员情况调查表

人员	姓名	性别	出生年份(年)	单位名称	职称	职务	毕业院校及毕业时间(年)	开始从事相应专业时间(年)
X 线诊断	黎光煦	男	1907	湘雅医院	教授	主任	湘雅医学院美国康州医学博士学位,1936	1940
X 线技术	杨顺华	男	1907	湘雅医院	技师	无	雅礼中学	1940
CT 诊断	汪学仁	男	不详	湘雅医院	医师	无	部队转业人员	1983
CT 技术	杨其良	男	不详	湘雅医院	技师	无	部队转业人员	1983
X 线血管造影和介入	黄世章	男	1919	湘雅二医院	教授	主任	湘雅医学院,1945	1950
MRI 诊断	王小宜	男	1957	中南大学湘雅医院	教授	主任	原湖南医学院,1982	1992
MRI 技术	于冀江	男	1948	湘雅医院	主管技师	技师长	原湖南医科大学附属卫生学校,1972	1992
物理师	欧阳丽蓉	女	1984	中南大学湘雅医院	主管技师	无	中南大学,2011	2011

负责人:王小宜　填表人:邢妩

湖南省第一台(套)放射影像设备使用情况调查表

设备	单位名称	安装使用时间(年)	产地和型号	生产厂家	目前运行状态
第一台 X 线摄影机	湘雅医院	1921	美国,不详	不详	淘汰
第一台影像增强机	湘雅医院	1980	日本,1000mA	岛津	淘汰
第一台遥控胃肠机	湘雅医院	1989	日本,VS-20	岛津	淘汰
第一台床边摄影机	湘雅医院	1974	英国,300mA 型号	不详	淘汰
第一台 CR/DR	湘雅医院	2006	德国,Multix MT	西门子	正常
第一台头部 CT	湘雅医院	1983	日本	日立	淘汰
第一台全身 CT	湘雅医院	1983	日本	日立	淘汰
第一台 X 线血管造影机	湘雅医院	1960	德国	西门子	淘汰
第一台 DSA	湘雅医院	1992	德国,Polytron Plus	西门子	淘汰
第一台常导 MR	长沙市一医院	1993	中国揭西	威达	淘汰
第一台超导 MR	湘雅医院	1993	德国．爱尔兰根	西门子	淘汰
第一套 PACS	湘雅医院	2006	宁波 e 网 mini PACS	宁波 e 网	停用

负责人:王小宜　填表人:邢妩

内蒙古自治区第一位从事放射影像工作人员情况调查表

人员	姓名	性别	出生年份(年)	单位名称	职称	职务	毕业院校及毕业时间(年)	开始从事相应专业时间(年)	目前健康状况
CT 诊断	张拓塞	男	1937	内蒙古医科大学附属医院	主任医师	主任	内蒙古医学院,1962	1985	健康
CT 技术	赵宝成	男	1961	内蒙古医科大学附属医院	技师	—	—	1985	健康
X 线血管造影和介入	欧阳墉	男	1938	内蒙古自治区人民医院	主任医师	主任	中国医科大学,1958	1960	健康
MRI 诊断	王颖	女	1953	内蒙古北方重工医院	副主任医师	主任	包头医学院,1973	1987	健康
MRI 技术	王颖	女	1953	内蒙古北方重工医院	副主任医师	主任	包头医学院,1973	1987	健康
物理师	刘永和	男	1951	内蒙古医科大学附属医院	教授	—	中国医学科学院,1981	1968	健康

负责人:刘挨师　填表人:刘挨师

内蒙古自治区第一台(套)放射影像设备使用情况调查表

设备	单位名称	安装使用时间(年)	产地和型号	生产厂家	目前运行状态
第一台 X 线摄影机	呼和浩特市第一医院	—	—	—	—
第一台影像增强机	内蒙古医科大学附属医院	1961	—	飞利浦	淘汰
第一台头部 CT	内蒙古自治区中蒙医院	1985	日本,CT-HST	日立	淘汰
第一台全身 CT	内蒙古医科大学附属医院	1985	美国,9800	GE	淘汰
第一台永磁 MR	内蒙古自治区人民医院	1987	日本,0. 35T	东芝	淘汰
第一台超导 MR	内蒙古北方重工医院	1994	美国,Vectra 0. 5T	GE	淘汰

负责人:刘挨师　填表人:刘挨师

重庆市第一位从事放射影像工作人员情况调查表

人员	姓名	性别	出生年份(年)	单位名称	职称	职务	毕业院校及毕业时间(年)	开始从事相应专业时间(年)	目前健康状况
X 线诊断	左立梁	男	1907	重庆市第三人民医院	主任医师	副院长	四川华西医科大学(七年制),1934	1934	去世
CT 诊断	王其源	男	1919	第三军医大学西南医院	主任医师	主任	贵州省安顺陆军军医学校,1944	1988	去世
MRI 诊断	刘奇	男	1935	重庆市第三人民医院	主任医师	主任	四川医学院,1958	1993	健康

负责人:张伟国　填表人:方靖琴

重庆市第一台(套)放射影像设备使用情况调查表

设备	单位名称	安装使用时间(年)	产地和型号	生产厂家	目前运行状态
第一台X线摄影机	重庆市医科大学附属第二医院	1932	不详	不详	报废
第一台影像增强机	第三军医大学新桥医院	1976	匈牙利,1750mA	不详	报废
第一台遥控胃肠机	第三军医大学西南医院	1983	德国	西门子	报废
第一台床边摄影机	第三军医大学新桥医院	1983	德国	西门子	报废
第一台CR/DR	第三军医大学西南医院	2001	德国	AGFA	报废
第一台头部CT	重庆医科大学附属第一医院	1984	日本	岛津	报废
第一台全身CT	第三军医大学西南医院	1988	德国,OR3	西门子	报废
第一台X线血管造影机	第三军医大学新桥医院	1986	日本,1250mA	岛津	报废
第一台DSA	重庆医科大学附属第一医院	1991	日本	岛津	报废
第一台永磁MR	重庆医科大学附属第一医院	1993	中国深圳	深圳安科	报废
第一台超导MR	重庆市第三人民医院	1993	德国,1.0TIMPACT	西门子	报废
第一套PACS	第三军医大学西南医院	2003	中国北京	天健	报废

负责人:张伟国 填表人:方靖琴

广西壮族自治区第一位从事放射影像工作人员情况调查表

人员	姓名	性别	出生年份(年)	单位名称	职称	职务	毕业院校及毕业时间(年)	开始从事相应专业时间(年)
X线诊断	唐庆尧	男	不详	广西医科大学第一附属医院	主任医师	—	广西医学院	1942
X线技术	谭崇光	男	不详	广西医科大学第一附属医院	技师	技师长	不详	不详
CT诊断	陈英	男	1929	桂林市人民医院	主任医师	放射科主任	军队卫生院,1949	1984
CT技术	何呈烈	男	1939	桂林市人民医院	副主任技师	无	军队卫生院,1960	1984
X线血管造影和介入	李胜云	男	1929	广西医科大学第一附属医院	主任医师	—	广西医学院	1992
MRI诊断	江勇坚	男	1957	广西桂东人民医院	副主任医师	科主任	梧州地区卫校,1981	1992
MRI技术	黄景文	男	1967	广西桂东人民医院	主管技师	无	柳州卫校,1991	1991

负责人:黄仲奎 填表人:黄仲奎

广西壮族自治区第一台(套)放射影像设备使用情况调查表

设备	单位名称	安装使用时间(年)	产地和型号	生产厂家	目前运行状态
第一台X线摄影机	广西医科大学第一附属医院	1934	不详	不详	淘汰
第一台影像增强机	广西医科大学第一附属医院	1945	不详	不详	淘汰
第一台遥控胃肠机	广西医科大学第一附属医院	1994	日本,XUD1250B	岛津	淘汰
第一台床边摄影机	广西医科大学第一附属医院	1991	日本,MC123L-30	岛津	淘汰
第一台CR/DR	广西医科大学第一附属医院	2003	美国,MP3510	HOLOGIC	淘汰

续表

设备	单位名称	安装使用时间(年)	产地和型号	生产厂家	目前运行状态
第一台头部 CT	桂林市人民医院	1984	日本,CT-HSF	日立	淘汰
第一台全身 CT	桂林市人民医院	1989	日本,CT-W400-10ms	日立	淘汰
第一台 X 线血管造影机	广西壮族自治区人民医院	1992	日本,DAR-1200	岛津	淘汰
第一台 DSA	广西医科大学第一附属医院	1999	荷兰,V5000	飞利浦	淘汰
第一台永磁 MR	广西桂东医院	1992	中国,ASP015	安科	淘汰
第一台超导 MR	广西医科大学第一附属医院	1994	以色列,MR 0.5T	ELSCINT	淘汰
第一套 PACS	广西医科大学第一附属医院	2003	德国	西门子	淘汰

负责人:黄仲奎　填表人:黄仲奎

四川省第一位从事放射影像工作人员情况调查表

人员	姓名	性别	出生年份(年)	单位名称	职称	职务	毕业院校及毕业时间(年)	开始从事相应专业时间(年)	目前健康状况
X 线诊断	陈官玺	男	1912	华西医院	教授	主任	华西协和大学	1939	去世
X 线技术	彭贯一	男	1913	寺圣祠耳鼻喉医院	主任技师	—	—	1935	去世
CT 诊断	王大友	男	1929	华西医院	教授	—	华西医科大学	1982	去世
CT 技术	陈宪	男	1954	华西医院	副主任技师	技师长	四川医学院附属卫校,1976	1982	健康
X 线血管造影和介入	杨启汉	男	1930	华西医院	教授	—	四川医学院	1976	去世
MRI 诊断	闵鹏秋	男	1932	华西医院	教授	—	四川医学院	1991	健康
MRI 技术	陈宪	男	1954	华西医院	副主任技师	技师长	四川医学院附属卫校,1976	1991	健康
物理师	李诗豪	男	1911	华西医院	教授	主任	华西协和大学	1950	去世

负责人:宋彬　填表人:闵鹏秋、李真林

四川省第一台(套)放射影像设备使用情况调查表

设备	单位名称	安装使用时间(年)	产地和型号	生产厂家	目前运行状态
第一台 X 线摄影机	华西医院	1924	美国,10mA	FISHER	淘汰
第一台影像增强机	华西医院	1954	荷兰,100mA	Sehemidt	淘汰
第一台遥控胃肠机	华西医院	1980	日本,500mA	岛津	淘汰
第一台床边摄影机	华西医院	1945	美国,10mA	PIKER	淘汰
第一台 CR/DR	华西医院	1982	美国,400mA	柯达	淘汰
第一台头部 CT	华西医院	1982	日本,100N2	岛津	淘汰
第一台全身 CT	四川省人民医院	1985	德国,somaton DR3	西门子	淘汰
第一台 X 线血管造影机	华西医院	1976	荷兰,CRT4	飞利浦	淘汰
第一台 DSA	华西医院	1982	日本,800mA	岛津	淘汰

续表

设备	单位名称	安装使用时间(年)	产地和型号	生产厂家	目前运行状态
第一台永磁 MR	成都市第七人民医院	1992	中国,0.15T	安科	淘汰
第一台超导 MR	华西医院	1991	以色列,0.5T	ELSCINT	淘汰
第一套 PACS	华西医院	1992	美国、系统 5	柯达	淘汰

负责人:宋彬　填表人:闵鹏秋、李真林

贵州省第一位从事放射影像工作人员情况调查表

人员	姓名	性别	出生年份	单位名称	职称	职务	毕业院校及毕业时间(年)	开始从事相应专业时间(年)	目前健康状况
X 线诊断	孙世镛	男	1917	贵医附院	教授	科主任	华西医院,1942	1942	去世
X 线技术	张亲莲	男	1932	贵医附院	主管技师	—	不详	1944	去世
CT 诊断	王小林	男	1954	贵医附院	主任医师	院长	贵阳医学院,1979	1980	健康
CT 技术	陶莹	女	1959	贵医附院	副主任技师	—	贵医附院护校,1974	1985	健康
X 线血管造影和介入	刘子江	男	—	贵医附院	教授	科主任	浙大医学院,1953	1978	去世
MRI 诊断	魏渝清	男	1945	贵医附院	主任医师	—	贵阳医学院,1970	1994	健康
MRI 技术	李东方	女	1955	贵医附院	主管技师	—	贵医附院护校,1971	1972	健康

负责人:焦俊　填表人:胡建

贵州省第一台(套)放射影像设备使用情况调查表

设备	单位名称	安装使用时间(年)	产地和型号	生产厂家	目前运行状态
第一台 X 线摄影机	贵医附院	1945	美国,K100	匹克	淘汰
第一台影像增强机	贵医附院	1975	日本	东芝	淘汰
第一台遥控胃肠机	贵医附院	1975	日本	东芝	淘汰
第一台床边摄影机	贵医附院	1983	日本,125	日立	淘汰
第一台 CR/DR	贵医附院	2010	德国,ADC Compact	AGFA	淘汰
第一台全身 CT	贵医附院	1985	日本,W-4	日立	淘汰
第一台 X 线血管造影机	贵医附院	1975	日本	东芝	淘汰
第一台 DSA	贵医附院	1990	美国,OEC-9600	OEC	淘汰
第一台永磁 MR	贵州省人民医院	1997	广东,LMW-40	广东威达	淘汰
第一台超导 MR	贵医附院	1994	日本,1T	岛津	淘汰
第一套 PACS	贵医附院	2010	美国,RadStorge	GE	淘汰

负责人:焦俊　填表人:胡建

云南省第一位从事放射影像工作人员情况调查表

人员	姓名	性别	出生年份(年)	单位名称	职称	职务	毕业院校及毕业时间(年)	开始从事相应专业时间(年)	目前健康状况
X线诊断	陈王善继	男	1911	云南省立昆华医院	教授	科主任	上海同德医学院	1940	去世
	张蓬羽	男	—	昆明医科大学第一附属医院	教授	科主任	留法博士	1946	去世
	沈华杰	男	1922	云南省立昆华医院	主任医师	科主任	云南大学医学院	1947	去世
X线技术	吴维炽	男	—	昆明医科大学第一附属医院	技师	—	越南华侨	1946	去世
CT诊断	柯成梁	男	—	昆明医科大学第一附属医院	主任医师	—	上海东南医学院	1983	健康
CT技术	宋光义	男	1945	昆明医科大学第一附属医院	教授	科主任	昆明医科大学	1983	健康
X线血管造影和介入	袁文粱	男	1944	昆明医科大学第一附属医院	副主任医师	—	—	1985	健康
	赵卫	男	1960	昆明医科大学第一附属医院	主任医师	科主任	昆明医科大学	1985	健康
	吕粱	男	1961	云南省第一人民医院	主任医师	科主任	昆明医科大学	1985	健康
	闫东	男	1959	昆明医科大学第二附属医院	教授	副院长	武汉同济医学院	1985	健康
	袁曙光	男	1949	昆明医科大学第二附属医院	教授	科主任	昆明医科大学	1985	健康
	席嘉元	男	1935	云南省第一人民医院	副主任医师	—	云南省卫生学校	1985	健康
MRI诊断	田伟	男	1953	昆明医科大学第一附属医院	教授	科副主任	湖南湘雅医科大学	1993	健康
MRI技术	顾青	女	1964	昆明医科大学第一附属医院	副主任技师	技师长	昆明医科大学	1993	健康

负责人:赵卫　填表人:何波

云南省第一台(套)放射影像设备使用情况调查表

设备	单位名称	安装使用时间(年)	产地和型号	生产厂家	目前运行状态
第一台X线摄影机	昆明医科大学第一附属医院	1946	西班牙,军用机30mA	不详	淘汰
第一台影像增强机	昆明医科大学第一附属医院	1978	荷兰,1250mA	飞利浦	淘汰
第一台遥控胃肠机	昆明医科大学第一附属医院	1978	荷兰,1250mA	飞利浦	淘汰
第一台床边摄影机	昆明医科大学第一附属医院	1999	德国	西门子	淘汰
第一台CR	43医院	2003	德国	西门子	淘汰
第一台DR	昆明医科大学第一附属医院	2003	德国,MX/VS	西门子	正常

续表

设备	单位名称	安装使用时间(年)	产地和型号	生产厂家	目前运行状态
第一台全身 CT	昆明医科大学第一附属医院	1983	德国，SOMATOM DR3	西门子	淘汰
第一台 X 线血管造影机	昆明医科大学第一附属医院	1978	荷兰，1250mA	飞利浦	淘汰
第一台 DSA	昆明医科大学第一附属医院	1991	日本，BRCOR PLUS	岛津	淘汰
第一台超导 MR	昆明医科大学第一附属医院	1993	美国，0.5T	GE	淘汰
第一套 PACS	昆明医科大学第一附属医院	2003	中国，PACS	贝思特	淘汰

负责人：赵卫　填表人：何波

西藏自治区第一位从事放射影像工作人员情况调查表

人员	姓名	性别	出生年份(年)	单位名称	职称	职务	毕业院校及毕业时间(年)	开始从事相应专业时间(年)	目前健康状况
X 线诊断	郭季宣	男	不详	拉萨人民医院(西藏自治区人民医院)	—	影像科主任	不详	1952	不详
X 线技术	林栖鹤	男	不详	拉萨人民医院(西藏自治区人民医院)	不详	不详	不详	1952	不详
CT 诊断	陈贤钧	男	不详	西藏自治区人民医院	主任医师	影像科主任	不详	1993	健康
CT 技术	旦增	男	1959	西藏自治区人民医院	主管技师	技师长	西藏卫校	1992	健康
X 线血管造影和介入	仁青次旺	男	1954	西藏自治区人民医院	主任	医院书记	北京医学院，1978	1991	健康
MRI 诊断	刘洁	男	1976	西藏军区总医院	主任	CT 室主任	第一军医大学	2003	健康
MRI 技术	谭健	男	1973	西藏军区总医院	主管技师	技师	第一军医大学	2003	健康

负责人：银武　填表人：刘海鹏

西藏自治区第一台(套)放射影像设备使用情况调查表

设备	单位名称	安装使用时间(年)	产地和型号、生产厂家		目前运行状态
第一台 X 线摄影机	西藏自治区人民医院	1952	50mA 放射拍片机		淘汰
第一台遥控胃肠机	西藏自治区人民医院	1987	日本，岛津 1250mA	—	淘汰
第一台 CR/DR	西藏自治区人民医院	2007	日本，岛津 UD150L	—	淘汰
第一台全身 CT	西藏自治区人民医院	1993	单排	—	淘汰
第一台 X 线血管造影机	西藏自治区人民医院	1988	日本，岛津 1250mA 胃肠机		淘汰
第一台 DSA	西藏自治区人民医院	2008	荷兰，飞利浦 FD20/10		正常
第一台永磁 MR	西藏军区总医院	2003	中国，安科 openmark300 0.3T		淘汰
第一台超导 MR	西藏自治区人民医院	2013	德国，SIEMENS SKYRA3.0T		正常
第一套 PACS	西藏自治区人民医院	2013	德国，AGFA 公司	—	正常

负责人：银武　填表人：刘海鹏

陕西省第一位从事放射影像工作人员情况调查表

人员	姓名	性别	出生年份(年)	单位名称	职称	职务	毕业院校及毕业时间(年)	开始从事相应专业时间(年)	目前健康状况
X 线诊断	吴济棠	男	不详	解放前私人开业,解放后防痨协会	不详	不详	不详	不详	去世
CT 诊断	黄其鎏	男	1938	第四军医大学西京医院	—	—	—	—	—
CT 技术	石明国	男	1952	第四军医大学西京医院	—	—	—	—	—
MRI 诊断	刘继汉	男	1933	西安交通大学第一附属医院	教授	主任	西安医学院,1955	—	健康
MRI 技术	梁星源	男	1962	西安交通大学第一附属医院	高工	—	西安医学院,1982	—	健康

负责人:郭佑民　填表人:郭佑民

甘肃省第一位从事放射影像工作人员情况调查表

人员	姓名	性别	出生年份(年)	单位名称	职称	职务	毕业院校及毕业时间(年)	开始从事相应专业时间(年)	目前健康状况
X 线诊断	魏若林	男	1922	兰州军区兰州总医院(现解放军兰州总医院)	主任医师	主任	盛京医学院(现中国医科大学)	1944	去世
X 线技术	郑念祖	男	1928	兰州军区兰州总医院(现解放军兰州总医院)	主任技师	无	西北军区卫生学系	1952	健康
CT 诊断	康晓东	男	1963	兰州大学第二医院	副主任医师	设备处长	兰州医学院(现兰州大学医学院)	1985	健康
CT 技术	杨军	男	1963	兰州大学第二医院	副主任技师	无	兰州医学院(现兰州大学医学院)	1986	健康
X 线血管造影和介入	魏若林	男	1921	兰州军区兰州总医院(现解放军兰州总医院)	主任医师	主任	盛京医学院(现中国医科大学)	1973	去世
MRI 诊断	姜玉玲	女	1954	兰州铁路中心医院(现甘肃省第二人民医院)	主任医师	主任	南京铁道医学院(现东南大学)	1992	健康
MRI 技术	姜玉玲	女	1954	兰州铁路中心医院(现甘肃省第二人民医院)	主任医师	主任	南京铁道医学院(现东南大学)	1992	健康

负责人:周俊林　填表人:周俊林、马强华

甘肃省第一台(套)放射影像设备使用情况调查表

设备	单位名称	安装使用时间(年)	产地和型号	生产厂家	目前运行状态
第一台X线摄影机	兰州市第二医院	1928	德国,50mA	不详	淘汰
第一台影像增强机	兰州大学第一医院	1983	日本	岛津	淘汰
第一台遥控胃肠机	兰州大学第一医院	1983	日本	岛津	淘汰
第一台床边摄影机	解放军兰州总医院	1953	不详	不详	淘汰
第一台CR/DR	解放军兰州总医院	2001	日本	爱克发	淘汰
第一台头部CT	兰州大学第二医院	1985	日本	岛津	淘汰
第一台全身CT	甘肃省人民医院	1985	美国	GE9800	淘汰
第一台X线血管造影机	解放军兰州总医院	1977	荷兰	飞利浦	淘汰
第一台DSA	甘肃省人民医院	1996	日本,2400	岛津	淘汰
第一台永磁MR	兰州铁路中心医院	1992	中国,0.15T	安科公司	淘汰
第一台超导MR	解放军兰州总医院	1995	以色列,2.0T	SGR	淘汰
第一套PACS	解放军兰州总医院	2009	中国	天健	正常

负责人:周俊林 填表人:周俊林、马强华

青海省第一位从事放射影像工作人员情况调查表

人员	姓名	性别	出生年份(年)	单位名称	职称	职务	毕业院校及毕业时间(年)	开始从事相应专业时间(年)	目前健康状况
X线诊断	张乃华	男	1917	青海省立中山医院	中级	主任	—	1947	去世
X线技术	张乃华	男	1917	青海省立中山医院	中级	主任	—	1947	去世
CT诊断	李肇宪	男	1948	青海省人民医院	副主任医师	主任	原上海第一医学院,1975.9	1983	健康
CT技术	蒋咸录	男	1931	青海省人民医院	主任技师	主任	青海省军医卫生学校,1951	1985	健康
X线血管造影和介入	谢其康	男	1949	青海省海东地区医院	副高	主任	武汉同济医科大学,1963	1973	健康
MRI诊断	马立公	男	1947	青海大学附属医院	副高	主任	青海医学院,1969	1995	健康
MRI技术	赵希鹏	男	1956	青海大学附属医院	中级	主任	青海卫校,1974	1995	健康

负责人:张永海 填表人:白峻虎

青海省第一台(套)放射影像设备使用情况调查表

设备	单位名称	安装使用时间(年)	产地和型号	生产厂家	目前运行状态
第一台X线摄影机	青海省立中山医院	解放前	飞霞50mA X光机	—	淘汰
第一台影像增强机	青海省人民医院	1965	日本	岛津公司	淘汰
第一台遥控胃肠机	青海省人民医院	1964	荷兰,1000mA	飞利浦公司	淘汰
第一台床边摄影机	青海省立中山医院	解放前	美国,15mA	马特公司	淘汰
第一台CR/DR	青海省人民医院	2005	日本,CR	柯尼卡公司	淘汰
第一台全身CT	青海省人民医院	1985	美国,1200SX	PICKER公司	淘汰
第一台X线血管造影机	青海省人民医院	1964	荷兰,1000mA	飞利浦公司	淘汰

续表

设备	单位名称	安装使用时间(年)	产地和型号	生产厂家	目前运行状态
第一台 DSA	青海省人民医院	2011	德国,ANGER-STARPLUS-1000mA-DSA	西门子公司	淘汰
第一台永磁 MR	青海省人民医院	1996	德国,MAGNETOMOPEN 0.2T	西门子公司	淘汰
第一台超导 MR	青海大学附属医院	1995	美国,vectra 0.5T MR	GE	淘汰
第一套 PACS	青海大学附属医院	1998	山东浪潮	山东浪潮	淘汰

负责人:张永海　填表人:白峻虎

宁夏回族自治区第一位从事放射影像工作人员情况调查表

人员	姓名	性别	出生年份(年)	单位名称	职称	职务	毕业院校及毕业时间(年)	开始从事相应专业时间(年)	目前健康状况
X 线诊断	尹重斌	男	1915	宁夏医学院附属医院	不详	不详	北平中法大学理学院生物系,1940、国立北京医学院医学系,1945	1958	去世
X 线技术	魏宝珍	男	不详	银川市第一人民医院	不详	不详	不详	1958	去世
CT 诊断	刘闽生	男	1930	宁夏医学院附属医院	教授	宁夏回族自治区政协副主席、放射科主任	北京协和医学院,1956	1985	健康
X 线血管造影和介入	丁永生	男	1944	宁夏医学院附属医院	教授	宁夏医学院医疗系副主任	上海第二医学院,1968	1987	健康
MRI 诊断	刘闽生	男	1930	宁夏医学院附属医院	教授	宁夏回族自治区政协副主席、放射科主任	北京协和医学院,1956	1996	健康

负责人:郭玉林　填表人:郭玉林

宁夏回族自治区第一台(套)放射影像设备使用情况调查表

设备	单位名称	安装使用时间(年)	产地和型号	生产厂家	目前运行状态
第一台 X 线摄影机	宁夏银川市第一人民医院	1958	德国,150mA	西门子	淘汰
第一台透视摄影机	宁夏医学院附属医院	1970	匈牙利,500mA	不详	淘汰
第一台遥控胃肠机	宁夏医学院附属医院	1980	荷兰,1250mA	Philips 公司	淘汰
第一台遥控血管造影机	宁夏医学院附属医院	1980	荷兰,1250mA	Philips 公司	淘汰
第一台遥控断层机	宁夏医学院附属医院	1980	荷兰,1250mA	Philips 公司	淘汰
第一台遥控摄影机	宁夏医学院附属医院	1980	荷兰,1250mA	Philips 公司	淘汰
第一台床边摄影机	宁夏医学院附属医院	1987	Rem-1100	—	淘汰
第一台 DR	宁夏医学院附属医院	2002	美国,REVOLUTIONXQ/I	GE 公司	淘汰
第一台钼靶乳腺机	宁夏医学院附属医院	2000	美国,Pcr-AC3	GE 公司	淘汰

续表

设备	单位名称	安装使用时间(年)	产地和型号	生产厂家	目前运行状态
第一台全身 CT	宁夏医学院附属医院	1985	美国,CT9000	GE 公司	淘汰
第一台螺旋 8 排 CT	宁夏医学院附属医院	2002	美国,LIGHISPEEDQX/I3	GE 公司	淘汰
第一台双源 64 排 CT	宁夏医学院附属医院	2009	德国,DEFINITION	西门子	正常
第一台 256 排 CT	宁夏回族自治区人民医院	2011	荷兰, BRILLIANCE-ICT, IDOSE4 星光平台	Philips 公司	正常
第一台 DSA	宁夏医学院附属医院	1988	日本	东芝公司	淘汰
第一台超导 MR(低场)	宁夏医学院附属医院	1996	美国,0. 5T	GE 公司	淘汰
第一台超导 MR	宁夏医学院附属医院	2004	美国,1. 5T	GE 公司	正常
第一台超导 MR(高场)	宁夏医学院附属医院	2009	美国,THD3. 0T	GE 公司	正常

负责人:郭玉林　填表人:郭玉林

新疆维吾尔自治区第一位从事放射影像工作人员情况调查表

人员	姓名	性别	出生年份(年)	单位名称	职称	职务	毕业院校及毕业时间(年)	开始从事相应专业时间(年)	目前健康状况
X 线诊断	胡昌明	男	1927	新疆自治区人民医院	医师	副主任	中专	—	去世
X 线技术	胡昌明	男	1927	新疆自治区人民医院	医师	副主任	中专	—	去世
CT 诊断	韩开南	女	—	新疆医科大学一附院	主任医师	科主任	山东医学院,1960	1982	健康
CT 技术	姚世生	男	1939	新疆医科大学一附院	主任技师	技师长	苏州卫校,1956	1982	健康
X 线血管造影和介入	潘振华	男	1938	新疆医科大学第二附属医院	副主任医师	科主任	石河子医专,1968	1972	去世
MRI 诊断	刘强	男	1966	新疆自治区人民医院	主任医师	科主任	西安医科大学	1991	健康
MRI 技术	蒋杰	男	1964	新疆自治区人民医院	副主任技师	—	自治区卫校	1991	健康

负责人:贾文霄　填表人:贾文霄

新疆维吾尔自治区第一台(套)放射影像设备使用情况调查表

设备	单位名称	安装使用时间(年)	产地和型号	生产厂家	目前运行状态
第一台 X 线摄影机	新疆自治区人民医院	1935	苏联,50mA	不详	淘汰
第一台影像增强机	新疆自治区人民医院	1964	荷兰,1000mA	飞利浦	淘汰
第一台遥控胃肠机	新疆军区总医院	1986	德国,500mA	西门子	淘汰
第一台床边摄影机	新疆自治区人民医院	1954	中国,30mA	不详	淘汰
第一台 CR/DR	新疆医学院一附院	1996	美国	爱克发	淘汰
第一台头部 CT	新疆医学院一附院	1982	美国	GE	淘汰
第一台全身 CT	新疆军区总医院	1986	美国	GE	—
第一台 X 线血管造影机	新疆医学院一附院	1984	日本	岛津	—
第一台 DSA	新疆军区总医院	1986	德国	西门子	淘汰
第一台永磁 MR	新疆自治区人民医院	1991	—	—	淘汰
第一台超导 MR	新疆医学院一附院	1992	荷兰	飞利浦	淘汰
第一套 PACS	新疆医学院一附院	2001	德国	西门子	—

负责人:贾文霄　填表人:贾文霄

新疆生产建设兵团第一位从事放射影像工作人员情况调查表

人员	姓名	性别	出生年份(年)	单位名称	职称	职务	毕业院校及毕业时间(年)	开始从事相应专业时间(年)	目前健康状况
X线诊断	刘兴文	男	—	石河子大学一附院	主任医师	主任	—	1949	去世
X线技术	孔宪林	男	—	石河子大学一附院	副主任技师	—	广东省卫校	1952	健康
CT诊断	艾雅尊	男	—	石河子大学一附院	主任医师	主任	北京医科大学	1989	去世
CT技术	宋法亮	男	—	兵团医院	主任技师	主任	北京医科大学	1989	健康
X线血管造影和介入	曹文泉	男	—	石河子大学一附院	主任医师	主任	—	1984	去世
MRI诊断	来玮珂	男	—	兵团医院	副主任医师	主任	石河子大学医学院	1992	健康
MRI技术	赵雄	男	—	兵团医院	主管技师	—	北京医科大学	1992	健康

负责人:宋法亮　填表人:王慧明

新疆生产建设兵团第一台(套)放射影像设备使用情况调查表

设备	单位名称	安装使用时间(年)	产地和型号	生产厂家	目前运行状态
第一台X线摄影机	石河子大学一附院	1950	中国,KB-200	上海	报废
第一台影像增强机	石河子大学一附院	1985	中国,X32型	上海	报废
第一台遥控胃肠机	石河子大学一附院	1989	日本,1250型	岛津	报废
第一台床边摄影机	石河子大学一附院	1956	XB-30	上海	报废
第一台CR/DR	兵团医院	2002	德国	爱克发	良好
第一台全身CT	石河子大学一附院	1989	美国,麦克斯320型	GE	报废
第一台X线血管造影机	石河子大学一附院	1992	美国	GE	报废
第一台DSA	石河子大学一附院	1992	美国	GE	报废
第一台永磁MR	兵团医院	1992	中国,威达400型	广东威达	报废
第一台超导MR	石河子大学一附院	1996	美国,1.5T	GE	报废
第一套PACS	兵团医院	1996	中国,微星-100	微星	报废

负责人:宋法亮　填表人:王慧明

特别声明:

1. 文中我国放射从业人员及放射设备情况来自各省(直辖市、自治区)提供的原始材料与数据,不当之处在所难免,敬请指正,并在再版时修订。

2. 由于中华医学会放射学分会80周年纪念册出版时间紧迫,各省(直辖市、自治区)提供的放射从业人员第一人及第一台设备情况上报不全,文中仅汇总了各省(直辖市、自治区)上报的情况,感谢上报各省(直辖市、自治区)的负责人和填表人。不足之处也只能在再版时修订,敬请谅解。

3. 文中所提到的东中西部地区划分依据引自于《2013中国卫生统计年鉴》,其中东部地区包括北京、天津、河北、辽宁、上海、江苏、浙江、福建、山东、广东、海南11个省、直辖市;中部地区包括山西、吉林、黑龙江、安徽、江西、河南、湖北、湖南8个省;西部地区包括内蒙古、重庆、广西、四川、贵州、云南、西藏、陕西、甘肃、青海、宁夏、新疆12个省(直辖市、自治区)。

撰稿:程敬亮、孙梦恬　审校:刘士远

第九篇

全国各省、自治区、直辖市医学会放射学分会、新疆建设兵团和解放军放射学会

1937年,中华医学会放射学分会在上海正式成立。随着医学的不断进步,各省、自治区、直辖市医学会放射学分会以及新疆建设兵团和解放军医学放射学会相继陆续成立,各地学会历届领导运筹帷幄、精心耕耘,无数前辈与行业同道团结奋进、薪火相传,学会的影响和作用不断壮大,极大地促进了各地区影像学事业的发展。为了追溯历史、缅怀前辈、总结成绩、展望未来、不断砥砺奋进,特邀请2017年年初在任的各省、自治区、直辖市放射学分会以及新疆建设兵团和解放军医学放射学会主任委员精心撰写各自学会的发展简史,回顾历届学会核心组织结构,编纂成此章,然虽几经修葺,尚有部分史料由于历史久远不够完备和清晰,部分最新内容未纳入。

注:省、自治区、直辖市学会介绍内容参照国务院网站公布的顺序编排。

第一章　北京市医学会放射学分会

第一节　简　　史

北京市医学会放射学分会成立至今已有63年。1954年，在徐秀凤等老一辈放射学专家教授的组织下，创立了北京市医学会放射学分会，为放射学领域医技人员提供了优秀的学术交流及影像学发展平台，为影像学的蓬勃发展奠定了基础。

北京市医学会放射学分会成立至今，引领着中国放射领域的学科发展。1979年北京率先引进全身CT，1986年北京率先装备了MR，1993年引进第一台1.5T高场MR仪，此后的几年，各种型号的CT/MRI扫描仪开始在北京地区各大医院陆续安装，极大地推动了现代影像学技术及诊断的发展。1988年成立了北京医学会放射技术学会，主任委员燕树林，副主任委员贾绍田，至此，放射诊断和放射技术分别成立了专业学术团体，使学术分工更加细致。自北京医学会放射学会成立至今，放射科由单一的X线检查发展成数字化X线、CT、MRI及介入于一体，诊断治疗兼备的综合影像学科，使我国的影像事业得到极大地发展，面对机遇和挑战，几代放射学人不断奋斗、努力拼搏，促使医学影像飞速发展，带动了国内外放射学界的交流互动，国际间相互的学习借鉴也为我国放射学的发展搭建了良好的合作平台。

北京市医学会放射学分会成立至今，引领着中国放射领域的学术发展。1954年刘玉清教授等翻译了建国后第一部放射学专著《心脏X线诊断学》。1957年汪绍训、刘庚年教授等一批专家制定了我国第一套“矽肺诊断标准”。1959年刘玉清教授等编著了《支气管造影术》。1961年在北京分会年会上已经有了耳咽管造影、心血管造影、椎动脉造影等方面的研究报道。学会成立初期就制定了每月一次的疑难病例学术报告会，自1988年起，北京市医学会放射学分会通过规范化举办中青年医学交流会、放射科主治医师进修班、中青年论文比赛大会和英语读片会等为优秀的中青年医师提供崭露头角的舞台。1994年开始，北京市医学会放射学分会针对郊区县二级医院医师，创办了“郊区县医院医学影像学习班”，由北京放射学分会委员每年定期到基层传经送宝。现在，“郊区县医院医学影像学习班”已经改称为“北京医学会二级医院放射专业研讨会”，其已成为北京医学会放射专业委员会的精品继续教育项目。

北京放射学分会为适应放射领域的快速发展提出“走出去，引进来”学术宗旨。自2006年起，“CCR和RSNA最新进展高级论坛”每年举行一次，此论坛为北京市医学会放射学分会的品牌学术会议。会议由中国放射界的资深专家介绍北美放射学年会（RSNA）展示的最新的医学影像设备和最先进的影像诊断技术发展前景以及中华医学会全国放射学学术会议（CCR）上所展示的我国发展现状。1996年6月在北京举办了第十九届国际放射学会议（ICR）。2016年第16届亚洲大洋洲放射学会年会（AOCR）于北京召开，会议规模宏大，反响热烈，极大推动了放射学的国际交流。

“广交流、重合作、同进步、大发展”是北京市医学会放射学分会的初心。北京市医学会放射学分会于2005年9月在九华山庄组织承办了中华医学会第十二次全国放射学会议（CCR），此次大会收到稿件1000余篇，共设置6个分会场，安排了144场国内专家的专题继续教育和新进展讲座、近400篇的论文报告、30余位海外学者的专题讲座，还有近120个科学论文展板的展示；于2014年10月在北京市北京国际会议中心承办了中华医学会第21次全国放射学学术大会，此次大会历时三天，注册代表2627人，实际参会人数达到4000余人，分别来自国内31个省、市、自治区，美国、德国、印度、韩国等国家以及中国香港、中国台湾地区。会议期间，国内知名放射学专家纷纷到场，以专题学术报告、高端学术论坛、继续教育讲座、大会学术交流、疑难病例读片比赛及RSNA中选论文英文比赛等多种形式的学术活动与参会同仁进行了互动。本次会议以“重视影像医学发展的基础：教育与培训”为主题，共收录了稿件2621篇。会议秉承“以学术为先导，带动全国放射学界同步发展”的理念，将最新的研究进展、各类学术信息呈现给参会的国内外同道，以达到提高全国放射学业界科学研究水平、临床技能之目的。与会代表不仅就影像医学领域的热点问题和学术进展进行了讨论，开阔了眼界，拓宽了思路，极大促进了国内外的沟通合作，有力推动了我国影像医学的发展。（图9-1-1）

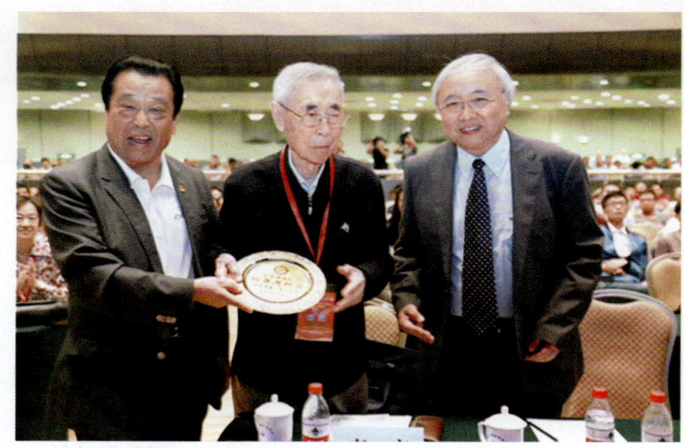

图9-1-1　2016年北京放射学年会。北京医学会金大鹏会长（左）、刘玉清院士（中）、中华医学会放射学分会候任主任委员金征宇教授（右）出席了本次会议，金大鹏会长为刘玉清院士颁发北京放射学分会终身成就奖

辛勤之耕耘，自有硕果之累累。北京放射学分会在过去63年中先后获得近百项国家级、省部级学术奖项，承担了诸多国际科技攻关项目及国家自然科学基金等重大课题研究项目。1994年刘玉清当选为中国工程院医药卫生学部首批院士，也是放射学界到目前为止唯一的院士（图9-1-2）。刘玉清教授、李果珍教授、戴建平教授及金征宇教授分别获得日本放射线学大会荣誉证书、北美放射学会荣誉会员、美国神经放射学会荣誉会员、欧洲放射学会荣誉会员的称号。

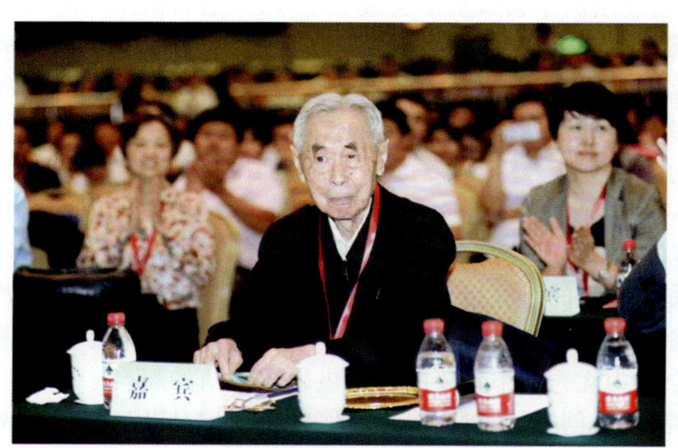

图9-1-2　刘玉清院士参加2016年北京放射学年会

北京放射学分会不仅是学术领域的翘楚，也是一支优秀的白衣战旅。在2003年传染性非典型肺炎（SARS）的防治中、2008年汶川大地震抗震救灾的援助中、2008年举世瞩目的第二十九届奥林匹克运动会的医疗保障中，这支战旅为疾病防治、健康护航作出了卓越的贡献。

北京放射学分会作为北京医学会优秀专科分会，在北京医学会金大鹏会长的大力支持下，主任委员金征宇教授带领北京放射人继承老一辈放射人的严谨求精、实事求是的精神，扎实肯干，开拓进取，以期在放射医学领域做出新的贡献。

第二节　历届专科委员会主委、副主委名单(列表)

届	起止时间(年)	主任委员	副主任委员	秘书长
第一届	1954—1958	徐秀凤	兰宝森	刘玉清
第二届	1958—1964	徐秀凤	兰宝森	刘玉清
第三届	1964—1979	张益瑛	—	—
第四届	1979—1986	李松年	刘玉清,资宗贤,解毓章	郭绍伦,张金谷
第五届	1986—1990	李铁一	高玉洁,邵式汾	戴汝平,燕树林
第六届	1990—1998	李铁一	高玉洁	戴汝平
第七届	1998—2002	戴建平	马大庆	高凤琴
第八届	2002—2006	马大庆	戴建平,谢敬霞	周诚,李坤成
第九届	2006—2010	马大庆	周诚,李坤成,屈辉,张金山	马新发
第十届	2010—2014	金征宇	周诚,李坤成,屈辉,张晓鹏	宋伟
第十一届	2014—2017	金征宇	王振常(候任主委),李坤成,王霄英,张兆琪,周纯武,吕滨,袁慧书,洪楠,陈敏,翟仁友	宋伟,于薇
第十二届	2017—	王振常	陈敏(候任主委),马林,王霄英,卢洁,吕滨,孙应实,吴宁,宋伟,范占明,洪楠,袁慧书,彭芸,蒋涛,程晓光,鲜军舫	杨正汉

第三节　金征宇教授简介

(略,详见中华医学会放射学分会重要人物介绍)

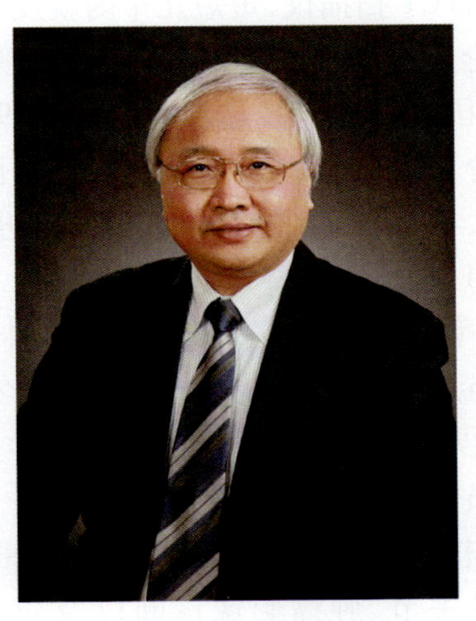

图 9-1-3　金征宇教授

第二章　天津市医学会放射学分会

第一节　简　　史

天津市医学会放射学分会具有悠久的历史和丰厚的文化传承，1950 年天津中央医院正式改名为天津总医院，即现在的天津医科大学总医院，杨济教授为首任放射科主任，天津市第四届、第五届政协委员。自此，天津市放射学界走向了一条不断发展，不断成熟，逐渐壮大的辉煌之路，涌现出以吴恩惠教授为代表的一批国内著名放射学家。

吴恩惠教授系我国神经放射学创始人和奠基人、我国著名放射学家、医学教育家，北美放射学会荣誉会员，是我国获此殊荣的第一人；历任天津医科大学总医院放射科主任、院长、名誉院长等职。从 1955 年起，吴教授带领团队在国内外刊物上发表论文约 200 余篇，其中颅骨径线 X 线测量和国人骨龄 X 线判定等研究内容填补了国内这一领域的空白；1962 年编著的《颅脑 X 线诊断学》是我国第一部神经放射学专著；1975 年出版的《颅脑五官 X 线诊断学》是第一部国内颅脑五官领域的医学影像专著。

1980 年吴教授在国内较早引进头部 CT 扫描仪，短短几年内就发表论文 30 余篇，极大促进了我国颅脑疾病的诊断工作，于 1984 年后发表 SCI 论文 12 篇，被引用 30 余次。随后，吴教授主编了国内第一部 CT 专著：《头部 CT 诊断学》。该书 1990 年获得国家教委科技进步一等奖，1998 年第二版又获得国家科技进步三等奖。1994 年，吴教授在国内较早开展介入放射学这一新领域，主译了《介入放射学》，主编了《介入性治疗学》。1981 年受卫生部委托天津医科大学总医院创办首届放射医师进修班，全国范围内招收学员，使得国内各级医院放射科医生从中受益（图 9-2-1）。

吴教授注重教学和学术团体工作，率先在全国建立影像专业本科教育，获得了国家级“教学名师”；担任卫生部规范化教材《医学影像学》第一至六版主编；指导和培养了 25 名硕、博士研究生，他们中的多数已成为国内各大院校学科带头人（图 9-2-2）。吴教授曾任中华医学会放射学分会第八届委员会副主任委员，天津市医学会放射学分会第三至五届主任委员。

同期，天津市放射学界也涌现出宋汝良、白金铭、王之木、李景学、孙鼎元、廉宗澂、鲍润贤、贺能树等一批国内著名放射学家，在消化、骨关节、肿瘤影像诊断以及介入诊疗等领域取得瞩目成绩，出版了《食管 X 线诊断学》（宋汝良）、《骨关节 X 线诊断学》（李景学、孙鼎元）、《影像诊断学基本功》（廉宗澂）、《乳腺 X 线诊断手册》、《乳腺 X 线诊断》、《体部肿瘤 CT 诊断》、《中华影像医学（乳腺卷）》（鲍润贤）、《泌尿系统影像诊断学》、《肝胆胰脾影像诊断学》、《介入性治疗学》（贺能树）等多部著作，在国内产生巨大影响，为推动我国放射学的发展、提升学术水平做出了贡献，也进一步巩固了天津市放射学界在国内的地位。

2000 年以来，以张云亭教授、白人驹教授、祁吉教授为代表的影像医学专家逐渐成为天津市放射学界的

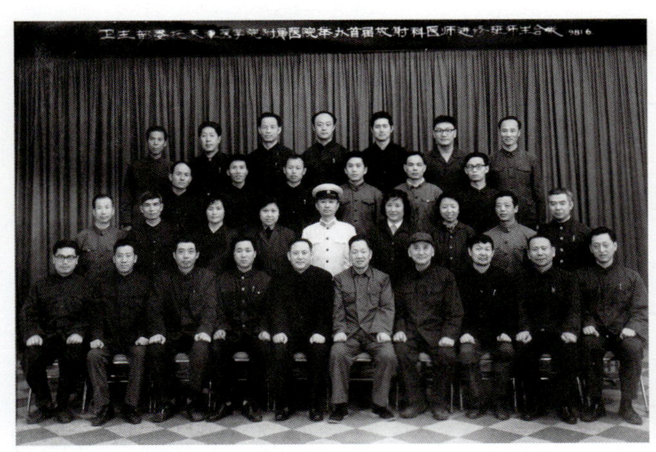

图 9-2-1　首届放射医师进修班

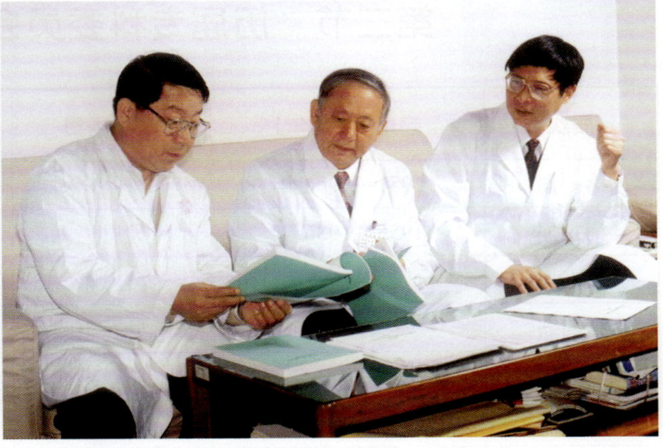

图 9-2-2　吴恩惠教授(中)与张云亭教授(左)、白人驹教授(右)工作照

主力。

张云亭教授担任天津市医学会放射学分会第六届主任委员，为天津放射学发展尽心尽力，定期举办学术活动，每年组织学术年会，加强与兄弟省市学术交流，举办华北五省市学术年会，2002 年举办第四届全国磁共振年会。张云亭教授主持的《医学影像诊断学》2006 年获国家级精品课程，2010 年“天津医科大学医学影像学专业”被国家教育部评为国家级特色专业。2012 年张云亭教授的团队获得天津市科技进步一等奖。

白人驹教授目前担任天津市卫计委放射质控中心主任，为全市放射质控把关。白人驹教授从事医学影像工作 40 余年，以腹部疾病和内分泌疾病的影像诊断为主要研究方向，自 1999 年开始从事全国高等医药院校医学影像学规划教材的编写工作，主编全国高等医学教育规划教材《医学影像诊断学》和《医学影像学》(不同专业和版次)3 部，主编了被誉为我国医学教育“干细胞”教材的第八轮全国五年制本科临床专业规划教材中的《医学影像学》，从而为我国的医学教育事业做出贡献。

祁吉教授曾任天津市第一中心医院副院长，中华医学会放射学分会主任委员(2005—2008 年)。祁吉教授主持中华放射学会工作期间，尤其突出地发展了学会层面的国际交流，和世界上主要的放射学学术团体，如北美放射学会(RSNA)，欧洲放射学会(ESR)，国际磁共振学会(ISMRM)，国际放射学会(ISR)建立了密切的工作关系，使双边和多边往来成为常态化，在把中国的放射学推向世界和把先进的放射学技术引入中国方面做了卓越的工作。2010 年他作为国际放射学会(ISR，覆盖全球的放射学会)执行主席主持了当年的全球年会。

2014 年天津市医学会放射学分会第七届委员会成立，天津市儿童医院李欣副院长当选主任委员，新一届委员会委员以中青年学术骨干为主体，在继承和发扬老一辈放射学家优良传统的同时，更注重开阔进取，不断创新；先后承办中华医学会放射学分会神经学组、头颈学组、儿科学组学术年会。李欣教授任中华医学会放射学分会儿科学组组长，于春水教授任中华医学会放射学分会神经学组组长。2014 年于春水教授获得国家杰出青年基金。

天津市放射学的发展离不开全国放射学会的支持，离不开兄弟省市放射学界同道的帮助，天津市放射学界全体同仁必将以团结、积极、进取的心态，依托国内高水平学科建设的平台，不断加强与国内兄弟省市、国外高水平学术团队的学习与交流，奋发努力，再铸辉煌。

第二节　历届专科委员会主委、副主委名单(列表)

届次	起止时间(年)	主任委员	副主任委员	秘书长
第一届	1951—1955 年	杨济	不详	吴恩惠
第二届	1955—1986 年	吴恩惠	不详	不详
第三届	1986—?	吴恩惠	白金铭	贺能树
第四届	不详	吴恩惠	白金铭,杨天恩	贺能树
第五届	? —2003 年	吴恩惠	廉宗澂,贺能树	贺能树
第六届	2003—2014 年	张云亭	祁吉	白人驹,李威
第七届	2014—2017 年	李欣	纪盛章,张雪宁,沈文,刘筠	张敬
第八届	2017 年—至今	于春水	纪盛章,张雪宁,沈文,刘筠	张敬

第三节　李欣教授简介

一般情况:李欣(图 9-2-3),男,1964 年 2 月出生。现任天津市儿童医院副院长,天津市儿童医院影像科主任医师,天津医科大学兼职教授,天津市放射质量控制中心委员、《中华放射学杂志》编委、《临床放射学杂志》常务编委、《放射学实践杂志》编委、《国际医学放射学杂志》编委和《中国医学影像技术杂志》编委。

工作业绩:从事儿科医学影像诊断工作 33 年,历年来在国内外专业学术期刊发表第一作者论文 37 篇,主编主译儿科影像学专业学术著作 10 部,参编专业学术著作和卫生部规划教材 15 部。

学会任职:中华医学会放射学分会委员、中华医学会放射学分会儿科专业委员会主任委员、中国医师协会儿科分会放射学组副组长和天津市放射学会主任委员。

专业方向:擅长儿科疾病影像学诊断与鉴别诊断,主要从事儿科神经系统和头颅五官影像学研究。

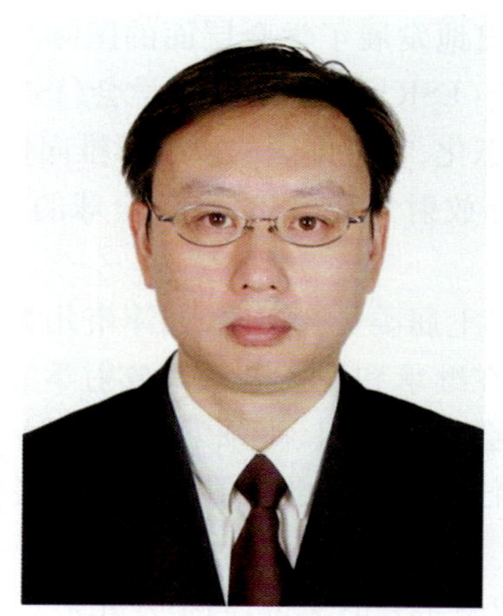

图 9-2-3　李欣教授

第三章　河北省医学会放射学分会

第一节　简　　史

河北省医学会放射学分会成立于 1962 年，自成立之日起，在中华放射学分会、省医学会的领导下，在各届主任委员的辛苦努力下，在各地委员的积极工作下，为推动河北省放射学事业的发展做出了很大的贡献。时光荏苒，学会已经走过 55 个年头，回顾发展历程，从一个只有十几个人的小团体成长为如今拥有几千人的专科学会，学科水平不断提高，极大地促进了我省放射医学事业的发展，为我省科技进步和经济社会发展做出了重要贡献。这些成绩的取得，与老一辈同志的艰苦努力以及中青年人才的逐渐成熟和壮大是分不开的。

河北省放射学分会前几届委员会主任委员杜持礼、王福印、王永生教授是我省放射学学科的创始人，当时我省放射医学发展还比较落后，学科建设起步比较晚，他们发扬艰苦奋斗、开拓进取精神，团结一致，克服种种困难，组建了放射学学会，在举办各类学术活动、技术培训、人员组织和经费等方面，开展了大量的艰苦细致的工作，同时时刻关注国内外放射学发展的前沿和动态，不断发展壮大学会力量，逐渐开创了我省放射学学术交流和科技发展的局面。

河北省医学会放射学分会自成立起至今已更换至第 9 届，至第九届委员会委员已增至 62 名，常委增至 20 名。委员逐渐覆盖到全省各地市，绝大多数来自本专业临床工作第一线，为本地区或本单位学科带头人（图 9-3-1）。新一代专家学者挑起学会重担，不断发展壮大学会力量，拓宽学会发展渠道，组织一系列学术活动，开展了卓有成效的工作。2015 年学会换届成立第九届河北省放射学分会，耿左军教授继任主任委员，任

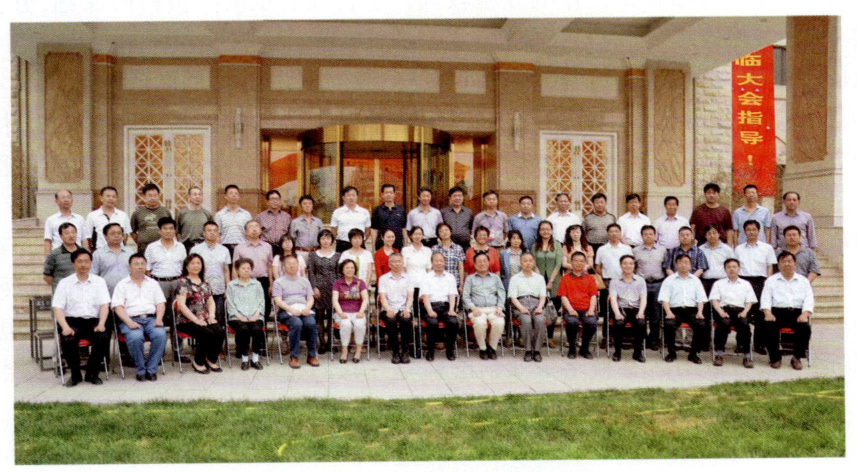

图 9-3-1　河北省医学会放射学分会第八届第二次常委会议

庆云、孙兴旺、孙吉林、姚绍鑫、崔建岭教授任副主任委员，李彩英、杨海庆、王琦任学会秘书。学会中 45 岁以下中青年骨干占一半以上，中高级专业技术职称人员占比达一半，专业人才队伍建设效果明显，会员结构合理。在原有的学会组织结构上成立了青年委员会，吸纳大批的青年医师加入的学会中来，增加了学会的活力。

自河北省医学会放射学分会成立以来，历届委员会按照医学会的章程，积极组织开展各种形式的学术讲座会议。河北省放射学分会学术交流大会每年召开一次，参会人数逐年增加。2016 年的全省大会在河北省邯郸市举行，有 1100 代表参加会议，大会共设 13 个分会场，邀请省内外著名影像专家 60 名进行学术讲座。除举办放射学术交流大会外，每年还会定期举办主题研讨会、疑难病例讨论会、继续教育学习班等多种形式的学术活动(图 9-3-2)。

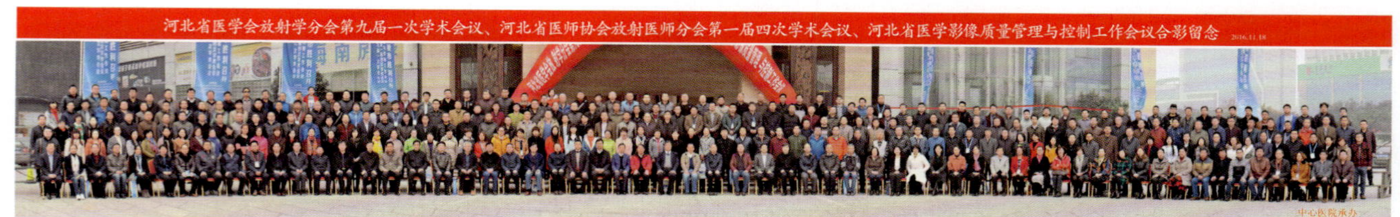

图 9-3-2　河北省放射学分会第九届第一次学术会议

河北省地处京津，和京津地区的同行专家自然存在着密切的关系。从 90 年代起“华北五省市放射会议”就在北京、天津、河北、山西、内蒙古轮流召开。极大地促进了各个地区的学术交流和人员往来，对河北省的放射学术水平提高大有益处。近年来，学分会采取“走出去、请进来”的方针，积极派人参加京津的学术活动。同时也联合北京、天津放射学会组织了“京津冀影像直通车”，邀请京津的专家学者来河北进行专项学术活动。该项活动目前组织了十余场，受到基层医生的热烈欢迎。学会的专家配合政府相关部门于 2016 年完成了京津冀影像资料共享的初步工作，为国家提出的京津冀一体化做出贡献。2017 年河北、山西两地放射学会还联合组织了“晋冀影像行”学术活动，两地放射人互相学习、互相帮助，形成了良好的学习气氛。在省内学会还组织了定期的专家巡讲，巡讲形式包括综合影像，专题影像，病例讨论等多种形式，对各个地市进行学术上全方位的支持。放射学会推荐组织各级医师积极投稿和参加国内及国际专业会议，及时传达会议精神。近几年来，在全国乃至国际会议上可见我省学者大会发言交流的身影，大大提升了我省学者在全国的知名度，也充分显示了我省的学术水平和学术地位，推动了学科健康积极发展。

近年来，影像设备不断更新，影像检查项目不断增加，更多优质人才充实到河北省医学会放射学分会这支队伍中，分会医师积极引进国内外先进的理论和技术，应用和指导临床工作，先后开展并引进了多项临床医疗优势项目，同时注重及时总结临床工作的经验教训。学会成员积极申报科研课题，分会成员先后获得国家科技进步二等奖 1 项、多项省级、厅级科技奖项。

通过开展广泛的专题研讨、学术交流和专业培训等一系列活动，学会的队伍和影响力不断增强。新一届学会领导成员都是具有高级专业技术职称的博士、硕士或学士学位的中青年业务拔尖人才和管理人才，分别来自我省各大院校、医疗卫生单位。学会领导班子更加年轻化、专业化，为推动我省放射医学事业的发展发挥了重大作用。

河北省医学会放射学分会具有悠久的历史，伴随着放射学飞速发展的脚步而焕发青春，并成长壮大，成为我省放射学工作者成长的精神家园和学术交流平台，对推动我省乃至全国放射学的发展起到了重要作用。回顾我省放射学会 55 年的历程，一代代学会人付出了艰辛和努力，成就了一番事业。展望未来，我们新的学会人信心百倍，争取谱写我省放射医学科学事业新的篇章。我们相信，在今后工作中，学会将一如既往，并得到更大的发展。

第二节　历届专科委员会主委、副主委名单(列表)

届次	起止时间(年)	主任委员	副主任委员	秘书长
第一届	1962—1978 年	杜持礼	杨济,白金铭,黄亮基	—
第二届	1978—1986 年	王福印	王永生,黄亮基,江庆福	吕大劳,王心恭
第三届	1986—1990 年	王永生	王臻,李岩峰	王心恭
第四届	1990—1994 年	王永生	伊之清,梁凤池,王臻	王心恭
第五届	1994—1998 年	王臻	刘怀军,伊之清,梁凤池	刘怀军
第六届	1998—2002 年	刘怀军	彰俊杰,梁凤池,刘昭,张成周	王藏海,马标,史振阳,张宁
第七届	2002—2010 年	刘怀军	崔进国,刘连祥,吴士栋,彰俊杰,孙泽民,刘昭	王藏海,马标,史振阳,张宁
第八届	2010—2015 年	崔进国	王藏海,孙吉林,时高峰,赵丽君,崔建岭	李彩英,孙兴旺
第九届	2015 年—至今	耿左军	任庆云,孙兴旺,孙吉林,姚绍鑫,崔建岭	李彩英,杨海庆,王琦

第三节　耿左军教授简介

一般情况:耿左军(图 9-3-3),男,1966 年生,博士学位,河北医科大学医学影像学院副院长,教授,主任医师,博士生导师。

工作业绩:2010 年以来发表包括 SCI 收录论文和统计源期刊论文 20 余篇;主编著作 2 部、参编著作 6 部、放射专业视听教材 1 部;获得国家自然基金 1 项,多项省、厅级科研项目。

学术任职:中国医学装备协会磁共振成像装备技术技术专业委员会(2014 年),常委;中国医疗保健国际交流促进会放射学分会(2016 年),常委;河北省医学会放射学分会第 9 届(2015 年),主任委员;河北省医师协会放射医师分会第一届(2012 年),副主任委员;河北省抗癌协会肿瘤影像专业委员会(2013 年),副主任委员;河北省神经科学学会放射学分会(2016 年),候任主任委员;石家庄市医学会放射学分会(2013 年),副主任委员;中国医学装备协会磁共振成像应用专业委员会第一届(2017 年),常委;中国老年医学学会放射学分会第一届委员会(2017 年),常委;中国研究型医院学会肿瘤影像诊断专业委员会第一届(2017 年),副主任委员。

专业方向:擅长神经系统影像学诊断与鉴别;主要研究方向:脑老化功能成像。

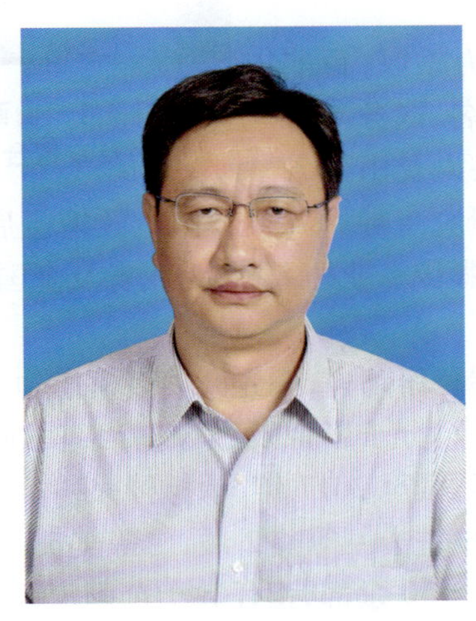

图 9-3-3　耿左军教授

第四章　山西省医学会放射学分会

第一节　简　史

山西省医学会放射学分会是中华医学会放射学分会、山西省医学会下属的专业学术组织，从事放射学临床诊疗、教学及科研，在山西省放射学界具有广泛影响力和学术威望。

1979 年以前，在张建民、马自新、戴自祯等山西省放射学前辈牵头下，组建了山西医学会放射学专业委员会的雏形。在此基础上，于 1979 年，山西省医学会放射学专业委员会组织机构正式成立，为山西省影像事业的快速发展提供了有力的支持和保障。从 1979 年至 2012 年，张建民教授、戴自祯教授、刘起旺教授、李健丁教授分别担任山西省医学会放射学专业委员会主任委员；从 2012 年至今，张辉教授担任主任委员。山西省的医学影像事业经过几代人的积极探索和不懈努力，在历届主任委员戴自祯教授、刘起旺教授、李健丁教授、张辉教授的领导下，在全体委员和广大影像同仁的辛勤努力和大力支持下，山西省放射学专业队伍逐渐壮大，影像事业在临床、教学和科研等方面都取得了长足的进步和发展，促进了全省医疗事业的快速发展和医疗技术水平的稳步提高（图 9-4-1）。

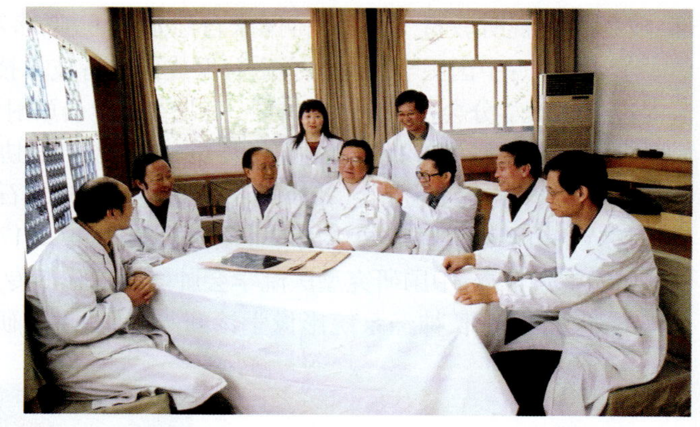

图 9-4-1　山西省医学会放射学专业委员会历任主任委员及专家合影

山西省医学会放射学分会技术实力雄厚，目前有山西省名医 3 名，山西省教学名师 2 名，国务院特殊津贴专家 4 名，山西省学术技术带头人及山西省高校 131 领军人才十余人。拥有硕士研究生导师 35 名，博士及博士后指导教授 6 名。经过半个多世纪、几代人的不懈努力与奋斗，培养大量从事影像专业的人才，为我省及全国多地输送了一批又一批的优秀影像医学工作者，在医学领域发挥巨大作用。

山西省医学会放射学分会时刻把握科研动向，率先开展多模态功能磁共振精准影像技术在肿瘤、心脑血管病、老年性痴呆等重大疾病的功能影像、分子影像及影像基因组学研究，开展胸部、腹盆腔、骨关节系统影像新技术临床应用研究。科研硕果累累，截至 2017 年，承担国家科学自然基金及省部级科研项目百余项，获中华医学科技进步奖三等奖，山西省科技进步一等奖 2 项，二等奖 11 项，三等奖 10 项，发表国家级学术论文千余篇，SCI 收录论文 100 余篇，出版著作 50 余部，担任数十个国家级、省级杂志编委。

自 1979 年以来，山西省医学会放射学分会多次主办及承办国家级学术会议及继续教育会议，包括 2002 年主办的华北五省放射学学术会议；2008 年承办的中华放射学会第七届全国头颈部影像学进展学术研讨会；

2009年承办的中华放射学会第十二届全国腹部影像学学术会议；2011年举办的第二届全国心脑血管病影像学进展研讨会；2012年、2013年、2015年连续承办了中华放射学会CARE继续教育项目；2014年承办中华放射学会磁共振学组高峰论坛；2015年承办中华放射学会第十七届全国骨关节影像学术会议，中华放射学会REACH神经影像巡讲，中华放射学杂志第十四届全国头颈部影像学进展学术研讨会；2016年承办第五届全国磁共振分子影像高层论坛；2017年承办中华放射学会第十七届全国磁共振学术大会暨国际华人医学磁共振学会2017年年会。这些国家级学术会议的举办，极大地推动了我省放射学专业的发展，提高了我省各级医院影像科医生的影像诊断水平，为我省与全国的放射学界同仁沟通搭建了良好交流平台，扩大了我省影像专业在国内和国际的影响力。

张辉教授担任山西省放射学分会主任委员以来，一大批年轻有为的专家教授进入了山西省放射学分会，为全省放射专业工作的顺利和有效开展奠定了人才和组织基础（图9-4-2）。在全体委员及我省广大放射工作者的共同努力下，在组织建设、学术交流、继续教育、网站建设等方面开展了卓有成效的工作。张辉教授秉承“请进来，走出去”的学术宗旨。山西省放射学分会将众多的国内外知名专家学者“请进来”讲学，针对不同层次、不同内容举办学术会议以及培训班，进一步规范我省影像检查与诊断，巩固了基层医师的专业基础，引进国内外新技术及新方法，带动全省影像学科的发展。并建立影像网站及微信平台，及时发布全省影像工作动态以及各种学术活动通知，为全省放射工作者搭建了一个学术交流的网络平台。

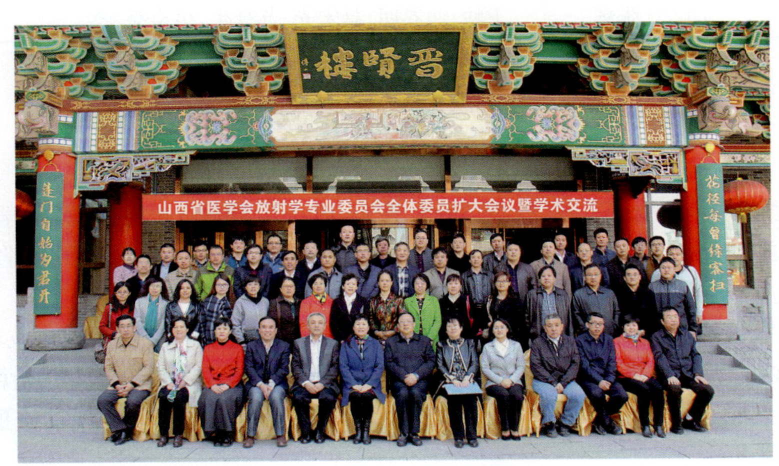

图9-4-2　2016年3月26日太原山西省医学会放射学专业委员会全体委员扩大会议

山西省放射学分会加强与中华放射学会以及各兄弟省份放射专业委员会的交流与合作，倡导全省放射工作者“走出去”，注重加强与各省学会的交流与合作，鼓励大家积极参加国际、国内及各地区学术交流研讨会，每年中华放射学学术大会、各专业学组大会的投稿数及注册参会人数均名列前茅，在全国的学术地位不断提高。目前，山西省医学会放射学专业委员会已有20余人进入了中华放射学会的各专业委员会，其中包括中华放射学会全国常务委员，中华放射学会全国青年委员学组、磁共振成像学组、神经放射学组、心胸放射学组、腹部放射学组、肌骨放射学组、分子影像学组、乳腺放射学组、质量与安全专委会及对比剂安全使用专委会委员、放射护理专委会委员、传染病影像学专业委员会委员；介入诊疗学组、头颈放射学组、乳腺放射学专业委员会青年委员。山西省放射学分会委员在全国放射学界的学术地位逐步提高，特别是一批优秀的青年才俊已经在全国崭露头角，为我省影像事业的发展储备了坚实的后备力量。

相信在中华放射学会和山西省医学会的领导和支持下，在主任委员张辉教授的带领下，在全省放射学同仁的共同努力下，山西省医学影像事业将跨上一个新的台阶。

第二节 历届专科委员会主委、副主委名单(列表)

届次	起止时间(年)	主任委员	副主任委员	秘书长
第一届	1979—1982 年	张建民	戴自祯,才书春,田乃本,张德芩,马自新,张三德	常剑虹
第二届	1982—1985 年	戴自祯	才书春,田乃本,张德芩,马自新,张三德	常剑虹
第三届	1985—1990 年	戴自祯	马自新,才书春,田乃本,常剑虹,张三德,蒋维祥	吴烈成
第四届	1990—1994 年	戴自祯	张三德,常剑虹,蒋维祥,田乃本	常剑虹
第五届	1994—1997 年	戴自祯	张三德,常剑虹,蒋维祥,吴烈成,牛汝朴	刘起旺
第六届	1997—2001 年	刘起旺	牛汝朴,李健丁,韩玉英,孟祥文,佟玉恩	谢春明
第七届	2001—2004 年	刘起旺	李健丁,王峻,戴苏华	谢春明
第八届	2004—2006 年	李健丁	王峻,谢春明,戴苏华	郑玄中
第九届	2006—2009 年	李健丁	王峻,谢春明,戴苏华	武志峰
第十届	2009—2012 年	李健丁	王峻,张辉,谢春明,戴苏华	张瑞平
第十一届	2012—至今	张辉	王峻,谢春明,赵宏光,苏晋生,牛金亮	张瑞平,王效春

第三节 张辉教授简介

一般情况:张辉(图 9-4-3),女,57 岁,教授,医学博士,博士生导师。山西省医学学科带头人,山西省名医,山西省教学名师,国务院特殊津贴专家,全国优秀科技工作者。现任山西医科大学副校长,医学影像学系/影像科主任。

工作业绩:主持国家自然基金面上项目 2 项,完成省部级项目 20 余项,获山西省科技奉献一等奖、山西省科技进步二等奖三项、山西省教学成果二等奖一项。主编、主译专著 5 部。发表论文 150 余篇,SCI 论文 18 篇。

学术任职:中华放射学会常务委员,中华放射学会磁共振学组副组长;山西省放射学专业委员会主任委员。

专业方向:研究方向为神经影像学、功能磁共振成像,擅长神经系统疾病的影像诊断、磁共振功能成像和影像组学研究,在脑肿瘤分子亚型与多模态影像基因组学的研究取得了一系列临床和科研成果。

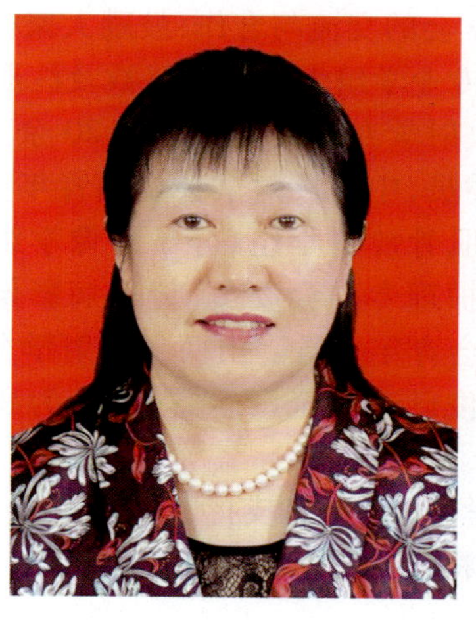

图 9-4-3 张辉教授

第五章　内蒙古自治区医学会放射学分会

第一节　简　　史

1958 年 6 月内蒙古医学会(原内蒙古自治区医药卫生学会)在内蒙古首府呼和浩特市成立。1962 年整顿了原有 11 个专科分会,并新成立了 4 个专科分会,共 15 个专科分会,其中包括放射学分会。1978 年根据中央整顿和恢复学会精神,内蒙古医学会于 1979 年恢复工作。内蒙古自治区医学会放射学专科分会于国家改革开放初期的 1979 年开始恢复工作。经过 38 年的发展,放射专科分会从无到有,从小到大,在内蒙古医学会的领导、关心和帮助下,特别是在牛广明主任委员的领导下学会不断发展壮大,取得了骄人的业绩,目前已成为我区有较大影响力的学术团体之一,2005 年、2011 年、2016 年分别被自治区医学会授予"先进专科分会"的荣誉称号。近年来分会成员获国家自然科学基金资助 3 项,获内蒙古自治区科技进步二等奖 2 项。

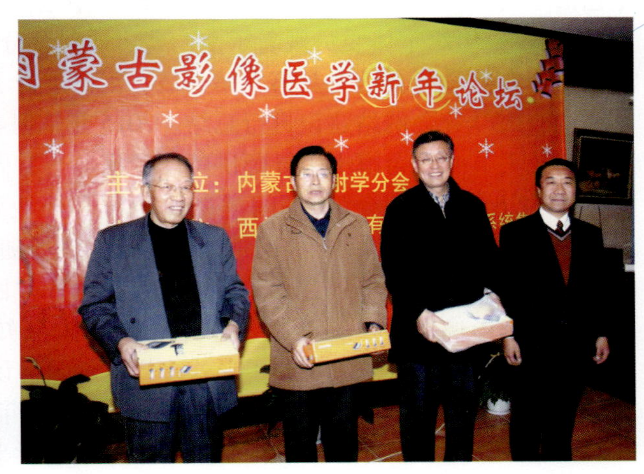

图 9-5-1　内蒙古老一辈放射学家(左起:欧阳墉教授、王锦山教授、张拓塞教授、牛广明教授)

内蒙古自治区人民医院贾振英教授担任首届、二届主任委员,内蒙古医科大学附属医院牛广明教授担任第三、四、五届主任委员,内蒙古医科大学附属医院刘挨师教授担任第六、七届主任委员(图 9-5-1)。历届放射学分会主任委员和全体委员都十分重视专科分会的组织建设、学术交流、继续教育、技术和设备的引进、重视专业人才的培养,使自治区各盟市放射专业队伍不断发展壮大,目前自治区十二个盟市绝大多数成立了自己的放射专科分会,对自治区放射专业的发展和医疗技术水平的提高,产生了积极影响和推动作用。

1979 年 9 月召开的首届内蒙古放射学会议,邀请汪绍训教授做了"胃下垂的 X 线诊断"、李松年教授"肺癌的 X 线诊断"讲座。1986 年 11 月召开第二届内蒙古放射学会议,邀请了张雪哲教授、卢延教授等 30 多位专家讲座和大会发言,参会人数 150 余人。1996 年 8 月内蒙古第三届放射学会议召开,牛广明主任委员邀请了原日本放射医师协会会长思田和彦教授、日本医科大学第一附属医院加藤富三教授参会并作专题讲座,开始了国际交流的先河。2001 年 7 月成功举办了第四届内蒙古放射学分会年会暨华北五省市区放射学会议。戴建平教授、祁吉教授等 60 多位专家到会并发言,参会人数超过 300 人。2002 年 7 月成功举办了《临床放射学杂志》创刊 20 周年大会。2006 年 7 月举办了内蒙古第五届放射学会议,邀请马大庆教授、屈辉教授等 5 位专家讲座。2010 年 8 月内蒙古六届一次放射学分会委员会会议在内蒙古巴彦淖尔市召开并顺利完成换届选举，刘挨师教授当选为新一届放射学分会主任委员。内蒙古自治区地域辽阔，开展学术会议有诸多不便，经过常委会研究决定每年年会由我区东西部盟市轮流承办。2011 年 7 月和 2012 年 9 月分别在东部呼伦贝尔市和西部乌海市举办了六届二次、三次放射学会议。会议邀请了李坤成教授、郭佑民教授、张晓鹏教授、王振常教授、韩鸿宾教授、中放编辑部高宏主任做了专题发言。会场内布置了疑难病例有奖竞猜专栏，受到了参会代表的好评和喜爱。六届三次放射学分会委员会会议决定建立内蒙古放射学分会网站，目前网站初具规模。2013 年 7 月在赤峰市召开了六届四次放射学分会委员会会议，并承办了中华放射学分会心胸学组高峰论坛、《放射学实践》第十二届全国放射学会议，邀请了国内知名专家 50 多位参会，其中 24 位做了专题演讲，参会人数超过 350 人。2012 年 2 月主办了"内蒙古首届磁共振医学论坛暨稀宝博为首届永磁磁共振临床应用学术研讨会"。永磁磁共振以自治区的特色资源稀土为主要原材料，具有功能实用、价格低廉、使用方便、维护简单的特点，特别适合基层医院使用，更好更快地推动自治区的磁共振影像医学发展和磁共振设备普及。2013 年 3 月承办了中国放射医师学会西部远程实时培训内蒙古站会议，青海、宁夏、甘肃三省同步卫星直播。郭启勇教授、周诚教授、梁碧玲教授、程晓光教授做了专题发言。2011 年 4 月在呼和浩特市由内蒙古自治区人民医院举办首届"草原医学影像论坛"，目前已成功举办了 13 次。期间邀请全国知名专家做新技术、新业务专题发言和疑难病例讨论和疑难病例有奖问答，共邀请全国知名专家近 50 人，疑难病例 400 多例。期间分布在包头市和鄂尔多斯市召开。已建立了"草原医学影像论坛"微信群，入群人数 500 多人，方便日常学术交流。今后准备将"草原医学影像论坛"这一放射学分会的"品牌"进一步向基层推广，积极响应国家和地区卫计委医疗改革的要求。2014 年 7 月在呼和浩特市召开了七届一次放射学分会委员会会议暨中国西部第八届放射学会议，邀请了戴建平教授、徐克教授、石明国教授、余建明教授等全国知名专家 30 余位做专题讲座，首次设立 2 个分会场(图 9-5-2)。中国西部 11 省 450 余位代表参会。期间选举产生了新一届委员会，全委会组织全体委员观看了由内蒙古放射学分会制作的纪录片"凝心聚力，打造靓丽风景线"。对内蒙古医学会放射学分会历史及第六届委员会工作进行了简要回顾，并对内蒙古放射学分会会徽设计、评选以及内蒙古放射学分会网站建设进行总结。2015 年 7 月在内蒙古通辽市召开七届二次放射学会议，特邀中华放射学会骨关节专委会博士生导师讲师团专家参会并做专题讲座。2016 年 7 月在内蒙古集宁市召开了七届三次放射学分会委员会会议，期间举办了由拜耳药业赞助的"内蒙古中青年医师精准影像擂台赛"(影像论道)，由 12 盟市遴选中级职称医师 16 名参赛，现场随机分成四组，最终 4 位获奖选手将免费参加中华放射学会年会。内蒙古放射学分会已具有鲜明的特色，即"团结友爱、奋发向上、不断创新"。

近年来影像医学发展迅速，新设备、新技术、新知识不断涌现，为了适应新形势下我区放射事业的发展，本届学会不断创新、进取，举办了形式多样的学术会议，并积极倡导、支持各盟市成立地区性专科分会。鼓励放射从业人员积极参加全国性放射学术会议，2016 年中放苏州年会正式注册代表 286 人。面对"精准影像、大数据、人工智能、影像中心"等机遇和挑战，放射学事业将迎来新的更大的发展空间。

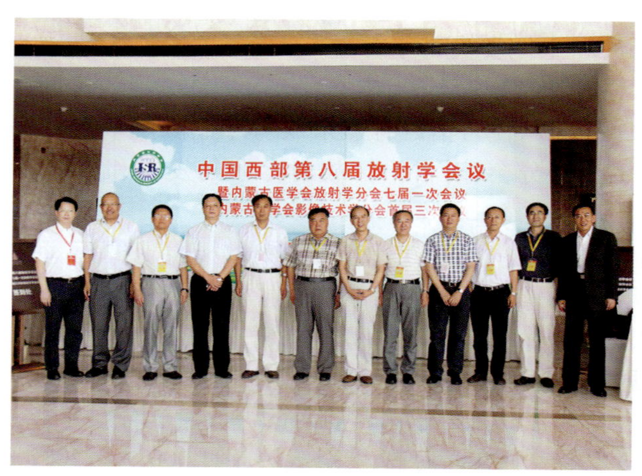

图 9-5-2　2014 年 7 月，中国西部第八届放射学会主要专家合影

第二节　历届专科委员会主委、副主委名单(列表)

届次	起止时间(年)	主任委员	副主任委员	秘书长
第一届	1979.09—1986.11	贾振英	周祥麟,张德勋	胡挽华
第二届	1986.11—1996.08	贾振英	胡挽华,印淑贤,蒋志泽	胡挽华
第三届	1996.08—2001.07	牛广明	欧阳墉,张拓塞,王锦山	王锦山
第四届	2001.07—2006.07	牛广明	王锦山,马和平,苏秉亮	王锦山
第五届	2006.07—2010.08	牛广明	马和平,苏秉亮,王颖,马俊勇,王杰,张凤翔	刘挨师,张强,高阳
第六届	2010.08—2014.07	刘挨师	马和平,侯先文,王杰,张凤翔,李振山,张强	蒲俊智,贺玉玺,张雪峰
第七届	2014.07—至今	刘挨师	王杰,张凤翔,张强,李振山,张晓琴,张雪峰,王利东,龚金山,孙凯	蒲俊智,贺玉玺

第三节　刘挨师教授简介

一般情况:刘挨师(图9-5-3),男,1965年生,2003年北京大学医学部博士毕业,2004年赴日本山梨大学医学部学习。内蒙古医科大学学术带头人,内蒙古医科大学附属医院学科带头人。内蒙古医科大学附属医院影像医学与核医学教研室主任,影像诊断科主任,三级正高,硕士生导师。

工作业绩:以第一作者及通讯作者在各类杂志发表论文80余篇。主编(译)及参编教材著作8部。获省部级科技进步二等奖5项,科研经费资助近80万元。获内蒙古医科大学优秀工作者、优秀研究生导师、教学名师等荣誉称号。

学术任职:中华放射学会委员,中华放射学会心胸专委会委员,中华放射学会质量控制与质量安全专委会(筹)委员;内蒙古医学会放射学分会主任委员,《中华放射学杂志》通讯编委。

专业方向:擅长胸部疾病的影像学诊断与鉴别;主要研究方向:①多层螺旋CT血管成像;②CT灌注成像与双能成像。

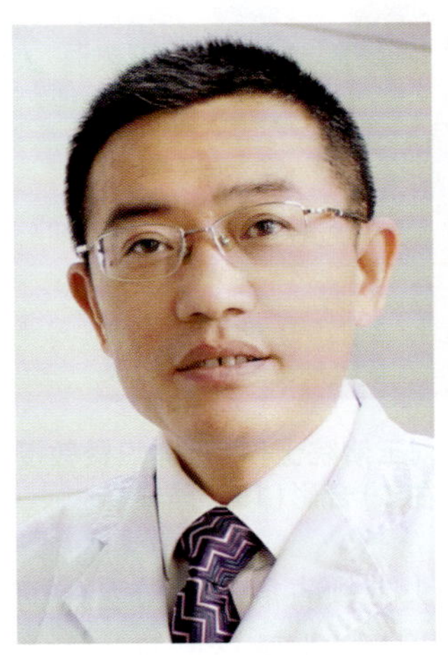

图9-5-3　刘挨师教授

第六章　辽宁省医学会放射学分会

第一节　简　　史

辽宁省医学会放射分会成立于 1980 年 10 月 22 日，曾用名为“中华医学会辽宁分会放射科学会”。第一、二及三届全委会每两年召开一次，第四届全委会规定以后每年召开一次全委会，每四年召开一次换届选举会。

主要品牌学术活动包括召开每年一次的辽宁省放射分会年会，从 1994 年第六届专科委员会开始，每两年举办或参加一次东三省放射分会年会（图 9-6-1）。每年定期召开和举办各类型服务基层的继续教学学习班，覆盖范围广泛，涵盖放射影像诊断、介入治疗和核医学（PET/CT、PET/MR 等）。值得一提的是，从 2001 起的每年重阳节，辽宁省放射学分会专委会代表成员会集体慰问对本省放射学事业做出卓越贡献的老前辈，该敬老活动至今已坚持了 16 个年头，从未间断（图 9-6-2）。

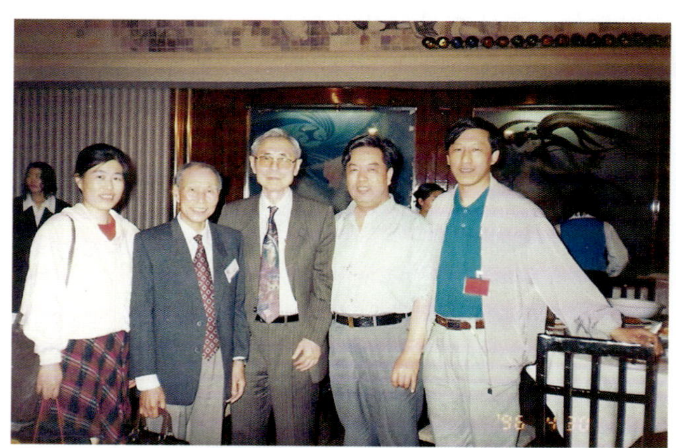

图 9-6-1　刘玉清院士（中）、陈炽贤教授（左二）、吴振华教授（右二）合影（1996 年）

20 世纪五十年代起，由陈炽贤教授牵头带领省放射学分会一直参与各次尘肺 X 线诊断标准的制定及修订工作，参与并牵头研究国家“七五”攻关课题“尘肺诊断标准的修订”受到国家计委、财政部、卫生部的表彰，1991 年获卫生部颁发的优秀标准特等奖；1992 年“尘肺诊断指标研究”获国家卫生部科学技术进步三等奖。此外还参加工业氟中毒骨病的诊断标准制定及流行病学研究，1986 年“地方性氟中毒流行病学研究”获辽宁省科技进步二等奖。八十年代起，陈丽英教授牵头我省儿科放射学及肝癌的基础及影像研究，作为主要负责人负责的《胎粪性腹膜炎的临床与 X 线研究》获卫生部 86 科技进步甲级奖。2000 年起，在前辈们的基础上，

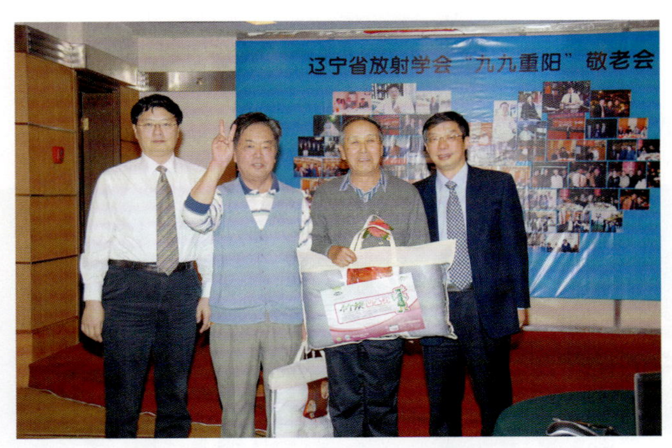

图 9-6-2　辽宁省放射学会"九九重阳"敬老活动

以郭启勇教授牵头的肝纤维、小肝癌及胆道疾病的精准影像诊断、治疗及相关技术的基础及临床研究，以及徐克教授牵头的放射介入治疗研究、罗娅红教授牵头的乳腺癌精准影像诊断研究、伍建林教授的胸部影像研究、刘爱连教授的能谱 CT 临床应用研究等等不仅填补了国内空白，在各自研究领域内亦处于国际领先水平。

1989 年，陈炽贤教授担任中华医学会放射学分会"临床放射学函授大专班"东北地区负责人，带领学会成员为中国医科大学"医学影像系"的设立及教材编写做了大量工作，1997 年获国家教委教学成果"二等奖"；担任医学影像系教材《放射学》上册第 1 版及《实用放射学》第 2 版的主编，后者获 2000 年辽宁省科技进步"一等奖"；国家出版署优秀科技图书"三等奖"及国家科技进步"三等奖"。郭启勇教授担任《实用放射学》第 3 版的主编，此外还主编国家"十二五"专业教材 1 部，全国住院医师规范化培训教材 1 部，本科生用专业本科教材 3 部等，获国家级精品课程 1 项。

辽宁省医学会放射分会每年都会被授予"省医学会优秀专科分会"，是辽宁省医学会各分会中的佼佼者。除此之外，辽宁省医学会放射分会积极支持和参与中华医学会放射学分会的各项活动，人才辈出，其中郭启勇教授、徐克教授分别为中华医学会放射学分会第 12 届和 14 届委员会主任委员，可以用"中国放射学领域医、教、研乃至管理人才培养的摇篮"来形容辽宁省医学会放射分会，过去是，现在是，相信未来也会是。

第二节　历届专科委员会主委、副主委名单(列表)

届次	起止时间(年)	主任委员	副主任委员	秘书长
第一届	1980. 10—1982. 10	王家璘	朱德球，陈炽贤，胡为民，张景荣，车玉良，吴志尧	姜淑德
第二届	1982. 10—1984. 10	王家璘	马维业，车玉良，杜筠，吴志尧，陈炽贤，张景荣，胡为民，郎志谨	姜淑德
第三届	1984. 10—1986. 09	王家璘	马维业，车玉良，杜筠，吴志尧，陈炽贤，张景荣，胡为民，郎志谨	姜淑德
第四届	1986. 09—1990. 05	陈炽贤	郎志谨，胡为民，张景荣，高汝贵，吴志尧	吴振华
第五届	1990. 05—1994. 04	陈炽贤	王志荃，张景荣，胡为民，吴志尧，郎志谨	吴振华
第六届	1994. 04—1998. 06	吴振华	郎志谨，王志荃，刘振春，马述盛	郭启勇
第七届	1998. 06—2002. 06	吴振华	郎志谨，徐克，胡连源，郭启勇	郭启勇
第八届	2002. 06—2006. 07	郭启勇	王志铭，叶滨滨，伍建林，何丹，罗娅红，徐克，胡连源	卢再鸣
第九届	2006. 07—2010. 07	郭启勇	徐克，王志铭，刘兆玉，伍建林，何丹，罗娅红，徐荣天	卢再鸣
第十届	2010. 07—2014. 09	郭启勇	王志铭，刘兆玉，何丹，伍建林，李松柏，杨本强，罗娅红，徐克	卢再鸣
第十一届	2014. 09—至今	郭启勇	伍建林，李松柏，刘兆玉，杨本强，刘爱连，边杰	卢再鸣

第三节　郭启勇教授简介

（略，详见中华医学会放射学分会重要人物介绍）

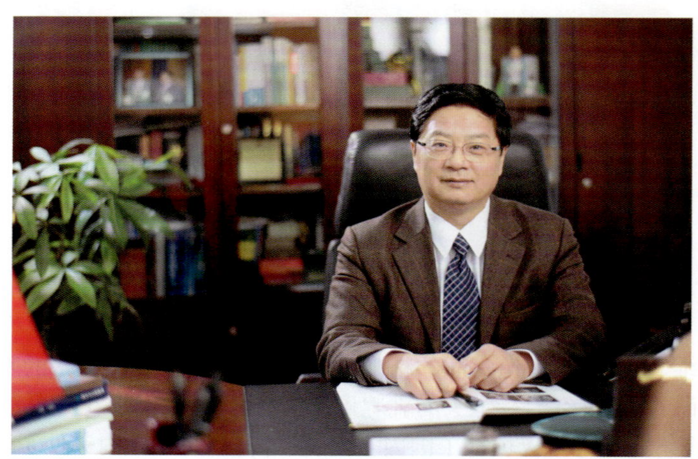

图 9-6-3　郭启勇教授

第七章　吉林省医学会放射学分会

第一节　简　　史

吉林省医学会放射学分会成立于1964年，至今已走过近半个多世纪历程，在谢铁臣、王世田、公纯秀、杨海山等历届专家、前辈的领导和努力下，从无到有，不断发展壮大。杨海山教授，历任四届吉林省医学会放射分会主任委员，在吉林省放射分会发展和壮大过程中是卓越的领导者和推动者，是国内资深的介入专家，也是吉林省介入放射学的创始人，1985年在吉林省率先开展介入治疗技术，1987年杨教授在国内较早建立了介入病房。2000年放射技术分会成立；2002年放射治疗分会成立；2003年放射防护分会成立；2004年放射介入护理分会成立；2014年放射介入分会成立；2015年吉林省放射医师分会成立。在杨海山教授带领下，先后于2008年8月承办全国骨关节会议及多次举办东北三省、吉林省年会和省内基层巡讲活动，极大地提升全省放射学整体水平和在全国的影响力（图9-7-1）。

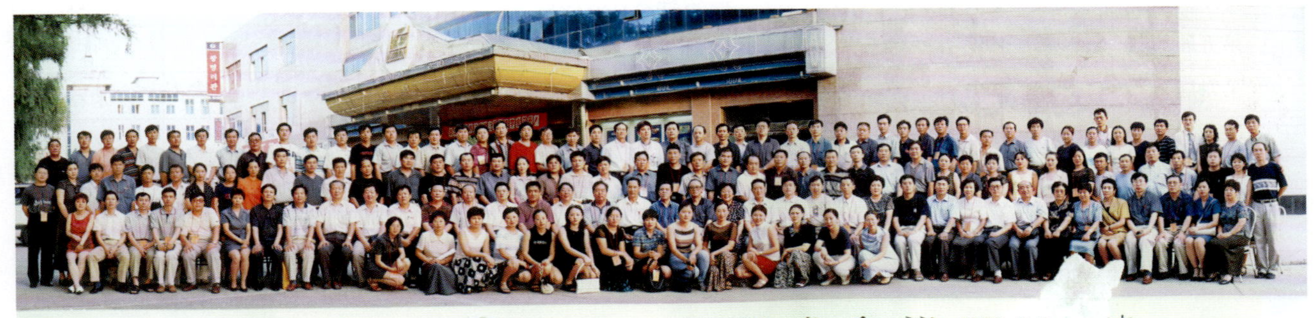

图9-7-1　2000年东北三省第三届放射学术会议

第十届放射学分会成立于2014年12月，由张惠茅教授任主任委员，常务委员和委员69位，遍布吉林省各个地区。经过第一次常务委员会讨论决定、全体委员会表决通过，放射学分会决定成立8个专业学组，分别由各位副主任委员兼任组长。2015年12月4日北华大学附属医院张铎教授在吉林市率先成立腹部影像诊断学组，共有成员25位。青年委员会于2016年4月22日在四平市成立，由白莉教授担任组长，共有成员38位。心胸影像诊断学组于2016年7月1日在延吉市成立，由全松石教授担任组长，共有成员28位。肌骨影像诊断学组于2016年8月5日在长春市成立，由柳林教授担任组长，共有成员23位。自2015年来，放射分会承办了3届吉林省医学会放射学术年会，共邀请国际影像学和国内顶尖影像学专家百余人次（图9-7-2）。各学组自成立以来和中华医学会放射学分会各学组合作，先后在全省多次举办REACH、好医生和STAR会议，极大地促进吉林省影像人员专业化分组。同时也多次邀请国内外知名专家，在全省各地举办多次巡讲活动及大型学术会议，覆盖全省、惠及基层，提升了全省影像专业技术水平。2017 年 9 月 23—24 日在长春由吉林大学白求恩第一医院承办“亚洲腹部放射学会继续教育项目（ASAR ELC）”。ASAR EL 首次在中国召开，师资队伍由来自日本、韩国、印尼等国家及中国台湾等地区一流腹部放射学专家组成，是一场具国际影响力的腹部放射影像诊断学盛会，推动中国和东北地区腹部放射学事业的发展。

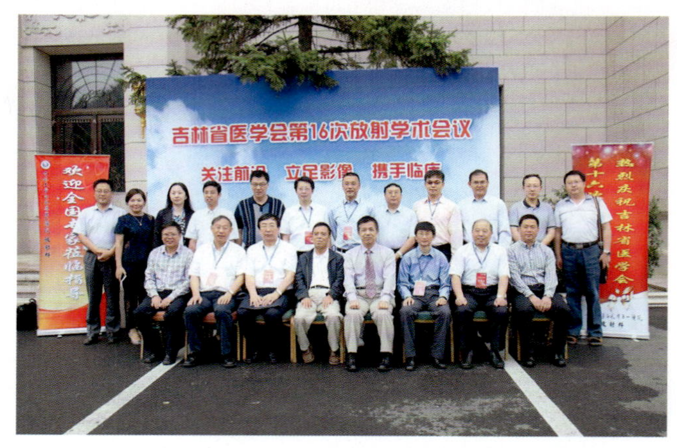

图 9-7-2　2015 年，吉林省医学会第 16 次放射学术会议专家合影

第二节　历届专科委员会主委、副主委名单（列表）

届次	起止时间（年）	主任委员	副主任委员	秘书长
第一、二届	1964—1979 年	谢铁臣	王世田	黄震
第三届	1979—1984 年	王世田	包可杰，谢铁臣	高峰
第四届	1984—1988 年	王世田	公纯秀，汪万城	赵峰
第五届	1993—1996 年	公纯秀	陈大誉，汪一，李荣斌	袁庆海
第六届	1996—2001 年	杨海山	陈大誉，李荣斌，周韬	来颖
第七届	2001—2005 年	杨海山	郑振权，刘文烈，李淑荣	来颖
第八届	2005—2009 年	杨海山	王大伟，陈志仁，来颖，李吉，张铎，赵志梅	张惠茅
第九届	2009—2014 年	杨海山	王大伟，陈志仁，来颖，张铎，赵志梅	张惠茅
第十届	2014 年—至今	张惠茅	陈志仁，白莉，全松石，张铎，柳林，赵继红，韩雪立	李晶

第三节　张惠茅教授简介

一般情况：张惠茅（图 9-7-3），女，1970 年生，博士学位，吉林大学第一医院放射线科主任，主任医师，教授，博士生导师。

工作业绩：近年来，以第一作者或通讯作者发表 SCI 收录论文和统计源期刊论文 30 余篇；主译著作 1 部，副主编、参编、参译专著 8 部；主持科技部国际合作、国家卫计委、国家自然科学基金等项目 23 项；获吉林省科技进步一等奖和二等奖各一项，发明专利 1 项，吉林省自然科学学术成果奖和吉林省教育厅奖等 4 项。

学术任职：中华医学会放射学分会第十四届全国委员；中华医学会放射学分会第十四届腹部学组委员；中华放射学分会对比剂安全使用工作组副主任委员；中国医师协会放射医师分会第四届常委；中国医师协会放射医师分会第三届全国委员；老年医学放射专委会副主任委员；中国医学影像技术研究会放射学分会第四

届委员；中国抗癌协会肿瘤影像专业委员会第三届委员；吉林省医学会放射学分会主任委员；吉林省医师协会放射医师分会副主任委员；吉林省医学影像医疗质量控制中心副主任；吉林省医学会第三届放射医学与防护学专科分会常务委员。

专业方向：擅长功能影像学在腹部疾病诊断和临床应用，包括分子影像学和医工结合影像大数据应用，主要研究方向：①原位结直肠癌肿瘤模型建立及多模态分子影像学应用②CT 结肠成像在临床应用③结直肠影像数据库建立及大数据分析。

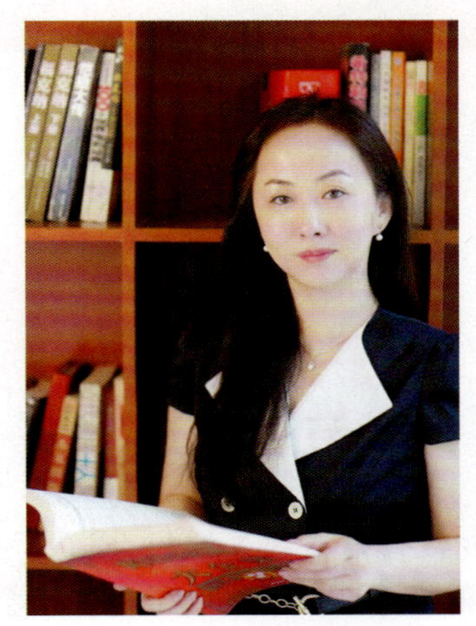

图 9-7-3　张惠茅教授

第八章　黑龙江省医学会放射学分会

第一节　简　　史

1926 年，哈尔滨市立医院购置了黑龙江省第一台 X 线机，成立了我省第一个 X 线室，标志着我省放射学科发展的开端。1951 年，我省第一个放射学术组织，黑龙江省医学会放射学分会前身：哈尔滨市放射学会成立。

风风雨雨 60 余载，黑龙江省医学会放射学分会历经了“文化大革命”的洗礼和改革开放春风的沐浴，经过几代放射人的不断耕耘努力，省放射学分会在学会建设、技术发展、科研创新及人才培养等方面取得了突飞猛进的发展。

建会初期放射人才匮乏，省放射学分会仅由 5 名委员组成，而目前已发展成为由 50 余名遍布全省的国内知名放射学专家委员组成的专业学术委员会，下设 4 个学组（腹部学组、心胸学组、介入学组、磁共振学组），并另设青年委员会；各医学影像科室也从最初仅有的暗室透视摄影简陋设备，发展成为由网络、数字化先进技术支撑的多种大型影像诊疗设备一体化的影像诊疗中心。

在医学影像技术发展方面，几代学会带头人及骨干更是百家争鸣、百舸争先：1953 年哈尔滨医科大学附属第一医院安装了德国 Muller 400mA X 线诊断机并附有直线断层设备及 X 线影像设备，在省内率先开展了心导管检查术；同年，哈尔滨医科大学附属第一医院引进前苏联 200kV X 线治疗机及 60kV X 线治疗机，在省内率先开展了放射治疗技术；1958 年哈尔滨医科大学附属第二医院安装了 1000mA 大型 X 线诊断机并附有快速换片装置及高压注射器，在省内率先开展了血管造影检查技术；1983 年哈尔滨市立医院引进全国第一台头颅电子计算机断层扫描仪，率先开展头部 CT 检查技术；1987 年哈尔滨市第一医院引进了省内第一台核磁共振，率先开展磁共振检查技术；2004 年由哈尔滨医科大学附属第四医院申宝忠教授引进东芝 64 排多层螺旋 CT，在省内率先开展了冠状动脉 CTA 技术；2015 年由哈尔滨医科大学附属第四医院申宝忠教授引进亚洲首台高分辨 PET/MR/CT，实现分子水平恶性肿瘤的早期发现和早期诊断。

在人才培养方面，省医学会放射学分会从最初科研教学空白状态，发展到目前拥有 50 余位硕、博士研究生导师，年均培养专业硕士及以上学历人才近百人的专业学术团队。目前，主持国家 973 计划项目、科技部国际合作项目、国家自然科学基金重大仪器研制项目、重点项目、面上项目等国家级、省部级项目 50 余项，其中国家自然科学基金重大仪器研制项目资助金额就达 7133.77 万元；获国家科技进步奖二等奖，其他国家级、省部级奖励百余项；申报并获得国家发明专利近 40 项；主编及参编专业著作 20 余部；发表 SCI 文章 111 篇，中华级别文章 200 余篇。

黑龙江省医学会放射学分会成立至今已成功承办了多届东北三省放射学年会，并于 2015 年 9 月成功承办了国内放射学最高级别的学术盛会：中华医学会第二十二届全国放射学学术大会，同时，学会每年都会积极邀请国际、国内放射学专家到黑龙江巡回讲学，平均开展各类继续教育项目 30 余次，为黑龙江省放射学青年队伍的不断壮大及学会的声名远播提供了平台和契机，也为黑龙江省放射学的快速、健康、持续发展做出了不可磨灭的贡献。

2005 年，黑龙江省第七届放射学会专业委员一致选举哈尔滨医科大学附属第四医院院长兼医学影像中心主任、卫生部有突出贡献中青年专家、国家科技进步奖获得者、国家 973 计划项目首席科学家申宝忠教授任主任委员。在此之后，黑龙江省医学会放射学会快速发展壮大，目前主任委员及副主任委员 8 人，秘书 1 人，委员 45 人。近年来，黑龙江省医学会放射学分会一直将推动我省放射学术进步和学科建设及临床专业和科研工作的发展为己任，并积极推动行业标准、规范及指南的制定，在申宝忠教授的指导及带领下，尤其注重与国内、国际放射学权威组织建立广泛联系，积极地将我省放射学界人才与成果推向世界舞台，促进了我省医学放射学事业的飞快发展。

第二节　历届专科委员会主委、副主委名单（列表）

届次	起止时间	主任委员	副主任委员	秘书长
第一届	1987—1990 年	王柱石	张慕骞	王儒真
第二届	1990—1993 年	王柱石	王儒真	李一焕
第三届	1993—1996 年	刘炳环	李一焕	于树江
第四届	1996—1999 年	刘炳环	于树江	申宝忠
第五届	1999—2002 年	于树江	申宝忠	王丹
第六届	2002—2005 年	于树江	申宝忠	刘白鹭
第七届	2005—2008 年	申宝忠	王丹、刘白鹭	姜洪
第八届	2008—2011 年	申宝忠	姜洪、张晓凡	李晓陵
第九届	2011 年—至今	申宝忠	张修石、李晓陵	杨坡

第三节　申宝忠教授简介

一般情况：申宝忠（图 9-8-1），男，1961 年出生，医学博士学位，博士生导师，一级主任医师/国家二级教授，享受国务院特殊津贴专家、国家科技进步奖获得者、国家 973 计划项目首席科学家、国家自然科学基金重大仪器研制项目首席科学家。

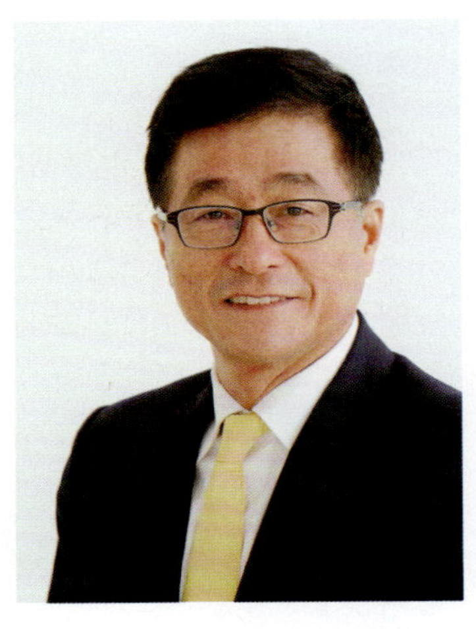

图 9-8-1　申宝忠教授

工作业绩:先后主持国家973计划项目、科技部国际合作项目、国家自然科学基金重大仪器研制等国家级、省部级项目28项,仅国家自然科学基金重大仪器研制项目资助金额就达7133.77万元;作为第一完成人获国家科技进步奖二等奖,其他国家级、省部级奖励66项;申报及获得国家发明专利30项、国际PCT专利1项及实用新型专利1项;主编国内第一部分子影像学专著《分子影像学》。主编及参编专业著作18部;发表SCI文章111篇,最高影响因子18.460。

学术任职:国家科技部肿瘤学、分子影像学专业主要评审委员;国家自然基金委肿瘤学组评审组长、分子影像学组主要评审委员;中国医学影像技术研究会副会长;中华医学会分子医学学会首任主任委员;中华放射学会分子影像学组首任组长;中国抗癌协会肿瘤微创治疗专业委员会主任委员;中国生物物理学会分子影像学专业委员会副主任委员;黑龙江省医学会放射学分会主任委员。

专业方向:目前研究方向集中在肿瘤及心血管系统疾病的分子成像研究、分子成像科研设备的研制。包括肿瘤分子成像仪器设备的研制、分子成像新靶点的筛选及确认、新型纳米材料的可控制备、分子成像探针的构建及合成、肿瘤及心血管靶向分子成像、分子靶向药物的研发及分子成像引导下的微创介入治疗。

第九章　上海市医学会放射学分会

第一节　简　　史

20 世纪 20 年代初期，随着 X 线诊断的发展，上海各大医院先后成立了 X 线科，放射医学逐步成为独立的学科。1937 年 4 月 1 日，中华医学会第四届代表大会在上海中山医院召开，中华医学会放射学分会成立。1951 年，在上海市医学会的组织下，上海放射学会集体加入中华医学会放射学会而成立了中华医学会放射学会上海分会。1951 年 6 月，中华医学会放射学分会在上海同济医院举行常委会讨论通过关于放射工作人员的劳保提案。1953 年，上海放射学会制定了 X 线诊断及治疗常规、结核病诊断标准，讨论放射工作者的劳动保护问题、放射器械设备及防护设备的情况，成立了《中华放射学杂志》在沪编辑投稿协助委员会，负责有关投稿工作，并负责答复上海市卫生局转交有关的医疗纠纷和外地医院会诊讨论事宜。“文革”后，1979 年 4 月召开复会后的第一次委员会会议，讨论了组织分工，决定成立诊断、治疗、技术、同位素等四个专题组。同时，在诊断组下又设骨骼与软组织、消化、循环、呼吸、小儿、神经与五官、泌尿与生殖等七个小组。1981 年，成立了上海放射技术组，1982 年 7 月又在技术组下分设了机器、投照、暗室三个小组，分别开展学术交流活动。2006 年 8 月成立了上海市医学会影像技术分会，从此影像医学的诊断和技术两大组成部分都有了自己的学会。

1957 年起，卫生部委托邹仲主持开办了为期一年的全国放射医师进修班，共 4 期。童国璋、荣独山、徐惊伯、朱大成、孔庆德、邹仲等为全国各地培养了大批业务骨干（图 9-9-1）。之后历届上海放射学会都很重视继

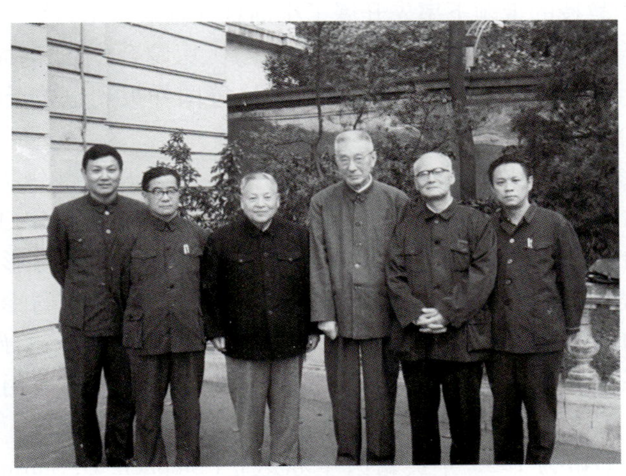

图 9-9-1　邹仲教授与当时上海市放射学会同道们合影：陈星荣，朱大成，荣独山，邹仲，徐惊伯等

续教育，举办了全国具有影响的腹部影像学习班（中山医院），神经影像学习班（华山医院），胸部影像学习班（长征医院）等等，为全国培养了大批放射人才。作为全国住院医师规范化培训的试点城市，目前全市有近30家三级及二级医院设有医学影像科培训点，每年有超过100名经过专业化培训并测试合格的影像科年轻医师进入到一线工作中。

上海学术气氛活跃，每年都有很多国内外学术会议和交流活动。自1951年始，每周进行涵盖全市的放射学讨论和交流活动。自1953年始，每月开展二次学术活动（专题讲座及读片讨论各一次）。改革开放后，上海放射学会举办的学术活动更加活跃，2011年8月，上海市放射学年会正式更名为东方放射学大会（Oriental Congress of Radiology，OCR），至2016年12月，共举办了六届东方放射学大会，已经成为上海乃至全国的品牌会议之一。2004年5月，上海放射学分会组织了国际医学磁共振学会（ISMRM）在上海的学术研讨会，这是ISMRM第一次在中国举行的学术活动。2004年7月，第六届全国介入学术大会在上海召开。2004年10月，亚洲大洋洲神经和头颈部放射年会（AOCNHNR）暨第八届中华医学会神经放射学术大会在上海召开。2006年6月，第二届世界医学高峰会议暨展览会（World Medicine Summit Symposium & Exhibition，WMSE）在上海隆重举行。2010年4月举办第26届国际放射学大会（International Congress of Radiology，ICR），是迄今为止在上海乃至国内举办的最大型影像医学国际会议。2010年11月，中国人民解放军医学会放射诊疗专业委员会第十三次学术大会在上海召开。2012年5月第十一届全国心胸放射大会在上海召开，期间召开了亚太心胸放射学会执委工作会议，长征医院刘士远教授被推选为亚太心胸放射学会候任主席。2017年10月13—15日，由中华医学会、中华医学会放射学分会主办，上海市医学会、上海市医学会放射学分会承办的中华医学会第二十四次全国放射学学术大会（CCR 2017）暨第七届东方放射学大会（7th OCR）在上海世博中心胜利举行。本届大会广泛邀请国内外放射学界知名专家，共设分会场21个，大会主题报告18个、专题报告496个、论文交流260个，纸质壁报484篇，电子壁报3572篇，书面交流3094篇，注册代表达7000余人。本次大会规模之大、参与人数之多、专家水平之高、会议组织之精，创奇数年会新高；大会涵盖了分子影像、功能成像、精准医学、大数据、互联网及云医疗、人工智能等热点议题，从宏观到微观、从解剖到功能、从大体到分子、从影像组学到基因、从大数据到云平台、从临床思维到精准影像，全面展示我国放射学新成就，打造了国际化的学术交流平台，充分展示我国放射学整体水平和专业特色，进一步提升了我国医学影像学的国际地位和影响力。

上海是医疗器械和药品的研发高地。1951年上海精密医疗器械厂首先试制200mA四管全波整流型X线机，1953年起以“建设牌”命名，批量生产。1954年，上海市复旦大学试制成功固定阳极X线管。1954年，上海胸科医院的郭德文教授自行设计了国内第一台人工快速换片机。1958年，X线摄影用胶片由上海感光胶片厂首先研制成功并投入批量生产。1973年，上海第二医学院附属瑞金医院与有关研究单位合作，试制成钼靶软组织摄影X线机。1983年，第一台颅脑CT装置由上海医疗器械研究所等试制成功。20世纪60年代初，华山医院放射科在刘德华教授的带领下率先开展了小剂量气脑造影术，这一技术发明大大降低了常规剂量气脑造影的风险。1978年，上海医疗器械研究所与有关工厂、医院合作，研制成稀土材料增感屏，在第一届全国科技大会上该项目获重大科技成果奖，美国《纽约时报》等国外报刊也曾予以报导。1983年，由华山医院等单位共同研制的硫酸钡获国家科技进步奖。

上海放射界积极开展影像基础及临床科研工作，获得了国家及省部级大量基金的支持，包括国家自然基金重点项目（刘士远，2013年）、科技部重点研发（严福华，2016年；王培军，2017年）或重大国际合作（刘士远，2016年）的支持。在发表大量高质量文章的前提下，上海影像界获得省部级及国家级奖项50余项，其中周康荣教授等的“影像学和介入放射学新技术在肝癌诊断和治疗中的系列研究”（2005年），李明华等“脑动脉瘤及相关血管无创成像和微创治疗新技术的研究及其临床应用”（2014年），耿道颖等“中枢神经系统重大疾病CT/MRI关键技术的创新与临床应用”（2015年）分别荣获国家科技进步二等奖。

我国第一本放射学专业书籍为1933年英籍医生苏达立（Stephen. D. Sturton）、傅维德合编的《X光线引偕》，由中华医学会出版。1953年，荣独山编写出版了《普通X线诊断学》，之后不断再版，成为各医学院校放射诊断学的主要教材。1962年，邹仲、曹厚德合作出版的《X线检查技术》是第一本由诊断专家及技术专家编写的大型技术专业书籍。1995 年尚克中教授等主编的《胃肠道造影原理与诊断》;1999 年,江浩教授主编的《骨与关节 MRI》;2000 年,李明华主任主编的《神经介入影像学》;2005 年,陆建平和刘崎教授主编的《三维增强磁共振血管成像》;2012 年,刘士远教授主编的《实用胸部影像诊断学》都是有影响的学术专著,分别获得了华东及解放军的出版奖。2016 年,由冯晓源教授领衔主编、汇聚上海放射学界百余位影像专家的智慧并获得上海市科技出版基金和国家科学技术学术著作出版基金资助的《现代医学影像学》正式首发。

上海市医学会放射学分会茁壮成长,不断壮大,多次获得上海市医学会优秀学会称号(图 9-9-2)。

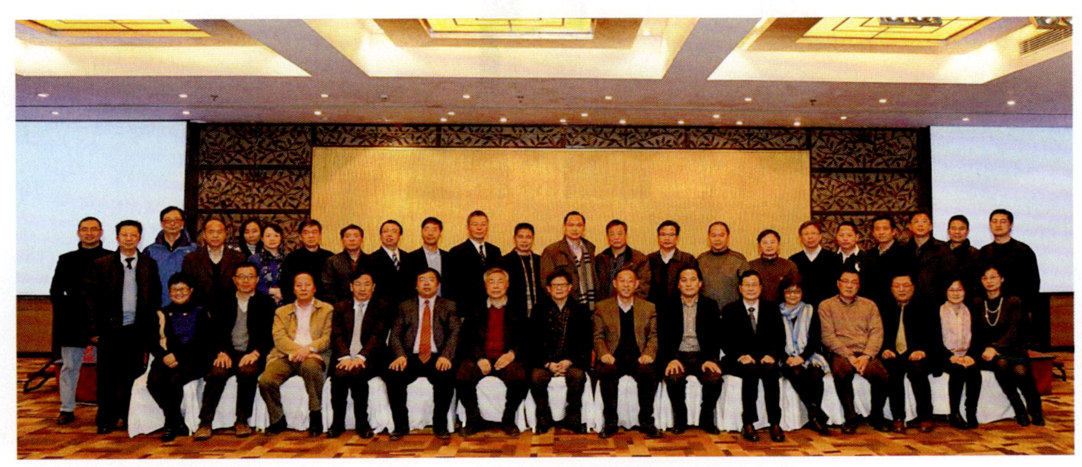

图 9-9-2　2017 年 3 月 14 日召开上海市医学会放射学分会委员扩大会议

第二节　历届专科委员会主委、副主委名单(列表)

届次	起止时间(年)	主任委员	副主任委员	秘书长
第一届	1951	袁昌炽	孔庆德	魏敦和
第二届	1953	荣独山	徐惊伯	孔庆德,童国璋,魏敦和
第三届	1954	朱大成	陈又新	钟宝炎
第四届	1955	陈又新	朱大成	童国璋
第五届	1956	荣独山	徐惊伯	陈又新,童国璋(代)
第六届	1957	邹仲	朱大成	钟宝炎,王快雄
第七届	1979—1984 年	邹仲	孔庆德,朱大成,张去病	林贵,徐季廎
第八届	1984—1989 年	孔庆德	陈星荣,叶新华	徐季廎
第九届	1989—1994 年	陈星荣	叶新华,丁乃时	徐季廎
第十届	1994—1998 年	徐季廎	沈天真,江浩,曹厚德	冯晓源
第十一届	1998—2003 年	沈天真	周康荣,江浩,肖湘生	冯晓源,陈克敏,田建明
第十二届	2003—2007 年	冯晓源	陈克敏,田建明,李明华	宋济昌
第十三届	2007—2010 年	陈克敏	李明华,刘士远,耿道颖	宋济昌,许建荣
第十四届	2010—2013 年	李明华	刘士远(候任主委),许建荣,耿道颖,曾蒙苏	姚伟武,陆建平,王嵩
第十五届	2013—2017 年	刘士远	王培军(候任主委),严福华,彭卫军,程英升,詹松华	姚振威,陶晓峰

第三节 刘士远教授简介

（略，详见中华医学会放射学分会重要人物介绍）

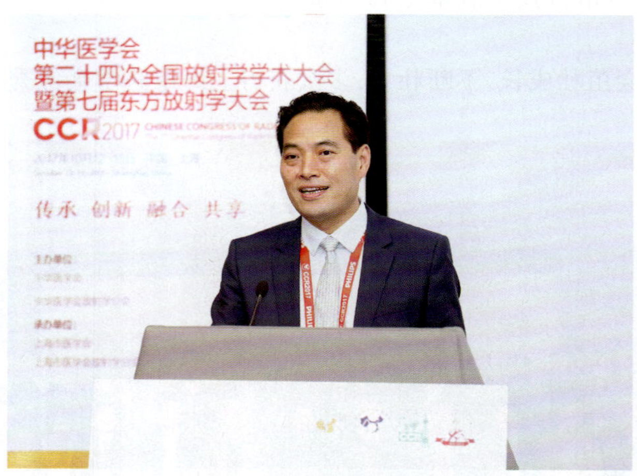

图 9-9-3 刘士远教授

第十章　江苏省医学会放射学分会

第一节　简　　史

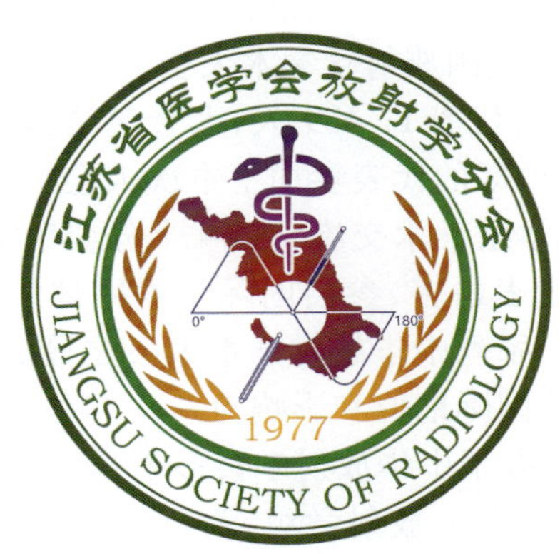

图 9-10-1　江苏省医学会放射学分会会标

江苏省于 1977 年 10 月成立放射学组，时任组长为苏州医学院附属第一医院院长兼放射科主任陈王善继担任，1980 年第一届放射学分会正式成立，陈王善继担任主任委员，至今已第九届。

清光绪九年（1883）建立的苏州博习医院（苏州大学附属第一医院前身）于 1897 年 12 月从美国引进第一台 X 光机，在国内数第一家医院。从德国物理学家威廉·伦琴 1895 年 1 月 8 日在实验室发现 X 射线；到 X 光机问世，仅两年不到时间就引进到中国，可见西方先进科技的“兵贵神速”。作为苏州博习医院创办人之一，首任美籍院长柏乐文，对西医在苏州的发展、传播科学技术、推动西风东渐，其功不可磨灭。苏州博习医院，不仅在我国第一个从美国引进和使用 X 光机，而且培养了大批影像医学人才。苏州博习医院（1883—1954 年）最后一任院长、著名放射医学家、一级教授陈王善继主任医师就是其中杰出的代表，他历任苏州医学院附属第一医院院长、苏州医学院院长，曾是上世纪六十年代我国放射医学界领军人物。先进技术的引进与使用，成就了几代人的发展。陈王善继引领江苏医学影像学数十年。1936 年 4 月荣独山受国民党中央政府委托在南京中央医院（南京军区南京总医院）创建放射科，黎光煦 1942—1949 年在南京中央医院工作并任主任。自 1977—2006 年陈王善继、钱铭辉、丁乙相继为江苏省放射学会主任委员。曾担任副主任委员的有冯亮、蒋寿鹤、王钟祺、蔡锡类、魏宝清、张满达、李麟荪、伍福庆、陈君坤、胡振民、王宏德。老一辈放射学家德高望重，敢为人先，为江苏和我国放射学的健康发展做出了杰出贡献。2006 年 5 月开始，滕皋军、卢光明相继任 6 ~ 9 届江苏放射学会主委，与副主委王德杭、祖茂衡、胡春洪、李澄、朱斌、徐凯、顾建平、施海彬、邓刚及全体放射同仁真诚团结，努力拼搏，翻开了江苏放射学新的一页。滕皋军任东南大学附属中大医院院长，中华放射学会副主委，是全国介入放射学和分子影像学的学科主要带头人之一，获得国家科技进步奖 3 项，在国内外影响力很大。滕皋军、卢光明均为国家 973 计划项目首席科学家，国家科技进步奖获得者、江苏省医学杰出人才（全省 13 人），两人所领导的学科均为江苏省临床医学中心（全省医学界 10 个，放射学科占 2 个），培养了国家自然科学基金杰出青年、优秀青年基金获得者共 4 名。

江苏作为全国的经济大省之一，不仅人才辈出，临床、科研和教学硕果累累，在学术交流方面，也做出了巨大贡献。江苏省放射学会分别承办了 3 次全国放射学学术大会。1978 年 11 月，全国地区性放射学学术会议在江苏苏州召开。大会主席：汪绍训；大会执行主席：钱铭辉。这是学术活动停止了 15 年，改革开放以来第一次全国性放射学学术会议，参会代表达 800 人。2007 年 10 月，中华医学会第 14 次全国放射学学术会议在江苏南京召开（图 9-10-2）。这次盛会的参会代表首次达 2000 人，尤为突出的是 50 多名高层次外国专家出席，其中包括北美、欧洲、日本、印度、韩国等多个地区和国家的放射学会主席。RSNA 派出了以当任主席和当选主席为首的 10 人代表团；北美放射学会、欧洲放射学会、韩国放射学会在本次大会上设立了展台。会议收到学术论文 2858 篇，除来自包含中国香港、中国台湾在内的我国各省市、地区外，来自其他国家和地区的学术论文有 21 篇。大会创下当时投稿论文最多、参会代表最多、参会国际学术团体最多、学术讲座和论文报告量最大、学术活动形式最丰富、信息水平最高等一系列的中华放射学会年会之最。大会的另一方面特色是老专家到会最多，原主任委员刘庚年教授、刘玉清教授、戴建平教授均到会，德高望众的 93 岁高龄的李果珍教授到会，原副主任委员吴恩惠教授、陈星荣教授、闵鹏秋教授、高玉洁教授均与会。此外，本次大会第一次创办《每日快讯》，最多一天出版 36 个版面。

2016 年 10 月，中华医学会第 23 次全国放射学学术大会、中华医学会第 24 次全国影像技术学术大会在江苏苏州召开（图 9-10-3）。大会注册代表 11 489 人，大会邀请国内外放射学界知名专家，海外嘉宾达到了 200 多位，全球共有 19 个国家及地区的代表参加了本次大会，开设有院士论坛、国际论坛等，国际化特色明显。大会举办了二十几个专业学组学术交流，在 44 个分会场安排了主题演讲和专题讲座 1153 场，盛况空前。创下投稿论文最多、参会代表最多、参会国际学术团体最多、学术讲座和论文报告量最大、学术活动形式最丰富、信息水平最高等一系列中华放射学术大会之最。充分展示我国放射学整体水平和专业特色，进一步提升我国医学影像学的国际地位和影响力。

江苏放射学会自 2004 年以来还承办了中华放射学会多个学组（专委会）的学术大会，如磁共振学组、腹部学组、肌骨组、乳腺学组、儿科学组、介入放射学组、头颈学组、青年学组等。2017 年承办 4 场中放专委会全国会议，神经影像专委会（4 月）、质量控制与安全管理专委会（6 月）、分子影像专委会（7 月）及心胸专委会（8 月）。江苏省放射学会每年还举办省年会，多与全国学组会联合召开，得到了全国专家的大力支持，增进了友谊，促进了江苏放射学的快速发展。江苏省放射学会成立了介入放射学组、磁共振学组、神经学组、心胸学组、腹部学组、肌骨学组、儿科学组及青年学组。各学组每年召开学术会议，通常与江苏

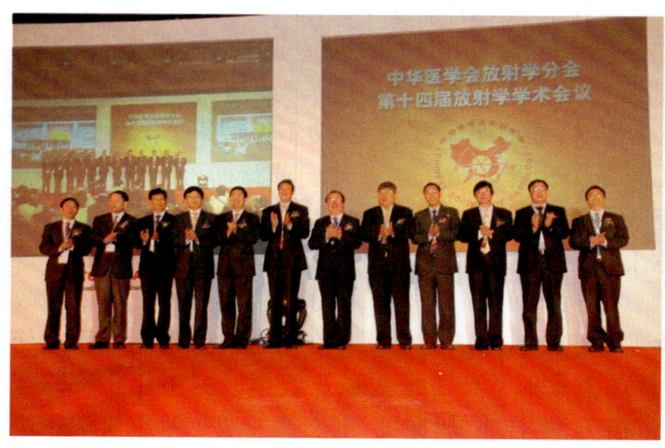

图 9-10-2 2007 年 10 月在江苏南京召开中华医学会第 14 次全国放射学学术会议

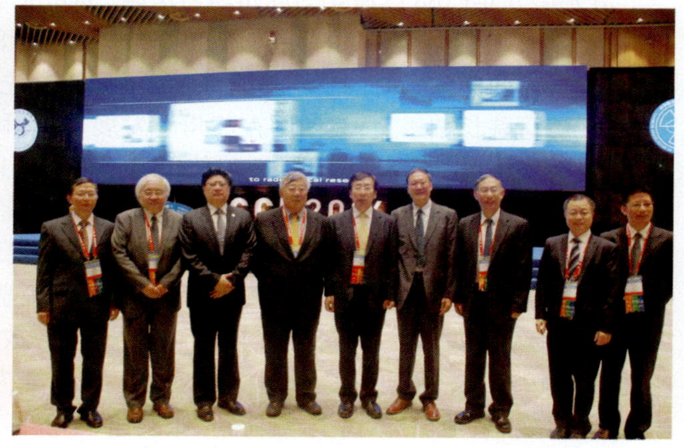

图 9-10-3 2016 年 10 月，在江苏苏州召开中华放射学学术大会 2016 暨中华医学会第 23 次全国放射学学术大会、中华医学会第 24 次全国影像技术学术大会

各市放射学分会共同举办。促进各市放射学事业的平衡发展，在江苏形成了巨大的学术凝聚力。

为了弘扬中华民族尊老爱幼的传统美德，助推全行业关心老同志，自1996年以来，江苏省放射学界每年在重阳节举办敬老联谊会。连续21届均以王卫先生为主精心策划，由巨鲨医疗承办。

江苏放射学界将为江苏省和我国的放射学事业努力拼搏，奋力前行；向先进团队学习，谦虚谨慎，再创新的辉煌。

第二节　历届专科委员会主委、副主委名单（列表）

届次	起止时间（年）	主任委员	副主任委员	秘书（长）
放射学组	1977.10—1980.07	陈王善继	冯亮，蒋寿鹤，王钟祺，蔡锡类	—
第一届	1980.07—1985.08	陈王善继	冯亮，蒋寿鹤，王钟祺，蔡锡类，魏宝清，张满达	钱铭辉，王履琨，常国钧
第二届	1985.08—1992.08	钱铭辉	王钟祺，冯亮	顾霖
第三届	1992.08—1998.03	钱铭辉	不详	—
第四届	1998.03—2000.11	丁乙	李麟荪，伍福庆，陈君坤，胡振民，王宏德	胡春洪，王德杭
第五届	2000.11—2006.05	丁乙	陈君坤，胡振民，李麟荪	胡春洪
第六届	2006.05—2008.09	滕皋军	王德杭，卢光明，祖茂衡，胡春洪，李澄	邓钢
第七届	2008.09—2011.10	滕皋军	王德杭，卢光明，祖茂衡，胡春洪，李澄，朱斌	邓钢
第八届	2011.10—2014.10	卢光明	朱斌，李澄，胡春洪，徐凯，顾建平，滕皋军	黄伟，邓钢
第九届	2014.11—至今	卢光明	李澄（候任主委），邓钢，朱斌，胡春洪，施海彬，徐凯	黄伟

第三节　卢光明教授简介

（略，详见中华医学会放射学分会学组建设组长介绍）

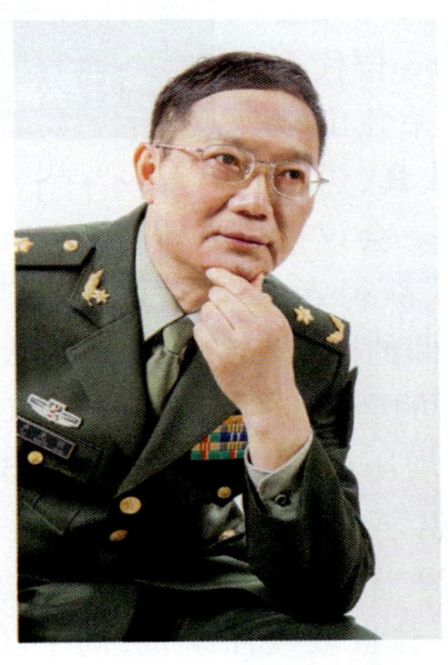

图9-10-4　卢光明教授

第十一章　浙江省医学会放射学分会

第一节　简　　史

浙江省医学会放射学分会成立至今已有66年。1951年12月8日，在老一辈放射学专家张发初、裘敏芗、汤钧等教授组织下，创立了浙江省医学会放射学分会(中华放射学会杭州分会)，搭建了放射科医技人员学术交流和影像学发展的平台，放射工作者有了自己的“家”(图9-11-1)。

1951年第一届放射学分会成立至今共组建九届委员会，1992年成立介入学组，1993年成立CT学组。66年中，几代放射学人执着追求和不懈努力，放射学优良学风得到传承和发扬，铸就了浙江放射学的百花齐放和累累硕果。

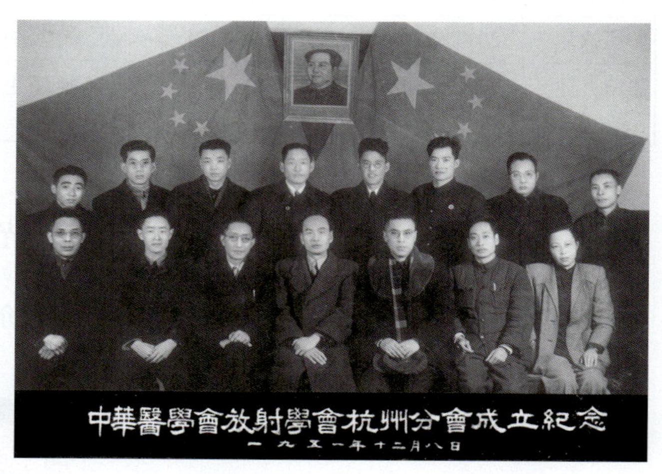

图9-11-1　1951年浙江省放射学会(杭州分会)成立
前排左起：黄捷秋、汤钧、?、张发初、裘敏芗、谢襄、许梦梨
后排：左1：郑春生，左3黄文礼

66年中，放射学分会举办全省性放射学术学术会议26次，并先后组织承办多次全国性会议。1985年第四届全国放射学术会议和2009年第十六届全国放射学术会议在杭州召开。尽管1985年尚处于改革开放初期，会议硬件条件较差，在分会积极努力下，大会收到论文1158篇，有783位代表参加了会议。放射学泰斗、85岁高龄的荣独山教授亲临大会指导。会议学术报告准备认真、讨论热烈，形式多样，会场学术空气十分浓厚。会议期间正值世界上第一位物理学“诺贝尔奖”获得者：伦琴发现X线90周年，与会代表怀着敬仰的心情来纪念这位伟大的物理学家。2009年的第十六届全国放射学术会议正好是改革开放30年召开的会议，又恰逢新中国60华诞，会场大屏幕播放了“中放与祖国同成长”的短片，回顾了中华放射学的发展历史。会议收到投稿3200多篇，参会人员近3000人，达到历年全国年会之最。年会还邀请了北美放射学会、欧洲放射学会、日本、韩国、印度、中国香港的放射学会主席作大会专题演讲。1990年10月23—27日，在杭州承办第二届全国介入放射学术会议，会上成立全国第一届中华医学会放射学分会介入学组，林贵教授任组长，刘子江教授和李麟荪教授任副组长。这次会议也为原卫生部下发“关于将具备一定条件的放射科改为临床科室的通知”打下良好基础。此后，经卫生行政部门批准，许多医院放射科成为临床科室。2003年至2013年先后承办了第7届全国腹部影像学术大会、华东6省1市放射学术大会、中华医学会放射分会青年医师论坛、放射学分会第十三届全国磁共振学术大会暨海外华人磁共振年会和国际医学磁共振学会论坛等。秉承G20峰会精神，树立浙江发展新高

度，2017 年上半年又迎来了中华放射学分会儿科学组和骨关节学组全国学术年会，会议学术氛围浓厚，会议规模和参加会议代表均创历届会议之最。

自 1996 年开始，每月 1 次举办放射影像疑难病例读片讨论会，由在杭各大医院放射科轮流承办，承办医院免费提供读片讨论场地，免费提供茶水。至今读片会已经连续举办 21 年，深受放射科医师尤其是年轻医师欢迎，临床医师也常常来旁听，成为具有鲜明特色的学术活动。在放射学分会统一策划下，挑选历年读片其中有价值的疑难病例，先后编辑了 3 册《疑难病例读片汇编》。

加强对外交流，除积极参加 RSNA、欧放等国际重要放射学术会议外，2009 年 8 月 9—14 日，浙江省医学会放射学分会常委一行 14 人访问我国台湾地区，考察了台大附属医院、台湾荣民总医院、市一级的台湾仁爱医院和合作办医模式的高雄小港医院（图 9-11-2）。同年 10 月，我国台湾地区放射学代表团一行 14 人在周宜宏教授带领下回访并参加 CCR'16。

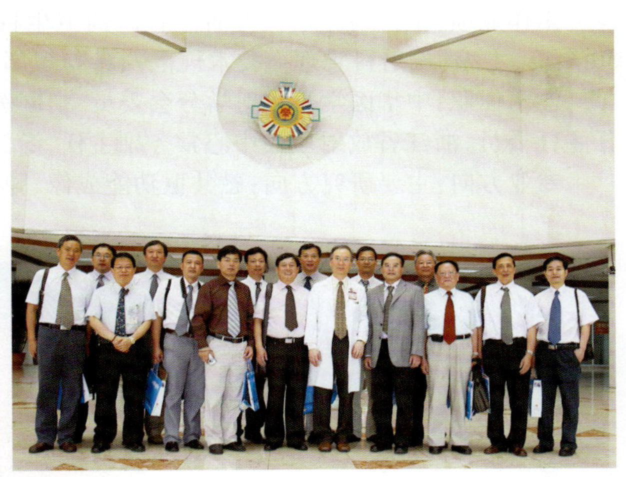

图 9-11-2 2009 年 8 月浙江省医学会放射学分会常委一行访问我国台湾地区

为提高基层放射科医师和技术人员专业水平，同时增加临床科室医生和护理人员对放射科相关技术的了解，自 2011 年起，每年 2 次开展放射学分会常委下基层义务巡讲活动，6 年来足迹遍及浙江山区、海岛、偏远地区医院及基层部队医院，常委下基础带去的实用课件和精彩的演讲受到与会者的欢迎。

浙江放射人求真务实，在业务上刻苦钻研，认真负责；事业上不断创新、勇于奉献；同行间团结友爱、敬老爱幼；生活上乐观开朗、积极向上；反映了良好的精神风貌，放射学分会被评为浙江省医学会优秀分会。

第二节 历届专科委员会主委、副主委名单（列表）

届次	起止时间（年）	主任委员	副主任委员	秘书（长）
第一届	1951. 12—1964 年	张发初	裘敏芗	汤钧
第二届	1965—1980 年	裘敏芗	汤钧，姜树铭	包绍林，章熙道
第三届	1981—1988 年	汤钧	姜树铭，谷文藻	钱明山
第四届	1989—1993 年	汤钧	刘子江，姜树铭，田鲁谦，谷文藻，张鸿未	朱大为（兼），袁建华
第五届	1993—2000 年	刘子江	谷文藻，章熙道，吴宝珊	袁建华（兼）
第六届	2000. 07—2006 年	章士正	张德钧，杨德琪，袁建华，许顺良，吴良浩	袁建华（兼），郑伟良
第七届	2006. 02—2010 年	章士正	许顺良，袁建华，吴恩福，徐海东，蒋定尧	郑伟良
第八届	2010. 07—2014 年	许顺良	袁建华（候任主委），许茂盛，吴恩福，张敏鸣，陈文辉，徐海东，章伟敏	阮凌翔（兼），郑伟良
第九届	2014. 07—至今	袁建华	张敏鸣（候任主委），刘铁，许茂盛，吴恩福，陈文辉，胡红杰，徐海东	阮凌翔（兼），丁忠祥

第三节 袁建华教授简介

一般情况：袁建华（图 9-11-3），男，1957 年出生，现任浙江省人民医院放射科主任医师，浙江大学医学院、浙江中医药大学、温州医科大学和杭州医学院兼职教授、硕导，2007 年荣获浙江省有突出贡献中青年专家称号。

工作业绩：主持的课题获得浙江省医药卫生科技创新奖一等奖、二等奖和三等奖各 1 项。发表论文 30 余篇，主编《放射科管理与技术规范》，参与多部医学专著的编写。

学术任职：中华医学会放射学分会委员，中国医师协会放射医师分会委员，浙江医学会放射学分会现任主任委员，浙江省放射质控中心常务副主任，浙江省抗癌协会肿瘤介入诊疗专委会前任主任委员。

专业方向：主要研究方向：磁共振功能成像、肿瘤介入诊疗和放射质控。

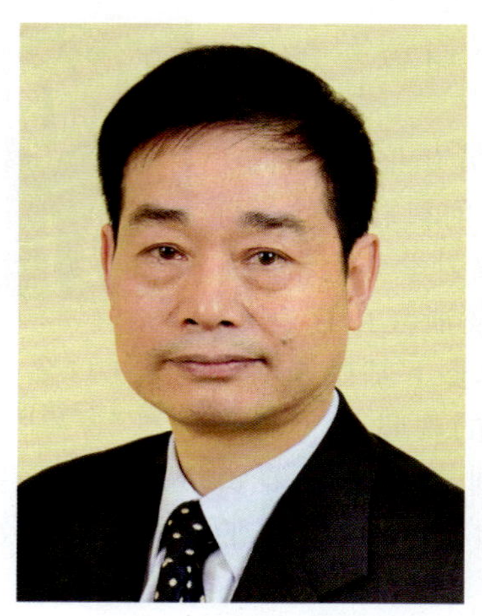

图 9-11-3 袁建华教授

第十二章　安徽省医学会放射学分会

第一节　简　　史

安徽省医学会放射学分会于 1963 年 7 月 29 日在合肥成立，至今已八届。在历届学会领导和前辈们的带领下，经过全体成员的共同努力，不断发展壮大，会员已遍布全省各级医院，已成为广受医学影像专业人员欢迎的学术交流平台。本学会现在组织健全，学术气氛浓厚，成功主办或承办了多次全国性大型学术会议，出色完成了大型医用设备上岗培训任务、医疗事故鉴定工作和医学教育工作。目前放射学分会拥有九个专业学组、一个青年委员会，每个学组均每年单独举办各种形式的学术活动。2007 年 4 月创建本分会专业网站-医学影像园（http://www. china-radiology. com）。

安徽省医学会放射学分会于 1963 年 7 月 29 日成立，至 2017 年已有 54 年历史，首届由蔡宝义教授任主任委员，干自强教授担任第二届委员主任委员（图 9-12-1，图 9-12-2），发展至今已有八届，现任主任委员为安徽医科大学第一附属医院余永强教授，第八届委员会共有 53 位委员组成，另有 26 名青年委员。自 1978 年起，放射学分会会员人数不断增加，组织不断健全，组织领导成员的产生逐渐民主化、专业化、年轻化。

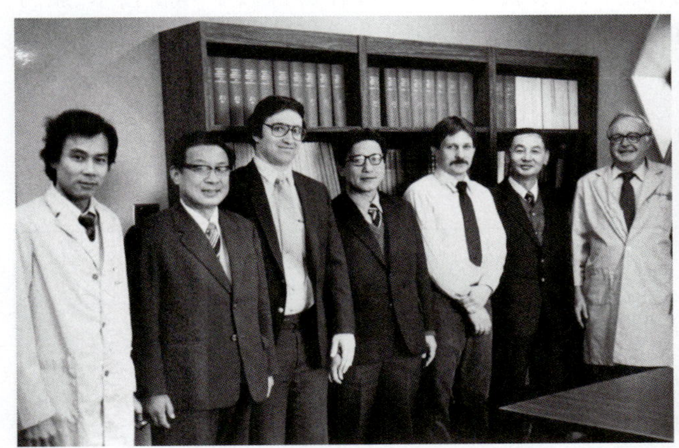

图 9-12-1　安徽省最早影像人员出国交流（干自强教授与美国 St. Joseph 医院放射科工作人员合影）

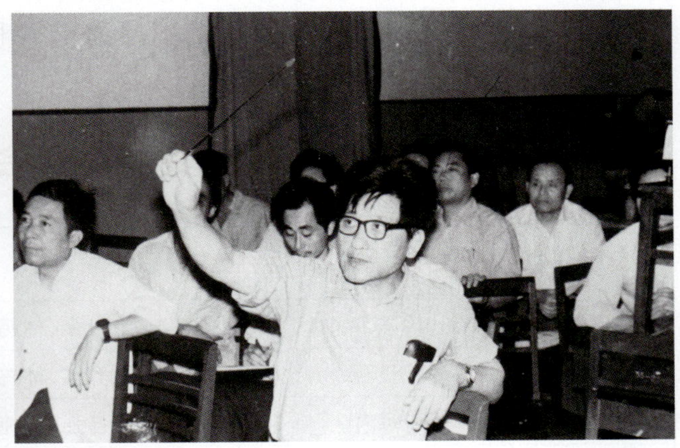

图 9-12-2　干自强教授带领安徽第一批 CT 培训班学员读片

本学会从第六届开始紧跟中华放射学会发展步伐，开始设立学组，至第八届委员会已有磁共振及分子成像、神经头颈、心胸、腹部、骨关节、乳腺、儿科、介入和护理九个专业学组。2004 年我省儿科学组在全国放射学分会中第一个率先成立，活动开展地有声有色，多次受到中华医学会放射学分会领导的表扬；介入学组多次与邻省联合主办介入学术研讨和手术演示会；MR 学组共举办了七期全国部分省市 CT 和 MR 诊断提高班，学员共有763人，来自全国十七个省、市。在学会的领导支持下，安徽省各市放射学分会实现全覆盖，并常规开展学术活动。

认真做好大型医用设备上岗培训、继续医学教育和医疗事故技术鉴定工作。多年来对来自全国部分省、市及部队医院大型医用设备（CT和MR诊断医师）使用人员进行上岗培训，取得突出成绩，2005年全国CT诊断医师考试第一名和第五名，以及MR诊断医师考试第三名均出自我省。

自1995年起，每年完成国家级继续教育项目3～5项，省级继续教育项目10余项，培养本专业人员数万人次。最近几年相继开展了“形影相随”等送教下基层项目，为分级诊疗和基层人员能力提高做出了积极贡献。第六届委员会成功地申报了影像诊断费，为全国唯一能够收取诊断费的地区。

活跃学术氛围是分会工作的中心任务。本分会在充分展示本领域前沿知识的基础上，兼顾实际应用，提高服务能力，紧密结合我省的实际，通过学术交流平台推动本地区学科发展。

2001和2005年成功承办了两届华东六省一市放射学年会，与会代表共1164人，大会受到组委会的一致好评；2006年承办了“中华放射学会第七届全国儿科放射学年会”，收到论文435篇，邀请了来自国内外的18位影像学专家做了专题讲座，并获得了中华放射学会授予的大会组织优秀奖；2007年4月成功主办了“第九届全国临床放射学学术会议”，与会代表来自全国28个省市包括中国香港地区共计600余人，会议邀请我国著名放射学家吴恩惠教授为省放射学分会创办的“医学影像园网站”剪彩；2009年6月承办了中华医学会放射学分会第九届全国磁共振学术大会暨国际磁共振学会学术论坛，会议收到专题讲座和论文807篇，来自全国各地的代表1000余人参加此次盛会。共有80个专题讲座，85个大会交流和60块展板，同期举行了“医学影像园杯”疑难病例读片，10余外籍专家做了精彩专题讲座。

自1995年开始，每年召开一次全省性学术年会，至今已15届。会议规模逐年增大、形式多样化、内容越来越丰富。以继续医学教育为主，主旨演讲、专题学术讲座，发挥学术引导作用。通过中青年医师演讲比赛大力培养年轻人；通过疑难病例读片，切实提高解决疑难问题的能力。

自2006以来，举办过多期全省循环大读片，按地域划分，每季易地举行，免收一切费用。让各级医院，尤其是基层医院的影像人员熟悉和掌握读片的分析思路和方法，以提高诊断水平。2015年开始我们在安徽省放射年会疑难病例专场引进了互联网+思维，借助医学影像园网站微信平台、影联网远程会诊平台以及安徽省影像微信群开展读片，实现了网上网下的实时互动，提高了疑难读片的参与度和推广性。

2007年创建医学影像园网站，网站包括以下栏目，学会组织机构、学术会议、影像教学、继续教育、科学研究、设备器材、人才交流、病例会诊、影像沙龙、娱乐休闲、资料下载，我们把重点放在影像教学和新技术、新方法的推广和应用方法，还利用网络系统进行网上读片和病例会诊，网站受到国内同行的普遍好评，一度成为国内三大影像网站之一，注册人员高达70万。

第二节 历届专科委员会主委、副主委名单（列表）

届次	起止时间（年）	主任委员	副主任委员	秘书长
第一届	1963—1978年	蔡宝义	干自强，林鸿滨，曹钧，尹洪俊	干自强
第二届	1978—1985年	干自强	王齐富，林鸿滨，曹钧，尹洪俊	林鸿滨
第三届	1985—1994年	林鸿滨	干自强，董纯康，曹钧，陈国	孙一兵
第四届	1994—2000年	李章钧	刘庭芳，曹钧，董纯康，黄石玲	郑穗生，孙一兵
第五届	2000—2005年	李章钧	郑穗生，孙一兵，张锡龙，尉传社	郑穗生
第六届	2005—2008年	郑穗生	鲍家启，程涛，高斌，张锡龙	朱赤，朱友志
第七届	2008—2013年	郑穗生	余永强，程涛，张俊祥，张锡龙，朱友志，高斌	朱赤，王龙胜
第八届	2013年—至今	余永强	刘斌，吕维富，李传富，张俊祥，张锡龙，朱友志，高斌	朱赤，邓克学

第三节 余永强教授简介

一般情况：余永强（图 9-12-3），男，1964 年 12 月出生，医学影像学二级教授，主任医师，博士，博士生导师。现任安徽医科大学第一附属医院院长、第一临床学院院长、影像系主任。1987 年 7 月毕业于安徽医科大学医学系，获学士学位。1994 年 7 月毕业于北京医科大学，获医学博士学位。1987 年本科毕业后留校任放射科住院医师，1994 年博士毕业后回医院继续从事影像学临床、科研、教学工作，历任放射科主治医师、副主任医师、副教授、主任医师、教授。

工作业绩：主持国家自然科学基金等科研课题 15 项。发表有较高学术价值的专业学术论文 400 余篇，包括 JCBFM，Human Brain Mapping，AJNR 等 SCI 论文 40 余篇。主编《中枢神经系统肿瘤磁共振分类诊断》等著作 2 部、主审《中枢神经系统磁共振诊断》1 部，副主编《磁共振功能成像临床应用》等专著 2 部，参编《现代 CT 诊断学》《肝脏疾病 CT、MRI 诊断》等专著 10 余部、副主编卫生部规划教材《医学影像学》3 部、参编 3 部。获省教学成果一等奖 2 项、省部级科技进步二等奖 2 项、三、四等奖各 1 项，1997 年获共青团中央、卫生部颁发的全国青年岗位能手称号，2012 年获全国优秀院长称号。

学术任职：安徽省医学会副会长，安徽省核学会副会长、省医院协会副会长，中华放射学分会全国委员兼磁共振学组副组长、中国医师协会放射学分会委员、安徽省医学会生物医学工程分会名誉主任委员、安徽省放射学分会主任委员、中国研究性医院学会放射学分会副主任委员、中国医学影像研究会影像分会副主任委员等。中华放射学杂志、中国医学影像技术等 15 种杂志常务编委、编委。

专业方向：主要研究方向为神经影像学和分子影像学。在国内率先开展磁共振灌注成像用于研究颅脑肿瘤血管生成。

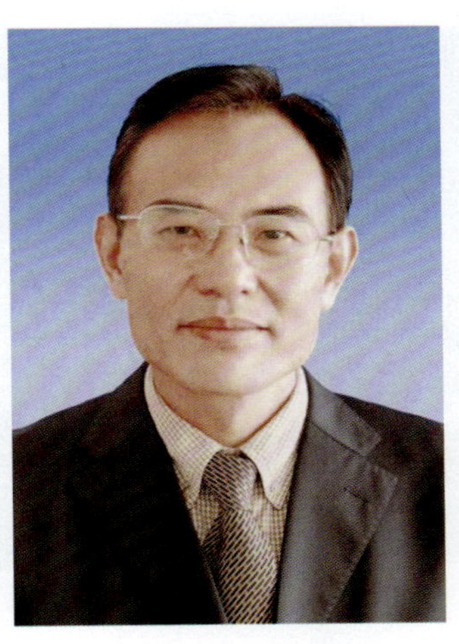

图 9-12-3 余永强教授

第十三章　福建省医学会放射学分会

第一节　简　　史

福建省医学会放射学分会是在中华医学会福建省分会领导下，于 1979 年在福州市成立的省放射专科分会，为福建省医学分会下设的最早成立的 15 个专科分会之一（图 9-13-1）。福建省医学会放射学分会成立之前，在福州已有省市放射学的一些学术活动，主要是受省市卫生厅局委托举办 X 线医、技进修班，不定期举行学术讲座，病例讨论会等，为福建省医学会放射学分会成立奠定了坚实的基础。

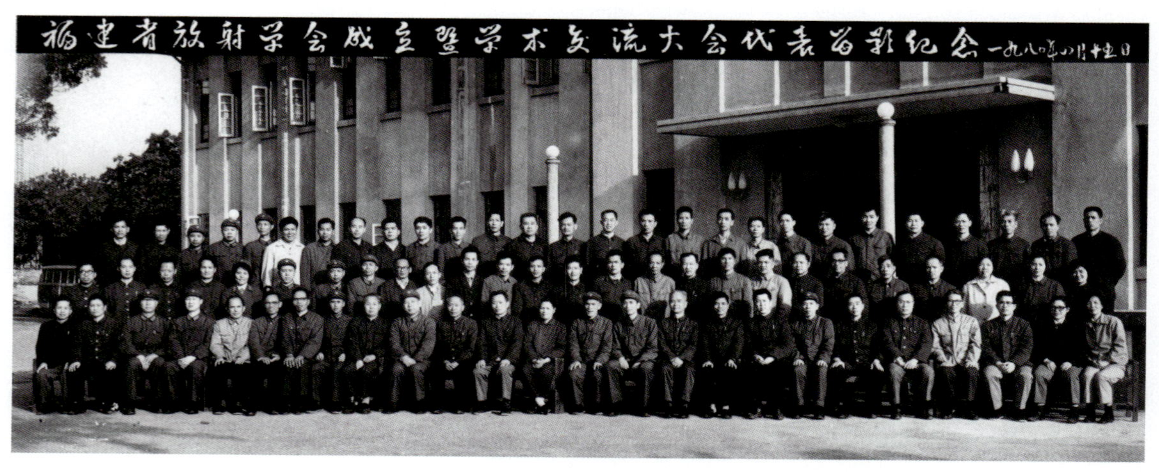

图 9-13-1　福建省医学会放射学分会成立

自 1980 年至今已举办了 23 次福建省放射学术会议。1980 年在周立斋、柯汝器、刘德起等老一辈放射学专家的带领下在福州市召开了福建省医学会放射学会成立大会及第一次全省放射学术交流大会，会议后各地市相继成立了地市放射学分会并开展学术活动。1993 年 12 月在厦门市召开了福建省第六次放射学学术大会，会议期间正式成立了 CT 专业学组和介入放射学组。2002 年 9 月在宁德市召开了福建省第十次放射学学术大会，会议期间对我省从事放射工作 30 周年以上的人员 291 人进行了表彰，影像医学发展至今与老一辈放射工作者的艰苦奋斗密不可分，他们为今天的影像医学发展奠定了基础，做出了巨大贡献，予以表彰和弘扬。2004 年 9 月在福州市召开了福建省第十一次放射学学术会议，会前同时进行了福建省医学会放射学分会第五届委员会的换届选举工作，李银官主任当选主任委员，在这届委员会的领导下相继成立了腹部放射学组、妇儿学组、骨关节学组、头颈放射学组、心胸放射学组和磁共振学组。2007 年 5 月在厦门市召开了第七届全国磁共振大会暨福建省第十四次放射学学术大会（图 9-13-2）。

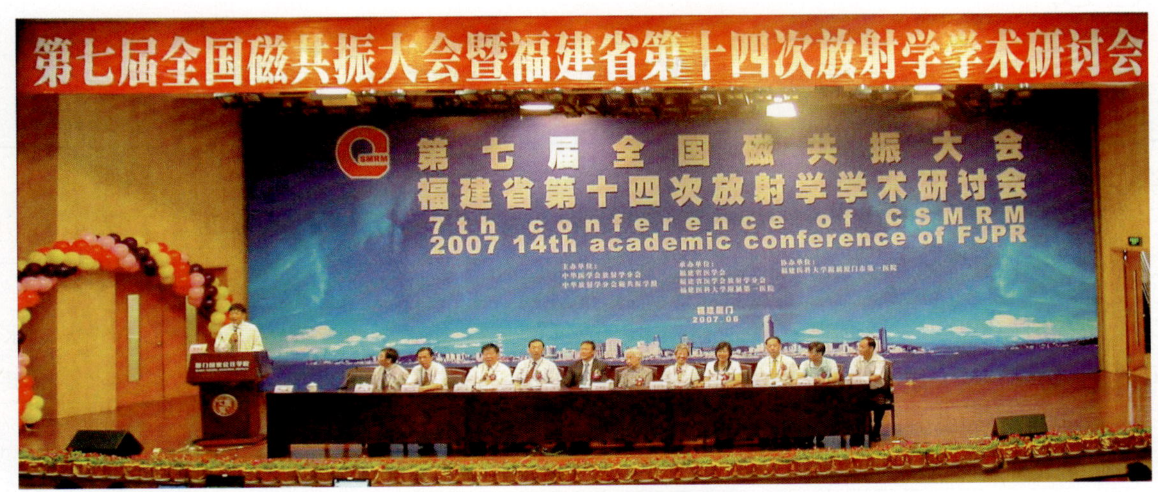

图 9-13-2 第七届全国磁共振大会暨福建省第十四次放射学学术研讨会

全国 MRI 会议规模盛大，放射学界泰斗李果珍教授以 92 岁高龄亲临大会作学术报告，除学术交流、大量专题讲座外，本次会议还开展了乒乓球友谊赛，成为新亮点。2010 年 6 月在福州市召开了中华医学会放射学分会心胸学组第十届全国心胸影像学术年会，此次会议由中华医学会放射学分会心胸学组主办、福建省医学会放射学分会承办。2015 年 5 月在厦门市召开了中华医学会放射学分会第 18 届腹部影像学学术会议暨福建省第二十二次放射学学术会议，会议由福建省医学会放射学分会主办、厦门市医学会放射学分会承办。

2016 年 9 月在福州市召开了福建省第二十三次放射学学术会议，会前同时进行福建省医学会放射学分会第八届委员会的换届选举工作，曹代荣教授当选主任委员，此届委员会成立后召开了数次常委会和委员会会议，为学会的发展做了详细布局，完善了组织架构，在放射学分会已有十个学组的基础上又新成立了神经放射学组、质量与安全学组，与中华放射学分会的学组相一致，有利于培养各专业组人才，为福建省放射亚专业组的发展奠定了基础。2016 年下半年在曹代荣主任委员的带领下，六位副主任委员分批前往厦门长庚医院、长乐市医院及武夷山市立医院讲学，为当地临床医生带去精彩讲座，加强影像与临床的学术交流及沟通。同时分别在长乐市医院及武夷山市立医院开展义诊活动，为当地群众现场阅片，提出相应诊疗意见，现场场面热烈，获得民众的一致好评，真正做到为民办实事。

福建省医学会放射学分会为推动省放射医学的发展做出大量贡献，取得了丰硕的成果。①创建福建医学影像网：开拓进取，积极组建福建医学影像网站，于 2004 年底开始运作。福建医学影像网站是福建省医学会专科分会最早建立的网站，网站上设立了多个栏目，为省放射学工作者提供了学习知识和交流平台；②学术活动：进入 2000 年以后放射学术交流频繁，在几届领导的共同努力下举办了许多次全省性学术大会，多次召开各专科学组会议、各种学习班和报告会等多种形式的学术交流；③放射质量控制：质量控制是放射诊断中很重要环节，随着福建省放射质量控制中心的成立，分会有副主委兼任此项工作，按照卫计委要求制定各种检查规范，各级医疗单位高度重视影像质量，影像科质量控制进一步得到提高；④组建福建远程医疗网会诊专家网：为配合福建省政府开展“数字福建”服务卫生的计划，放射学分会与省卫生厅紧密合作，共同创建了福建省远程医疗网；⑤科研工作：在科研方面也有了快速发展，获得福建省科技进步一等奖一项，获得省、市级奖项十余项。在课题和论文方面也有了新的飞跃，每年发表多篇 SCI 论文和获得多项省级科研课题；⑥读片会：读片会是影像科临床实践的重要方式，几十年来全省都在开展区域性的不同规模的读片会，读片会会场分析讨论气氛热烈，点评内容丰富，参会放射科医师普遍反映良好，取得较好的效果；⑦影像沙龙：福建省医学会放射学分会先后举办过多次，通过不同的形式组织放射工作者学习新技术，促进了本地区影像学的快速发展。

福建省医学会放射学分会自成立至今在几届组委会的领导下做了大量卓有成效的工作，为推动福建省影像医学的发展付出了巨大的心血。相信在新一届委员会的领导下，福建省医学会放射学分会定会蓬勃发展，明天会更好。

第二节　历届专科委员会主委、副主委名单(列表)

届次	起止时间(年)	主任委员	副主任委员	秘书长
第一届	1979—1988 年	周立斋	柯汝器，刘德起	王尔祯，吴纪瑞，黎其芳
第二届	1988—1993 年	郑香岩	王希娟，吴纪瑞，张为信	陈正挺，林弼，俞金星
第三届	1993—1999 年	王尔祯	杭章禄，李铭山，陈正挺	王聚贤，陈益光，马仲华，杨永岩
第四届	1999—2004 年	王尔祯	李铭山，陈正挺，林中尧	王聚贤，陈益光，杨永岩，游斌
第五届	2004—2008 年	李银官	杜瑞宾，郑石芳，杨维竹，许有进	曹代荣
第六届	2008—2012 年	李银官	杜瑞宾，杨维竹，郑石芳，陈自谦，陈韵彬	曹代荣
第七届	2012—2016 年	杨维竹	曹代荣，陈自谦，陈韵彬，包强，陈向荣	薛蕴菁
第八届	2016 年—至今	曹代荣	包强，陈向荣，薛蕴菁，陈英，杨熙章，游斌	刘颖，邢振

第三节　曹代荣教授简介

一般情况：曹代荣(图 9-13-3)，男，1965 年 8 月生，现任福建医科大学附属第一医院影像科主任，福建医科大学医学影像技术学系主任，主任医师，教授，博士生导师。

工作业绩：以第一作者/通讯作者发表学术论文 60 余篇，其中 SCI 收录 12 篇；参编专著 7 部；主持省级及厅级科研基金项目 6 项；以第一完成人荣获 2016 年福建医科大学教学成果二等奖、2017 年度福建省医学科技奖二等奖各一项，三次获得福建医科大学优秀教师称号。

学术任职：福建省医学会放射学分会主任委员，中华医学会放射学分会磁共振学组委员，中国医师协会放射学分会委员，中国医学影像技术研究会理事、放射学分会委员，中国医学装备协会磁共振应用专业委员会常委，中华口腔医学会口腔颌面放射专业委员会常委，中国老年医学学会放射分会常委，福建省口腔医学会口腔颌面放射专业委员会主任委员。

专业方向：从事 CT/MR 影像诊断。主要研究方向：①MR 功能成像的临床与基础研究；②MR 新技术在血管病变中的应用研究；③中枢神经系统、头颈部及腹部影像研究。

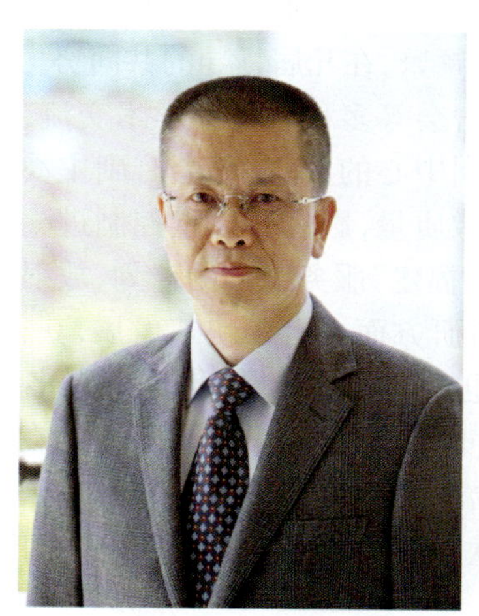

图 9-13-3　曹代荣教授

第十四章　江西省医学会放射学分会

第一节　简　　史

“文革”后，江西省医学会放射学分会恢复成立，于 1980 年重新恢复成立中华医学会江西分会放射专科学会第一届委员会。1980 年 8 月成立的第一届放射专科学会由 31 位委员组成、其中包括 7 位常委和 3 位副主任委员及 1 位主任委员；主任委员由江西医学院放射线教研室主任、江西医学院一附院放射科主任张国忱教授担任主任委员；三位副主任委员分别是江西省妇女保健院放射科刘范主任、南昌市第一医院放射科吴新坚主任、江西医学院二附院放射科何伟华主任；江西中医学院附属医院放射科何锡方常委兼学会秘书。1980 年，首次“骨关节放射学学术大会”在江西宜春召开，由于骨关节疾病在各级医院视为重点，加上江西放射学会同道的精心组织，与会者超过 500 人，会议开得圆满成功。同年，江西医学院影像和核医学专业成为首批硕士研究生培养点，张国忱教授为硕士研究生导师，为江西的放射学的发展与人才的培养奠定了坚实的基础。首次骨关节放射会后，江西省放射学会同道陪同王云钊、陈英杰参观上饶集中营纪念馆合影。

1986 年 6 月 14 日选举产生了第二届放射学专科学会，由 25 位委员组成、其中包括 6 位常委和 2 位副主任委员及 1 位主任委员；主任委员由江西医学院一附院放射科主任尹敬璧担任主任委员；二位副主任委员分别是江西医学院二附院放射科何伟华主任、南昌市第一医院放射科吴新坚主任。学会秘书由江西中医学院附属医院放射科何锡方、江西省人民医院放射科罗宏水兼任。张国忱教授担任名誉主任委员，刘范和刘德荣主任担任名誉顾问。同年 12 月，我省二附院引进了的第一台全身 CT 机，为我省医学影像设备的发展起到了积极的推动作用。

1990 年 12 月 10 日于鹰潭通过成立第三届放射学会，由 25 位委员组成、其中包括 6 位常委和 2 位副主任委员及 1 位主任委员；主任委员由江西医学院一附院放射科主任尹敬璧担任主任委员；二位副主任委员分别是江西省建工医院刘仁主任、江西省人民医院罗宏水主任。学会秘书由江西中医学院附属医院放射科何锡方、江西医学院二附院罗来骏主任兼任。何伟华、吴新坚主任担任顾问。1992 年，我省二附院购买了第一台 0. 15T 永磁 MR，1993 年 10 月，江西省人民医院引进第一台 1. 0T 超导 MR，先进的设备为我省放射影像事业的全面发展开创了新局面。

1994 年 9 月 5 日通过成立第四届放射专业委员会，由 6 位委员组成、其中包括 6 位常委和 2 位副主任委员及 1 位主任委员；主任委员由刘仁主任担任；郭庭敏主任、何锡方主任为副主任委员。学会秘书由郭庭敏、侯刚主任兼任。尹敬璧为名誉主委，贺国辉、罗来骏为顾问。1998 年 11 月 12 日于抚州临川成立第五届放射专业委员会，主任委员仍由刘仁主任担任，叶如馨、郭庭敏、何锡方三位担任副主任委员，学会秘书由叶如馨、侯刚主任兼任。1997 年，江西医学院一附院引进第一台螺旋 CT 机，随后，在 2002 年引进了一台 16 层螺旋 CT 机，设备的及时更新为我省放射影像的创新发展提供了新的动力。

2003 年 12 月 23 日于赣州成立了第六届放射专业委员会，选举产生由南昌大学第一附属医院副院长龚洪翰教授担任学会主任委员，肖新兰、徐仁根担任副主任委员，学会秘书由丁耀军兼任。在龚洪翰教授的带领下，我省影像事业在临床、教学、科研等多领域中，不断有新的进展并多次获评荣誉。学会坚持每月 1 次的放射影像疑难病例读片会几乎从未间断，由原先南昌市各大医院轮流承办扩大到各地市医院共同承办参与，每月疑难读片会为我省放射同道们，尤其是青年医师提供了一个良好的学习交流平台。

2007 年 12 月 13 日，于南昌成立了第七届放射专业委员会，龚洪翰，肖新兰、徐仁根、丁耀军连任各自职位。期间，在龚洪翰教授的带领下，重视科研与教学全面发展，我省成功申报多项国家自然基金，相关科研成果获得江西省科学技术进步奖。学会针对科研的发展，制定了一系列激励机制，对成功申报国家自然科学基金以及在国内外专业杂志上发表文章给予相应的奖励。组织我省各大医院骨干编写影像专业著作，并出版发行多套影像试题库的光盘与书籍，提高了我省放射专业在全国放射领域的知名度。

2012 年成立了第八届放射专业委员会，龚洪翰连任主任委员，肖新兰、徐仁根连任副主任委员，此外，增加肖香佐、丁耀军担任副主任委员，学会秘书由曾献军兼任。此时，江西省放射学会结构体系日益完善，在江西省各位主任的带领组织下，医学影像学术活动及省级读片会慢慢开展并持续下去。2014 年，在龚洪翰教授引领下，并积极推动学组建设，学会参照中放学组设置我省各学组，成立磁共振学组、神经学组、头颈学组、心胸学组、乳腺学组、腹部学组、骨肌学组、儿科学组、质控管理与安全学组，各学组实施主委负责，副主委分管，常委兼任组长，落实并布置具体情况。同期，我省学会成立了青年委员会，由青年骨干医师组成并开展了丰富多彩的青年医师走基层巡讲活动，获得县市级基层医院的一致好评。

2015 年 11 月 20 日，于南昌成立了第九届放射专业委员会。选举产生由南昌大学第一附属医院曾献军担任学会主任委员，肖新兰、徐仁根、丁耀军三位担任副主任委员，学会秘书由何来昌兼任，龚洪翰担任名誉主委（图 9-14-1）。

为了对接中华放射学会的管理模式，我省对学会工作进行了全新改革，明确了学会委员职责，加强常委会的工作职能，对主委、副主委及常委的工作作了具体的细化分工，制定了学会中长期的发展目标。2016 年 11 月我省学会成立了感染学组和影像护理两个学组。学会积极配合中华放射学会，先后举办多场中放学组项目活动，其中包括中放骨肌专业委员会、头颈专业委员会和腹部专业委员会 Reach 读片活动，进一步促进了我省放射学会与全国各专业委员会的密切交流与发展。

2017 年 5 月，由我省主办的 2017 年南方七省放射学学术大会、第三届中国中部介入放射学学术大会在南昌召开（图 9-14-2）。本次大会围绕学科建设、影像诊断、影像介入、影像护理及磁共振专场巡讲等多个会议主题开展学习讲座。参会听课人数近 1000 人次，共邀请国内著名及省内、外影像专家共 136 位做学术专题讲座。来自南方七省（湖南、湖北、广东、广西、海南、福建、江西）的专家及参会代表和来自中部五省（安徽、河南、湖南、湖北、江西）的介入专家及参会代表及影像护理的参会代表共同见证了此次我省空前盛大的放射学学术会议，提高了我省放射学在国内的影响力，为我省影像医学的发展起到了重要的推动作用。

尽管我省的放射起步较晚，但是经历我省几代放射人的不懈努力，为我省放射医学奠定了良好的基础，

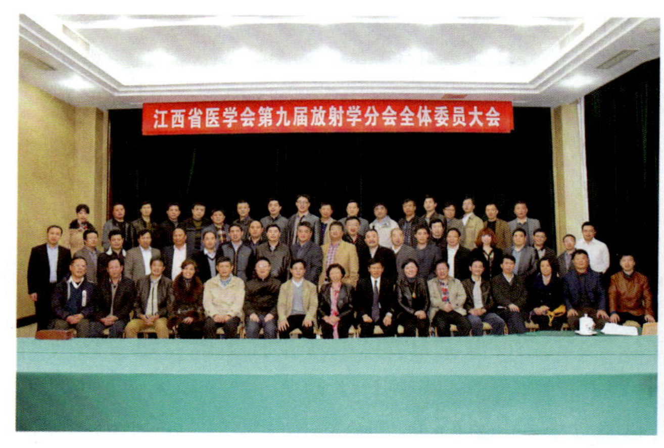

图 9-14-1　江西省医学会第九届放射学分会全体委员大会合影

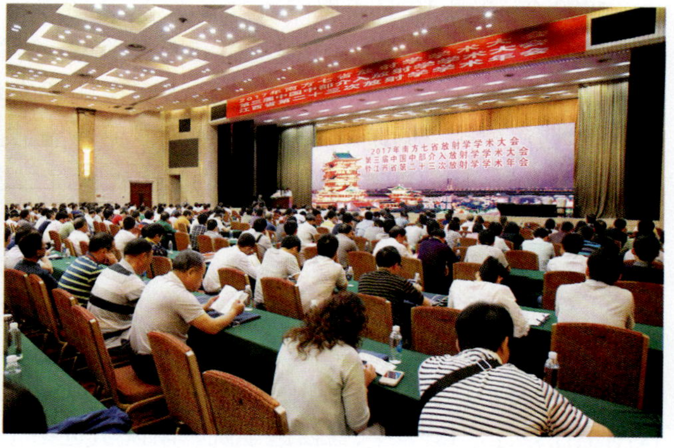

图 9-14-2　2017 年南方七省放射学学术大会、第三届中国中部介入放射学学术大会

我们江西一代又一代放射影像人将不负众望，继承和发扬光荣传统，不忘初心，砥砺前行。

第二节　历届专科委员会主委、副主委名单（列表）

届次	起止时间（年）	主任委员	副主任委员	秘书长
第一届	1980. 8—1986. 6. 14	张国忱	刘范	何锡方
			吴新坚	
			何伟华	
第二届	1986. 6. 14—1990. 12. 10	尹敬璧	何伟华	何锡方
			吴新坚	罗宏水
第三届	1990. 12. 10—1994. 5. 9	尹敬璧	刘仁	罗来骏
			罗宏水	邹吉荪
第四届	1994. 5. 9—1998. 11. 12	刘仁	郭庭敏	郭庭敏
			何锡方	侯刚
第五届	1998. 11. 12—2003. 12. 23	刘仁	叶如馨	叶如馨
			郭庭敏	侯刚
			何锡方	
			侯刚	
第六届	2003. 12. 23—2007. 12. 23	龚洪翰	肖新兰	丁耀军
			徐仁根	
第七届	2007. 12. 23—2011. 12. 23	龚洪翰	肖新兰	丁耀军
			徐仁根	
第八届	2011. 12. 23—2015. 11. 20	龚洪翰	徐仁根	曾献军
			肖香佐	
			肖新兰	
			丁耀军	
第九届	2015. 11. 20—至今	曾献军	徐仁根	何来昌
			肖新兰	
			丁耀军	

第三节　曾献军教授简介

一般情况：曾献军（图 9-14-3），男，1972 年 6 月生，硕士学位，南昌大学第一附属医院影像科主任，南昌大学第一临床学院影像教研室主任，江西省医学影像研究所所长。主任医师、教授、博士生导师，江西省抚州临川市人。

工作业绩：2011 年香港中文大学 Wales Hospital 访问学习；获 2005—2006 年度全国卫生系统“青年岗位能手”称号，2009 年评为江西省第四批“青年骨干人才”培养对象。共发表学术论文 50 余篇。作为课题负责人，共完成省级课题 10 余项，主持并参与国家自然基金课题 3 项，参加编写学术专著 6 部、其中一部主编，四部为副主编。获省教学成果二等奖 2 项，省科技进步二等奖 1 项，省科技进步三等奖 1 项。

学术任职：中华放射学会委员，中华医学会放射学分会骨肌专委会委员，江西省放射学会主任委员，中国老年学和老年医学会骨质疏松分会影像专业委员会副主任委员，中国医促会放射学分会常委，中国医学装备学会常委，中国医学影像技术杂志编委，中国医学影像学杂志编委，中国中西医结合影像学杂志编委，放射学实践杂志编委，实用癌症杂志编委。

专业方向：主要从事骨关节系统、脑 fMRI 研究等科研工作。

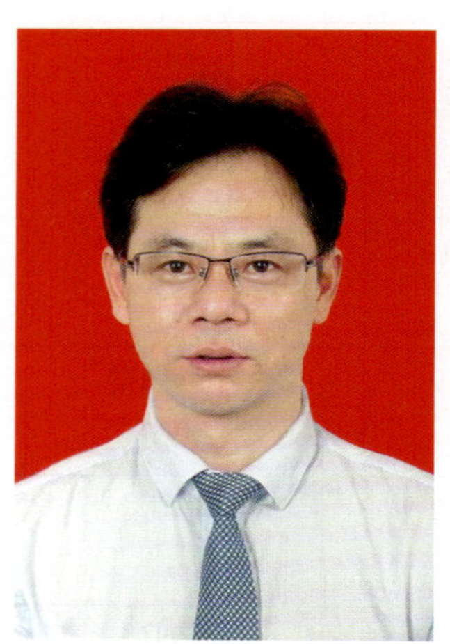

图 9-14-3　曾献军教授

第十五章 山东省医学会放射学分会

第一节 简 史

山东省放射学会于1964年在济南市成立，首届主任委员刘惠芳（山东医学院附属医院），副主任委员汤洁（山东省立医院）。1965年由山东医学院附属医院（现山东大学齐鲁医院）宋世诚牵头组织神经放射学组。截至2017年山东省放射学会已成立神经、介入、头颈、心胸、腹部、骨骼肌肉、小儿、乳腺、对比剂等学组并连续多年举行学组学术会议。

1959年山东省卫生干部学校、济南市卫生干部学校和济南市卫生学校在国内率先设置《放射技士》专业，学制3年。1975年莱阳医学专科学校更名为莱阳新医大，开设放射专业，招收工农兵学员（大学）。1978年山东医学院开始放射诊断硕士研究生的招生。1979年连世海教授组织省内著名放射学专家撰写，并于1980年出版了全国中等卫生学校试用教材《X线诊断学》（山东科学技术出版社），此书备受国内放射界专家好评，因此连续7次再版七年。1994年9月泰山医学院设置医学影像本科。同年青岛医学院设置医学影像学本科。2001年山东大学医学院批准设置"医学影像学与核医学"博士点，李传福、武乐斌、周存升、柳澄为首批博士研究生导师。2010年青岛大学医学院批准设置"医学影像"专业博士点，徐文坚为首批博士研究生导师。

自1964年山东省放射学会成立以来，已经成功举办了二十四次全省学术年会。1977年9月，夏宝枢教授在潍坊市组织举办了"文革"后第一次全国性放射专题学术会议"中西医结合治疗急腹症放射诊治经验交流会"，190多位代表来自19个省市，交流论文20余篇。1979年由山东省放射医学研究所牵头，在泰安组织举办了"山东省及部分省市X线技术经验交流会"，这是中国首次举行全国性放射技术学术大会。1986年在济南山东省医学影像学研究所举行了全国第二届CT经验交流会。1986年9月，由夏宝枢教授牵头，联合《中华放射学杂志》社创办了全国首届介入放射学学术大会。正式代表396位，交流论文160余篇。1991年在济南承办中国医学影像技术第五次年会。1991年4月在青岛承办北方地区神经放射学术交流会。1999年5月在青岛承办全国第五届骨关节学术大会，论文530篇，400余人参会。2000年在济南承办亚太地区肿瘤影像及介入学术会议。2002年7月在威海承办了第七届全国神经放射学术年会。2003年承办华东六省一市第九次医学影像学学术交流会。2004年4月在济南开始创办"医学影像山东国际论坛"已连续举办14届。2006年9月在济南承办了第六届全国磁共振学术大会。2007年4月在济南承办中国医师协会放射医师分会成立大会。2007年3月在青岛承办欧洲放射学会AIMS继续教育课程（对比剂应用）。2009年8月在烟台牟平区承办全国第八届头颈部影像学进展学术研讨会。2010年在济南承办了第十七次全国放射学学术大会，3000余位代表参会。2012年在济南承办中国医学影像技术学会第26次年会。2014年7月在山东济宁鱼台县承办

“国际心血管 CT 协会中国区 CT 心血管沙龙”（山东）。2015 年在东营承办由黄河流域九省市放射学会联合创办的“黄河医学影像论坛”第三次学术会议（图 9-15-1）。

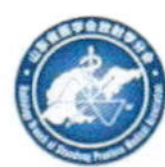

山东省放射学会第二十四次放射学学术会议
山东省中西医结合学会影像学专业委员会第十六次学术交流会合影留念
中国·青岛 2016.9.8-9.11

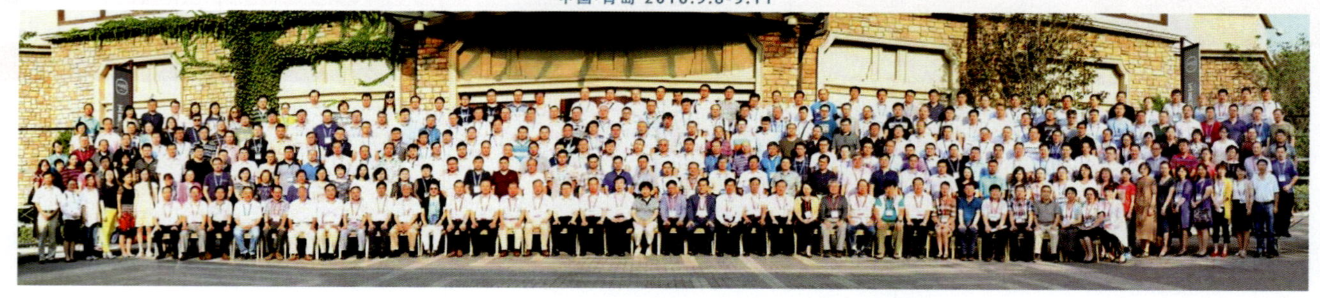

图 9-15-1 2016 年 9 月山东省放射学会第二十四次放射学学术会议

在伦琴发现 X 线后，山东省为 X 线知识的普及做出了重要贡献。中国医学杂志第一篇介绍 X 线的专业文章刊登在 1922 年《齐鲁医刊》，该文由艾礼士、孟合理译。截至 2017 年，曹来宾、连世海、华伯勋、陶慕圣、武乐斌、赵斌、马祥兴、徐文坚等先后担任中华医学会放射学分会委员，连世海、武乐斌教授曾担任常务委员。先后有数十人担任各专业组（专业委员会）委员。赵斌、徐文坚等曾担任组长（主委），武乐斌、王光彬等曾先后担任副组长（副主委）。先后有曹来宾、夏宝枢、连世海、华伯勋、张维新等 12 名教授担任中华放射学杂志编委。截止 2017 年 7 月，山东放射学会成员共获得省科技成果二等奖 13 项，主编专业著作近一百部。

1958 年，连世海教授用自己设计的器械钳取十二指肠内胆道蛔虫成功，被我国介入放射界誉为中国介入放射学的先河。并于 1978 年获得全国科学大会奖。1978 年夏宝枢、曹来宾二位教授在氟骨学研究中取得重大突破，获全国科学大会奖。1978 年夏宝枢教授的“颠簸法治疗小肠扭转”科研成果获全国医药科技大会奖。曹来宾教授主编的《骨与关节 X 线诊断学》1973 年出版，再版三次，于 1978 年获全国科学大会奖。1975 年 3 月在山东省人民医院放射科的基础上成立了“山东省放射医学研究所”（1983 年 11 月更名为山东省医学影像学研究所），直接隶属于卫生厅，是迄今为止我国唯一的独立法人的医学影像学科研单位。1984 年受黄山会议（全国第一次 CT 经验交流会）委托，山东省医学影像学研究所承接了《医学影像学译丛》的编辑工作，几十名全国著名专家组织翻译最新进展，至 1988 年共编辑出版了 18 期，弥补了当时外文期刊匮乏的缺憾。1990 年以山东省医学影像学研究所为承办单位，创办了《医学影像学杂志》，现已成为核心期刊。

2008 年我省专家参与制定了我国第一部《对比剂应用指南》。2008 年夏宝枢教授被中华医学会放射学分会授予“介入杰出贡献奖”。2012 年组织编写了第一部《山东省医学影像检查技术操作规范》，并由山东科技出版社正式出版。2014 年受中华医学会放射学分会的委托，组织编写了我国第一部放射史专著《中国放射百年史》。包括各放射专业委员会（放射学会、放射技术学会、解放军放射学会、中西医结合影像学会）、国内影像学杂志和我国放射教育学的发展史，以及为我国放射事业做出杰出贡献的老专家传记。2015 年与中华医学会结核病学分会合作，由我省放射专家主持编写发表了我国第一个“颅内结核的影像学分型专家共识”（中华结核与呼吸杂志），“颅内结核”获正式命名，并规范了“颅内结核”影像学的分类。2016 年夏宝枢、刘作勤教授被中华医学会放射学分会授予“介入资深专家”称号。

第二节　历届专科委员会主委、副主委名单（列表）

届次	起止时间（年）	主任委员	副主任委员	秘书（长）
第一届	1964	刘惠芳	汤洁	—
第二届	1979.01	连世海	汤洁，张遵瑛，刘惠芳，夏宝枢，曹来宾，邱祖荫，辛复兴，车学孔	华伯埙，韩吉彩，逄金铭，王宗信
第三届	—	连世海	汤洁，张遵瑛，刘惠芳，夏宝枢，曹来宾，邱祖荫，辛复兴，车学孔	华伯埙，韩吉彩，逄金铭，王宗信
第四届	1986.03	华伯勋	连世海，夏宝枢	陶慕圣
第五届	1995.04	陶慕圣	周存升，张维新，徐爱德	李传福，赵斌
第六届	1999.12	周存升	李传福，康永军，武乐斌，徐爱德，王世山，马祥兴，崔允峰	王涛，王青，庞涛
第七届	2003.04	武乐斌	马祥兴，李传福，孙钢，赵斌，柳澄，安丰新，刘庆伟，王滨，康永军	王涛，王青
第八届	2007.12	武乐斌	马祥兴，王滨，李传福，柳澄，徐文坚，孙钢，赵斌，管恩忍，张成琪，陈祥民	王涛，王青
第九届	2013.11	马祥兴	赵斌，徐文坚，孙钢，王滨，刘庆伟，刘奉立，张成琪，王青，王国华，王涛，董光，邵广瑞，秦东京，李晓东	于德新，冯卫，毕万利

第三节　马祥兴教授简介

一般情况：马祥兴（图 9-15-2），男，1959 年 10 月 12 日出生，山东省昌邑市人。1978 年就读于山东医科大学，1983 年至今在山东大学齐鲁医院放射科工作，2004 年作为访问学者在美国纽约大学进修学习。现任影像中心主任、教授、博士生导师、山东大学影像医学与核医学系主任、兼任山东大学齐鲁医院青岛院区党委书记、常务副院长。

工作业绩：2010 年以来发表包括 SCI 收录论文和统计源期刊论文超过 60 篇；主编、参编专著 5 部；获省部级科研奖 3 项，获经费资助超过 200 万元。

学术任职：中华放射学会委员，中华放射学杂志编委、山东放射学会主任委员。

专业方向：擅长腹部及心血管疾病的影像学诊断与鉴别；主要研究方向：①消化系统疾病诊断；②影像检查技术与设备。

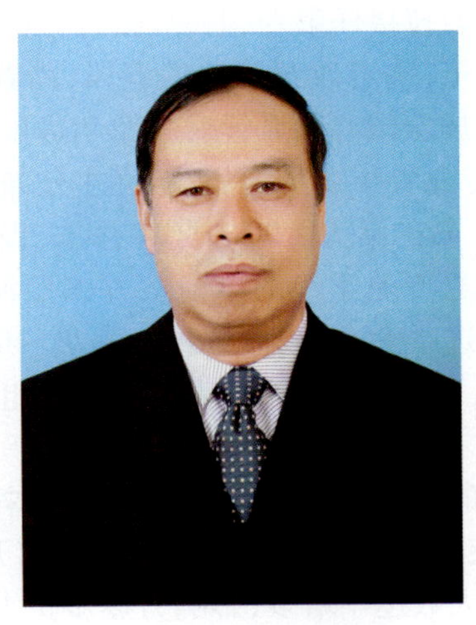

图 9-15-2　马祥兴教授

第十六章 河南省医学会放射学分会

第一节 简 史

河南省医学会放射学分会(以下简称河南省放射学会)的前身是1959年成立的河南省医药卫生学会放射学组和1964年成立的中华医学会河南分会放射学专业委员会,是河南省医学会成立较早的专科分会。

1959年,郑州大学第一附属医院放射科创始人安九贤教授,时任中华放射学会全国委员,在我省放射专业的快速发展和成立放射学组织迫切需求的背景下,积极组织并成立了中华医学会河南放射学会的前身——河南省医药卫生学会放射学组。随着放射学科的发展和组织的不断健全,1964年正式成立了中华医学会河南分会放射学专业委员会。安九贤教授担任第一、二届(1959—1985年)河南省放射学会主任委员,成为河南省放射学会与河南省放射专业的重要奠基人。1986—2001年,北京大学教授、我国著名细胞遗传学家李汝祺先生的次子李树新教授,担任河南省第三、四、五届放射学会主任委员,他先后兼任中华医学会河南分会常务理事、副会长等职,1989年起任中华放射学会全国理事。

在我国改革开放之前和改革开放初期,河南省广大放射工作者在设备简陋的极端情况下,不怕吃射线,不怕困难,坚守诊疗第一线,他们忘我的工作精神和不怕伤害的牺牲精神推动着我省放射学科砥砺发展。春华秋实,老一辈放射学工作者不懈的努力收获了厚重的历史成绩。1978年,我省召开了首次河南省放射会议;1981年,河南省放射学会在开封承办了全国放射年会;1999年承办了中南六省第三次放射学会议,这对推动河南省放射专业的发展起到了良好的示范和推动作用。

2002年8月至今(2017年)程敬亮教授接任第六、七、八届河南省放射学会主任委员,在省医学会的直接领导下,在全省放射届同仁的共同努力下,乘着改革开放的春风,踏着前人的足迹,奋勇向前。2012年3月30日—4月1日在洛阳市举行的"第三届全国心脑血管病影像学进展研讨会暨河南省第十七次放射诊断学术会议"上,成立了河南省首届放射学专业青年委员会,程敬亮主任兼任青年委员会主任委员。本届青年委员会的成立为河南省放射学事业注入了新的活力。2014年4月末,程敬亮主任委员向河南省医学会递交了《关于河南省医学会放射学分会关于成立专业学组的申请》,并参照河南省医学会关于成立学组的要求,于2014年10月10日举行了学组成立和选举大会,成立了神经学组(40人)、头颈学组(31人)、心胸学组(41人)、腹部学组(40人)、骨肌学组(39人)、乳腺学组(36人)、儿科学组(31人)、磁共振学组(41人)8个专业学组,共计299人。

随着医学的不断进步,放射学分会的发展十分迅速,特别是近年来,在程敬亮主任委员的带领下,开拓创新,锐意进取,分会的发展不断取得新突破。自1978年河南省首次召开放射会议以来,放射学术年会便成为省医学会品牌会议中的优秀代表,参会人数逐年增多,影响力逐步扩大。1981年,我省首次承办全国放射会议,1999年承办中南六省第三次放射学会议。近年来,河南省放射学会多次承办全国性放射影像会议以及省内放射会议，为河南与全国放射专业的发展起到了积极的推动作用。2011 年承办中华放射学会第 18 次全国放射大会和中华放射学会全国神经放射大会（图 9-16-1）；2016 年承办中国医师协会放射医师分会全国年会以及中华放射学杂志第十届编委会第三次会议；主办河南省放射学会 23 届年会，最多参会人数达 1200 人；河南省磁共振成像临床应用与新进展学术研讨会已召开 8 次，并多次主办和承办的国家级和省级医学继续教育项目。2009 年 7 月省放射学专科分会成立了河南省高场磁共振俱乐部，并已举行了 19 次学术活动及其相关科研项目支持。

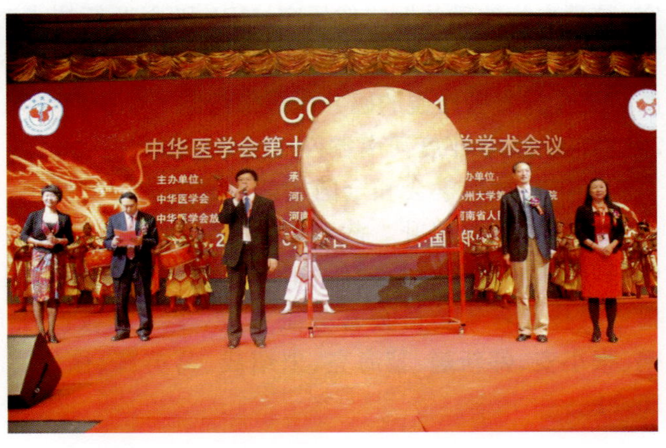

图 9-16-1 中华医学会第 18 次全国放射学学术会议开幕式

这些学术会议和业务活动的召开与举行，加强了河南省放射学界与国内外学者的交流，提升了河南省放射专业的学术水平，让国内外放射影像学者听到了河南的声音。除此之外，程敬亮教授作为“黄河医学影像论坛”发起人和理事会理事长，已积极组织召开了 4 次黄河医学影像论坛，有力地推动了黄河流域中西部省份医学影像学事业的发展，提供了黄河流域学术交流与人才培养的平台。

河南省放射学会自 2013 年起开展“中原影像，放飞基层”基层影像培训项目，在全省范围内以“提高基层医院影像检查水平、规范检查标准”为宗旨，开展技术下乡活动。截止 2016 年，已完成我省 36 个县的临床医师培训，并提升了河南省地市、县乡级放射医师的影像诊断水平，推动影像学的新技术、新进展及其临床应用在县市级医院的普及。

由河南省放射学会主办的“中州影像，恒睿驿站”基层放射医师培训项目，依托河南 18 个地市放射学会承办，2016 年已完成对河南省 18 个地市放射学工作者的培训工作。培训内容涵盖放射影像基础知识、基本技能、介入诊疗技术和影像新技术的临床应用，以及放射科主任领导力培训。快速普及放射学诊疗知识，提升河南省地市、县、乡级放射医师的影像诊断水平和科主任的领导力水平，惠及广大基层病人。

除此之外，由河南省医学会放射学分会主办的“中原放射影像大讲堂”本着全面、系统地提高中原放射影像诊断水平、加强学术交流的原则，建立中原放射影像同行相互切磋、相互交流的学术平台。第一次课程已经于 2016 年 9 月 3 日开课，并将计划用一年的时间在 18 个地市完成所有课程，涵盖全身各个系统的影像学诊断，夯实基层影像医生的专业基础，更好地为患者服务。

首届主任委员安九贤教授研制出了 X 线放大记波摄影机、简仪立体像观察镜、X 线骨盆测量尺、X 线立体摄影深度测量尺及隔室透视装置等。发明多用眼内异物定位图尺、眼球偏斜照片眼内异物测量尺、多发金属性眼内异物定位法、眼内异物正位相与动眼相综合定位法、眼内异物根据解剖影像定位法、方格定位法及水平投照定位法。发明心电向量图的空间向量和 R/T 空间角的简易测定法。特别是《金属性眼内异物定位研究》获得河南省科技进步一等奖。

副主委史大鹏教授主持完成的《视路病变影像学诊断研究》获 2013 年河南省科技进步一等奖。副主委韩新巍教授主持完成的《人体血管和非血管腔道内支架的设计与临床应用》获 2014 年河南省科技进步一等奖。副主任委员高剑波教授主持完成的 5 项成果：胃癌螺旋 CT 征象与 VEGF-C、VEGFR-3 表达及淋巴管密度间关系研究、艾滋病肺部机会性感染的影像学研究、胃肠间质瘤的 CT 征象研究、胃癌螺旋 CT 表现特征与病理、分子生物学特性的相关性研究，胃癌 X 线、螺旋 CT 与病理学对照研究先后获得河南省科技进步成果二等奖。

主任委员程敬亮教授 2016 年申报的《MRI 设备及其临床应用评价研究》获国家重点研发计划项目 2400 万元资助，主持完成的：眼外伤性病变的影像学诊断比较研究、脊髓纵裂畸形的分型、影像学诊断和治疗研究、脑囊虫病的磁共振成像研究、MRI 和 SCT 新技术对超急性期脑梗死诊断和再灌注的实验和临床应用研究、Moyamoya 病的影像学诊断比较研究、DWI 和 DTI 对颅内占位病变的诊断价值研究、中枢神经系统皮样囊肿和表皮样囊肿破裂的磁共振成像诊断 7 项研究成果分别获得 1998 年、1999 年、2006 年、2008 年、2009 年、2011 年和 2015 年度河南省科技进步二等奖。

在中华放射学会和全国放射专家的大力支持下，在河南省放射界同道的共同努力下，河南省放射学专业的影响力不断提升。截至 2016 年，共有 16 位河南放射界同志在中华放射学会以及学组和青年委员会中任职，其中程敬亮教授任中华放射学会常委兼全国磁共振学组组长，高剑波教授任腹部学组副组长，王梅云教授任青年委员会常务副主委，李天晓教授任介入学组副组长。担任学组委员的同志还包括史大鹏、张小安、韩新巍、黎海亮、朱绍成、葛英辉、徐俊玲、张勇、张永高、张岚、岳松伟和谭红娜等教授（图 9-16-2）。

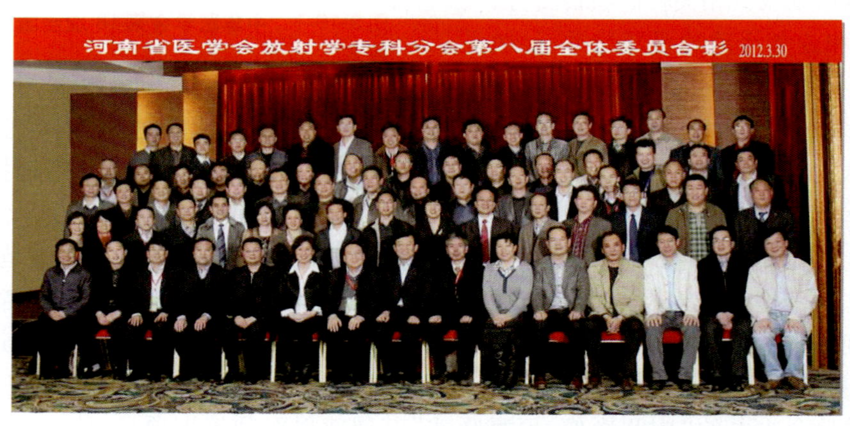

图 9-16-2　河南省医学会放射学分会第八届委员合影

由于工作成绩突出，河南省放射学会多次获得河南省医学会先进专科分会和先进个人的荣誉，程敬亮、史大鹏、李天晓成为河南省医学会常务理事。

第二节　历届专科委员会主委、副主委名单（列表）

届次	起止时间（年）	主任委员	副主任委员	秘书（长）
第一、二届	1959—1985 年	安九贤	李季一	李季一（兼）
第三届	1985—1990 年	李树新	刘秋明，吴泽新	王忠山
第四届	1990—1995 年	李树新	王忠山，吴泽新	阎根尚
第五届	1995—2002 年	李树新	李荫太，马文章，刘秋明	阎根尚
第六届	2002—2008 年	程敬亮	史大鹏，韩新巍，马文章，葛英辉，高剑波，黎海亮	黎海亮（兼）李天晓
第七届	2008—2012 年	程敬亮	史大鹏，高剑波，黎海亮，韩新巍，葛英辉，李天晓，张小安	黎海亮（兼）陈学军，崔晓琳
第八届	2012 年—至今	程敬亮	王梅云，高剑波，黎海亮，葛英辉，张小安，管生，周志刚，朱绍成，陈占勋	黎海亮（兼），陈学军，张勇

第三节　程敬亮教授简介

（略，详见中华医学会放射学分会学组建设组长介绍）

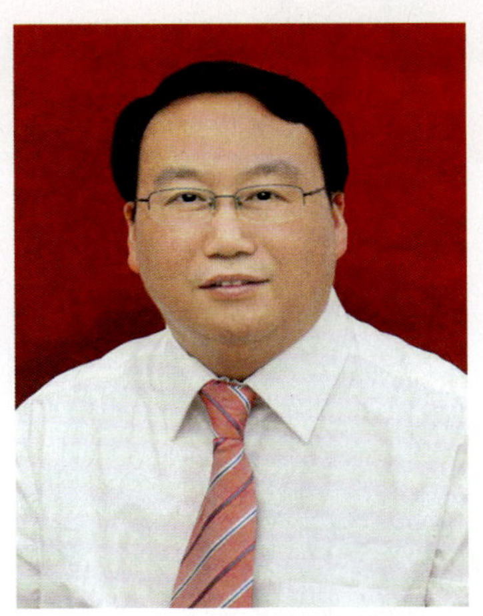

图 9-16-3　程敬亮教授

第十七章　湖北省医学会放射学分会

第一节　简　史

湖北省医学会放射学分会(原武汉放射学会)成立于1953年3月8日,当时我国大多数地区除直辖市外,都未成立省放射学会,而是成立以省会城市命名的省市合一的放射学会,故名武汉放射学会(包括湖北省、武汉市放射学会),这一结构一直沿用至上世纪八十年代初期。直至1984年,武汉放射学会才正式获批并分别命名为湖北省医学会放射学分会和武汉市医学会放射学分会,期间历经多次改选换届,每次换届都是在省医学会指导下顺利进行,截至2016年为第11届湖北省医学会放射学分会。早年因多种原因,每届任期时间为3~8年不等,主任委员可连任多届,自2012年起省医学会规定每届为期3年,主任委员任期一届,不得连任。现任主任委员为武汉协和医院孔祥泉教授。

蒋士焘教授是湖北省最早从事放射诊断的专家,于1953年担任第一届湖北省医学会放射学分会主任委员。他于1921年从湖北武昌同仁医院赴美国哈佛大学医学院学习放射诊断,并于1923年在美国放射学杂志(AJR)上发表论文"皮肤放射治疗的省时装置"。据记载蒋士焘教授是我国最早出国学习放射诊断的学者,也是湖北省出国学习放射诊断的第一人。

龙名扬教授是湖北省较早从事放射诊断的专家之一(图9-17-1),是第2、3届湖北省放射学分会主任委员,并在武汉同济医院引进第一台X光机。他担任湖北省及武汉市放射学分会主任委员长达20年,期间积极组织武汉同济医院郭俊渊教授、王承缘教授,武汉协和医院颜小琼教授、王丽雅教授,中国人民解放军第161医院陈凡主任、原湖医一院何昌忱教授、林怡蔼教授,原湖医二院尚瑞瑜教授、孙骏谟教授,武汉长航总院

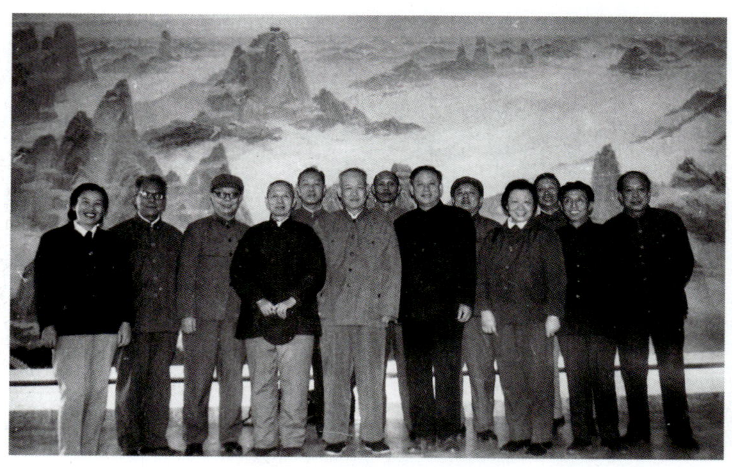

图9-17-1　龙名扬教授(前排中)

邓建林主任以及中国人民解放军陆军总院喻纯麟主任等专家多次举办学术会议和放射诊断学习班，协助程家文主任创办《临床放射学杂志》并担任第一届主编，为培养湖北省放射学人才做出了卓越贡献，是我国放射学界德高望重和深受爱戴的著名老专家。

湖北省放射学分会自成立以来，历届主任委员及其团队非常重视学术交流及人才培养，先后邀请刘玉清、吴恩惠、王云钊教授等百余位国内外著名影像学专家来湖北讲学。改革开放以来，郭俊渊教授、颜小琼教授作为客座教授赴德国交流，以冯敢生、胡国栋、胡道予、韩萍教授为代表的一大批湖北放射学专家先后赴国外学习交流，大大提升了湖北放射学界在国内外的学术影响。一批中青年专家如郑传胜、朱文珍、徐海波、邵剑波、刘玉林教授等既是本届放射学分会主要成员，也是未来我省放射学界精英。

湖北省医学会放射学分会先后共承办过两次全国放射学学术大会以及多次全国性放射专业学组会议，第一次是 1989 年在武汉东湖宾馆成功举办第五届全国放射学术大会，由湖北省放射学分会与武汉同济医院共同承办，当时，社会秩序较乱，交通极为不便，在湖北省放射学分会主任委员郭俊渊教授精心组织和安排下，克服诸多困难，大会得以如期举行并圆满结束，给参会代表留下深刻印象。第二次是 2006 年在武汉成功举办第十三届全国放射学术大会，由湖北省放射学分会与武汉协和医院共同承办(图 9-17-2)。本届大会规模为历届之最，参会代表超过 1200 人，论文数量超过 2500 篇，来自美国、德国、韩国、日本等国家和地区的 18 位国际著名放射学专家应邀参加了本次盛会，大会由中华放射学会副主任委员、湖北省放射学分会主任委员冯敢生教授主持、中国科学院院士刘玉清教授、德国弗莱堡大学 Langer 教授以及欧洲放射学会主席 Herold 教授作了精彩的大会主题演讲，受到与会代表高度赞赏和一致好评。除此之外，我省放射学分会还分别承办了 2010 年第十二届全国骨关节影像学术大会、2013 年第七届全国放射青年医师学术论坛、2014 年第十六全国神经放射学术大会、2015 年第十五届全国磁共振学术大会。

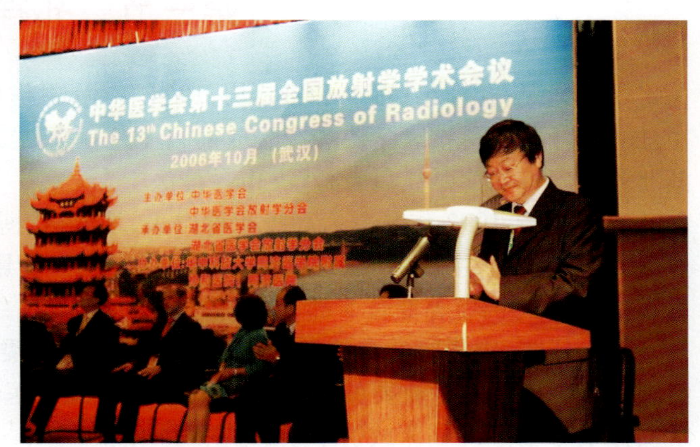

图 9-17-2　湖北省放射学会主委冯敢生教授在第十三届全国放射学大会上致辞

特别值得一提的是，历届湖北省放射学分会主任委员分别担任《临床放射学杂志》及《放射学实践》主编，这两本杂志是湖北省放射学界引以自豪的专业核心学术期刊，也深受全国放射学界广大同行的欢迎和高度赞赏。《临床放射学杂志》创刊于 1982 年，由华中科技大学协和医院放射科承编，现任主编为孔祥泉教授。《放射学实践》创刊于 1986 年，由华中科技大学同济医院放射科承编，现任主编为胡道予教授。两本杂志社经常与放射学分会合作举办或单独举办高质量学术会议，是全国放射学界广大同仁进行学术交流的平台。

第二节　历届专科委员会主委、副主委名单(列表)

届次	起止时间(年)	主任委员	副主任委员	秘书长
第一届	1953—1959 年	蒋士焘	龙名扬	臧大鹏
第二届	1959—1978 年	龙名扬	饶建之	臧大鹏
第三届	1978—1984 年	龙名扬	颜小琼，尚瑞瑜	陈凡
第四届	1984—1988 年	郭俊渊	颜小琼，曾祥阶，王敬业	陈凡
第五届	1988—1992 年	郭俊渊	王丽雅，林怡蔼	胡国栋
第六届	1992—1997 年	王承缘	罗汉超，陈凡	胡国栋

续表

届次	起止时间(年)	主任委员	副主任委员	秘书长
第七届	1997—2001 年	王承缘	陈凡	胡国栋
第八届	2001—2007 年	冯敢生	孙骏谟,陈宪,郑晓华,漆剑频	孔祥泉
第九届	2007—2012 年	冯敢生	漆剑频,李茂进,田志雄,陈宪	孔祥泉
第十届	2012—2016 年	胡道予	孔祥泉,查云飞,吴光耀,曾晓华,刘玉林,邵剑波	朱文珍
第十一届	2016—至今	孔祥泉	朱文珍,查云飞,徐海波,刘玉林,曾晓华,邵剑波	郑传胜

第三节　孔祥泉教授简介

一般情况:孔祥泉(图 9-17-3),男,1954 年生,原华中科技大学协和医院放射科教研室主任,放射诊断科主任。现任华中科技大学协和医院放射科主任医师、二级教授、博士生导师。国务院政府特殊津贴获得者,湖北省政府特殊津贴获得者,武汉市最佳医生。

工作业绩:1992 年晋升为高级职称以来,培养硕、博士研究生 50 余人,发表 SCI 论文及中文核心期刊专业论文 100 余篇,主编由人民卫生出版社出版的《肿瘤影像与病理诊断》等专著 3 部,参编由人民卫生出版社出版的《心脏病学》等专著 5 部,获国基金、教育部及省级科研课题 8 项,获湖北省科进步三等奖 2 项。

学术任职:中华医学会放射学分会心胸学组资深委员,国际心血管磁共振学会中国委员会委员,中国医学装备协会磁共振专业委员会委员,第十一届湖北省医学会放射学分会主任委员,第一至三届湖北省放射医学质控中心主任,《临床放射学杂志》主编。

专业方向:主要从事 MR、CT、X 线影像诊断,特别擅长神经系统及心脏大血管疾病的 MR 诊断与鉴别。主要研究方向为周围神经病变的 MR 基础与临床研究以及心脏大血管疾病的影像学研究。

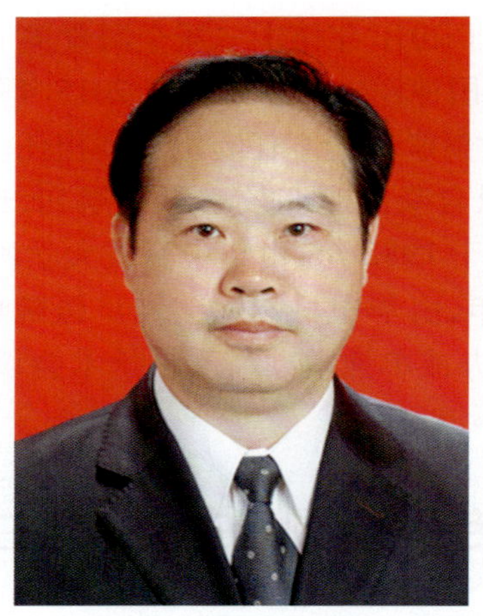

图 9-17-3　孔祥泉教授

第十八章　湖南省医学会放射学分会

第一节　简　　史

1982年9月，秉承着“利用伦琴射线，造福湖南人民”的宗旨，湖南省放射学分会（前身称湖南省医学会放射学组）在湖南省沅江市正式诞生，拉开了湖南省放射影像学专业和谐发展、走向繁荣的序幕。学会的首届主任委员为黄世章教授，并由中国放射学的一代宗师黎光煦教授担任荣誉主任委员。经过35年的历程和传承，目前是湖南省第九届放射学分会，主任委员由中南大学湘雅名医、博士生导师王小宜教授担任。

湖南省医学会放射学分会带领湖南省放射学界秉承优良的传统，孜孜不倦的求学精神，促进了放射学事业的发展，在这个过程中涌现了一大批全国放射学界的大师。

1930年，我国放射学奠基人之一的黎光煦教授在湘雅医学院组建了湖南省的第一个放射科（图9-18-1），1950年开创了我省放射学的第一个硕士点，并招收了徐兆栋同志为我省放射学的第一个硕士生。同时在国内率先举办了一系列放射科诊断医师培训班，分系统进行了放射诊断专业知识培训，为我国放射学事业的发展，培养了一批骨干。1975年他率先把国外先进的CT技术介绍到国内放射界，为CT技术在我国的普及、推广、应用和发展打下了坚实的基础。

我国著名的放射学教授、湖南省放射学分会的创始人黄世章教授享受国家早期回国定居工作专家生活津贴待遇，他精通放射诊断、放射治疗的理论与技术，较好地与普外科、神经外科、胸外科等学科合作，率先在湖南省开展脑血管、脑室造影检查和心导管检查等一系列先进的检查技术，并与黎光煦教授一道参加了我国矽肺病诊断标准的制定。

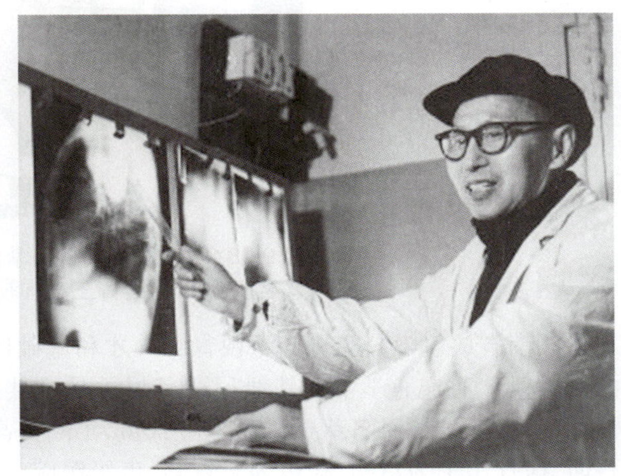

图9-18-1　中国放射学老前辈、中南大学湘雅医院放射科首任主任黎光煦教授

肖剑秋教授为我省放射学分会的第二任主任委员，由他牵头研制的胃肠道气钡双重造影剂，获得成功并投入临床应用，成为我省放射学界将科研成果进行转换的第一人。1971年肖剑秋教授等代表湖南医学院（中南大学湘雅医学院前身）承担长沙市马王堆一号汉墓——古尸辛追的X线诊断研究，斩获该年度全国科技大会科技成果奖。

何望春教授在1960年初率先在国内开展了肩关节造影等新的检查技术，对骨骼系统的软骨黏液样纤维瘤等几种罕见病开展了深入研究。1995年全国放射学会纪念Roentgen发现X线100周年大会上她被评为有卓越成就的放射专家，将其事迹载入《中国放射百年史话》一书。2002年3月中南大学湘雅医院授予何望春教授

“湘雅医院名家”荣誉称号。她治学严谨，学识渊博，她培养的研究生目前已成为国内各大医院学科带头人和技术骨干。

从医六十载、辛勤耕耘、丹心照人的中南大学湘雅医院彭仁罗教授，是恢复高考后是湖南省应聘参加全国高等院校放射影像教材编写的第一人，他一生从事神经病的影像诊断和研究，担任《中华放射学杂志》、《临床放射学杂志》等十多种国家正式医学期刊的编委，主编或参编医学影像学教材十五部，是湖南省放射影像学者著书立卷的带头人。

王焕申、李德泰及彭光春教授继承了湖南放射学分会的优良传统，在任主任委员期间注重加强各学术团体之间的沟通交流，使得整个湖南省放射学界呈现出团结奋进的良好局面。

湖南省医学会第八届放射学分会主任委员王维教授，2003 年成为湖南省首位医学影像学博士生导师，他主攻异种胰岛细胞介入移植治疗糖尿病，在异种胰岛细胞肝内移植及移植免疫等方面的多项研究成果达到国际先进和国内领先水平。

湖南省放射学分会在加强自身建设的同时，还注重加强与国内外学术团体的交流，积极参与及承办各类学术会议及活动。分别承办了第十四届全国磁共振学术大会暨海外华人磁共振 2014 年会，中华医学会放射学分会第十三届全国心胸影像学术会议，中华医学会影像技术分会第七届委员会青委会及专业学组学术研讨会等多个重量级的全国会议。所承办的会议中，接待人数规模最多达 2000 余人，受到了与会专家及代表的广泛好评。在积极承办及开展学术活动的同时重视与国际放射学界的联系，每年均有专家受邀去北美放射学年会及欧洲放射学年会发言。

目前，湖南省放射学分会在中南大学湘雅名医王小宜教授的带领下已经进入新的发展时期（图 9-18-2）。为了与中华放射学会的组织机构相对接，同时适应精准医疗的要求，组建了多个专业学组。目前已经成立了介入、分子影像、神经影像、头颈肌骨影像、腹部影像、胸部影像及儿科影像七个专业学组，磁共振学组也在积极的筹建当中。每个专业学组均由本省高等院校所属附属医院为牵头单位，积极组织各医疗单位不同层次的放射学专业人才为组员，大力推动了基层放射学亚专业化道路的步伐。各个专业学组大力开展内容丰富的学术活动，每年均会联系各级地市级放射学专业委员会召开年会及各类学习班。形式多样的学术活动使湖南省放射学从业人员受益匪浅，湖南省放射学界呈现出欣欣向荣的景象。

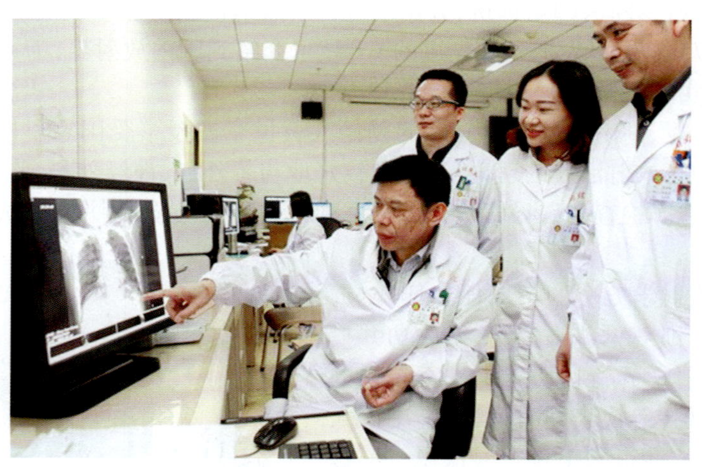

图 9-18-2　现任湖南省医学会放射学分会主任委员，中南大学湘雅名医、博士生导师王小宜教授

湖南省放射学分会一向重视青年人才和基础医师的培养，湖南省放射学分会青年委员会发挥青年委员的特长，将“心连心学术下基础”及“基层关爱磁共振区域培训”学术活动与青年委员会的活动相结合，学术活动的宗旨是“团结各级放射学从业人员，不断提高基层诊疗水平”，以提高湖南省广大县、市级医院放射科科研、医疗水平为目的，积极为全省县、市级医院送温暖、送科技。学术活动与基础医院紧密联系，让基层的医师们可以不出远门，与专家们面对面交流，提高业务水平。“心连心学术下基础”及“基层关爱磁共振区域培训”活动开展 6 年多来，培训基础医师 2 万余人次，取得了良好的培训效果和社会效益。放射学分会的工

作得到了省医学会充分肯定，连续多年被评为湖南省医学会优秀分会。

第二节　历届专科委员会主委、副主委名单（列表）

届次	起止时间（年）	主任委员	副主任委员	秘书长
第一届	1982—1985 年	黄世章	肖剑秋，苏丽芳	严大成
第二届	1986—1987 年	肖剑秋	刘固岗	曾广成，白先信
第三届	1988—1994 年	王焕申	刘固岗，白先信，曾广成	王小宜，曾广成
第四届	1995—1997 年	王焕申	刘固岗，白先信，曾广成	王小宜，曾广成
第五届	1997—2002 年	李德泰	彭光春，王小宜，王维，刘平，刘建滨，肖恩华，钟国良	谭长连
第六届	2003—2006 年	李德泰	彭光春，王小宜，王维，刘平，刘建滨，肖恩华	谭长连
第七届	2007—2009 年	彭光春	王小宜，王维，刘平，刘建滨，肖恩华，周顺科	李文政
第八届	2010—2015 年	王维	王小宜，周顺科，肖恩华，刘进康，刘建滨，梁兆玉，于小平，李平，刘平	张声旺
第九届	2015 年—至今	王小宜	王维，周顺科，李平，肖恩华，王云华，刘建滨，刘晟，刘进康，于小平，刘进才	邢妩

第三节　王小宜教授简介

一般情况：王小宜（图 9-18-3），男，1957 年生，博士学位，主任医师/教授，博士生导师，中南大学湘雅名医，中南大学湘雅医院放射介入中心主任。

工作业绩：发表包括 SCI 收录论文和统计源期刊论文 192 篇，主编、参编专著 11 部，获国家、省部级课题 8 项，省部级科研成果奖 3 项。

学术任职：中华放射学会磁共振专业委员会委员，湖南省医学会放射学分会主任委员，中华放射学杂志资深编委。

专业方向：神经系统疾病的影像学诊断。

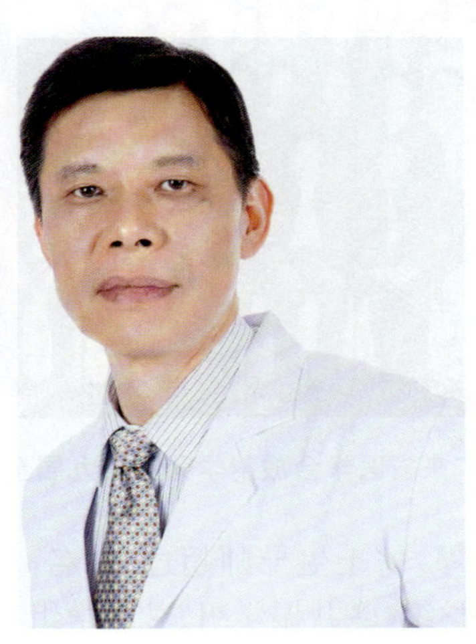

图 9-18-3　王小宜教授

第十九章　广东省医学会放射学分会

第一节　简　　史

广东省医学会放射医学分会(原中华医学会广东分会放射学会),于1951年在广州成立,是广东省医学会设立的历史最悠久的专科分会之一。经数代人的不懈努力,在广东省医学会的直接领导下,广东省医学会放射医学分会得到了全面的提升和发展。目前,已成为中国医学影像学界具有广泛影响力和学术权威的专业学术组织。

广东省医学会放射医学分会已先后换届并选举成立了十届次的广东省放射学分会委员会,并举办了16次广东省放射学学术年会,并形成了以许达生教授、孟悛非教授、梁长虹教授等众多省内外著名教授、专家为核心的学科带头人团队和在全省各级医疗机构的临床一线专门从事放射诊断和介入诊疗工作的会员团队(图9-19-1)。现任第十届主任委员由华南理工大学医学院副院长、第一临床学院及广东省医学科学院、广东省人民医院医学影像部主任兼放射科主任梁长虹教授担任。

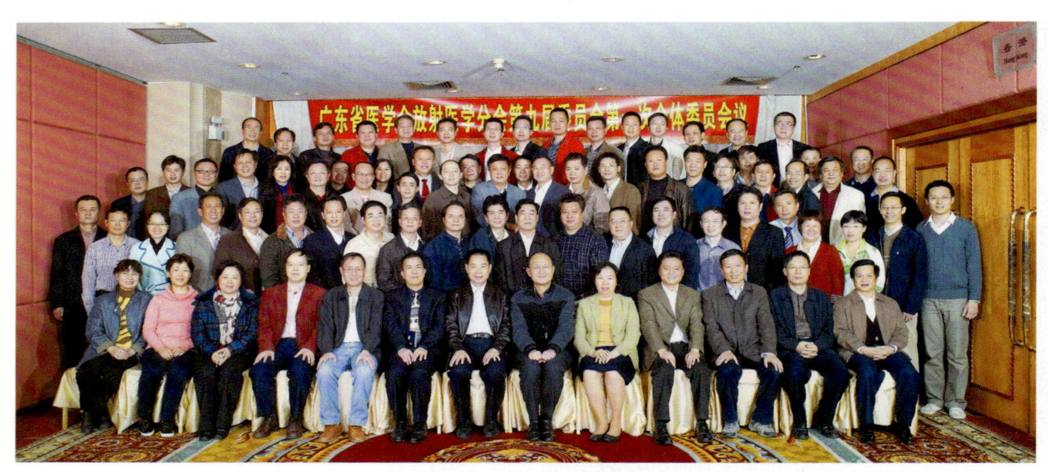

图9-19-1　广东省医学会放射学分会第九届全体委员合影

广东省医学会放射医学分会实力雄厚,博士生导师超过20名。下设9个学组(包括腹部学组、肌骨学组、神经学组、心胸学组、儿科学组、介入学组、磁共振学组、乳腺学组、头颈学组)及青年委员会。持续开展医学影像学继续教育工作是广东省放射学分会的重要任务。

广东省放射学分会和学组的学术活动实现了常规化和定期化(图9-19-2)。近年来,每年举办一次广东省放射学年会,每次大会参会人数超过千人,2017年第十六次广东省医学会放射医学年会达2000余

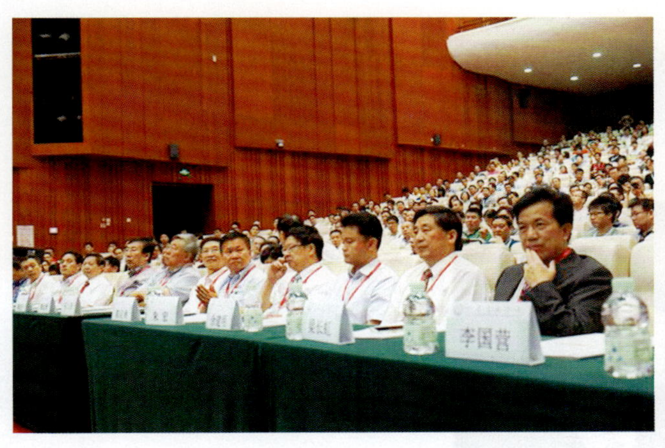

图 9-19-2　2014 年 7 月广东省医学会第十三次放射医学学术会议暨第三次影像技术学学术会议在广州白云国际会议中心召开，会议主题为“规范与质控，实现影像检查及结果互认基础”

人。大会进行形式多样的学术交流，如：专题讲座、大会发言、病例诊断擂台、中青年论文比赛、展板、研究生论坛等形式，充分调动了省内放射学医师参与学术活动的积极性。各主要学组组织各专业组的学术年会，每次与会者也达 400 多人。各专业学组定期组织读片会，到会人数也有 200 人/次左右。坚持“知识直通车”学术活动，每季度安排专家到基层讲课。

广东省人民医院梁长虹教授完成的多层螺旋 CT 在先天性心脏病诊断和治疗决策制定中价值的系列研究、多层螺旋 CT 在冠心病诊断和治疗决策制定中价值的系列研究、鼻咽癌放射治疗后放射性脑病影像学诊断的研究等多次获广东省多种奖项。南方医科大学南方医院何晓峰教授 2000 年赴意大利博洛尼亚学习神经介入治疗，导师为国际知名神经介入治疗专家 Marco. Leonardi 教授。回国后开展臭氧治疗腰椎间盘突出症，至今完成手术数千例，先后举办 23 期全国臭氧治疗学习班，培训学员 1000 余人，为国内臭氧治疗主要开拓者。2009 年主编《臭氧治疗临床应用》。2011 年 4 月荣获第三届世界臭氧治疗大会颁发的医用臭氧研究奖荣获第三届世界臭氧治疗大会颁发的“医用臭氧研究奖”。现担任 2016—2018 年世界臭氧治疗联合会主席。目前国内已有数千家医院及诊所开展了臭氧治疗颈腰椎间盘突出，病毒性肝炎，急性脑梗死，代谢性疾病，亚健康，皮肤病及溃疡、瘘道等。遍布全国各省市自治区，估计年产值达数亿元。第一篇论文《臭氧混合气体治疗腰椎间盘突出症》于 2003 年发表于中华放射学杂志，引用率及影响力名列第一。

2014 年和 2015 年，广东省医学会放射医学分会连续获广东省医学会年度先进专科分会。

第二节　历届专科委员会主委、副主委名单（列表）

届次	起止时间（年）	主任委员	副主任委员	秘书长
第一届	1951—1978 年	谢志光	郭广柏，李生光	—
第二届	1978—1983 年	魏大藻	李生光，郭广柏，周孝珍，刘志雄	—
第三届	1983—1988 年	魏大藻	黄尚武，郭广柏，潘国英，周孝珍	—
第四届	1988—1992 年	黄尚武	方昆豪，胡景钤，潘国英，邓枢镇	—
第五届	1992—1995 年	方昆豪	胡景钤，黄其鎏，邓枢镇	—
第六届	1995—1998 年	许达生	陈金城，罗鹏飞，黄齐好	—
第七届	1998—2004 年	许达生	陈金城，黄齐好	—
第八届	2004—2010 年	孟悛非	杨建勇，梁碧玲，梁长虹，张雪林，黄力	—
第九届	2010—2013 年	梁长虹	黄力，梁碧玲，杨建勇，江新青，许乙凯，徐坚民，单鸿	—
第十届	2013—至今	梁长虹	许乙凯，单鸿，江新青，徐坚民，王晓白，李子平，沈君，全显跃，龙晚生	—

第三节　梁长虹教授简介

（略，详见中华医学会放射学分会重要人物介绍）

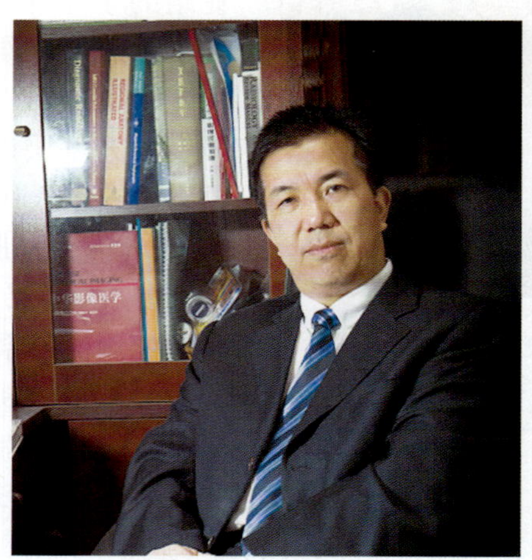

图 9-19-3　梁长虹教授

第二十章　广西壮族自治区医学会放射学分会

第一节　简　史

1961 年 3 月成立中华医学会广西放射学分会。当时只设立了组长、副组长和秘书。第一届组长为广西医学院附院（广西医科大学第一附属医院的前身）唐庆尧主任，副组长董良能主任（广西区人民医院），秘书李胜云。1985 年，第三届广西放射学分会正式成立，广西医学院附院李胜云主任为主任委员，副主任委员包括解放军 303 医院的覃智民主任，广西区人民医院的周克家主任，广西医学院的陈鸣忠主任和谭崇光技师，秘书为陈翰高教授。同时设立了包括全区各大医院的 5 名常委和 19 名委员，分会共 30 人。1996—2004 年，广西医科大学第一附属医院黄仲奎主任任第七、八届主任委员，副主任委员为广西医科大学第一附属医院彭萱和龙莉玲主任，广西区人民医院吴大哲主任，秘书为邓东，同时常委增加至 10 人，委员 16 人，分会共 31 人。2005—2009 年，广西医科大学第一附属医院龙莉玲主任任第九届主任委员，副主任委员为广西医科大学第一附属医院黄仲奎主任、广西区人民医院马隆佰主任、桂林市南溪山医院布桂林主任和玉林市人民医院吕顽主任，学会秘书为邓东。同届分会扩大至常委 14 人，委员 31 人，学会共 51 人。2009—2017 年，广西医科大学第一附属医院黄仲奎主任连任第十、十一届主任委员，副主任委员为广西医科大学第一附属医院龙莉玲主任、广西区人民医院马隆佰主任、桂林市南溪山医院布桂林主任和玉林市人民医院吕顽主任，学会秘书为邓东和彭鹏。第十一届委员会扩大至 61 位委员，其中常委 19 人。第十二届广西医学会放射学会主任委员为龙莉玲教授，副主任委员分别是广西医科大学第一附属医院黄仲奎教授、广西医科大学附属肿瘤医院苏丹柯教授、桂林医学院附属医院邱维加教授、右江医学院附院陆玉敏教授、广西中医药大学第一附属医院邓德茂教授，第十二届委员会人员扩大至委员 82 人，常委 25 人，充分体现各地市的代表性。

广西医学会放射学分会每年举行学术大会一次。1995 年成功举办由王承缘、许达生、李树新、李胜云、李德泰、王兆熊教授牵头组织的第一届中南六省区放射学术大会。2003 年、2004 年分别承办了中华医学会骨肌学组、头颈学组影像学术大会。2007 年、2012 年分别承办了中华医学会放射学分会腹部学组影像学术大会。2005 年开始，由广西主委黄仲奎教授与广东主委孟悛非教授倡导的“两广影像读片会”在广西和广东轮值举办，前后一共进行了 8 届。2008 年由黄仲奎主任与广东省主委梁长虹教授发起的第一届南方医学影像论坛在桂林召开（图 9-20-1）。前来参会的有广东、广西、福建、湖南和海南五省。2013 年后增加了湖北和江西的放射学会参会。2009 年开始，广西医学会放射学分会成立了专业学组，共分头颈神经学组，心胸学组，腹部学组，骨肌学组和介入学组五个学组，2013 年之后增加了乳腺儿科学组、头颈部学组、护理学组，目前共有专业学组 8 个。各学组设立了相应的组长、副组长和学组委员。各学组每年除了参加分会学术年会之外，还组织形式多样的学组年会（图 9-20-2）。2013 年开始，在广西医学会领导下，分会启动广西医学会基层医院继续教育项目，组织学组专家，每年进行一个系统专业影像诊断技术讲座到基层医院进行巡讲，每年 6—8 次，覆盖广西地市基层医院。已完成颅脑、胸部、腹部、骨肌等系统影像诊断继教巡讲。

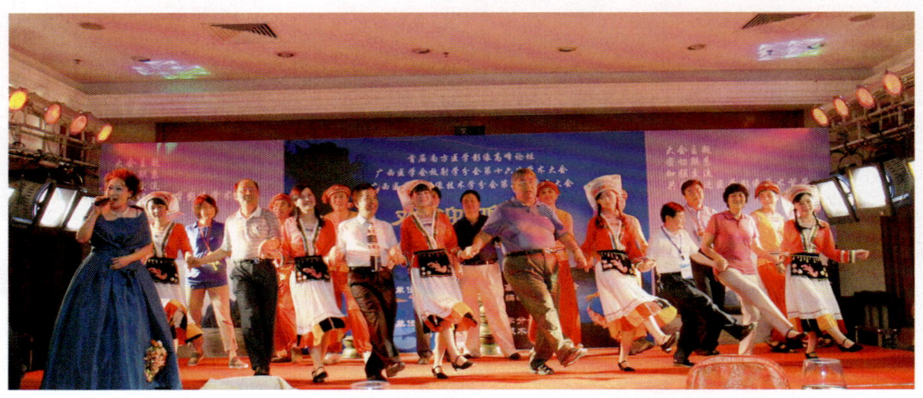

图 9-20-1　首届南方医学影像高峰论坛在广西启动，快乐的影像人载歌载舞

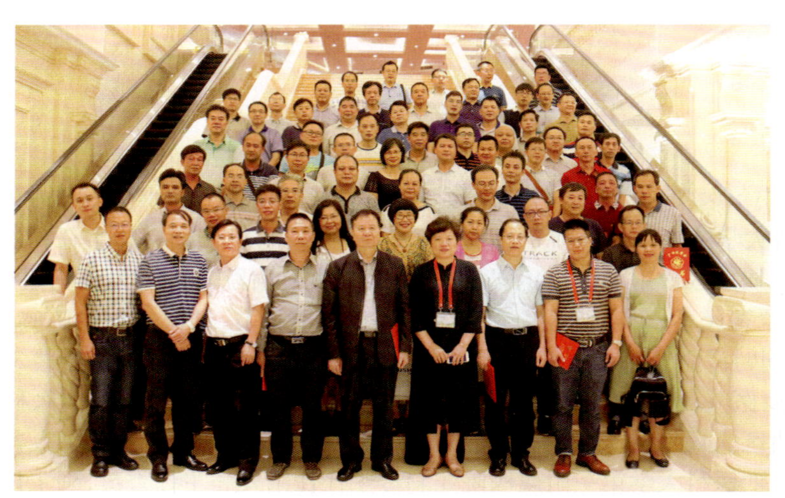

广西医学会放射学分会第十二届全体委员

图 9-20-2　广西区医学会放射学分会第十二届全体委员合影

根据广西多发病的实际，本学会多年来大力推动了慢性肝病与肝癌、血液病、地中海贫血及其体内铁沉积、鼻咽癌等疾病的影像学诊断研究。主要参加研究的单位有广西医科大学第一附属医院、广西医科大学附属肿瘤医院、南宁市第二人民医院等单位，相关项目的研究获得国家自然基金项目资助共 17 项。促进了这些疾病的影像学诊断技术的发展。

第二节　历届专科委员会主委、副主委名单（列表）

届次	起止时间（年）	主任委员	副主任委员	秘书长
第一、二届	1961—1985 年	唐庆尧	董良能	李胜云
第三届	1985—1988 年	李胜云	覃智民，周克家，陈鸣忠，谭崇光	陈翰高
第四届	1988—1991 年	李胜云	覃智民，周克家，陈鸣忠，谭崇光	陈翰高
第五届	1991—1994 年	李胜云	覃智民，周克家，陈翰高，彭萱	彭萱
第六届	1994—1997 年	李胜云	覃智民，周克家，陈翰高，彭萱	彭萱
第七届	1997—2000 年	黄仲奎	彭萱，龙莉玲，吴大哲	邓东
第八届	2000—2005 年	黄仲奎	龙莉玲，彭萱，吴大哲	邓东

续表

届次	起止时间(年)	主任委员	副主任委员	秘书长
第九届	2005—2009 年	龙莉玲	黄仲奎,马隆佰,布桂林,吕顽	邓东
第十届	2009—2013 年	黄仲奎	龙莉玲,马隆佰,布桂林,吕顽	邓东
第十一届	2013—2017 年	黄仲奎	龙莉玲,马隆佰,布桂林,吕顽	邓东,彭鹏
第十二届	2017—2021 年	龙莉玲	黄仲奎,苏丹柯,邱维加,陆玉敏,邓德茂	彭鹏

第三节　龙莉玲教授简介

一般情况:龙莉玲,女,1960 年生,医学博士学位,二级教授,博士生导师,现任广西医科大学医学影像系主任,广西医科大学第一附属医院放射科主任。

工作业绩:从事医学影像学教育、医疗和科研工作 34 年。专业特长主要为腹部疾病影像学诊断。近年来主持国家自然科研基金课题 3 项,广西自然科研基金课题 4 项。主编出版专著:《慢性肝病与肝癌 MSCT 及 MRI 诊断》《血液病 MRI 诊断》《医学影像检查技术操作》《放射科诊疗管理与质量控制》共 4 部,副主编《医学影像学放射诊断・腹部疾病疾病诊断(上、中、下)》(光盘),参编《医学影像学》《医学影像诊断学》《医学影像技术学》等 5 部,发表科研论文 120 多篇。获省部级科学技术进步二、三等奖 5 项。

学术任职:中华医学会放射学分会全国委员、腹部专业委员会副主任委员,中国医疗保健国际交流促进会放射学分会常委,中国研究型医院学会放射学分会常委。广西放射学分会主任委员、广西质控中心主任;中华放射学杂志、临床放射杂志、实用放射学杂志、中国影像技术等专业杂志编委。

专业方向:擅长腹部疾病影像学及地方病影像学研究。主要研究方向:①慢性肝病与肝癌的 CT、MRI 诊断研究;②体内铁沉积影像定量研究。

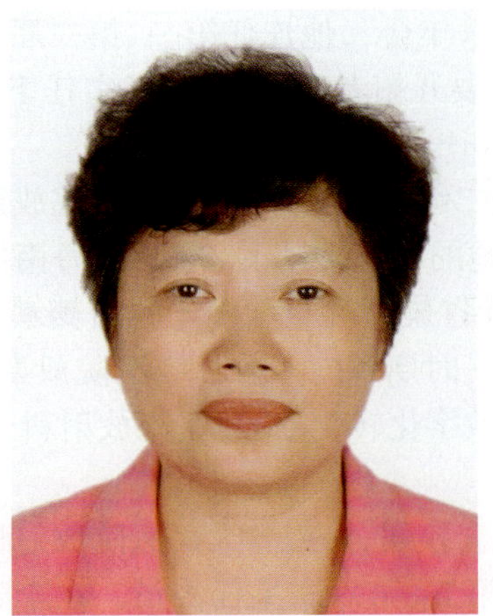

图 9-20-3　龙莉玲教授

第二十一章　海南省医学会放射学分会

第一节　简　　史

1989 年底，在海南省医学会领导的大力支持下，由海南省人民医院放射科王兆熊主任牵头成立了海南省医学会放射学专业委员会，王主任当选为第一届主任委员。当时海南刚刚建省，省内各医院放射科设备都比较差，绝大多数仅有 500mA 以下的普通 X 光机，开展 X 光摄影、透视等检查，放射从业人员也十分缺乏。海南省人民医院于 1989 年、1993 年分别购置我省第一台全身 CT 机、第一台磁共振成像仪（MRI）和数字减影血管造影机（DSA），在省内率先开展 CT、MRI 检查，并在省人民医院放射科率先成立了介入学组，开展介入诊断和治疗新技术。

1991 年经王兆熊主任推动，海南省卫生学校开始招收放射医士班（高中毕业经全省中专统一招考，专业课由省人民医院放射科派专家讲授），从此海南省有了专门培养放射专业中专人才的基地。王主任于 1999 年在海口成功主办了“中南六省放射学术年会”，他连任第一、第二届省放射学专业委员会主任委员（1989—2000 年）。作为海南省放射学专业的主要开拓者和奠基人，王主任于 1998 年被评为海南省有突出贡献优秀专家。

2000 年底，王兆熊主任因年龄退居二线，海南医学院附属医院放射科涂蓉主任当选为第三届放射学专业委员会主任委员（2001—2005 年）。在她的积极推动下，2003 年海南医学院开办了医学影像学本科专业（包括四年制技术和五年制诊断），提升了我省放射科专业人才的培养水平，大量专业技术人才充实到省内各级医院，特别是县级及以下基层医院。这一时期省内多数县级医院放射科开始引进 CT 设备，省级医院放射科引进 MRI 和 CR，常规 X 线摄影开始向数字化转化，少数医院放射科开始建立 PACS 系统，放射科数字化、信息网络化建设起步。

2005 年底，第三届放射学专业委员会换届，海南省人民医院放射科李建军主任当选为第四届放射学委员会主任委员，并于 2010、2013 年底连任第五、第六届主任委员。在李建军主任的带领下，放射学分会各方面工作取得长足进步：

1. 积极开展学术活动：分别于 2007 年 12 月、2015 年 10 月在海口市成功主办了第五届中南六省放射学术会议及第五届南方七省放射学术会议。每年都举办放射学术年会、国家级继续教育项目学习班和其他形式的学术活动，邀请多位国内外知名专家来琼讲课，介绍本专业新技术和新进展，每季度举办疑难病例读片会，搭建学术交流平台，经常组织专家赴基层医院帮扶，大大提高了我省放射人员的专业技术水平（图 9-21-1，图 9-21-2）。

2. 检查设备更新换代：2007 年海南医学院附属医院引进 64 排螺旋 CT，此后海口市人民医院、海南省人民医院、三亚市人民医院先后引进 3.0T 磁共振、256 层 CT、双源 CT、宝石 CT 等高端设备，开展冠脉 CT 血管成像、功能磁共振成像、CT 能谱成像等多项新技术。县级医院原有的单排 CT 更新换代为多排 CT，大部分医

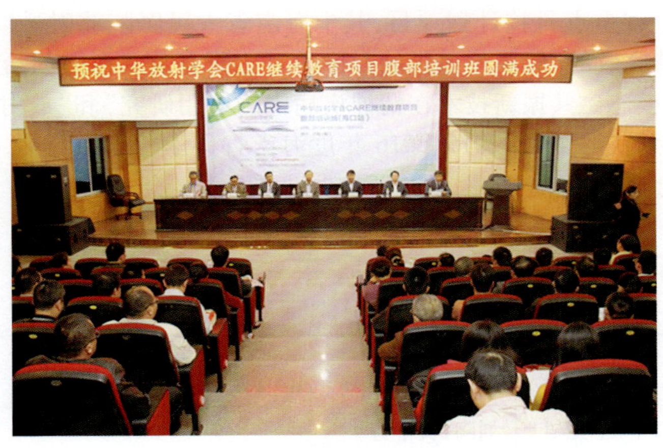

图 9-21-1 2013 年中华放射学会 CARE 继续教育项目腹部培训班(海口站)在海南省人民医院举行,时任中华放射学会主任委员冯晓源教授,副主任委员梁长虹教授,以及宋彬教授、章士正教授和唐光健教授莅临讲座和指导

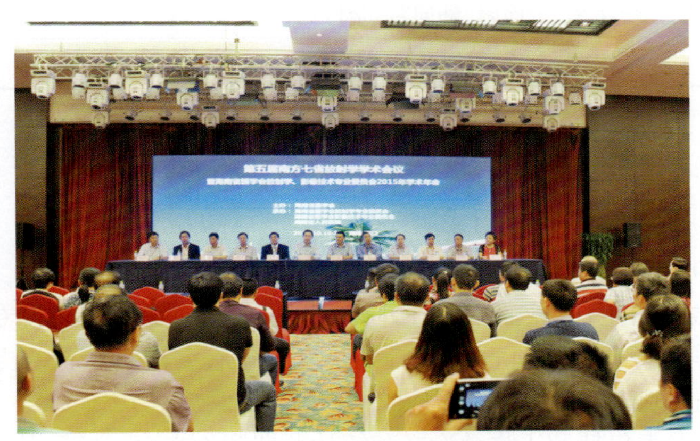

图 9-21-2 2015 年第五届南方七省放射学术年会在海口召开,时任中华放射学会副主任委员刘士远教授、梁长虹教授莅临指导

院还购置了 MRI,DR 取代了传统 X 光机,数字平板乳腺机、平板 DSA 等先进设备也应用于临床,大大提高了影像诊断水平。省级三甲医院和大部分市、县级医院已建成 PACS 系统。

3. 学科建设成绩显著:2010 年海南医学院附属医院医学影像学科被评为海南省医学重点建设学科。2012 年 6 月解放军总医院(301 医院)海南分院落成开业,放射科一流的设备和技术提升了我省放射专业水平。2013 年底海南省人民医院医学影像科被国家卫生计生委评为国家临床重点建设专科,李建军主任为学科带头人,同年底省卫计委成立了海南省放射诊断质量控制中心,挂靠海南省人民医院,李建军主任担任放射诊断质控中心主任。2015 年 3 月省人民医院与美国南加州大学医学院签订建立“放射科友好合作科室”协议书,建立起国际间学术交流平台,定期选派优秀青年骨干赴美进修。2017 年成立海南省临床医学研究院医学影像研究所,李建军主任担任所长。

4. 放射人员学历、职称结构提升,专家队伍壮大:先后引进多位影像医学博士和硕士,李建军、涂蓉、韩向君、鲁宏、秦将均、陈晶、金桂云、聂忠仕等教授成为硕士导师,培养了多位高学历人才。李建军、涂蓉、韩向君、陈晶等专家被评为海南省有突出贡献优秀专家,李建军、涂蓉教授被国务院授予享受政府特殊津贴专家,李建军教授还先后荣获了中国医师奖、海南省先进工作者、国家卫生计生突出贡献中青年专家等荣誉称号。

5. 科研成果累累:海南省人民医院、海南医学院附属医院和海口市人民医院放射科等先后承担了 10 多项国家自然科学基金和多个省重点科技计划项目，其中海南省人民医院放射科以 8 项国科基金名列前茅。海口市人民医院放射科主持完成的“脑膜瘤血供的影像学对比研究及其在微创治疗中的应用”、海南省人民医院放射科主持完成的“多模态磁共振新技术在精神疾病中的应用研究”和“放射性脑损伤进展和转归精准预测的多模态 MR 研究”分别获得 2012、2015、2016 年度海南省科学技术一等奖，另有多个项目获海南省科学技术二等奖。放射学分会连续多年被省医学会评为先进专业委员会。

第二节　历届专科委员会主委、副主委名单（列表）

届次	起止时间（年）	主任委员	副主任委员	秘书长
第一届	1989. 12—2008. 12	王兆雄	刘陶，黄华芳	王邦浩
第二届	1998. 12—2001. 12	王兆雄	涂蓉，王邦浩，余光耀，常莎，杨进全，李建军，刘庭芳，王绥煌	李岩
第三届	2001. 12—2005. 12	涂蓉	李建军，常莎，王邦浩，余光耀	史怡波
第四届	2005. 12—2010. 12	李建军	涂蓉，王邦浩，韩向君，温生贵	赵应满
第五届	2010. 12—2013. 12	李建军	涂蓉，韩向君，李传资，温生贵，赵绍宏	赵应满
第六届	2013. 12—至今	李建军	涂蓉，李传资，秦将均，温生贵，赵绍宏	陈峰，赵应满

第三节　李建军教授简介

一般情况：李建军（图 9-21-3），男，1964 年生，医学博士学位，主任医师，教授，硕士生导师。海南省人民医院医学影像中心主任兼放射科主任、教研室主任，院务委员，国家临床重点建设专科“医学影像科”带头人，海南省临床医学研究院医学影像研究所所长。先后荣获海南省有突出贡献优秀专家、享受国务院政府特殊津贴、中国医师奖、海南省先进工作者等荣誉称号。

工作业绩：2010 年以来发表包括 SCI 收录论文和统计源期刊论文 60 余篇，其中 SCI 近 20 篇。获海南省科技进步奖 9 项，其中一等奖 3 项，二等奖 5 项。主持国家自然科学基金 2 项，省重点科技计划项目 2 项。

学术任职：中华医学会放射学分会委员，中华放射学分会磁共振专委会神经学组副组长，中华放射学分会质量与安全专委会委员，海南省医学会放射学分会主任委员，海南省放射诊断质控中心主任。

专业方向：擅长神经系统疾病的影像学诊断；主要研究方向：①神经、精神影像学；②分子影像学。

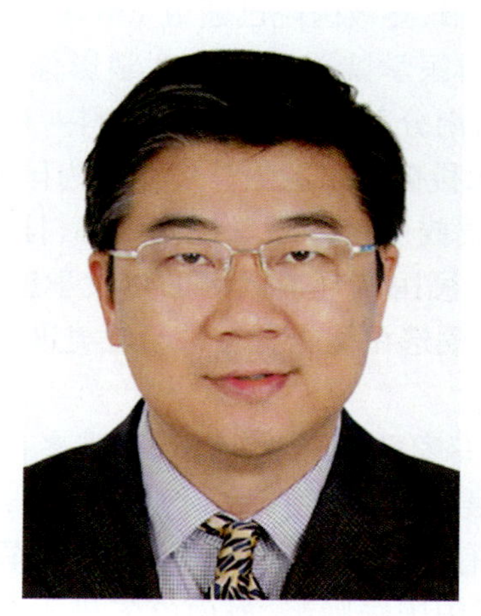

图 9-21-3　李建军教授

第二十二章 重庆市医学会放射学分会

第一节 简 史

重庆市医学会放射分会成立于1950年12月。重庆市医学会(时名为"中华医学会重庆分会")在总会和西南军政委员会的关怀和支持下，于1951年恢复工作，为推动放射医学在重庆的发展，重庆市医学会放射分会于1952年春正式开展工作。第一届委员会由左立梁(图9-22-1)为主任委员，杨竟飞为副主任委员，金春南担任秘书，成立之初曾名为重庆市放射学会。1960年学会改选后，杨竟飞担任主任委员，左立梁担任副主任委员，金春南任秘书，委员还包括戚警吾。"文化大革命"期间，分会学术活动被迫中断，直到1975年才恢复活动。1975年在金春南的带领下成立了第四届委员会，委员会成员包括江海涛、邹世顺、戚警吾、李鼎寰、左立梁、王永祚、王庆仁、姜希贤、杨捷、罗厚华，江必学任秘书。任职期间，江海涛和邹士顺同志于1976年随第四军医大学迁往西安，学会增补周成刚、李允先入委员会。1994年，在第八届委员会主任委员刘奇的提议下，经委员会讨论，放射专委会正式成立了技术学组，1997年成立了介入放射学组。

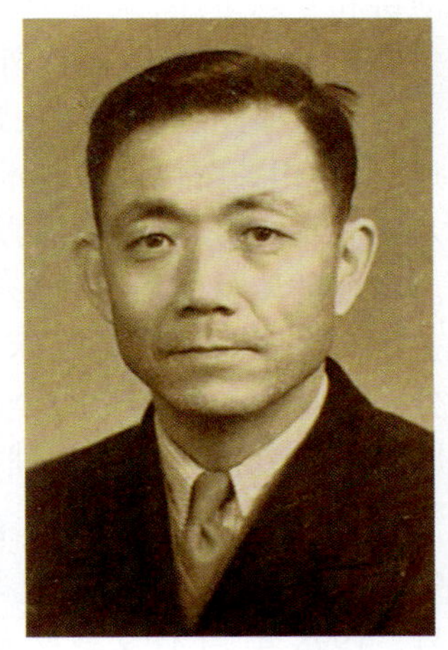

图 9-22-1 左立梁教授中年时期照片

1997年重庆市直辖后，重庆市放射分会由地方市级分会转变为直辖市/省级放射分会，次年11月改选成立了直辖后第一届委员会，由丁仕义教授任主任委员。2006—2013年赵建农教授继任直辖后第三、四届委员会主任委员。为适应重庆市直辖后快速发展对医疗行业不断增长的需求，以及快速推动重庆市放射学的发展，以丁仕义教授、赵建农教授为首的分会一方面继续加强组织队伍建设，壮大学术人才队伍。2006年，在前几届分会已有亚专业学组的基础上，新成立神经头颈学组、胸心学组、腹部学组、骨关节学组、磁共振学组和儿科学组。2010年成立乳腺学组和分子影像学组。另一方面，秉承放射专委会成立之初"承上启下、服务基层"的办会宗旨，专委会按季度定期举行学术活动，使放射学领域的先进知识和前沿技术得到很好的推广。自2013年12月重庆直辖市第五届专委会改选以来，在主任委员张伟国教授为首的第五届、第六届委员会带领下，依靠全市放射界工作者的共同努力，重庆市放射分会取得了很大的成绩和长足的进展，分会组织结构、学术活动组织等方面得到明显完善和提高。①组织结构健全：紧跟中华医学会放射学分会的决议，重庆市放射分会进一步完善亚专业学组制度，新成立头颈学组、护理学组，现分会设有神经学组、头颈学组、胸心学组、腹部学组、乳腺学组、骨关节学组、磁共振学组、儿科学组、分子影像学组、介入学组和护理学组共11个亚专业学组。2017年成立重庆市放射分会青年委员会，首届青年委员会委员共37人，主任委员由张伟国教授兼任，常务副主任委员由张冬教授担任。②学术活动类型全面、覆盖范围广：分会每年按季度组织2~3次不同主题日常性学术活动，主题涵盖各个系统、不同影像学检查手段及放射领域的热点问题，如“低剂量扫描和神经系统专题”(2014. 4. 23)、“DCE-MRI 定量成像”(2014. 05. 25)、“放射诊断医技护一体化工作模式优化研讨会”(2016. 9. 24)等；每年定期举行 1 ~2 次科技下乡活动，推广新技术的应用，加强对区县医院放射诊断的业务技术指导，提高区县医院的放射诊断水平；每年 7 月上旬举办重庆市放射学术年会，每次年会均邀请 10 名以上的全国著名专家进行学术讲座和前沿知识交流，参会人数逐年递增，2014 年重庆市第八届放射学年会参会人数 220 人，2016 年第十届放射学年会参会人数 400 人。③最大程度促进对外交流，加强与全国放射同道学术交流：直辖后的重庆市放射分会一直致力于加强本市放射学工作者与国内、国际同行的学术交流。一方面，走出去，分会积极组织委员会成员及亚专业学组成员参加中华放射学全国年会、中华放射学各亚专业学组年会、北美放射学年会(RSNA)、欧洲放射学年会(ECR)、国际磁共振学术年会、国际放射学协会年会等。另一方面，请进来，积极申请及承办国内各种全国性学术会议及国家继续教育项目。2008 年承办中华医学会第十五次全国放射学学术会议，会议受到全球放射界的关注，有众多国外代表团和著名专家参会，包括 RSNA IVP team(RSNA 国际教授访问小组)、ESR(欧洲放射学会)、JSR(日本放射学会)、KSR(韩国放射学会)、IRIA(印度放射学会)代表团的专家学者以及包括我国港澳台地区在内的 21 位著名专家做专题学术讲座 27 个，并设两个专题会场：“RSNA IVP Session”和“ESR Session”。会议共设分会场 9 个，185 个专题讲座，322 个大会发言，国内参会专家及代表共约 1800 人。2009 年承办中国西部第三届儿科放射学学术会议。2012 年承办中华医学会放射学分会第十四届全国神经和头颈部放射学学术会议，会议邀请了 45 位国内外著名放射学专家作主题演讲和专题讲座，来自全国神经头颈放射学以及相关领域的 500 多名国内外专家学者参加本次会议。会议主要围绕神经与头颈部影像学临床诊断与诊疗，以及相关图像处理技术等最新的研究，同时还涉及胸心及乳腺影像、腹部影像、脊柱四肢影像等方面。内容既涉及前沿分子影像的研究热点问题，也涵盖了高血压脑出血等临床常见问题(图 9-22-2)。④分会的竞争力和影响力全面提升：放射分会遵照重庆市医学会各项组织管理办法及守则，认真制定并完成分会年度工作目标。在历届委员会的不懈努力下，分会于 2010 年重庆市医学会成立 70 周年表彰大会中获“优秀专委会”称号。2014—2016 年连续 3 年获重庆市医学会“年度目标管理工作先进专业委员会”称号。1998 年，丁仕义教授入选中华医学会放射学分会全国委员。2005 年，赵建农教授入选中华医学会放射学分会全国委员，2008 年张伟国教授入选中华医学会放射学分会全国委员。重庆市放射学同仁入选全国学组委员和青年委员/学组成员也逐渐增多，至 2016 年全市共有 3 人入选放射学分会全国委员(含 1 名青年委员)，14 人次入选中华医学会放射学分会神经放射学专业委员会等 9 个亚专业学组，张伟国教授任中华医学会放射学分会神经放射学专业委员会副主任委员(副组长)。

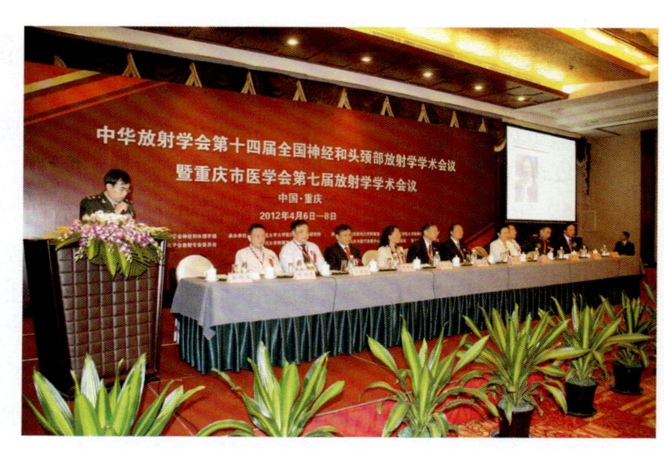

图 9-22-2　2012 年中华医学会放射学分会第十四届全国神经和头颈部放射学学术会议

第二节　历届专科委员会主委、副主委名单(列表)

届次	起止时间(年)	主任委员	副主任委员	秘书长
第一届	1952—1955 年	左立梁	杨竟飞	金春南
第二届	1955—1960 年	左立梁	金春南，杨竟飞，于天佑，刘国相	金春南
第三届	1960—1975 年	杨竟飞	左立梁	金春南
第四届	1975—1978 年	金春南	—	汪必学

续表

届次	起止时间(年)	主任委员	副主任委员	秘书长
第五届	1978—1986 年	金春南	杨竟飞,戚警吾	汪必学
第六届	1986—1989 年	金春南	张克随,李允先	汪必学,林固
第七届	1989—1994 年	许新复	甘烂丰,李允先	丁仕义
第八届	1994—1998 年	刘奇	李允先,张克随,丁仕义	郭幼文
1997 年重庆市直辖后,重庆市医学会放射分会成为直辖市/省级放射分会				
第一届	1998—2002 年	丁仕义	吴景全,马千红	游箭
第二届	2002—2006 年	丁仕义	赵建农,马千红	陆明
第三届	2006—2010 年	赵建农	马千红,罗天友,邹利光,张伟国	郭大静
第四届	2010—2013 年	赵建农	罗天友,邹利光,张伟国,王建,岳伟东,李康	郭大静
第五届	2013—2016 年	张伟国	罗天友,邹利光,王建,李康,黄显龙,郭大静	方靖琴
第六届	2016—至今	张伟国	王建,李康,郭大静,曾燕,张冬,李咏梅	方靖琴

第三节　张伟国教授简介

一般情况:张伟国(图 9-22-3),男,1965 年生,博士学位,第三军医大学大坪医院野战外科研究所放射科主任,主任医师/教授,博士生导师。

工作业绩:2010 年以来发表包括 SCI 收录论文和统计源期刊论文超过 100 篇;主编、参编专著多部;获国家、省部级基金 5 项,获经费资助超过 500 万元。

学术任职:中华放射学会委员,中华放射学会神经专业委员会副主任委员,中华放射学会神经专业学组副组长,中华放射学会对比剂专业委员会委员;重庆市医学会放射学会主任委员,中华放射学杂志资深编委。

专业方向:擅长神经疾病的影像学诊断与鉴别;主要研究方向:①神经影像学;②分子影像学。

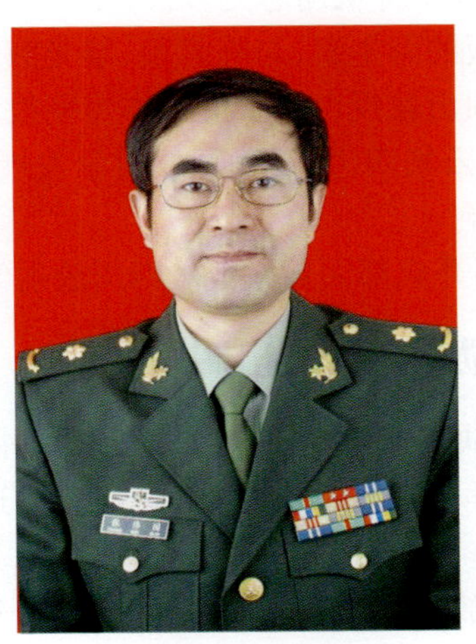

图 9-22-3　张伟国教授

第二十三章　四川省医学会放射学分会

第一节　简　　史

一、抗日战争时期，全国放射学界前辈精英云集四川

华西协和大学仁济医院最早于1924年就安装了X线机。此后，主要在40年代，尤其是抗战胜利后，华西医院和省内少数大医院，有了200mA X线机，有了放射科建制，开展了更多的检查项目。

抗日战争时期，中央大学、齐鲁大学与华西协和大学在华西坝上联合办学、办院（即三大学联合医院、新医院）；北京协和及香港大学医学院部分师生也加入。一时间，华西坝上，荣幸的聚集了大量来自各地的放射学界前辈、精英。包括：邱焕扬、李果珍、黎光煦、魏大藻、郭庆林、蔡锡类、王正颜、李松年；四川省内还有陈官玺、刘承志、左立梁、杨竟飞、胡连壁、阎应明（后移居美国）等。华西协和大学还有外籍放射学家Green（英）于40年代初期和M. Tucker（美）于1947—1950年，先后参加、主持放射科工作。

值得一提的是，1942年前后，李果珍教授曾先后在华西协和大学新医院、四川省立医院、重庆中央医院做过临床实习。邱焕扬教授（与荣独山教授都师从谢志光教授）于1941年来到华西新医院放射科工作，兼任当时在成都复刊的《中华医学杂志》英文版的副主编，与陈官玺、黎光煦等发表不少有价值的文章，直到1946年离川赴上海工作（后移居新加坡）。荣独山教授也曾来成都作短期授课。

抗日战争时期，全国学界前辈精英云集四川，在我国放射学发展历史上，留下了重彩一笔。对四川省放射学事业的发展，产生了极其重要的影响。

抗日战争胜利后，大批前辈、专家离开成都回到原地。四川放射学的发展，本地前辈、精英作为主力。

二、放射分会成立，不甘落后励精图治走出四川盆地

解放后，四川省放射学人才十分紧缺。除安排一定数量高校本科毕业生从事放射学专业外，还先后举办相当数量的短学制（包括中专生）放射学培训班，以解燃眉之急。上述时间段内，放射学检查主要是X线平片、透视、常规造影。

"文革"结束，第一届四川省医学会放射学分会于1984年成立。第一届委员会由刘承志主任（四川省人民医院）、陈官玺教授（华西医科大学医院）分别担任正、副主委，另有委员杨竟飞、左立梁等共15人。第一、二届放射学学术会议于1984、1986年先后在成都市举办。

第一届四川省放射学学术会议，主要负责人刘承志；参加会议正式代表71人（省外16人，来自贵州、云南和西藏；省内代表55人，含当时的重庆市及专县代表），列席代表100人（含省外11人）。几乎涵盖西南地区学界的主要人物，是一次大家企盼已久的检阅学术成果、进行学术交流的盛会（图9-23-1）。

四川省医学会放射学分会第二、三、四届专委会主委（1989—2004年）由闵鹏秋担任。此时间段，正值

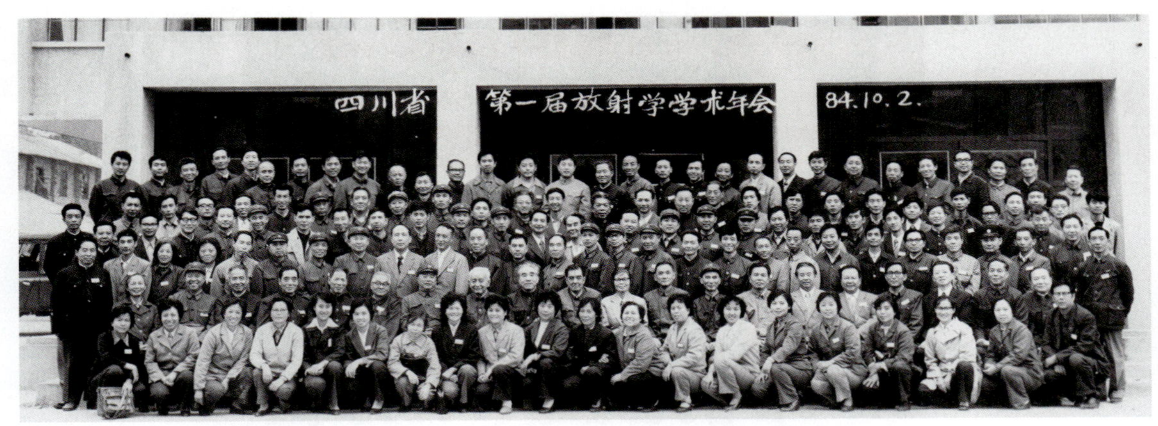

图 9-23-1　1984 年四川省第一届放射学学术年会在成都举行

放射学检查从单一 X 线转向 X 线、CT、MRI 检查过渡以及介入放射学正在兴起。专委会依托华西的力量，针对临床需要，在第三至八届全省放射学学术年会中及年会会期之间举办的各种专题学术会议中，为适应省内开展影像学新技术、新方法的需要，每次都邀请了国际上知名专家参与作专题讲座；多次举办影像学新技术讲习班、研讨会，促进了省内放射学学科发展。取得了很好的效果。早在 1984 年，专委会就邀请了国际著名腹部放射学家 Meyers 教授在全国率先举办了有关腹部放射解剖学讲习班。1986 年，分两批邀请了介入放射学先驱者 Athanasoulis、Ferris、Johnsrud 教授等来四川讲学和表演手术。还先后邀请 Kreel、Auh、Raptopoulos、Oudkerk 等著名放射学家前来讲学。在上述活动中，展开互动、探讨，使广大同道获益。

四川省医学会放射学分会还于 1995 年邀请芬兰放射学家代表团来川讲学、交流；2001 年在中华医学会和放射学分会领导下，还举办了 ASDIR、(亚洲放射学诊断及介入放射学讲习班)。讲者来自中、日、韩及新加坡；学员包括国内和省内 100 余人；来自亚洲各国 40 人；还承办过全国心血管学第二届学术会议(1987 年)、(1997 及 2001 年)学术会议。为省内同道提供了学术交流和学习机会。

三、抓住影像学大发展机遇，全面践行学会责任并做好服务

鉴于四川省地处西部，各市州影像学科发展不均衡，专委会发挥专家优势，促进四川省放射影像诊疗水平和质量控制管理水平的整体提高。四川省放射学专委会，主动联合成都市放射专委会、四川省影像技术专委会及四川省放射医学质控中心，共同行动，面向基层，定期、多次组织科技下乡；为基层医院提供完全符合基层医院开展的实用技术，并免费培训基层放射工作人员，建设放射医学质控网站，进行放射质量控制检查。基层质控分中心定期上传影像资料及诊断报告，形成在线质控。将优秀专家讲座视频上传，提供基层同道在线观看；开展远程疑难病例的影像会诊。

2014—2016 年，在主任委员宋彬教授领导下，为了纪念“红军长征胜利八十周年”，感恩彝族同胞、藏族同胞为中国革命做出的巨大牺牲和历史性贡献；四川省放射专委会组织专家们免费的深入甘孜藏族自治州(2014 年 8 月，阿坝藏族羌族自治州(2015 年 8 月)、凉山彝族自治州(2016 年 8 月)基层卫生机构，手把手的传授知识，心与心的沟通，加强了与大型医疗中心与民族地区医疗机构的联系，也加深了藏族、羌族和彝族人民对国家、对党的感情。为促进川西地区放射影像诊疗水平和质量控制管理水平做出了应有的贡献(图 9-23-2)。

四川省医学会放射学专委会还积极组织省内同道参加中华医学会放射学分会的学术年会活动，参会代表数多年来名列全国前茅。同时，也有相当多的四川优秀放射专家在各届中华放射学分领导层及学组担任重要学术职务。

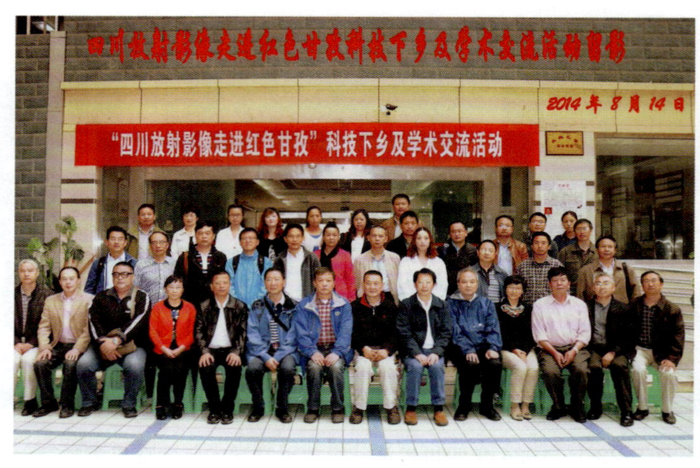

图 9-23-2 2014 年四川省放射专委会组织专家赴甘孜藏族自治州进行继教培训与帮扶

四、四川省医学会放射学专委会的重大医学成就

①左侧肝周区域腹膜反折的放射解剖学研究：主要研究者——闵鹏秋；鉴于左侧肝周腹膜反折的解剖实质，长期存在争议。通过科学研究澄清争议具有理论意义和临床实用价值。因而对肝左三角韧带（LTLL）进行放射解剖学研究。结果发现 LTLL 很长，82.5% 都超过肝左外叶外侧缘，继续外延，附于左膈下呈游离段，从而将左侧肝、膈之间有效地分隔成上前、上后两间隙。上述发现显著地不同于传统解剖学概念（其共识是：LTLL 较短，不具有分隔作用，因而认为左侧肝、膈之间只有一个间隙）。这一研究成果一定程度澄清、修正了该区域的解剖概念。它将影响该区域疾病放射学表现及诊断，进一步影响治疗方案的决策，是一具有一定创新性的成果，代表作发表于美国 *Radiology*，1992，182：553-557。在国内、外腹部放射学界产生了较大影响；已被不少国际文献和著名腹部放射学家名著引用。并多次接受 ARRS（美国放射学会）、ICR（国际放射学大会）、ECR（欧洲放射学大会）、ESGAR（欧洲胃肠腹部放射学大会）等邀请，作专题讲座和/或主持人。成果于 1998 年获国家科技进步三等奖。2013 年获 ASAR（亚洲腹部放射学会）Gold Medalist（金奖获得者）称号。

②MRI 影像学分析方法及其对重大精神疾病脑机制的研究：主要研究者：龚启勇；项目开创并引领了精神影像这一放射医学与精神病学的新兴交叉学科领域；通过 10 年系统研究，在如何无创的准确测量脑结构和功能并揭示疾病机制这一脑科学领域的热点核心问题研究方面取得两方面突破性成果，包括建立基于静息态功能磁共振的脑网络评价新方法；揭示精神疾病的脑神经网络的变化特征及其机理。成果为脑科学研究提供了新方法并为精神分裂症等重大精神疾病的个体化诊治和评估提供了潜在客观精神影像学指标。提出"Psycho-radiology"（精神放射影像）这一全新的专业术语（词条被国际放射学百科全书录入），建立了神经心理认知科学与放射影像学相结合的交叉学科新方向，形成了精神心理疾患客观标志物研究与应用新领域。在国际上填补了放射学在精神疾病研究与临床应用方向的空白。成果在 *Radiology*、*JAMA* 子刊等发表相关 SCI 论文 350 篇；SCI 总他引 686 次；并因此受邀为第 23 届 ISMRM 作大会 NIBIB New Horizons Lecture 冠名主题演讲、为相关领域排名第一的杂志撰写特约综述、被时任 ISMRM 主席 James Pipe 誉为"Psycho-radiology 先驱"。2016 年当选国际医学磁共振学会（ISMRM）Fellow 并获得中华医学会放射学分会"突出贡献奖"年度金奖。2017 年当选国际医学磁共振学会 ISMRM 精神疾病 MR 组候任主席（Future Chair）和国际华人医学磁共振学会（OCSMRM）候任主席（Future President）。

五、学会荣誉

（1）四川省医学会专业委员会 2012 年度目标任务完成评比，获综合类第三名。

（2）四川省医学会专业委员会 2012 年度及 2013 年度目标管理优秀表彰方案一等奖。

第二节　历届专科委员会主委、副主委名单（列表）

届次	起止时间（年）	主任委员	副主任委员	秘书长
第一届	1984—1989 年	刘承志	陈官玺	杨开宇，任瑞杰
第二届	1989—1994 年	闵鹏秋	李鼎寰，刘舜钦，许新复	刘荣波
第三届	1994—1999 年	闵鹏秋	赵世煜	刘荣波
第四届	1999—2004 年	闵鹏秋	付凯，罗来华，张小明	刘荣波
第五届	2004—2008 年	周翔平	付凯，张小明，顾明，唐光才	蒋瑾
第六届	2008—2011 年	周翔平	陈加源，顾明，张小明，唐光才	蒋瑾
第七届	2011—2014 年	周翔平	宋彬（候任主委），张小明，陈加源，顾明，唐光才，杨志刚	宁刚，蒋瑾
第八届	2014—2017 年	宋彬	张小明（候任主委），陈加源，顾明，陈卫霞，许国辉，唐光才，杨志刚	宁刚，蒋瑾

第三节　宋彬教授简介（图 9-23-3）

（略，详见中华医学会放射学分会学组建设介绍）

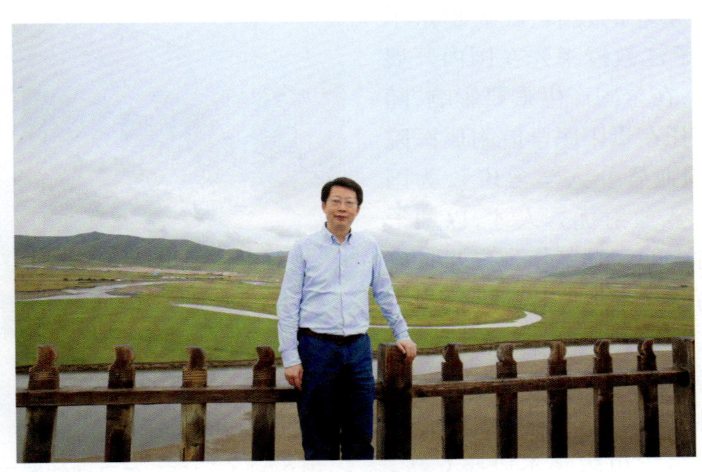

图 9-23-3　宋彬教授

第二十四章　贵州省医学会放射学分会

第一节　简　　史

贵州省医学会放射学分会成立于1956年。第一届贵州省放射学会(1956—1985年)由贵阳医学院附属医院放射科刘子江主任担任主任委员(图9-24-1)。学会组建之初由于历史条件限制,学会活动只是不定期的在贵阳市范围作些专题学术讲座和病理对照阅片,随着影像设备的发展及引进,活动次数及范围逐渐扩大,其间组织学术讲座80余次,举办全省放射学术活动12次,为贵州省放射事业的发展、壮大奠定了良好基础;80年代初期刘子江教授率先在国内开展血管介入检查及诊疗技术,在全国产生重要影响,随后刘子江教授受卫生部委托在贵阳医学院附属医院放射科举办30多期"全国血管介入学习班",为国内各大医院培养了大批介入放射优秀人才,以刘子江教授为首的老一辈放射人的辛勤工作为贵州省放射学会在全国奠定了较高的学术地位及促进贵州省放射事业的发展打下坚实基础。

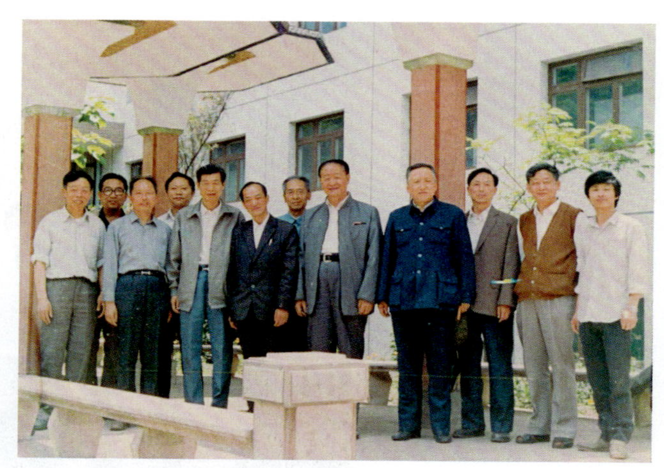

图9-24-1　1987年已调往浙江省人民医院的刘子江教授(左起第五位)陪同该院院长来贵阳医学院附属医院考察,曾思聪主委(左起第五位)率省放射学会常委陪同

第二届贵州省放射学会(1986—1987年)由贵阳市第一人民医院放射科曾思聪主任担任主任委员(1988年移居美国),其间组织市级学术讲座6次,召开全省放射年会2次。

第三届贵州省放射学会(1988—1997年)由贵阳医学院附属医院放射科吴家昌主任担任主任委员,委员30人;全省放射学术活动又得到蓬勃发展,其间组织贵阳市范围内学术讲座近40次,继续召开一年一度的全省放射学年会(学术交流会)。1995年举办"伦琴发现X线100周年"全省性大型纪念活动;承办首届全国造影剂会议,来自全国的200余名代表到会,会议对造影剂的使用方法、剂量及不良反应的预防及处理措施达成了共识;由贵州省放射学会倡导并成功举办首届西南地区放射学术交流会(每两年一次),增进了省区间学术交流,为巩固贵州省放射学地位起到了积极作用,期间先后邀请孔庆德、吴恩惠、刘玉清、刘庚年、陈星荣、王云钊等国内知名放射学家来黔讲学,为贵州传经送宝;本届委员会获得省医学会首次颁发的"先进分科学会"光荣称号(图9-24-2)。

第四、五届省放射学会委员会(1998—2006年)由贵阳医学院附属医院院长、放射科主任王小林教授担任主任委员,省放射学会委员发展到40人,组建本专业各学组,各学组组长由在专业上学有所长的中、青年专家组成,并把本届中青年委员分别安排到各学组,提供锻炼和积极参与学会工作的机会。1999年、2001年

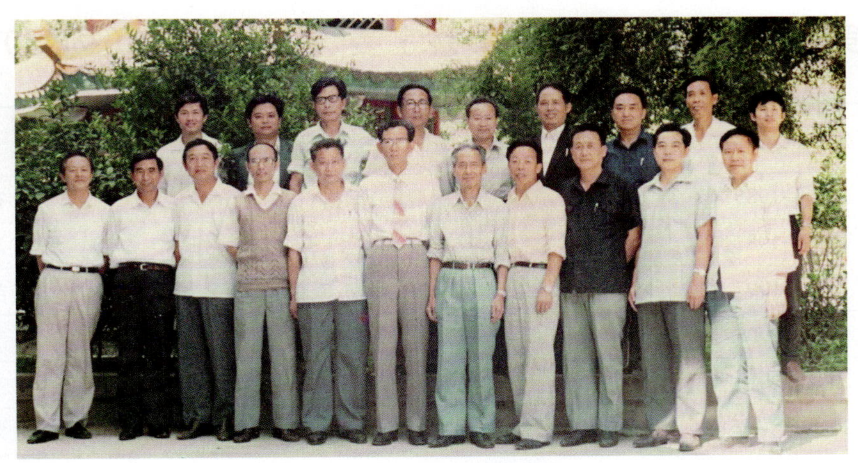

图 9-24-2　贵州省第三届放射学会委员在黔西南州参加 1988 年全省放射学术年会期间留影（前排左起依次是许定仪、曾庆中、刘纯武、龚世强、聂旭东副主委、顾元华副主委、余世法副主委、吴家昌主委、赵玉海、訾举欣、吴恩荣）

分别成功举办全省和西部地区首届介入放射学术会议，为进一步推动全省介入工作的开展作出了贡献。把学术会议从单纯的学术交流向强化继续教育职能的转化，在举行的六次省级放射学术交流会上，邀请国内知名专家 20 余人次到会做专题学术讲座，省内中青年专家专题讲座 40 余人次，与会代表 600 余人，收到学术论文近 300 余篇。2000 年 7 月 11—16 日"全国胸部疾病影像学专题研讨会"在贵阳隆重召开，来自全国各地的代表 220 余人，其中国内知名专家近 30 人，收到学术论文 200 余篇。2001 年 9 月 16-18 日举办"国际 PACS 学术研讨会"，来自国内外 100 余名专家、学者参会，他们带来了国际上最新影像数字化信息，它的成功举办标志着我省影像数字化的进程已走在全国的前列，同时为我省推行影像数字化奠定了良好基础。2001 年 7 举办"首届西部介入放射学术交流会"，来自西部地区的代表 130 余人，同时邀请了国内本专业知名专家学者 15 人到会做专题报告。2003 年 7 月份在贵阳举行"全国医学影像数字化应用与进展研讨会"。2004 年在遵义赤水市举办全省影像诊断及技术学年会，同时组织召开首届贵州省放射科主任培训班，加强了省内同行之间的学习交流，本届委员会获得省医学会颁发的"先进分科学会"称号。

第六届省放射学会委员会（2007—2015 年）由贵阳医学院附属医院院长兼放射科主任王小林教授担任主任委员，省放射学会委员有 50 人，本届委员会继续秉承以往好的传统和作风，继续开展好一年一度的省级放射学术交流会，会议期间举行多次有奖疑难病例读片讨论，累计参会代表达 1500 人次，收到学术论文 300 余篇，编辑论文汇编 4 册、光盘 2 碟；每年会议均邀请国内影像专家 3 ~ 5 人来黔讲学，积极组织代表及稿件参加全国性放射学术交流会及专题会议，为贵州省放射事业的发展作出应有贡献，2007 年在贵阳举办全省放射学术交流会及脑血管病诊疗培训班 1 次；2008 年协助在贵阳举办全国影像诊断新技术研讨会。继续加强和国内先进地区影像学术交流，邀请浙江省放射学会组团来黔讲学，由许顺良主任委员带队一行 12 人分别作了各系统专题学术报告。

第七届省放射学会委员会（2015—至今）由贵州医科大学附属医院放射科主任焦俊教授担任主任委员，2015 年举办贵州省放射学术交流会；2016 年与贵州省影像技术学分会联合举办贵州省放射学术交流大会，与会代表首次超过 500 人；2017 年承办第十届西部放射学术大会和贵州省放射学术交流会，邀请国内著名专家 52 位莅临讲座，参会代表 800 余人，会议期间首次实施分会场，举办了 3 ~ 5 个分会场的学术活动，代表们的学习积极性和参会率极高，得到专家们的高度赞赏。参与成立贵州省医学影像质量控制中心专家委员会，并在全省开展医学影像质量控制工作的推动和检查。举办了第一届、第二届贵州省医学影像质量控制大会，邀请全国医学影像专家进行医学影像质量控制专题讲座和交流，编撰贵州省医学影像质量控制手册并发放到各级医院。配合贵州省政府、省卫计委实施数字化平板 DR 普及全省的乡镇卫生院规划开展基层人员培训和指导，将放射学诊断惠及到全省的百姓。

第二节　历届专科委员会主委、副主委名单(列表)

届次	起止时间(年)	主任委员	副主任委员	秘书(长)
第一届	1956—1985 年	刘子江	曾思聪,吴家昌	崔忠邦
第二届	1986—1987 年	曾思聪	吴家昌,聂旭东,刘权,毛啟玙	吴恩荣
第三届	1988—1997 年	吴家昌	聂旭东,刘权,毛啟玙,顾元华,张朝杰	吴恩荣,王波
第四、五届	1998—2006 年	王小林	王学建,焦俊,邓奇平,先正元	王波
第六届	2007—2015 年	王小林	焦俊,邓奇平,先正元,程天江,周石	王波,李德炯
第七届	2015 年—至今	焦俊	周石,杨明放,程天江,关晶,王波	宋玲玲,李德炯

第三节　焦俊教授简介

一般情况:焦俊(图 9-24-3),男,1960 年生,学士学位,贵州医科大学附属医院影像科主任,三级教授,硕士生导师。

工作业绩:2010 年以来发表包括 SCI 收录论文和统计源期刊论文约 70 余篇;主编、参编专著 10 余部;获省级奖 4 项,获经费资助超过 300 万元。

学术任职:中华放射学会常务委员,中华放射学会腹部学组委员;贵州省医学会放射学分会主任委员。

专业方向:擅长腹部疾病的影像学诊断与鉴别,骨骼发育与氟骨症影像诊断。主要研究方向:①肝脏疾病的影像学基础与临床;②骨龄研究和地方病氟骨症的研究;③消化道动力学研究。

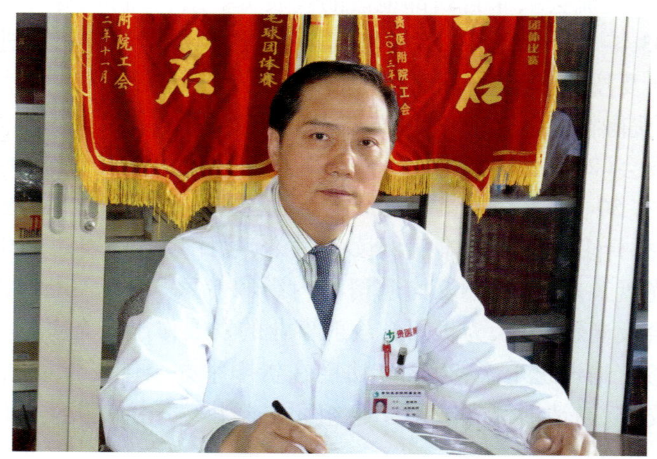

图 9-24-3　焦俊教授

第二十五章　云南省医学会放射学分会

第一节　简　　史

云南省医学会放射专科分会前身为1956年成立的昆明市医药卫生协会放射学组,1960年正式成立云南省医学会放射专科分会。不久,四清运动开始,学术活动中断,直到1973年"文化大革命"后期才恢复学术活动。1974年改选,沈华杰任主任委员,翟凌云为秘书,每月一次的放射学术活动基本恢复正常,参会人数逐渐增多。1987年后,翟凌云任主任委员,每月一次的学术活动逐渐走向正规,成功举办各类学习班、影像研讨会。1997年庞瑞麟任主任委员,一方面加强学科组织建设,成立了介入放射学组和放射技术学组,并协助部分地州建立了放射专科分会,一方面加强新技术的推广应用,并加大继续教育力度,在保证昆明地区每月一次学术活动的基础上,在省内举办各种类型的学术交流会并扩大与国内外的学术交流。2002年10月换届选举出第八届云南省医学会放射专科分会,宋光义任主任委员,开展了大量学术交流,人员培训,大型设备上岗考试,基层帮扶等工作,促进了省放射学会的健康持续发展,开创了放射专科分会的新局面。并于2004年5月正式开通云南医学影像网,成为全国第二家由省级放射分会举办的网站,也是我省第一个举办网站的省医学会专科分会。

自2007年04月云南省医学会放射专科分会第九届委员会换届以来,在放射专科分会第九届、第十届、第十一届主任委员赵卫教授为首的团队带领下,放射学分会加速发展,走向全国:完善组织机构。按中华放射学分会架构形成省放射学分会学组,在省医学会的领导和大力支持下,在原有介入学组(组长:吕梁)和技术学组(组长:张萍)基础上,2011年成立了腹部(组长:袁曙光)、骨肌(组长:刘力)、乳腺(组长:丁莹莹)、心胸(组长:赵晋齐)4个专业学组,2015年又成立了神经(组长:孙学进)、头颈五官(组长:杨亚英)、儿科(组长:石浩)和传染(组长:孙勇)4个专业学组;2015年发起成立了云南省医学会影像技术学分会,名誉主任委员赵卫,主任委员丁莹莹,副主任委员顾青、蒲成荣、曹新华、马坚;2016年成立了云南省放射学分会青年委员会,主任委员由赵卫兼任,常务副主任委员李宗芳,副主任委员廖承德、何波、郭立。努力搭建学术平台,团结带领全省影像学同道,加强学术交流与合作,积极推动云南省影像医学的健康快速发展。加强与全国同道的学术交流,走出去,请进来,极大地促进了云南省这样边疆地区影像医学的学术发展和队伍建设。2003年赵卫、宋光义在广州第十一次全国放射学术大会上作论文交流,此后云南代表在全国大会交流逐渐增多。2008年赵卫在重庆第十五次全国放射学术大会作专题讲座,此后,韩丹、丁莹莹、孙勇等云南专家也先后入选在全国放射学术大会作专家讲座。2008年起,赵卫连续三届被推举为中华放射学分会全国委员,三次入选为全国介入学组委员,并当选为第十四届中华放射学会介入专委会神经介入组副组长,2012年、2015年入选中华放射学分会对比剂安全专家委员会委员,2015年入选中华放射学分会质控专家委员会委员。韩丹2012年、2015年连续两届入选中华放射学分会头颈五官学组委员。丁莹莹2012年和2015年连续两届入选中华放射学分会乳腺影像学组委员，2014 年和 2017 年两次被推举为中华医学会影像技术学分会委员。孙勇 2016 年入选为中华放射学分会传染病学组委员。胡继红、李宗芳分别被推荐为 2009 年和 2015 年中华放射学分会青年委员。这些体现了我省影像医学的进步和发展，在某些方面已达到了国内先进水平。

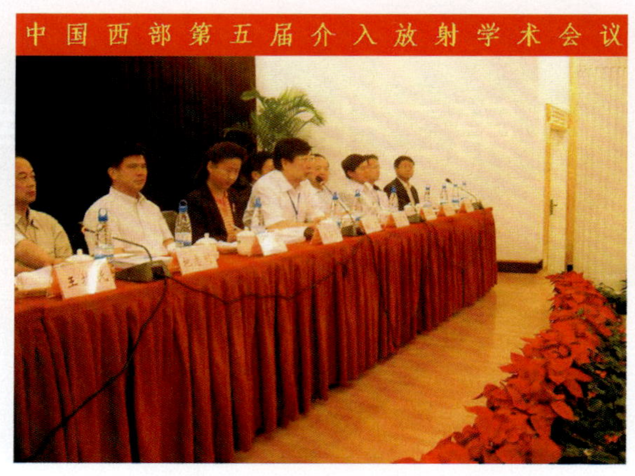

图 9-25-1　2007 年中国西部第五届介入放射学术会议

一、积极组织学术活动

分会每 2 年主办一次全省放射学术大会，每年至少举办国家级和省级继教项目各两次。坚持并组织好由在昆委员单位轮流每月举行一次“云南省放射学分会学术活动”，同时将“昆医附一院周三影像论坛”与学会学术活动相融合。每个学组每年举行一次以上不同形式的学术活动。利用“云南省医学影像继教基地”平台，积极培养人才和提高我省影像工作者业务水平，每年承办、协办大量的各种国际性、全国性、全省性和地区性学术活动。促进州市医学会放射学分会的建立和开展活动，现全省 16 个州市已有 12 个建立了放射学分会，每个州市每年都召开州市放射学术会议（图 9-25-1，图 9-25-2）。

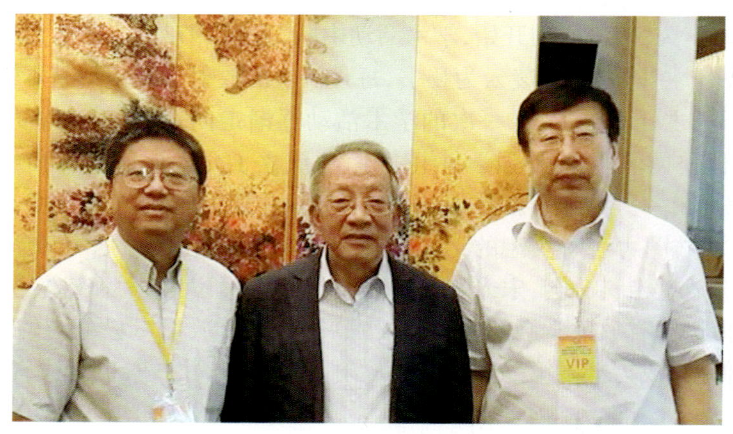

图 9-25-2　2010 年第六届中国西部放射学术会议在昆明召开，云南省放射学会主任委员赵卫和时任中华放射学会副主任委员徐克教授及云南籍的我国资深介入学家欧阳墉教授在一起

二、成为省医学会的先进专科分会

分会认真落实并按时完成省医学会下达的工作，协助组织完成了每年的全国大型医疗设备上岗考试，促进从业人员水平的提高和先进影像技术的普及应用。协助省医疗技术鉴定办公室推荐了 17 名介入放射学专家并成立了云南省介入放射学医疗技术鉴定专家库；增补了医学影像鉴定专家。组织了《云南省大百科全书-医药卫生卷-影像诊断学和介入放射学条目》的编写；完成了我省第二类医疗技术（介入部分）管理规范及技术临床应用准入评估，开始实施备案制。完成了省卫计委组织和交办的医院大型设备配置论证、PACS 网络构建论证、全省等级医院建设评估、省级临床重点专科评审、传染病防治等工作，对各级医院进行了大量培训。

近 20 年来，云南省放射学分会是少数几个每年都获得省医学会“优秀专科分会”、“学术活动优秀组织奖”及“下基层优秀奖”等表彰的先进专科分会。

第二节　历届专科委员会主委、副主委名单(列表)

届次	起止时间(年)	主任委员	副主任委员	秘书(长)
放射学组	1956—1960 年	陈王善继(组长)	—	邓步墀
第一届	1960—1964 年	沈华杰	—	孔令煌
第二届	1964—1973 年	柯成梁	沈华杰,贾章撰	和毓天
第三届	1973—1984 年	沈华杰	柯成梁,王炜,贾章撰	秘书长:翟凌云 秘书:李常茂,郭谦尊,徐麟恩
第四届	1984—1987 年	沈华杰	柯成梁,王炜,贾章撰,翟凌云	翟凌云(兼)
第五届	1987—1993 年	翟凌云	庞瑞麟,李常茂,郭谦尊	曹新华
第六届	1993—1997 年	翟凌云	庞瑞麟,李常茂,郭谦尊	曹新华
第七届	1997—2002 年	庞瑞麟	宋光义,李常茂,闻颂苏,田银锐	赵卫
第八届	2002—2007 年	宋光义	袁曙光,赵卫,田银锐,闻颂苏	韩丹
第九届	2007—2011 年	赵卫	王天朝,袁曙光,刘力,赵晋齐	胡继红
第十届	2011—2015 年	赵卫	刘力,韩丹,丁莹莹,袁曙光	胡继红,何波
第十一届	2015 年—至今	赵卫	刘力,丁莹莹,韩丹,吕梁,向述天	胡继红,何波

第三节　赵卫教授简介

一般情况:赵卫(图 9-25-3),男,1960 年生,昆明医科大学附一院医学影像科主任,昆明医科大学影像医学系主任,二级教授,硕导,省级高校教学名师,云岭名医,全国卫生系统先进工作者,享受省政府特殊津贴。

工作业绩:第一或通讯作者发表北大核心期刊论文 91 篇,SCI 论文 12 篇;主编参编专著 9 部;主持省自然科学基金基础研究重点项目等 10 余项。参与获省科技进步特等奖 1 项,主持获省科技进步三等奖 3 项,省教学成果二等奖 1 项、省卫生科技进步一等奖 1 项等。

学术任职:中华放射学分会委员、中国介入医师分会常委、中国放射医师分会委员、中放介入放射学组委员、全国对比剂安全专家组委员、全国影像质控专家组委员,省医学会放射学分会主任委员、省介入医师分会主任委员、省医学会影像技术分会名誉主任委员、省放射医师分会名誉主任委员。

专业方向:心血管影像学和介入放射学;主要研究方向:神经介入。

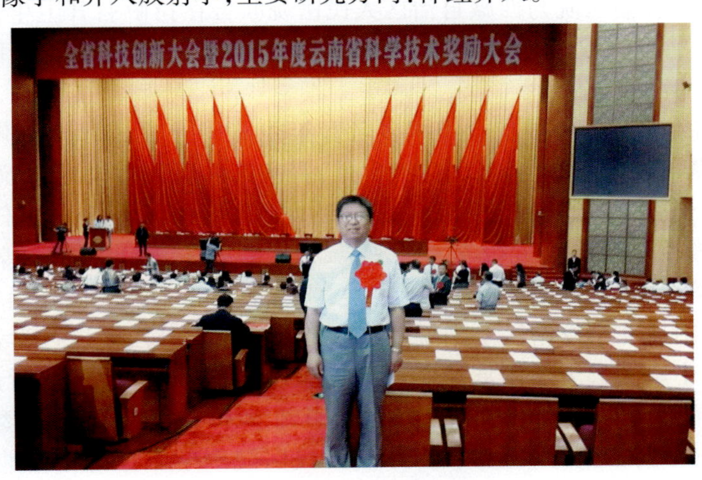

图 9-25-3　赵卫教授

第二十六章　西藏自治区医学会放射学分会

第一节　简　　史

在旧西藏三大领主的封建农奴统治下，西藏广大人民温饱得不到保证，农奴患病得不到医治，更谈不上有先进的医疗检查仪器了。西藏和平解放后，在中国共产党的领导下，人民解放军进藏不仅为广大人民免费治病，进藏的中国人民解放军第18军卫生大队除医务人员外，还用马驮了一台30mA的自整流的X光机在昌都落户，1952年西藏自治区人民医院（原拉萨人民医院）放射科有一台50mA放射X光机。从筹建放射科到开展放射医学工作，西藏放射界的老前辈们付出了艰辛劳动，为了人民的健康，为了给党在人民群众中树立良好影响，他们发挥着老西藏特别能奉献，特别能吃苦的精神，开创了西藏医学影像事业的道路。

西藏自治区医学会放射学分会正式成立是在1987年6月10日，经中华医学会西藏分会批准，理事会由28名理事组成，土登任理事长，甲措、曲宝超、陈贤钧、张华耀任副理事长，张华耀兼秘书长。1988年8月12日，第一届全体理事会议召开，选举产生由49名理事组成的第二届理事会，土登任理事长，江村、庞孝清、胡家年、张华耀、蒋泗湖、陈贤钧任副理事长，并开始独立开展工作，为西藏医学影像事业的发展贡献力量，但因当时条件艰苦，人员严重不足，学会活动一度搁置。直至1998年，经西藏医学会批准，正式成立西藏医学会影像学专业委员会，仁青次旺任主委，张华耀、方向东、王劲武任副主委，方印任秘书长。2001年7月，第三届放射学术会议在拉萨举行，仁青次旺任主委，会议决定每三年召开一次西藏放射学术年会。2004年4月，第四届放射学术会议在拉萨举行，会议决定任命方印为下届学会主委，刘斌、银武任副主委。同年9月，由北大肿瘤医院与西藏自治区人民医院联合在拉萨召开卫生部“百项计划”全国介入学术会议。2007年7月，第五届放射学术会议在拉萨举行，会议正式任命方印任主委，刘斌、银武任副主委。

2009年8月，中华放射学会青年委员会组织多名青年委员举行“西部行”拉萨站学术活动，由四川大学华西医院宋彬教授带队进行学术指导。2010年8月，召开第六届放射学术会议。2012年7月，中国医师协会放射医师分会“走进西部，放飞希望”西藏站，由中华医学会放射学分会主任委员、中国医科大学附属盛京医院院长郭启勇教授带队赴藏进行学术讲座。2013年9月，第七届放射学术会议在拉萨举行，会议决定任命银武为下届学会主委，周燚、尼玛为副主委，雷彦明为秘书长。同月由中华医学会放射学分会常务委员、首都医科大学附属北京友谊医院副院长王振常教授带队赴西藏进行学术指导。2014中华医学会放射学分会主任委员、中国医科大学附属第一医院院长徐克教授带队赴藏进行学术交流及现场指导。2016年9月15—17日，召开了西藏自治区第八届医学影像学术年会，银武任主委，周燚、尼玛任副主委，会议邀请中华医学会放射学分会副主任委员、广东省人民医院医学影像部主任兼放射科主任梁长虹、南京军区南京总医院影像科主任卢光明及四川大学华西医院宋彬等教授一行做专题讲座。2017年4月28

日，北京友谊医院影像直通车拉萨站培训班，由中华放射学会常委王振常教授带队进行学术指导（图 9-26-1，图 9-26-2）。

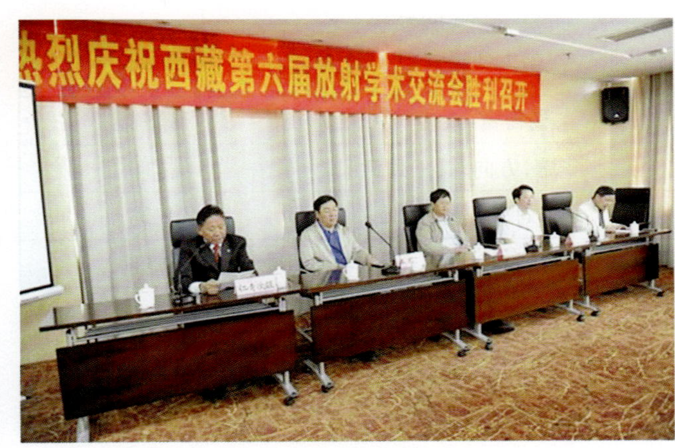

图 9-26-1　2010 年 8 月西藏自治区第六届放射学会交流会，王振常教授和宋彬教授一行带队做专题讲座

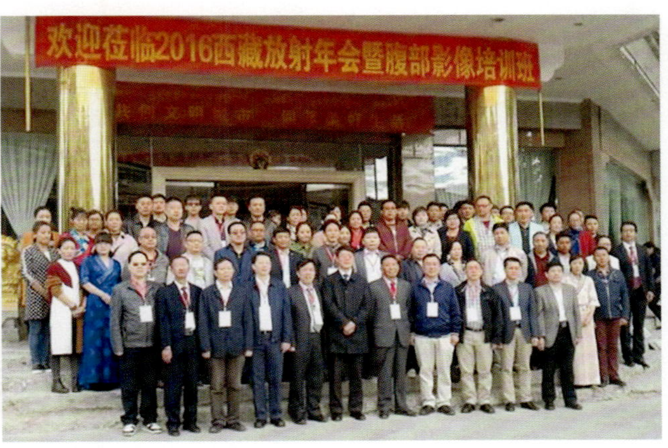

图 9-26-2　2016 年，自治区第八届医学影像专业学术年会暨腹部影像专题培训班在拉萨召开，多名全国专家来藏作专题讲座

自西藏自治区医学会放射学分会成立以来，土登、仁青次旺、方印、银武先后任命为中华医学会放射学分会全国委员，在老一辈放射学家的不懈努力和辛勤耕耘下，经过西藏放射学会同仁的共同努力，放射学会对西藏医学影像事业的发展起到了积极的推动作用。学会曾多次组织自治区年会、自治区及地区性专题学术大会，并邀请国内著名专家学者赴西藏进行学术交流及讲学活动，积极推动西藏医学影像事业的发展。西藏自治区人民医院作为西藏大学附属医院承担着临床与教学工作，并于 2015 年设立硕士点，开始招收、培养硕士研究生，于同年银武教授招收三名临床专业硕士研究生。同年，中组部开展医疗人才“组团式”援藏系列活动，由北京协和医院牵头和北京大学三家医院共同组织开展系列学术活动，每年与西藏自治区医学会放射学分会共同组织召开自治区医学影像学术会议，邀请内地知名影像学专家，面向全自治区医学影像专业医技人员开展培训。以 2016 年为例，共组织医疗人才“组团式”援藏医学影像学术活动 5 次，邀请内地医学影像专家 30 余人来藏进行学术讲座。

在论著方面，1997 年由陈贤钧主编的《高原病 X 线诊断》，该书对高原病 X 线诊断方面具有一定的指导意义。1987 年由张华耀编辑了《西藏高原放射医学论文集》，1993 年由张华耀等撰写了《高原肺结核诊断图谱》及 1999 年仁青次旺撰写了《高原地区心肺疾病影像诊断》。此外还参与了一些国际学术会并发表了相关专题论文，如 1992 年第九届亚洲放射技师学术交流会，1993 年第 16 届国际包虫病学术交流会，1998 第八届国际高山病学术交流会，同年第三届国际高山病学术交流会及八届国际高山病学术交流会，2000 年参加了国际藏医药学术交流会等。截止到 2016 年西藏自治区医学影像专业同仁在艰苦条件下，发表省级以上期刊专业学术论文、论著百余篇。

2014 年，银武教授任第四任主任委员，作为主任参与并承担了多项科研项目，近年来发表论文 17 篇，参加编写专业著作 3 部。并担任中华医学会影像技术学分会委员，中华医学会放射学分会质量与安全专委会委员，中国医疗保健国际交流促进会放射学分会委员等。

西藏医学会放射学分会经历了 30 年的风雨历程，为自治区医学影像事业的发展贡献着力量，通过学会专题讲座、疑难病例解读、培训班等学术活动，为西藏放射影像事业培养了一批批优秀放射影像人才，提高了西藏自治区医学影像诊断水平，促进自治区医学影像学术交流，缩短着自治区与国内兄弟省市的差距。加之“组团式”援藏的新契机，相信自治区医学影像事业的发展会有更进一步的提高。

回首过去，我们感慨万千；立足今日，我们信心百倍；放眼未来，我们任重道远。我们将继续传承老西藏精神，为西藏医学影像事业的发展贡献自己的力量。

第二节　历届专科委员会主委、副主委名单(列表)

届次	起止时间(年)	主任委员	副主任委员	秘书长
第一届	1987—1997 年	陈贤钧	杨得富,余俊	张华耀
第二届	1997—2007 年	仁青次旺	张华耀,方向东,王劲武	方印
第三届	2007—2015 年	方印	刘斌,银武	尼玛
第四届	2015—至今	银武	周燚,尼玛	雷彦明

第三节　银武教授简介

一般情况:银武(图 9-26-3),男,1968 年 7 月生,主任医师,西藏自治区人民医院放射科主任,硕士生导师。

工作业绩:在西藏自治区率先开展多项医学影像新技术新项目。参与并承担多项科研项目(卫计委公益性行业科研专项基金《磁共振功能成像技术在重大疾病诊疗体系中的规范化应用与技术标准研究》;国家自然科学基金面上项目《世居高原藏族脑结构和功能适应神经影像及相关基因机制研究》)。参加编写专业著作 3 部,近年来发表论文 17 篇。

学术任职:中华医学会放射学分会委员,中华医学会影像技术学分会委员,中华医学会放射学分会质量与安全专委会委员,西藏自治区医学会影像学专业委员会主任委员等,任多部影像专业杂志的编委。

专业方向:高原医学影像诊断。

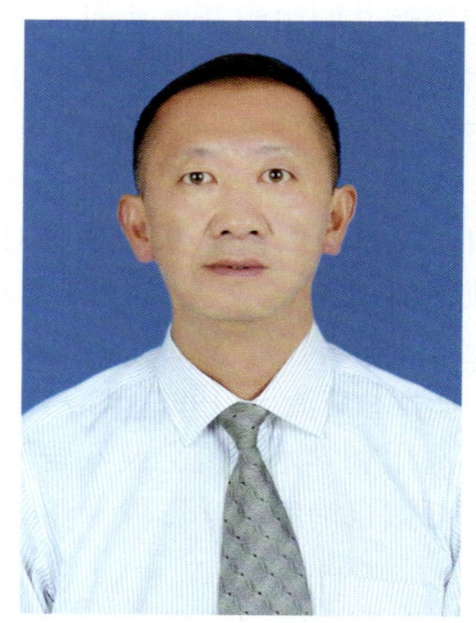

图 9-26-3　银武教授

第二十七章　陕西省医学会放射学分会

第一节　简　　史

陕西省放射学会成立于1951年。此后的60多年间，历经张秉彝教授、江海寿教授、钱致中教授、郭庆林教授、杨文智教授、董季平教授、刘继汉教授、余伟南教授、黄志兰教授、邹士顺教授、潘渔塘教授、黄其鎏教授、车素华教授、徐山淡教授、王泽忠教授、魏经国教授、杨广夫教授等几代陕西省放射学界学者的不懈努力，陕西省放射学会在全国放射学界享有较高的学术声誉。陕西省放射学会先后有刘继汉教授、鱼博浪教授、郭佑民教授、宦怡教授等担任中华放射学会常委。鱼博浪、郭佑民、宦怡、王玮、杨健等教授先后担任中华放射学会神经、心胸、腹部、磁共振和对比剂专业委员会的组长（主任委员）和副组长（副主任委员）。

近10来，陕西省放射学会的专家、青年学人，先后主持承担国家自然科学基金面上项目、国家自然科学基金青年项目、重大国际合作交流项目与科技部国际交流项目、国家卫生计生委重大行业专项基金、教育部博士点基金、博士后基金、解放军、陕西省各类基金等百余项，获国家、省部级奖项50余项，主持编写专著30多部，发表包括SCI收录的学术论文近千篇，其科研产出居国内前列。

目前，有一大批优秀的博士后、博士已经在国内崭露头角，为陕西省放射性事业的发展奠定了人才基础，“青出于蓝而胜于蓝”的格局基本形成。西安交通大学和第四军医大学所培养的大批博士、硕士如今分布于全国各地，有些已经成为所在地放射学界的中坚力量。

自1985年陕西省放射学会为主体所创办的《实用放射学杂志》，是国家双效期刊，是国内重要放射学专业期刊之一，在国内有重要的影响力。1986年在陕西省临潼工人疗养院召开了第一届西安放射学学术大会（图9-27-1）。自1993年由陕西省和其他省区放射学会共同创办西部放射学会包括西部12省市，二年一次的学术年会至今已举办12届，历时24年。是继中华放射学会年会之后，创办历史最为久远的学术会议。

2004年在西安市举办了中华放射学会第七届全国心胸专业学术大会，参会人员超过400人。自2011年由陕西省医学会放射学会创办长安医学影像论坛至今已举办第七届。

2013年10月18—21日，陕西省放射学会承办的中华医学会第二十次全国放射学学术大会在西安市陕西宾馆如期隆重举行。大会共收到学术论文2927篇，正式注册代表超过3000人，参会人员超过3500人。参会代表包括国内30个省市自治区和中国香港、中国台湾地区，以及德国、印度、美国、韩国、澳大利亚、瑞典等国家的放射学同仁20多人。2014年9月30日，在陕西省西安市唐城宾馆召开第二届黄河医学影像论坛。黄河医学影像论坛是2013年由黄河流域青海、四川、甘肃、宁夏回族自治区、内蒙古自治区、陕西、山西、河南和山东等9省区共同发起创立的地域性医学影像学术交流平台（图9-27-2）。

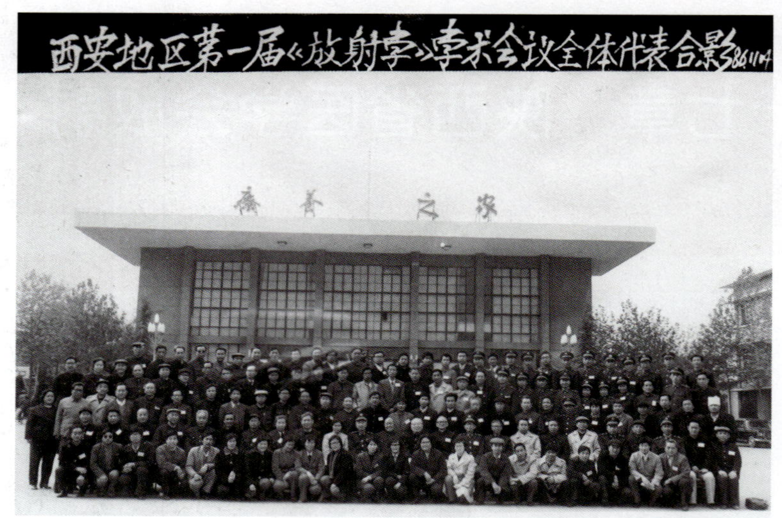

图 9-27-1　1986 年第一届西安地区放射学术会议合影

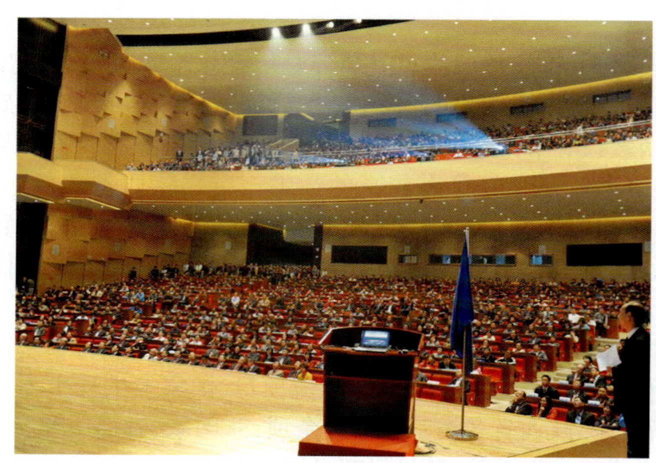

图 9-27-2　2013 年 10 月 18 日中华医学会第二十次全国放射学学术大会开幕式

第二节　历届专科委员会主委、副主委名单(列表)

届次	起止时间(年)	主任委员	副主任委员	秘书长
第一届	1951. 02	张秉彝	钱致中	—
第二届	1973. 01	江海寿	钱致中，邹士顺	—
第三届	1987. 01	杨文智教授	潘渔塘，董季平，刘继汉	—
第四届	1992. 12	杨文智教授	潘渔塘，董季平，刘继汉	—
第五届	1998. 01	刘继汉教授	毛松寿，王执民，杨萍，薛忠举	—
第六届	2002. 06	鱼博浪	魏经国，杨萍，宦怡，齐乃新	—
第七届	2006. 01	鱼博浪	宦怡，齐乃新，王玮，黄明刚	—
第八届	2009. 12	郭佑民	宦怡，王玮，黄明刚，齐乃新，孙兴旺	—
第九届	2013. 12	郭佑民	王玮，张明，白芝兰，印弘，黄明刚，杨军乐	—

第三节　郭佑民教授简介（图 9-27-3）

（略，详见中华医学会放射学分会学组建设介绍）

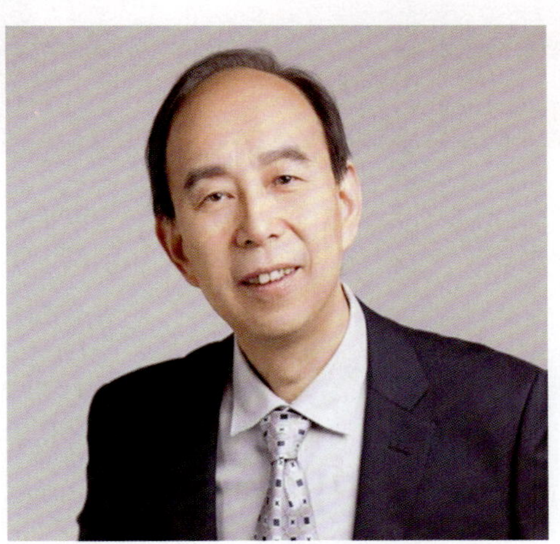

图 9-27-3　郭佑民教授

第二十八章　甘肃省医学会放射学分会

第一节　简　　史

甘肃省医学会放射学分会是在甘肃省医学会基础上成立的。甘肃省医学会成立于1942年，当时定名中华医学会甘肃分会，1952年更名为中华医学会兰州分会，1959年改名为甘肃省医药卫生学会，相继成立了放射学组，其在甘肃省卫生厅及学会的领导下，由兰州军区兰州总医院魏若林教授及兰州医学院第一附属医院（今兰州大学第一医院）张令琍教授主持工作，主要从事放射工作人员的培训；疑难病例读片及会诊等学术活动，为甘肃省放射界培养了一批批人才。

1967年之后，因“文化大革命”开始，学会及放射学组的学术活动及培训工作被迫停止。“文革”结束后，放射学组逐渐恢复工作，并于1977年成立甘肃省医学会放射学分会，1978年正式改为中华医学会甘肃分会放射学分会，下设放射诊断、放射技术、放射治疗三个专业学组，魏若林教授担任第一届甘肃省医学会放射学分会主任委员，副主任委员为张令琍教授，林炳夫担任秘书长，委员有姜兆侯、张书盛、郭景岳、魏忠厚等，郑念祖为委员兼放射技术学组组长；同年，兰州医学院影像医学与核医学专业成为教育部首批硕士研究生培养点，张令琍教授为硕士研究生导师。在各位放射同仁的不懈努力下，经过学会的积极筹备，于1979年10月10日召开了首届甘肃省放射学术会议（图9-28-1），与会人数达到200人，会议规模空前，意义非凡，开启了甘肃省放射学事业发展的新契机，为甘肃省放射影像学的发展奠定了坚实的基础。

1993年，张书盛教授担任了第二届放射学会主任委员，副主任委员为沈国强教授、刘无非主任、彭英政教授，秘书为彭英政（兼），魏若林、张令琍教授担任名誉主任委员，委员有姜兆侯、郭景岳、李康印、马强华、郑念祖等。由于工作出色，放射学会在1992年被中国科协学会部评为全国学会之星，在1994年又被中国科协评为全国地方先进学会。1995年9月，甘肃省医学会放射学分会改选，同时将影像技术分出，张书盛教授担任第三届放射医学专业委员会主任委员，副主任委员有：沈国强、李静等，委员有何宁、边军、周怀琪等。同年9月，甘肃省医学会影像技术学会筹备组成立，1998年8月，经中华医学会甘肃分会批准，甘肃省医学会影像技术专业委员会在兰州正式成立，兰州军区总医院郑念祖主任当选为主任委员，王世杰、白雯、水新富三同志为副主任委员，白雯同志兼任学会秘书，并开始独立开展工作，并于1998年8月28日在兰州召开了甘肃省医学会影像技术专业委员会成立大会暨首届学术年会，此后，其成为放射学会（诊断）极其重要的兄弟学会，一起为甘肃省放射影像事业的发展贡献力量。自学会成立以来，张令琍、张书盛、沈国强、徐香玖、郭顺林教授先后担任中华放射学会全国委员，在老一辈放射学家的不懈努力和辛勤耕耘下，经过历任放射学会同仁的共同努力，甘肃省放射影像技术水平不断提高，放射学会对甘肃放射影像事业的发展起到了积极的推动作用。

2014年，周俊林教授担任第七届主任委员，在周俊林主委的领导下，为了更好的与中华放射学会的工作对接，对学会工作进行了全面改革，实施“主委负责，副主委分管”的学会管理模式，加强学会常委会工作职责，制定了学会中长期发展目标，并积极推动学组建设，当年成立了神经影像、腹部影像、胸部影像、骨肌影

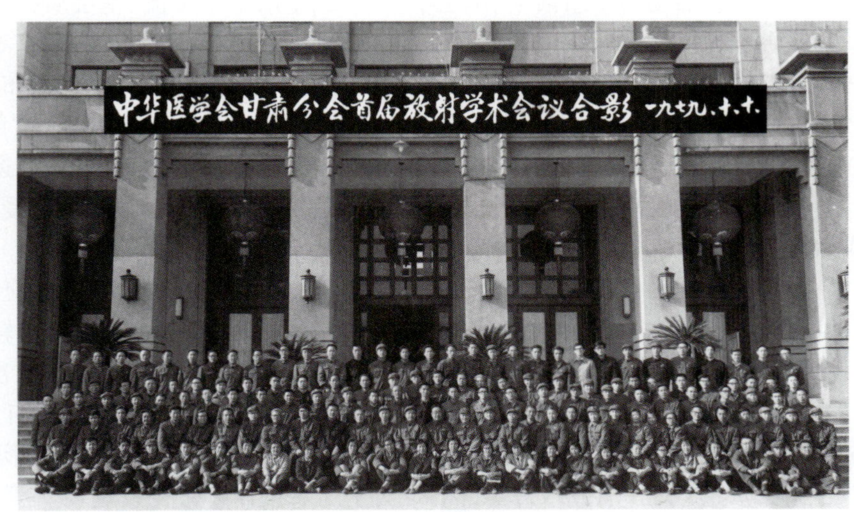

图 9-28-1　1979 年 10 月 10 日甘肃省首届放射学术会议合影

像、心血管及造影剂和磁共振影像等六个学组，并确定了白亮彩、黄宝生/郭吉刚、张皓、王闻奇、王刚及马强华（兼）分别担任学会各学组组长，同时遴选产生了各学组成员，并全面开展学组工作；另外，积极筹备儿童影像、头颈及乳腺影像、功能及分子影像、介入等学组的建设；同时，积极推动基层学会的组织建设，先后成立了天水市、庆阳市、定西市、平凉市及陇南市等地区的基层放射学会，基层学会立刻行动开展工作，这对全省基层放射影像事业的发展起到了积极作用，从此全面开启了甘肃省放射影像事业的新局面。

自甘肃省医学会放射学分会成立以来曾成功举办全国性学术会议，多次组织地区性、全省年会及全省性专题学术大会，并邀请国内外著名影像专家学者来甘肃进行学术交流及讲学活动，积极推动甘肃省放射影像事业的发展。2015 年 7 月 31 日，甘肃省放射学会成功举办了全国性学术会议：中华医学会放射学分会第十七届全国神经影像学学术大会（图 9-28-2），会议由来自国内外 90 多位著名影像专家作了高水平的专题讲座，800 多位代表参加了会议，与会代表就神经影像领域的热点问题和学术进展进行了深入讨论，此次会议也是中华放射学会神经影像盛况空前的一次大会，为国内外神经影像专家及同行提供了一个面对面的沟通、交流和研讨的平台，很好地促进了甘肃省影像学的发展，也为我国神经影像事业的发展起到积极的作用。此外，放射学会还在 1998 年、2016 年先后举办中国西部放射学大会，在同行中引起了积极的反响。与此同时，学会积极响应中华放射学会的号召，先后与“好医生”项目、“放飞西部”项目、中放“Reach”项目等密切结合，大力开展走基层活动，其中，中放“Reach”项目甘肃站活动于 2016 年 1 月 15 日正式全面启动。为了促进基

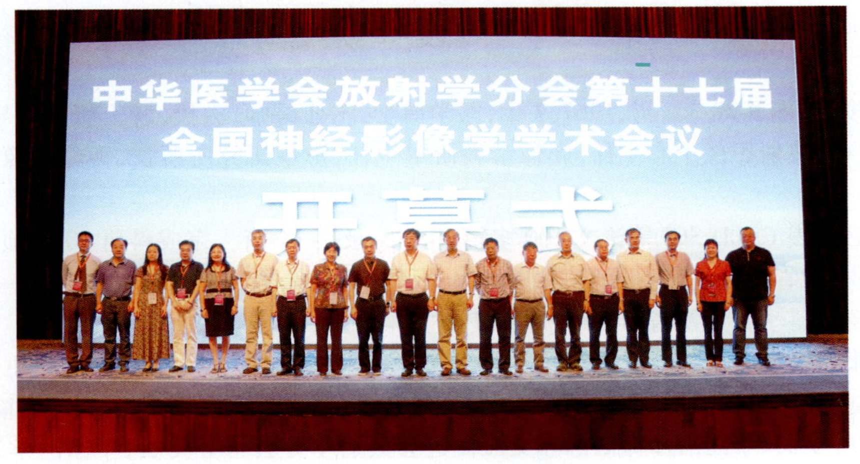

图 9-28-2　2015 年 7 月在兰州举办的中华医学会放射学分会第十七届全国神经影像学术大会

层学术的发展，学会将省级学会活动与学组活动、基层学会建设、基层学术交流、基层质控工作等活动结合起来，开展本省专家下基层讲学、基层培训、继续教育、科普宣传、质量控制及疑难病例讨论等活动，成效显著，以马强华、周俊林、张莉、赵建洪、王小琦、雷军强及王刚等专家为代表的学会成员足迹遍布了陇原大地，极大地促进了基层影像学科的发展，加强了基层影像与临床的紧密联系。自 1996 年开始，放射学会举办每月 1 次的放射影像疑难病例多学科读片会几乎从未间断，由兰州各大医院放射科轮流承办，并邀请承办医院临床及病理医生参加讨论，至今已经连续举办 20 多年，深受放射科医生尤其是年轻医师的喜爱，也深深地吸引了大批的临床医生，成为特色鲜明、充满活力的学术品牌。

对外交流方面，除参加国内学术会议并做大会发言及讲座外，还积极参加国际学术交流，包括北美放射年会(RSNA)、欧洲放射年会、国际磁共振大会及亚太放射学大会等，同时，积极地鼓励年轻医生走向国际讲坛，其中，2014 年兰州大学第二医院周俊林教授团队的三位医师毛俊杰、魏晋艳、岳松虹首次在 RSNA 上做大会发言，迄今，已有 14 篇论文被 RSNA 录用并做大会发言及交流。甘肃放射影像界的同行在科研之路也在积极探索和追求，先后有姜兆侯、何宁、郭顺林、雷军强、陈勇、周晟及周俊林教授的多部影像著作问世发行。2014 年，周俊林教授主持完成的《脑肿瘤分级分型影像学研究》荣获甘肃省科技进步一等奖，这是甘肃省影像事业的巨大进步，也实现了甘肃影像学历史上这一级别奖零的突破。

回望过去，筚路蓝缕，甘肃影像人风雨兼程，放眼未来，任重道远，我们昂首跨步新征程。

第二节　历届专科委员会主委、副主委名单(列表)

届次	起止时间(年)	主任委员	副主任委员	秘书(长)
第一届	1977—1993 年	魏若林	张令翊	林炳夫
第二届	1993—1995 年	张书盛	沈国强，刘无非，彭英政	彭英政
第三届	1995. 9—2003. 9	张书盛，沈国强	沈国强，李静	
第四届	2003. 9—2007. 9	徐香玖	马强华，何宁，郭顺林	边军
第五届	2007. 9—2011. 5	徐香玖	马强华，何宁，郭顺林	黄刚
第六届	2011. 5—2014. 12	郭顺林	马强华，黄刚，王小琦，周俊林	雷军强
第七届	2014. 12—至今	周俊林	郭顺林(候任主任委员)，王小琦，雷军强，张静，黄刚，张莉	赵建洪

第三节　周俊林教授简介

一般情况：周俊林(图 9-28-3)，男，1967. 7 生，医学博士，主任医师，教授，博士研究生导师。兰州大学第二医院影像学系主任，放射影像中心主任，影像学教研室主任，影像研究所所长，神经影像科主任，甘肃省卫生领军人才。

工作业绩：先后发表 CSCD SCI 等论文 100 多篇，RSNA 录用 14 篇。完成科研 20 多项，科研获奖 16 项，其中第 1 完成人获甘肃省科技进步一等奖、甘肃省医学科技奖一等奖和兰州市科技进步一等奖，主编著作 5 部，先后承担国家自然科学基金及省市科研项目 17 项。

学术任职：甘肃省医学会放射专业委员会主任委员，甘肃省放射医学质量控制中心主任，中国医师协会放射医师分会常务委员，中国研究型医院学会放射学专业委员会常务委员，中国研究型医院学会肿瘤影像诊断学专业委员会常务委员，中国医疗保健国际交流促进会放射学分会常务委员，中国医学装备协会 CT 应用专业委员会常务委员，中华医学会放射学分会神经学组全国委员，中华医学会放射学分会第 13 届全国青年委员等，任多部影像专业杂志的编委。

专业方向：擅长神经系统疾病的影像诊断，主要研究方向：①神经影像；②CT 与 MRI 技术及应用。

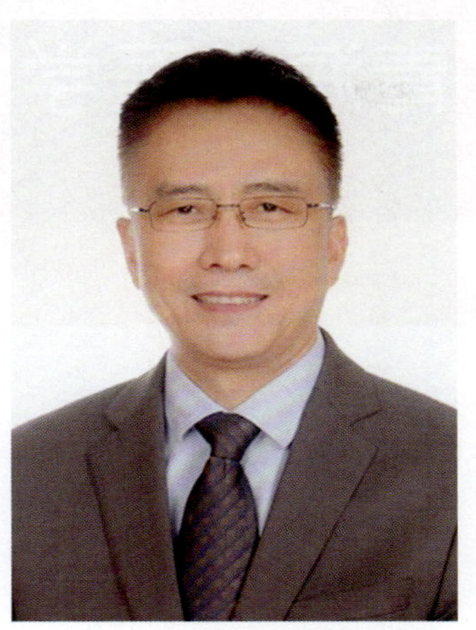

图 9-28-3　周俊林教授

第二十九章　青海省医学会放射学分会

第一节　简　　史

青海省医学会放射学分会成立于1962年。1962年放射学分会成立以后，即召开第一届年会。同年在青海省卫校举办了“西北五省（区）首届放射学术会议暨青海省放射分会第二届年会”，1983年在西宁召开“学术交流会暨第三届年会”，1984年，中华医学会青海分会、中国生理学会青海分会和中国防痨协会青海分会在西宁举办学术年会，放射学分会同时举办第四届年会。1986年，中华医学会青海分会和中国防痨协会青海分会在西宁举办会员代表大会，放射学分会同时召开第五届年会。

自分会成立，尤其是1997年以后，放射学分会积极组织参加每年一次的全国放射学术大会、西部十省（区）放射学会大会和相关学术会议，多次在会上就高原心脏病X线诊断、肺动脉高压的X线诊断、包虫病的影像学诊断、高原肺、脑水肿等专题进行讲座与交流，会议入选稿件也逐年增多。

2000年在西宁举办“中国西部十省（区）首届放射影像学术大会暨青海省放射学分会第六届年会”，邀请中华放射学会主任委员、副主任委员等多位资深专家来青海讲学，并出版《中国西部医学文集：放射学分册》。2002—2006年在西宁先后举办第七至十届年会邀请多位国内著名学者作专题讲座。2007年在西宁先后与《中华放射学杂志》编辑部举办“全国第六届头颈部影像学进展学术研讨会”和“头颈部影像诊断学习班暨第十一届放射年会”，邀请中华放射学会主任委员等多名知名专家与会并作专题学术讲座；与《放射学实践》杂志社举办全国放射学术会议，邀请国内多位知名专家教授作专题学术讲座。

2010年3月，放射学分会成立神经、胸、腹、骨、儿科、介入二级学组，在西宁先后举办“放射新技术进展研讨会”、“中国西部放射专家沙龙”，同年7月，放射学分会和中华医学会放射学分会青年组、儿科组委员联合举办“西部行”活动，邀请中华放射学会主任委员、副主任委员、候任主任委员等国内知名教授作专题讲座。

2011年4月30日—5月2日在西宁市举办了“走进西部、放飞希望”西部放射医师学术主题讲座，由中华放射学会现任主委郭启勇教授、卫生部北京医院周诚教授、中山大学第二附属医院梁碧玲教授、四川大学华西医院宋彬教授、北京积水潭医院程晓光教授从不同的专业角度深入浅出的做了精彩的专题讲座（图9-29-1）。

2012年12月19日，青海省医学会成立50周年纪念活动之际，放射分会被评为优秀专科分会，主委唐桂波副院长及副主委赵希鹏教授被评为优秀学会工作者。2013年9月6—8日在青海西宁召开第一届中国黄河医学影像学术会议暨青海省放射学会第15届、青海省影像技术学会第6届学术年会。

青海省医学会第九届放射学分会于2016年3月14日正式成立。新一届的委员共计30人。自成立之日起至今，在主任委员张永海教授的领导下召开多次委员会及学术会议，以“脚踏实地，创新发展，团结合作，走向全国”为宗旨，不断加强内涵建设，以学习为导向，团结全省的放射学工作者，努力提升了青海省放射学分

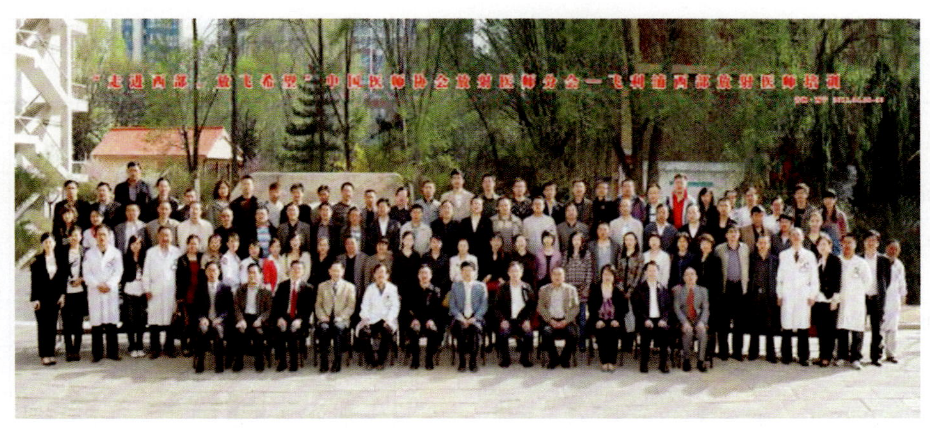

图 9-29-1 2011 年青海西宁飞利浦西部放射医师培训

会的社会及学术影响力。

2016 年 8 月 19—21 日，在青海省西宁市蓝宝石大酒店举行国家级医学继续教育项目《高原呼吸系统疾病影像诊断与新进展学习班》及北京友谊影像直通车项目（图 9-29-2）。大会邀请中华放射学分会副主任委员、上海长征医院影像科主任刘仕远教授，中华放射学分会委员、心胸学组主任委员、大连大学附属中山医院副院长伍建林教授，中华放射学分会前任副主任委员、对比剂学组主任委员、西安交通大学第一附属医院 PET-CT 室主任郭佑民教授，北京阜外医院放射科主任赵世华教授，上海肺科医院放射科孙希文教授等组成阵容强大的呼吸系统影像学讲师团。从呼吸系统疾病最前沿的研究动态、呼吸系统疾病的影像学特点、检查流程等方面做系统的阐述和解读，开展系统专业的教育培训。北京友谊医院友谊影像直通车项目（西宁站）在 21 日举行，影像专家副院长王振常教授、放射科马大庆教授、杨正汉教授、靳二虎教授、陈疆红教授及赵鹏飞教授进行了学术讲座。

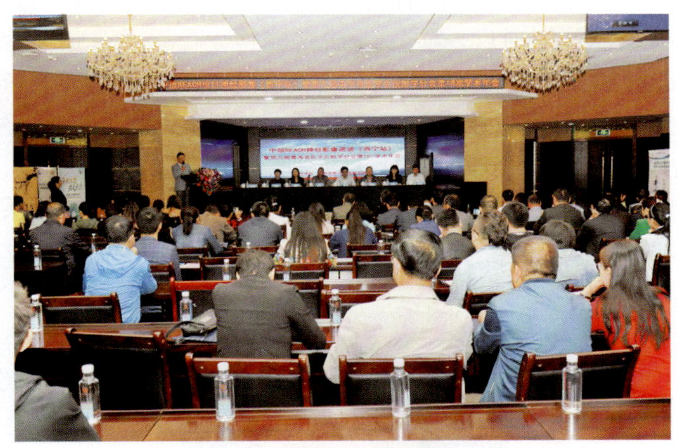

图 9-29-2 2016 年青海省医学会放射分会专业委员会第 18 次学术年会举行

2016 年 9 月 9—11 日在青海省西宁市青藏铁道酒店举行青海省医学会放射分会专业委员会第 18 届学术年会。本次年会和中华放射学分会 REACH 项目神经影像（西宁站）共同举行。本次莅临专家有第三军医大学大坪医院放射科主任张伟国教授，华中科技大学同济医院副院长、放射科副主任、中华放射学分会神经组副组长朱文珍教授，无锡市人民医院方向明教授，四川大学华西第二医院张家文教授。由于青海省医学会放射学分会将在当日成立护理学组，特邀请姜红、高小玲两位全国知名放射学护理专家授课。参会数达 200 余人。

第二节　历届专科委员会主委、副主委名单（列表）

届次	起止时间（年）	主任委员	副主任委员	秘书长
第一届	1962—1978 年	张乃华	—	郁慕仪
第二届	1978—1985 年	汪源，由于工作变动，1984 年 2 月由蒋咸录接任主任委员。	蒋咸录，覃荣萃，范健	覃荣萃（兼）
第三届	1985—1989 年	蒋咸录	覃荣萃，范健	范健（兼）
第四届	1989—1993 年	蒋咸录	郁慕仪，覃荣萃	范健
第五届	1993—1998 年	郁幕仪	王炳文，谢其康	常沙，曹增忠
第六届	1998—2004 年	唐桂波	马立公，李文方，徐德衡（2001 年调整增加赵希鹏为副主任委员）	曹增忠
第七届	2004—2010 年	唐桂波	马立公，李文方，赵希鹏，曹增忠	张永海
第八届	2010—2015 年	唐桂波	李文方，赵希鹏，曹增忠，张永海	杨国财
第九届	2016 年—至今	张永海	鲍海华，刘钢，何晓芬，高律萍	孙艳秋

第三节　张永海教授简介

一般情况：张永海（图 9-29-3），男，藏族，1965 年生，青海大学医学院放射学教授，硕士学位，主任医师、教授，硕士研究生导师。现任青海省人民医院院长助理、影像科主任。

工作业绩：发表论文共计 30 余篇，其中发表 SCI 论文及核心期刊 16 篇。主持完成科研课题四项，参与 2 项。获青海省医药卫生科技奖二等奖 1 项，青海省科技厅三等奖 4 项。参编专著四部，参与国家级重点科研项目两项，完成“十一五”科技支撑计划项目一项。

学术任职：中华医学会放射学分会委员、中华医学会高原医学分会委员、中华放射学会神经放射专业委员会委员、质量与安全委员会委员，青海省放射学会主任委员，青海省优秀专家，医学学科带头人。任《实用放射学杂志》、《放射学实践》、《中国医学影像技术》、《高原医学杂志》等期刊编委。

专业方向：擅长高原病、神经系统和呼吸系统影像诊断；主要研究方向：神经系统及呼吸系统疾病影像诊断、高原病及心、脑血管病影像研究。

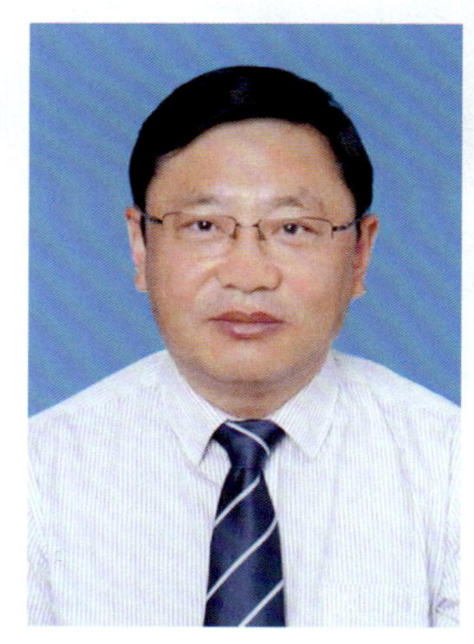

图 9-29-3　张永海教授

第三十章　宁夏回族自治区医学会放射学分会

第一节　简　史

宁夏回族自治区医学会放射学分会是一支年青且充满活力的放射专业队伍。自 1984 年创建至今，走过了三十三年的发展历程，经过不断努力学习，开拓进取，使放射学临床诊疗、教学及科研为宁夏的医疗卫生行业做出了一定的贡献。

宁夏回族自治区医学会放射学分会成立于 1984 年。由于交通状况，第一、第二届学会主要覆盖银川市、石嘴山市及吴忠市的部分地区。随着宁夏回族自治区的交通状况改善，2006 年以后的第三、四届学会覆盖了宁夏全区（图 9-30-1，图 9-30-2）。经过老一辈专家和致力于影像专业的中青年专家几代人的共同努力，在四届主委的带领下和副主委、委员们的支持下，全国放射专家指导和帮助下，放射学分会先后于 1993 年 9 月在宁夏银川承办了第五届西北五省区放射学术会议；2009 年 7 月在宁夏银川承办了中华医学会放射学分会第十一届全国骨关节肌肉、神经系统影像学术会议，这是宁夏回族自治区放射学分会历史上第一次承办全国大型学术会议；2009 年 8 月在宁夏回族自治区银川市承办了第六届中国西部介入放射学术大会；2012 年 8 月在宁夏回族自治区银川市承办了第七届中国西部放射学术会议，这两次学术会议是西部 12 省、市、自治区、兵团的放射学盛会；2016 年 7 月在宁夏回族自治区银川市举办了第四届黄河医学影像论坛，这是黄河流域 9 省、自治区的学术盛会。2013—2017 年在中国医师协会放射医师分会支持下协办了中国医师协会放射医师分会年度西部行银川站学术会议，已举办了 5 次。2006—2017 年宁夏回族自治区医学会放射学分会每年主办一次学术年会，每次大会都邀请国内专家进行专题、新进展方面讲座，已举办了 12 次。

第一、二届的主任委员由刘闽生教授担任。刘闽生教授是 1956 年毕业于北京协和医学院，1961 年支援宁夏的资深学者。他担任多届宁夏回族自治区政协副主席，侨联主席；宁夏医学院附属医院放射科主任，并对放射学科倾注了毕生的精力与智慧。刘闽生教授学识渊博，德高望重。在他主持工作的 40 年间倡导引领了宁夏的放射专业不断发展壮大，为成就今天的学科规模及学识水平奠定了坚实的基础。他承担了所有大型设备（CT、MRI、DSA 等）的全部翻译工作。他甘为人梯、言传身教以及忘我的工作精神，他的人格魅力也影响了几代宁夏放射人。第三、四届的分会领导班子由郭玉林、哈若水教授，董进文、姚建军、李建文主任医师担任。这是一支年轻、不甘平凡、不甘落后、更加有朝气且实力雄厚的队伍，秉承“人格品德至诚至信，专业技术精益求精”的准则，向先进地区、先进学会学习。多次邀请国际、国内放射学专家来宁夏回族自治区讲学，开展各类继续教育，加强自身修养。其努力也得到了宁夏医回族自治区学会的认可和好评，从 2009 年至 2013 年连续五年学会被评为医学会先进专科分会。随着影像设备不断更新，影像检查项目不断增加，更多优秀人才、博士、硕士充实到放射队伍中。截至目前，放射学分会承担了 7 项国基金（地区）、1 项 863 子课题和近 30 项自治区级科研项目。获得了宁夏回族自治区科学技术进步奖 11 项，其中宁夏医科大学总医院获一等奖 1 项、二等奖 1 项、三等奖 4 项、四等奖 1 项；宁夏回族自治区人民医院获二等奖 1 项，三等奖 3 项。丁永

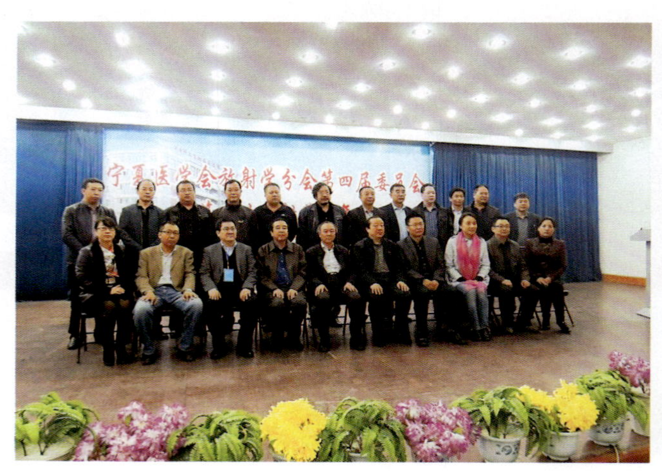

图 9-30-1　2013 年宁夏回族自治区医学会放射学分会第四届委员会委员合影

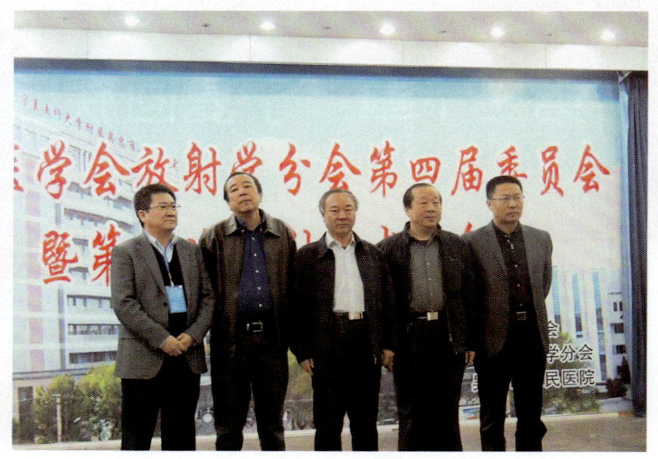

图 9-30-2　2013 年宁夏回族自治区医学会放射学分会第四届委员会主任委员、副主任委员合影

生教授于 1968 年上海第二医学院毕业后到宁夏工作。担任宁夏医学院医疗系副主任多年，1978 年就读于宁夏回族自治区医学院放射专业硕士研究生，是宁夏回族自治区放射学第一个硕士研究生。80 年代期间在中华放射学杂志、中华神经外科学杂志发表论文 5 篇。曾在宁夏创造多项第一，如：1979 年第一个开展消化道钡剂双对比检查；1987 年及以后率领团队开展了腹部血管造影、颅脑动脉造影、四肢血管造影、冠状动脉及心脏造影；体部肿瘤介入治疗；“选择性支气管动脉造影及药物灌注治疗中晚期肺癌”择性支气年获宁夏科学技术进步四等奖（放射学第 1 次获奖）；小肠茧状包裹一文刊登于 1984 年中华放射学杂志，这是世界首例小肠茧状包裹报道。黄嗣旺教授是宁夏自治区人民医院放射科主任，曾多年致力于氟骨症、布鲁氏菌病的研究，为宁夏和自治区人民医院的放射事业做出了重要贡献。

宁夏是一个回族聚集且欠发达的少数民族地区，近年来随着医学事业的蓬勃发展，放射学遇到了前所未有的大好发展机遇。我们宁夏回族自治区医学会放射学分会在宁夏医学会的关爱和全国放射专家和同仁们的支持、关怀、帮助下取得了点滴的进步，但依然任重而道远，我们会继续努力，继续奋斗！

第二节　历届专科委员会主委、副主委名单（列表）

届次	起止时间（年）	主任委员	副主任委员	秘书长
第一届	1984—1989 年	刘闽生	饶大宇，张孝宏，腾瑞章	田顺典
第二届	1989—2006 年	刘闽生	饶大宇，黄嗣旺，侯印西，田顺典	田顺典（兼）
第三届	2006—2013 年	郭玉林	哈若水，宝金瑞	金国宏（兼）
第四届	2013—2017 年	郭玉林	哈若水，董进文，姚建军，李建文	朱力（兼），郝宏毅（兼）

第三节　郭玉林教授简介

一般情况：郭玉林（图 9-30-3），男，1957 年出生，宁夏医科大学总医院放射科主任；宁夏医科大学临床医学院放射诊断学教研室主任；教授、主任医师、二级；硕士生导师；享受自治区政府特殊津贴、自治区塞上名医，宁夏医科大学总医院放射科首席专家。

工作业绩：获全国优秀科技工作者（科技部）、宁夏回族自治区防治非典工作先进个人（省级）称号。获宁夏回族自治区科技成果奖 6 项，主持国家自然科学基金 1 项，省部级科研课题 5 项。在中华放射、核心库、核心期刊发表论文65篇(一作或通讯);SCI发表论文3篇,其中通讯作者1篇。参编教材4部、专著4部。在宁夏地区开创了多项第一,如:CT、MRI检查应用于胃癌术前评估;肺栓塞CT诊断;口服甘露醇稀释液消化道CT检查;选择性胃左、右动脉插管药物灌注治疗胃癌;肾癌无水乙醇栓塞;选择性支气管动脉栓塞治疗大咯血;经皮肝穿胆道引流治疗梗阻性黄疸。

学会任职:中华医学会放射学分会第十、十一、十二、十三、十四届委员会委员,放射学分会第十一、十二、十三届委员会胸心学组委员;《中华放射学杂志》第十届通讯编委;宁夏医学会放射学分会第三、四届委员会主任委员。

专业方向:擅长腹部疾病的影像学诊断(X线、CT、MRI)及介入放射学诊断和治疗(主要是外周病变及体部肿瘤);主要研究方向:腹部肿瘤疾病的影像学基础与临床。

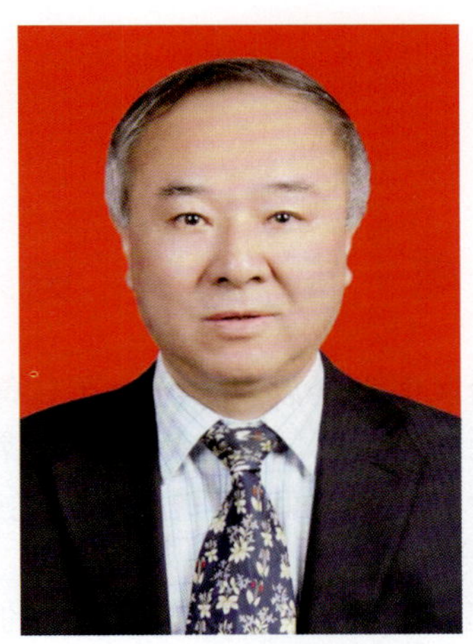

图9-30-3　郭玉林教授

第三十一章　新疆维吾尔自治区医学会放射学分会

第一节　简　　史

自1979年9月新疆医维吾尔族自治区医学会放射学分会在乌鲁木齐成立，创建迄今，我们新疆维吾尔族自治区医学会放射学分会几代人，在七届主任委员的带领下，伴随着近40年的风雨历程稳步前行着，悠悠四十载，时光飞逝，岁月如梭，写进了多少坎坷和荆棘，融进了多少光荣与梦想，时代造就了我们这个拥有历史而又富有活力的新疆医学会放射学分会。

新疆最早的放射科设备是新疆自治区人民医院于1935年安装的第一台50mA X线机，当时主要有前苏联医生承担医疗任务，解放后逐步有了设备的进一步更新，1964年在新疆自治区人民医院有了第一台具有影像增强的X光机设备；1982年新疆医科大学一附院安装了第一台头颅CT；1986年新疆军区总医院安装了第一台全身CT；1986年新疆军区总医院安装了第一台数字减影X线机（DSA）；1991年新疆自治区人民医院安装了第一台永磁磁共振；1996新疆医科大学第一附属医院安装了第一台CR。

在新疆维吾尔族自治区医学会放射学分会第一届主任委员方昆豪教授的带领下，新疆维吾尔族自治区医学会放射学分会有了初步的发展，在历届主任委员张其镍、孙强生、刘培成、贾文霄的努力工作下，新疆维吾尔族自治区医学会放射学分会逐步发展到现在的规模，尤其在刘培成主任委员在任期间，做出了巨大贡献，期间开始举办新疆放射学年会，到现在为止每两年举办一次放射学年会，我们新疆维吾尔族自治区医学会放射学分会其宗旨是团结新疆从事放射学的医学工作者，积极推动新疆放射学的发展（图9-31-1）。

在贾文霄主任委员的带领下新疆维吾尔族自治区医学会放射学分会2010年09月13—16日在乌鲁木齐市环球大酒店，成功举办了中华医学会放射学分会第十届全国磁共振学术大会，来自全国各地800余名代表参加了此次大会，大会共收到稿件707篇，本次大会的主题是磁共振功能成像技术在全身的临床应用，并就头颈神经系统、胸腹部疾病、血管成像及造影剂等最新技术和研究热点问题进行深入的讨论和交流，同时进行疑难病例专题讨论。本次大会邀请到众多国内外著名的影像学专家，包括国际磁共振学会候任主席李德彪教授、中华医学会放射学分会主任委员祁吉教授等40多名来自国内外磁共振领域的教授，专家就磁共振领域的新技术、新理念、新产品与大家进行学术上的广泛交流和展示（图9-31-2）。此次大会，是一次空前的盛会，它将为新疆医学影像界走向全国，与国际接轨起到很好的促进作用，对进一步推动新疆医学影像诊断技术水平和新疆整体医疗水平的发展起到了很好的促进作用。在与全国各地专家学者交流的同时，也让国内外的专家学者对新疆有所了解，对新疆的发展前景充满了信心，对介绍新疆也起到了很好的作用。

新疆维吾尔族自治区医学会放射学分会充分发挥了学会的职能，认真贯彻落实医学会方针政策及工作，早计划，抓落实，结合新疆地域特点，积极开展多内容，多地点，多形式的学术交流活动，举办各种教学教育学习班几百场，努力推动和提高全疆的影像诊疗水平，提高了放射医学会的社会地位。借助新疆维吾尔族自治区医学会放射学分会这个平台，新疆维吾尔族自治区医学会放射学分会主委，副主委、常委、多次科技下乡，

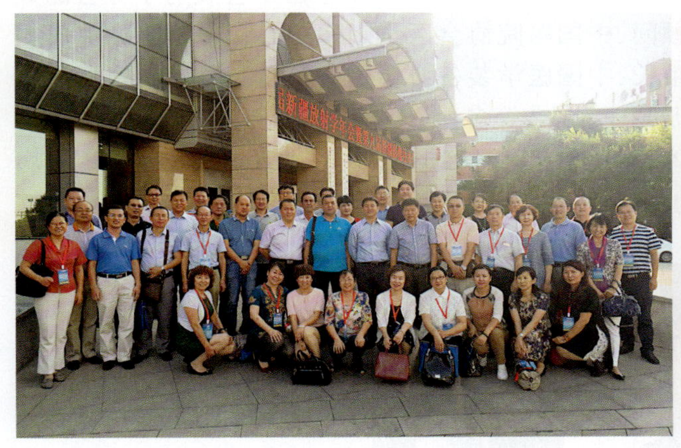

图 9-31-1　第九届新疆放射学年会部分代表合影

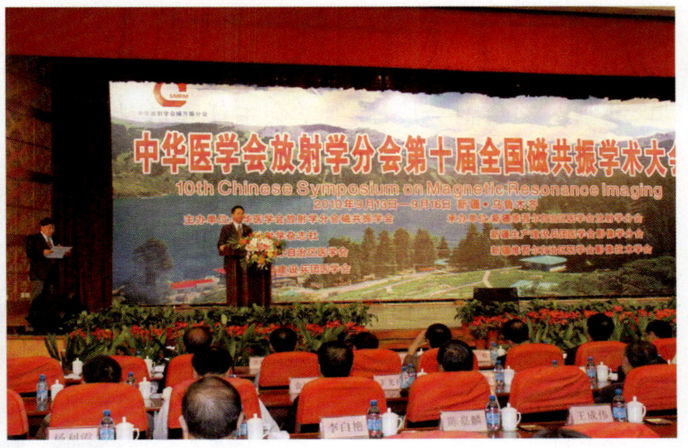

图 9-31-2　中华医学会放射学分会第十届全国磁共振大会在乌鲁木齐召开

进行学术指导，受到了基层医院的好评。

2016 年，新疆维吾尔族自治区医学会放射学分会成立各专业学组：7 个专业学组：腹部学组、骨肌学组、头颈神经学组、心胸学组、乳腺学组、MRI 学组、介入学组、青年组，传染及感染学组。

新疆维吾尔族自治区医学会放射学分会是中华医学会下属的，从事放射学科研和临床治疗的、非赢利学术社会团体。我们新疆医学会放射学分会的每位同道风雨同舟，团结协作经历了一次又一次质的飞越，我们犹如沧海一粟，每一次跳跃都折射着新疆维吾尔族自治区医学会放射学分会发展的历程，同时也推动着整个学会的前进！这就是我们这个团结、奋进的学会。

第二节　历届专科委员会主委、副主委名单（列表）

届次	起止时间（年）	主任委员	副主任委员	秘书（长）
第一届	1986. 09	方昆豪	胡昌明，张琪镍，郑毓燕，刘兴文	洪润环
第二届	1990. 09	张其镍	孙强生，刘培成	韩开南
第三届	1995. 09	孙强生	韩开南，刘培成，姚世生	景华春
第四届	2001. 11	刘培成	姚世生，孙绪荣，董兆虎，胡希山，杨兴汉	张盾，王新举
第五届	2006. 06	贾文霄	张林川，赵俊，冯成堂，吴新淮	玄祖旗
第六届	2014. 09	贾文霄	张林川，刘文亚，杜凡，任伟新	玄祖旗
第七届	2017	贾文霄	刘文亚，任伟新，杜凡，玄祖旗	王红

第三节　贾文霄教授简介

一般情况：贾文霄（图 9-31-3），男，1960 年生，博士学位，新疆医科大学副校长，教授、主任医师，博士生导师，享受国务院特殊津贴，医学博士，中国医师奖获得者，卫生部有突出贡献中青年专家，新疆维吾尔自治区有突出贡献优秀专家，新疆医学会科技之星，新疆高校重点学科带头人。

工作业绩：指导培养了八十余名博士、硕士研究生，先后主持了国家自然科学基金、卫生部科研基金、自治区自然科学基金等 11 项科研课题。先后荣获中华医学奖二等奖 1 项，自治区科学技术进步二等奖 2 项、三等奖 3 项。在国内外杂志上发表 SCI 及各类学术论文共计 100 余篇，撰写出版论著、教材 7 部。

学术任职：中华医学会放射学分会常委，中华医学会放射学分会副秘书长、中华医学会放射学分会磁共振学组名誉组长、中华医学会放射学分会磁共振学组顾问、中国医院协会医学影像中心管理分会副主任委员、中国性病艾滋病防治协会艾滋病临床影像学组副组长、中国医学装备协会磁共振专业委员会副主任委员、新疆医学会副会长、放射学会主任委员，担任《中华放射学杂志》等多种全国核心期刊编委。

专业方向：主要从事医学影像学诊断，包括放射、CT、MRI。尤其擅长磁共振在心血管疾病及新疆地方病的诊断，近年来主要从事中枢神经系统及肿瘤中血管的功能的磁共振成像研究。

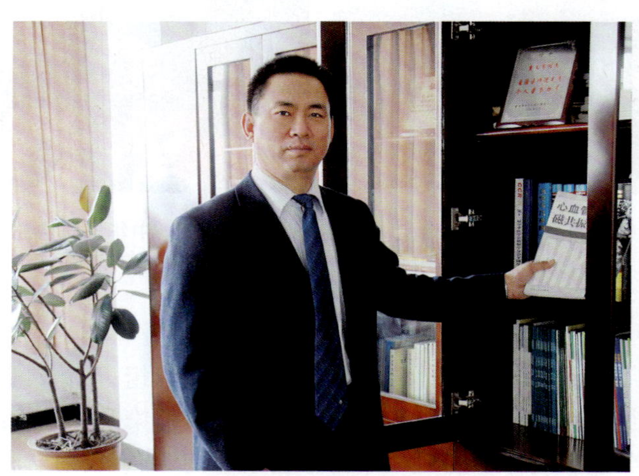

图 9-31-3　贾文霄教授

第三十二章　新疆生产建设兵团医学会放射学分会

第一节　简　史

中国人民解放军新疆军区生产建设兵团自 1954 年成立以来，国家和兵团的领导非常重视职工的医疗保障，在各师、团成立各级综合医院，从而引进了各种 X 线机和超声诊断仪等医学影像设备，为兵团职工群众的疾病诊断提供了有力的依据。2007 年以前，新疆兵团各家医院从事医学影像的工作的人员一直参与新疆维吾尔族自治区医学会放射学分会的活动，经过多年的发展，兵团从事医学影像工作的人员发现，随着科学技术的飞速发展，医学影像设备更新越来越快，原有的技术、知识已经落后于我国的平均水平，为了便于管理，有利于发展学习、交流，迫切需要搭建一个学术平台，提高兵团医学影像事业水平及地位，为 280 万兵团职工提供更好的服务，宋法亮教授呼吁成立兵团医学影像学会。经过多方努力，兵团卫生局、医学会的领导批准成立新疆生产建设兵团医学会医学影像学分会。学会包括放射、CT、MRI 和超声专业。

2007 年 9 月 17 日，在宋法亮教授的带领下，经过多方努力，第一届新疆生产建设兵团医学会医学影像学分会学术大会暨新疆生产建设兵团医学会医学影像学分会成立大会在乌鲁木齐隆重召开，会议邀请包括孟悛非、李坤成、高培毅、高宏、郭佑民等在内的国内知名专家 15 位进行学术讲座、现场指导、技术交流和疑难病例讨论等，开阔了兵团从事医学影像工作人员的眼界、开拓了诊断思路。本次大会正式报到人员 120 人，参加学习人员超过 200 人，正式奠定了兵团医学影像事业发展的基石。2008 年 8 月 18 日，第二届新疆生产建设兵团医学会医学影像学分会学术大会在新疆伊宁市召开，会议邀请包括孟悛非、李坤成、高培毅、高宏、郭佑民、赵世华等在内的国内知名专家 20 位以学术讲座、现场指导、技术交流和疑难病例讨论等形式进行了学术交流，参会人数达到 300 人，伊犁地区的各级医院很多医学影像工作人员参会，对本次大会评价颇高，本次大会在学术上做到互帮互助、相互交流，做到“兵地融合”。2009 年 8 月 5 日，第三届新疆生产建设兵团医学会医学影像学分会学术大会在新疆阿克苏市如期召开，本次大会能够在“七五”事件后顺利召开离不开中华放射学会各位领导和受邀的各位专家关心和支持，本次参会人员近 200 人。2010 年 9 月 13—16 日，新疆放射学会和兵团医学会医学影像分会共同主办的中华医学会放射学分会第十届全国磁共振学术大会暨第四届新疆生产建设兵团医学会医学影像学分会学术大会在乌鲁木齐市隆重召开，参会人数达到 600 人。在本次全委会上进行选举，产生了第二届委员会，宋法亮教授当选主任委员，方佳、赵新建、王成伟、杨春燕、郭坤霞、刘艾当选副主任委员。2011—2013 年，第五 ~ 七届新疆生产建设兵团医学会医学影像学分会学术大会在乌鲁木齐市如期举行，举办会议期间，本学会与新疆维吾尔族自治区医学会放射学分会、新疆影像技术学会合作交流，做到资源共享，共同促进新疆医学影像事业的发展。2014 年 8 月 16 日第八届新疆生产建设兵团医学会医学影像学分会学术大会在石河子市隆重召开，本次大会设立两个分会场，共计邀请国内知名影像学、超声学、介入放射学及影像生物工程专家 80 余位进行学术交流，本次大会盛况空前，参会人数近 500 人。会议期间召开了第三届委员会全委会，本次委员推选充分体现了“兵地融合”的思想，为了加强合作，便于影像技术的推广，吸纳地方有影响力医院的影像科主任加入委员会，委员会共计 51 人，超声委员 18 人。本次大会正式成立兵团医学影像学分会介入专业委员会，同年 12 月举办了第一届新疆生产建设兵团医学会医学影像学分会介入学术会议（图 9-32-1）。

2015 年 8 月 6 日第九届新疆生产建设兵团医学会医学影像学分会学术大会在乌鲁木齐市召开，邀请国内知名专家 30 人进行学术交流，参会人数近 300 人。同年 9 月举办了第二届新疆生产建设兵团医学会医学影像学分会介入学术会议。2016 年 6 月 15 日第十届新疆生产建设兵团医学会医学影像学分会学术大会在伊宁市召开，邀请来自全国知名专家 35 位进行了学术交流。为了提高副主任委员的学历水平和科研水平，全委会讨论增补马静博士为副主任委员。同年 9 月举办了第三届新疆生产建设兵团医学会医学影像学分会介入学术会议。为了便于开展工作，加强联系，经兵团卫生局、医学会批准，兵团医学影像学分会于 2016 年成立超声、青年、磁共振、胸、腹部及骨肌、神经 5 个专业委员会，学会共成立亚专业委员会 6 个。自 2010 至今，为了提高兵团各级医院的疾病诊断水平，宋法亮主委利用个人科研基金每年在南北疆举办专题学习班 1-2 次，学员费用全免，大大地提高了兵团各级医院的影像诊断水平；为了使兵团各级医院尽快掌握新引进的 CT、MRI 机器的操作、疾病诊断，学会组织专家对引进设备的各级医院进行为期 3 个月的培训教学，明显提高了各种仪器的使用效率；为了医学影像技术的规范化使用、患者放射防护的正确操作、简化医学影像的检查流程，宋法亮主委组织专家组赴兵团各级医院进行医学影像质量督导和指导，4 年来累计行程约 5 万公里，为兵团的影像事业发展做出巨大贡献，受到兵团领导和兵团卫生局领导好评和支持（图 9-32-2）。

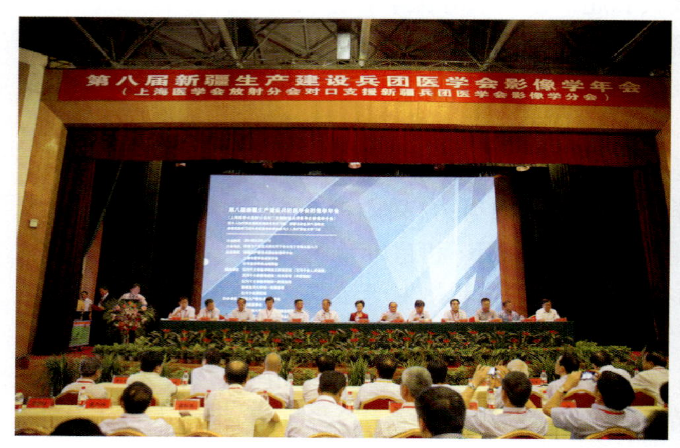

图 9-32-1　2014 年第八届新疆生产建设兵团医学会影像学年会

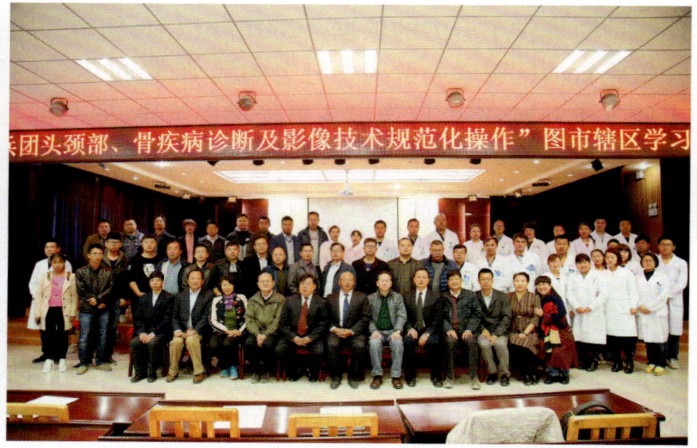

图 9-32-2　2016 年学习班

第二节　历届专科委员会主委、副主委名单（列表）

届次	起止时间（年）	主任委员	副主任委员	秘书长
第一届	2007—2010 年	宋法亮	王成伟，赵新建，郭坤霞，王济源，刘艾	方佳
第二届	2010—2014 年	宋法亮	方佳，王成伟，赵新建，郭坤霞，杨春燕，刘艾	方佳（兼）
第三届	2014—2017 年	宋法亮	方佳，王成伟，赵新建，芦桂林，杨春燕，王鸿雁，马静（2016 增补）	方佳（兼）

第三节　宋法亮教授简介

一般情况：宋法亮（图 9-32-3），男，1954 年生，新疆生产建设兵团医院医学影像科首席专家，主任技师，二级教授，国务院特殊津贴专家，“兵团英才”，兵团科技突出贡献奖，农业部“有突出贡献的中青年专家”。

工作业绩：多年以来发表统计源期刊论文超过 60 篇；主编，参编专著 15 部；获国家科技自然基金 2 项省部级基金 8 项，获经费资助超过 300 万元；获省部级科研成果 8 项。

学术任职：中华放射学会委员，中华核医学会委员，第十三届中华放射学会骨肌学组委员，中华医学会心血管病分会影像专业委员会委员；新疆生产建设兵团医学会医学影像学分会主任委员，新疆医学会核医学分会副主任委员；中华放射学杂志编委。

专业方向：擅长肿瘤疾病的影像学诊断与鉴别；主要研究方向：①重大疾病的影像学基础与临床；②影像学技术与工程。

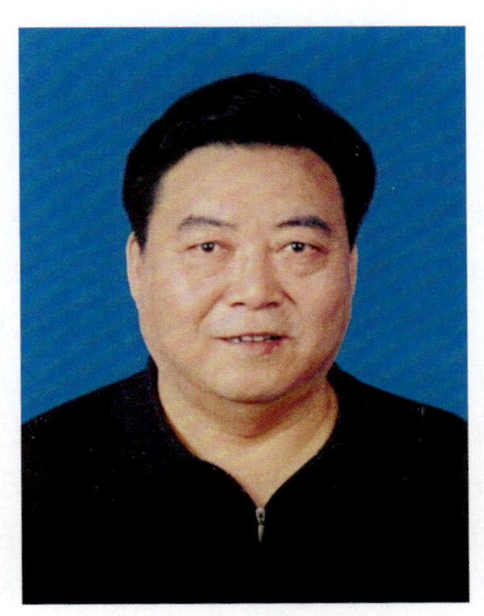

图 9-32-3　宋法亮教授

第三十三章　中国人民解放军放射医学专业委员会

第一节　简　　史

中国人民解放军二十世纪五十年代所属医院、编制、驻防尚不稳定，医院来源繁杂，技术水平也参差不齐，当时各医疗单位仅有少量X线设备（大部分医疗单位仅一台X线设备）及少量放射医学影像医技人员，全军设备不足400台，人员1000余人。随着全军医院统一定编，部队所属医院随着建立了军兵种总医院、军区总医院、各中心医院、驻军医院等医疗单位，放射医学专业及设备也随之发展。

六十年代初期成立了中国人民解放军医学科技委员会，并决定成立各医学专业学组，为此中国人民解放军放射医学专业组于1962年5月成立并于1962年11月17日在西安第四军医大学召开第一届学术大会，随之各军区各军兵种也相继成立了26个放射诊疗专业学组，每个学组下辖20～40所医院，并在全军迅速掀起学术交流活动高潮（图9-33-1，图9-33-2）。随着中国形势的发展，1976年解放军已发展到有近500所驻军以上医院，近40余所野战军医院。军队医院共拥有放射影像设备1700余台，放射专业人员3600余人。X线设备来源主要为国产（北京医用X线机厂及上海医用X线机厂产品），少部分为苏联、东德、波兰、匈牙利等国外产品。

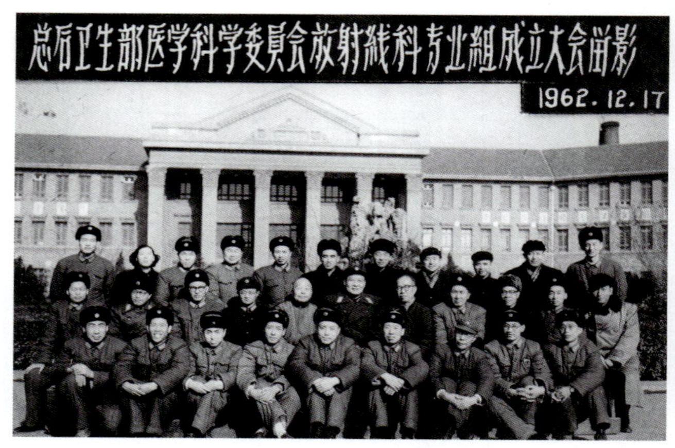

图9-33-1　1962第一届解放军放射医学专业委员会暨第一届放射医学学术会合影

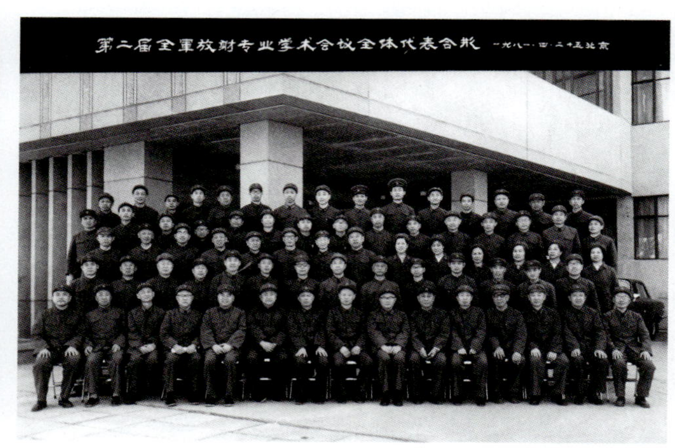

图9-33-2　1981第二届解放军放射医学专业学术大会合影

20世纪八十年代随着国家改革开放，解放军医院也随之全部对外开放，为军民共同服务需要，率先成批引进并装备大型及先进放射医学影像设备，全军放射影像设备增至数万台，放射专业人员数万人，成为中国放射医学影像界一支重要力量（图9-33-3）。解放军放射医学工作者，参加了历次军事斗争和各种危难抢险任务，曾配属战地医疗队、野战医院，奔赴中印反击战与中越反击战前沿，参加了 1975 年和 1998 年河南与长江流域的抗洪抢险。参加了 1976 年、2005 年、2010 年唐山、汶川、玉树地区的抗震救灾。在 2003 年抗击“非典”中表现尤为突出。自 2003 年起已有 200 余名解放军放射医学工作者赴国外执行维和任务并获联合国和平勋章。

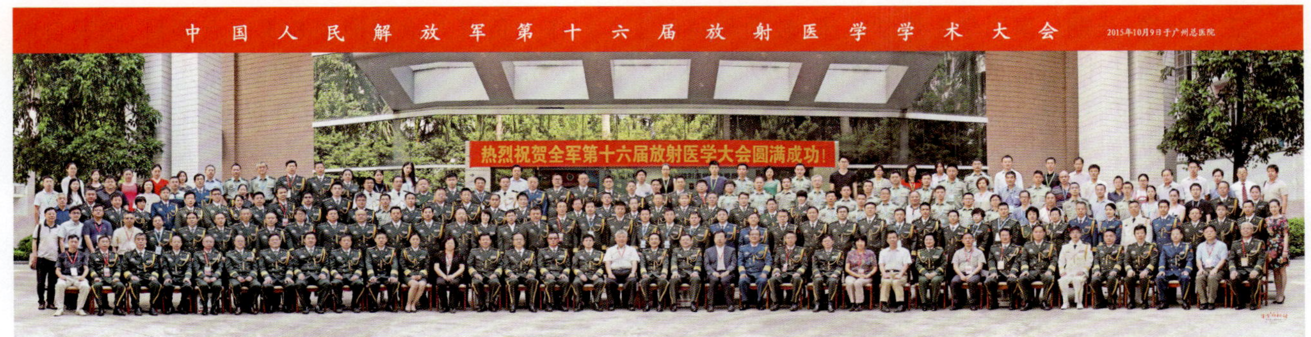

图 9-33-3　2015 中国人民解放军放射医学专业第十六届广州会议合影

中国人民解放军放射医学专业委员会至 2017 年已成立 55 周年。我国一些早期著名放射医学前辈不少都曾加入到解放军的队伍中，如解放军总医院放射科主任蒋士熹，于 1922 年在美国放射学杂志（AJR）发表“皮肤放射治疗的省时装置”一文，是我国学者在国外刊物上首次发表放射治疗学的论文。

中国人民解放军放射医学专业委员会自成立以来，大力开展各种军内外及国内外学术活动，已组织军内、国内、国际学术交流大会 100 多期（届），每年举办各种国家级专业学术班 6～8 期。同时注重学术导向与科学研究，尤其与军事有关的放射医学研究。解放军放射医学工作者已获国家科学技术进步二等奖 6 项、省部级科学技术进步一等奖 16 项、省部级科学技术进步二等奖 300 余项。

第二节　历届专科委员会主委、副主委名单（列表）

届次	起止时间（年）	组长/主任委员	副组长/副主委	秘书（长）
第一届	1962. 5—1981. 12	张秉彝	马维业	黄其鎏
第二届	1981. 12—1984. 12	孔庆德	高育璈，余友渔，陈凡	陈凡
第三届	1984. 12—1987. 7	孔庆德	高育璈，陈凡	钱中
第四届	1987. 7—1990. 10	孔庆德	高育璈，陈凡	钱中
第五届	1990. 10—1993. 12	黄其鎏	高元桂，胡为民，陈君坤，肖湘生，陈凡	陈凡
第六届	1993. 12—1995. 10	黄其鎏	肖湘生，高元桂，陈凡，陈君坤	陈凡
第七届	1995. 10—2001. 6	黄其鎏	肖湘生，高元桂，陈凡，陈君坤	陈凡
第八届	2001. 6—2010. 12	肖湘生	蔡祖龙（2005. 12 卸任），张金山（2005. 12 接任），张雪林，丁仕义，陈君坤（2005. 12 卸任），崔进国（2005. 12 接任）	陶晓峰
第九届	2010. 12. —2015. 12	孙钢	陆建平，王健，王玮，杨立，卢光明，顾明	段闽江（秘书长）
第十届	2015. 12—2020. 12	孙钢	段闽江，陆建平，王健，卢光明，刘建军	李功杰（秘书长）

第三节 孙钢教授简介

一般情况：孙钢（图 9-33-4），男，医学博士，教授、主任医师，专业技术少将军衔。现任济南军区总医院副院长兼医学影像科主任，博士研究生导师，中央军委保健委员会专家。享受国务院特殊津贴。

工作业绩：长期从事医学影像学临床、教学与科研工作。作为负责人承担国家 863 重点项目、国家自然科学基金、全军“十二五”重大课题，全军杰出人才基金，军队医学计量专项课题，全军“十一五”计划课题等多项基金。荣立二等功 3 次、三等功 4 次，获联合国和平勋章。2010 年被四总部授予军队杰出专业技术人才奖，同时被总后勤部表彰为“十一五”军队医学科技先进个人；2011 年被济南军区授予“十一五”医学科技工作先进个人，同时被表彰为军区优秀人才标兵；2012 年获中国医师奖，2013 年被山东省医学会和山东中医药学会联合授予“首届齐鲁名医”荣誉称号。2014 年被评为全国优秀科技工作者。以第一或通讯作者发表 SCI 论文 60 余篇。作为第一主研获军队科技进步一等奖 1 项、军队科技进步二等奖 2 项、军队医疗成果二等奖 2 项。

主要学术兼职：中国研究型医院学会放射专业委员会主任委员、中国医学装备协会 CT 应用专业委员会副主任委员、解放军放射医学专业委员会主任委员、解放军放射诊断设备质量安全控制专业委员会主任委员等。《中华消化病与影像杂志》主编，《医学影像学杂志》副主编，《中华放射学杂志》等 6 种专业核心期刊杂志编委。*Neuroradiology*，*Acta Radiological*，*Osteoporosis International*，*Clinical Radiology* 等 SCI 期刊审稿人。

主要研究方向：①冠状动脉 CT 成像低剂量扫描技术及诊断；②椎体成形术、椎体后凸成形术等非血管介入手术；③极端环境脑力作业效能危害因素及对策研究。

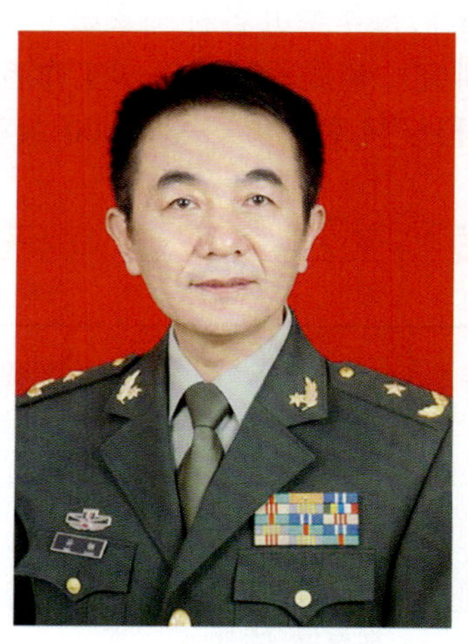

图 9-33-4 孙刚教授

组稿人：萧毅；撰稿：各放射学会主委；审校：各放射学会主委

第十篇

继往开来谋发展　承前启后创新高
——第十四届中华医学会放射学分会工作介绍

第一章 学会建设

2014 年 10 月 18 日第十四届中华医学会放射学分会在京成立(图 10-1),徐克教授接任新一届主任委员,并于 2014 年 12 月接受中华医学会统一培训和正式任命,随即投入学会工作。新一届放射学分会于 2015 年 1 月至 5 月间,先后在沈阳(图 10-2),上海(图 10-3)等地连续召开了五次常委会和常委扩大会议及青年委员会等重要会议(图 10-4,

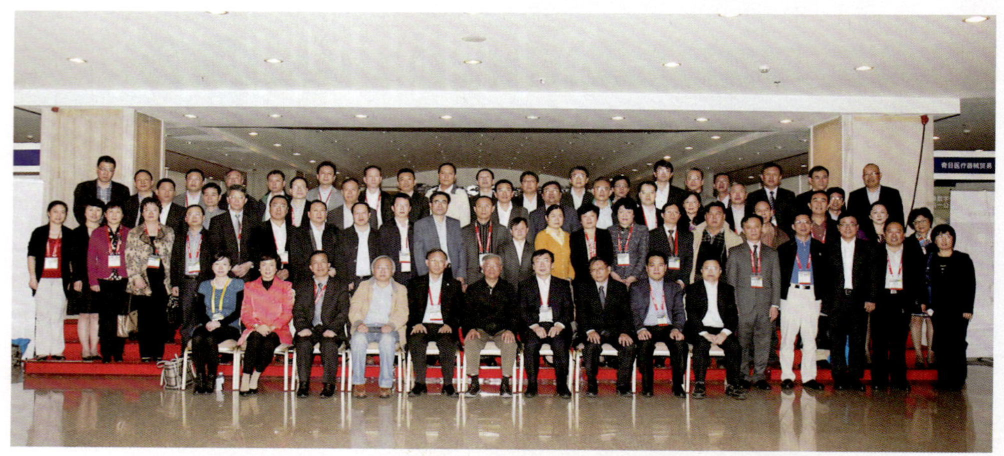

图 10-1 2014 年 10 月 18 日第十四届放射学分会在京成立

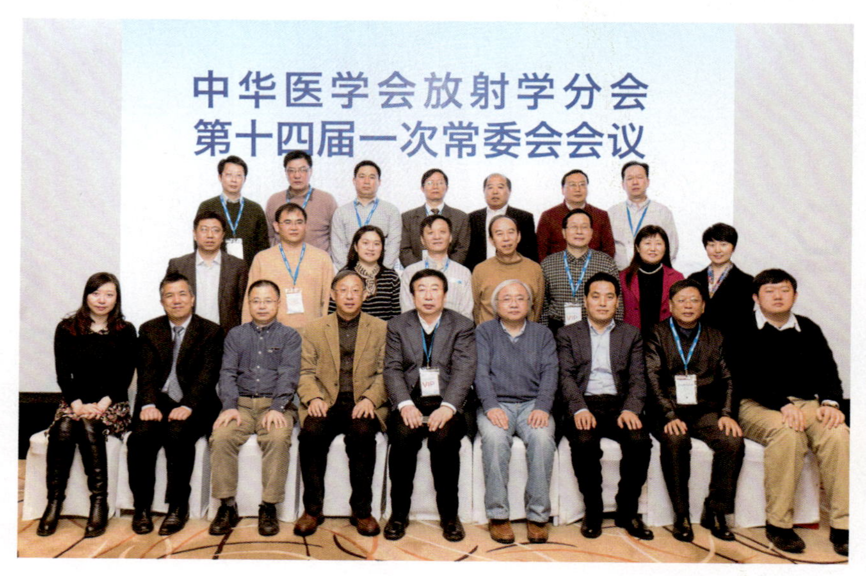

图 10-2 2015 年 1 月 10—11 日在沈阳召开第十四届一次常委会会议

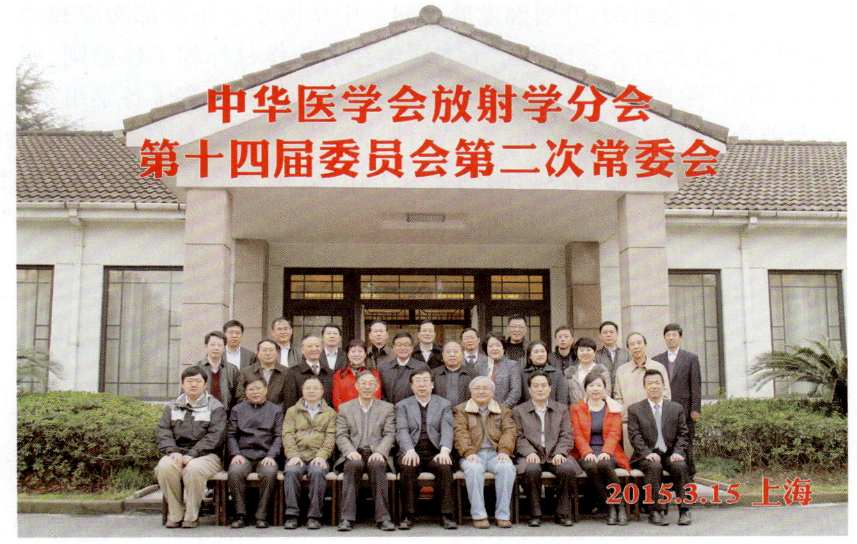

图 10-3 2015 年 3 月 14—15 日在上海召开第二次常委扩大会

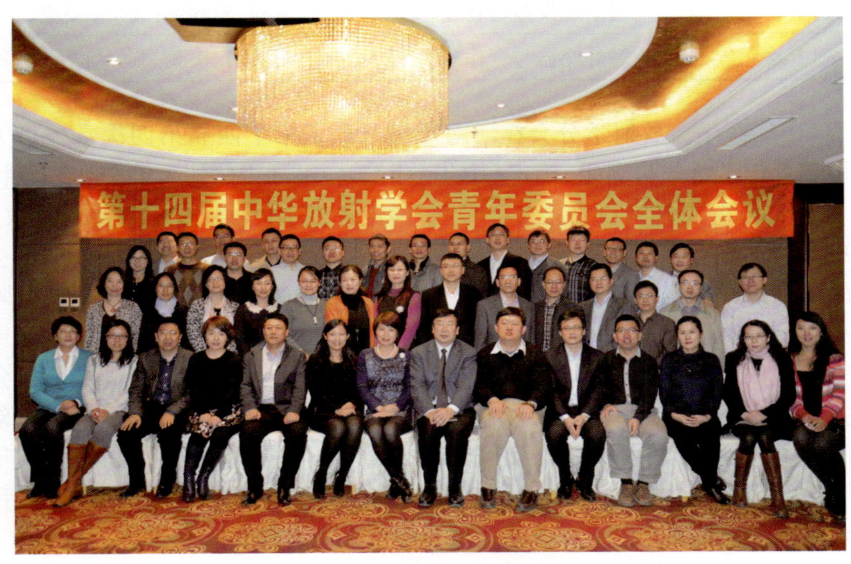

图 10-4 2015 年 3 月 21—22 日在沈阳召开第一次青年委员会

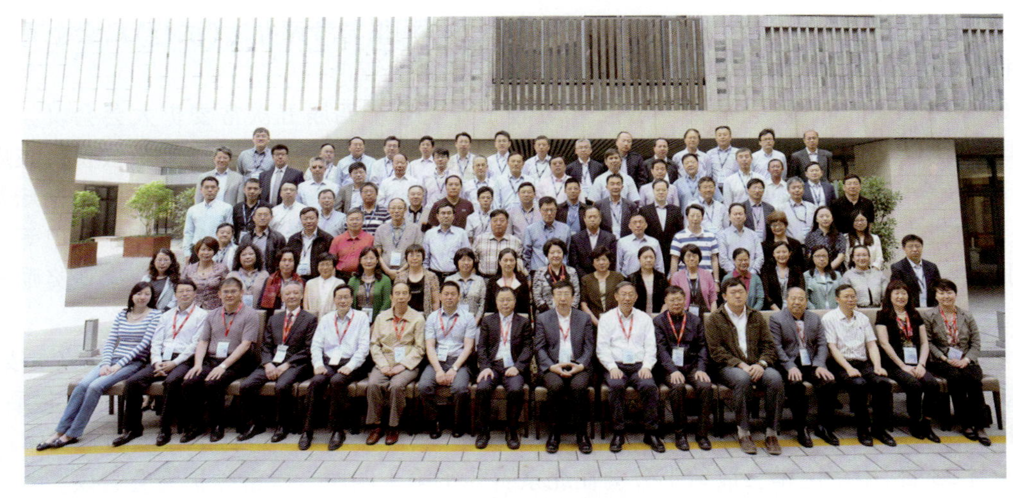

图 10-5 2015 年 5 月 16—17 日在上海召开第一次全委扩大会议暨第三次常委扩大会

图10-5)，旨在建立完善新一届学会组织，并明确发展方向。中华医学会组织部陶原和中华医学会学术会务部黄莉莅临会议。密集召开的五次学会会议确立了本届学会的工作目标和工作原则，明确了主任委员和各位副主任委员工作分工，推荐产生中放秘书长和工作秘书人选，选举并确定了各学组组长，明确了部分组织工作制度，首次制定了专委会（学组）各级任职的基本条件，圆满完成了各专委会和青委会的组建工作，提出了"承前启后、创新发展、团结合作、走向国际"，明确学会工作"公平公正公开、集体决策、监督落实"的三大原则，为本届学会的发展确立了正确的前进方向。

表10-1　主任委员和副主任委员工作分工

人员	职务	主管工作	兼管工作
徐克	现任主委	学会全面管理	青年委员会
冯晓源	前任主委	继续教育与培训	—
金征宇	候任主委	组织与制度建设	—
滕皋军	副主委	学术会议与管理	介入、磁共振、分子影像专委会、护理（筹）专委会
刘士远	副主委	质控与社会职能	心胸、乳腺、医疗质控（筹）、传染（筹）专委会
梁长虹	副主委	网络建设与科普	腹部、儿科、对比剂（筹）专委会
李坤成	副主委	对外交流与合作	神经、骨关节、头颈

2015年7月3日，中华医学会放射学分会在河南郑州召开了第十四届第四次常委扩大会议。确定青委会和各专委会所属专业青年学组成员名单；确定《中华放射学会国际讲师团》成员选拔条件及推荐办法；确定2016年苏州年会筹备委员会组成名单及成立大会时间；确定筹建《传染影像专委会》和《放射护理专委会》。

2015年7月29日，中华医学会放射学分会在黑龙江哈尔滨召开了第二十二届中放年会筹备会。针对主要会议流程等问题深入讨论并形成统一意见。会议同时讨论了各学组顾问名单及中放国际讲师团的产生方式：正式启动中放英文网站筹建工作。

2016年1月9—10日，中华医学会放射学分会在苏州召开了第十四届二次全委扩大会会议。中华医学会学术会务部黄莉主任、江苏省医学会马敬安副秘书长、徐秋云主任以及中华医学会影像技术分会主任委员、前任主任委员、候任主任委员、副主任委员及正副秘书长光临本次会议。会议对2016年苏州全国放射学学术大会进行全面细致的筹备。中华医学会放射学分会与中华医学会影像技术分会携手举办本次学术大会，徐克主任委员、余建明主任委员分别代表各自学会对2016全国放射学学术大会进行工作方案汇报，中华医学会放射学分会滕皋军副主任委员代表大会组织委员会汇报工作计划，与会人员对2016年学术大会运行方案进行深入讨论。随后举行的放射学会常委扩大会上，学会通过成立了《中华放射学会国际讲师团》及首批成员名单，并通过《放射学会正副主委及各专委会主委工作汇报与考评办法（试行）》，会上首次进行了放射学会正副主委及各专委会主委考评工作。

2016年6月24日，中华医学会放射学分会在上海召开了第十四届五次常委扩大会会议。会议主要对2016苏州中国放射学学术大会筹备进展情况进行汇报及讨论，2016中放年会筹备委员会执行主席卢光明教授汇报会议计划及会场安排。徐克主任委员强调要确保会议规模，注重会议水平，强化国际论坛及主题论坛设置，提升双语交流水平，要求各专委会高度重视。会议就各专委会会场设计及邀请专家名单等问题达成一致意见并着手落实。随后进行的中放常委扩大会上首次设立并通过了《中华放射学会建立奖励制度的初步方案》。

2016年10月12日，中华医学会放射学分会在苏州召开了第十四届三次全委会议。徐克主委对2016年学会工作做总结报告；滕皋军副主委及卢光明常委对2016学术大会筹备情况做最后汇报。最后，刘士远副主委对上海申办2017年会计划及筹备情况进行简要汇报，听取意见并着手进行下一步准备工作。

2017年4月23日，中华医学会放射学分会在北京召开了第十四届六次常委扩大会会议。刘士远副主委对2017上海年会框架思路做汇报，严福华主任汇报具体筹备工作进展情况。会议明确由金征宇候任主委负责筹备“一带一路”影像联盟；确定继续进行2017年中华放射学会第二届“金奖”评选；一致通过编纂《中放80周年纪念册》并明确各自具体分工；明确由中华放射学会牵头编写的《中华医学影像案例解析宝典》丛书将于2017上海年会期间发布，并通过丛书编辑指导委员会；刘士远副主委对《放射科管理规范与质控标准》编写情况进行汇报并听取意见。

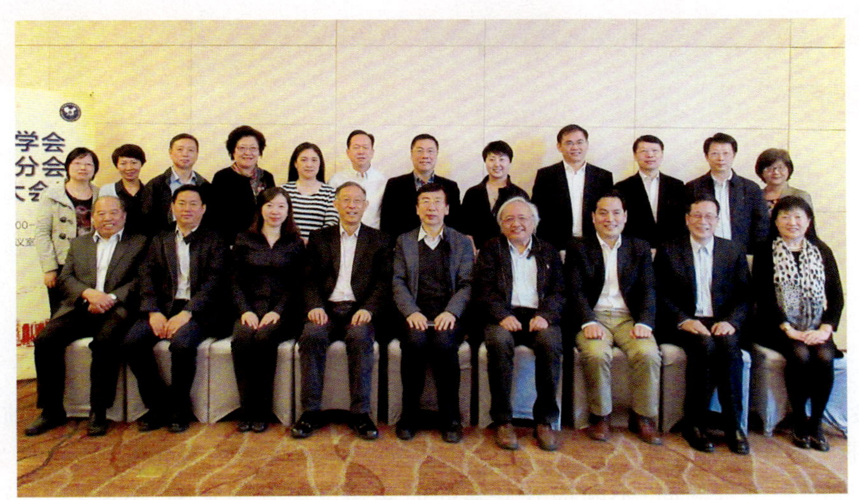

图10-6　2017年4月23日北京第十四届六次常委扩大会会议

第二章 工作成果

在中华医学会的直接领导下，在以往各届分会委员会工作的坚实基础上，在“承前启后，改革创新，强化内涵，走向国际”的工作原则下，第十四届放射学分会坚持以学术为先导，以水平为标志，确立正确的学术思想、学术标准和学术导向；不断提升分会的内涵建设与管理水平，不断提升分会的整体实力和学术地位，为开创放射学会工作的新局面，全方位实现与国际接轨而努力。在主委徐克教授，前任主委冯晓源教授，候任主委金征宇教授以及副主委滕皋军、刘士远、梁长虹以及李坤成教授的带领下，第十四届放射学分会励精图治，锐意进取，开创了中华放射学会的新局面，带领新一届放射学会创建了新的辉煌。

一、圆满完成各专委会和青委会的组建

1. 中放第十四届委员会秘书长和工作秘书

秘书长：

陈敏（卫生部北京医院放射科）

工作秘书：

戴旭（中国医大一院放射科）（2015—2016 年）

张立娜（中国医大一院放射科）（2016—2017 年）

李春媚（卫生部北京医院放射科）

2. 各专委会主任委员、副主任委员及青委主委

专委会	主任委员	副主任委员	青委主委
神经放射学专委会	于春水	马林，徐海波，张伟国，姚振威，吕粟，朱文珍	吕粟
头颈放射学专委会	王振常	鲜军舫，陶晓峰，李松柏，刘筠，满凤媛	满凤媛
心胸放射学专委会	伍建林	赵世华，吴宁，于红，宋伟，张龙江	张龙江
腹部放射学专委会	宋彬	曾蒙苏，胡道予，江新青，赵新明，饶圣祥，高剑波，龙莉玲，宦怡	饶圣祥
分子影像专委会	王培军	郜发宝，吴仁华，张贵祥，容鹏飞	容鹏飞
儿科放射学专委会	李欣	邵剑波，彭芸，宁刚，张靖，曾洪武	曾洪武
磁共振成像专委会	程敬亮	张辉，张敏鸣，余永强，龚启勇，杨健，李澄，王光彬	杨健
乳腺放射学专委会	罗娅红	彭卫军，汪登斌，刘佩芳，杨帆	杨帆

续表

专委会	主任委员	副主任委员	青委主委
肌骨放射学专委会	袁慧书	李小明，程晓光，王绍武，李绍林，朗宁	朗宁
介入诊疗专委会	姜卫剑	韩国宏，程英升，李天晓，郑传胜，钟红珊，郭志，孙钢，顾建平	钟红珊
质量与安全专委会	卢光明	周纯武，高培毅，韩萍，单鸿，阎福华，刘文亚	—
对比剂安全使用专委会	郭佑民	申宝忠，徐文坚，朱铭，张惠茅，任克，李子平，陈卫霞	—
传染病影像学专委会	李宏军	陆普选，施裕新	张立娜
放射护理专委会	秦月兰	李国宏，毛燕君，黄杰，徐阳	—
青年专委会	徐克	王梅云，戴旭，薛华丹，张炜	李东（秘书长）

二、打造国际品牌中放年会

学会重视年会质量的提升，确定打造国际品牌年会的既定目标，提出“学北美，赶欧放，进前三”的口号，以减少会议次数，提升会议质量为依托，成功举办三次中放年会，特别是2016年联手中华医学会影像技术分会合力打造2016年苏州中华放射学学术大会，以万人规模和国际化水准引发世界关注。

由中华医学会、中华医学会放射学分会主办，黑龙江省医学会、黑龙江省医学会放射学分会、哈尔滨医科大学及哈尔滨医科大学附属第四医院承办的中华医学会第二十二次全国放射学学术会议于2015年9月17—20日在哈尔滨隆重召开（图10-7）。本次大会是中华医学会放射学分会成立59年以来第一次在东北地区举行，对于团结全国放射学同仁，推进东三省放射学学术水平，具有里程碑式的意义。共有来自全国31个省及自治区的5300多名参会代表出席本次会议，参会注册人数4100余人，其中包括国外特邀专家50余人，院士2人，973首席科学家10人、长江学者特聘教授7人、国家杰出青年基金获得者3人，创下历史新高。本次大会共设16个分会场，共举办了410余场专题讲座，大会口头发言334个，青委发言29个，病例讨论21场，电子壁报976篇，纸质壁报116篇，书面交流论文2274篇。“创新与发展”的大会主题鲜明地贯穿会议始终。

中华放射学学术大会2016暨中华医学会第23次全国放射学学术大会和中华医学会第24次全国影像技术学术大会于10月13日在美丽古城苏州隆重开幕（图10-8）。本次大会规模空前，全球共有19个国家及地区的代表参加了本次会议，会议注册人数12 000余人，接收到各类稿件15 000余份，开展专家讲座1153场、大会交流1211场，邀请海外专家近200位，所有讲座内容均使用中英双语展示，部分场馆首次尝试使用

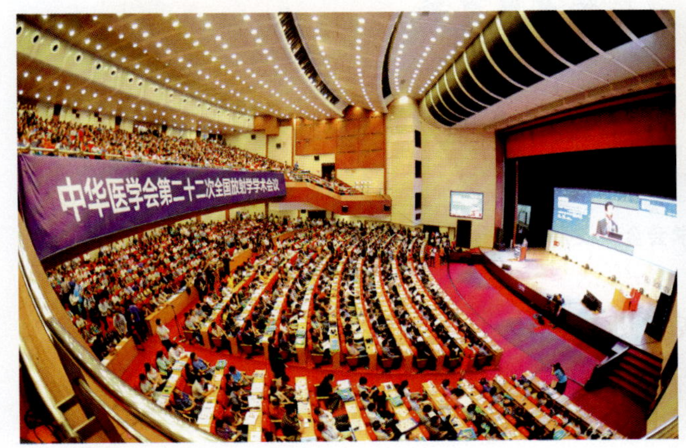

图10-7 2015年9月17—20日中华医学会第二十二次全国放射学学术会议（哈尔滨）

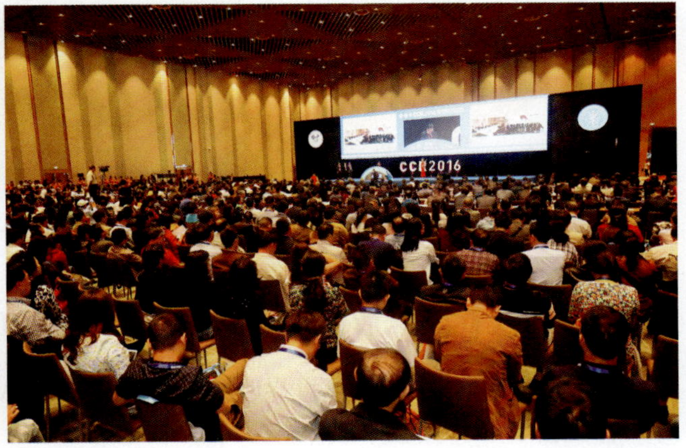

图10-8 2016年10月13日中华放射学学术大会2016暨中华医学会第23次全国放射学学术大会和中华医学会第24次全国影像技术学术大会（苏州）

同声传译功能，处处突显出本次大会国际化的特色。会议正式宣布成立“金砖五国影像联盟（BRICS alliance of Radiology，BAR）”并成功举办了首届学术论坛，“金砖五国影像联盟”由中华放射学会牵头成立，打开了国际交流的一个窗口，为中华放射学会走向国际、提升中放国际影响力奠定了重要的基础。本次大会首次设立并颁发《中华放射学会金奖》，旨在为全国年轻放射医师树立标杆，调动影像学科队伍的积极性、主动性、创造性，增加全体影像人的凝聚力和向心力。大会首次举办了“色彩纷呈影像人——中国影像界自编自演联谊会”，来自天南海北的影像人齐聚一堂，共庆辉煌。

2017 上海第二十四次全国放射学学术会议恰逢中华放射学会成立 80 周年，会议首发《中华放射学会成立 80 周年纪念册》，以详实的发展与历史向中华放射学前辈致敬。同期举行《中华医学影像案例解析宝典》丛书及《放射科管理规范与质控标准》新书发布会。

三、首次设立中华放射学会年度金奖：

建立健全放射学会的奖励制度——首次设立中华放射学会年度金奖（终身成就奖、突出贡献奖、杰出青年奖）：以学术创新为引领；以业绩贡献为标准；以公平公正为前提；以促进发展为目标。

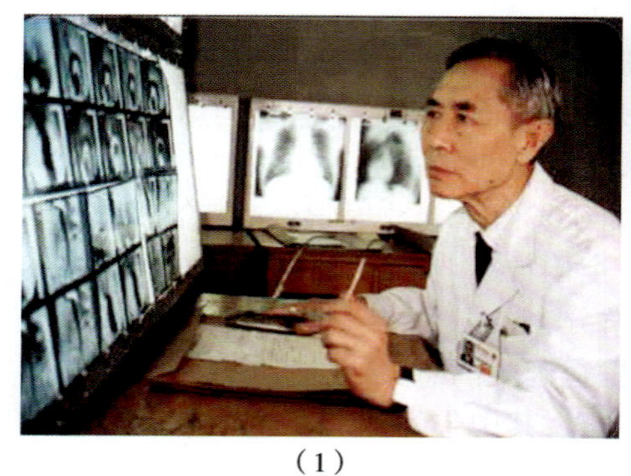
（1）

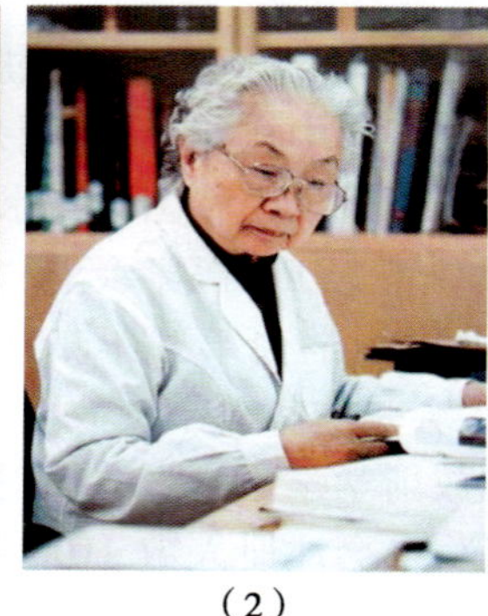
（2）

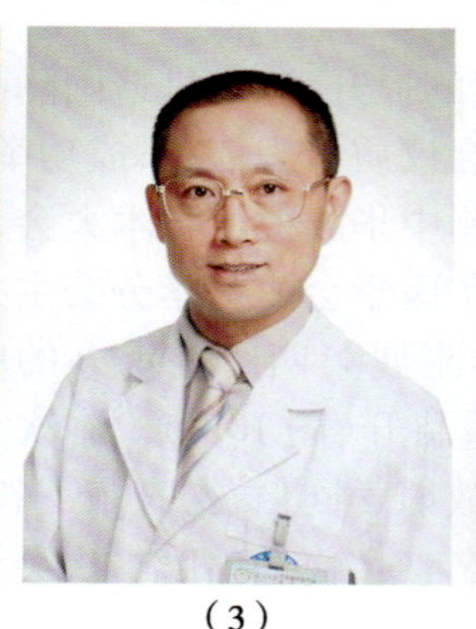
（3）

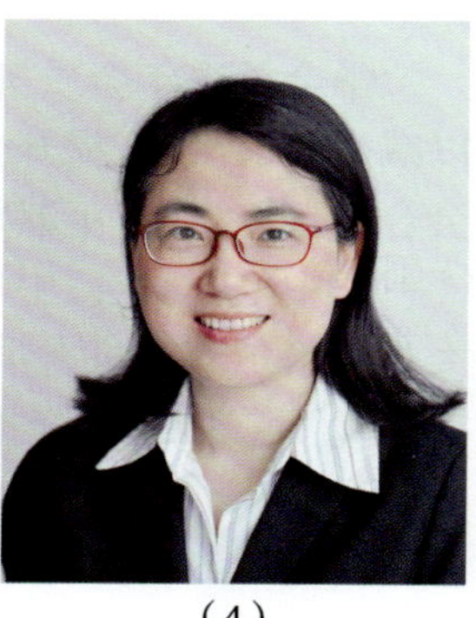
（4）

图 10-9　首届中华放射学会金奖获得者

（1）终身成就奖获得者刘玉清；（2）终身成就奖获得者李果珍；（3）突出贡献奖获得者龚启勇；（4）杰出青年奖获得者居胜红

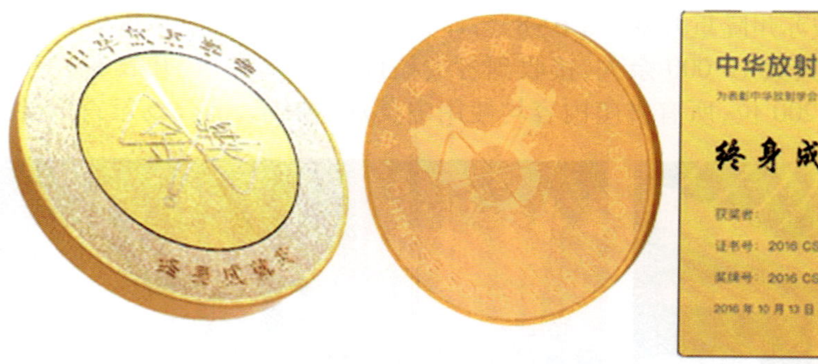

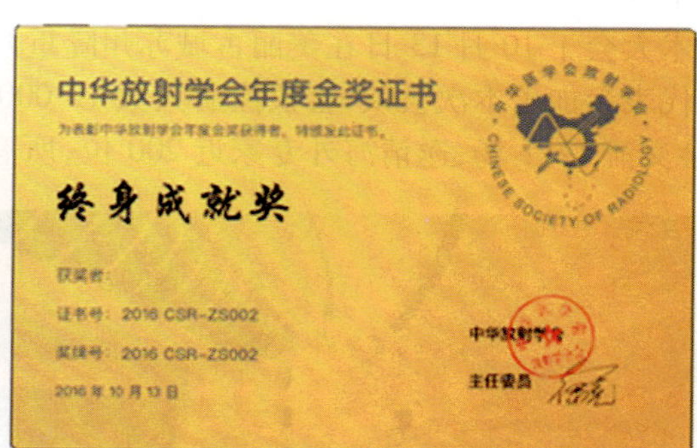

图 10-10　中华放射学会金奖奖牌及证书

四、首次在国际放射学术会议上设立中放展台进行宣传：

2016 中放 RSNA 之旅让世界听到中国声音：RSNA 第一次出现了中华医学会放射学分会的展台，让更多的人有机会了解和接触中放。

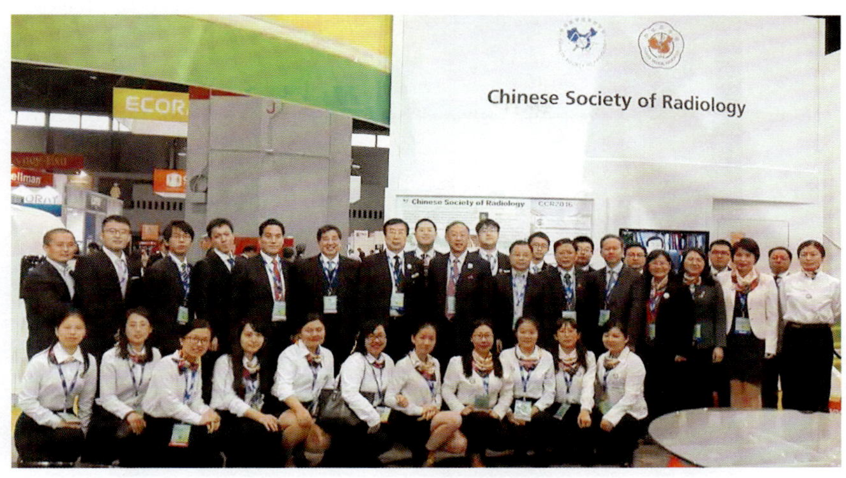

图 10-11 2015 中放 RSNA 之旅

五、首次牵头金砖国家放射学学术组织建设

2015 年 RSNA 会议期间牵头金砖五国的放射学会举行了首次会晤，会议达成多项共识，并计划成立“金砖国家放射学联盟”（BRICS alliance of Radiology，BAR），2016 年“金砖国家放射学联盟”第一届第一次学术会议与 2016 中华放射学大会同时召开。2017 年“金砖国家放射学联盟”第一届第二次学术会议与 2017 上海第二十四次全国放射学学术会议同时召开。

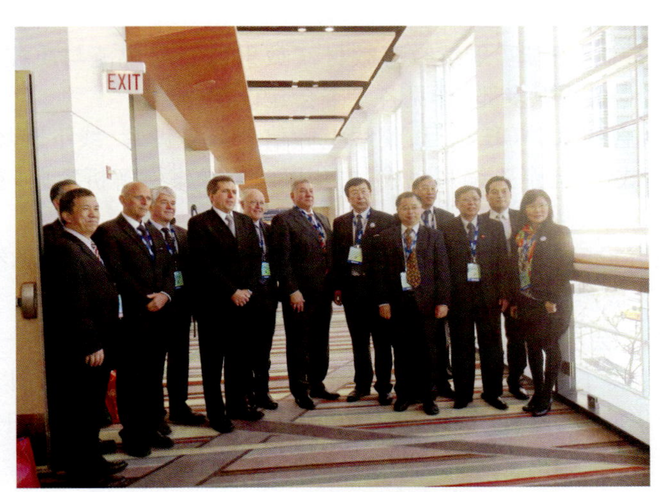

图 10-12 中放与金砖五国放射学会合影

六、与美国伦琴放射学会（ARRS）进行会晤

2015 年 RSNA 会议期间，中华放射学会与美国伦琴放射学会（ARRS）进行友好会谈，并达成合作协议，针对青年医生进行相关培训项目和病例分析课程。

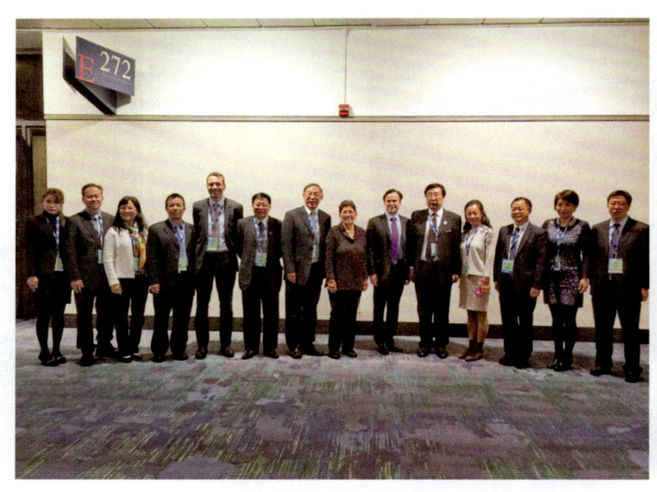

图 10-13　中放与美国伦琴放射学会专家合影

七、首次筹建"一带一路"影像联盟

为与中国建设"一带一路"大政方针接轨，推动"一带一路"放射学界文化交流，选择 64 个"一带一路"国家中的有代表性，并有良好的合作意愿和放射学基础的多个国家，发起并建立"一带一路"影像联盟平台，候任主任委员金征宇教授牵头筹建。

八、其他特色工作

1. 组织编写学会"质量控制与管理"继续教育教材，《放射科管理规范与质控标准》于 2017 上海中放年会首发。组织编写国内专家专辑共识多部（详见各专委会建设部分）。

2. 全新推出线上线下融合的 REACH 项目，集线上微信公众号读片、线下现场专题读片、典型病例出版成册三位一体的继续教育模式；学会牵头编写完成《中华医学影像案例解析宝典》丛书并于 2017 上海中放年会首发。

3. 完善学会网站建设；开设网站英文版；按照医学会有关要求，将各学组网站纳入到中放网站下；开通网上培训平台；使用中放网站完成参会全流程，如会议注册、投稿等。

传承与发展是中国放射学会永恒的主题。在前辈奠定的坚实基础之上，第十四届放射学会在以徐克教授为首的领导班子带领下，取得了一个又一个辉煌的成绩，2016 年中华放射学会以优异的业绩获评为"中华医学会优秀专科分会"。中华放射学会必定肩负中国放射人的希望与寄托，继往开来，再创新高！

撰稿：张立娜，审校：徐克